中国肿瘤医师临床实践指南丛书

神经系统肿瘤

主　　编：陈忠平
秘　　书：魏大年

北京大学医学出版社

图书在版编目（CIP）数据

神经系统肿瘤/陈忠平主编. —北京：北京大学医学出版社，2009.1

ISBN 978-7-81116-601-9

Ⅰ. 神…　Ⅱ. 陈…　Ⅲ. 神经组织肿瘤—诊疗　Ⅳ. R739.4

中国版本图书馆 CIP 数据核字（2008）第 102571 号

神经系统肿瘤

主　　编： 陈忠平

出版发行： 北京大学医学出版社（电话：010-82802230）

地　　址：（100191）北京市海淀区学院路 38 号　北京大学医学部院内

网　　址： http://www.pumpress.com.cn

E - mail： booksale@bjmu.edu.cn

印　　刷： 北京佳信达欣艺术印刷有限公司

经　　销： 新华书店

责任编辑： 吕晓凤　　**责任校对：** 金彤文　　**责任印制：** 张京生

开　　本： 889mm×1194mm　1/16　　**印张：** 48　　**插页：** 13　**字数：** 1295 千字

版　　次： 2009 年 1 月第 1 版　2009 年 1 月第 1 次印刷　　**印数：** 1－3000 册

书　　号： ISBN 978-7-81116-601-9

定　　价： 135.00 元

中国肿瘤医师临床实践指南丛书编委会

编　者

（按姓氏拼音为序）

白　刚	云南省肿瘤医院神经外科	主治医师
陈锡辉	中山大学第一附属医院耳鼻喉科	教授
陈　僎	吉林大学第一医院神经外科	主治医师
陈忠平	中山大学肿瘤防治中心神经外科	教授
程　彦	牡丹江脑科医院神经外科	教授
刁　艺	苏州大学第二附属医院神经外科	主治医师
丁兴华	复旦大学附属华山医院神经外科	主治医师
冯　华	第三军医大学西南医院神经外科	教授
符　荣	华中科技大学同济医学院附属协和医院神经外科	副教授
付　军	中山大学肿瘤研究所	博士
付双林	吉林大学第一医院神经外科	副教授
傅先明	安徽省立医院神经外科	教授
高玉堂	上海市肿瘤研究所流行病学研究室	教授
贡志刚	苏州大学第二附属医院神经外科	副主任医师
郭付有	郑州大学第一附属医院神经外科	副主任医师
郭欢欢	澳门仁伯爵综合医院神经外科	教授
韩　富	广东省中医院神经外科	教授
何正文	湖南省肿瘤医院神经外科	主任医师
洪　涛	南昌大学第一附属医院神经外科	教授
胡超苏	上海市复旦大学附属肿瘤医院放疗科	教授
胡国汉	第二军医大学上海长征医院脑外科	副教授
黄　力	暨南大学附属第一医院影像科	主任医师
黄　强	苏州大学第二附属医院神经外科	教授
黄　涛	广东省中医院神经外科	主治医师
姜雪松	中国医学科学院肿瘤医院放疗科	主治医师
江　涌	泸州医学院附属医院神经外科	博士
江志群	南昌大学第一附属医院神经外科	副教授
兰　青	苏州大学第二附属医院神经外科	教授
雷　鹏	兰州军区兰州总医院	教授
雷　霆	华中科技大学同济医学院附属同济医院神经外科	教授
李春德	首都医科大学附属北京天坛医院神经外科	副主任医师
李　飞	第三军医大学西南医院神经外科	主治医师
李　刚	中山大学肿瘤防治中心神经外科	博士后

李世亭	上海交通大学医学院附属新华医院	教授
李文良	天津医科大学附属肿瘤医院脑系肿瘤科	教授
梁碧玲	中山大学第二附属医院影像科	教授
凌雪英	暨南大学附属第一医院影像科	主治医师
刘　群	天津医科大学附属肿瘤医院脑系肿瘤科	主治医师
刘卫东	上海浦南医院神经外科	主任医师
刘伟国	浙江大学医学院附属第二医院神经外科	教授
刘耀华	哈尔滨医科大学第一附属医院神经外科	主治医师
卢亦成	第二军医大学上海长征医院脑外科	教授
罗　林	云南省肿瘤医院神经外科	教授
罗世琪	首都医科大学附属北京天坛医院神经外科	教授
罗毅男	吉林大学第一医院神经外科	教授
骆　纯	第二军医大学上海长征医院脑外科	副教授
毛　青	上海浦南医院神经外科	主任医师
牟永告	中山大学肿瘤防治中心神经外科	副主任医师
牛朝诗	安徽省立医院神经外科	教授
庞　琦	山东省立医院神经外科	主任医师
裴　杰	青海大学医学院附属医院神经外科	教授
任　铭	北京三博脑科医院神经外科	主治医师
赛　克	中山大学肿瘤防治中心神经外科	主治医师
尚寒冰	上海交通大学附属瑞金医院神经外科	主治医师
邵耐远	苏州大学第二附属医院神经外科	副教授
沈健康	上海交通大学附属瑞金医院神经外科	教授
石松生	福建医科大学附属协和医院神经外科	教授
石祥恩	北京三博脑科医院神经外科	教授
宋来君	郑州大学第一附属医院神经外科	教授
舒　凯	华中科技大学同济医学院附属同济医院神经外科	副教授
孙吉林	河北省人民医院医学影像科	教授
孙晓川	重庆医科大学附属第一医院神经外科	教授
汤海亮	复旦大学附属华山医院神经外科	博士
田增民	解放军海军总院神经外科	教授
王涤宇	中山大学肿瘤防治中心神经外科	博士
王贵怀	首都医科大学附属北京天坛医院神经外科	教授
王国良	广州军区陆军总院神经外科	主任医师
王海军	中山大学第一附属医院神经外科	教授
王金环	天津市第一中心医院神经外科	教授
王　磊	首都医科大学附属北京天坛医院神经外科	主任医师
王全师	南方医科大学南方医院 PET 中心	教授
王孝深	上海市复旦大学附属肿瘤医院放疗科	主治医师
王秀河	暨南大学附属第一医院影像科	副主任医师
王运杰	中国医科大学附属第一医院神经外科	教授

王之敏	上海交通大学医学院附属九龙医院神经外科	教授
王　智	哈尔滨医科大学附属第四医院神经外二科	教授
汪立刚	哈尔滨医科大学附属第一医院神经外科	博士
魏大年	中山大学肿瘤防治中心神经外科	主治医师
吴　惺	复旦大学附属华山医院神经外科	主治医师
夏云飞	中山大学肿瘤防治中心放疗科	教授
肖建平	中国医学科学院肿瘤医院放疗科	主任医师
谢　嵘	复旦大学附属华山医院神经外科	主治医师
徐启武	复旦大学附属华山医院神经外科	教授
杨绮华	中山大学第二附属医院影像科	主治医师
杨群英	中山大学肿瘤防治中心神经外科	主治医师
杨卫忠	福建医科大学附属协和医院神经外科	教授
杨学军	天津医科大学总医院神经外科	教授
杨伊林	苏州大学第三附属医院神经外科	教授
姚　瑜	上海交通大学附属第一人民医院神经外科	主治医师
游　潮	华西医科大学第一附属医院神经外科	教授
于春江	北京三博脑科医院神经外科	教授
于士柱	天津医科大学总医院神经病理室	教授
俞苏寰	武汉大学中南医院神经外科	教授
张俊平	北京三博脑科医院神经肿瘤科	副主任医师
张　茂	海南省人民医院神经外科	副主任医师
张懋植	首都医科大学附属北京天坛医院神经外科	教授
张明广	复旦大学附属华山医院神经外科	副教授
张　玮	苏州大学第一附属医院核医学科	教授
张湘衡	中山大学肿瘤防治中心神经外科	主治医师
张玉琪	首都医科大学附属北京天坛医院神经外科	教授
章　翔	第四军医大学西京医院神经外科	教授
赵洪洋	华中科技大学同济医学院附属协和医院神经外科	教授
赵建农	海南省人民医院神经外科	主任医师
赵　明	河南省肿瘤医院神经外科	主任医师
赵世光	哈尔滨医科大学第一附属医院神经外科	教授
赵卫国	上海交通大学附属瑞金医院神经外科	教授
赵耀东	苏州大学第二附属医院神经外科	主治医师
甄海宁	第四军医大学西京医院神经外科	副教授
郑学胜	浙江大学医学院附属第一医院神经外科	副主任医师
仲　骏	上海交通大学医学院附属新华医院神经外科	教授
周良学	华西医科大学第一附属医院神经外科	博士后
周　蔚	中山大学第一附属医院耳鼻喉科	硕士
周幽心	苏州大学第一附属医院神经外科	教授
朱剑虹	复旦大学附属华山医院神经外科	教授
朱晓江	上海交通大学附属第一人民医院神经外科	教授

序言

徐光炜

进入21世纪后，癌症的死亡率已跃居国内各种死因之首，尤其以40～65岁的中年组为甚。究其原因，恐与人口老龄化、抽烟恶习、工业化的进程及城市化的发展有关。世界上发达的工业化国家其癌症年发病率超过300/10万，其因盖出于此。据世界卫生组织统计，发展中国家的癌症发病率仅为150/10万，但随着经济的发展，癌症也将会相应地增长。我国癌症的发病，近年恐已近200/10万，而上海市则已达300/10万水平。传统的生活贫困地区的常见肿瘤如食管癌、胃癌、肝癌等的发病率仍居高不下，而富裕国家的肺癌、乳腺癌、结肠癌等多发肿瘤却已快速增长，大有后来居上之势，致使我国的肿瘤防治面临两方面的压力，今后二三十年内癌症的发病及死亡恐有增无减，前景颇为堪忧。

当然，控制癌症的策略重在预防，应坚持不懈地贯彻预防为主之原则。但在现实生活中，每日需要处理的是大量现患的癌症病人。鉴于癌症的防治研究近年来取得快速的发展，对癌症本质的认识逐渐加深，新的诊断技术及治疗方法也层出不穷，知识更新甚快，颇有紧于追赶的日新月异之感；再则，我国幅地广阔，人口众多，各地区间、不同医院间差别颇大，由于对疾病的认知不一，诊治方法又各不相同，导致治疗效果也就有较大差距。

因此，加强癌症防治知识的继续教育，规范各种癌症的诊治方法实乃当务之急。国外虽有NCCN等各种指南，但因国情不同，人种有异，仅可供参考。有鉴于此，经多次酝酿，决定由中国抗癌协会组织出版系列性的以各种常见癌症或诊疗方法为主的继续教育教材，以提高专业及非专业临床医师对各相关专业领域的基本知识和诊疗水平，计划每4～5年再版一次以更新其内容。与此相对应的还将同时出版各种癌症的诊疗指南，具体地规范各种癌症的诊疗工作，主要介绍适应我国国情的诊疗方案，也将介绍国外的新进展及国内经济欠发达地区应努力做到的最基本要求。考虑到诊疗工作知识更新的快速，此指南将1～2年再版一次，以适应临床工作之需。

由于此一系列专业书籍分别由各专业委员会集中国内从事该方面工作的著名专家分工负责撰写，因此专业水平应属一流，但鉴于各种癌症及主题各有所不同，文风也各异，更由于初次组织如此众多的专家撰写，错误、不足或考虑不周之处在所难免，盼读者诸君能予以谅解，并欢迎批评指正，以便再版时能有所改进。盼本系列读物之问世，将有助于提高我国癌症的诊疗水平。

徐光炜

中国抗癌协会理事长

2007年3月26日

前言

陈忠平

神经系统原发性肿瘤虽然相对其他部位发生率较低，然而，据美国统计，在20～39岁人群肿瘤死亡病因中，脑肿瘤在男性是第一位的死亡病因，在女性排第五位，可见脑肿瘤对社会的危害之大。虽然近年来对各种肿瘤的治疗都获得了长足进步，但在恶性脑肿瘤治疗方面还没有取得令人满意的效果，特别是最常见的胶质瘤临床预后还很差。因此，在神经肿瘤领域，不仅需要在外科手术等临床治疗方面进行探索，还需要在肿瘤的发生发展、分子遗传学等基础方面进行深入的研究，需要神经肿瘤相关学科的密切协作和共同努力。

神经系统肿瘤，特别是恶性肿瘤的治疗，需要包括神经外科、神经影像、神经病理、放射治疗、肿瘤化疗以及生物治疗等多学科的参与，需要团队协同作战。作为神经肿瘤学团队的一员，除了精通本专业外，对相关学科的了解也同样十分重要。一名合格的神经肿瘤外科医生，高超的神经外科手术技术无疑是必需的，但这只是基础，还要掌握肿瘤学方面的基本知识，这是规范化系统综合治疗和提高治疗效果的有效保证。随着医学日新月异的发展，近年来在肿瘤的基础和临床研究方面已经取得了巨大的进展。在肿瘤的认识上：肿瘤发生机制的认知不断深入，肿瘤生物学行为的分子基础越发明朗；在肿瘤的治疗手段上：除外科手术技术改进外，新的影像检查方法不断涌现，放射治疗技术不断改进，新的化疗药物出现，生物治疗正逐渐从实验室走向临床，靶向治疗药物的开发如火如荼；在肿瘤治疗理念上：现代肿瘤治疗正向着循证医学、个体化治疗、微创治疗的方向发展。这些先进的理论、技术和理念都是肿瘤学领域最活跃的前沿。令人振奋的新进展同样渗透到神经肿瘤学的各个领域，已经或正在影响着这一学科的发展。作为这个领域的研究人员和临床医生，不断更新知识和观念显得格外迫切。

中国抗癌协会神经肿瘤专业委员会成立于2004年，虽然她还很年轻，但我们已经拥有一大批在神经肿瘤领域具有丰富经验的专家学者，通过举办学术会议、论坛、培训，在广泛交流合作的基础上促进了神经肿瘤学在中国的良好发展，积累了一定的经验和体会。在此基础上，我们组织这一领域的专家学者，通过总结自己的经验和参考近年来国内外进展，编写了这本参考书，希望有助于推动神经肿瘤这一学科在中国的进一步发展。

本书从肿瘤学的角度详细阐述了神经肿瘤学各个方面的基础知识、基本理论和技术，同时也兼顾介绍各方面的最新动态，相信读者读后对现代神经肿瘤学会有一个全新的认识。基础与临床、理论与实践、传统与创新的有机结合是本书的特点，这样不仅可以作为临床工作的参考，规范临床治疗，而且有助于拓宽视野，启发科研思维。本书适用于这一领域的临床医生、科研人员、研究生和进修人员等参考。

在本书的编写过程中，中国抗癌协会神经肿瘤专业委员会全体委员以及这一领域的有关专家付出了辛勤的劳动，在此深表衷心感谢。尽管我们已经在撰写、整理、编辑中进行了非常细致的工作，但仍难免存在疏漏和不妥之处，尚希同行专家不吝指正。

中国抗癌协会神经肿瘤专业委员会主任委员

2008年10月

内容简介

本书是中国抗癌协会继续教育系列的参考书之一，由中国抗癌协会神经肿瘤专业委员会组织国内神经肿瘤相关领域的专家撰写而成，是一本从肿瘤学的角度较详细地阐述神经系统肿瘤的基础和临床的专业参考书。

本书包括1～15章的总论部分和16～60章的各论部分。总论部分介绍了神经系统肿瘤的流行病学、分子生物学、病理学、神经内分泌学、细胞培养、动物模型等神经肿瘤学基础内容，还系统阐述了影像诊断、手术治疗、放射治疗、化学治疗以及近年来发展迅速的光动力治疗、免疫治疗、基因治疗、病人生活质量等神经肿瘤学一般临床内容。各论部分则按肿瘤的常见病理类型，具体阐述了各个肿瘤的特点、诊断和治疗，还对最新的研究进展和动态予以介绍。

本书内容丰富，注重细节，具有规范性和可操作性。书中提供了丰富的病理和影像学图片，有助于读者更加直观地理解本书内容。本书兼顾了实用性和研究性，是神经系统肿瘤相关学科临床和基础研究者的工具书。

目录 Contents

I. 总论

目录 Contents

目录
Contents

目录 Contents

总论

第 1 章 脑肿瘤流行病学

脑肿瘤流行病学研究脑肿瘤在人群中的分布，探索影响分布的危险因素和保护因素，其研究结果对脑肿瘤的预防和控制显然具有重要意义。除少数描述性流行病学资料外，我国脑肿瘤流行病学研究开展得极少，因此，本章数据主要参考欧美的流行病学资料。

一、描述性流行病学

在美国，原发性脑肿瘤是十大常见致死肿瘤之一，其发病率较肺癌、乳腺癌、前列腺癌及大肠癌等常见恶性肿瘤为低，占所有肿瘤死因的 2.4%。每年约有 13000 人死于原发脑肿瘤及脊髓肿瘤。在 20～39 岁美国男性的癌症死亡率排位当中，原发性脑肿瘤为第一位；在 20～39 岁女性中，则居第五位。在儿童，脑肿瘤是仅次于白血病的第二大常见恶性肿瘤，也是儿童期最常见的实体肿瘤。儿童脑肿瘤约占所有原发性脑肿瘤的 9%。继发性脑肿瘤即脑转移瘤发病率更高，据统计至少是原发性脑肿瘤的四倍。

在美国，原发性脑肿瘤的年发病率为 14.8/10 万，患病率为 130.8/10 万；原发恶性脑肿瘤的年发病率为 7.4/10 万。儿童原发脑肿瘤的年发病率为 4.3/10 万，患病率为 9.5/10 万。胶质细胞瘤约占所有原发脑肿瘤的 40%，脑膜瘤、垂体瘤、神经鞘瘤、原发性中枢神经系统淋巴瘤分别占原发性脑肿瘤的 30.1%、6.3%、8%及 3.1%（图 1-1）。胶质母细胞瘤及星形细胞瘤约占胶质瘤的 75%（图 1-2）。

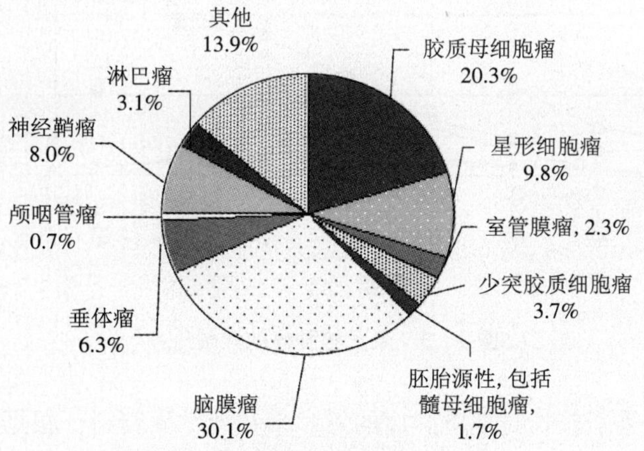

图 1-1 原发性脑肿瘤的构成

（一）年龄与性别

在美国，原发性脑肿瘤的平均发病年龄为 57 岁。不同部位、不同病理类型脑肿瘤的发病年龄不尽相同：髓母细胞瘤等原始神经外胚层起源的肿瘤好发于儿童，胶质母细胞瘤及星形细胞瘤在 55 至 74 岁有一发病高峰（表 1-1），而脑膜瘤的发病率则随年龄的增长而逐渐

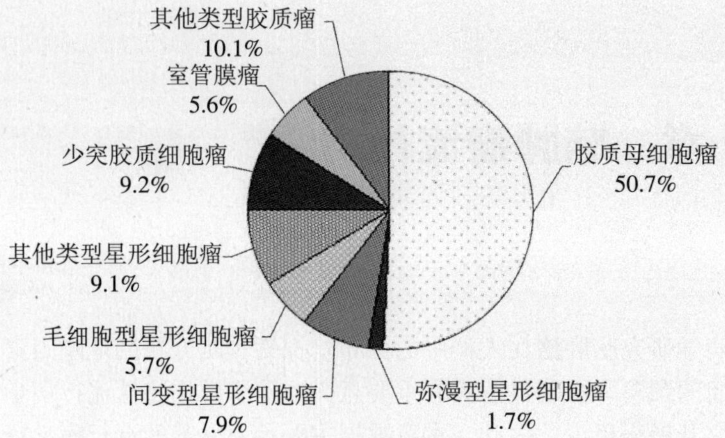

图 1-2　胶质瘤的构成

增加（图 1-3）。在性别方面，女性原发脑肿瘤的年发病率（15.1/10 万）略高于男性（14.5/10 万）。女性脑膜瘤的年发病率是男性的 2.1 倍，而男性胶质瘤的年发病率（7.1/10 万）是女性（4.9/10 万）的 1.4 倍。男性其他一些类型的原发性脑肿瘤（如髓母细胞瘤及生殖细胞肿瘤）的发病率亦较女性高（图 1-4）。

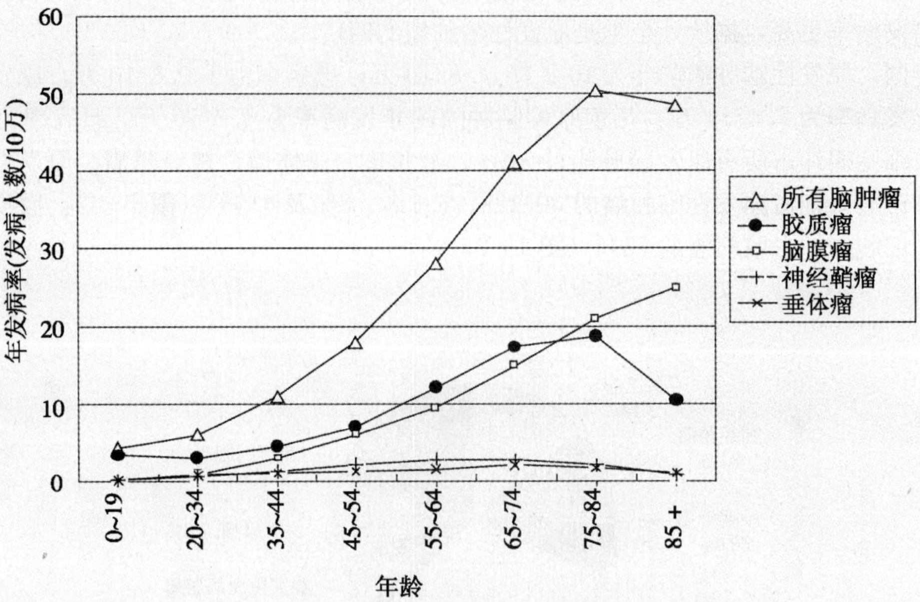

图 1-3　原发脑肿瘤的年龄分布

我国上海市区积累了较长时期脑肿瘤的发病率和死亡率资料。根据该市肿瘤登记报告制度规定，脑肿瘤包括良性和恶性肿瘤。由表 1-2 可见，1998—2000 年，上海市区共登记脑肿瘤男性 481 例，女性 456 例，各占该时期男、女恶性肿瘤登记总例数的 1.51%和 1.73%。男、女性脑肿瘤粗发病率分别为 5.02/10 万和 4.89/10 万，世界人口标化发病率分别为 3.66/10 万和 3.50/10 万，男、女性相当接近。不论男女，各年龄段发病率曲线中均出现两个高峰，一个出现在未成年期，成年后发病率随年龄增长而上升，60 岁以后出现高的发病率。

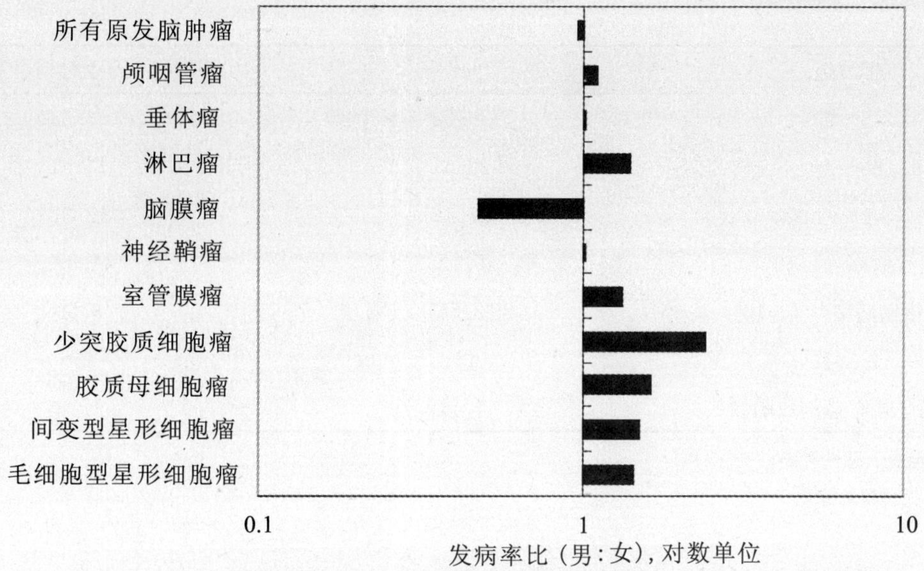

图 1-4　常见原发脑肿瘤发病率的性别比

表 1-1　各年龄组最常见的原发脑肿瘤

年龄（岁）	最常见的原发脑肿瘤	年龄（岁）	最常见的原发脑肿瘤
0～4	原始神经外胚层肿瘤、胚胎源性肿瘤、髓母细胞瘤	35～54	脑膜瘤
5～19	毛细胞型星形细胞瘤	55～74	胶质母细胞瘤
20～34	垂体瘤	＞75	脑膜瘤

表 1-2　上海市区 1998—2000 年男、女性脑肿瘤△各年龄段发病率（$1/10^5$）

年龄组	男性	女性
0～4	0.44	1.40
5～9	0.87	1.51
10～14	2.30	1.87
15～19	1.43	1.46
20～24	0.28	0.94
25～29	0.92	1.05
30～34	1.01	1.66
35～39	2.06	2.37
40～44	3.78	4.18
45～49	5.56	4.50
50～54	5.61	5.81
55～59	6.39	5.48
60～64	11.25	13.70
65～69	17.45	11.64
70～74	18.82	13.55

续表

年龄组	男性	女性
75～79	20.32	14.63
80～84	22.61	14.91
85～	27.42	12.32
粗发病率（$1/10^5$）	5.02	4.89
标准化发病率*（$1/10^5$）	3.66	3.50
总例数	481	456
占恶性肿瘤总例数的％	1.51	1.73

△包括脑良、恶性肿瘤。

* 世界人口年龄标化。

（二）发病率及死亡率的时间趋势

在1990年之前的30年中，发展中国家脑肿瘤的发病率增加了约300％。1973年至1994年美国儿童原发恶性脑肿瘤的发病率增长约35％。CT及MRI等先进诊疗技术的出现及现代人口寿命延长可能是脑肿瘤发病率大幅增长的原因。1992—2002年美国脑肿瘤的发病率相对稳定。上海市区在近30年间，不论男女性，脑肿瘤粗发病率和粗死亡率都在不断上升。年龄调整后的世界人口标化率也显示上升趋势。男性标化发病率由1973—1977年的2.58/10万上升到1998—2000年的3.66/10万，女性则由2.11/10万升到3.50/10万；男性标化死亡率由1973—1977年的2.12/10万上升到1998—2000年的3.17/10万，女性则由1.79/10万上升到2.58/10万（表1-3）。

表1-3　上海市区1973—2000年脑肿瘤△发病率和死亡率的时间趋势

时　期	发病率（$1/10^5$）				死亡率（$1/10^5$）			
	男性		女性		男性		女性	
	粗 率	标化率*	粗 率	标化率*	粗 率	标化率*	粗 率	标化率*
1973—1977	2.59	2.58	2.08	2.11	2.23	2.12	1.82	1.79
1978—1982	3.00	2.82	2.12	2.00	2.68	2.48	1.96	1.79
1983—1987	4.00	3.48	3.03	2.62	3.42	2.98	2.45	2.05
1988—1992	4.76	4.10	3.78	3.13	4.48	3.84	3.21	2.51
1993—1997	4.98	4.05	4.50	3.29	4.52	3.47	3.92	2.67
1998—2000	5.02	3.66	4.89	3.50	4.47	3.17	3.83	2.58

△包括脑良、恶性肿瘤。

*世界人口年龄标化。

（三）人种及地理差异

脑肿瘤的发病率在不同人种及地域上有较大差别。日本恶性脑肿瘤的发病率不到北欧国家的一半。在西方国家，颅内生殖细胞肿瘤（germ cell tumors，GCTs）仅占所有颅内肿瘤的0.5％，占儿童脑肿瘤的0.3％～3.4％。而在日本，GCTs占所有颅内肿瘤的2％～5％，在儿童脑肿瘤中，占到5%～15%。又如在美国，白种人胶质瘤的发病率较非洲裔高，而脑膜瘤的发病率两者相仿。

（四）预后特点

在美国，所有脑肿瘤患者（包括各个年龄段）的5年生存率为29.1%。在欧洲，男性及女性脑肿瘤患者的5年生存率分别为16%及23%。年龄及病理类型是原发性脑肿瘤患者预后最直接的相关因素（图1-5）。青壮年患者预后较中老年患者好。Grovas等的研究显示，0至14岁脑肿瘤患儿的5年生存率为72%，年龄小于3岁的患儿较年龄大于3岁患儿的预后差。脑膜瘤患者（包括良性、间变性及恶性）的2年及5年生存率分别为81%及69%，而恶性脑膜瘤患者的5年生存率为54.6%。良性脑膜瘤全切除患者的5年复发率为20.5%。在原发恶性脑肿瘤中，少突胶质细胞瘤患者预后相对较佳，青壮年患者的2年生存率超过80%。20世纪70年代至80年代，髓母细胞瘤患者5年生存率提高了20%，而生存率近年来保持稳定。胶质母细胞瘤患者不管年龄如何，预后都最差，1年生存率约为30%，近20年来亦无明显改善（图1-6）。虽然，新型化疗药物替莫唑胺能够在一定程度上提高复发性胶质母细胞瘤患者的生存期，但作用亦相当有限。其他预后相关因素尚包括肿瘤的部位及切除程度，目前研究的重点是寻找能够预测脑肿瘤患者预后的分子及遗传标记物。

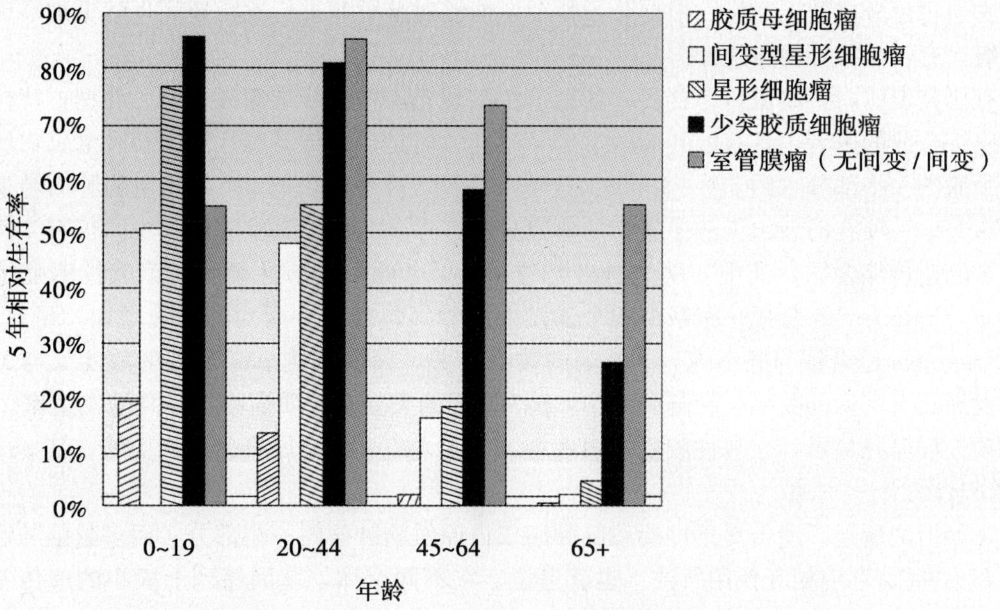

图1-5　美国1973—2002年常见胶质瘤预后与病理类型及年龄的关系

二、危险因素

从20世纪80年代至今，有关脑肿瘤流行病学方面的文献数目已经翻了一番，但对脑肿瘤危险因素的性质及强度仍无一致的结论，这主要是由于脑肿瘤种类繁多及方法学上的差异等因素造成的。

（一）基因及遗传方面

癌症的发生、发展是遗传突变累积的过程，在这个过程中，正常细胞发生增殖失控、免疫逃逸等改变，最终转化为具有永生能力的肿瘤细胞。基因改变在原发脑肿瘤的发生及发展过程中具有重要作用。近来细胞遗传学及分子生物学等方面的研究显示即使病理学诊断相同

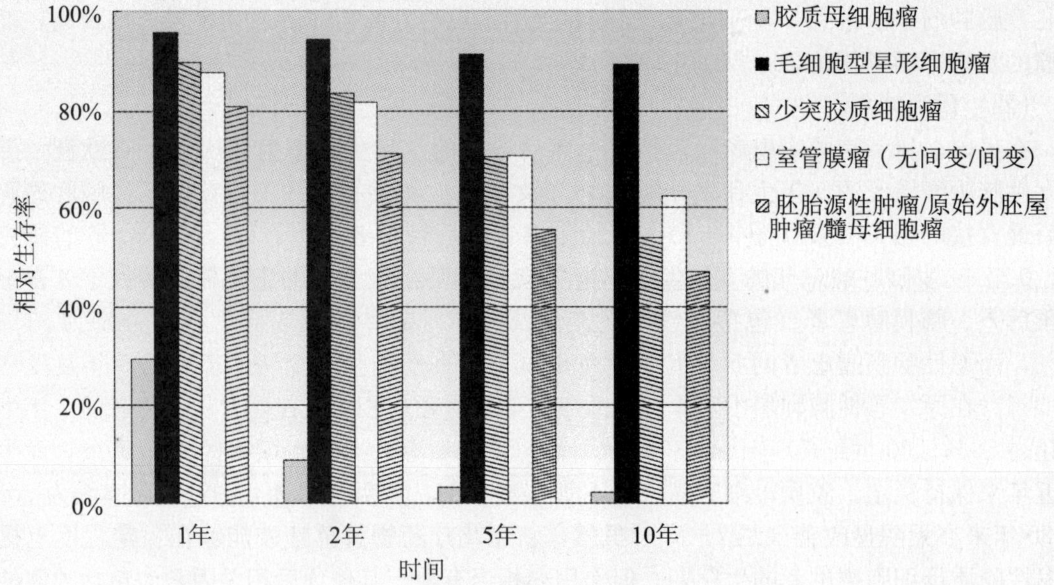

图 1-6　美国 1973—2002 年常见胶质瘤的预后

的脑肿瘤仍可分成若干亚型。根据分子特征，能够对脑肿瘤进行比常规病理学更加准确的分型分级，有利于指导临床治疗。

有研究表明，某些遗传综合征，如结节性脑硬化，神经纤维瘤病Ⅰ型、Ⅱ型，痣样基底细胞癌综合征的患者，具有脑肿瘤的遗传易感性。但是，遗传易感性所致脑肿瘤仅占所有原发脑肿瘤的一小部分（约 5%～10%）。Narod 估计，在英国仅有 2%的儿童脑肿瘤与遗传易感性有关。一项在旧金山人群中进行的研究显示，在 500 例成人脑胶质瘤中，仅有 4 例患者有已知的遗传综合征，其中 3 例为神经纤维瘤病，1 例为结节性硬化。家族性癌症综合征（如 Li-Fraumeni 综合征）家系中的个体发生肿瘤（包括脑肿瘤）的风险增加。研究表明，Li-Fraumeni 综合征与胚细胞 p53 基因的改变有关，而胚细胞 p53 基因的改变又与肿瘤的发生发展具有密切的关系。在脑肿瘤中，p53 基因的突变在胶质瘤中有较高的发生率。Li 等的一项人群研究显示，在恶性胶质瘤患者中，其本人或一级亲属有癌症病史的，其 p53 基因突变率较高。

正如上文所述，遗传易感性所致脑肿瘤仅占原发脑肿瘤的一小部分，而多数脑肿瘤为散发性，为基因-环境相互作用所致。也就是说，在不同个体，基因序列上极小的遗传差异即单核苷酸多态性（single nucleotide polymorphisms，SNPs）可影响其对致癌因素的代谢能力以及对环境因素损伤 DNA 后的修复能力，从而决定了肿瘤易感性。这也解释了为什么同样暴露于特定致癌物质，有些个体患肿瘤，而另外一些个体则不发病。Elexpuru-Camiruaga 最先报道了基因多态性与脑肿瘤易感性之间的关系。其研究表明，由基因多态性造成细胞色素 P-450（CYP2D6）及谷胱甘肽 S 转移酶（GSTT1 及 GSTM1）代谢功能减退的个体患胶质瘤及脑膜瘤的风险增加。当然，目前尚无法通过某个单一的基因多态性来预测大部分个体患脑肿瘤的风险，目前研究的热点是将一系列的基因多态性与流行病学资料整合，从而阐明基因多态性在脑肿瘤发病中的意义。

（二）电离辐射与非电离辐射

电离辐射与非电离辐射是最主要的物理性致癌因素。医学治疗中产生的高剂量电离辐射能增加脑肿瘤的患病风险。用于治疗婴幼儿头癣及皮肤血管瘤的相对低剂量的电离辐射也能增加脑肿瘤的患病风险。放射治疗头癣，当平均剂量为 1.5Gy 时，患者发生神经鞘瘤、脑膜瘤及胶质瘤的相对危险度（relative risk，RR）分别为 18、10 及 3。Karlsson 的研究显示，当用平均剂量为 70Gy 的放射线治疗皮肤血管瘤时，患者罹患脑肿瘤的危险度增加 40%。另外，儿童肿瘤患者在接受放射治疗后，患脑肿瘤的风险增加。到目前为止，尚无证据显示医学诊断产生的射线与胶质瘤的发病相关，但有研究显示暴露于牙科 X 线的个体，其患脑膜瘤的相对危险度较正常人群高出约 2 倍。

生活环境中的电磁辐射与脑肿瘤发病的关系是大众及学术界比较关注的问题，但目前尚无肯定的结论。有 Meta 分析表明，电磁辐射暴露较多环境中的儿童患脑肿瘤的危险度较暴露较少环境中的儿童高 50%，但无显著性差异。电器工人患脑肿瘤的危险度较正常人群高 10%至 20%。20 世纪 80 年代移动电话问世，90 年代被广泛使用，移动电话与脑肿瘤之间的关系受到广泛的关注。Hepworth 等最近在 BMJ 发表的文章显示，中短期使用移动电话并不增加脑胶质瘤的危险度。Muscat 等分析了美国 1973—2002 年恶性脑肿瘤的标化发病率后发现，虽然 1984 年后美国移动电话的使用率逐渐升高，但恶性脑肿瘤的发病率基本保持稳定，因而认为移动电话的使用与恶性脑肿瘤的危险度无关。

（三）职业暴露

个体在工作环境中可能暴露于各种物理、化学及生物等潜在致癌物质。虽然大量的动物实验显示某些化学物质能够诱发脑肿瘤，但在人群研究中尚未发现特定化学物质的职业暴露与脑肿瘤的发生之间存在肯定的关系。例如：某些化学农药，如有机氯，被认为与肿瘤发生有关，因为在实验室中该药能够在动物体内诱发肿瘤；但在务农者中进行的病例-对照及队列研究显示，其与脑肿瘤的患病风险之间存在联系的阴性与阳性的文献报道数目相当。Thomas 及 Waxweiler 认为，这主要是由于个体在工作环境中通常不可能只接触一种化学物质，多种化学物质之间可能存在互相作用，从而增加或减少脑肿瘤的患病风险，因此导致了文献报道的不一致。

（四）饮食、吸烟及饮酒等生活习惯

关于饮食、吸烟及饮酒等生活习惯与脑肿瘤发病之间的联系的流行病学研究亦存在相当大的困难，主要是目前无法准确测量暴露的强度以及无法确定各种暴露因素之间的相互作用对脑肿瘤患病风险的影响。

亚硝基化合物在实验室中能够诱发动物脑肿瘤，因此，有研究推测，出生前后暴露于亚硝基化合物可能导致儿童脑肿瘤的发生。Berleur 的研究显示，饮食中的亚硝基与儿童及成人脑肿瘤的发生存在联系。但亦有研究得出阴性结论。蔬菜及水果中的维生素被认为能够对抗氧化剂对 DNA 的破坏，从而具有预防癌症的作用。Preston - Martin 调查了 2970 名孕妇孕期服用维生素的情况，调查显示，孕期服用维生素的妇女，其后代患原始神经外胚层肿瘤、星形胶质细胞瘤及其他脑肿瘤的危险度下降。

香烟烟雾中含有大量的化学致癌物，其中包括多环芳烃、亚硝基化合物及二恶英等化合物。大量的流行病学调查表明，吸烟与多种肿瘤，如肺、食管、口腔、咽喉等部位的发病有一定关系，但对于脑肿瘤而言，尚无足够的证据表明吸烟与脑肿瘤的患病危险度之间有重要的联系。但有两项研究显示，抽无过滤嘴的香烟可能导致脑肿瘤的患病风险增加。

孕期妇女饮酒可影响其子代中枢神经系统的发育，导致认知障碍，但与子代脑肿瘤的患病风险之间的关系不明显。在 3 项相关研究中，有 2 项显示孕期妇女饮酒导致后代脑肿瘤的患病危险度平均增加 40%，但只有 1 项研究结果存在显著性差异。就成人而言，Wrensch 的调查显示，适度饮用啤酒及红酒能够降低胶质瘤的患病风险。

（五）既往病史与脑肿瘤

由于某些病毒，如反转录病毒、乳头瘤病毒、腺病毒等，能够诱发实验动物产生脑肿瘤，因此病毒也被认为与人类脑肿瘤的发生可能相关，但尚缺乏足够的研究。有研究表明，星形细胞瘤的发生与弓形体感染有关，而另有研究显示脑膜瘤（而不是胶质瘤）的发生与弓形体感染有关。

严重的脑外伤被认为与某些脑肿瘤，尤其是脑膜瘤及听神经瘤的发生有一定关系，而与胶质瘤的发生关系不大。Inskip 的一项队列研究跟踪调查了 1977 年至 1992 年丹麦共228 055名住院脑外伤患者的脑肿瘤患病情况，研究显示除了第 1 年患者患脑肿瘤的危险度增加外，在随后约平均 8 年的随访当中，患者中脑肿瘤的患病风险无显著增加。

有文献报道，脑肿瘤的发生与患者的癫痫病史有关，但到底是癫痫导致了脑肿瘤的发生，还是继发性癫痫导致脑肿瘤的检出率增高，或者是所服用的抗癫痫药导致脑肿瘤的患病风险增加，是个值得注意的问题。

（陈忠平　赛克　高玉堂）

参考文献

1. 高玉堂，卢伟主编．上海市区恶性肿瘤发病率、死亡率和生存率（1973-2000）．上海：第二军医大学出版社，2007.
2. Berleur MP，Cordier S. The role of chemical，physical，or viral exposures and health factors in neurocarcinogenesis：implications for epidemiologic studies of brain tumors. Cancer Causes Control，1995，6：240-256.
3. Bondy M，Wiencke J，Wrensch M，et al. Genetics of primary brain tumors：a review. J Neurooncol，1994，18：69-81.
4. Elexpuru-Camiruaga J，Buxton N，Kandula V，et al. Susceptibility to astrocytoma and meningioma：influence of allelism at glutathione S-transferase（GSTT1 and GSTM1）and cytochrome P-450（CYP2D6）loci. Cancer Res，1995，55：4237-4239.
5. Grovas A，Fremgen A，Rauck A，et al. The National Cancer Data Base report on patterns of childhood cancers in the United States. Cancer. 1997，80：2321-232.
6. Hepworth SJ，Schoemaker MJ，Muir KR，et al. Mobile phone use and risk of glioma in adults：case-control study. BMJ. 2006，332：883-887.
7. Hoffman HJ，Otsubo H，Hendrick EB，et al. Intracranial germ cell tumors in children. J Neurosurg，1991，74：545-551.
8. http：//www. abta. org/pdf/ABTA Primer-Chapter 3. pdf.
9. Inskip PD，Mellemkjaer L，Gridley G，et al. Incidence of intracranial tumors following hospitalization for head injuries (Denmark)．Cancer Causes Control，1998，9：109-116.
10. Karlsson P，Holmberg E，Lundell M，et al. Intracranial tumors after exposure to ionizing radiation during infancy：a pooled analysis of two Swedish cohorts of 28 008 infants with skin hemangioma. Radiat Res，1998，150：357-364.
11. Kheifets LI，Afifi AA，Buffler PA，et al. Occupational electric and magnetic field exposure and brain cancer：a metaanalysis. J Occup Environ Med，1995，37：1327-1341.
12. Li Y，Millikan RC，Carozza S，et al. p53 mutations in malignant gliomas. Cancer Epidemiol Biomarkers Prev，1998，7：303-308.
13. Meinert R，Michaelis J. Meta-analyses of studies on the association between electromagnetic fields and childhood cancer. Radiat Environ Biophys，1996，35：11-18.

14. Minn Y, Wrensch M, Bondy M. Epidemiology of primary brain tumors//Prados M. Brain Cancer. London: BC Decker Inc, 2002: 1-15.
15. Muscat JE, Hinsvark M, Malkin M. Mobile telephones and rates of brain cancer. Neuroepidemiology, 2006, 27: 55-56.
16. Narod SA, Stiller C, Lenoir GM. An estimate of the heritable fraction of childhood cancer. Br J Cancer, 1991, 63: 993-999.
17. Norman MA, Holly EA, Preston-Martin S. Childhood brain tumors and exposure to tobacco smoke. Cancer Epidemiol Biomarkers Prev, 1996, 5: 85-91.
18. Preston-Martin S, Mack WJ. Neoplasms of the nervous system// Schottenfeld D, Fraumeni JF. Cancer epidemiology and prevention. 2nd ed. New York: Oxford University Press, 1996: 1231-1281.
19. Preston-Martin S, Pogoda JM, Mueller BA, et al. Results from an international case-control study of childhood brain tumors: the role of prenatal vitamin supplementation. Environ Health Perspect, 1998, 106: 887-892.
20. Primary brain tumors in the united states statistical report. Central Brain Tumor Registry of the United States (2005-2006), 1998-2002.
21. Ries LAG, Eisner MP, Kosary CL, et al. SEER Cancer Statistics Review, 1975-2002, National Cancer Institute.
22. Ryan P, Lee MW, North JB, et al. Risk factors for tumors of the brain and meninges: results from the adelaide adult brain tumor study. Int J Cancer, 1992, 51: 20-27.
23. Smith MA, Friedlin B, Gloeckler LA, et al. Trends in reported incidence of primary malignant brain tumors in children in the United States. J Natl Cancer Inst, 1998, 90: 1269-1277.
24. Thomas TL, Waxweiler RJ. Brain tumors and occupational risk factors. Scand J Work Environ Health, 1986, 12: 1-15.
25. Wrensch M, Bondy ML, Wiencke J, et al. Environmental risk factors for primary malignant brain tumors: a review. J Neurooncol, 1993, 17: 47-64.
26. Wrensch M, Lee M, Miike R, et al. Familial and personal medical history of cancer and nervous system conditions among adults with glioma and controls. Am J Epidemiol, 1997, 145: 581-593.
27. Wrensch M, Minn Y, Bondy ML. Epidemiology// Bernstein M, Berger M. Essential neuro-oncology. New York: Thieme, 2000: 1-17.

第 2 章 脑肿瘤的分子遗传学机制

脑肿瘤有许多不同的种类和亚型，脑肿瘤的分子遗传学信息相当复杂，因此有必要将其分解为基本的原理进行阐述，从而更全面地认识这一复杂的疾病。脑肿瘤分子遗传学变化主要体现在细胞生物学机制的七个基本改变：细胞发育的偏倚、生长因子信号通路的紊乱、细胞周期的失控、无限的复制潜能、凋亡的逃逸、持续的血管发生和向正常组织的浸润。它们共同决定了脑肿瘤生长的生物学特性。神经肿瘤学家根据这些原理，将分子和基因的研究成果应用于脑肿瘤基因学分类、预后评估以及指导治疗的临床实践中。成年人脑内神经干细胞的发现及其与脑肿瘤细胞的相似性使人们开始重新思考脑肿瘤的起源，其中有些肿瘤可能就是来源于神经祖细胞。为了证实这个假设，脑肿瘤基因模型已经建立起来，这为研究脑肿瘤的病因、维持和治疗提供了前所未有的机会。

一、脑肿瘤细胞生物学的基本改变

从目的论的角度来看，肿瘤细胞的发育障碍体现在控制细胞正常增生和维持稳态的调控环路上存在缺陷。总体来说，细胞发育的偏倚、生长因子信号通路的紊乱、细胞周期的失控、无限的复制潜能、凋亡的逃避、持续的血管发生和向正常组织的浸润等七种改变在正常细胞转变为恶性肿瘤的过程中起着至关重要的作用。

（一）细胞发育的偏倚

在过去的几年中，研究发现肿瘤发生和正常发育之间存在惊人的相似性。最初在肿瘤研究中发现的致癌基因和抑癌基因，现在认为也是发育过程中调节细胞生长和分化的基本因子。同样，调节脊椎动物和无脊椎动物发育模式的基因也参与多种人类肿瘤的形成。基于这些发现，原先认为互不相关的发育生物学和肿瘤生物学开始出现交叉并相互整合。对于神经系统而言，发育和肿瘤的交叉点就是脑肿瘤所要研究的内容。脑肿瘤的发生体现了某种基因筛选的自然过程，它提供了有关神经系统增生、分化和死亡调节基因的有价值的信息。另一方面，探索神经系统发育过程中控制细胞命运的机制，可以使我们深入了解肿瘤的发生以及发现新的治疗靶位。

Wnt 和 SHH（sonic hedgehog）信号通路在脑发育和脑肿瘤形成中起着重要的作用。Wnt 是果蝇体节极性基因 wingless 的同源基因，wingless 最初是在鼠乳腺肿瘤前病毒中统称为 int 的插入位点发现的。Wnt 蛋白是一类信号分子大家族，与 Frizzled 受体结合后激活下游通路，在调控神经系统细胞生长和细胞命运决定过程中起重要的作用。许多 Wnt 蛋白都是通过 β-catenin 调控的通路激活基因转录。在缺少该通路刺激时，β-catenin 蛋白被胞浆复合体（含蛋白质 Axin、APC、GSK-3β）降解而失活。Dishevelled 可拮抗此复合体的作用。因此，Wnt 信号稳定 β-catenin，后者与转录因子 TCF/LEF 家族一起形成转录共激活因子（图 2-1A）。激活的 TCF/LEF 转录因子诱导 c-myc 和 cyclin D1 转录，两者可加速细胞周期从而促进肿瘤发生。

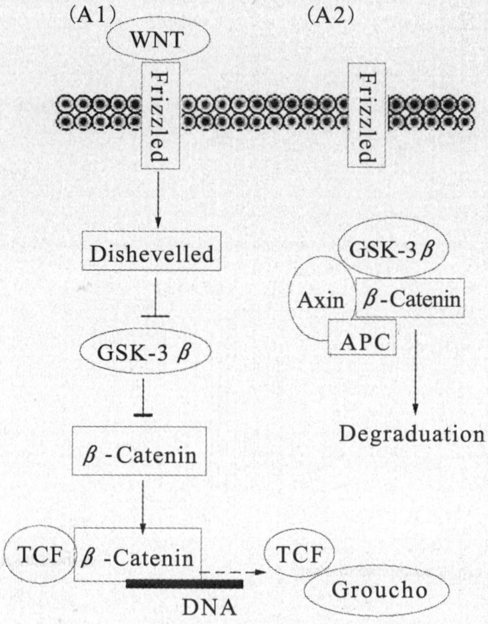

图 2-1A Wnt 信号通路

在 Turcot 综合征亚型患者中发现 APC 是突变“靶”基因后，研究首次发现 Wnt 信号通路参与髓母细胞瘤的发生。这种表现异质的家族性肿瘤综合征的特征是同时发生结肠癌和恶性脑肿瘤。APC 突变患者常患有髓母细胞瘤。虽然在散发肿瘤中并未发现存在 APC 突变或染色体 5q 上 APC 位点的杂合性丢失（loss of heterozygosity，LOH），但最近分析已确定 Wnt 信号通路存在改变。对髓母细胞瘤中 β-catenin 突变的研究表明在第 3 外显子中含有 4 个潜在的 GSK-3β 磷酸化位点。编码丝氨酸残基的密码子 33 和 37 是髓母细胞瘤的突变热点。约有 7/113（6%）的散发髓母细胞瘤中存在此突变，而 APC 突变只有 2/46（4%）。由于 β-catenin 和 APC 突变在散发髓母细胞瘤中似乎是相互排斥的，这使得髓母细胞瘤中 Wnt 信号通路的突变率总体上达 13%。有趣的是，与 Turcot 综合征的髓母细胞瘤患者中常见的截短突变相反，这些突变都是错义突变。

SHH 蛋白是一种分泌性糖蛋白，它通过激活由 Ptc 和 Smo 构成的膜受体复合物从而激活 Gli 锌指转录因子。正常情况下，SHH 抑制 Ptc，而 Ptc 又抑制 Smo。SHH 抑制 Ptc 可激活 SHH 通路，从而激活 Gli。因此，Ptc 的功能就是在缺乏活性 SHH 配体时使此通路失活（图 2-1B）。

SHH 控制小脑的生长并协调几种不同类型细胞的位置和分化。浦肯野细胞表达 SHH，而在外生发层的颗粒前体细胞中发现 SHH 信号通路的组成部分（膜蛋白 Ptc1、Ptc2、Smo 和转录因子 Gli 1、Gli 2）。因此，认为浦肯野细胞源性的 SHH 信号控制颗粒前体细胞增生。目前有几项研究支持此观点，研究发现切除浦肯野细胞将导致局部颗粒前体细胞无法增生，而可溶性 SHH 蛋白能诱导颗粒前体细胞增生并抑制其分化和向内颗粒层迁移。正常情况下，这一信号通路和结构信息受 Bergman 胶质细胞分泌的内源性因子的严格控制，如果调控不当，前体细胞则会异常增生并产生肿瘤。

正常小脑皮层浦肯野神经元表达 SHH 的发现为研究大脑发育和肿瘤发生开辟了新的途径。10%～20%的散发髓母细胞瘤存在 Ptch 位点突变。有 10%～25%的 Ptch1 杂合子鼠发生髓母细胞瘤。而且，SHH 通路的拮抗物环杷明（cyclopamine，一种选择性抑制 SHH 受

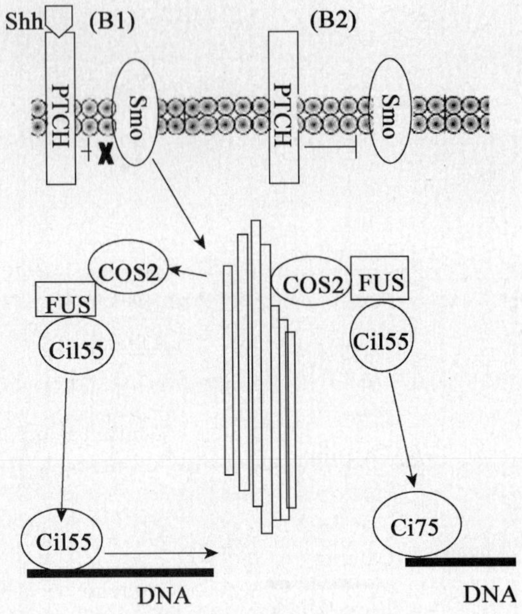

图 2－1B　SHH 信号通路

体复合物活性的植物碱）可阻止髓母细胞瘤的增生，并诱导基因表达的变化，表现为启动神经元分化和神经干细胞样特征的消失。

SHH－Gli 通路也可能参与胶质瘤的发生。除调节小脑皮质发育，SHH－Gli 通路也调节大脑皮质生长。在胚胎发育晚期及生后发育中，皮质中板层的细胞以层特异性方式表达 SHH。它可调节脑室和脑室下区晚期发育的、表达 Gli 1 前体细胞的增殖。因此，SHH－Gli 通路调控背侧大脑的生长，这与其在早期腹侧神经管的细胞命运决定中的作用相反。因为大脑中所有神经元和胶质前体细胞群都表达 Gli 1 基因，对各种原发 CNS 肿瘤和肿瘤细胞系的分析表明，几乎所有的肿瘤（星形胶质细胞瘤、少突胶质细胞瘤、多形性胶质母细胞瘤和原始神经外胚层肿瘤）都持续表达 Gli 1 和 Ptc 基因。因此，Gli 1 的表达不仅是这些多样性脑肿瘤起源的标志物，而且很可能提示肿瘤细胞中存在激活的 SHH－Gli 通路。

Gli 1 在不恰当的时空表达比基因扩增对启动肿瘤发生更重要。发育期蝌蚪 CNS 中暂时性错误表达人类 Gli 1 能启动肿瘤发生，这表明 Gli 1 参与启动脑肿瘤发生，其中可能包括胶质瘤形成。这些肿瘤表达人胶质瘤和少突胶质前体细胞标志物（血小板源性生长因子受体 platelet－derived growth factor receptor，PDGFR），且在注入的 RNA 及其蛋白降解后肿瘤仍能生长，这提示某些内源性成分携带有注射物作用的印迹。进一步分析表明，这些肿瘤持续表达内源性 Gli 1。用能抑制内源性 Gli 1 蛋白合成的反义寡核苷酸与 Gli 1 mRNA 共同注射入 CNS 后能抑制肿瘤的发生，这些结果揭示由 Gli 1 启动的肿瘤需要内源性 Gli 1 通路的维持。SHH－Gli 信号激活有助于维持胶质瘤和其他脑肿瘤的直接证据来源于以下实验：环杷明（一种选择性抑制 SHH 受体复合物活性的植物碱）在 Smo（Smoothened 蛋白，Hedgehog 通路上的一个受体蛋白）水平发挥作用，抑制多种原发性人胶质瘤、髓母细胞瘤和胶质瘤细胞系的生长。

由于神经干细胞（neural stem cell，NSC）和肿瘤细胞都有自我更新的能力，因此有理由认为新生肿瘤所使用的自我更新式的细胞分裂机制与正常 NSC 中的一致。对 Wnt 和 SHH 通路的研究明确地提供了关于肿瘤细胞起源和 NSC 发育关系的新认识。

（二）生长因子信号通路的紊乱

很明显，正常细胞的扩增是依赖于生长信号的，在培养液中加入合适的可溶性丝裂原及适当的整合素基质后，细胞才能扩增。这与肿瘤细胞形成鲜明对比，后者表现为对外源性生长刺激的依赖减少。肿瘤细胞能产生许多自身生长信号，从而减少了对来源于正常微环境刺激的依赖。

脑肿瘤获得自主性生长方式至少涉及三种分子方式。第一种方式是生长因子的自分泌刺激，许多肿瘤细胞能合成自身反应性的生长因子，从而产生正反馈信号环。第二种方式是生长因子受体的过度表达使肿瘤细胞对周围生长因子（正常情况不诱发增殖）的反应性增高。第三种方式是通过生长因子受体的过度表达和结构改变可获得不依赖于配体的生长信号。

事实上，有许多生长因子及其受体都以这三种方式参与脑肿瘤的形成。这些受体包括：PDGFs A 和 B、EGFs、TGFs-α、FGFs、IGFⅠ和Ⅱ及其同源受体。

PDGF A 和 B 分别与其受体 PDGF-α 和 PDGF-β 结合诱导受体形成二聚体 α-α、α-β 或 β-β。胶质瘤、脑膜瘤、室管膜瘤和神经母细胞瘤都表达这些因子及受体。大多数情况下，基因的重新激活是生长因子过度表达的主要原因，因为只有 10%～20%的胶质瘤存在基因扩增和重组，但这似乎存在细胞类型特异性，因为 PDGF-α 的扩增似乎限于间变性少突胶质细胞瘤。对于肿瘤发生而言，PDGF 的过度表达足以引发肿瘤，且是肿瘤发生过程中的早期事件。将编码 PDGF B 链的反转录病毒注入鼠脑可诱发肿瘤，其特征与多形性胶质母细胞瘤（GBM）和原发性神经外胚层肿瘤类似。这些肿瘤细胞不仅表达 PDGF B 链，也表达 PDGF-α 受体，在体外实验中可特异性抑制这些自分泌形式的刺激。这些实验表明单一生长因子表达的改变即可显著促进肿瘤的形成。

酸性成纤维生长因子（acid fibroblast growth factor，aFGF）和碱性成纤维生长因子（basic fibroblast growth factor，bFGF）属于一类肝素结合因子，它们能与同源异构体受体 FGFR1 和 FGFR2 结合。有研究发现星形胶质细胞瘤、脑膜瘤、施万细胞（神经膜细胞）瘤和神经母细胞瘤中 aFGF、bFGF 及 FGFRs 表达增加。FGFs 及其受体的共同表达有助于自分泌刺激的形成。丝裂原效应可能是正常蛋白过度表达的结果。然而对胶质母细胞瘤的研究表明，FGFR1 的 α 外显子被剪切从而产生高亲和力受体，这被认为加速了胶质瘤的恶性进程。因此，无论是生长因子表达水平的改变还是其受体的变化均可显著影响肿瘤的生长。

胰岛素样生长因子（insulin-like growth factor，IGF）Ⅰ和Ⅱ循环入血后，与其同源受体 IGFRⅠ(酪氨酸激酶受体）和 IGFRⅡ（甘露糖 6-磷酸受体）结合。IGFs 也与 IGF 结合蛋白（insulin-like growth factor binding protein，IGFBP）结合从而调节 IGF 功能。在胶质瘤、脑膜瘤、施万细胞瘤、神经母细胞瘤、室管膜瘤和髓母细胞瘤中 IGFⅠ和Ⅱ及 IGFR 表达增加。IGFBP1 和 IGFBP2 在胶质瘤和脑膜瘤中表达增加，且 IGFBP2 的表达随胶质瘤级别升高而增加。对髓母细胞瘤的研究表明，缺失 Ptc 将导致 IGFⅡ表达增加，并且这种过度表达对于肿瘤形成是不可或缺的。

EGF 生长因子家族（EGF、TGF-α、HB-EGF、NRGs）成员与 EGF 受体（EGFR/c-ErbB1-4）的结合导致受体二聚化。各受体与各配体间结合的特异性和亲和力使 EGFR 激活后产生多向性效应。在脑肿瘤中，配体 TGF-α 和 EGF 能明显促进 EGFR 的自分泌刺激。胶质瘤、脑膜瘤和神经母细胞瘤中 TGF-α 表达增加。EGF 和 EGFR 在胶质瘤和脑膜瘤中表达增加，但在近 40%～50%的 GBMs（主要是原发性 GBMs）和低、高级别少突胶质细胞瘤中 EGFR 的扩增伴有基因重组或突变。研究发现 44 例 GBMs 中，17 例有 EGFR 扩增并伴有基因改变。最常见的突变是外显子 2-7 的丢失，所产生的截短受体缺少第 6 至第 273

位氨基酸残基（称作 EGFRvⅢ）。EGFRvⅢ尽管缺少与配体结合的胞外结构域，但能组成性地进行酪氨酸磷酸化（图 2-2）。在 60%GBMs 和 20%间变性星形胶质细胞瘤中可检测到 EGFRvⅢ蛋白。EGFR 基因扩增与 GBM 患者预后不良有关，表达 EGFRvⅢ的 GBMs 患者生存期明显缩短。在体内实验中，EGFRvⅢ具有增加肿瘤发生的能力，这不仅是通过组成性激活 Ras-MAPK 通路来实现，而且还可通过上调抗凋亡蛋白 Bcl-XL（由 PLC-JAK 通路激活）的表达从而逃避细胞死亡来完成。在胶质瘤中也存在其他类型的 EGFR 突变。因此，多种功能性 EGFR 突变可能有助于这些胶质瘤逃避各种治疗方法，从而增加了针对 EGFR 突变靶向治疗的复杂性。

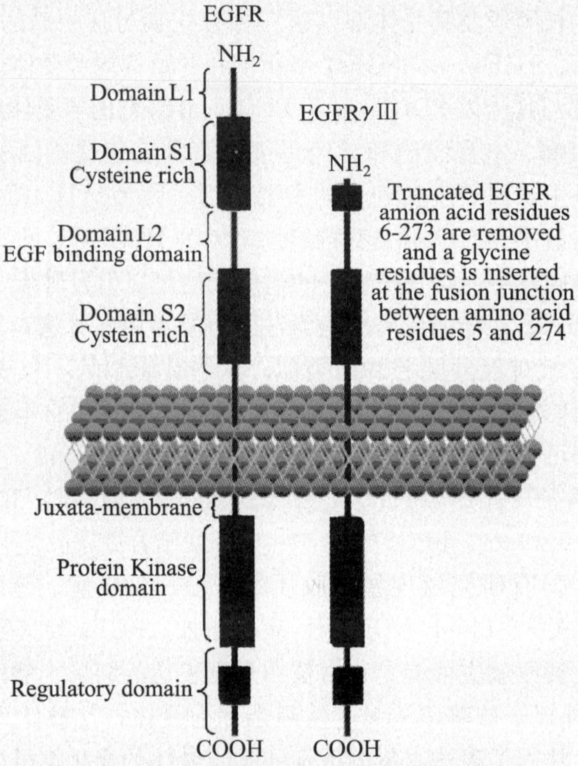

图 2-2 EGFR 和 EGFRvⅢ结构模式图

除了生长因子及其受体的改变外，信号转导通路也参与脑肿瘤的形成。当生长因子与其受体结合诱导受体形成二聚体后，受体激酶区被激活，导致受体几个部位发生自身磷酸化。此磷酸化产生入坞位点，以招募信号转导蛋白 Shc 接头蛋白或生长因子受体结合蛋白-2（Grb2）。Grb2 与 SOS 蛋白结合从而参与 Ras 蛋白磷酸化，后者激活两个主要的信号通路。在通路 1 中，Ras 激活 Raf，Raf 激活丝裂原活化蛋白激酶（MAPK）激酶 1/2（MEK），MEK 激活 MAPK/细胞外信号调节激酶（ERK）。磷酸化 MAPK 转位至核内，上调前致癌基因 c-myc 和 c-fos 的表达。c-myc 和 c-fos 调节增殖相关基因的转录从而促进细胞分裂。在通路 2 中，Ras 激活磷脂酰肌醇-3 激酶（PI-3K），然后诱导一系列事件：Akt/PKB 磷酸化并诱导 IKB 激酶（IKK）复合体磷酸化。此复合体通过磷酸化核因子 κB（NF-κB）抑制物 IκB 诱导 NF-κB 释放。NF-κB 转位至核内调节抗凋亡基因的表达并促进细胞分裂（图 2-3）。

最近一项研究表明，EGF 酪氨酸激酶受体家族成员 ErbB-4 能以更直接的方式激活基

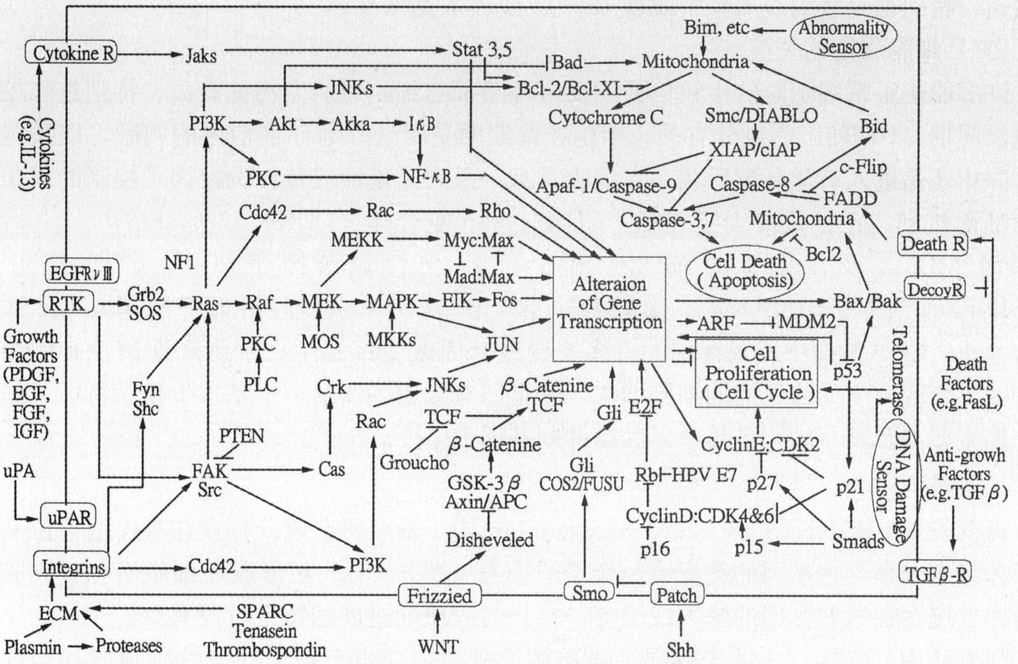

图 2-3 脑肿瘤发生发展中涉及的信号转导通路

因表达。ErbB-4 受体在其胞浆区进行蛋白裂解（此过程称为受控膜内蛋白裂解），然后胞内区移入核内，影响靶基因的转录。ErbB-4 的蛋白裂解分为两个步骤。首先，受体胞外区的大部分被膜相关金属蛋白酶（称为 TACE）被截去；然后，受体剩余部分的跨膜区被第二种蛋白酶水解。这种新的信号转导通路可能参与胶质母细胞的进程。

还未有记载表明脑肿瘤的信号传导通路存在分子突变。生长因子活性增高而引起的酶活性反应性增加足以诱导星形胶质细胞瘤和脑膜瘤的增生。与正常脑组织相比，胶质母细胞瘤中激活的 Ras 水平增高。用药物 lovastatin 阻断胶质母细胞瘤细胞中 Ras 法尼基化可抑制其增生，用腺病毒将负性结构域 H-Ras 转染脑膜瘤细胞后能抑制 Ras 所致的细胞增生，这说明 Ras 在此信号级联中发挥重要作用。这些抑制 Ras 所致的抗肿瘤效应以及 Ras 在调控信号转导通路中的关键作用提示 Ras 可作为重要的治疗靶位。然而，Ras 的激活也可由非生长因子依赖性机制介导，因为 1 型神经纤维瘤病（NF-1）中鸟苷三磷酸激活蛋白 neurofibromin 的丢失也可激活 Ras。

脑肿瘤中其他表达升高的丝裂原刺激信号分子包括：磷脂酶 C 蛋白家族和 Ras 信号通路的其他成员（如 Shc2、Grb2/SOS、Raf-MAPK 和 PI3K/Akt）。最近一项研究表明，JNK 在肿瘤发生中也起重要的作用，在原发性脑肿瘤中常见 JNK 活性增高。负性结构域 JNK 的表达能显著抑制 EGF 介导的细胞转化和凋亡保护作用。这些结果进一步强调了信号通路对 CNS 肿瘤生长的重要性，同时也表明选择性靶向抑制信号通路中的某些成分可能有助于抑制肿瘤的生长。

细胞因子受体缺乏内在酪氨酸激酶活性，当被特定配体激活后，招募一种胞浆蛋白酪氨酸激酶 JAKs，包括 Tyk2 和 JAK1-3，其下游的效应物是被称为 STATs 的蛋白家族（信号转导子和转录激活子）。JAK 受体酪氨酸磷酸化后，STATs 形成同源或异源二聚体并向核内转位，与特异 DNA 组件结合从而调节细胞因子诱导的基因转录（图 2-3）。已在胶质瘤、髓母细胞瘤、脑膜瘤和室管膜瘤中发现 JAK1、JAK2 和 STATs 表达水平增高。在所有级别胶质瘤，特别是高级别胶质瘤中发现 IL－13 受体表达增高。

（三）细胞周期的失控

许多能使正常细胞对抗生长信号的反应环路都与细胞周期生物钟有关，特别是和控制细胞生长周期 G1 期转归的成分有关。细胞在此期感受所处外部环境信号的刺激，以决定是增生、静止还是进入有丝分裂后状态。细胞具有一系列受正性或负性调控因子控制的复杂的监测和平衡机制，正性效应因子包括：CDK/cyclin 复合体（CDK4、6/cyclinD1、2、3），原癌基因 MDM2 及其相关的 MDM4 和 PAX5。负性调节因子包括：CDK 抑制因子（p16INK4A、p15、p18INK4C、p19ARF、p21 和 p27）和关键性肿瘤抑制基因 Rb 和 p53。目前为止，CNS 肿瘤中所观察到的许多突变或基因改变都发生在细胞周期调控基因中。这些基因突变或改变促使失控的细胞增生，这是所有级别肿瘤的一个基本生物学特征。细胞周期失控主要涉及两个轴，且集中于肿瘤抑制基因 Rb 和 p53 上。

1. p16INK4A －CDK4、6/ cyclinD－Rb1 轴

目前发现 p16INK4A－CDK4、6/ cyclinD－Rb1 轴中所有成分都存在野生型等位基因缺失，并伴有剩余等位基因的突变或纯合子的丢失（图 2－3）。星形胶质细胞瘤和少突胶质细胞瘤中普遍存在这些基因的缺失或突变，并且与胶质瘤进展的特定阶段有关。

尽管认为 p16INK4A 丢失仅限于胶质源性肿瘤，但也有报道在恶性脑膜瘤和恶性外周神经髓鞘肿瘤中发现 p16INK4A 突变。有报道称胶质瘤中存在 CDK4 和 CDK6 扩增。尽管 cyclinD1 和 D3 的扩增和过度表达不常见，但也有这方面的报道。现已明确胶质瘤中 Rb 的丢失是由于基因突变、缺失或重组造成的。

2. p21－p53－MDM2/MDM4/PAX5－p14ARF 轴

p21－p53－MDM2/MDM4/PAX5－p14ARF 轴涉及 p53 基因（图 2－3），其在近 60％～65％星形胶质细胞瘤中存在突变。此基因的突变是星形胶质细胞瘤中观察到的最早期变化之一，DNA 损伤监测的缺失使肿瘤复发时间缩短并增加其恶性进程。尽管其发生率较低，但在不典型脑膜瘤、高级别室管膜瘤和神经纤维瘤中也发现 p53 突变。p53 突变影响 p21，后者调节 p16 通路中的 cyclinD/CDK 复合体，从而间接调控 Rb 磷酸化。尽管脑肿瘤标本中 p21 基因的突变或缺失很少见，但在 7 个恶性胶质瘤细胞系中发现 p21 的表达减少，其表达下降与 p53 突变状态无关，这说明 p21 的调控很复杂且存在其他未知的 p21 调节因子。最近研究发现 p53 信号通路的下游蛋白如 p53RDL1、p53AIP1 和 IRF－5，通过抑制凋亡和促进致癌基因转录参与胶质瘤发生，在体内将 p53RDL1 基因转染胶质瘤可抑制胶质细胞增生并诱导这些肿瘤细胞凋亡。

p53 抑制因子包括 PAX5、MDM2 和 MDM4。PAX5 通过与 5’调节区（这一区域对 p53 启动子活性是必需的）结合而抑制 p53 基因的转录活性。研究发现仅在星形胶质细胞瘤中存在 PAX5 表达增加。在 EGFR 表达增加的部位也存在 PAX5 过度表达的现象，说明两者与原发性胶质母细胞瘤有复杂的联系。MDM2 通过 p53 来抑制 p21 的转录，即通过结合 p53 和隐藏 p53 DNA 结合区以及加速 p53 蛋白降解来发挥作用。与继发性胶质母细胞瘤相比，MDM2 过度表达和扩增在原发性胶质母细胞瘤中具有更高的发生比例，这说明 MDM2 过度表达可能也是一个逃避 p53 生长调控的替代机制。在室管膜瘤中也有 MDM2 过度表达和扩增。MDM4 在某些恶性胶质瘤（不含 p53 和 MDM2 突变）中过度表达和扩增，表明它在某些肿瘤中也起一定的抑制 p53 功能的作用。

此通路上的另一个重要的调节子是 p14ARF（图 2－3）。此蛋白来源于 CDKN2A 位点（也编码 p16ARF 蛋白）剪切的不同方式，p14ARF 与 p53/ MDM2 复合体结合并抑制

MDM2 介导的 p53 降解。研究发现在 190 例星形胶质细胞瘤中约有 40%GBMs 和 5%间变星形胶质细胞瘤存在 p14ARF 的突变或缺失。FoxO Forkhead 转录因子位于 Smad、P13K 和 FoxG1 通路的汇合处。Smad 蛋白被 TGF－β激活后和 FoxO 蛋白形成复合体从而启动生长抑制基因 p21Cip1。此过程受 P13K 通路和端脑发育因子 FoxG1 负调控，FoxG1 结合Smad－FoxO 复合体后阻断 p21Cip1 的表达。此网络的激活可拮抗神经上皮发育和胶质母细胞瘤中 TGF－β介导的细胞生长抑制。

研究表明上述两轴中任一成分的突变都足以促进细胞分裂，这支持肿瘤恶性进程中存在多种激活通路的观点。这些通路中基因的任何一个突变都足以破坏细胞周期调控，胶质瘤细胞中 p16INK4A、p15、Rb 和 p53 的重表达能抑制其生长的报道支持此观点。

（四）凋亡的逃逸

肿瘤细胞群数量上的扩增不仅由细胞增生速度决定，而且受细胞消耗速率决定。细胞消耗大多数来自程序性死亡（凋亡）。越来越多的证据表明，获得抵制凋亡的能力是大多数肿瘤的特点。

凋亡机制大体上由两类组分构成：感受器和效应器。感受器负责监测细胞内、外环境中正常或异常的信号，以决定细胞是存活还是死亡。这些信号调节第二类组分即凋亡的效应器。识别器包括细胞表面受体（与生存或死亡因子结合）。胞内感受器监测细胞的健康状态，并根据异常情况（包括 DNA 损伤、致癌基因激活引发的信号失衡和生存因子缺乏）启动凋亡途径。大部分细胞的寿命在一定程度上是由细胞-胞外基质和细胞-细胞黏附生存信号（其消除可诱发凋亡）维持的。可溶性和固有的凋亡调节信号反映了组织的构成需要，以维持其组成细胞处于适当的组织架构状态（图 2－3）。

许多诱发凋亡的信号都聚集于线粒体上，促凋亡信号诱导线粒体释放细胞色素 C，后者是强大的凋亡催化剂。Bcl－2 蛋白家族成员，既有促凋亡作用的 Bax、Bak、Bid 和 Bim，也有抑制凋亡功能的 Bcl－2、Bcl－XL 和 Bcl－W，它们通过调节细胞色素 C 释放而调控线粒体死亡信号而发挥作用。p53 肿瘤抑制基因也诱发凋亡，即在感受 DNA 损伤后通过上调促凋亡信号 Bax 的表达，然后 Bax 刺激线粒体释放细胞色素 C 而实现。凋亡的最终效应包括激活一系列称为 caspases 的胞内蛋白酶。死亡受体或线粒体释放的细胞色素 C 分别激活两个“门控”蛋白酶 caspases－8 和－9。这两个 caspases 触发更多的效应 caspases 激活，从而通过选择性摧毁亚细胞器和基因组来执行死亡程序。

凋亡是肿瘤必须克服的一个障碍。凋亡信号组成部分的改变能显著影响肿瘤的发展，这为肿瘤发展中此机制的失活提供了基本原理。肿瘤细胞可通过多种策略获得对凋亡的抵制。当然，最常见的机制是促凋亡调节因子突变后通过改变 p53 肿瘤抑制基因而逃避凋亡。在大多数脑肿瘤中可见促凋亡因子改变导致的 p53 蛋白功能性失活，从而引起 DNA 损伤感受器（可诱导凋亡效应事件）中关键成分的丢失。另外，PI3K－Akt/PKB 通路（传导抗凋亡的生存信号）很可能在相当一部分肿瘤中也参与抵抗凋亡。此生存信号环路能被胞外因素如 IGF Ⅰ/Ⅱ或 IL－13，或受 Ras 胞内信号，以及 PTEN 肿瘤抑制因子的丢失而激活。而且，Bcl－2 家族也参与凋亡逃逸。有些研究表明，胶质瘤表达高水平的 Bcl－2，这可能是胶质瘤发生中的早期事件。Baxpsi（是促凋亡分子 Bax 的新变异株）的表达与 GBM 患者的生存期提高有关。其他机制如 caspase 家族基因甲基化、新抗凋亡基因 survivin 的过度表达，都被认为在肿瘤发生中起重要作用。最近，在恶性胶质瘤中发现一种可抑制 FAS 死亡信号的机制，即 FAS 配体的非信号假受体上调，从而使 FAS 死亡受体偏离死亡诱导信号（图 2－3）。

充分研究凋亡信号环路后发现大多数调节和效应组分都以冗余的形式存在。这种冗余性对发展新的抗肿瘤治疗有重要意义，因为丢失某种促凋亡成分的肿瘤细胞很可能保留有其他类似的组分。

（五）无限的复制潜能

大多数细胞复制能力是有限的，这被认为是存在一种能够跟踪细胞分裂的分子“生物钟”的结果。端粒是线性染色体的末端部分，是重复的、静止的DNA片段，对维持染色体的完整性发挥着重要的功能。细胞在分裂过程中不能保证其后随链DNA远端的复制，这将导致每次分裂后端粒逐渐缩短。当细胞完成一定数量的周期分裂后，端粒缩短到相当短的长度从而促发增生危机，即称为衰老。端粒缩短一般发生在正常体细胞，可认为是生物钟中的一个监测点，标志着细胞走向其复制寿命的终点。大部分细胞在达到“衰老域值”时都停止分裂，但有些细胞尽管端粒相当短却不顾停止分裂的警告继续分裂。连续细胞分裂引起端粒消耗最终废除了端粒的保护性作用，从而使染色体变得不稳定，发生融合或丢失（图2-4A）。

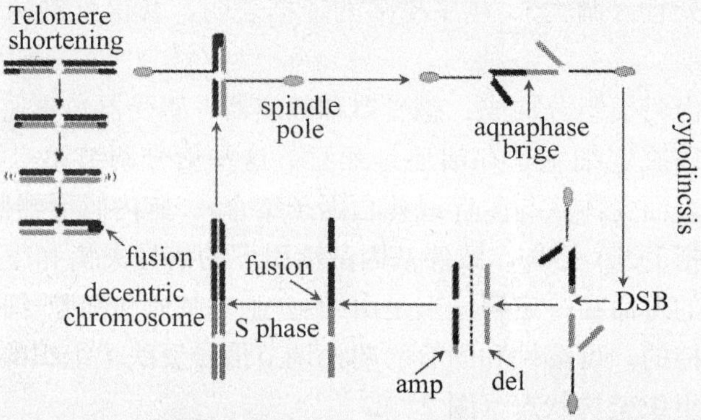

图2-4A　失去端粒的保护作用，染色体发生融合或丢失

有此缺陷的细胞不仅不能分裂，而且可能难以存活。永生细胞利用称作端粒酶的RNA和蛋白质复合体解决端粒缩短的问题。现已发现人端粒酶含两个基本组分，一个是RNA亚单位，称为端粒酶RNA（human telomerase RNA，hTR），含有合成端粒重复片段的模板序列；另一个是蛋白质端粒酶反转录酶（human telomerase reverse transcriptase，hTERT），其结构和功能与病毒反转录酶相似。RNA组分是普遍表达的，而hTERT的表达与端粒酶活性有关，且其表达对确保复合体的酶活性是必需的。激活此酶复合体可使恶性克隆系逃避衰老并进行无限分裂。

在神经上皮肿瘤中，端粒酶活性的检出率与肿瘤恶性程度有关。有些研究证明胶质母细胞瘤和间变性星形胶质细胞瘤中的端粒酶表达模式不同，80%～100%的胶质母细胞瘤表达端粒酶，与之相反，在间变性星形胶质细胞瘤中只有一小部分（20%～30%）表达端粒酶。在间变性星形胶质细胞瘤发展为胶质母细胞瘤的过程中有端粒酶的激活，而且继发胶质母细胞瘤比原发胶质母细胞瘤表达端粒酶的比例高。分析胶质母细胞瘤样本中的端粒长度发现端粒长度正常或延长，这支持胶质母细胞瘤中端粒酶被激活的观点。而且，胶质母细胞瘤中hTERT的表达程度、端粒酶活性以及增生速率间似乎存在联系。一项研究表明，将hTERT导入正常星形胶质细胞足以启动肿瘤发生程序，通过克服p53和Rb激活时的细胞衰老而实现肿瘤的生长，这证明端粒酶的表达在恶性胶质瘤形成中发挥一定作用。现已发现含有很短端粒的细胞可能会因p53检验点通路的激活而死亡（图2-4B）。在缺乏监测点的细胞中端粒丢失导致染色体不稳定，从而促使细胞获得转化所需的某些突变。因此，胶质瘤中早期p53失活可能为产生和筛选端粒酶阳性细胞提供了条件。有研究证明存在p53基因突变的继发性胶质母细胞瘤比无p53突变的肿瘤明显具有更高的端粒酶活性。

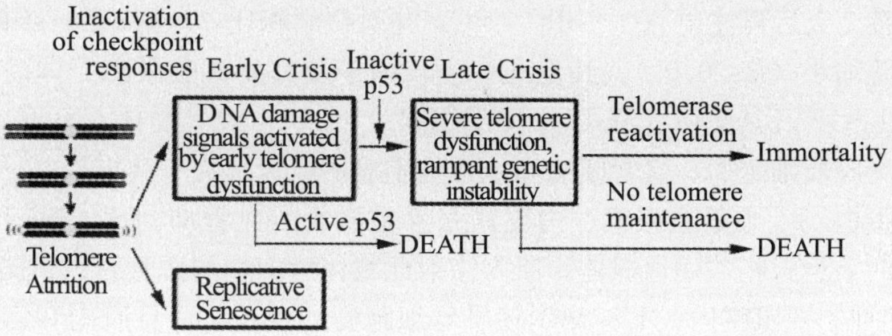

图 2-4B 含有很短端粒的细胞因 P53 检验点通路的激活而死亡

采用原位杂交方法证明了胶质母细胞瘤中 hTERT mRNA 有两种不同的表达模式。在56%的肿瘤中发现 hTERT 以一种弥散的模式表达，而另外 44%肿瘤则表现出局灶分布的模式，即 hTERT 阳性肿瘤细胞分散在 hTERT 阴性细胞或肿瘤坏死区中。有趣的是，hTERT 弥散表达模式的肿瘤比局灶模式的肿瘤小且增生速率更高，而且后者的生存期极短。这表明在肿瘤进展的早期阶段，在具有高增生速率和局限坏死现象的肿瘤中弥散表达 hTERT。而在较晚阶段，胶质母细胞瘤开始坏死，增生速率下降，一部分细胞丧失 hTERT 的表达从而使端粒酶活性消失。从临床角度看，这些关于 hTERT mRNA 表达的数据似乎为胶质母细胞瘤提供了预后参数，因为预后较差与局灶性 hTERT 表达有关。

在神经母细胞瘤中，端粒酶活性和预后存在明确的联系。94%的神经母细胞瘤表达端粒酶，而良性神经节细胞瘤和邻近的肾上腺组织中则无。在未治疗的神经母细胞瘤中，75%的含高端粒酶活性的患者预后较差，而 97%的低端粒酶活性的患者预后较好，检测不到端粒酶活性的患者则 100%可见肿瘤缩小。最近，研究者把注意力集中到 p53 缺失肿瘤细胞的纺锤体监测点的功能紊乱上，这是抵制丝裂原灾难发生的重要因子，后者是诱导肿瘤细胞死亡的重要机制。DNA 损伤的细胞进入有丝分裂阶段可短暂停留于分裂中期而无染色体聚集，随后直接在中期死亡。在这些停留于分裂中期处于灾难前期的细胞中，分裂后期促进复合体失活且 RubR1 持续定位于着丝点，表明 DNA 损伤后纺锤体监测点被激活。而且，用 RubR1 或 Mad2 mRNA 干扰 DNA 损伤细胞可抑制纺锤体监测点功能，导致细胞逃避灾难性死亡以及进行异常分裂增生。

（六）持续的血管发生

没有血管发生肿瘤生长将难以维持，血管发生是指从已有血管诱导形成新的血管。新血管的形成需要血管形成因子和抗血管形成因子的协调作用，这些因素调节血管分支的诱导、内皮细胞增生、内皮细胞迁移以及新血管的结构重建。

VEGF 是内皮细胞特异性丝裂原。肿瘤组织灌注不足和血管受压可导致缺氧，缺氧是诱导 VEGF 表达的最强因素之一。VEGF 被认为是胶质瘤中新生血管最重要的调节因子，且随胶质瘤进展而表达增加。在脑膜瘤、室管膜瘤、成血管细胞瘤和神经母细胞瘤中都发现 VEGF 过度表达。VEGF 的三个受体选择性表达于内皮细胞上，即 VEGFR-1（fms-like tyros-ine kinase-1，flt-1）、VEGFR-2（fetal liver kinase-1，Flk-1）和 VEGFR-3（fms-like tyros-ine kinase-4，flt-4），他们属于酪氨酸激酶受体家族（启动二聚体的信号事件）。在恶性星形胶质细胞瘤、间变性少突胶质细胞瘤和室管膜瘤的内皮细胞中这些受体表达水平都增高。flt-1 受体在早期胶质瘤发生过程中表达，而在胶质瘤进展过程中 flt-1 基因上调。我们在体内研究中，用重组腺病毒（AD-sflk1-FC）将可溶性 sflk1 基因转染脑胶质瘤，能抑制鼠脑胶质母细胞瘤的生长。无胸腺裸鼠脑内注射 U87MG 人胶质母细胞瘤细胞，肿瘤接种7天后再注射AD-sflk1-FC。与对照组相比，注射AD-sflk1-FC的实验组肿瘤体积显著缩小（$P<0.01$）。其他几个生长因子及其酪氨酸激酶受体，如分散因子及受体c-met、bFGF及其受体（FGFR1和FGFR2）、SDF1及其受体CXCR4，也在星形胶质细胞瘤、少突胶质细胞瘤、室管膜瘤和施万细胞瘤的血管形成中起作用。

血栓收缩蛋白-1、血管紧张素、内皮紧张素是强大的血管抑制剂。我们构建了编码内皮紧张素基因的重组腺相关病毒载体。肌内注射此载体后产生的血管紧张素能持续释放入血达90多天，并抑制裸鼠脑内人U87MG胶质母细胞瘤的生长。而且肌肉和瘤内联合注射此载体导致91%的脑肿瘤出现生长抑制，显著延长了荷瘤小鼠的生存期（$P<0.01$）。肿瘤血管密度显示治疗后肿瘤血管化程度显著减少。抗血管形成将是一种可行的胶质瘤治疗策略。

多种生长因子或分泌蛋白的不适当表达使平衡向有利于肿瘤新血管形成的方向倾斜，这表明抑制血管形成可能是一个重要治疗策略。最近发现新的候补肿瘤抑制基因ING4也参与调节血管形成和脑肿瘤的生长，与正常脑组织相比，胶质瘤中ING4的表达显著减少，且减低程度与肿瘤从低级别向高级别进展相关。与对照组相比，将异种ING4低表达的U87MG胶质母细胞瘤移植于裸鼠后，其生长速度明显加快且具有更多的血管成分。

（七）组织浸润

脑肿瘤浸润和侵袭的特点使其难以被治愈。浸润是一种复杂的生物学过程，胞外蛋白酶的激活、钙黏素结合特异性的改变、细胞黏附分子以及整合素对肿瘤细胞获得浸润能力至关重要。

对于被肿瘤细胞浸润的脑组织而言，邻近的基质必须被降解，为肿瘤细胞留出空间（图2-3）。有许多基质降解蛋白酶参与脑肿瘤浸润。基质金属蛋白酶（matrix metalloproteinases，MMPs）能降解几乎所有已知的细胞外基质（extracellular matrix，ECM）组分。胶质瘤中表达MMP-2和MMP-9，且在高分级的胶质瘤中MMP-9表达增加。而且用反义基因转移抑制MMP-9表达可阻止体内胶质母细胞瘤浸润，在体外MMP抑制因子能减少胶质瘤细胞的浸润。半胱氨酸组织蛋白酶B有内肽酶和外肽酶的功能且作用底物广泛。它在人胶质瘤中表达增加，而且在侵袭性肿瘤细胞中表达，这说明它可能促进胶质瘤浸润性生长。尿激酶型血纤维蛋白溶酶原激活物（urokinase plasminogen activator，uPA）的平衡倾斜可激发级联事件从而促进细胞周围基质降解和细胞迁移。在恶性星形胶质细胞瘤中存在uPA及受体uPAR的共同表达，且发现uPA主要在肿瘤的边缘表达，这说明它们可能有助于脑肿瘤浸润。用腺病毒介导的反义uPAR感染胶质瘤细胞后，肿瘤浸润和生长均受到抑制。

整合素是跨膜受体，由α、β亚单位形成的异源二聚体组成，介导细胞与周围ECM的黏附（图2-3）。整合素和ECM组分的改变及其随后的相互作用对肿瘤细胞黏附和迁移有深远的影响。目前为止在胶质瘤中显著表达的整合素包括：α2、α3、α4、α5、α6，β1、β4、αν、ανβ3、ανβ5，它们具有调节胶质瘤细胞黏附和迁移的能力。似乎肿瘤细胞自身也具有调节ECM环境的能力，即它们分泌基质分子为黏附和迁移提供合适的基质。研究发现浸润至邻近大脑的GBM细胞可合成vitronectin，而且，胶质瘤细胞系如U87MG、U251MG、AN1/lac和ZHF66，都不同程度地表达纤黏素、层黏素、tenascin、胶原Ⅳ和软骨素。uPA/uPAR复合物在肿瘤细胞迁移中也发挥作用。uPAR是vitronectin的黏附受体，且uPA/uPAR复合体能与整合素β1、β2结合。用反义uPAR感染人胶质母细胞瘤细胞后，其浸润和迁移均降低，说明胶质瘤中观察到的uPAR上调可提高其侵袭性。其可能的机制是由于uPAR能与整合素结合，uPAR表达增高竞争性抑制整合素功能，这样细胞与基质的相互作用减少从而导致肿瘤细胞浸润性增加。

二、脑肿瘤的基因学分类方法

目前，广泛采用的是 2000 年 WHO 脑肿瘤分类法，它主要反映了组织学和部位特征，在大多数情况下是一种实用而有效的脑肿瘤分类方法。但是，仅根据肉眼标准的分类方案带有主观性，不同的观察者之间可能存在差异。另外，传统的分类只是病理分析，而不足以预测肿瘤和患者的个体行为、治疗反应和生存期长短。因此，基于脑肿瘤发生机制中特定基因事件的脑肿瘤分类方法将更有可能与临床治疗相联系。参与 CNS 肿瘤的主要基因列于表 2－1中。

表 2－1 参与 CNS 肿瘤发生的主要基因列表

神经系统肿瘤	负性调控因子/肿瘤抑制基因	正性调控因子/致癌基因
胶质瘤		
进展途径（继发通路）		
星形胶质细胞瘤	LOH17p，TP53mutation，LOH13q，LOH1p，LOH3p，LOH22q（not NF2），LOH11p，LOH16p（TSC2），p27	＋7（PDGFs/PDGF－Rs），IGFs/IGF－R，IGFBP2，EGF，a/bFGF/a/bFGFRs，TGF－α/β
间变性星形胶质细胞瘤	－10，LOH9p（p16 and p15），LOH13q（Rb），LOH11p，LOH19q，LOH22q，LOH10q，LOH17p13（not p53），$p14^{ARF}$	＋7，＋20，12q13 amplification（MDM2，CDK4），cyclinD1 and D3，PCNA，granulin
胶质母细胞瘤	LOH10p，LOH10q23，PTENmutation，LOH10q24－25（MXI1?，LGI1?），LOH10q25.3－26.1，DMBT1 mutation，LOH18q（DCC loss of expression）	PDGFR－α，1q32，CDK2，CDK6，（MDM4?），Ras，c－myc，myb，gli，VEGF
原发通路（原发途径）		
胶质母细胞瘤	－10，LOH10p and 10q，PTEN mutation，LOH9p，P16 deletion，LOH13，Rb mutation	＋7（EGFR amplification，overexpression，truncation），9P（PAX5），12q（MDM2 amplification，overexpression），PDGFA overexpression
少突胶质细胞瘤		
低级别	LOH1p，LOH19q（p16），LOH14q rare，LOH15，LOH18，LOH9q，LOH10（10q25－26）	7（EGFR）
间变性	LOH4q，9p loss，LOH CDKN2A/p16，LOH CDKN2C/p18，LOH10p and19q，－10，LOH15 rare，LOH18 rare，TP53 mutation，rare，22q（NF2），16p（TSC2），6q	PEGF，EGFR，VEGF overexpression

续表

神经系统肿瘤	负性调控因子/肿瘤抑制基因	正性调控因子/致癌基因
室管膜瘤		
低级别	Spinal：-22，LOH22q，NF22 mutation，LOH11q Intracranial：LOH11q，LOH22q，MEN1 mutation，LOH1q，LOH6q，LOH9q，LOH13q	PDGFs/PDGFRs，SV40，IGF2，MDM2，ShcA
间变性	9p loss，13q loss	1q gain，11q23 gain，MYC amplification，2p23-24 amplification
髓母细胞瘤	17p（not p53），6q，16q，9q22（PTCH），10q25.3-26.1（DMBT1）APC	7，17q，1，4，6，IGF1/2，IGFR1，MYC-N，MYC-C，
非典型畸胎瘤样/横纹肌样瘤	monosomy 22，deletion 22q11（Hsnf5/INI1）	
脑膜瘤		
良性	22q（NF2；subtype specificity），18（DAL-1），1p3，3p，5p，5q，11，13，17p	EGF/c-Erb2，bFGF/bFGFR，IGFs/IGFRs，IGFBP1-3，PDGF-BB/PDGFR，TGH-α/β，IL13-R，ROS1，c-myc，c-fos，RAS
非典型	1p36（ALPL），1p34-1p32，1p22，1p21.1-1p13，2p，6q，10，14q24.3-31，13q32.1-32.2，18q，p53	1q，9q，12q，15q，17q，20
恶性	9p9（p16）	Amp17q
神经纤维瘤		
良性	17q11.2（NF1），17p（p53），13q14-q21，9p，3，18p	17q24-qter（not NF1）
恶性（MPNST）	P16，P27	Ras，cyclin E
脉络丛肿瘤		
脉络丛乳头状瘤	21q	5q，6q，7，9q，12，15q，18q
脉络丛癌	5q，9q，11，15q，18q	1，4q，10，14q，20q，21q
施万细胞瘤		
散发型	22q（NF2），1P?	bFGF，IGFs，CD44
NF-2相关性	22q（NF2）	
神经母细胞瘤	11q，14q，17p and q，1p36（p73），3p，activin A	N-myc，NM23H1，VEGF，bFGF，IGFs，PDGFA，TGF-α

（一）星形胶质细胞肿瘤

星形胶质细胞肿瘤是最常见的成年原发性脑肿瘤。在组织病理上按恶性程度分为：星形细胞瘤（WHO Ⅱ级）、间变性星形胶质细胞瘤（WHO Ⅲ级）以及胶质母细胞瘤（GBM）（WHO Ⅳ级）。星形细胞瘤是弥漫性星形细胞瘤中生长最缓慢的，但是它具有恶性进展的潜能。GBM 的形成至少涉及两种不同的发生途径，每种途径都涉及不同的基因事件。

（1）进展性途径

1）星形细胞瘤的形成　此途径是一个从低级别弥漫性星形细胞瘤向间变性星形细胞瘤和 GBM 逐步演化的过程。弥漫性星形细胞瘤生长缓慢，但因其具有侵袭性和所处部位，所以被认为是恶性的。确诊的患者大多是中年人（平均年龄为 39 岁），而且，通常在诊断时有恶性程度较低的胶质瘤的病史。

最常见的发现是染色体 17p 的突变或等位基因的丢失，靶基因是野生型 p53（TP53）（17p13.1）。最常见的基因改变是使 TP53 基因失活的错义突变。近 65%的患者（年龄在 18 到 45 岁之间）存在 TP53 基因突变，而老年患者（平均年龄为 60 岁）只有 9%的突变率。免疫组化分析 P53 蛋白也观察到类似的结果。这些研究表明近 3/4 的胶质瘤存在 P53 蛋白的异常积聚。这种 P53 蛋白的异常积聚是由于 TP53 突变以及其他控制 TP53 基因表达的基因异常所造成的结果。

PDGF 基因家族对评价星形细胞瘤很重要。在星形细胞瘤中，PDGF A 链和 α 受体过度表达。星形细胞瘤中最常见的染色体异常是染色体 7 的非整倍型，而 PDGF A 链位于第 7 号染色体，而且 7 号染色体的获得与星形细胞瘤患者的生存期有显著相关性。

有几项研究发现在 11%人星形细胞瘤中发现存在 22q12.3－13.1、22q13.2 和 22q13.3 区域的共同缺失，并与星形细胞瘤的进展相关。在 22q13.2 上新发现 SCN6 基因可能是胶质瘤中 22q 缺失位点的假定肿瘤抑制基因。

2）向间变性星形细胞瘤进展　间变性星形细胞瘤好发于中年和老年患者，55 岁左右是发病高峰。在年轻患者中，TP53 基因的突变率、PDGF 和 PDGF 受体的过度表达以及 22q 等位基因的缺失与弥漫性星形细胞瘤有相似的频率。这种相似性支持弥漫性星形细胞瘤向更恶性阶段（间变性星形细胞瘤）进展的观点。

这种转变涉及其染色体 9p、13q 和 19q 的等位基因缺失，以及染色体 12（12q13－14）上某区域的扩增。这些基因改变汇聚于一个重要的细胞周期调控复合物 p16INK4A、CDK4、cyclinD1 和成视网膜细胞瘤蛋白（Rb）。p16INK4A 抑制 CDK4/cyclinD1 复合物，阻止 CDK4 磷酸化 pRb 从而确保 pRb 维持调控细胞周期。

近 50%的间变性星形细胞瘤和 GBMs 存在染色体 9p 丢失，而 9p 缺失主要发生在 CDKN2/p16INK4A（或 MTS1）基因区，它编码 p16INK4A 蛋白。在星形细胞瘤向间变性星形细胞瘤过渡以及间变性星形细胞瘤向 GBM 转变中都有 9p 丢失频率的增加，暗示 9p 上存在的肿瘤抑制因子在星形细胞瘤进展的不同阶段起作用。

1/3～1/2 的高级别星形细胞瘤发生染色体 13q 丢失，说明此染色体上存在与进展相关的星形细胞瘤抑制基因。含 Rb 基因的 13q14 区域是这些缺失的易发靶点，而且原发性星形细胞瘤中有 Rb 基因突变失活。对染色体 13q 丢失、Rb 基因突变以及 Rb 蛋白表达的分析表明，约 20%间变性星形细胞瘤和 35%GBM 中有 Rb 基因失活。有趣的是，原发性星形细胞瘤中 Rb 和 CDKN2/p16INK4A 的改变是呈负相关的，很少在同一肿瘤中同时发生。

导致间变性星形细胞瘤形成的一个重要等位丢失点发生在 19q13.2－13.3 上。已从此区域分离出和定位了许多候补基因，其中包括 Bax 基因，其产物负性调控 Bcl－2 参与的凋亡，但还未鉴定出肿瘤抑制基因。这一推测（存在肿瘤抑制基因）可能是胶质瘤特有的，并主要限于进展性胶质瘤中，因为继发性胶质母细胞瘤中等位基因丢失是 54%，而只有 6%原发性胶质母细胞瘤有等位基因丢失。

一个常见的染色体扩增区发生在染色体 12（12q13－14）上，而 MDM2 和 CDK4 基因定位于此染色体区。因为CDK4基因的扩增和cyclinD1的过度表达与p16INK4A或pRb失活有类似的效应，这些机制可能提供了额外的方法以破坏细胞周期调控，并利于向GBM进展。约15%的恶性胶质瘤中存在CDK4扩增，在无CDKN2/p16INK4A丢失的病例中CDK4扩增的发生率可能更高。CDK4扩增和CDKN2/p16INK4A缺失并不同时在GBM细胞系中发生，有些GBM细胞系过度表达cyclinD1。另一方面，在某些GBMs和GBM细胞系中，CDK4扩增和cyclinD1过度表达体现了CDKN2/p16INK4A缺失的择备事件，因为这些基因改变极少在同一肿瘤中发生。综合以上研究，很可能高达50%的间变性星形细胞瘤和几乎所有的GBM都至少有此关键细胞周期调控通路中一个成分的突变。

3）向GBM进展（继发性成胶质母细胞瘤）GBM被认为是恶性程度最高的胶质瘤。此肿瘤的基因不稳定性导致多种多样的基因改变，这反映在有不同数目细胞类型以及染色体和分子畸变上。核型改变可为二倍体到每细胞中有几百个染色体。结构重组很常见并高度变异。这些结构重组通常很复杂，使用对照基因组杂交、荧光技术或光谱核型在确定这些衍生物或标记染色体的起源中很有帮助。

TP53基因突变或等位基因丢失或两者都有的发生率在GBMs和弥散星形细胞瘤、间变性星形细胞瘤中近乎相同。除了有染色体10整个拷贝的丢失外，也存在10p、10q23.3、10q25.3－26.1的杂合子缺失（LOH）。在染色体10q23.3上发现肿瘤抑制基因PTEN（磷酸盐tensin）。PTEN基因编码双重特异性磷酸酶，在调控细胞生长、凋亡、细胞迁移以及与ECM相互作用中起作用。最初认为PTEN杂合子缺失是启动间变性星形细胞瘤向GBM进展的晚期事件。但目前已证实，只有部分继发性胶质母细胞瘤有此基因的突变，并且等位丢失主要限于10q。

位于染色体臂10q上的第二个基因DMBT1（恶性脑肿瘤缺失1）也可能在继发性胶质瘤的进展中发挥重要作用。此基因的异常被认为会引起基因不稳定。位于10q25.3－26的DMBT1被认为是候补的肿瘤抑制基因，在约38%继发性GBMs中发现有其缺失。但有些研究表明，DMBT1多态性很可能不是恶性胶质瘤中10q缺失的主要靶位，因此认为DMBT1并不在胶质瘤发生中起主要作用。

研究还发现GBM中存在其他促进其恶性和侵袭性表型的异常基因。高级别胶质瘤存在染色体18的异常，近50%GBMs中有其缺失。染色体19（携带假定的肿瘤抑制基因）的等位基因缺失的发生率与间变性星形细胞瘤相似。

（2）原发性途径

尽管他们在组织病理上与继发性胶质母细胞瘤没有区别，但GBMs发生的第二种途径起源于原发或迅速来自于已存在的肿瘤。这种GBMs没有逐步演变的过程。这种肿瘤通常发生在老年人（平均年龄是55岁），以往没有低级别肿瘤的病史。

尽管TP53突变或等位基因缺失是继发性GBMs最常见的基因畸变，但原发性GBM中最常见的是EGFR扩增，一半以上的这些肿瘤有此基因的重组。此EGFR突变形式在无EGF配体时即具有高水平的酪氨酸激酶活性，正常情况下EGF配体对保持EGF受体的自分泌模式是必需的。EGFR的扩增压制了正常PTEN基因产物的负调控作用。EGFR位于染色体7p13－11区，尽管其DNA拷贝数可能正常，但此基因仍可过度表达，60%以上的GBM表现出这一特征。

染色体10p和10q上两个区域的等位基因缺失几乎全部限于原发性胶质母细胞瘤中，现已表明10号染色体整条丢失是高度恶性GBM演变的一个主要因素。在有些肿瘤中，两种不同级别的肿瘤成分相邻存在于同一肿瘤中，10号染色体的丢失并不是弥散星形细胞瘤的特征。据推测 10 号染色体的丢失确证了肿瘤从低级别向高级别进展的剧变。与继发性 GBM 不同，原发性 GBM 更倾向于整条染色体 10 的丢失，这与继发性 GBM 中 10q 丢失是相反的。

位于 12q14.3－15 的 MDM2 基因扩增也限于原发 GBM，扩增的 MDM2 基因通过与 p53 结合而使其失活，这一种择备机制允许肿瘤细胞脱离正常 TP53 基因的控制。过度表达 MDM2 的肿瘤通常没有 TP53 的突变或等位基因丢失。MDM2 扩增作为 p53 的功能抑制因子可补偿无 p53 等位基因缺失而引起肿瘤细胞扩增。

细胞周期中重要的基因与原发性 GBM 高度相关。这些基因包括编码 p16INK4A 和 p14ARF 的 CDKN2 位点，CDK 扩增和等位基因丢失以及 Rb1 突变。这些基因中任何一个异常表达都会产生无法控制的 GBM 增殖，随着根据临床标准选择肿瘤的研究进展，这些基因改变仅限于原发性 GBM。

（二）少突胶质细胞瘤

少突胶质细胞瘤主要发生在成年，发病高峰在 40 岁和 50 岁。组织学上，少突胶质细胞瘤包括从分化良好的肿瘤到恶性浸润性肿瘤。但是与星形细胞瘤相比，其组织病理类型不一定与生存期有关。因此需要寻找预后标记。

对少突胶质细胞瘤的基因分析表明存在 1p 和 19q 的等位基因丢失，这种丢失主要发生于少突胶质细胞瘤。最常见的等位基因丢失发生在 19q 上。已在 50%～80%的肿瘤中观察到 19q 等位基因丢失，尽管 19 号染色体数目和结构异常的证据很少。肿瘤中许多基因丢失或突变都位于 19q（如 DNA 修复基因、ERCC1、ERCC2、XRCC 和 DNA 连接酶；前凋亡基因、Bax；TGF－β1 基因），但是这些基因的重要性还有待阐明。

在 1p 上还未明确鉴定出潜在的肿瘤抑制基因。CDKN2C（p18INK4C，细胞周期的负调节子）和 p73（p53 同源物）分别位于 1p32 和 1p36 上，但并不是此缺失的重要基因。此位点的候选基因需要进一步研究。

已报道在 9p 和 10q 上存在其他的基因改变。这些基因改变与分化良好的少突胶质细胞瘤向间变性少突胶质细胞瘤转变有关。9p21 上一个潜在的靶基因是细胞周期抑制因子 CDKN2A（p16INK4A）。分化良好的少突胶质细胞瘤中未发现有 CDKN2A 基因的等位基因丢失或突变。这与间变性少突胶质细胞瘤中的发现相反，其有 42%的病例有等位基因丢失或突变。对于 10 号染色体而言，一些分化良好的少突胶质细胞瘤和间变性少突胶质细胞瘤中存在 10p、10p23 和 10p25 等位基因缺失，但这些肿瘤都没有 PTEN 突变，说明它不是靶基因。存在 LOH 的其他染色体包括 4q、22q、11p 以及染色体 14、15 和 18，但还需要更多的病例以确定这些发现的重要性。

少突胶质细胞瘤也存在 TP53 基因突变，但比星形胶质细胞瘤的频率低得多，这一点与 p53 蛋白免疫组化的研究相反。有更高比例的少突胶质细胞瘤表达 p53 蛋白，但只有少数肿瘤有 TP53 基因突变。这个观察结果与星形胶质细胞瘤相似，部分原因是其他基因（如 MDM2 基因）异常表达的结果，这些能直接影响 TP53 的表达。

就像在星形细胞瘤中的作用一样，生长因子及其受体很可能在少突胶质细胞瘤起重要作用。少突胶质细胞瘤中表达 PDGFA 和 PDGFB 及其受体 PDGFR－α 和 PDGFR－β。尽管存在这些生长因子和受体的异常表达，但仅在间变性少突胶质细胞瘤和少突-星形胶质细胞瘤中检测到基因扩增。已在少突胶质细胞瘤和间变性少突胶质细胞瘤中检测到 EGFR 的异常表达，但这并不是基因扩增的结果。

染色体 1p 的等位基因缺失已经成为少突胶质细胞瘤和某些间变性少突胶质细胞瘤化疗

敏感度和生存期长的标记。通常具有1p缺失的肿瘤也有19q等位基因缺失，而且这些患者比单有1p等位基因缺失的患者预后要好得多。1p和19q等位基因缺失的少突胶质细胞瘤几乎100%对化疗药物敏感且具有较长的生存期。但对于间变性星形细胞瘤这一结果却存在争议。在对更多样本的同质患者开展研究以确定1p是否是药物敏感性和生存期的标记后，研究表明间变性少突胶质细胞瘤在基因上可分为四个与治疗和预后相关的亚组。同时具有1p和19q独立丢失的患者对化疗有明显的反应性，尽管术后未予放疗，但具有更长的生存期。第二组肿瘤患者只有1p改变，对治疗有反应但持续时间较短。第三组患者无1p丢失但存在有TP53突变。这些肿瘤对治疗有反应性，但持续时间短且复发迅速。而最后一组患者无1p丢失和TP53突变。这些肿瘤对化疗的反应很小或无。他们是最具侵袭性的间变性少突胶质细胞瘤，且临床具有与胶质母细胞瘤类似的行为。这组肿瘤含有的基因异常与原发性胶质母细胞瘤中发生的畸变相似，如PTEN突变、10q丢失、EGFR扩增、染色体7q34－36的获得和CDKN2A缺失。最近，用基因芯片检测少突胶质细胞瘤中基因表达谱后发现，1p LOH肿瘤与正常大脑中差别表达基因有类似的表达谱。此项研究为阐明少突胶质细胞瘤化疗敏感性的机制提供了基本信息。

（三）少突-星形胶质细胞瘤

少突-星形胶质细胞瘤是由少突胶质细胞和星形胶质细胞组成的肿瘤。分子生物学研究还未能鉴别出其与少突胶质细胞瘤或星形细胞瘤的区别。在一项研究中，用微切割的方法确定不同的细胞组成是否具有相同或不同的基因改变。用此方法分析了三个肿瘤，发现两种组分中具有相同的基因改变，说明这种肿瘤是单克隆起源，而不是同时来源于两个不同的组分。其他的研究证明近30%少突-星形胶质细胞瘤具有的基因改变也经常在星形胶质细胞瘤中发现，特别是TP53突变和17p的LOH。因此，含17p丢失或TP53突变的肿瘤并不常见有1p和19q的等位基因丢失，而含1p、19q缺失的少突-星形胶质细胞瘤则没有17p缺失或TP53突变。一项大型研究比较了星形胶质细胞瘤和少突胶质细胞瘤中染色体1p、17p和19q的等位丢失，发现在混合肿瘤中有两个基因亚型。一个亚型在基因上与星形胶质细胞瘤有关，而另一个则与少突胶质细胞瘤有关。这些肿瘤获得间变性特征时，也获得9p、10、11p改变，伴随偶尔的PDGF和EGFR基因扩增，或者与间变性少突胶质细胞瘤和弥漫性星形细胞瘤相似的变化。

（四）室管膜瘤

室管膜瘤由脑室和脊髓中央管的纤毛上皮发展而来。室管膜瘤常发生在20岁以前，黏液乳头状室管膜瘤仅位于脊髓中央管。尽管有些肿瘤也表现出某种程度的间变，但与其他胶质瘤相比，室管膜瘤具有更清晰的边界。间变性室管膜是恶性肿瘤，具有更高的有丝分裂指数和微血管增殖。

室管膜瘤中最常见的细胞异常是约30%的病例中存在整条染色体22的丢失。许多结构重排都有此染色体参与，大多数断点位于22q12。分子研究揭示22q12上最常见的是等位基因丢失，即编码蛋白merlin的NF2基因位点。最近，有报道揭示NF2突变主要发生在脊髓室管膜瘤中，而与颅内室管膜瘤无关。除了染色体22q丢失和NF2基因突变外，还有11q的等位基因丢失。与22q的等位基因丢失不同，11q的丢失在脊髓和颅内肿瘤中都有，而且LOH11与LOH22q呈明显的高度负相关性。多种内分泌肿瘤-1基因（MEN1）位于此区，且发现MEN1突变与室管膜瘤向间变性室管膜瘤转变有关。

脊髓和颅内室管膜瘤的区别除了染色体22q丢失外，还包括染色体7的获得。有些研究表明，颅内室管膜瘤常见的染色体异常是1q的获得和6q、9和13的丢失。1q获得和9号染色体的缺失则与间变性室管膜瘤有关。1q 的获得和 13q、9 的丢失则与成年室管膜瘤有关，而小于 3 岁的儿童常见的染色体改变是 9p 和 22q 的缺失。对于这些特定染色体的基因分析表明，在恶性的肿瘤中 cyclineD/CDK4 通路下调，因为 Rb1 基因位于 13q、INK4A 基因位于 9p。室管膜瘤中 TP53 突变很少见，但是通过 p14ARF 改变 p53 蛋白是可能的，p14ARF 来源于 INK4A 基因或 MDM2 基因，后者在少数室管膜瘤亚型中发现有扩增。另外，儿童颅内室管膜瘤中最常见的是染色体 22 和 6q 丢失。这两种染色体失衡互不相关。这说明了室管膜瘤至少有两种不同的进展通路，一条涉及染色体 22 丢失，另一条则涉及 6q 丢失。尽管约 20%～25%室管膜瘤患者存在 6q 丢失，但未鉴定出候补肿瘤抑制基因。

随着有关研究的深入，越来越清楚地发现室管膜瘤存在与其他胶质瘤不同的基因异常。Scheil 等鉴定出黏液乳头状室管膜瘤和室管膜瘤在 13q14 - q31 上存在杂合性缺失以及 17p、9q 和 20q 的获得。但需要更多的病例来确定对预后判断有价值的室管膜瘤亚型中的基因差异。

（五）髓母细胞瘤

髓母细胞瘤中最常见的基因异常是染色体 17 短臂的缺失，在原发性肿瘤中发生率为 40%～50%。此 17p 的缺失可能在无其他 17 号染色体异常时发生，或者更常见的是作为 17q 等位染色体的组分—— i（17 q）。尽管许多研究表明有 17p 缺失的肿瘤患者预后不佳，但这并不是普遍现象。髓母细胞瘤中 17q 缺失所致的分子事件已经确立。高分辨图谱发现 17q13.3 是 LOH 共同区域。此区域不含 TP53，后者在髓母细胞瘤中很少突变，但包括许多其他候补肿瘤抑制基因的位点，其中包括 HIC - 1 的过度甲基化。

最近对髓母细胞瘤的研究集中于 Ptc 基因上，它编码 SHH 膜受体，即 Patched 蛋白（图 2 - 1B）。研究发现近 10%～20%的散发髓母细胞瘤有 Ptc 基因突变，而且与热塑性表型有潜在的但不是绝对的联系。有趣的是，研究发现许多髓母细胞瘤病例中 Ptc 位点（9q22.3 - q31）存在 LOH，但剩余的野生型等位基因仍保持完整。对 Ptc 杂合子鼠的研究提示单一 Ptc 不足以产生髓母细胞瘤，其他基因改变很可能会产生发育完全的肿瘤。这一点已被研究证实，此研究表明缺少 p53 的 Ptc 杂合鼠肿瘤发生率增加并加速髓母细胞瘤的形成。

在近 10%的髓母细胞瘤中发现基因扩增区域。这些研究并未发现共同的扩增区域，而是发现存在扩增位点的多样性，包括 ErbB1（7p12）、myc（8q24）和 n - myc（2p24.1）原癌基因和许多其他扩增位点如 11q22.3 和 5p15.3，它们在成胶质细胞瘤中也有扩增。尽管这些异常的临床意义还不清楚，但有证据表明 myc 扩增与病变侵袭性相关。两项大样本的研究发现在有 myc 扩增证据的所有 17 个病例中未观察到有长期生存者。而且 Scheurlen 等报道有高危患者中 myc 扩增率达 17%，这是其他作者报道的 3 倍。

髓母细胞瘤中其他常见的染色体异常包括：7 号染色体的获得、1q 的获得与丢失以及 22 号染色体的丢失。1 号染色体经常参与髓母细胞瘤的染色体异常。尽管还未在其改变中发现存在持续的断点，但是大范围基因重排通常导致 1q 部分或完全获得。实际上，1q31 - 32 是乳腺癌中缺失的热点片段，可能含有肿瘤抑制基因。然而最近的微卫星分析未能在髓母细胞瘤中发现 1q31 的缺失。7 号染色体的获得在髓母细胞瘤中发生频率也很高且可能与 i（17q）的存在有关。

最近，从髓母细胞瘤中辨别出不典型畸胎瘤/杆状肿瘤，其预后非常差。大多数不典型畸胎瘤/杆状肿瘤存在单倍体的 22 号染色体或 22q11 缺失（伴 Hsnf/INI1 基因突变），但是 Hsnf/INI1 功能丢失的分子事件还不清楚。

（六）脉络膜丛肿瘤

脉络膜丛肿瘤是罕见的脑室内乳头状肿瘤，来源于脉络膜丛上皮，仅占所有颅内肿瘤的

0.4%～0.6%，占儿童颅内肿瘤的2%～3%。脉络膜丛乳头状瘤发生率超过脉络膜丛癌，比例约为5∶1，但儿童脉络膜丛肿瘤中约80%为脉络膜丛癌。

在脉络膜丛肿瘤中，染色体的获得比丢失更常见。脉络膜丛乳头状瘤一般表现出超二倍体性，表现为第7、9、12、15、17和18号染色体的获得，其中最常见的异常是7和12号染色体的获得。脉络膜丛癌与9号染色体短臂的组成性复制存在关联性表明9q异常和脉络膜丛异常生长间有联系。目前发现肿瘤性质和患者年龄与染色体失衡存在差异。在脉络膜丛乳头状瘤中，5q、6q、7q、9q、15q和18q的获得和21q的丢失明显的更常见，而脉络膜丛癌的特征是1、4q、10、14q、20q和21的获得以及5q、9p、11、15q和18q的丢失。在脉络膜丛乳头状瘤中，儿童更常见的是8q、14q、12和20q的获得，成人主要表现出5q、6q、15q和18q的获得以及22q的缺失。尽管总体上畸变数目以及其自身的获得或缺失对脉络膜丛肿瘤患者的生存期没有任何意义，但是脉络膜丛癌患者生存期延长与9p获得和10q丢失相关。这表明脉络膜丛乳头状瘤和脉络膜丛癌存在差异，而且成人和儿童脉络膜丛乳头状瘤间也存在不同，这提示可能两者存在不同的基因改变通路。

（七）脑膜瘤

脑膜瘤是常见的颅内肿瘤，它起源于脑膜并压迫脑组织。脑膜瘤通常是良性的，但有些不典型的脑膜瘤会局部复发，某些脑膜瘤实际上是恶性的，且可能侵犯脑组织或转移。脑膜瘤中常见单倍体22提示22q上可能存在脑膜瘤抑制基因。实际上，脑膜瘤中经常有22q上NF2基因突变说明其在脑膜瘤发生中的作用。在散发脑膜瘤中，22q等位基因丢失和NF2基因突变在过渡亚型和成纤维细胞亚型中比在脑膜上皮型中更常见。和施万细胞瘤一样，截短突变、拼接异常或阅读框架改变所导致的NF2基因产生截短蛋白。有趣的是，脑膜瘤中NF2基因突变丛集在编码序列前半部分的moesin－ezrin－radixin同源区。

近40%的脑膜瘤既无NF2基因突变也无22q等位基因缺失。对于这些肿瘤，很可能存在另一个脑膜瘤肿瘤抑制基因的缺失，这一抑制基因可能不在22q上，因为脑膜瘤中NF2基因突变与染色体22q丢失的关系相当紧密。然而有些脑膜瘤中22q的丢失部分不包括NF2基因，这表明22q上可能有第二个脑膜瘤致病位点。来自此区的一个候补基因是BAM22，它是β－adaptin基因家族的一员，在某些散发脑膜瘤中可能失活。另一个候补基因MN1在脑膜瘤中存在转位现象。而且，无前庭施万细胞瘤的家族性多发脑膜瘤中并无22q上NF2位点的改变，提示还存在另一个脑膜瘤发病基因。另外，脑膜瘤还存在多种其他染色体的等位基因丢失，包括1p3、3p、5p、5q、11、13和17p。

不典型和恶性脑膜瘤很少见。恶性脑膜瘤的基因分析表明存在染色体1p、10和14q的优先丢失。在间变性脑膜瘤中，对三个形态不同区域的分子遗传分析发现所有区域都有染色体1p和22q的LOH，但染色体17p和9q只存在于恶性区。染色体10丢失只与有恶性形态特征的脑膜瘤有关，而与其侵袭程度无关。不典型和间变性脑膜瘤中常见染色体18长臂的丢失，而在良性脑膜瘤中则罕见。然而位于18q21上的四个肿瘤抑制基因（MADH2、MADH4、APM－1和DDC）在脑膜瘤发病机制中并不起重要作用。

至少在不远的将来，分子谱系分析还不会完全取代组织学类型。超微结构和免疫组化分析为肿瘤分类提供了有价值的补充，但并不能取代标准的光学显微镜评价。组织学检查简单有效，因此仍将成为主要诊断手段之一。然而分子生物方法，如mRNA表达谱及蛋白通路活性的分析无疑将使肿瘤分类更加精确。新的分类方法也可能来自于其他学科如神经放射学。一个完美的分类体系（既基于表型特征又基于分子生物学特征）应当对治疗的有效性和毒性提供准确的预测。

三、肿瘤细胞起源：干细胞和肿瘤干细胞

尽管脑肿瘤的基因和分子机制研究已取得重大进展，但仍不清楚其起源是来自于分化细胞还是祖细胞。假使有些脑肿瘤来源于祖细胞，但也不清楚这些肿瘤在祖细胞发育的哪个阶段启动。因此，更好地理解脑肿瘤和干细胞的关系将使我们洞察脑肿瘤生物学，并为我们提供潜在的治疗策略。

（一）有些肿瘤细胞可能来源于干细胞

神经干细胞（neural stem cell，NSCs）具有增殖潜能、高度迁移性以及利用多种通路进行分化的能力，这些都是胶质瘤细胞内在特征并很可能是肿瘤细胞起源的特征。而且，许多脑肿瘤细胞在基因表达和表型特征方面与未分化细胞类似。确定细胞起源对理解胶质瘤发生很关键。

将某些致癌基因转染处于特定分化阶段的细胞后，能确定可以形成胶质瘤的候选细胞类型。我们在实验中发现细胞分化状态对 myc 和 EGFR 致癌效应具有不同的反应性。我们从人胚胎前脑分离并克隆了多能性 NSCs，建立了两个人 NSC 系。这些具有自我更新能力的克隆在培养基中和移植到新生鼠脑后，能产生神经元、星形胶质细胞和少突胶质细胞。用两个携带全长 v－myc cDNA 和缺失 2－7 外显子序列的 EGFR（EGFRvⅢ）反转录病毒来转染人 NSCs 和星形胶质细胞。在软琼脂中，myc 感染的 NSC 和星形细胞有低水平的不依赖锚定的生长能力（NSCs 和星形胶质细胞中克隆形成效率分别为 5.2%和 2.1%），这与未感染的对照组细胞或表达 EGFRvⅢ的细胞相比无统计学差别。然而 EGFRvⅢ与 myc 过度表达具有协同作用，能促进 NSCs 不依赖锚定的生长（NSC－myc/ EGFRvⅢ细胞的克隆形成效率为 27.8%，$P<0.01$）。myc/EGFRvⅢ感染后在 NSCs 中观察到具有不依赖锚定的生长倾向，而在星形胶质细胞中观察不到此现象（星形胶质细胞中克隆形成效率为 3.8%，$P>0.05$）。

将 NSC－myc/ EGFRvⅢ转染的细胞接种于 BALB/c 裸鼠，8 周后 NSC－myc/ EGFRvⅢ产生可触及的肿瘤。而接受星形胶质细胞－myc/ EGFRvⅢ细胞的动物则无肿瘤。为了确定这种生长优势是否具有位点特异性，将 NSC－myc/ EGFRvⅢ、星形胶质细胞－myc/ EGFRvⅢ、NSC－myc、NSC－EGFRvⅢ和 NSC 细胞立体定向移植到裸鼠大脑。11 周后，15 个接受 NSC－myc/ EGFRvⅢ细胞的动物有 10 个产生肿瘤（图 2－5，见彩页），而 15 个移植NSC－myc 细胞的鼠仅 1 个形成肿瘤。接受星形胶质细胞－myc/ EGFRvⅢ或 NSC－EGFRvⅢ的动物无肿瘤。这些结果支持这一假设，即 NSCs 或早期祖细胞可以是胶质瘤发生中的转化靶位。

Holland 等研究也证明转染 Akt 和 Ras 的 nestin（＋）CNS 祖细胞（Ntv－α）而非 GFAP（＋）星形胶质细胞（Gtv－α）能产生胶质母细胞瘤。与之相反，EGFR 的激活形式在 Gtv－α 和 Ntv－α 鼠中都能产生与胶质瘤类似的病灶，但在 Ntv－α 鼠中更常见，表明胶质瘤可能起源于 NSC 特定发育阶段。而且在一项研究中表明转染 PDGFB 到表达 nestin 的神经祖细胞或表达 GFAP 的星形胶质细胞中，PDGF 基因转染的星形胶质细胞逆分化为形态和基因表达特征与胶质前体细胞相同的细胞，而且将 PDGF 基因转染神经祖细胞比转染星形胶质细胞能更有效地诱导少突胶质细胞瘤形成。最高比例的 PDGF 诱导恶性胶质瘤来自 INK4A－ARF null 祖细胞。这些数据表明长期的自分泌 PDGF 信号能促进胶质前体细胞的增殖，并且有能力诱导胶质瘤发生。INK4A－ARF 丢失不是 PDGF 诱导的胶质瘤形成所必需的，但可促进肿瘤向恶性表型进展。

从细胞发育的角度来看，干细胞是某些脑肿瘤中脆弱的转化靶位，因为干细胞自我更新的体系已被激活，维持此激活状态可能比从分化的细胞中重新激活自我更新机制更简单。而且与大多数成熟细胞类型相比，干细胞通常持续较长的时间，这为在单个干细胞中突变（如PDGFR和EGFR）的积累提供了更大的机会。PDGF在正常胶质细胞发生中很关键，而且EGF对NSC增殖和存活至关重要。在胚胎发生中，神经元和星形胶质细胞表达PDGF，而胶质祖细胞和神经元表达PDGFα受体。低级别星形胶质细胞瘤中除了有TP53突变外，还表现出PDGF配基和受体过度表达。少突胶质细胞瘤也表现出PDGFα受体表达及扩增。类似的，EGF是脑室区干细胞存活和增殖必需的。通过反转录病毒载体转染EGFR将导致干细胞增殖以及未成熟星形胶质细胞分化，而且脑室和脑室下区EGF反应性干细胞在体外保持有产生所有三个主要细胞类型的能力。移植到侧脑室的NSCs在同时注入EGF时保持未分化，但无EGF同步注入时分化为星形胶质细胞。如前所述，在高级别胶质瘤中通常有EGFR扩增和突变。约40%的胶质母细胞瘤表达EGFR的活性形式，即EGFRvⅢ，其缺少胞外配基结合区从而能组成性自身磷酸化。这种EGFR突变形式增加了肿瘤的发生。而且，转移与迁移分子机制之间有许多相似之处，参与发育过程（如神经嵴形成）的基因也参与肿瘤浸润。这些关于胶质瘤来源于NSCs的线索提供了胶质瘤生物学的新见解，可能有助于胶质瘤的分类和治疗。

尽管肿瘤干细胞能迁移至不同部位形成肿瘤，我们可以想象有些成年胶质瘤起源于寄居在几个区域如侧脑室的脑室下区的成年神经祖细胞。由于并不是所有的胶质瘤都来源于干细胞，胶质瘤也可起源于去分化的胶质细胞。已有实验证实了这一点，此实验表明组成性激活的EGFR转导INK4A/ARF（-/-）NSCs或星形胶质细胞都具有高级别胶质瘤表型，从而证明NSCs和星形胶质细胞同样是INK4A/ARF敲除鼠中胶质瘤发生的必要条件。

（二）肿瘤干细胞

许多研究结果表明正常干细胞和肿瘤发生细胞间的类比是合适的。正常干细胞和肿瘤细胞都有广泛的增殖潜能以及产生新组织结构（正常或异常）的能力。有些肿瘤由异源细胞组成，这些细胞具有不同的表型特征和增殖潜能。因为大多数肿瘤都有克隆源性，肿瘤发生细胞能产生表型多样的后代，包括增殖潜能无限的癌细胞以及增殖潜能有限或无增殖潜能的癌细胞。这表明肿瘤发生细胞与正常干细胞有相似的自我更新和分化潜能。因此，与正常干细胞的行为相比，肿瘤发生细胞可被认为是肿瘤干细胞，它们参与异常和失控的器官发生过程。

对于人白血病和乳腺癌细胞的研究表明只有一小部分肿瘤细胞移植后能特异地形成肿瘤。在脑肿瘤中，NSC样细胞的存在表明这些肿瘤含有对其扩增很关键的肿瘤干细胞。我们从原代培养的人肿瘤细胞（1例来自室管膜瘤，1例来自成胶质细胞瘤）中分离出SP细胞，这些SP细胞表达用作神经干细胞标记的nestin和vimentin。在单细胞克隆检测中，25%SP细胞形成克隆而非SP细胞只有2%形成克隆。脑内移植SP细胞8周后发现12个null鼠中有6只产生脑肿瘤，而非SP组只有1/12（$P<0.01$）。SP细胞对化疗药VM-26、VP-16和Cisplatin耐受，而非SP细胞却对VM-26和VP-16敏感。肿瘤干细胞在细胞培养基中具有更高的形成克隆和在脑内形成肿瘤的能力。

强调神经干细胞和肿瘤干细胞间的区别是很重要的。神经干细胞表现出广泛的自我更新和分化为多种细胞类型（如神经元、星形胶质细胞和少突胶质细胞）的能力。肿瘤干细胞也可能有广泛的自我更新和多能性。但最重要的是肿瘤干细胞是根据其维持体内肿瘤长期生长的能力来确定什么的。肿瘤扩增的这种能力以最令人信服的由移植假定的肿瘤干细胞到新宿主的实验得到证明，并表明他们能重现肿瘤生长。为了发展更有效的恶性脑肿瘤的治疗手段，我们需要更深入地理解其分子和细胞基础。这一点可能来自对脑肿瘤和干细胞关系的理解。

四、胶质瘤的基因工程鼠模型

除了从组织学特征定义胶质瘤外，通常在这些肿瘤中还能发现基因表达和信号转导的突变以及其他改变。有些改变很可能是肿瘤表型的结果，而其他改变则可能是致病因素（是肿瘤病因起源必需的）。确定特定基因改变（单个或联合）是否是胶质瘤的病因需要符合 Koch 定律的动物模型。动物模型研究不仅提供了潜在的胶质瘤形成原因和起源的信息，而且为治疗提供了新的候选靶位，并且为临床前期研究提供了荷瘤动物模型。最近，在发展弥漫性胶质瘤鼠模型上取得的显著进步为加速我们对胶质瘤病因、维持和治疗的了解提供了前所未有的机遇。

（一）基因修饰策略

目前主要采用两种基因修饰策略建立胶质瘤基因工程鼠模型。

1. 胚胎基因修饰策略

这种策略包括功能获得性转基因方法和靶基因缺失方法。通过能驱动目标基因构成性表达的启动子，转基因鼠在所有细胞中都表达感兴趣基因，而基因敲除鼠则丧失在所有正常细胞中表达的靶基因。在两种情况中，特定类型细胞的大部分细胞都可以被这一策略修饰。在胚胎基因修饰模型中，基因表达改变的组织通常能正常发育。肿瘤在此细胞群中被未知的继发基因事件启动而形成。这一策略对证明促进肿瘤形成和进展的因素是非常理想的。而且，通过杂交可使功能获得转基因和靶基因缺失相结合。目前大部分鼠肿瘤模型研究都采用这一胚胎基因修饰策略。由于需要大量杂交过程来使多种突变结合，因此进行大量前突变基因分析是很昂贵和费时的。

2. 体细胞基因转染策略

在此策略中，用反转录病毒感染将突变基因联合转染到特定类型的体细胞中。对此系统进行多种突变的前突变分析比胚胎基因修饰策略快速而省力。然而，由于这一方式感染的细胞数目有限，因此肿瘤启动所需的继发性事件很可能不会发生于感染细胞中。但是对于某些肿瘤而言，这种方式引入的改变足以诱导肿瘤形成。这一点在某些单基因异常高表达所致的肿瘤中表现明显，如只要在几百个星形胶质细胞中表达编码多瘤病毒中的 T 抗原就能高频率地诱导胶质瘤形成。

胚胎和体细胞基因转染策略都有各自的优点和缺点，比较两者的结果是有价值的。在胚胎基因修饰策略中，有利于但不足以促使肿瘤形成的突变通过联合其他突变从而产生肿瘤，在这一过程中可以确定能诱发肿瘤的联合突变。在体细胞基因转染策略中，不足以诱发肿瘤的突变组合不太可能归于肿瘤形成因素中而可能被忽略。而且直接注射反转录病毒到大脑引起的损伤和炎症反应破坏了局部环境，可能会改变潜在靶细胞的基因表达，目前尚不清楚这些局部效应在此模型中对肿瘤形成是否会有贡献。相比较而言，胚胎基因修饰策略则不会产生局部损伤。在肿瘤进展过程中也会发生其他与肿瘤诱导策略无关的基因突变和改变。然而，在有些情况下肿瘤细胞的演化依赖于启动突变基因。研究发现小鼠肿瘤模型中形成的肿瘤可以被逆转，即用四环素诱导 H－Ras 和 myc 表达可以分别产生黑色素瘤、淋巴瘤和皮肤肿瘤。尽管这些肿瘤中存在基因组不稳性，但这些肿瘤在去除启动基因改变后便完全消失了。目前还不明确胶质瘤是由单一事件还是多因素共同作用而启动的，但确定有潜力诱导肿瘤形成的通路是迈向合理胶质瘤治疗方法的重要一步。

（二）具有明确基因改变的胶质瘤鼠模型

最近建立的一些动物模型能准确复制不同种类人胶质瘤的许多重要形态特征。已建立的模型几乎能完美再现所有弥漫性胶质瘤特定亚型的形态特征，包括弥漫性星形细胞瘤、低级别和间变性少突胶质细胞瘤以及混合胶质瘤。这些用来在鼠中产生肿瘤的模型体系能确定促进或导致胶质瘤形成的共同生物学通路（具体模型参见第 15 章）。

五、总结

与大多数其他肿瘤一样，脑肿瘤细胞生物学也存在 7 种基本改变（一起决定其恶性生长特征）：细胞发育的偏倚、生长因子信号通路的紊乱、对生长抑制信号的不敏感、无限的复制潜能、凋亡的逃逸、持续的血管发生和浸润。这些内在和外在的机制导致了多样化的脑肿瘤，从传统的病理学角度看这主要代表了其形态差别。因此，有必要探索分子遗传方法来精细化目前的分类方案，这将为脑肿瘤的治疗和预后提供更有价值的信息。对多能祖细胞/NSC 的研究使我们有必要重新考虑脑肿瘤的起源。对干细胞生物学和脑肿瘤细胞的研究表明，至少有些脑肿瘤可能来自神经祖细胞。转染致癌基因至不同的祖细胞可确定能产生胶质瘤的候选细胞类型，这证实了以上假设。比较干细胞和肿瘤细胞之间的共同特征后发现，肿瘤中可能存在肿瘤干细胞，这可能导致肿瘤的某些异质性以及治疗上的顽固性。动物模型研究不仅提供了关于胶质瘤形成的潜在病因信息，而且研究了新的候补治疗靶位，并为临床前期研究提供了荷瘤鼠。脑肿瘤的分子遗传学机制的研究为深入理解脑肿瘤的病因、发展和治疗提供了前所未有的机会。

（朱剑虹　吴惺　汤海亮）

参考文献

1. Antonyak MA，Kenyon LC，Godwin AK，et al. Elevated JNK activation contributes to the pathogenesis of human brain tumors. Oncogene，2002，21：5038-5046.
2. Avet-Loiseau H，Venuat AM，Terrier-Lacombe MJ，et al. Comparative genomic hybridization detects recurrent imbalances in central nervous system primitive neuroectodermal tumors in children. Br J Cancer，1999，79：1843-1847.
3. Begemann M，Fuller GN，Holland EC. Genetic modeling of glioma formation in mice. Brain Pathol，2002，12：117-132.
4. Berman DM，Karhadkar SS，Hallahan AR，et al. Medulloblastoma growth inhibition by Hedgehog pathway blockade. Science，2002，297：1559-1561.
5. Brown PD. Low-grade gliomas：the debate continues. Curr Oncol Rep，2006，8（1）：71-77.
6. Buschges R，Bostrom J，Wolter M，et al. Analysis of human meningiomas for aberrations of the MADH2，MADH4，APM-1 and DCC tumor suppressor genes on the long arm of chromosome 18. Int J Cancer，2001，92：551-554.
7. Carroll RS，Zhang J，Bello L，et al. KDR activation in astrocytic neoplasms. Cancer，1999，86：1335-1341.
8. Cavenee WK，Furnari FB，Nagane M，et al. Astrocytic tumors // Kleihues P，Cavenee WK，ed. Pathology and genetics：tumors and the nervous system. Lyon，France：IARC Press，2000：9-54.
9. Chakravarti A，Noll E，Black PM，et al. Quantitatively determined survivin expression levels are of prognostic value in human gliomas. J Clin Oncol，2002，20：1063-1068.

10. Chintala SK, Tonn JC, Rao JS. Matrix metalloproteinases and their biological function in human gliomas. Int J Dev Neurosci, 1999, 17: 495-502.
11. Dai C, Celestino JC, Okada Y, et al. PDGF autocrine stimulation dedifferentiates cultured astrocytes and induces oligodendrogliomas and oligoastrocytomas from neural progenitors and astrocytes in vivo. Genes Dev, 2001, 15: 1913-1925.
12. Ding H, Roncari L, Shannon P, et al. Astrocyte-specific expression of activated p21-ras results in malignant astrocytomas formation in a transgenic mouse model of human gliomas. Cancer Res, 2001, 61: 3826-3836.
13. Eggert A, Ikegaki N, Kwiatkowski J, et al. High-level expression of angiogenic factors is associated with advanced stage in human neuroblastomas. Clin Cancer Res, 2000, 6: 1900-1908.
14. Falchetti ML, Pallini R, D'Ambrosio E, et al. In situ detection of telomerase catalytic subunit mRNA in glioblastoma multiforme. Int J Cancer, 2000, 88: 895-901.
15. Fulci G, Ishii N, Maurici D, et al. Initiation of human astrocytoma by clonal evolution of cells with progressive loss of p53 functions in a patient with a 283H TP53 germ-line mutation: evidence for a precursor lesion. Cancer Res, 2002, 62: 2897-2905.
16. Fults DW. Modeling medulloblastoma with genetically engineered mice. Neurosurg Focus, 2005, 15, 19 (5): E7.
17. Gilbertson R. Pediatric embryonic brain tumors: biological and clinical relevance of molecular genetic abnormalities. Euro J Cancer, 2002, 38: 675-685.
18. Goodrich LV, Milenkovic L, Higgins KM, et al. Altered neural cell fates and medulloblastoma in mouse Patched mutants. Science, 1997, 277: 1109-1113.
19. Grill J, Loiseau HA, Tubiana AL, et al. Comparative genomic hybridization detects specific cytogenetic abnormalities in pediatric ependymomas and choroid plexus papillomas. Cancer Genet Cytogenet, 2002, 136: 121-125.
20. Hamel W, Westphal M. Growth factors in gliomas revisited. Acta Neurol, 2000, 142: 113-138.
21. Harada K, Kurisu K, Tahara H, et al. Telomerase activity in primary and secondary glioblastomas multiforme as a novel molecular tumor marker. J Neurosurg, 2000, 93: 618-625.
22. Herms J, Neidt I, Luscher B, et al. C-MYC expression in medulloblastoma and its prognostic value. Int J Cancer, 2000, 89: 395 -402.
23. Hirose Y, Aldape K, Bollen, et al. Chromosomal abnormalities subdivide ependymal tumors into clinically relevant groups. Am J Pathol, 2001, 158: 1137-1143.
24. Ichimura K, Bolin MB, Goike HM, et al. Deregulation of the p14ARF/MDM2/p53 pathway is a prerequisite for human astrocytic gliomas with G1-S transition control gene abnormalities. Cancer Res, 2000, 60: 417-424.
25. Ino Y, Betensky RA, Zlatescu MC, et al. Molecular subtypes of anaplastic oligodendroglioma. Clin Cancer Res, 2001, 7: 839-845.
26. Ino Y, Zlatescu MC, Sasaki H, et al. Long survival and therapeutic responses in patients with histologically disparate high-grade gliomas demonstrating chromosome 1p loss. J Neurosurg, 2000, 92: 983-990.
27. Jin W, McCutcheon IE, Fuller GN, et al. Fibrolast growth factor rceptor-1 α-exon exclusion and polypyrimidine tract-binding protein in glioblastoma multiforme tumors. Cancer Res, 2000, 60: 1221-1224.
28. Joshi BH, Plautz GE, Puri RK. Interleukin-13 receptor α chain: a novel tumor-associated transmembrane protein in primary explants of human malignant gliomas. Cancer Res, 2000, 60: 1168-1172.

29. Kleihues P, Louis DN, Scheithauer BW, et al. The WHO classification of tumors of the nervous system. J Neuropathol Exp Neurol, 2002, 61: 215-225.

30. Kleihues P, Ohgaki H. Primary and secondary glioblastoma: From concept to clinical diagnosis. Neuro Oncol, 2000, 1: 44-51.

31. Koch A, Waha A, Tonn JC, et al. Somatic mutations of WNT/wingless signaling pathway components in primitive neuroectodermal tumors. Int J Cancer, 2001, 93: 445-449.

32. Kondraganti S, Mohanam S, Chintala AK, et al. Selective suppression of matrix metalloproteinase-9 in human glioblastoma cells by antisense gene transfer impairs glioblastoma cell invasion. Cancer Res, 2000, 60: 6851-6855.

33. Kuo CJ, Farnebo F, Yu EY, et al. Comparative evaluation of the antitumor activity of antiangiogenic proteins delivered by gene transfer. Proc Natl Acad Sci U S A, 2001, 98: 4605-4610.

34. Lesniak MS. Gene therapy for malignant glioma. Expert Rev Neurother, 2006, 6 (4): 479-488.

35. Li MH, Bouffet E, Hawkins CE, et al. Molecular genetics of supratentorial primitive neuroectodermal tumors and pineoblastoma. Neurosurg Focus, 2005, 19 (5): E3.

36. Maher EA, Furnari FB, Bachoo RM, et al. Malignant glioma: genetics and biology of a grave matter. Genes Dev, 2001, 15: 1311-1333.

37. Martin S, Toquet C, Oliver L, et al. Expression of bcl-2, bax and bcl-xl in human gliomas: a re-appraisal. J Neurooncol, 2001, 52: 129-139.

38. Matsuda K, Yoshida K, Taya Y, et al. P53AIP1 regulates the mitochondrial apoptotic pathway. Cancer Res, 2002, 62: 2883-2889.

39. Mori T, Anazawa Y, Iiizumi M, et al. Identification of the interferon regulatory factor 5 gene (IRF-5) as a direct target for p53. Oncogene, 2002, 21: 2914-2918.

40. Mueller W, Lass U, Herms J, et al. Clonal analysis in glioblastoma with epithelial differentiation. Brain Pathol, 2001, 11: 39-43.

41. Mueller W, Mollenhauer J, Stockhammer F, et al. Rare mutations of the DMBT1 gene in human astrocytic gliomas. Oncogene, 2002, 21: 5956-5959.

42. Mukasa A, Ueki K, Matsumoto S, et al. Distinction in gene expression profiles of oligodendrogliomas with and without allelic loss of 1p. Oncogene, 2002, 21: 3961-3968.

43. Nakamura M, Yang F, Fujisawa H, et al. Loss of heterozygosity on chromosome 19 in secondary glioblastomas. J Neuropathol Exp Neurol, 2000, 596: 539-543.

44. Nicholson JC, Wichramasinghe CL, Ross FM, et al. Imbalances of chromosome 17 in medulloblastomas determined by comparative genomic hybridization and fluorescence in situ hybridization. J Clin Path: Mol Path, 2000, 53: 313-319.

45. Oskam NT, Bigleveld EH, Hulsebos. A region of common deletion in 22q13. 3 in human glioma associated with astrocytoma progression. Int J Cancer, 2000, 85: 336-339.

46. Packer RJ, Biegel JA, Blaney S, et al. Atypical teratoid/rhabdoid tumor of the central nervous system: report on workshop. J Pediatr Hematol Oncol, 2002, 24: 337-342.

47. Rempel SA, Dudas S, Ge S, et al. Identification and localization of the cytokine SDF1 and its receptor CXCR4 to regions of necrosis and angiogenesis in human glioblastoma. Clin Cancer Res, 2000, 6: 102-111.

48. Reya T, Morrison SJ, Clarke MF, et al. Stem cells, cancer, and cancer stem cells. Nature, 2002, 414: 105-111.

49. Riemenschneider MJ, Buschges R, Wolter M, et al. Amplification and overexpression of MDM4 (MDMX) gene from 1q32 in a subset of malignant gliomas without TP53 mutation or MDM2 amplification. Cancer Res, 1999, 59: 6091-6096.

50. Rodriguez-Sanchez A, Lopez-Menchero C, Rodriguez-Arnao MD. Molecular cytogenetic analysis in the study of brain tumors: findings and applications. Neurosurg Focus, 2005, 19 (5): E1.
51. Rood BR, Zhang H, Weitman DM, et al. Hypermethylation of HIC-1 and 17p allelic loss in medulloblastoma. Cancer Res, 2002, 62: 3794-3797.
52. Roth W, Isenmann S, Nakamura M, et al. Soluble decoy receptor 3 is expressed by malignant gliomas and suppresses CD95 ligand-induced apoptosis and chemotaxis. Cancer Res, 2001, 61: 2759-2765.
53. Sasaki H, Betensky RA, Cairncross JG, et al. DMBT1 polymorphisms: relationship to malignant glioma tumorigenesis. Cancer Res, 2002, 62: 1790-1796.
54. Scheil S, Bruderlein S, Eicker M, et al. Low frequency of chromosomal imbalances in anaplastic ependymomas as detected by comparative genomic hybridization. Brain Pathol, 2001, 11: 133-143.
55. Shapiro WR, Shapiro JR, Walker RW. Central nervous system // Abeloff MD, Armitage JO, Lichter AS, Niederhuber JE, ed. Clinical Oncology. New York: Churchill Livingstone, 2000: 1103-1192.
56. Shu J, Lee JH, Harwalkar JA, et al. Adenovirus-mediated gene transfer of dominant negative Ha-Ras inhibits proliferation of primary meningioma cells. Neurosurgery, 1999, 44: 579-587.
57. Smith JS, Perry A, Borell TJ, et al. Alterations of chromosome arms 1p and 19q as predictors of survival in oligodendrogliomas, astrocytomas, and mixed oligoastrocytomas. J Clin Oncol, 2000, 18: 636-645.
58. Sonoda Y, Ozawa T, Aldape KD, et al. Akt pathway activation converts anaplastic astrocytomas to glioblastoma multiforme in a human astrocyte model of glioma. Cancer Res, 2001, 61: 6674-6678.
59. Sonoda Y, Ozawa T, Hirose Y, et al. Formation of intracranial tumors by genetically modified human astrocytes defines four pathways critical in the development of human anaplastic astrocytomas. Cancer Res, 2001, 61: 4956-4960.
60. Taipale J, Chen JK, Cooper MK, et al. Effects of oncogenic mutations in smoothened and patched can be reversed by cyclopamine. Nature, 2000, 406: 1005-1009.
61. Tohma Y, Gratas C, Biernat W, et al. PTEN mutations are frequent in primary glioblastomas de novo, but not in secondary glioblastomas. J Neuropath Exp Neurol, 1998, 57: 684-689.
62. Vortmeyer AO, Stavrou T, Selby D, et al. Deletion analysis of the adenomatous polyposis coli and PTCH gene locini patients with sporadic and nevoid basal cell carcinoma syndrome-associated medulloblastoma. Cancer, 1999, 85: 2662-2667.
63. Wechsler-Reya R, Scott MP. The developmental biology of brain tumors. Annu Rev Neurosci, 2001, 24: 429-458.
64. Wessels PH, Twijnstra A, Kessels AG, et al. Gain of chromosome 7, as detected by in situ hybridization, strongly correlates with shorter survival in astrocytoma grade 2. Genes Chromosomes Cancer, 2002, 33: 279-284.
65. Wetmore C, Eberhart DE, Curran T. Loss of p53 but not ARF accelerates medulloblastoma in mice heterozygous for patched. Cancer Res, 2001, 61: 513-516.
66. Zurawel RH, Allen C, Chiappa S, et al. Analysis of PTCH/SMO/SHH pathway genes in medulloblastoma. Genes Chromosomes Cancer, 2000, 27: 44-55.
67. Zuzak TJ, Steinhoff DF, Sutton LN, et al. Loss of caspase-8 mRNA expression is common in childhood primitive neuroectodermal brain tumor/medulloblastoma. Eur J Cancer, 2002, 38: 83-91.

第 3 章 影像诊断

第一节 CT

一、概述

计算机断层扫描摄影（computed tomography，CT）已广泛用于神经肿瘤的诊断。CT因其具有较高的密度分辨力和空间分辨力，不但可以确定有无肿瘤，而且可以清晰显示肿瘤的大小、外形、密度及其与周围结构的关系。CT对肿瘤侵犯的范围及其良、恶性的鉴别有很大帮助。CT血管造影（CTA）能清晰显示脑动脉的解剖结构，能显示肿瘤大的供血血管，为外科医生制定手术方案提供良好依据。采用CT引导立体定向技术对脑深部或脑主要功能区病灶进行活检手术，定位精确，创伤小，安全可靠，诊断准确率高，并发症少。因此CT被公认为颅内肿瘤的主要检查方法之一。

二、颅脑CT扫描技术和检查方法

（一）颅脑CT的扫描技术

1. X线的使用

对于颅骨较厚的部位，例如后颅凹、鞍区，应加大X线剂量，提高电流量，或者增加电压，目的是提高X线的穿透能力。在使用薄层时，为提高信噪比，也应加大X线剂量。

2. 摆位和层面、层厚、扫描视野的选择

根据扫描基线，常规选用听眉线（图3-1-1），即眉毛上缘的中点与外耳道的连线（简称EM线）或听眦线（图3-1-2），即外眦至外耳道的连线（简称OM线）。蝶鞍部扫描采用薄层冠状扫描有助于显示垂体，还能提示垂体上缘、垂体柄及垂体与鞍底及海绵窦的关系。

可根据患者头颅大小而定，小儿用18～22cm；成人可用24～25cm。一般层厚扫描视野为10mm。薄层扫描一般被用于后颅凹、鞍区和眼眶，层厚可为5mm、2mm或更薄。薄层的连续扫描被用于高质量的图像重建（图3-1-3）。

3. 后处理

一般的后处理，包括窗宽、窗位的调节，CT值和病灶大小的测量，多平面重建等。在后处理的基础上，拍下最有利于诊断和鉴别诊断征象的CT片才能算检查的结束。不仔细调节窗宽、窗位及多平面重建，是完全有可能漏诊的。

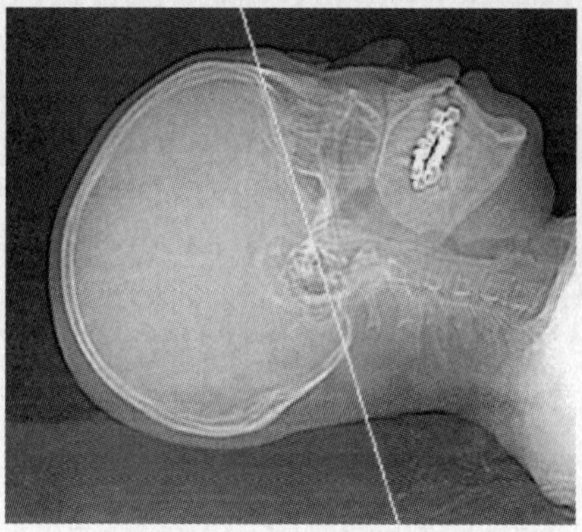

图 3-1-1 听眉线

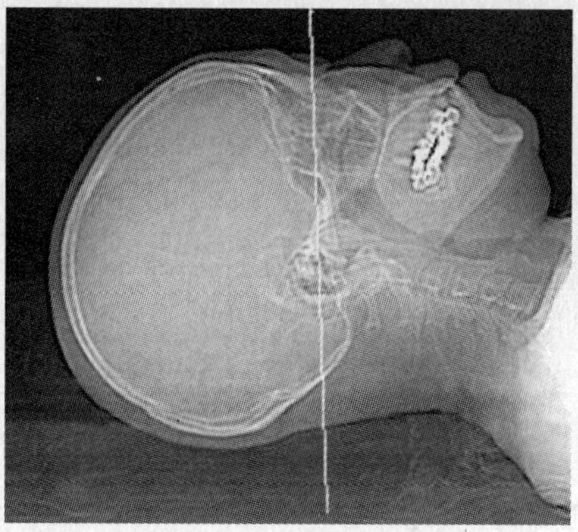

图 3-1-2 听眦线

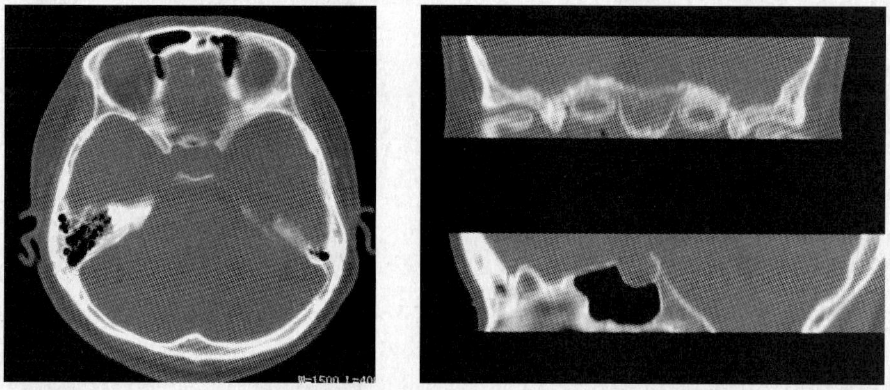

图 3-1-3 蝶鞍区薄层扫描及冠状位及矢状位重建图像

（二）颅脑 CT 的检查方法

CT 颅脑检查方法包括平扫，造影剂增强扫描，脑池、脑室造影扫描，动态 CT 扫描（灌注扫描），CT 血管造影，CT 静脉成像等。

1. 平扫

指对头颅的一般 CT 扫描。平扫一般被应用于急性脑血管病，区别急性脑出血或脑梗死及蛛网膜下腔出血（SAH）；观察脑积水、脑萎缩或先天变异；外伤术后血肿的观察以及陈旧性脑梗死随诊等（图 3-1-3，4）。

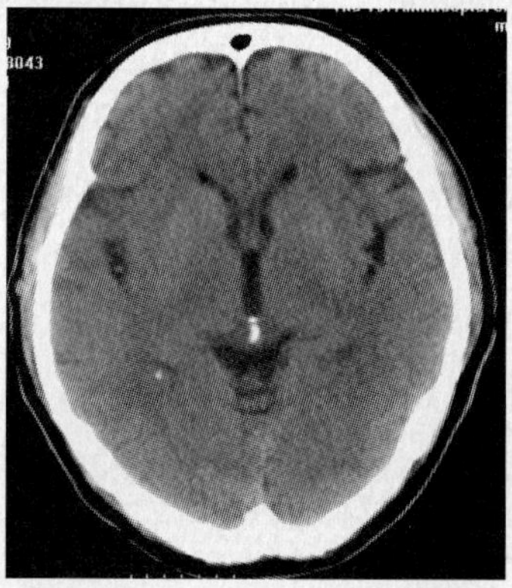

图 3-1-3 正常头颅平扫

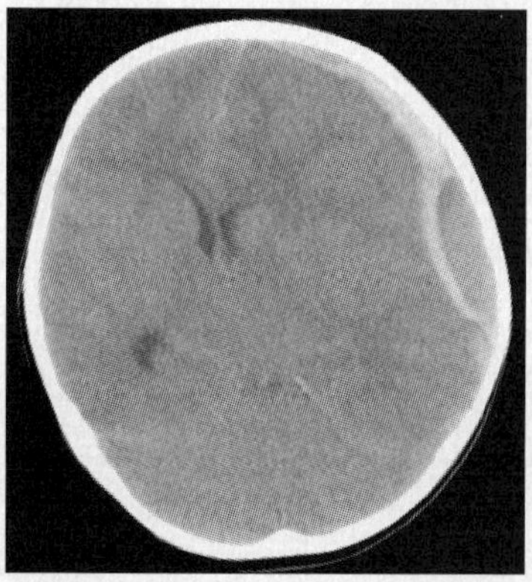

图 3-1-4 左额颞顶部硬膜下出血

2. 造影剂增强扫描

扫描前由静脉注入碘造影剂可行增强扫描。注入方法可为滴注，也可为推注，或两者合用。增强扫描对颅内病变的诊断是非常重要的。常见的异常强化有：①均一强化，多见于脑膜瘤及转移瘤（图 3－1－5，6）；②环状强化，主要见于脑脓肿及胶质母细胞瘤（图 3－1－7，8）；③不均匀强化，主要见于有囊性变或坏死的肿瘤（图 3－1－9，10）。增强 CT 扫描相对于 CT 平扫的优点在于：①使用造影剂增强有助于观察血脑屏障的破坏，因而有利于区别肿瘤和水肿；②利用增强前后病变组织密度变化来发现平扫没有发现的病灶；③增强前后的变化分析有利于对病变的性质作出判断。

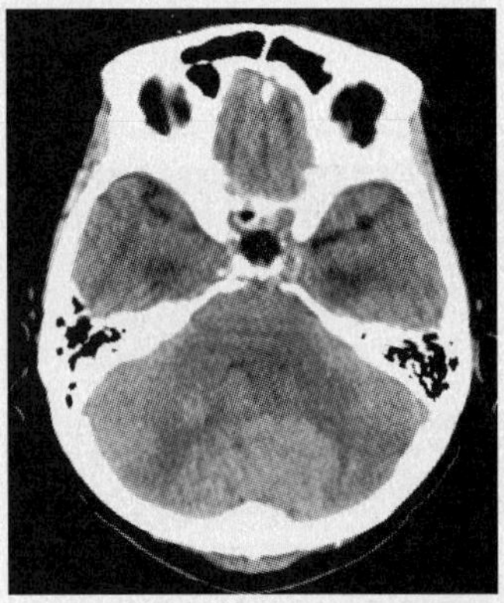

图 3－1－5　平扫（小脑转移瘤）

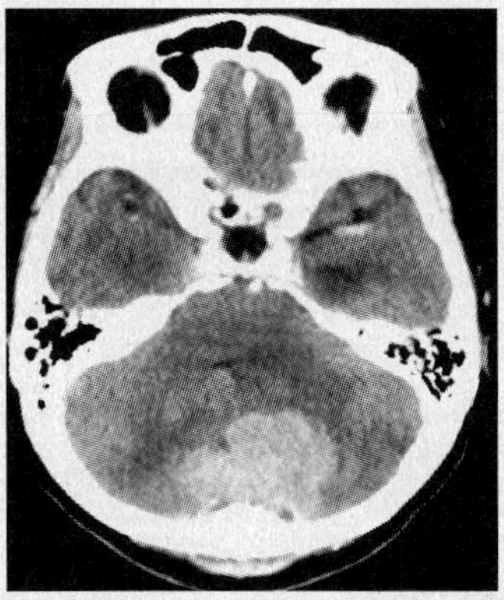

图 3－1－6　增强（小脑转移瘤明显均一强化）

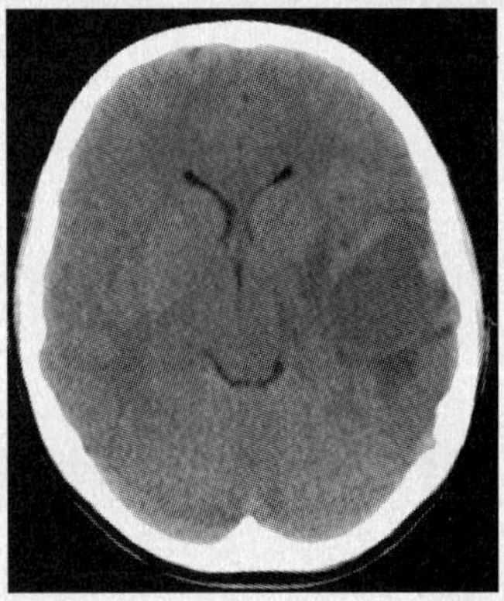

图 3－1－7　平扫（左侧颞叶胶质瘤）

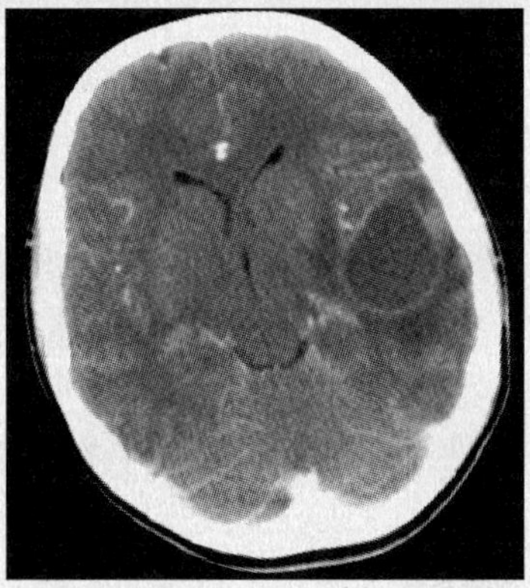

图 3－1－8　增强扫描（左侧颞叶胶质瘤呈环形强化）

3. 脑池、脑室造影 CT 扫描

造影剂可分为阳性非离子水溶性碘造影剂（欧乃派克，Ominipaque；依索显，Isovist 等）及阴性造影剂（空气）。一般 Ominipaque 的用量为 8～10ml；空气用量为 4ml。脑池阳性造影剂 CT 扫描主要观察脑池内平扫时与脑脊液密度相等的病变，并可借助脑池内造影剂的充盈缺损，间接反映脑干和鞍区病变。脑池、脑室造影目前已经非常少用。

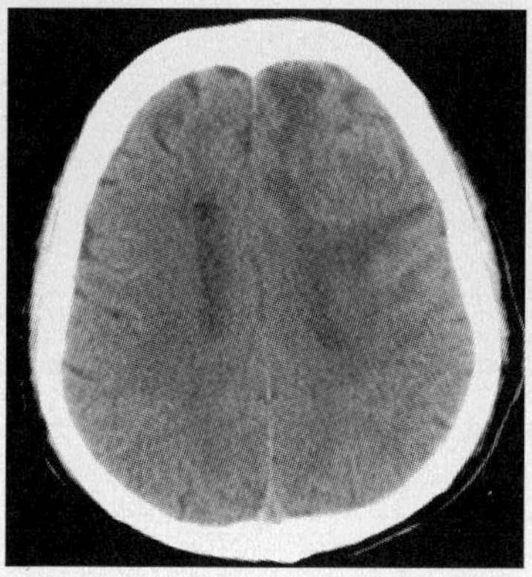

图 3-1-9　平扫（左额转移瘤）

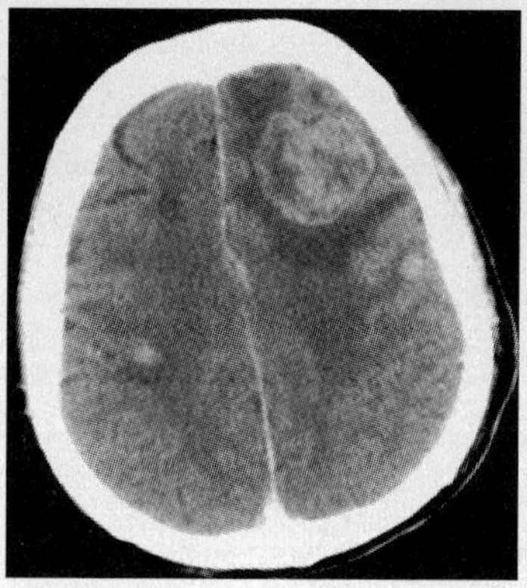

图 3-1-10　增强扫描（左额转移瘤呈不均匀强化）

4. CT 灌注扫描（动态 CT 扫描）

（1）定义

CT 灌注成像是静脉团注对比剂后对选定层面（一层或多层）进行的同层动态扫描，可获得该层面内每一像素的时间一密度曲线（time-density curve，TDC），根据该曲线利用不同的数学模型计算脑血流量（cerebral blood flow，CBF）、脑血容量（cerebral blood volume，CBV）、对比剂平均通过时间（mean transmit time，MTT）、峰值时间（time to peak，TTP）和毛细血管表面通透性 PS 图（capillary permeability surface area product，PS）等参数，通过伪彩处理得到组织灌注功能图（图 3-1-11，见彩页），用来表现并评价组织器官的灌注状态。

（2）常用灌注参数及意义

1）脑血流量（CBF）：指单位时间内流经一定脑组织血管结构（包括动脉、毛细血管、静脉和静脉窦）的血流量。单位为 ml/（min・100g）。

2）脑血容量（CBV）：为特定脑区内包括毛细血管和大血管在内的血液容积总量，单位为 ml/100g，CBV 图由时间-密度曲线下面积的数学积分算出。

3）平均通过时间（MTT）：为血液经不同路径通过特定脑区的平均时间。可认为是血液自动脉端流至静脉端的循环时间，单位为 s。根据中心容积定理 MTT=CBV/CBF。

4）峰值时间（TTP）：指对比剂首次到达扫描层面内的大动脉至对比剂在脑组织中达到团注峰值的时间间隔，由时间-密度曲线（TDC）测得，单位为 s。

5）表面通透性（PS）：指对比剂经毛细血管内皮进入细胞间隙的单向传输速率，单位为 ml/（min・100g），为肿瘤 CT 灌注技术的常用参数。它能客观反映肿瘤新生毛细血管内皮间隙的弥散系数。

（3）CT 灌注成像对脑肿瘤的评价

1）脑肿瘤的诊断与鉴别诊断

肿瘤血管有两种来源，一种是宿主血管的肿瘤化，另一种是肿瘤自身的新生血管。脑肿瘤的生物学行为与肿瘤血管的生成明显相关，以破坏血-脑脊液屏障为特点，且血管的通透性增加，因此，CT 灌注扫描可用于脑肿瘤的诊断及鉴别诊断。灌注参数本质上反映了脑肿瘤的血供特点与肿瘤内部的微血管密度情况，因此更有利于脑肿瘤的定性诊断。

CT 灌注扫描通过对 TDC 和相对脑血容量的综合分析来反映脑肿瘤血管的生成情况。多数研究认为脑肿瘤的分级与 CBV 有明显相关性。脑膜瘤的各项灌注指标都增高，良性胶质瘤无明显变化，而转移性肿瘤的边缘区灌注指标增高，并认为 CT 灌注扫描反映肿瘤血管结构改变以及由此引起的血流动力学及血-脑脊液屏障通透性改变。不同组织学类型的脑肿瘤、同种组织学类型而恶性程度不同的脑肿瘤，其病理生理及血流动力学改变也不尽相同，肿瘤的血管化程度与肿瘤的恶性程度和预后密切相关，肿瘤中新生血管存在与否以及微血管密度在大多数肿瘤的组织学分类中至关重要。肿瘤血管密度测定已成为临床病理分级和判断预后的重要指标。常规 CT 和 MRI 增强扫描，虽能较好地勾画脑瘤的形态学特征，并反映血脑屏障受损情况，但其增强程度与微血管密度间缺乏直接的相关性，不能全面、定量地反映脑肿瘤的血供特点，灌注 CT 为在体研究肿瘤血管生成提供了一种良好的无创性功能成像方法。

2）脑肿瘤范围的确定和立体定向穿刺活检

传统的 CT 与 MRI 增强扫描对肿瘤边界的勾画并不完全准确，有一些星形细胞瘤虽然已经侵犯到周边正常脑组织但可以并不强化。CT 灌注成像可以通过测定肿瘤组织灌注参数 CBF、CBV、MTT 和 PS 来观察并精确显示肿瘤的真实轮廓，尤其是 PS 图像价值最大，可以更加清楚地显示肿瘤范围，为脑肿瘤的手术与放疗提供更为准确的定位，同时 PS 图像也可以发现小的可疑病灶，为脑肿瘤的早期诊断提供信息。

3）放疗后疗效的评价及肿瘤放疗后坏死与复发的鉴别

放疗主要是使脑肿瘤组织发生坏死，切断血供。而 CT 灌注成像正是研究脑肿瘤内部各个局部的血流动力学改变，因此，研究灌注参数在脑肿瘤放疗前后的改变情况与程度，可为放疗疗效的评估提供一种影像学新标准，并可进一步研究放疗剂量与灌注参数的相关性以及不同灌注参数的脑肿瘤的放疗效果及预后情况。

脑肿瘤放疗后的坏死与复发在传统 CT 与 MRI 增强扫描上均可强化，而且两者的影像相似，因此，影像鉴别十分困难。肿瘤残留与复发的灌注参数的变化主要与肿瘤血管生成有关，而放射性脑坏死则主要与血脑屏障破坏有关，其灌注参数变化幅度可能没有肿瘤残留与复发明显，特别是 PS 值的变化。但 PS 值提示肿瘤残留与复发的量化指标尚待临床进一步研究证实。

4）对术后治疗、预后的判断及评价放疗疗效

近年在利用抗肿瘤血管生成药物治疗肿瘤方面取得了进展，CT 灌注扫描可对抗血管生成药的疗效进行评估，使用此类药物后，CBV 明显下降，说明血流的下降与抗肿瘤血管生成药物的疗效密切相关。这些定量分析手段能够反映血管生成素的活性，因此，CT 灌注扫描有望成为抗血管生成素治疗效果的一种监测手段。

5. CT 血管造影（CTA）

近年来问世的多层螺旋 CT 血管成像（multislice－CTA）能同时显示脑血管和颅底骨的三维立体关系，特别是肿瘤对颅内血管的压迫移位以及肿瘤破坏颅底骨质的情况。multislice－CTA 的最大特点在于其可通过一次完整的连续螺旋扫描，通过后期图像处理获得脑血管、颅底骨以及肿瘤的三维立体影像，并可对图像进行全视角旋转观察。multislice－CTA 在显示颅内肿瘤与脑血管的空间关系上优于 DSA，在显示肿瘤与颅底的三维关系上优于普通 CT，在显示肿瘤的三维轮廓上优于 MRI。multislice－CTA 的透明化技术可把肿瘤及脑血管轮廓投影在颅骨上，并可在工作站中对颅骨进行切割，有益于骨窗的设计。

6. 脑 CT 静脉成像技术

由于扫描速度的原因，常规 CT 增强扫描在静脉血管内造影剂达峰值时所获得的清晰薄层 CT 图像的数量有限，不能包括整个脑范围。螺旋 CT 克服了上述缺陷，在快速的容积扫描后，应用三维血管重建技术来显示脑静脉系统，称脑 CT 静脉成像（CT venography，

CTV）。脑 CTV 在神经外科的应用包括：①为岩斜区肿瘤的外科手术入路提供术前信息：由于颅内静脉的走行可以影响对岩斜区脑膜瘤术式的选择，而且静脉的变异很多，所以采用 CTV 对术前明确静脉的起始位置、走行方向以及静脉长度具有重要的临床意义；②为松果体区肿瘤提供术前信息：松果体与大脑深静脉的位置关系非常密切，松果体的两侧为左右基底静脉和大脑内静脉，松果体的上方为大脑大静脉，因此松果体手术时应注意避免损伤这些静脉；③判定颅内肿瘤对静脉（窦）的累及情况，如镰旁、天幕旁脑膜瘤及 CPA 区神经鞘瘤等。

三、颅内肿瘤的基本 CT 征象

CT 对颅内肿瘤的诊断包括定位与定性两部分。定位是定性的基础，故肿瘤的定位对定性具有重要价值。CT 可直接显示颅内肿瘤的位置，通过三维重建还可观察肿瘤在三维空间的确切位置，进一步做精确的定性，为临床选择治疗方式和方案提供科学依据。CT 的基本征象包括直接征象和间接征象。直接征象是指病灶本身的征象，间接征象则是病灶引起的改变。

颅内肿瘤的 CT 定性诊断主要依据肿瘤的发生部位、患者的发病年龄、肿瘤的发生率、临床表现以及 CT 特征进行综合分析。由于不同类型的肿瘤可有相同的表现，同类型的肿瘤有不同的表现，故有时 CT 定性诊断也十分困难。此时，部位、年龄及发生率这些统计学资料则十分重要。此外，由于病理诊断技术的进步，颅内肿瘤的分类、分型也越来越细，因此单凭 CT 影像学特征很难做到组织学分型的水平。

（一）颅内肿瘤的 CT 定位诊断

轴位的 CT 片定位主要依据病灶同一层面所显示的骨、脑室、脑裂和脑白质来区分病变在大脑半球的额颞顶或枕叶。

1. 脑内与脑外的判别

肿瘤位于脑实质内者称为脑内病变，反之则称为脑外病变。脑的表面为软脑膜、蛛网膜和硬脑膜所包绕，所以当肿瘤位于脑外时，肿瘤与脑实质之间有脑膜相隔，故 CT 影像上肿瘤境界清楚、锐利。脑外肿瘤引起骨改变明显多于脑内肿瘤。此外，仔细观察蛛网膜下腔或脑池的变化亦有助于部位的区别。肿瘤位于脑内、外的鉴别见表 3－1－1。

表 3－1－1　肿瘤位于脑内、外的鉴别

	脑内病变	脑外病变
肿瘤边缘	欠清楚或边界不清	清楚、锐利
内板骨质改变	罕见	常见
蛛网膜下腔/脑池	受压变窄或闭塞	扩大
脑皮层位置	正常	受压内移
肿瘤与骨板接触所呈角度	锐角	钝角

2. 脑室内与脑室外的判别

脑室内最常见的肿瘤为室管膜瘤、胶样囊肿和脉络丛乳头状瘤。当肿瘤较小并完全位于脑室内时，定位诊断多不成问题；但当肿瘤较大时，则在 CT 图像上很难确定其原发部位。一般讲，当肿瘤较大并同时骑跨脑室内、外时，肿瘤邻近脑室呈“杯口”状扩张多提示为脑室内病变。表 3－1－2 为不同解剖部位脑室内与脑室外病变的鉴别。

表 3-1-2 不同解剖部位脑室内与脑室外病变的鉴别

	脑室内病变	脑室外病变
四脑室与小脑蚓部	移位不明显、肿瘤周边可见残存之脑室	四脑室多呈“一”形前移
三脑室前部及鞍上	三脑室前部扩张，无移位	三脑室前部及中线结构移位，三脑室前部多闭塞
三脑室后部与松果体区	三脑室前部扩张，多无移位	脑室无移位，三脑室后部多呈“杯口”状扩张
侧脑室与脑实质	局部脑室可见扩张	受压变形或闭塞

3. 幕上和幕下联合受侵犯征象

对于判断幕上、下联合受侵，CT 检查有时较困难，特别是在横切面的 CT 片上，即使注射对比剂也不易借显影的小脑幕来评判幕上、下病灶。当然冠切面有助这一诊断。所谓幕上、下联合受侵，无外乎五条通道，即①脑干：常为经中脑的幕下脑干和幕上视丘胶质瘤；②导水管：这只发生在脑脊液种植的情况下；③骨：特别是岩骨尖的破坏，会有中、后颅窝肿瘤的沟通；④小脑幕本身：这只有在小脑幕脑膜瘤幕上、下生长时才有发生；⑤脑池通道：最为多见，可见于脑内病变，例如颞叶内侧面肿瘤疝到幕切迹下，而更多见于脑外肿瘤，例如桥前池常有上皮样囊肿和颅咽管瘤幕上、下联合受侵，而环池、桥小脑角池更多见于脑膜瘤、三叉神经节肿瘤及上皮样囊肿的幕上、下联合受累。

（二）颅内肿瘤的 CT 定性诊断

1. 直接征象

（1）密度

密度是指 CT 值，一定的 CT 值某种意义下代表一定的组织成分，尤其是对脂肪组织相当可靠，但 CT 值说到底也只是 X 线的吸收值，因而各种组织成分的 CT 值可以重叠，并无绝对的特异性。在 CT 片的描述上，病灶密度视周围脑组织的不同又被分成高密度（高于脑密度）、等密度（等于脑密度）、低密度（低于脑密度）及钙化（图 3-1-12，13）。病灶密度不匀者称为混合密度。CT 影像上病变密度的高低依肿瘤类型、细胞分化程度和结构等有所不同。肿瘤内部成分的 CT 密度从高到低依次为钙化、新鲜出血、富血管组织、瘤组织、胆固醇物质、囊液、液化坏死和脂肪等。密度的改变不仅能直接显示病灶，还有助于组织学诊断。值得提出的是脑肿瘤平扫的密度可能和正常脑组织相等，因此怀疑脑肿瘤的患者均需做增强扫描。

1）钙化：钙化灶在 CT 图像上为极高密度影，边缘锐利，CT 值多在 100HU 以上。少突胶质细胞瘤、颅咽管瘤、脊索瘤和生殖细胞肿瘤等多伴有钙化灶。不同类型的肿瘤，其钙化亦可有不同的表现。少突胶质细胞瘤的钙化多呈块状；弧形钙化则多见于颅咽管瘤的囊壁上，或称之为“蛋壳”样钙化；脊索瘤的钙化灶与破坏的骨碎片不易区分，表现为散在离心性钙化；软骨瘤则为毛线团样或聚合性钙化；神经节细胞胶质瘤的钙化则多与一囊性病灶伴行。

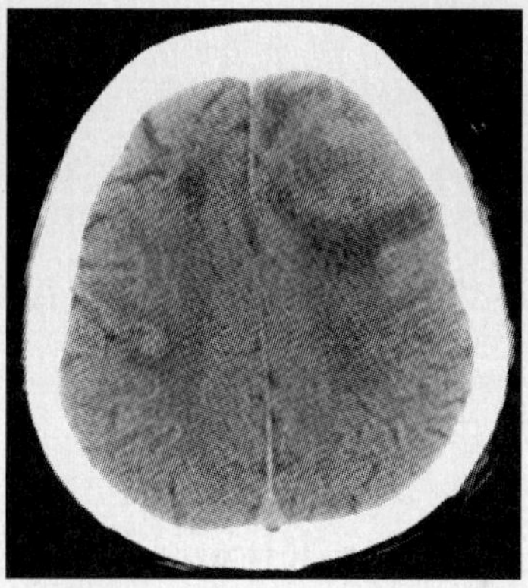

图 3-1-12　瘤体密度略等于周围正常脑实质密度，瘤周可见低密度水肿带

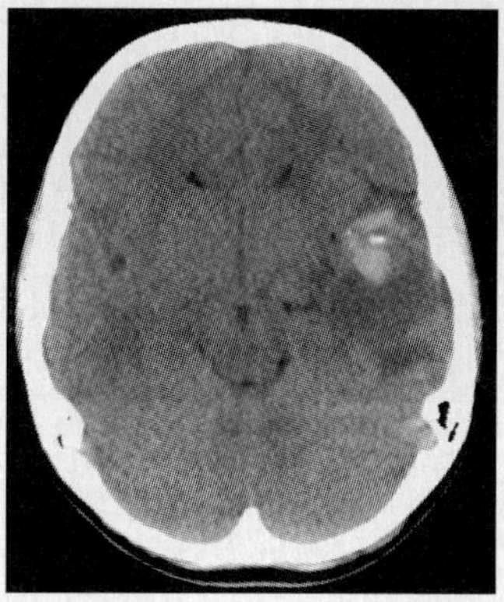

图 3-1-13　肿瘤内密度较高处为钙化、出血

2）新鲜出血：新鲜出血的 CT 值多在 60～80HU 之间，在 CT 图像上为白色，其边缘不如钙化灶那样锐利，并随着血肿的溶解吸收，其边缘也逐渐模糊。最常见的伴有出血的颅内肿瘤为多形性胶质母细胞瘤，其次为转移瘤和垂体瘤。有时出血可进入液化坏死腔内，CT 图像上可见血、液平面。

3）富血管组织：富血管的肿瘤在 CT 平扫图像上多为稍高于脑实质密度的高密度影，静脉注入造影剂后多明显增强。常见的富血管性肿瘤包括脑膜瘤、海绵状血管瘤和髓母细胞瘤等。

4）胆固醇物质：胆固醇物质在 CT 影像上表现为稍高于脑脊液密度的低密度影，其 CT 值多在 10HU 左右。临床上最常见的富含胆固醇物质的肿瘤包括颅咽管瘤和表皮样囊肿。这类囊性病变内部不含血管结构，故静脉注入造影剂后肿瘤密度无增强。

5）囊液：囊性肿瘤由于其囊液成分的不同而在 CT 影像上有不同的密度表现。当囊液含蛋白成分较少、透明清亮时，其 CT 密度多与脑脊液密度相当，CT 值在 0～10HU 之间。这类肿瘤包括蛛网膜囊肿、血管网织细胞瘤、松果体囊肿和囊性脑膜瘤等；有的囊性肿瘤囊液内蛋白含量较高或含有胆固醇成分及衍化物，则 CT 密度高于脑脊液。如囊性星形细胞瘤、囊性垂体瘤、囊性颅咽管瘤等。

6）液化坏死：当肿瘤因生长速度过快而造成局部缺血坏死时，CT 图像上可见肿瘤内部为不规则低密度影，CT 值一般在 0～20HU 之间。胶质母细胞瘤、室管膜瘤和神经鞘瘤等常可见肿瘤内部的液化坏死区。一般讲，肿瘤体积越大、生长速度越快则出现液化坏死的机会越多。

7）脂肪：脂肪类物质在 CT 影像上的密度低于脑脊液，其 CT 值一般在 -100HU 以上。常见的含有脂肪类物质的肿瘤包括畸胎瘤、皮样囊肿和脂肪瘤等。

（2）部位

所谓的部位即肿瘤的起源部位，就中枢神经系统而论，不同肿瘤的起源各有特点，例如鞍区肿瘤，鞍内常为垂体瘤，而鞍上常为颅咽管瘤等。如能准确判断肿瘤起源的部位，对于定性是十分有益的。不同解剖部位所发生肿瘤的类型有所不同，熟悉颅内肿瘤在不同部位的发生频率有助于鉴别诊断。①鞍内鞍上区：最常见的肿瘤为垂体瘤、颅咽管瘤，其次为脑膜瘤、胶质瘤和表皮样囊肿等，淋巴瘤和生殖细胞瘤少见；②鞍旁区：神经鞘瘤和脑膜瘤是鞍旁的最常见肿瘤，其次为脊索瘤、硬膜外转移瘤和海绵状血管瘤；③桥小脑角区：按肿瘤发生频率从高到低依次为神经鞘瘤、表皮样囊肿、脑膜瘤和化学感受器瘤等；④松果体区：生殖细胞肿瘤最为常见，其次为胶质瘤、脑膜瘤和松果体细胞瘤。偶见畸胎瘤和表皮样囊肿；⑤脑室内：室管膜瘤最多见，其次为脑膜瘤。较少见的还有脉络丛乳头状瘤、胶样囊肿、室管膜下巨细胞星形细胞瘤和表皮样囊肿。

（3）大小

指的是病灶的体积，病灶的大小不仅对定性有用，还对治疗方案的选择起着很大作用。

（4）边缘

病灶边缘清或不清，光滑锐利或不规则有利于判断病灶的良恶性。

（5）形态

病灶的形态代表着一定的生长方式，例如脑膜瘤常为球形，而胶质瘤则为不规则形。病灶的良恶性不同，形态也不同，例如球形边缘清者常不是胶质瘤，而楔形变者常为脑梗死。

（6）结构

病灶的结构是指肿瘤内部的密度差别。例如胶质瘤坏死液化则病灶中间出现空洞。

（7）多少

病灶多发或单发反映着不同病变的特性，如转移瘤以多发者多见，胶质瘤则以单发为主，病灶的多少有利于定性诊断。

（8）种植

所谓种植是指通过脑脊液的肿瘤播散，一般多见于室管膜或蛛网膜下腔的种植，这对定性和治疗也相当重要。

（9）骨增生和破坏

这是肿瘤侵犯骨的直接证据。

（10）增强

病灶的增强是CT检查最重要的征象之一。所谓病灶增强，是指血管内的增强，如正常血管显影、动脉瘤显影、AVM显影等。造影剂在血管外渗出的，机制在于血脑屏障的破坏，如胶质瘤的显影及没有血脑屏障肿瘤的显影。这有利于定性诊断，还有助于显示等密度的病灶。肿瘤增强的程度和形态在一定程度上反映其内部结构和良、恶性程度，有助于定性诊断。例如，低级别星形细胞瘤在静脉注入造影剂后一般无增强，而间变性星形细胞瘤多为边缘的环形或不完整的环形增强，胶质母细胞瘤则表现为“花环”样增强。

2. 间接征象

（1）占位效应

占位效应是指由于肿瘤本身和/或瘤旁水肿造成邻近解剖结构的受压变形、闭塞或移位等。脑室系统为脑内一空腔结构，腔内充满脑脊液，两侧对称，与脑实质有良好的对比。故CT图像上观察其变化可较客观地反映占位效应的程度。此外，蛛网膜下腔/脑池、脑灰质、脑白质和血管结构等亦可作为占位效应的观察对象。

（2）变形

主要指的是脑室和大的脑池的变形。一般原则是远离脑室的病灶使脑室改变移位多于变形，而近脑室的病灶则变形多于移位。

（3）充盈缺损或填充

指的是脑室显影不完全或脑池部分显影。一般说，这一征象说明病灶已居于脑室内或脑池内。

（4）脑积水

这是指脑室扩大，脑积水分为梗阻性和交通性两种。在梗阻性脑积水，如为占位病变所致（即压迫脑脊液通道），则可视脑室之大小，来推断病灶之良恶性。一般良性肿瘤，病变发展缓慢，脑室得以扩大。反之，生长快的恶性肿瘤，脑积水的程度较轻。另外还可根据脑积水的范围判断梗阻部位和发现引起梗阻的病变。

（5）瘤旁水肿

肿瘤旁水肿在 CT 图像上表现为围绕肿瘤的低密度区，多位于白质内，很少累及皮层。由于皮层下的小弓形纤维是“U”字形，故水肿的外侧缘多呈指状。造成瘤旁水肿的原因包括血管源性水肿、细胞毒性水肿等，但仅凭 CT 影像表现很难区分。一般认为，恶性程度高的肿瘤以及肿瘤压迫静脉窦时水肿都较明显。水肿的多少与肿瘤的大小无直接关系。有些低密度肿瘤，如低级星形细胞瘤，由于肿瘤本身在 CT 上的密度和肿瘤旁水肿相近似，故很难将二者区分开。事实上，在水肿区域也可发现很多散在的肿瘤细胞，这也是胶质瘤术后易复发的原因之一。

（6）骨改变

这里指的是骨板的受压变薄或增厚，不是肿瘤侵犯颅板的结果。变薄多取决于肿瘤的压迫，变厚多由于对局部病变的反应，如脑膜瘤常引起局部反应性增厚。骨破坏是恶性病变的征象。邻近颅骨的肿瘤，特别是脑外肿瘤常可造成骨板的受压变薄、骨质侵蚀破坏等。垂体瘤可引起蝶鞍扩大、鞍底下陷、变薄破坏和鞍背破坏等。听神经瘤可造成内听道扩大或骨质破坏。三叉神经瘤常使岩骨尖破坏、卵圆孔扩大。骨质增生或骨板受压变薄是脑膜瘤的 CT 表现之一。骨内、外板破坏及皮下软组织肿胀则是血管外皮细胞瘤与脑膜瘤鉴别的主要依据。

（黄力　王秀河　凌雪英）

参考文献

1. 陈星荣，沈天真，段承祥，施增儒主编．全身 CT 和 MRI．上海：上海医科大学出版社，1994：87-97.
2. 姜保东，冯晓源，李克强．CT 静脉成像技术及临床应用．中国医学计算机成像杂志，2005，11（5）：295-299.
3. 康立清 综述，张云亭，刘松龄 审校．脑 CT 灌注成像及其在颅脑肿瘤诊断中的应用．国外医学临床放射学分册，2003，26（1）：13-16.
4. 李果珍主编．临床 CT 诊断学．北京：中国科学技术出版社，1994：33-37.
5. 李智勇，伍建林，宁殿秀，等．多层 CT 灌注成像对脑肿瘤瘤周水肿的临床应用研究．放射学实践，2005，20（10）：851-853.
6. 李智勇 综述，伍建林 审校．脑 CT 灌注成像的基本原理及在脑肿瘤研究中的进展．中国医学影像技术，2003，19（3）：373-375.
7. 凌华威，管永靖，胡锦清，等．多层螺旋 CT 血管成像在颅底肿瘤术前的评估．上海第二医科大学学报，2005，25（2）：179-181.
8. 刘军 综述，张子曙，沈树斌 审校．螺旋 CT 脑血管造影技术及临床应用．放射学实践，2002，17（5）：448-450.
9. 吴恩惠主编．头部 CT 诊断学．北京：人民卫生出版社，1984：14-55.
10. 伍建林，李智勇，苗延巍，等．多层螺旋 CT 灌注成像诊断脑肿瘤．中国医学影像技术，2005，21（8）：1186-1189.
11. 赵光明，韩丹 综述，宋光义 审校．CT 灌注成像的临床应用及前景．国外医学临床放射学分册，2004，27（2）：121-124.

12. 赵静霞，李春岩，时高峰，等. 正常成人多层螺旋 CT 灌注成像的脑血流动力学研究. 中华放射学杂志，2004，38（3）：254-258.

第二节 磁共振成像

一、概述

（一）成像原理

磁共振成像（magnetic resonance imaging，MRI）是利用含奇数电荷的原子核在磁场内共振所产生的信号经计算机重建成像的一种影像学技术。自八十年代初投入临床使用以来，随着技术的不断发展和改进，MRI 为临床诊断提供了大量重要的疾病诊断信息，显示出很大的优越性和广阔的应用前景。磁共振检查包括磁共振成像（MRI）和磁共振波谱分析（magnetic resonance spectroscopy，MRS）。MRI 是以图像为诊断依据，对形态学和功能学进行研究，是应用最广和发展较快的部分，而 MRS 是分析某一部分组织的化学成分含量的磁共振方法。无论是 MRI 还是 MRS，其成像原理基本是一样的。

磁共振的成像原理基于核磁共振（nuclear magnetic resonance）这种核物理现象：即含奇数质子或中子的原子核自身可产生自旋运动，自旋的运动产生磁矩（magnetic moment），并在其周围形成一个小磁场。1946 年由两个美国科学家 Block 和 Purcell 分别发现，他们为此获得了 1952 年的诺贝尔物理学奖。人体内广泛存在的氢质子是最简单和稳定的含奇数电荷的原子，目前的 MRI 都是氢质子的图像。因此，早年的 MRI 检查称为核磁共振成像（nuclear magnetic resonance imaging，NMRI）。为了准确反映成像原理，避免与核素成像混淆，目前通称为磁共振成像（MRI）。

MRI 的成像过程包括将被检查组织置于磁场中，组织中的氢原子受到射频脉冲（radiofrequency，RF）激发（excitation），在弛豫（relaxation）过程中释放的能量以无线电磁波信号发射，并由射频线圈接收采集（acquisition），经计算机重建成像和显示。在这个过程中，需要高精度的 RF 发射、接收线圈和功能强大的计算机系统等高科技技术的支持。

在 MR 成像过程中，由射频线圈发射不同频率的 RF 序列激发被检查体的氢质子，使氢质子产生核磁共振。当停止发射射频脉冲后，受激发的氢质子释放出它们吸收的能量，重新回到原来排列的位置上去，这个过程称为弛豫（relaxation），而恢复到原来状态所需的时间称为弛豫时间（relaxation time）。表示弛豫时间的值有两种，一种是 T1，表示自旋-晶格弛豫时间（spin - lattice relaxation time），又称纵向弛豫时间（longitudinal relaxation time）；另一种是 T2，表示自旋-自旋弛豫时间（spin - spin relaxation time），又称为横向弛豫时间（transverse relaxation time）。人体不同器官的正常组织和病理组织的 T1 值和 T2 值是相对固定的，而且彼此之间有一定的差别（表 3 - 2 - 1）。因此，在 MRI 图像上就有黑白灰度的不一，我们就可以识别不同的组织和病变。弛豫过程中氢质子释放的能量以电磁波的形式发射出来，被信号接收器所采集，这就是 MRI 的成像基础。接收到的信号经计算机处理重建成像。1972 年 Lauterbur 成功地获得了 MRI 的图像，使得 MRI 在近年得到了长足的发展，他于 2003 年获得诺贝尔生物学和医学奖。

表 3-2-1 人体正常组织的 T1、T2 值（ms）

	脑白质	脑灰质	肝	肾	肌肉	脂肪	血液	水
T1WI	390	520	270	360	600	180	800	2500
T2WI	90	100	50	70	40	90	180	2500

（二）成像技术

MRI 扫描常用的 RF 序列有自旋回波序列（spin echo，SE）、梯度回波序列（gradient echo，GRE）和反转回波序列（inversion recovery，IR）。

SE 序列是 MRI 扫描最基本、最常用的射频脉冲序列，SE 序列的扫描时间参数有回波时间（echo time，TE）和脉冲重复间隔时间（repetition time，TR）。不同的 TR 和 TE 可以得到不同的图像。短 TR 短 TE 可得到 T1 加权图像（T1－weighted imaging，T1WI），长 TR 长 TE 得到 T2 加权图像（T2－weighted imaging，T2WI）（图 3－2－1，2），长 TR 短 TE 得到质子密度图像（proton density，PD）。T1WI 图像强调 T1 特性的组织，脂肪组织的信号强度（signal intensity）最强，即图像最亮、最白，T1WI 长于显示解剖结构；T2WI 图像强调 T2 特性的组织，液体的信号强度最强，大部分病变组织因含水量增多呈高信号强度影。

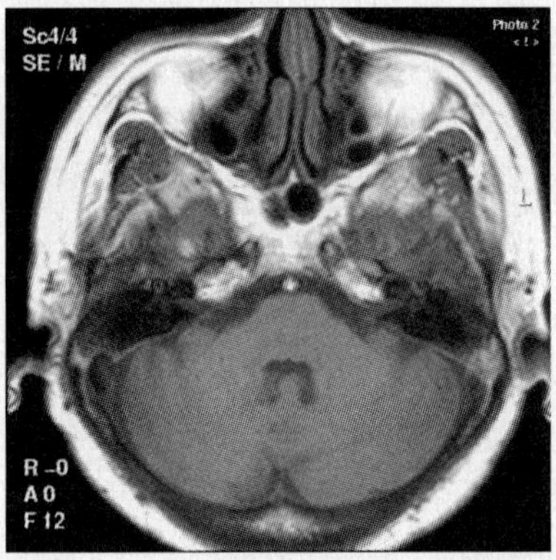

图 3－2－1　正常脑组织 T1WI，脂肪呈高信号

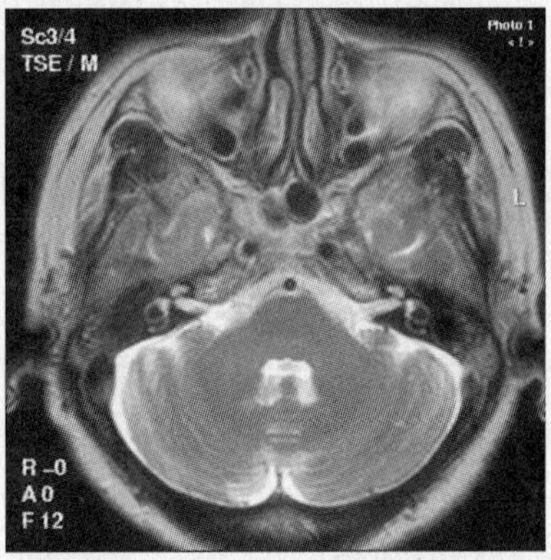

图 3－2－2　正常脑组织 T2WI，液体呈高信号

GRE 序列的特点是扫描速度快，图像类似 SE 序列而空间分辨率和信噪比（signal/noise rate，S/N）无明显下降。

IR 序列的扫描参数除了 TR 和 TE 外，还有反转时间（inversion time，TI）。IR 序列的图像可以压抑脂肪信号，获得脂肪、水分离图像和水抑制图像（图 3－2－3，4，5）。近年来，由于快速扫描技术的发展，IR 序列的扫描速度大大加快，注射造影剂做增强扫描应用压脂技术，可以增加造影剂强化程度的显示。

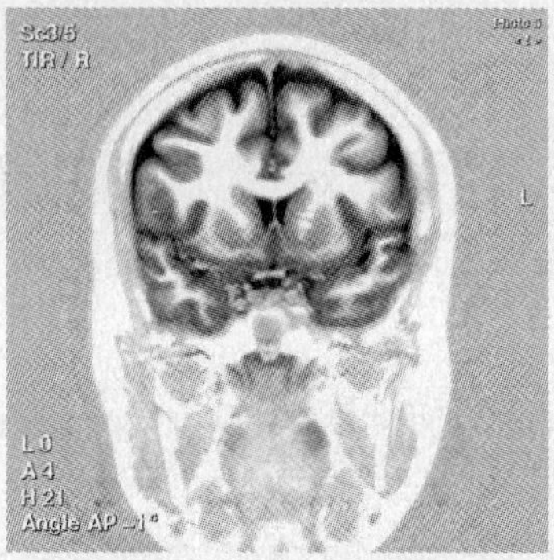

图 3-2-3　正常脑组织重 T1WI，清楚显示脑灰白质图

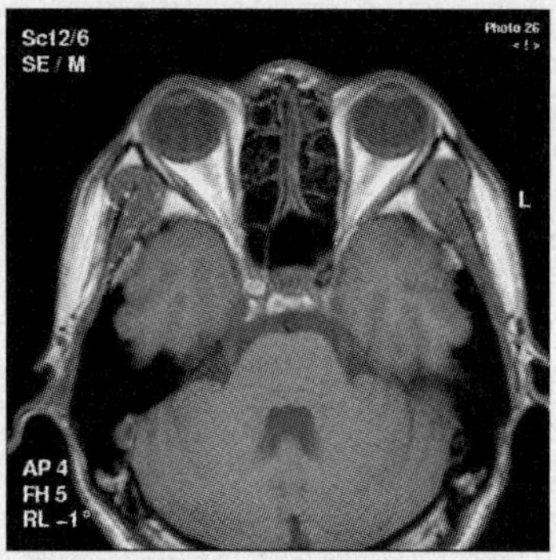

图 3-2-4　正常眼眶 T1WI，眼眶脂肪呈高信号

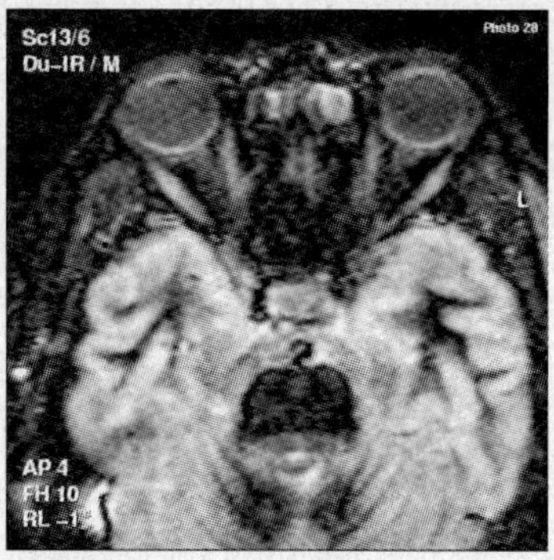

图 3-2-5　正常眼眶 T2 压脂，眼眶脂肪呈低信号

MRI 参与成像的因素多，至少有四个成像“组织参数”，即 T_1、T_2、质子密度［N（H）］和流速［f（V）］，并有扫描参数 TR、TE、TI 和激励角等参与成像。因此，MRI 的软组织对比度明显高于其他的影像学技术，可直接显示各种组织结构，区分脑的灰、白质和神经核团。利用流动的液体不产生信号的流空效应（flow avoid effect）还能在不用造影剂的情况下显示心脏大血管结构，进行心脏动态和血流速度分析。MRI 扫描在患者体位不变的情况下，通过变换层面选择梯度磁场，获得横、矢、冠、斜和任意层面的图像。由于上述的特点，MRI 检查在显示病变和诊断定性方面有很大的优越性。但 MRI 也有其不足之处，如检查时间较长、对钙化不敏感和有一定的检查禁忌证。由于磁场的作用，装有心脏起搏器、神经刺激器、动脉瘤银夹的患者不宜做 MRI 检查。有幽闭恐惧症（claustrophobia）的患者也不能耐受检查。

MRI 扫描方法分为平扫和增强扫描，检查时常规平扫后，为进一步提高影像对比度和了解病变的血供情况，可根据病情需要决定是否要做增强扫描或增强动态扫描。MRI 的造影剂有多种，常用的是 T1W 增强的钆喷酸葡胺（马根维显、磁显葡胺，meglumine gadopentetate、dimaglumine gadopentetate、Gd-DTPA）。

（三）特殊成像

MRI 近年来在成像方面有了很大的发展，除了 MRI 的常规序列图像外，还开发出 MR 血管造影（magnetic resonance angiography，MRA）、MR 水成像（MR liquid imaging）、功能性 MRI（function MRI，fMRI）等新的成像方法。

MRA 是利用 MR 上血流与静止组织存在着固有的对比度，在 GRE 序列和相位成像序列的激发下，使血管中的流动血液与静止组织的信号产生高对比的原理成像的（图 3-2-6）。常用的 MRA 成像技术有二维/三维（2D/3D）的时间飞越法（time of flight，TOF）和相位对比法（phase contrast，PC）。

MR 水成像是利用水在 T2WI 呈高信号的特点，应用重 T2WI 序列，使含液体的管腔器官成像的方法。一般扫描所获得的原始图像要经重建才能得到三维立体图像。常用的有 MR 胰胆管成像（MR cholangiopancreatigraphy，MRCP）、MR 尿路成像（MR urography，MRU）、MR 脊髓造影（MR myeography，MRM）（图 3-2-7）。

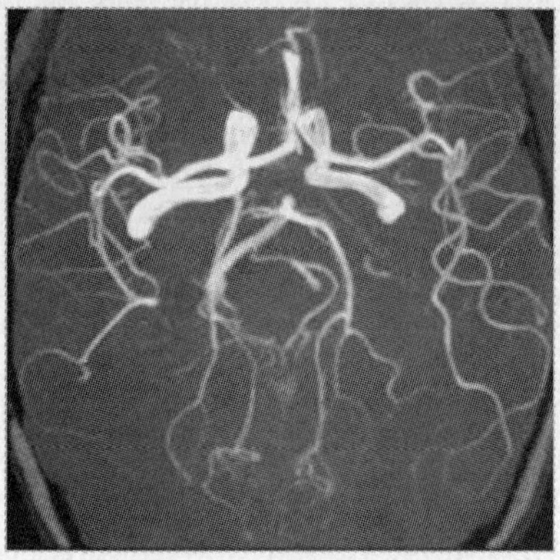

图 3-2-6 正常头部 MRA

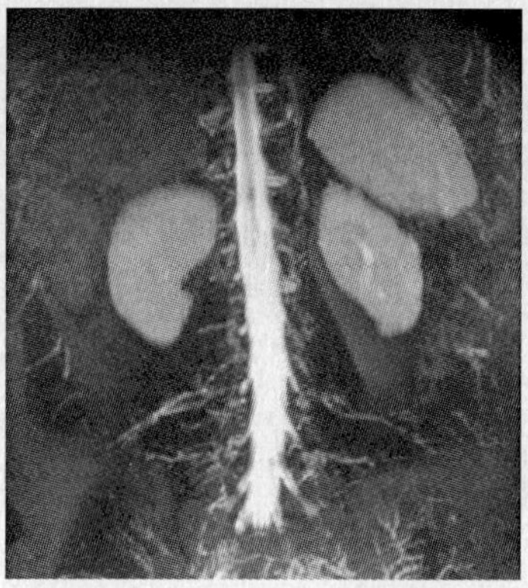

图 3-2-7 正常腰段 MRM

fMRI 目前主要有弥散（diffusion）成像、灌注（perfusion）成像和血氧水平依赖（blood oxygen level-dependent，BOLD）皮层激发成像，主要用于诊断超早期脑梗死、观察脑细胞的工作状态、为脑部手术设计提供各部分脑组织的功能区分布情况。

MRS 是一种无创性测定体内组织生化成分和研究人体能量代谢的技术。目前用于人体临床研究的原子核有 ^{1}H、^{31}P、^{23}Na、^{19}F、^{13}C 等。临床主要用于癫痫、脑肿瘤放化疗前后的改变、判断有无肿瘤残留、脑退行性病变、脑白质病的诊断等（图 3-2-8）。

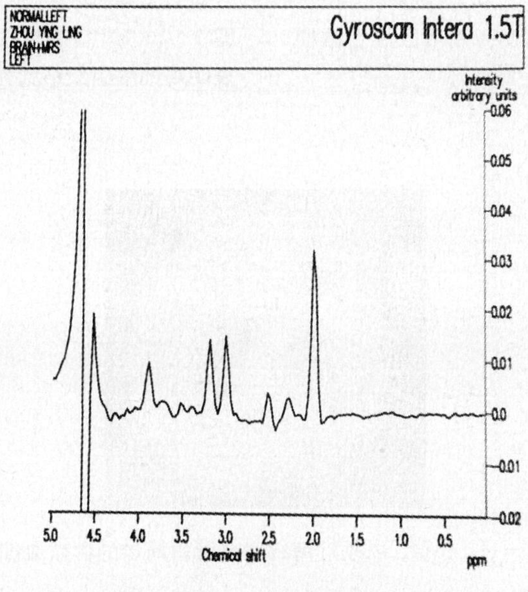

图 3-2-8 正常脑组织 MRS

MRI 是一种正在迅速发展的影像技术，研究和开发重点主要是在提高诊断的特异性和敏感性、缩短检查时间和提供功能信息等方面。此外，随着现代科技的发展，MRI 设备的硬件也在改进，除提高磁场的均匀性和稳定性外，为介入放射检查而设计的开放式或分裂式磁体已投入临床试验阶段，MRI 专用的非磁性介入器械亦已商品化。可以预期 MRI 近年内会不断有所突破，将为临床提供更多的重要诊断信息。

二、MRI 在颅脑神经系统的临床应用

MRI 有良好的软组织分辨力，没有骨性伪影干扰，能够非常准确地显示神经系统的正常解剖结构和病变形态，成为目前检查神经系统的首选影像技术。

颅脑神经系统的 MRI 扫描常规应用头部正交线圈或多通道相控阵线圈，扫描序列除常用的 SE 序列的 T1WI 和 T2WI 外，水压抑序列（T2－Flair）和弥散加权序列（diffusion weighted imaging，DWI）对发现脑细胞水肿是很敏感的（图 3－2－9，10）。磁敏感效应成像序列（susceptibility weight imaging，SWI）对发现组织中的铁和含铁血红素沉积十分敏感，并能显示脑组织中的小静脉（图 3－2－11）。

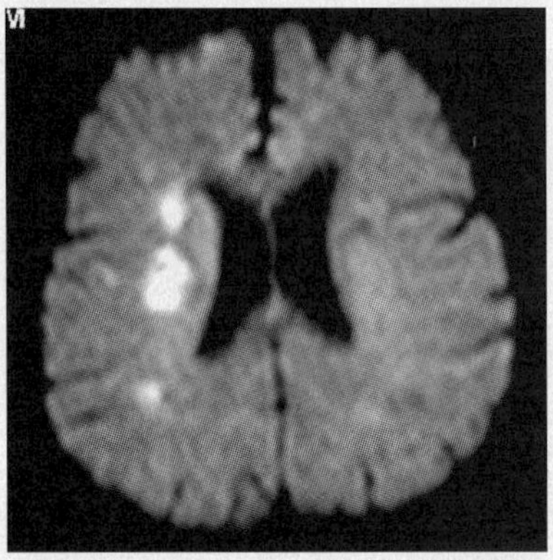

图 3－2－9　T_2－Flair，右侧基底节区急性脑梗死，病灶呈高信号改变

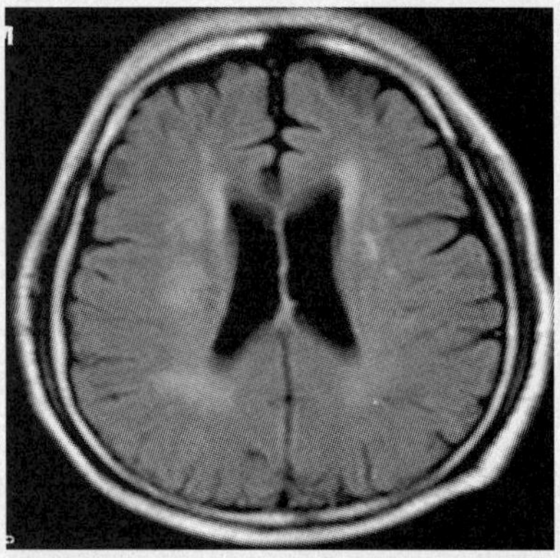

图 3－2－10　DWI，同上病例的病灶呈高信号，表明局部脑组织细胞弥散减慢

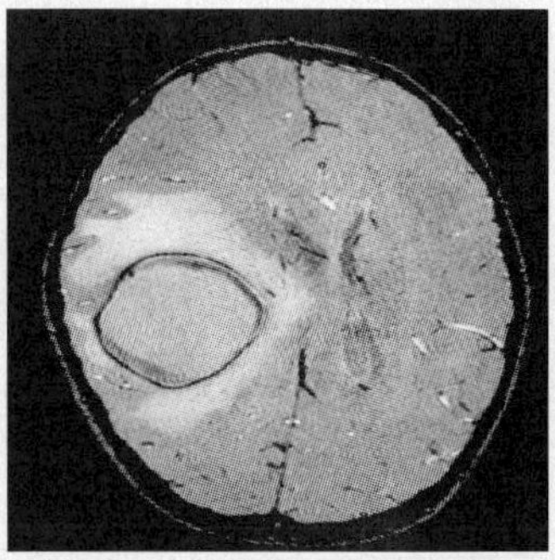

图 3－2－11　SWI，右顶叶海绵状血管瘤周边的含铁血红素沉积

MRI 在中枢神经系统的临床应用近年来有了很大的发展，各种 fMRI 技术的敏感性和特异性序列不断改进和开发出来。

（一）DWI

弥散是自然界中最基本的物理现象，自然界中物质的分子不停地进行着一种随机的、相互碰撞又相互超越的运动，即布朗运动。在体外无限均匀的流体中，分子的弥散运动完全是随机的，即向各个方向运动的概率几乎是相同的，这称为弥散的各向同性。同样，人体组织内的水分子也在不断进行着弥散运动，但同体外水分子弥散现象不同的是，它不仅受组织细胞本身特征的影响，而且还受细胞内部结构（如线粒体等结构）的影响。如在具有固定排列

顺序的组织结构中，如神经纤维束，水分子在各个方向的弥散是不同的，水分子通常更倾向于沿着神经纤维束走行的方向进行弥散，而很少沿垂直于神经纤维束走行的方向进行弥散，这种具有方向依赖性的弥散即称为弥散的各向异性。在 MR 成像中，组织的对比度不仅取决于每个像素内组织的 T1、T2 弛豫时间和质子密度，还同受检组织每个像素内水分子的弥散现象有关。在 DWI 成像中，弥散系数不同的组织其信号强度也不同，随弥散敏感梯度强度和持续时间的变化（即弥散敏感梯度因子 b 值的改变），图像的信号强度将根据组织内每个像素弥散系数的不同而发生不同程度的变化，弥散速度快慢差异在高 b 值时显示最佳。

DWI 序列的信号改变反映了细胞内外水分子运动的情况，在 DWI 像上，弥散速度较快的组织信号下降明显，表现为低信号；而弥散速度较慢的组织信号下降幅度较低，与弥散速度较快的部分比较，表现为相对的高信号。通过两个以上不同 b 值的 DWI，可计算出弥散敏感梯度方向上水分子的 ADC。由 DW 图像计算得到的弥散系数图（ADCmap），在 ADCmap 上水分子运动减慢区呈信号减低，与 DW 上的高信号正好相反（图 3－2－12A，B）。

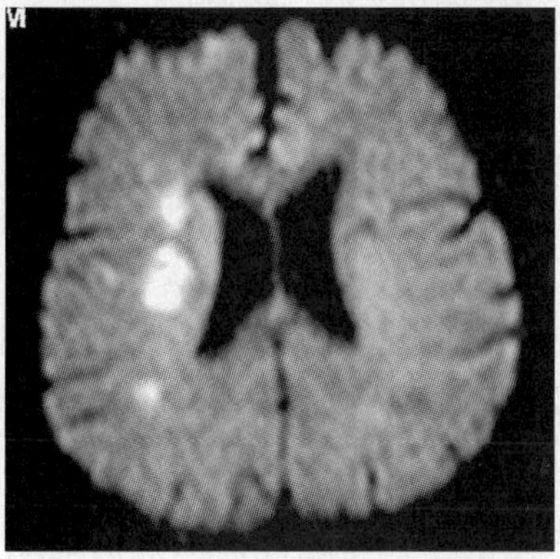
A

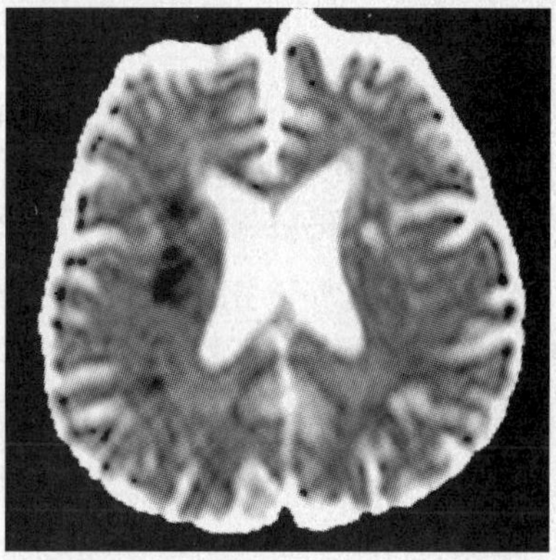
B

图 3－2－12　右侧基底节区急性脑梗死

A：病灶 DWI 呈高信号改变；B：局部脑组织细胞弥散减慢，ADC 呈低信号

（二）DTI

ADC 只代表弥散梯度磁场施加方向上水分子的弥散特点，而不能完全、正确地评价不同组织各向异性的特点。而弥散张量成像（diffusion tensor imaging，DTI）则完全描述了每一个方向上水分子的移动及在这些方向上水分子移动的相关性。张量本质上是一幅三维空间的方向矢量图，显示了有方向性的白质纤维束内水分子移动的选择性。弥散张量的三个主弥散系数（特征值）是最基本的旋转不变量（即值不随弥散方向及磁场内被检查病人的体位和方向而改变），它们是沿着三个坐标轴方向测量的主弥散系数，这三个坐标是组织固有的，并构建了每个像素的局部参照纤维框架，每个特征值联系着一个主方向的特征向量，这个特征向量也是组织固有的。弥散张量的三个特征向量相互垂直，并且决定了局部的纤维框架，这样对弥散描述变得简单和自然。

DTI 的数据处理及表达指标，研究发现测量弥散张量对角线外的元素，对于精确地确定白质纤维束的方向性、弥散各向异性的程度以及弥散张量的轨迹是至关重要的。使用弥散张量对角线及对角线外的元素，一个新的局部矩形坐标系统（其主要坐标轴为特征向量）被建立，并且可确定弥散椭圆体的方向。弥散椭圆体的体积及形态可以被特征向量（特征值）的长度来赋予特征，而这种特征是没有方向依赖性的。作为特征值的功能，可测定其他一些描述组织各向异性特点的指数，如：部分各向异性指数（factional anisotropy，FA）、相对各向异性指数（relative anisotropy，RA）和容积比指数（volume ratio，VR）以及弥散张量的轨迹［trace of diffuse tensor，Trace（D）］（图 3-2-13）。

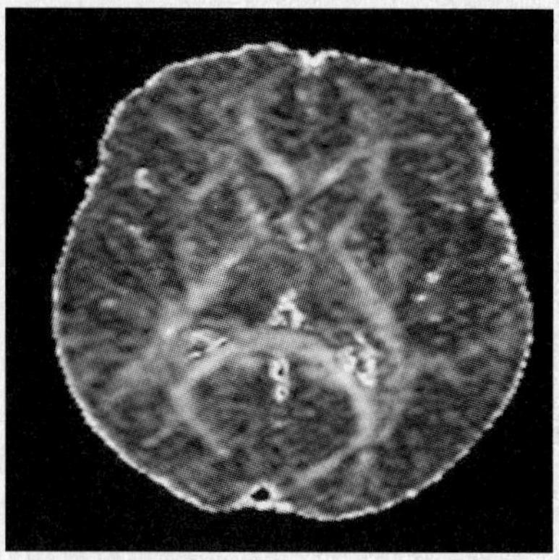

图 3-2-13　正常脑组织 DTI 的 RA 图，白质纤维束呈高信号

DTI 能显示脑白质结构的细微变化，并逐渐成为临床 MRI 常规检查的一部分，如中风、脑肿瘤（图 3-2-14A～E，见彩页）、精神分裂症以及其他一些有可能引起脑白质病变的疾病（如：艾滋病、癫痫、慢性酒精中毒）。在评价脑白质发育、髓鞘病变、肿瘤的生长及变性类疾病方面有独特的优势，比常规 T2 更敏感。

（三）PWI

灌注是指富氧血通过组织的速率，常被定义为单位组织和时间内通过组织的血流量，单位为 $ml \cdot 100g^{-1} \cdot min^{-1}$。人体内引入磁共振造影剂，血脑屏障完整存在时，造影剂不能透过毛细血管管壁渗透入周围组织中，造影剂存留于血池中，顺磁性造影剂的缩短组织 T1 时间的作用受到限制，存在于血池内造影剂因磁敏感性引起微血管内及周围组织的微磁场均匀性下降，$T2^*$ 弛豫加快，在 $T2^*$ 加权像上组织的信号强度减低，脑组织活动，血流量增加，引入的造影剂在局部脑组织的血池中分布较多，在 $T2^*$ 加权像上脑组织的信号强度较静止像低，将引入造影剂前后的图像相减即可显示表现为明亮高信号的活动脑组织区，基于这种方法的脑 fMRI 称为灌注图像（perfusion weighted imaging，PWI）。静脉注射 Gd-DTPA 作增强扫描能为病变的定性和定位诊断提供十分有用的信息。快速静脉注射 Gd-DTPA 作 T2W 动态扫描可得到 PWI 图像，其信号降低程度反映了脑组织微循环血流灌注状态。灌注动态图像可计算造影剂首次通过的平均通过时间（mean transit time，MTT）、达到高峰时间（time to peak，TTP）、脑血流量（cerebral blood flow，rCBF）和脑血容量（relative cerebral blood volume，rCBV）等脑组织微循环灌注的半定量血流动力学参数（图 3-2-15）。

近年新开发的自旋质子标记（A spin labling，aSL）的 PWI，是利用射频脉冲激发标记的流入血液的质子，检测这些 ASL 的质子随血流通过组织时产生的信号改变，计算并获得上述血流动力学指标。

（四）BOLD

1990 年 Ogawa 等首次应用血氧水平依赖（blood oxygen level-dependent，BOLD）皮层激发成像技术进行研究以来，BOLD 技术由于无须引入外源性造影剂可重复多次而成为应用最广泛的技术。BOLD 效应即血氧水平依赖效应。在 MR 成像中，血氧水平状态差异可改

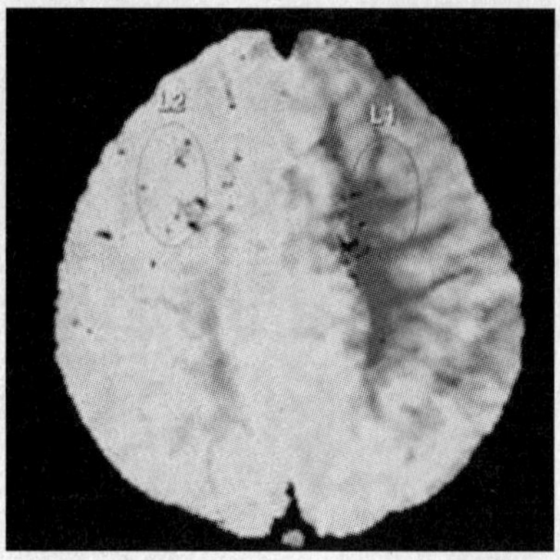

图 3-2-15　脑梗死的 PWI，左侧额叶脑灌注下降

变信号强度而产生信号对比差，这是因为氧合血红蛋白和去氧血红蛋白对磁场的作用不同，氧合血红蛋白是抗磁性的，而去氧血红蛋白是顺磁性的。顺磁性的去氧血红蛋白可导致局部磁场不均匀，使自旋磁矩加速去相位，从而降低了标准 T2WI 或准 T2WI（T2* WI）的信号强度。反过来，当含氧血红蛋白量增加时，将会增加 T2 或 T2* WI 的信号强度。当某一事件，如手运动时，运动皮层产生兴奋，耗氧增加，由于脑血管的调节机制，这一种轻微的耗氧增加迅速导致血管扩张，局部血管容量增加，含氧血红蛋白的比例反而上升，最终导致在 T2 或 T2* WI 上信号增高。

BOLD 上活动性脑组织信号强度的增高，主要反映了微血管内脱氧血红蛋白含量的细微改变，还受到一些不可控制的生理因素（如：血红细胞比容、血氧饱和度、氧耗量等）的影响。新近的研究显示大翻转角 GRE 序列 BOLD 图像上信号强度变化还可由于流入效应（in -flow effect）和引流静脉（draining venules）引起，导致了信号解释上的更大的复杂性。

BOLD 对研究正常中枢神经系统的解剖和生理活动是非常有用的技术（图 3-2-16，见彩页），在临床神经外科中的作用有许多方面，主要包括：确定运动皮层功能区的位置及其与肿瘤的关系（图 3-2-17A，B，见彩页），术前评价肿瘤是否能在不损害功能的前提下完全切除，帮助选择手术入路，了解肿瘤对主要功能区的影响及非主要功能区的代偿状况，术后评估功能区是否受损及受损的程度，评价患者完全恢复的可能性。

三、MRI 在颅脑肿瘤诊治的应用价值

如上所述，常规 MRI 既可以多个序列成像，而且可以行任意平面成像，故可以较 CT 更敏感地发现颅脑肿瘤，而且其软组织分辨力远较 CT 好，故更有利于肿瘤的定位；肿瘤在多个序列上显示的影像信号特征加上钆（Gd）造影剂的应用更有利于肿瘤的定性，准确率也高于单一成像方法的 CT。近来逐渐在临床广泛应用的特殊序列，如 DWI、PWI、BOLD、MRS 在术前判断肿瘤的性质、评价肿瘤与大脑重要功能区的关系、指导手术方案的选择以及术后评价、追踪以及发现肿瘤复发、转移方面都有较大的价值。

（一）胶质瘤

胶质瘤是最常见的发生于脑实质内的颅脑肿瘤，约占颅脑原发性肿瘤的 50%。胶质瘤的分类一般按胶质细胞的组织学类型分为：星形细胞肿瘤、少突胶质瘤、室管膜瘤和脉络丛乳头状瘤/癌等。据统计，约 3/4 的胶质瘤是星形细胞肿瘤，根据细胞分化程度不同，影像学表现也不一样。

低级别（WHOⅠ～Ⅱ级）星形细胞瘤生长缓慢，血管较少，边缘常较模糊，部分可为边界清楚的实质性肿块。肿块在 T1 像上与周围脑组织比呈等、低信号强度，T2 像上呈均匀的高信号强度改变。肿块周围没有或仅有少量脑水肿，Gd－DTPA 增强后强化不明显，肿瘤内极少出血。

高级别（WHOⅢ～Ⅳ级）星形细胞瘤，生长快，且血管占位效应明显，边缘呈浸润性生长，边界模糊不清，可越过中线向对侧蔓延。肿瘤内坏死囊变多见，有时可见出血，T1W 呈不均匀的低信号，T2W 呈不均匀的高信号。Gd－DTPA 增强后边缘呈不规则的明显环状强化。肿块周围有明显较大范围的指状脑白质水肿（图 3－2－18A～D）。

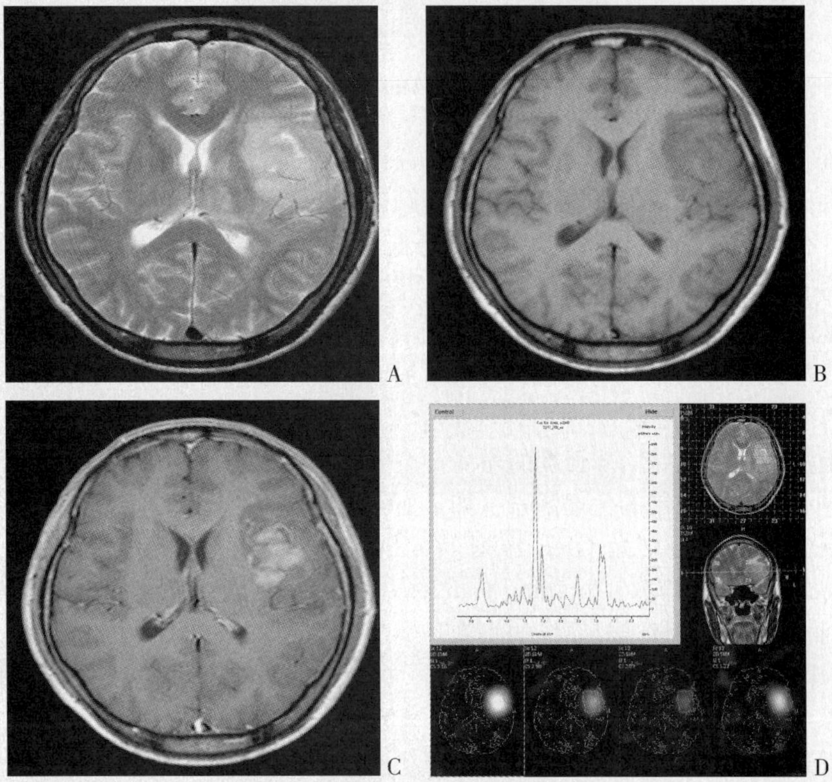

图 3－2－18　左侧额叶胶质瘤

A：T2WI 呈较高信号；B：T1WI 呈等、稍低信号；C：增强后可见不均匀强化，周围可见无强化脑组织水肿区；D：同一病例 H－MRS 可见 Cho 水平升高（CS 3.16），NAA 水平下降（CS 2.02），Cho/NAA 及 Cho/Cr 比率增加，符合较高级别的胶质瘤表现.

少枝胶质细胞瘤，少见，生长缓慢，好发在大脑半球靠近灰质的部位。局部表现为不均匀的或蜂窝状的 T1W 等、低信号，T2W 高信号的肿块影，Gd－DTPA 增强后强化不明显。肿瘤内有钙化是本病的特点，CT 上显示清楚的小点状高密度影，MRI 表现为 T1W、T2W 点状低信号影。肿瘤周围水肿不明显。

室管膜瘤，儿童期的以第三和第四脑室多见，成年人则以侧脑室多见，也可发生于大脑半球。室管膜瘤为实质性肿瘤，T1W 呈等、低信号，T2W 呈高信号，增强后明显强化。由于肿瘤生长在侧脑室内，较少引起周围脑组织水肿。肿瘤阻塞脑室或导水管易引起脑积水。室管膜瘤的细胞脱落可造成脑室内或蛛网膜下腔的肿瘤播散转移。

（二）脑膜瘤

脑膜瘤好发于 40～70 岁的成年人，大脑突面、矢状窦旁、大脑镰旁最多见，多呈球形或半球形实质性肿块，边界清楚，往往可见流空的增粗血管影包绕。瘤内多有钙化，T1W 呈等、偏低信号，T2W 呈偏低或偏高信号。增强扫描肿块明显均匀强化，多与脑膜、颅骨或大脑镰宽基底相贴，边缘部分脑膜增厚呈“尾巴”征改变。少数脑膜瘤内可有囊变，增强扫描囊变部分没有强化。周围组织结构和脑回受挤压移位，可见“脑回挤压”征，邻近的蛛网膜下腔增宽。一般周围脑组织水肿不明显，如受压严重时也可出现脑水肿。少数脑膜瘤可为恶性，当脑膜瘤内信号不均匀、边界不清且欠规则、周围脑组织水肿明显时，提示恶性的可能。

（三）转移瘤

恶性肿瘤常发生颅内转移，尤其是脑转移，以幕上多见，绝大多数见于皮髓质交界处，常为多发，多为边界清楚的实质性结节、肿块，其内可有出血或坏死，部分转移瘤可为囊性，大部分转移瘤周围都有明显水肿，增强后结节可有明显强化，且常为环形强化（图 3-2-19 A，B，C）。

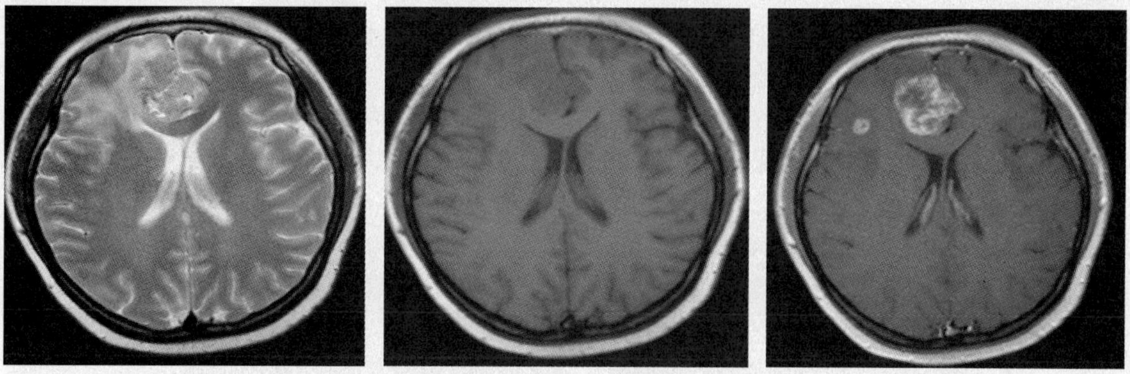

A　　B　　C

图 3-2-19　卵巢癌患者，右侧额叶可见两个转移瘤

A：T2WI 呈不均匀高、稍高信号；B：T1WI 呈稍低信号；C：增强后可见环形强化，结节周围可见片状水肿区，增强后水肿区无强化

（四）常见的发生于桥小脑角的肿瘤

发生于桥小脑角池的肿瘤可来自脑组织、岩骨、蛛网膜腔，大部分位于桥小脑角池内，部分来自内听道，还有一些来自临近脑或颅底组织，突入或蔓延至桥小脑角。桥小脑角脑实质外的肿瘤在 MRI 上表现为：①肿块局部桥小脑角池增宽，②肿块与脑组织之间有脑脊液充填的缝隙，③脑干受压移位变形，④小脑半球受压变形。常见的有听神经瘤（75%）（图 3-2-20A，B，C）、脑膜瘤（8%～10%），其次是表皮样瘤（上皮样囊肿）、血管性病变和其他的神经鞘瘤，少见的有转移癌、副神经节细胞瘤等。桥小脑角常见的发生于脑实质的肿瘤有转移癌和脑干或小脑的胶质瘤，少见的有血管网状细胞瘤（血管母细胞瘤）和来自第四脑室的室管膜瘤或脉络丛乳头状瘤。

（五）常见的发生于鞍区的肿瘤

鞍区常见的肿瘤分为鞍内、鞍上和海绵窦区三类。鞍内肿瘤主要有垂体微腺瘤；鞍上肿瘤有垂体大腺瘤、颅咽管瘤、脑膜瘤和胶质瘤；海绵窦区的肿瘤主要有脑膜瘤和神经鞘瘤等。

鞍内垂体瘤在 MRI 上表现为：①垂体窝增大；②垂体高度＞9mm；③肿瘤在 T1W 和

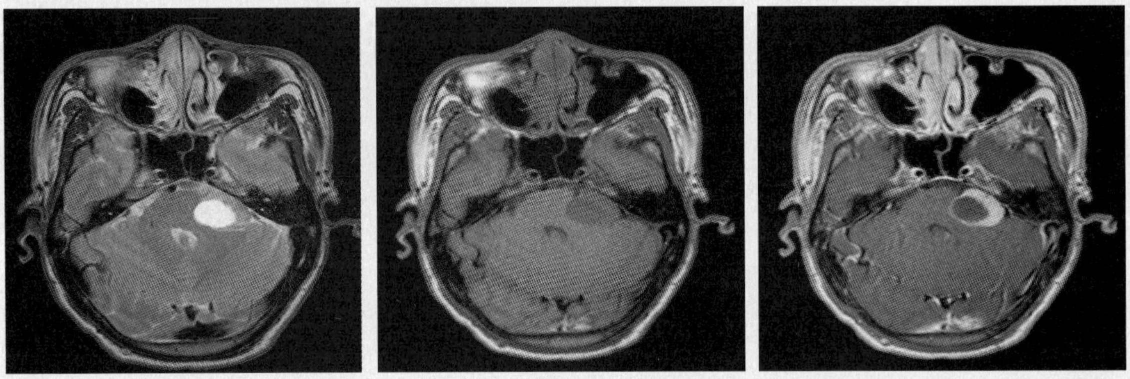

A B C

图 3-2-20　左侧听神经瘤

A：实性部分 T2WI 呈稍高信号，囊性部分 T2WI 呈高信号；B：实性部分 T1WI 呈稍低信号，囊性部分 T1WI 呈低信号；C：实性部分增强后明显强化，囊性部分增强后无强化

T2W 呈等信号肿块，Gd-DTPA 增强后肿瘤的强化程度稍低于垂体组织，尤以动态扫描为明显；④肿瘤可合并卒中、出血或囊变；⑤垂体漏斗部抬高、偏移。如垂体瘤增大明显，则可穿过鞍膈突入鞍上池，也可包绕颈内动脉。

颅咽管瘤发生于鞍上的多为囊性或囊实性，而发生于鞍内的多为实质性。MRI 诊断颅咽管瘤的征象有：①鞍上池囊性或囊实性肿块，边界清楚呈类圆形或分叶状，T1W 以低信号为主，T2W 呈高信号改变，增强扫描囊壁环形强化，肿瘤实质部分有明显强化（图 3-2-21 A，B）。大的颅咽管瘤向上生长压迫第三脑室前部引起梗阻性脑积水，向后生长压迫脑干。②多可见到垂体。③瘤体内多有钙化，以 CT 显示最好。

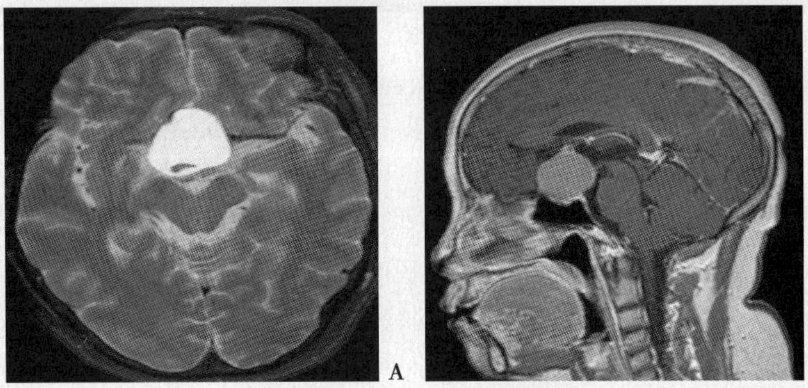

A B

图 3-2-21　鞍上颅咽管瘤

A：T2WI 呈明显高信号；B：增强后矢状位 T1WI 呈均匀高信号，正常垂体受压显示不清

（梁碧玲　杨绮华）

参考文献

1. 高元桂，蔡幼铨，蔡祖龙主编. 磁共振成像诊断学. 北京：人民军医出版社，1993：3-42.
2. 黄穗乔，梁碧玲，张嵘，等. 运用功能磁共振成像探讨中央沟区肿瘤对运动皮层功能的影响. 中山大学学报（医学科学版），2007，04：453-457.

3. 彭文伟主编. 现代感染性疾病与传染病学. 北京：北京科学技术出版社，2000.
4. 沈君，梁碧玲，陈健宇，等. 经治重型β地中海贫血的股骨骨髓 MR 成像分析. 中华放射学杂志，2006，09：937-940.
5. 谭湘萍，梁碧玲，钟镜联，等. 正常人脑组织磁共振扩散张量成像. 中山大学学报（医学科学版），2003，24（35）：74-76.
6. 张卫东，梁碧玲，陈建宇，等. 颅脑肿瘤瘤周水肿的弥散张量成像评价. 中山大学学报（医学科学版），2006，06：694-698.
7. 张卫东，梁碧玲，黄穗乔，等. 脑星形细胞瘤弥散张量成像的初步研究. 癌症，2004，24（3）：317-321.
8. D Le Bihan，Turoer R，Inugami A，et al. Diffusion MR imaging：clinical application. AJR，1992，159：591-599.
9. Higano S，Zhong J，Shrier DA，et al. Diffusion anisotropy of the internal and the coron radiata in association with stroke and tumors as measured by diffusion-weighted MR imaging. AJNR，2001，22：456-463.
10. Moseley ME，Cohen Y，Kucharczyk J，et al. Diffusion-weighted MR imaging of anisotropic water incenteral nervous system. Radiology，1990，176：439-445.
11. Moseley ME，Sevick R，Wendland ME，et al. Ultrafast magnetic resonance imaging diffusion and perfusion. Can Assoc Rasiol J，1991，42：31-38.
12. Ogawa. S，Lee TM，Nagak AS，et al. Oxggenation-sensitive contrast in MRI of rodent brain of high magnetic field. Magn Reson Med，1990，14：68-78.
13. Wieshmann UC，Symms MR，Parker GJ，et al. Diffusion tensor imaging demonstrates deviation of fibers in normal appearing white matter adjacent to a brain tumor. J Neurol Neurosurg Psychiatry，2000，68（4）：501-503.

第三节 PET-CT 在脑肿瘤诊断中的应用

一、简介

（一）PET

PET 是 positron emission computed tomography 的缩写，译成中文则为：正电子发射型电子计算机断层扫描。是利用正电子发射体标记的葡萄糖、氨基酸、胆碱、胸腺嘧啶、受体的配体及血流显像剂等药物为示踪剂，以解剖图像方式从分子水平显示机体及病灶组织细胞的代谢、功能、血流、细胞增殖和受体分布状况，为临床提供更多的生理和病理方面的诊断信息，因此，称之为分子显像或生物化学显像。PET 的应用使核医学迈入分子核医学的新纪元。

PET 是目前最新科技医学影像检查设备，是唯一能以解剖形态方式进行功能、代谢及受体显像的新型高科技影像设备。成功地解决了病灶的清晰显示，使肿瘤的诊断从单纯的解剖影像迈进了功能代谢影像时代，是肿瘤诊断治疗进入现代化的标志。但是，随着科学技术的发展及患者对治疗水平要求的提高，出现了适形放疗、γ-刀、射频消融、超声聚焦刀等治疗方法，这些治疗方法对病灶的准确定位提出了更高要求。大量的临床研究结果证实，PET 对病灶的显示比 CT、MRI 具有明显的优势，但对于病灶的准确定位及与比邻结构的关系却远不如 CT、MRI，难以满足临床精确治疗的要求。因此，PET 检查发现病灶后，必须再进行 CT 或 MRI 定位检查才能进行治疗，而且一些 PET 发现的小病灶及一些位于解剖结构复杂部位的较小病灶在 CT 或 MRI 定位检查时却难以发现，临床医生无法根据 PET 结果进行精确治疗，PET 的应用价值受到了限制。PET－CT 实现了 PET 与 CT 图像的同机融合，充分利用了 PET 及 CT 的图像优势，取长补短，有效地解决了病灶的显示和准确定位问题，满足了临床精确治疗的要求。

（二）PET－CT

PET－CT 是将 PET（功能代谢显像）、CT（解剖结构显像）两个已经相当成熟的技术相融合，实现了 PET、CT 图像的同机融合。使 PET 的功能显像与螺旋 CT 的精细结构显像两种最高档显像技术的优点融于一体，形成优势互补，一次成像既可获得 PET 图像，又可获得相应部位的 CT 图像，既可准确地对病灶进行定性，又能准确定位，其诊断性能及临床实用价值更高。是当今最完美、最高档次的医学影像技术，被称之为近 20 年来在肿瘤诊断领域最重要的发展。

举个例子来说明，PET－CT 所产生的影像就像是电视气象预报中所显示的卫星云图与地图相结合一样。PET 图像可清晰显示癌症病灶，就像气象云图显示不同的降雨量；而 CT 所显示的精细解剖影像就像地图，告诉医师癌症病灶的准确位置及病灶与周围组织结构的比邻关系。PET 与 CT 有机结合而成的 PET－CT，就如同电视气象预报中的卫星云图与地图相结合从而准确获得不同区域的天气状况或降雨量一样，精确地将 PET 显示的癌症病灶及 CT 显示的病灶精确位置及病灶与周围组织结构的比邻关系融合在一张影像资料中，最大限度满足临床各种精确治疗的需要，也架起了临床医生与 PET 之间的桥梁。

二、示踪剂

（一）^{18}F－FDG

^{18}F－FDG（2－fluorine－18－fluoro－2－deeoxy－D－glucose，2－氟－18－氟－2－脱氧－D－葡萄糖）是葡萄糖的类似物，是临床最常用的显像剂。静脉注射^{18}F－FDG 后，在葡萄糖转运蛋白的帮助下通过细胞膜进入细胞，细胞内的^{18}F－FDG 在己糖激酶（hexokinase）作用下磷酸化，生成 6－PO_4－^{18}F－FDG，由于 6－PO_4－^{18}F－FDG 与葡萄糖的结构不同（2－位碳原子上的羟基被^{18}F 取代），不能进一步代谢，而且 6－PO_4－^{18}F－FDG 不能通过细胞膜而滞留在细胞内达几小时。在葡萄糖代谢平衡状态下，6－PO_4－^{18}F－FDG 滞留量大体上与组织细胞葡萄糖消耗量一致，因此，^{18}F－FDG 能反映体内葡萄糖利用状况。

绝大多数恶性肿瘤细胞具有高代谢特点，特别是恶性肿瘤细胞的分裂增殖比正常细胞快，能量消耗相应增加，葡萄糖为组织细胞能量的主要来源之一，恶性肿瘤细胞的异常增殖需要葡萄糖的过度利用，其途径是增加葡萄糖膜转运能力和糖代谢通路中的主要调控酶活性。恶性肿瘤细胞糖酵解的增加与糖酵解酶的活性增加有关，与之有关的酶有己糖磷酸激酶、6－磷酸果糖激酶、丙酮酸脱氢酶等。目前，已明确在恶性肿瘤细胞中的葡萄糖转运信息核糖核酸（mRNA）表达增高，导致葡萄糖转运蛋白增加。因此，肿瘤细胞内可积聚大量^{18}F－FDG，经 PET 显像可显示肿瘤的部位、形态、大小、数量及肿瘤内的放射性分布。同时肿瘤细胞的原发灶和转移灶具有相似的代谢特性，一次注射^{18}F－FDG 就能方便地进行全身显像，^{18}F－FDG PET 全身显像对于了解肿瘤的全身累及范围具有独特价值。临床上对于肿瘤，^{18}F－FDG 主要用于恶性肿瘤的诊断及良、恶性的鉴别诊断、临床分期、评价疗效及监测复发等。

（二）氨基酸

氨基酸是人体必需的营养物质，在体内主要代谢途径为：合成蛋白质；转化为具有重要生物活性的酶、激素等；通过脱氨、脱羧，变成二氧化碳、尿素等，而被其他组织利用或排出体外。其中蛋白质合成是主要代谢途径。疾病或生理、生化改变可出现蛋白质合成的异常，标记氨基酸可显示其异常变化。

目前，用于人体 PET 显像的标记氨基酸有 L-甲基-^{11}C-蛋氨酸（^{11}C-MET）、L-1-^{11}C-亮氨酸、L-^{11}C-酪氨酸、L-^{11}C-苯丙氨酸、L-1-^{11}C-蛋氨酸、L-2-^{18}F-酪氨酸、O-（2-^{18}F-氟代乙基）-L-酪氨酸（FET）、L-6-^{18}F-氟代多巴（^{18}F-FDOPA）、L-4-^{18}F-苯丙氨酸、^{11}C-氨基异丙氨酸及^{13}N-谷氨酸等。^{11}C 和^{18}F 标记氨基酸显像，脑肿瘤组织与正常组织的放射性比值高，图像清晰，有助于肿瘤组织与炎症或其他糖代谢旺盛病灶的鉴别。与^{18}F-FDG 联合应用可弥补^{18}F-FDG 的不足，提高肿瘤的鉴别能力，同时还可用于鉴别肿瘤的复发与放疗后改变，以及早期预测治疗效果。

（三）胆碱

甲基-^{11}C-胆碱是较常用的胆碱代谢显像剂，主要用于脑肿瘤、脑转移瘤、前列腺癌、膀胱癌、肺癌、食管癌、结肠癌等显像。目前也有使用^{18}F 标记的胆碱，如^{18}F-代甲基胆碱、^{18}F-氟代乙基胆碱及^{18}F-氟代丙基胆碱等，其中^{18}F-氟代甲基胆碱与甲基-^{11}C-胆碱显像效果相类似。胆碱代谢显像剂的优点是肿瘤/非肿瘤放射性比值高，肿瘤显像清晰，静脉注射后短时间即可显像。

（四）$^{13}N-NH_3 \cdot H_2O$

$^{13}N-NH_3 \cdot H_2O$ 能通过自由扩散进入组织细胞，不受 Na^+-K^+ ATP 酶的影响，首次通过摄取率接近 100%。$^{13}N-NH_3 \cdot H_2O$ 可在谷氨酰胺合成酶催化下，转变为谷氨酸和谷氨酰胺，但并不影响首次通过摄取率。主要用于脑及心肌血流灌注显像，与^{18}F-FDG 联合应用估测存活心肌。

三、PET-CT 在脑肿瘤中的应用

颅内肿瘤分为原发性和继发性肿瘤两大类。原发性颅内肿瘤发生于脑组织、脑膜、颅神经、垂体、血管及残余胚胎组织等。继发性肿瘤是指机体其他部位的恶性肿瘤转移或侵入颅内的肿瘤。PET 显像主要用于颅内肿瘤的定性、了解生物学特性、治疗后复发与纤维瘢痕形成鉴别、评价疗效等。

（一）胶质瘤（glioma）

胶质瘤的早期诊断及良、恶性鉴别是临床确定治疗方案的依据，并直接影响患者的治疗效果和预后。^{18}F-FDG PET-CT 显像对胶质瘤的良恶性鉴别诊断具有重要的临床应用价值。星形胶质细胞瘤Ⅰ级^{18}F-FDG PET 显像表现为低代谢影像，病灶的放射性浓聚程度低于正常脑组织（图 3-3-1，见彩页），阅片时注意与 CT、MRI 相对照。胶质瘤Ⅱ～Ⅲ级可以表现为高代谢病灶，尤其以病灶边缘明显，病灶的中心部位可表现为低代谢灶（图 3-3-2，见彩页）。胶质瘤Ⅲ、Ⅳ级在^{18}F-FDG PET 显像时表现为高代谢病灶，肿瘤病灶显示为放射性异常浓聚影（图 3-3-3，见彩页），甚至可以高于相邻的皮质，当肿瘤内部发生出血、坏死时，相应部位可表现为放射性缺损。因此，根据胶质瘤病灶对^{18}F-FDG 的浓聚程度可以鉴别其良恶性。

肿瘤细胞对^{18}F-FDG 浓聚程度的降低是放、化疗有效的标志，在肿瘤治疗过程中，应用^{18}F-FDG PET 显像进行连续动态观察，根据病灶对^{18}F-FDG 浓聚程度的变化判断肿瘤细胞对治疗的反应，可用于疗效评价。对于手术治疗的患者，^{18}F-FDG PET 显像可以早期发现残余病灶，为进一步治疗提供依据。胶质瘤具有很强的复发性，CT/MRI 对于胶质瘤手术或放疗后是治疗后复发或是治疗后疤痕形成的鉴别有一定困难，而^{18}F-FDG PET 显像

则具有很强的优势，因为治疗后形成疤痕的糖代谢水平远远低于复发的肿瘤组织，在^{18}F－FDG PET 显像图上治疗后形成的疤痕组织表现为放射性减低影（即低代谢灶），复发的肿瘤组织表现为放射性浓聚影（即高代谢灶）。大量临床研究结果证明，^{18}F－FDG PET 显像是鉴别胶质瘤手术或放疗后复发或治疗后疤痕形成的有效手段。

正常情况下氨基酸类 methionine－PET（蛋氨酸－PET，即 MET－PET）显像在正常脑组织为低摄取，而多数脑胶质瘤表现为氨基酸的高摄取，主要原因是肿瘤细胞氨基酸代谢高于正常脑组织、L 型氨基酸载体转运增加，还与细胞增殖、表达 Ki－67 以及微血管密度等有关，大多数低分级的胶质瘤在血脑屏障破坏后也可见氨基酸高摄取。MET－PET 扫描能为脑胶质瘤的分级、肿瘤范围的确定、估测预后、疗效监测、复发与坏死的鉴别等方面提供重要信息。^{11}C－蛋氨酸（^{11}C－MET）对于脑胶质瘤的诊断及治疗后残余或复发的检出具有明显的优势，脑肿瘤组织与正常组织的放射性比值高，图像清晰，病灶边缘显示清楚，特别是对于低分级的胶质瘤更有意义（图 3－3－4，见彩页）。

（二）脑膜瘤

脑膜瘤（meningioma）大多起源于埋在上矢状窦两侧的蛛网膜绒毛的细胞巢，也可起源于脑膜的成纤维细胞。肿瘤常见于上矢状窦两侧、蝶骨嵴、嗅沟、小脑脑桥角等处。发生率仅次于胶质细胞瘤，是颅内常见的肿瘤之一。脑膜瘤多为良性，生长缓慢，易于手术切除，预后较好。但是，脑膜瘤手术切除后约有 15％的复发率。也有少数脑膜瘤发生恶变，细胞出现明显的异型，呈浸润性生长，称为恶性脑膜瘤，有时也可以出现肺及淋巴结等颅外转移。^{18}F－FDG PET 显像可以用于良恶性鉴别及监测复发，但目前应用尚不普遍。另外，^{11}C－蛋氨酸也可用于脑膜瘤的诊断。

（三）颅内恶性淋巴瘤

颅内恶性淋巴瘤对^{18}F－FDG 的摄取率很高，一般标准化摄取值（standardized uptake value，SUV）在 5～10 以上，^{18}F－FDG PET 显像表现为高代谢病灶（图 3－3－5）。颅内恶性淋巴瘤对^{18}F－FDG 的摄取率的降低是治疗有效的标志，根据肿瘤对^{18}F－FDG 的摄取率的变化，可以早期评价治疗效果，监测复发。

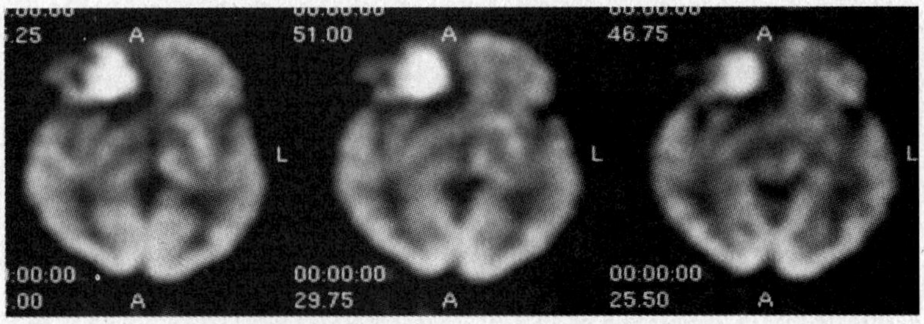

图 3－3－5　颅内恶性淋巴瘤术后复发^{18}F－FDG PET－CT 显像

（四）垂体腺瘤

垂体腺瘤（pituitary adenoma）是鞍内最常见的肿瘤，占颅内肿瘤的第二位，40～60 岁是多发年龄。男、女发病率无明显差别。临床观察证明正常脑垂体及激素分泌性腺瘤的^{18}F－FDG PET 显像无明显放射性集聚；而无功能性细胞腺瘤对^{18}F－FDG 有很高的摄取功能，^{18}F－FDG PET 显像显示为高代谢灶（图 3－3－6）。^{18}F－FDG PET 显像也可以用于观察垂体腺瘤对治疗的反应及监测复发。

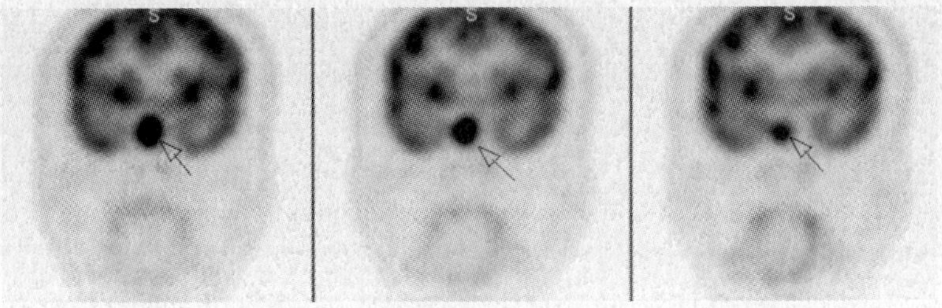

图 3-3-6 脑垂体瘤^{18}F-FDG PET-CT 显像

（五）脑转移瘤

脑转移瘤与其原发灶一样是恶性肿瘤，具有较强的^{18}F-FDG 集聚能力，^{18}F-FDG PET 显像表现为高代谢病灶（图 3-3-7，见彩页）。如果病灶内有出血、坏死、囊性变及液化，相应部位可表现为放射性缺损。我们在临床工作中，也常遇到一部分脑转移瘤^{18}F-FDG 摄取并不很高，^{18}F-FDG PET 显像图上显示病灶部位的放射性分布仅略高于相邻的脑白质，因此，阅片时要十分注意。对于先发现颅内转移瘤，而原发病灶未明的肿瘤患者，进行 PET 全身显像，有助于检出肿瘤原发灶，对于明确诊断、了解肿瘤全身累及范围及选择治疗方案具有重要意义。同样可以选用^{18}F-FDG PET 显像判断放、化疗效果，检测手术后残余病灶，鉴别肿瘤治疗后复发和疤痕形成。^{11}C-胆碱对于脑肿瘤的诊断优点是正常脑组织很少摄取，而脑转移瘤浓聚程度很高，肿瘤/非肿瘤放射性比值高，肿瘤显像清晰（图 3-3-8，见彩页），有利于临床进一步治疗。

（王全师）

参考文献

1. 王全师，王欣璐，吴湖炳，等. 全身^{18}F-FDG PET/PET-CT 在脑转移瘤寻找原发灶中的诊断价值. 中国神经肿瘤杂志，2004，2（3）：171-175.
2. 王全师，吴湖炳，王明芳，等. ^{11}C-蛋氨酸 PET/CT 显像在脑胶质瘤中的初步应用. 中华核医学杂志，2005，25（5）：286-287.
3. Bares R，Althehoefer C，Cremerius U，et al. FDG-PET for metabolic classification of residual after chemotherapy. Nucl Med，1994，35：131.
4. Barker FG，Chang SM，Valk PE，et al. 18-Fluorodeoxyglucose uptake and survival of patients with suspectived recurrent malignant glioma. Cancer，1997，79（1）：115-126.
5. Blasberg R. PET imaging of gene expression. European Journal of Cancer，2002，38：2137-2146.
6. Brennan KM，Moses WW，Derenzo SE，et al. Advance in positron tomography for oncology. Nucl Med & Biology，1996，23（6）：659-667.
7. Cluckie. A. 123I-FIAU imaging of HSV 1716 herpes simplex virus replication in the treatment of glioma. Nuclear Medicine Communication，2004，25（4）：419.
8. de Vries EF，Vroegh J，Dijkstra G，et al. Synthesis and evaluation of a fluorine-18 labeled antisense oligonucleotide as a potential PET tracer for iNOS mRNA expression. Nuclear Medicine and Biology，2004，31：605-612.
9. De Witte O，Levivie M，Violon P，et al. Prognostic value positron emission tomography with [18F] fluoro-2-deoxy-D-glucose in the low-grade glioma. Neurosurgery，1996，39：470-476.
10. Delbeke D，Meyerowitz C，Lapidus R，et al. Optimal cut off levels of 18F-fluorodeoxyglucose uptake in

the differentiation of low-grade brain tumors with studied with positron emission tomography. Acta Radiol，1995，195：47-52.
11. Dominique D. Oncological application of FDG PET imaging：brain tumors，colorectal cancer lymphoma and melanoma. Nucl Med，1999，40：591-603.
12. Ogawa T，Inugami A，Hatazawa J，et al. Clinical positron emission tomography for brain tumors：comparison of fludeoxyglucose F 18 and L-methy-11C-methionine. American Journal of Neuroradiology，1996，17：345-353.
13. Paronas NJ，Di Chiro G，Brooks RA，et al. Work in progress：[18F] -fluorodeoxyglucose and positron emission tomography in the evaluation of radiation necrosis of the brain. Radiology，1982，144：885 -889.
14. Rosenfeld SS，Hoffman JM，Coleman RE，et al. Studies of primary central nervous system lymphoma with fluorine-18-fluorodeoxyglucose positron emission tomography. Nucl Med，1992，33：532-536.
15. Tonami N，Kubo A，eds. A new textbook of clinical nuclear medicine. 3rd. TOKYO：Kanehara& Co. LTD，1999.

第四节 SPECT

一、概述

核医学显像又称放射性核素显像，是伴随放射性核素的发现和核技术在医学的应用发展起来的。1951 年 Cassen 用晶体加准直器研制成功闪烁扫描机，获得了人体第一张甲状腺扫描图，揭开了核医学显像诊断的序幕。Anger 于 1957 年研制了 10.16cm 碘化钠晶体和针孔准直器的 γ-照相机，1964 年世界上便有了商品 γ-照相机供应，开创了核医学显像的新纪元。20 世纪 80 年代起随着计算机等技术的发展，使得 γ-照相机的性能不断改进，功能也日益丰富完善（图 3-4-1）。

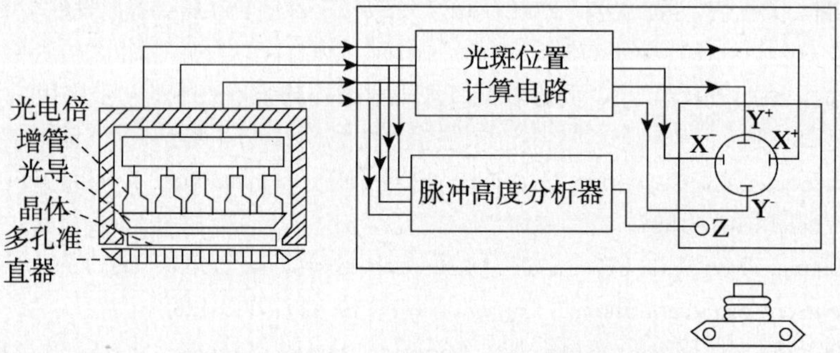

图 3-4-1 γ-照相机结构示意图

单光子发射型计算机断层扫描（single photon emission computed tomography，SPECT）是 γ-照相机与计算机技术相结合而进一步发展的核素显像装置，它既继承了 γ-照相机的功能，又应用了计算机断层的原理，较 γ-照相机增加了断层显像的能力，是核素显像技术继扫描机和 γ-照相机之后又一重大进步。近年来，SPECT 发展很快，探头的数目已由单探头发展到多探头（图 3-4-2，见彩页），而双探头不仅能检测单光子核素，而且具有探测功能，可进行正电子核素显像。此外，为了弥补 SPECT 图像解剖定位信息不足的缺陷以及使其能够对 γ 光子进行精确的衰减校正，有些 SPECT 上加装了 X 线 CT 系统，使其具有 SPECT 和 CT 双重功能，一次显像可得到 SPECT、CT 及两者融合的图像（图 3－4－3，见彩页）。

SPECT 显像的原理是通过示踪技术，将具有选择性聚集在特定脏器、组织或病变部位特性的放射性核素或其标记化合物引入人体内（吸入、静注或口服），根据从体内器官发射到体表的光子（γ射线）密度，由计算机处理重建断层影像。SPECT 除可获得断层影像外，还保留了 γ－照相机的所有功能。又因示踪的放射性核素或其标记化合物参与体内的某些代谢过程，所得到的影像既显示器官及病变组织的解剖结构，又能反映机体组织、器官的血流灌注、细胞的摄取、分泌代谢、转归、排泄等情况，故称为功能影像。

因此，SPECT 的优点是能够反映人体功能和代谢方面的变化，这是与 X 线、CT、MRI 和其他影像技术不同之处。同时，SPECT 显像克服了平面显像对器官、组织重叠造成的小病灶的掩盖，提高了对深部病灶的分辨率和定位准确性。

二、SPECT 脑肿瘤显像

（一）脑肿瘤灌注显像

小分子、不带电荷的脂溶性放射性示踪剂，如 $^{99}Tc^{m}$－HMPAO、$^{99}Tc^{m}$－ECD，能自由穿透血脑屏障进入脑组织，其在脑组织中浓聚的数量与血流量成正比，并在脑组织内稳定停留，用 SPECT 显像可获得各个断层的局部脑血流灌注影像，并能进行定量分析（图 3－4－4）。

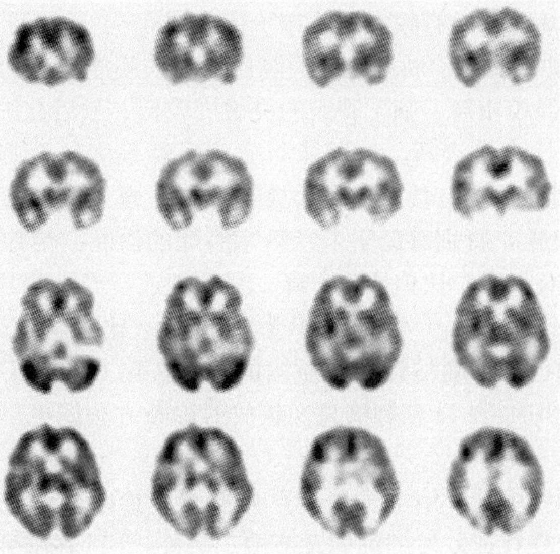

图 3－4－4　正常 ^{99m}Tc－HMPAO 脑血流灌注断层显像图：冠状面（上两排）、横断面（下两排）

脑肿瘤的血管丰富，生长快，且血管壁薄而渗透性强。使用 SPECT 作放射性核素脑血流灌注显像可探测脑肿瘤的血供，为脑肿瘤的诊断和治疗提供有价值的信息。

脑肿瘤灌注显像对脑肿瘤的诊断具有较高的阳性率，但在病灶定性与精确定位方面均不如 CT 和 MRI，且不能提供对治疗决策起主导作用的病灶与周围解剖结构方面的信息，临床上几乎不被选用。然而，脑肿瘤灌注显像对诊断脑肿瘤术后或放疗后复发有一定价值。由于恶性肿瘤的血供丰富，复发灶的局部脑血流灌注常增高，影像表现为放射性浓聚区。而坏死区基本上没有血供，影像上呈现放射性稀疏或缺损区。必要时可进行^{18}F－FDG 显像或^{201}Tl、^{99}Tc^{m}－MIBI 亲肿瘤显像，若局部有异常放射性浓聚，则提示肿瘤复发。在这方面，核医学检查优于 CT 和 MRI。但值得注意的是，虽然恶性肿瘤的血供丰富，但肿瘤内有时存在着血管异常和动静脉短路，到达肿瘤组织的实际血流量并不增高甚至降低。另外一些恶性肿瘤由于生长迅速引起组织相对缺血导致坏死，这些因素会导致脑肿瘤灌注断层影像中肿瘤部位不表现放射性增高（图 3－4－5，见彩页）。

（二）脑肿瘤显像

某些“亲”肿瘤的核素或化合物，如^{201}Tl、^{99}Tc^{m}－MIBI 等，具有在肿瘤组织中浓集的特性，引入人体后作 SPECT 显像，可诊断脑肿瘤并定位、判定肿瘤残存或复发。

1. ^{201}Tl 脑肿瘤显像

^{201}Tl 是一种金属元素，在元素周期表中位于ⅢA 族，多年来一直作为钾类似物应用于心肌显像，实践中发现^{201}Tl 也能被某些肿瘤细胞摄取，其亲肿瘤机制尚不清楚。一般认为，^{201}Tl 的生物学特性与 K^+ 相似，肿瘤细胞摄取^{201}Tl 与其细胞膜的跨膜电势和膜上的 Na^+、K^+－ATP 酶系统相关，ATP 酶不断从细胞内排出 Na^+ 而摄入 K^+，^{201}Tl 与 K^+ 一样由于细胞内外的浓度梯度而被摄入肿瘤细胞。另外，肿瘤组织生长快，局部血供丰富也是促使肿瘤部位^{201}Tl 浓集增加的重要因素。^{201}Tl 能被有活力的肿瘤组织聚集，而结缔组织的摄取率很低，坏死组织根本不吸收。虽然^{201}Tl 在炎症组织中有吸收，但排除快，而在肿瘤组织中浓集多，排泄清除慢，滞留时间长。^{201}Tl 主要以游离形式存在于细胞液中，少量进入细胞核或与线粒体、微粒体结合。因此，根据其代谢特性，认为^{201}Tl 是一种良好的亲肿瘤显像剂，特别在鉴别肿瘤复发与坏死方面有较大的临床价值（图 3－4－6，见彩页）。

研究表明，^{201}Tl 脑肿瘤显像诊断恶性神经胶质瘤和脑膜瘤有高的灵敏度，而垂体瘤和蝶鞍旁肿瘤、低度恶性神经胶质瘤、脑干肿瘤的灵敏度较低，颅后窝肿瘤和听神经瘤的灵敏度介于两者之间，幕下病灶不易诊断。这可能与病灶恶性程度较低有关（图 3－4－7，见彩页）。病灶处放射性定量评价更有帮助，多数神经系统肿瘤与正常脑组织的放射性比值大于 2.5，小于 1.5 则提示良性，特别有助于未经治疗病灶的诊断。治疗后大于 1.5 是肿瘤对治疗无反应的标志，治疗有效时，比值快速下降。另有报道，当^{201}Tl 比值小于 2，患者 1 年生存率为 83.3%；比值 2～3.5，1 年生存率为 29.2%；比值大于 3.5，1 年生存率仅为 6.7%。^{201}Tl 脑肿瘤显像也可精确估计脑胶质瘤的大小，比 Gd－DTPA 增强 MRI 更好。在评估复发胶质瘤化疗效果时，^{201}Tl 脑肿瘤显像较放射诊断方法能更早、更精确地显示治疗引起的变化。

^{201}Tl 脑显像在脑肿瘤中的应用主要有：① 脑肿瘤的诊断与定位；②鉴别肿瘤的良恶性及恶性的程度；③ 确定残存或复发的肿瘤及范围。另外，^{201}Tl 在脑肿瘤中的摄取程度还可反映肿瘤的增殖能力。

2. ^{99}Tcm－MIBI 脑肿瘤显像

^{99}Tc^{m}－MIBI 是一种新的心肌灌注显像剂，和^{201}Tl 一样能被肿瘤组织摄取。^{99}Tc^{m}－MIBI 为正一价脂溶性化合物，在肿瘤内浓集的确切机制尚不十分清楚。研究表明，人类癌细胞能特异性地摄取^{99}Tc^{m}－MIBI，与良性细胞摄取有显著性差异，其特点是摄取快而排泄相对缓慢。亲脂性的^{99}Tc^{m}－MIBI 容易通过肿瘤细胞膜而进入细胞质中并围绕细胞核呈簇状分布，胞浆中的^{99}Tc^{m}－MIBI 90%与线粒体相结合。细胞中线粒体内膜负电位是促使^{99}Tc^{m}－MIBI 浓集的主要原因。另外肿瘤有较高的增殖代谢水平，生长快，局部血供丰富也是促进^{99}Tc^{m}－MIBI 吸收增多的主要原因之一。^{99}Tc^{m}－MIBI 是通过 P－糖蛋白流出细胞外的。P－糖

蛋白是一种细胞膜结合蛋白，由 MDR－1 基因编码，对多种抗肿瘤药物起到流出泵的作用，从而影响肿瘤的化疗效果。因此，还可用来预测肿瘤对化疗的抗药性。

$^{99}Tc^{m}$－MIBI 能被原发和继发的脑肿瘤摄取，其灵敏度为 67%，特异性达 100%，显示的病灶远较^{201}Tl清晰，价格低且容易获得，更有临床实用价值。但其主要缺点是被脉络丛高摄取，使深部和脑室周围的探查受影响。

$^{99}Tc^{m}$－MIBI 和^{201}Tl各有优缺点，但许多学者更青睐^{201}Tl。因为^{201}Tl的定量信息不少于$^{99}Tc^{m}$－MIBI，并可比$^{99}Tc^{m}$－MIBI 更精确地描绘存活的肿瘤。

3. 脑肿瘤放射免疫显像

抗原与抗体的特异性结合是放射免疫显像的理论基础。放射性核素标记的抗体与肿瘤抗原特异性相结合，造成肿瘤部位放射性浓集，从而获得肿瘤影像。从 1986 年 Richadson 等进行人脑胶质瘤放射免疫显像以来，脑胶质瘤显像取得了很大的进展。SZ38、SZ39 是苏州医学院建立的两株抗人脑胶质瘤单克隆抗体的杂交瘤细胞株，据报道，放射性核素标记的 SZ38、SZ39 能特异性地聚集在胶质瘤内。通过对 CT 证实的颅内占位性病变注射^{131}I－SZ39，72 小时后再注射^{99m}Tc－MDP 进行双核素断层显像（图 3－4－8，见彩页），结果显示灵敏度达 94.5%，而 X－CT 为 55%。产生假阴性和假阳性结果的原因，可能与肿瘤局部血脑屏障的破坏程度、肿瘤血管的供血量及血管通透性、抗原的异质性及胶质瘤抗原表达的差异等综合性因素有关。脑胶质瘤的类型较多，抗原的异质性决定了^{131}I－SZ39 免疫定位的局限性，SZ39 并非对所有脑胶质瘤免疫特异，多种单克隆抗体的联合应用有可能克服单一单克隆抗体的不足。

4. 脑肿瘤受体显像

肿瘤细胞表面某些生物活性多肽受体均有不同程度的过度表达，是肿瘤受体显像的分子生物学基础。利用放射性核素标记的配体，与存在于相关肿瘤的特异性受体结合而使肿瘤得以显像，鉴于诊断的灵敏度和特异性高，是肿瘤诊断的重要方向和新技术之一，并为今后肿瘤受体介导靶向治疗奠定了基础。第一个在临床广泛应用的多肽受体显像剂就是生长抑素（somatostatin）的类似物奥曲肽（octreotide）。^{111}In 或$^{99}Tc^{m}$－octreotide 用于脑肿瘤的受体显像，可定位和诊断垂体瘤、星形细胞瘤、脑膜瘤等。垂体瘤细胞具有生长抑素受体，有症状和无症状的垂体瘤患者的垂体部均表现出高度摄取奥曲肽，可用于垂体瘤的辅助诊断和疗效评价。脑膜瘤表面亦会有较多的生长抑素受体，故奥曲肽显像表现为放射性浓聚。恶性胶质瘤也可观察到奥曲肽的集聚，尽管目前尚未发现生长抑素受体在恶性胶质瘤中的表达。

5. 脑肿瘤乏氧显像

多数恶性肿瘤组织实质生长迅速，间质生长相对缓慢，导致肿瘤局部血供与需求失衡，发生缺氧。另外，恶性肿瘤代谢旺盛，消耗大量的氧，导致供氧不足，使肿瘤局部处于乏氧状态。乏氧显像是利用乏氧显像剂进入肿瘤组织后因缺氧而导致显像剂滞留，如核素标记的硝基咪唑类化合物进入细胞后，在硝基还原酶的作用下，有效基团（$-NO_2$）发生还原，在氧含量正常的细胞中，还原后的基团可重新被氧化为原来的有效基团，当组织细胞乏氧时，还原后的基团不能被再氧化，此时还原物质即与细胞内物质不可逆结合，从而滞留在这些组织中。

乏氧显像能在活体水平上整体、无创性评价肿瘤的乏氧程度，为临床选择合理的肿瘤治疗方案或预后判断提供客观依据，因此有着良好的临床应用前景。目前研制与开发的乏氧显像剂有硝基咪唑类和非硝基咪唑类。包括$^{99}Tc^{m}$－HL91 和^{18}F－MISO 等等。

6. 脑肿瘤代谢显像

在正常细胞中所呈现的代谢平衡，在肿瘤细胞中发生了变化。肿瘤细胞的糖分解代谢高于合成，而蛋白质和核酸相反，以合成代谢占优势。并且肿瘤细胞的代谢异常与其恶性表型有关，因此，研究肿瘤细胞的代谢异常现象，对于肿瘤的诊断和估计预后有重要意义。

（1）葡萄糖代谢

^{18}F-氟代脱氧葡萄糖（^{18}F-FDG）为葡萄糖类似物，是葡萄糖代谢示踪剂，进入细胞的机制与葡萄糖相同，在细胞内通过己糖激酶的作用磷酸化成6-磷酸-^{18}F-FDG，但与葡萄糖不同的是，6-磷酸-^{18}F-FDG不能继续进入葡萄糖代谢途径，而滞留、堆积在细胞内，细胞对^{18}F-FDG的摄取量与其葡萄糖代谢率成正比，故体内葡萄糖代谢率越高的细胞，摄取、聚集^{18}F-FDG越多。

恶性肿瘤细胞的代谢特点之一是高葡萄糖代谢，故能聚集^{18}F-FDG。因此，用^{18}F-FDG显像可测定脑肿瘤的葡萄糖代谢情况，有助于识别肿瘤的恶性程度，预测疾病转归以及鉴别放射坏死或肿瘤复发。肿瘤病灶葡萄糖摄取率高意味着糖利用的增强、肿瘤细胞的活跃或复发。

应该指出，^{18}F-FDG摄取增加是非特异的，它可以发生在与肿瘤不相关的组织异常中，如感染。在活动的肉芽组织的巨噬细胞中可以观察到葡萄糖摄取。癫痫患者发作时或发作后即刻进行脑代谢显像常见到发作病灶部位局部代谢增加，从而可能将非肿瘤的癫痫灶误诊为恶性肿瘤。

（2）氨基酸代谢

^{123}I-甲基酪氨酸（^{123}I-IMT）可用于SPECT的氨基酸代谢测定。肿瘤细胞蛋白质合成旺盛，故肿瘤组织摄取氨基酸的量较正常脑组织高数倍，因此表现为标记的氨基酸在肿瘤组织的浓聚。^{123}I-IMT在脑肿瘤内的集聚，可很好地将恶性胶质瘤与脑梗死、炎性病变、放射性坏死等相鉴别，其特异性几乎达100％。

7. 普通脑显像

当脑内发生肿瘤时，正常的血-脑屏障（blood brain barrier，BBB）遭到破坏，致使脑的通透性增强，同时随着肿瘤内血管床的增加，血流量也相应增加，从而使某种水溶性的放射性药物可以穿过被破坏的血脑屏障进入肿瘤部位使脑肿瘤显像，故又称为脑肿瘤的阳性显像。常用的示踪剂有^{99}Tc^{m}-GH，^{99}Tc^{m}-DTPA等。

普通脑显像对脑肿瘤探查的灵敏度主要与肿瘤的血供多少及肿瘤大小和所在部位有关，而与脑瘤的恶性程度无直接关系。其最主要的缺点是非特异性，其他脑病（如创伤、脑炎、脑出血等）普通脑显像也可呈现阳性，故目前已很少使用。

综上所述，SPECT脑肿瘤显像可以说是上述各种脑显像方法的综合运用，从脑血流、脑代谢、血脑屏障完整性显像等各方面都可利用来做脑肿瘤的诊断、脑肿瘤恶性度的评估、脑肿瘤复发、放射性坏死的鉴别和脑肿瘤患者预后的评估等。虽然SPECT的空间分辨率还远远不如CT和MRI，但是却能提供脑血流灌注、能量代谢和功能活动信息。因此，各种影像技术在脑肿瘤诊断和研究中的关系不是相互取代，而是相互补充并彼此印证，为人们更加深入而充分地认识脑肿瘤的生理和病理过程、有效地早期诊治提供帮助。

（张　玮）

参考文献

1. 蒋宁一主编. 肿瘤核医学. 北京：人民卫生出版社，2002：229-250.
2. 李少林主编. 核医学. 第5版. 北京：人民卫生出版社，2002：66-115.

3. 马寄晓，刘秀杰主编. 实用临床核医学. 第 2 版. 北京：原子能出版社，2002：143-145.
4. 孙达编著. 放射性核素脑显像. 杭州：杭州大学出版社，1997：262-278.
5. Andrews DW，Das R，Kim S，et al. Technetium-MIBI as a glioma imaging agent for the assessment of multi-drug resistance. Neurosurgery，1997，40：1323-1326.
6. Camargo EE. Brain SPECT in neurology and psychiatry. J Nucl Med，2001，42：611-623.
7. Catafau AM. Brain SPECT in clinical practice. Part I：Perfusion. J Nucl Med，2001，42：259-271.
8. Kuwert T，Woesler B，Morgenroth，et al. Diagnosis of recurrent glioma with SPECT and iodine-123-alpha-methyl tyrosine. J Nucl Med，1998，39：23-27.
9. Schwartz RB，Holman BL，Polak JF，et al. Dual-isotope single-photon emission computerized tomography scanning in patients with glioblastoma multiforme：association with patient survival and histopathological characteristics of tumor after high-dose radiotherapy. J Neurosurg，1998，89：60-68.

第五节 脑磁图

一、脑磁图基础知识

（一）脑磁图发展简史

脑磁图（magnetoencephalography，MEG）可以无创伤性地测定大脑皮层神经元突触后电位在颅外所产生的磁场。1963 由美国的 Baule 和 McFee 进行了首次人体磁场测量，他们用一个 200 万匝的线圈记录心肌细胞电活动产生的磁场。1968 年 Cohen 在麻省理工学院首次于磁屏蔽室内测量了脑的 8～12Hz 的脑磁信号。MEG 技术在 1969 年获得关键性发展，Zimmerman 等人发明了点接触式超导量子干涉装置（super - conducting quantum interfere device，SQUID），可以测量微弱的磁场变化，使磁场检测器对磁场检测的灵敏度提高了 10 万倍以上。早期的 MEG 使用小排列传感器系统（单通道或 4 通道），因为通道数目少，单个杜瓦桶放置于头的一个位置不足以捕获全部的脑磁场活动，只好移动探测器在脑的不同部位进行测量，既费时间又不能同步记录脑的电生理活动。随着科学技术的进步，脑磁图传感器数目不断提高，逐渐由 24 通道、28 通道、37 通道等发展为目前的全头型生物磁仪，所有全头型脑磁图设备杜瓦桶底部均为头盔形，可以覆盖全头，可同步测量大脑的电磁信号。目前临床上使用的脑磁图设备的传感器数目允许同时记录多达 306 个脑磁图通道。多通道设备的快速发展提高了记录的速度及定位的准确性。

（二）脑磁图测量的主要设备

人脑产生的磁信号极其微弱，如果与地球所产生的磁场比较，人脑生物磁场比地球磁场小数百万倍至上千万倍，汽车、电线所产生的磁场比生物磁场大数百万倍。因此，为了获得极其微弱的脑磁信号需要灵敏的探测装置以及抗外界磁噪音干扰的设备等。脑磁图设备主要包括：

1. *磁屏蔽系统*

主要目的是为了确保人脑磁信号不被外界磁场干扰。电机、电线、汽车等各种电磁信号可明显干扰脑磁信号，尤其是 MR 扫描设备，场强极高。磁屏蔽的方法有多种，如铁磁屏蔽法、涡流屏蔽法和近年来发明的高温超导屏蔽法，目前用的最普遍的磁屏蔽方法为铁磁屏蔽法和涡流法，其原理是磁屏蔽室（magnetically shielded room，MSR）由磁导率极高的合金构成，当外界磁流冲击磁屏蔽室时，磁流将通过磁屏蔽室壁并远离磁屏蔽室内放置的传感器系统。

2. 脑磁场探测装置

主要由超导量子干涉仪组成。超导量子干涉仪是用薄膜技术和微电子技术制备的，具有1～2个弱联结或约瑟夫森结的微型超导器件，弱联结即超导体之间很细小的点接触，当通过结区的电流小于结区的临界电流Ic时，结区电压为零；当电流大于临界电流Ic时，则结区的超导状态被破坏，形成常电导，可产生电压。当外加直流偏置电流后，两个结点的超导状态先后被破坏，产生常电导。只要在超导环的附近外部加上一个微弱的磁场，由其产生的环流I随着磁场强度周期性地在-I（即逆时针方向）与+I（即顺时针方向）之间变化，那么在环的两个结区都有电压产生，这个电压经数百kHz的低频放大，经振荡器将信号取出。SQUID就是一个磁通-电压转换元件，必须处于液氦条件下工作，以保持低温超导，它并不能直接作为检测线圈使用，必须另有检测线圈去检测脑磁信号，将此生物磁信号有关的磁通量耦合到与SQUID相连的输入线圈中去。检测线圈可通过各种联结方式以去除或相互抵消周围均匀和不均匀梯度场对脑磁信号的影响。

3. 刺激系统

为了获得脑诱发磁场，需要对机体某些部位进行刺激，以兴奋脑的某些重要功能区，如刺激双侧腕部正中神经或胫后神经使脑体感皮质兴奋，需要电刺激器或是触觉刺激器；运动食指从而获得支配食指运动的皮质兴奋需要光电耦合装置，给予听觉刺激获得听觉皮质诱发磁反应及其位置需要声音产生及输送装置，兴奋视觉皮质需要投影仪等等，这些系统要与数据采集计算机相连。

4. 信息综合处理系统

由数据采集计算机获得的脑磁图资料通过分析工作站对资料进行分析，需要将MRI所获得的脑解剖结构资料通过计算机网络传送到脑磁图分析工作站，将MRI资料与脑磁图资料叠加形成磁源性影像（magnetic source imaging，MSI）。在脑磁图资料记录的同时可同步记录脑电图资料，以便与脑磁图资料比较。

5. 输送液氦装置

为了保持脑磁图设备传感器的超导状态，目前所使用的脑磁图设备需要每周灌1～2次液氦，最好常备1个大的无磁性的杜瓦桶以及输送液氦的虹吸管。

（三）脑磁图原理

人脑大约有10^{13}个神经元和神经胶质细胞。胶质细胞的作用主要为支撑结构，维持离子浓度和输送营养物质。神经元由胞体、突起和终末三部分组成。胞体包括细胞核和核周的细胞质，是细胞代谢的中心，也能接受刺激。根据突起形态结构和功能的差异分为树突和轴突。树突1个至多个，呈树状分支，接受刺激，将兴奋传向胞体。轴突一般只有1个，细长且分支少，将兴奋由胞体传出，突起的终末分布于外周器官，形成神经末梢，感受体内、外的刺激或支配效应器的活动。神经元之间的联系是靠突触完成的。突触由突触前膜、突触间隙及突触后膜三部分构成。突触前膜内有很多小的囊泡，其内有特异性递质，神经冲动到达突触前膜后，囊泡内的递质释放入突触间隙，并作用于突触后膜的特殊受体，突触后膜某些离子通道开放，膜电位发生变化，产生突触后电位。突触后电位分为兴奋性突触后电位和抑制性突触后电位，兴奋性突触后电位使膜出现去极化，抑制性突触后电位使膜出现超极化。

脑电活动主要有三个来源：①跨膜电流，②细胞内电流，③细胞外容积电流。每一个电流均产生与其相关的磁场，脑磁图所测量的磁场反映了所有电流磁场的叠加。跨膜电流不产生可探测的磁信号，原因是细胞膜内外的电流大小相等，方向相反，所产生的磁场相互抵消。细胞外容积电流在球形导体内所产生的磁场在球形导体外为零，头颅的内表面近似一个球形导体，根据物理学公式推导出在一个容积导体内呈放射状方向的电流源在容积导体外产生的磁场为零，因此脑磁图对放射状方向的树突电活动为一个盲区。轴突的电活动也产生磁场，然而，动作电位时空范围有限，所有轴突同步产生电流是不现实的。因此，只有细胞内电流的正切成分才能产生可探测的磁场。突触后电位即为细胞内电流，将突触后电位看作一个电流偶极子，脑磁场测量实际上是测量的突触后电位中与脑表面呈正切方向的电流所产生的磁场，当然很少的树突表现为纯粹的放射状或单纯的正切状。但任意一个电流矢量均可分解为放射状成分及正切成分。脑磁图选择性测量正切成分。

由于大脑皮层的锥体细胞的树突平行排列，当有同步电活动时可以形成等电流偶极从而在头皮外产生可测量的磁信号。单个的神经元活动时产生的磁场很微弱，在单位面积脑皮质中数千个锥体细胞几乎同时产生神经冲动，从而产生集合电流，产生与电流方向正切的脑磁场，当 10^5 个细胞同步活动时产生的电流强度约为 10 纳安培（nAm），磁场强度约为 0. 1pT。

（四）脑磁图的特点

脑磁图特点主要为：①磁场不受头皮软组织、颅骨等结构的影响。②检测发生源的误差可小于数毫米，有良好的空间分辨率。③MEG 直接测量脑的电生理活动而且可实时记录神经生理学变化，为毫秒级记录。④探测器不与头皮直接接触，不需要安置很多的电极，对人体无侵害，检测方便。虽然 MEG 具有上述特点，但也存在某些不足，首先，MEG 价格昂贵，全球只有少数地方安装此设备并且日常消耗液氦量很大，需要一周补充 1～2 次液氦；其次，由 MEG 设备所获得的资料需要大量的时间进行分析；另外，由于采集的数据量很大，不能对患者进行长时间的监测，对癫痫发作期的患者由于运动伪影的存在，对癫痫灶定位成功率较差。

（五）脑磁图与 EEG、fMRI 及 PET 的比较

EEG 测量的是神经元兴奋时所产生的容积电流，属于细胞外电流；MEG 测量的是神经元突触后电位所产生的磁场，为细胞内电流。MEG 只对正切于头颅骨表面的电流所产生的磁场敏感，而对于半径方向的电流产生的磁场不敏感。因此 MEG 所测量的磁场是由位于沟裂内的脑回所产生的，MEG 对大脑凸面脑回电流所产生的磁场不敏感。EEG 的敏感区域恰与之相反，二者可以相互补充。笔者回顾本院 2001 年 10 月至 2002 年 12 月所记录的癫痫患者发作间期同步记录的 MEG 与 EEG 资料，绝大多数 EEG 棘波与 MEG 棘波一致，但是有一部分 EEG 棘波与 MEG 棘波不一致。MEG 记录的磁棘波滞后于 EEG 产生的电棘波，可能是兴奋的放射状皮质源扩散至脑沟或脑裂周围脑回的缘故。电流在穿过脑脊液、颅骨、皮下组织及头皮时明显衰减，并且因各部位不同的电传导性，电流方向发生偏转，因此导致 EEG 定位误差较大；而磁场不受头皮软组织、颅骨等结构的影响，因此 MEG 检测发生源的误差可小于数毫米，有良好的空间分辨率。在外科癫痫灶切除之前，深部电极监控癫痫被认为是癫痫灶定位的金标准，但是，深部电极为创伤性检查，一些患者不易忍受。Wheels 等人将 MEG 与视频脑电图（video - electroencephalogram，V - EEG）比较后认为，MEG 定位的精确程度仅次于颅内 V - EEG，发作间期 MEG 对癫痫灶定位与外科确定的部位高度一致，并提出了 MEG 取代颅内 EEG 的可能性，对一些患者可指导置入颅内电极。MEG 定位比 EEG 简单，由于 MEG 不受颅骨的影响，MEG 也比 EEG 更加敏感。

Lone 等人比较了功能性磁共振（functional magnetic resonance imaging，fMRI）和 MEG 对脑肿瘤患者中央沟定位的准确性及所受的限制，他们比较了 12 例健康受试者及 11 例患有中央沟附近肿瘤的患者，进行 fMRI 时让患者重复性伸开手掌及握拳并记录脑兴奋区，离兴奋区最近的脑沟被定义为中央沟；体感诱发磁场通过全头型122通道生物磁仪测量，刺激双侧腕部正中神经后得到N20m。健康受试者所有半球及10例患者非肿瘤侧半球fMRI和MEG定位一致。患者中9例（82%）肿瘤侧fMRI和MEG定位一致，2例不一致，其中一例手术后，结果显示fMRI和MEG一致。另外一例MRV显示一条大的皮质静脉位于fMRI的皮质激活区，认为不一致的原因可能是因为肿瘤压迫初级体感皮质周围的脑组织导致静脉血流变化造成。结合FMRI和MEG可对颅内肿瘤患者受影响的脑功能精确评价。与MEG比较，MRI噪音极大，刺激的传输、生理信号的记录和被测反应的记录都很困难。

Lamusuo首次比较了MEG与PET对癫痫灶定位的结果，对大多数患者来讲，二者结果一致，结合这两种技术可以提供癫痫灶的精确位置，并且可以减少手术时间。

二、脑磁图在神经肿瘤中的应用

目前与神经肿瘤密切相关的应用主要为颅内肿瘤患者因肿瘤引起癫痫发作的癫痫灶定位及肿瘤周围脑重要功能区的定位。

（一）脑磁图对有颅内肿瘤的癫痫患者癫痫灶的定位

癫痫是由多种病因引起的慢性脑部疾患，以脑部神经元过度放电所致的突然、反复和短暂的中枢神经系统功能失常为特征。根据所侵犯神经元的部位及放电扩散范围，可表现为运动、感觉、意识、行为、自主神经功能等不同障碍或兼而有之。对难治性癫痫患者来讲，局部手术切除癫痫灶为有效的治疗手段。成功的外科手术结果为癫痫发作消失并且不造成其他的神经功能障碍。为了达到这一目标，必须做到以下两点：①术前精确地对癫痫灶定位；②术前对脑重要的功能区进行精确定位，以免手术切除癫痫灶时损伤脑的重要功能区造成功能障碍。肿瘤可以引起癫痫发作，有人统计，脑肿瘤患者中癫痫发生率约为35%，少突胶质细胞瘤患者癫痫发生率为92%，星形细胞瘤患者中癫痫发生率约为70%，缓慢生长的肿瘤比生长快的肿瘤更易发生癫痫发作。

脑磁图不但可以明确肿瘤的部位、形态、大小，还可以对由肿瘤引起的神经元异常放电进行精确定位。国内张萍等人对25例颅内肿瘤癫痫发作的患者应用脑磁图定位癫痫灶并与皮质脑电图比较，两者符合率达到84%，25例患者中10例癫痫灶位于肿瘤边缘，9例癫痫灶距肿瘤2cm，4例距肿瘤位置较远，有2例未能定位癫痫灶。结果认为肿瘤不仅对其周围神经细胞产生作用，而且还可以通过纤维联系对远隔部位产生影响，导致其异常放电，形成癫痫灶。因此，在对由颅内肿瘤导致癫痫发作的患者不但要手术切除肿瘤，还要对癫痫灶进行处理，由于部分病例癫痫灶远离肿瘤，因此术前通过脑磁图对癫痫灶定位尤其重要。图3-5-1，2，3（见彩页）为两例颅内肿瘤患者的癫痫灶定位实例。

（二）脑磁图在脑功能区定位中的应用

脑的重要功能区主要有体感皮质、运动皮质、听觉皮质、视觉皮质及语言皮质等。对于准备进行癫痫灶切除及颅内肿瘤切除的患者来讲，术前对上述脑的重要功能区进行精确定位具有重要意义，可以指导神经外科医师在尽可能减少术后神经功能障碍的基础上最大范围地切除病灶，提高患者术后生活质量。

1. 初级体感皮质区功能定位

（1）对患者的要求及刺激方法

患者进入磁屏蔽室内，安静地坐于置有传感器的头盔下方，头位于头盔的中央区。受试者接受双侧前臂腕部经皮肤正中神经电刺激，固定电流脉冲0.3ms，刺激间期

(interstimulus interval，ISI) 可以选为 0.5～5 秒。一般刺激间期时间选择 0.5 秒或 1 秒，脉冲电流强度因个体耐受力不同而异，以不产生疼痛感觉并达到手指肌肉运动阈值为限。

(2) 电刺激正中神经后的正常体感皮质反应

刺激双侧腕部正中神经后初级体感皮质反应峰值主要为 M20（电刺激腕部正中神经后 20ms 左右出现的体感诱发磁场），M35（电刺激腕部正中神经后 35ms 左右出现的体感诱发磁场）（图 3－5－4）。将同一受试者 M20 波峰及 M35 波峰的等电流偶极与 MRI 叠加得到 MSI，即可明确显示手区初级体感皮质在左、右侧半球的位置（图 3－5－5）。同一受试者 M20 偶极位置与相应半球的 M35 偶极位置相近。

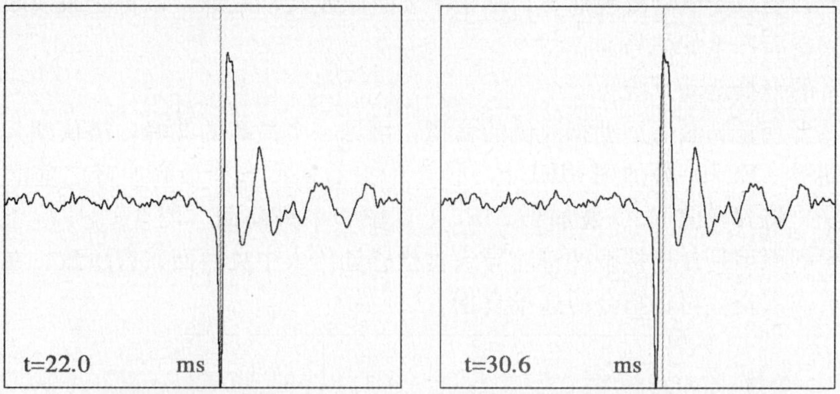

图 3－5－4　右侧半球体感诱发反应，第一个反应波峰称为 M20，第二个波峰为 M35

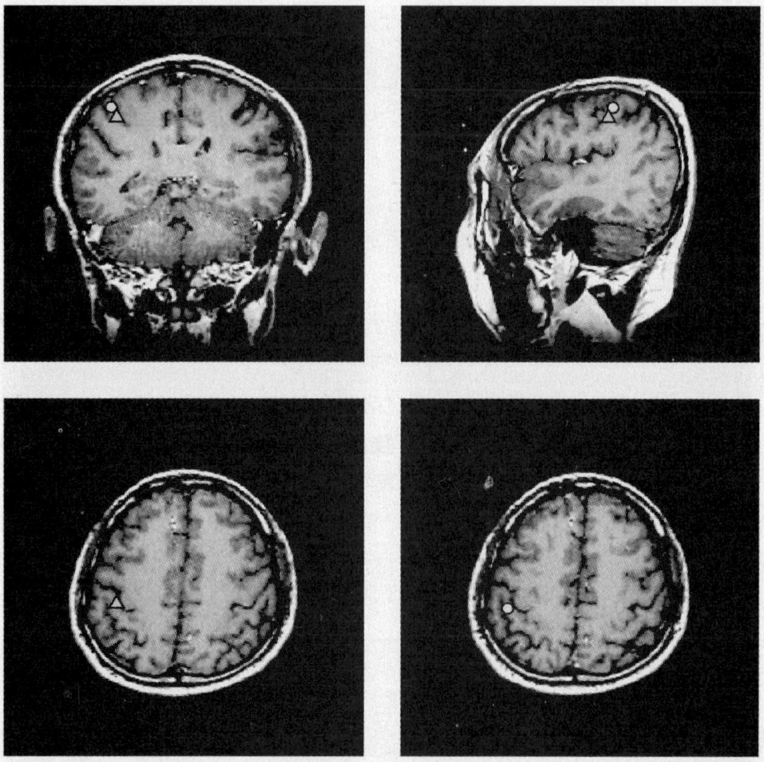

图 3－5－5　选取第一个波峰（t=22ms）及第二个波峰（t=30.6ms）叠加到 MR 图像上（冠状、矢状及轴位）形成 MSI，圆点为第一个波峰的位置，三角形为第二个波峰的位置。显示两个波峰的位置极为相近，位于中央后回中部。轴位上圆点及三角形稍前方的脑沟为中央沟（图 3－5－4 与图 3－5－5 为同一受试者）

孙吉林等人对颅内肿瘤患者进行了脑磁图手区体感皮质定位，MRI 显示病变侧脑沟明显变窄。MSI 明确地显示出脑体感皮质与肿瘤的立体关系（图 3－5－6，见彩页），借此外科医师可以很容易地识别出中央沟的位置。

2. 运动皮质功能区定位

（1）对患者的要求及方法

给予患者视觉或听觉刺激，要求患者看到左侧刺激或听到左耳刺激时运动左手食指，看到右侧刺激或听到右耳刺激时运动右手食指；或者要求患者自我节律地运动左右手食指，要求运动节律尽量一致。在检测过程中严禁腕部、上肢及除食指以外的其余四指肌肉收缩；给予视觉刺激后，要求受试者凝视前方，尽量不要眨眼及转动眼球，以免眨眼及眼球运动干扰脑运动皮质兴奋所产生的信号。

（2）正常的食指运动反应

给予受试者视觉刺激后运动相应侧的食指，可见一个最高的波峰，潜伏期为正值，将其峰值等电流偶极（ECD）叠加到 MRI 上，位于中央后回；选择最高波峰之前潜伏期为负值的较小的波峰，将其峰值 ECD 叠加到 MRI 上，位于中央前回（图 3－5－7，8，见彩页）。最高波峰产生的原因是食指接触按键时导致食指感觉传入中央后回兴奋所致，在运动食指前首先是中央前回兴奋，再将指令传递给食指。

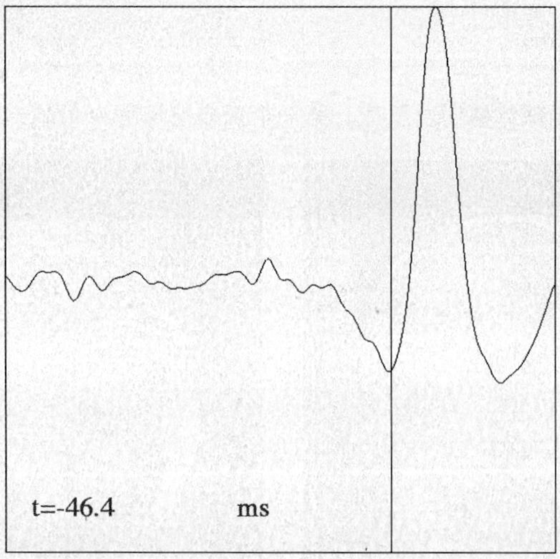

图 3－5－7　运动诱发磁反应：受试者运动左手食指后，所产生的脑诱发反应波，波最高峰为手指活动时接触塑料板产生的手指体感磁反应。在最高峰之前出现一个小的波峰（黑线通过处），潜伏期为－46.4ms

对颅内肿瘤接近运动皮质的患者，术前对运动皮质定位极为重要，否则易引起功能障碍。

3. 听觉皮质功能区定位

（1）对患者的要求及刺激方法

给予患者双耳纯音刺激，声音频率 2kHz，强度 90dB SPL，声音持续时间为 8ms，刺激间隔为 1s。

（2）正常听觉刺激反应波

给予健康受试者双耳 90dB、2kHz 的纯音刺激，诱导出的主要磁反应波分别为 M50（给予受试者声音刺激后，约 50ms 左右出现的波峰）、M100、M150 及 M200，其中最高波峰潜伏期为 M100（图 3－5－9）。将 M100 叠加到 MRI，其 ECD 位置均在双侧颞横回

（图 3－5－10，见彩页），为初级听觉皮质的位置。同一受试者左、右侧初级听觉皮质位置明显不对称，左侧半球位置偏后，右侧半球位置偏前。

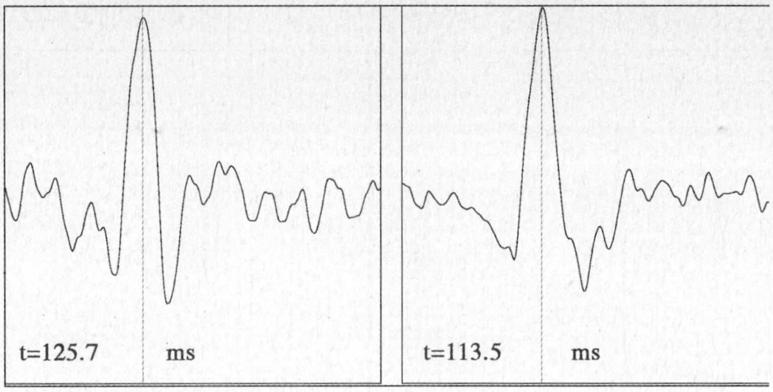

图 3－5－9　给予双耳纯音刺激后所得的双侧半球听觉诱发磁反应

4. 视觉皮质功能区定位

（1）对受试者的要求及刺激方法

受试者取坐位，头颅与仪器底部的盔形容器底部紧贴并固定。一般只采用单眼测试，用黑色不透光布遮盖非测试眼。测试眼与屏幕中心的红色固视点处于同一水平，嘱患者只观察红色固视点，测试眼角膜距屏幕 1.1 米。受试者给予相应视野黑白棋盘格翻转刺激。翻转时间频率为 1Hz（翻转间隔为 0.5 秒）。屏幕上白格的平均亮度为 70cd/m^2，黑白对比度约为 90％。

（2）正常受试者的视觉反应波

通过测试不同条件下（如不同格大小、不同翻转频率、不同亮度及对比度）受试者对不同大小格刺激的反应，可在枕区各通道上引起较为明显的诱发磁反应（图3－5－11）。潜伏期分别为 M75、M100 和 M145。其中高大的 M100 的峰值潜伏期位于较小范围的时间段内，并保持相对固定的波形。由叠加后的 MR 图像可知，对半侧视野的黑白棋盘格翻转图形刺激的皮质反应均出现在刺激野对侧的大脑半球，且位于相应枕区的距状裂底部后方，相当于楔舌回和舌回的区域（图 3－5－12，见彩页）。

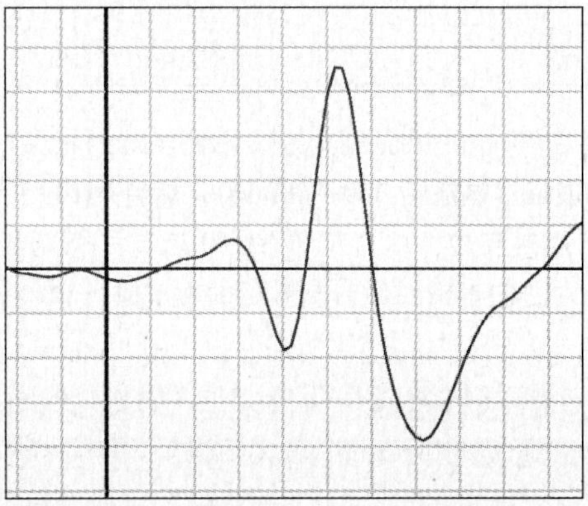

图 3－5－11　正常受试者枕叶的视觉反应波

5. 语言皮质区定位

语言功能区个体间存在明显差异，而且少数人语言区并不一定在 Wernicke 区。对每位脑肿瘤及癫痫灶等病变接近脑语言区的患者来讲，脑外科手术前确定语言皮质区相当重要。

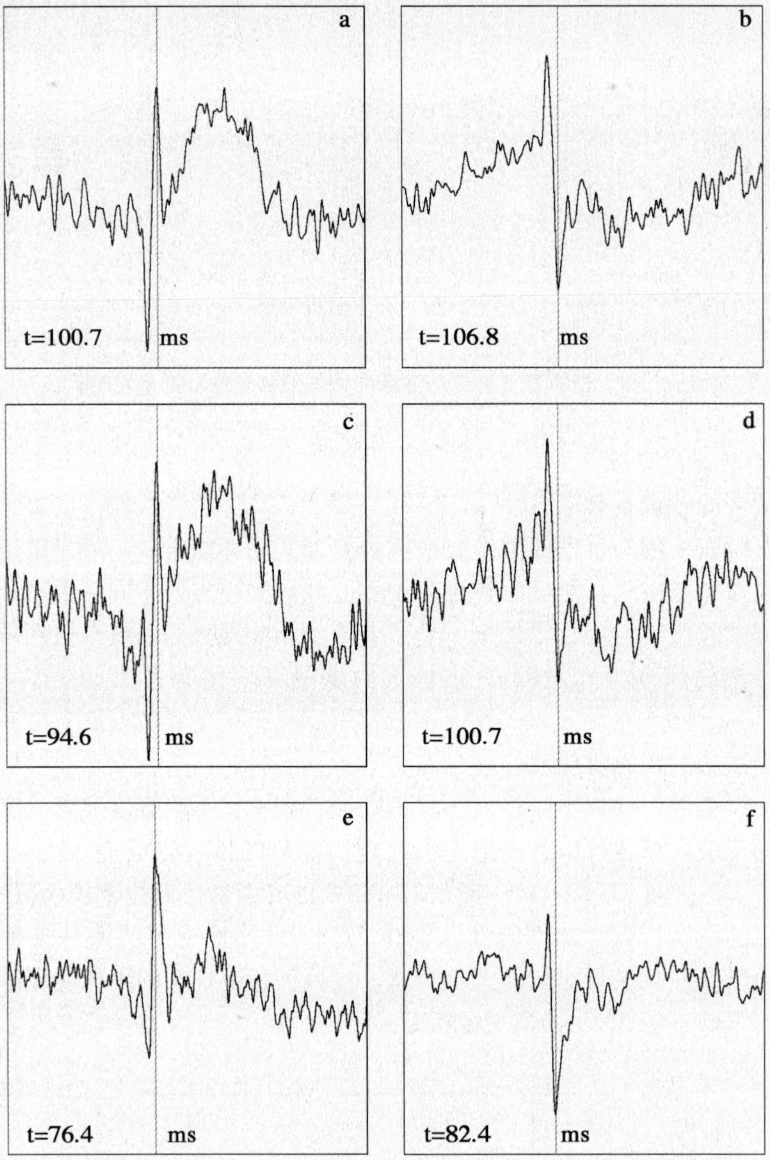

图 3-5-13　同一受试者（右利），a、b 分别为左、右侧半球对相关成对汉字的磁反应，前者可见 M100 后有一个明显高的波峰（刺激后 300～600ms），后者 M100 后波形平坦。c、d 分别为左、右侧半球对不相关成对汉字的磁反应，前者可见 M100 后有一个明显高的波峰（300～600ms），后者波形平坦。e、f 分别为左右侧半球对纯音刺激后的磁反应，M100 后波形平坦

可以通过对受试者用视觉语言刺激或是听觉语言刺激，然后经磁源性影像获取语言区定位。听觉语言刺激方法是受试者双侧外耳道塞入耳塞，声音由耳塞传入。首先给予受试者 50 次纯音刺激，频率为 2kHz，强度为 80dB（声压级），刺激间期为 2.5s；然后给予受试者双耳 150 对词义相关及不相关的汉字（相关的汉字如：黑-白；不相关的汉字如：水-书）刺激，刺激强度为 80dB 声压级。要求受试者听到一对汉字后对词义是否相关进行判断。所有汉字由母语为汉语的人发出。每对汉字的间隔时间为 2.5s；最后再次给予受试者 50 次纯音刺激，频率为 2kHz，强度为 80dB（声压级），刺激间期为 2.5s。MEG 记录时间为刺激前 750ms 至刺激后 1250ms。数据采集计算机对采集的数据分别按照纯音、词义相关成对汉字及不相关成对汉字产生的反应进行叠加。通过上述语言刺激可以获得语言优势半球对语言刺激的反应及其准确位置（图 3－5－13，14，见彩页）。

有时语言区附近的占位性病变可以与语言区交织在一起（图 3－5－15，见彩页），此时对肿瘤进行切除时一定要避开语言区。

（孙吉林）

参考文献

1. 孙吉林，吴杰，李素敏，等. 磁源性影像对颅内肿瘤患者初级体感皮质定位的研究. 中国临床医学影像杂志，2003，14（3）：151-154.
2. 孙吉林，吴杰，李素敏，等. 磁源性影像对母语为汉语者语言皮质定位的研究. 中华放射学杂志，2003，37（4）：363-367.
3. 张萍，吴若秋，黄庆，等. 脑磁图对有颅内肿瘤的癫痫患者局部致痫灶的定位价值. 立体定向和功能性神经外科杂志，2005，18（5）：257-259.
4. 张萍. 脑磁图、磁源成像和脑肿瘤. 中国神经肿瘤杂志，2005，3（3）：166-171.
5. Alberstone CD，Skirboll SL，Benzel EC，et al. Magnetic source imaging and brain surgery：presurgical and intraoperative planning in 26 patinets. J Neurosurg，2000，92：79-90.
6. Hamalainen M，Hari R，Llmoniemi RJ，et al. Magnetoenc ephalography theory，instrumentation，and applications to noninvasive studies of the working human brain Rev Mod Phys，1993，65：414-497.
7. Inoue T，Shimizu H，Nakasato N，et al. Accuracy and limitation of functional magnetic resonance imaging for identification of the central sulcus：comparison with magnetoencephalography in patients with brain tumors. Neuroimage 1999，10（6）：738-748.
8. Lamusuo S，Forss N，Ruottinen HM，et al . ［18F］FDG-PET and whole-scalp MEG localization of epileptogenic cortex. Epilepsia，1999，40：921-930.
9. Lewine JD，Orrison WW. Magnetoencephalography and magnetic source imaging // Orrison WW，Lewing JD，Sanders JA，et al. Functional Brain Imaging. New York：Mosby-Year Book，Inc，1995：369-417.
10. Simos PG，Papanicolaou AC，Breier JI，et al. Localization of language-specific cortex by using magnetic source imaging and electrical stimulation mapping. J Neurosurg，1999，91（5）：787-796.
11. Wheless JW. A comarison of Magnetoenc ephalography，MRI，and V-EEG in patients evaluated for epilepsy surgery. Epilepsia，1999，40（7）：931-941.

第 4 章 病理学

第一节 发展历史、现状与未来

中枢神经系统（central nervous system，CNS）肿瘤病理学与其他病理学分支一样，也随观察手段和检测技术的不断进步经历了解剖病理学、组织病理学、超微病理学的发展阶段，并正在向分子病理学过渡。在此过程中，随着常规组织病理学标本制备技术及切片染色方法的建立和不断完善，以及电子显微镜及免疫组织化学染色的新方法的应用，使人类对CNS肿瘤的认识逐步深入，CNS肿瘤的命名分类系统及病理诊断和生物学行为评价标准得以建立，并不断补充完善，为临床制定综合治疗方案及评估患者预后提供了客观的科学依据。包括世界卫生组织（world health organization，WHO）的分类在内，2000年以前的CNS肿瘤分类仍是以组织病理学特征作为主要分类和分级依据。显然这种以经验为基础的静态组织病理学分类框架不能完全反映肿瘤高度复杂的动态生物学过程，只能在一定程度上预测肿瘤的生物学行为、侵袭性生长能力和复发危险性，尚不能客观预测同一肿瘤对不同治疗及不同肿瘤对特定治疗敏感性的个体差异。因此，尽管组织学分类在CNS肿瘤的诊断、预后评估及指导治疗方面发挥了重要作用，但不能满足循证医学和个体化治疗的要求，有待于进一步完善。

随着分子生物学技术的迅猛发展和细胞遗传学与分子遗传学技术的日臻完善，以及人类基因组计划的实施及后基因组时代的到来，我们具备了从组织→细胞→分子水平认识肿瘤的发生、发展机制及其遗传学变异与表型异常之间关系的能力。激光捕获显微切割技术（laser capture microdissection，LCM）的建立，使我们能从肿瘤组织切片中选取纯肿瘤细胞用于检测其特定基因的结构和/或功能异常以及与肿瘤细胞侵袭性生长、增殖和凋亡调控紊乱等有关的信号传导通路活性的异常。这些技术的应用极大地促进了CNS肿瘤病理学的发展，部分研究成果已被2000年第三版WHO CNS肿瘤分类采用，在一定程度上弥补了以往单纯组织学分类的不足。随着分子病理学时代的到来及基因组学和蛋白组学研究的不断深入，有望建立以基因表达变异谱为依据的CNS肿瘤分类，可为该类肿瘤的诊断和鉴别诊断、生物学行为的评价及确定有效治疗靶标提供更为丰富和精确的参考依据。

第二节 组织起源、命名分类和分级

一、CNS肿瘤的组织起源

CNS肿瘤的命名主要取决于肿瘤的组织起源，故所有CNS肿瘤命名分类系统都是建立在肿瘤组织起源的基础之上。最具代表性的是1926年Cushing和Bailey制订的神经上皮起源肿瘤分类。他们分析了 400 多例神经上皮起源肿瘤，将各种肿瘤的细胞形态与 CNS 胚胎发育各期的未成熟细胞及成熟正常细胞的形态进行比较后，认为该类肿瘤分别来自 CNS 不同分化阶段的胚胎残留性神经上皮细胞，以此解释其组织发生，并据此将神经上皮起源肿瘤分为 16 个类型（表 4－2－1）。该分类是第一个较为系统的神经上皮起源肿瘤分类，对神经肿瘤病理学的发展具有划时代意义，多数命名沿用至今并被历次 WHO CNS 肿瘤分类采用，其缺点是未提出对肿瘤生物学行为进行评价的分级标准。目前 CNS 原发性肿瘤的组织起源已基本明确，并根据组织起源分为以下六组：① 神经上皮组织起源肿瘤；② 颅神经和脊神经根起源肿瘤；③ 脑膜起源肿瘤（分脑膜上皮起源和非脑膜上皮起源两类）；④ 淋巴瘤和造血组织肿瘤；⑤ 生殖细胞起源肿瘤；⑥ 鞍区肿瘤（表 4－2－1）。

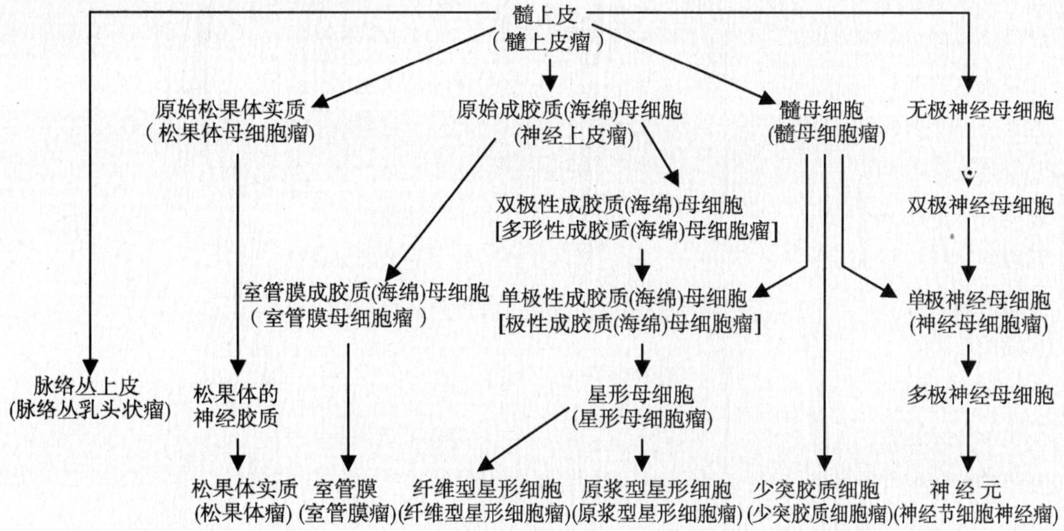

表 4－2－1 Cushing 和 Bailey 的神经上皮起源肿瘤分类及其组织发生学设想

二、WHO CNS 肿瘤分类建立的意义及历史沿革

自 1926 年 Cushig 和 Bailey 分类公布以来，CNS 肿瘤分类经历了一个漫长的发展完善过程。在 1979 年第一版 WHO CNS 肿瘤分类出版之前，历代神经病理学家基于自己从组织发生、形态学特征及生物学行为等方面对 CNS 肿瘤认识和理解的不同，提出了多种 CNS 肿瘤的命名和分类标准，致使一个肿瘤可有多个名称及同一名称在不同分类系统中代表不同的肿瘤。由于不同国家和地区采用不同的 CNS 肿瘤命名和分类标准，从而导致病例统计的混乱和科研结果的不一，给文献阅读和学术交流造成极大的困难。为了流行病学调查中病例统计的准确性以及便于会诊、科研和学术交流，WHO 国际神经病理学家委员会经过长达 15 年的病理学研究和大宗病例的临床随访工作后，于 1977 年在扎伊尔首都金沙萨召开 CNS 肿瘤分类会议，在 Zülch 和 Rubinstein 的主持下集体制订了第一个全世界公认和通用的 WHO CNS 肿瘤命名与分类方案（1979 年公布）。此后，WHO 国际神经病理学家委员会通过 1990 年瑞士苏黎世会议、1999 年法国里昂会议及 2006 年德国海德堡会议，先后对该分类做了三次调整和补充修改，每次都以“蓝皮书”形式公布修改后的新分类及详细说明。WHO CNS 肿瘤分类在全世界范围的广泛应用，对推动现代神经肿瘤病理学的迅速发展起了决定性作用。2007 年 WHO CNS 肿瘤最新分类“蓝皮书”及分类方案（表 4－2－2）已正式出版发行，本章将按该分类的顺序对 CNS 主要肿瘤的病理学做简要介绍。

表 4-2-2　2007 年 WHO CNS 肿瘤新分类（2006 年 11 月德国海德堡会议通过）

肿瘤分类	ICD-O	WHO 分级	肿瘤分类	ICD-O	WHO 分级
Ⅰ.神经上皮组织起源肿瘤			(3)血管中心型胶质瘤	9431/1*	Ⅰ
1.星形细胞起源肿瘤			7.神经元及混合性神经元-神经胶质起源肿瘤		
(1)毛细胞型星形细胞瘤	9421/1	Ⅰ			
毛细胞黏液样型星形细胞瘤	9425/3*	Ⅱ	(1)小脑发育不良性神经节细胞瘤(Lhermitte-Duclos)	9493/0	Ⅰ
(2)室管膜下巨细胞型星形细胞瘤	9384/1	Ⅰ			
(3)多形性黄色瘤型星形细胞瘤	9424/3	Ⅱ●	(2)婴儿促纤维增生性星形细胞瘤/神经节细胞胶质瘤	9412/1	Ⅰ
(4)弥漫性星形细胞瘤	9400/3	Ⅱ			
纤维型星形细胞瘤	9420/3	Ⅱ	(3)胚胎发育不良性神经上皮肿瘤	9413/0	Ⅰ
肥胖细胞型星形细胞瘤	9411/3	Ⅱ	(4)神经节细胞瘤	9492/0	Ⅰ
原浆型星形细胞瘤	9410/3	Ⅱ	(5)神经节细胞胶质瘤	9505/1	Ⅰ
(5)间变性星形细胞瘤	9401/3	Ⅲ	(6)间变性神经节细胞胶质瘤	9505/3	Ⅲ
(6)胶质母细胞瘤	9440/3	Ⅳ	(7)中枢神经细胞瘤	9506/1	Ⅱ
巨细胞型胶质母细胞瘤	9441/3	Ⅳ	(8)脑室外神经细胞瘤	9506/1*	Ⅱ
胶质肉瘤	9442/3	Ⅳ	(9)小脑脂肪神经细胞瘤	9506/1*	Ⅱ
(7)大脑胶质瘤病	9381/3	Ⅲ	(10)乳头状胶质神经元肿瘤	9509/1*	Ⅰ
2.少突胶质细胞起源肿瘤			(11)四脑室形成菊形团的胶质神经元肿瘤	9509/1*	Ⅰ
(1)少突胶质细胞瘤	9450/3	Ⅱ			
(2)间变性少突胶质细胞瘤	9451/3	Ⅲ	(12)副节瘤	8680/1	Ⅰ★
3.少突-星形细胞起源肿瘤			8.松果体区肿瘤		
(1)少突-星形细胞瘤	9382/3	Ⅱ	(1)松果体细胞瘤	9361/1	Ⅰ
(2)间变性少突-星形细胞瘤	9382/3	Ⅲ	(2)中等分化的松果体实质肿瘤	9362/3	Ⅱ～Ⅲ
4.室管膜起源肿瘤			(3)松果体母细胞瘤	9362/3	Ⅳ
(1)室管膜下室管膜瘤	9383/1	Ⅰ	(4)松果体区乳头状肿瘤	9395/3*	Ⅱ～Ⅲ
(2)黏液乳头状型室管膜瘤	9394/1	Ⅰ	9.胚胎性肿瘤		
(3)室管膜瘤	9391/3	Ⅱ	(1)髓母细胞瘤	9470/3	Ⅳ
富于细胞型	9391/3	Ⅱ	促纤维增生/结节型髓母细胞瘤	9471/3	Ⅳ
乳头状型	9393/3	Ⅱ	广泛结节型髓母细胞瘤	9471/3*	Ⅳ
透明细胞型	9391/3	Ⅱ	间变性髓母细胞瘤	9474/3*	Ⅳ
伸长细胞型	9391/3	Ⅱ	大细胞型髓母细胞瘤	9474/3	Ⅳ
(4)间变性室管膜瘤	9392/3	Ⅲ	(2)CNS 原始神经外胚层肿瘤(PNET)	9473/3	Ⅳ
5.脉络丛起源肿瘤					
(1)脉络丛乳头状瘤	9390/0	Ⅰ	CNS 神经母细胞瘤	9500/3	Ⅳ
(2)非典型性脉络丛乳头状瘤	9390/1*	Ⅱ	CNS 神经节细胞神经母细胞瘤	9490/3	Ⅳ
(3)脉络丛癌	9390/3	Ⅲ	髓上皮瘤	9501/3	Ⅳ
6.其他神经上皮起源肿瘤			室管膜母细胞瘤	9392/3	Ⅳ
(1)星形母细胞瘤	9430/3	△	(3)非典型性畸胎样/横纹肌样肿瘤(AT/RT)	9508/3	Ⅳ
(2)三脑室脊索瘤样胶质瘤	9444/1	Ⅱ			

续表

肿瘤分类	ICD-O	WHO分级	肿瘤分类	ICD-O	WHO分级
Ⅱ. 颅神经和脊神经根肿瘤			2. 间叶组织肿瘤(原发于脑膜)		
1. 施万细胞瘤(神经鞘瘤)	9560/0	Ⅰ	(1)脂肪瘤	8850/0	Ⅰ
(1)富于细胞型	9560/0	Ⅰ	(2)血管脂肪瘤	8861/0	Ⅰ
(2)丛状型	9560/0	Ⅰ	(3)冬眠瘤	8880/0	Ⅰ
(3)黑色素型	9560/0	Ⅰ	(4) 脂肪肉瘤	8850/3	Ⅲ～Ⅳ
2. 神经纤维瘤	9540/0	Ⅰ	(5) 孤立性纤维性肿瘤	8815/0	Ⅰ
丛状型	9550/0	Ⅰ	(6) 纤维肉瘤	8810/3	Ⅲ～Ⅳ
3. 神经束膜瘤		☆	(7) 恶性纤维组织细胞瘤	8830/3	Ⅳ
(1)神经束膜瘤,NOS	9571/0	Ⅰ	(8) 平滑肌瘤	8890/0	Ⅰ
(2)恶性神经束膜瘤	9571/3	Ⅱ～Ⅲ	(9) 平滑肌肉瘤	8890/3	Ⅲ～Ⅳ
4. 恶性周围神经鞘膜肿瘤(MPNST)		○	(10)横纹肌瘤	8900/0	Ⅰ
			(11)横纹肌肉瘤	8900/3	Ⅳ
(1)上皮样型 MPNST	9540/3	Ⅱ～Ⅳ	(12)软骨瘤	9220/0	Ⅰ
(2)伴间叶细胞分化型 MPNST	9540/3	Ⅱ～Ⅳ	(13)软骨肉瘤	9220/3	Ⅲ～Ⅳ
(3)黑色素型 MPNST	9540/3	Ⅱ～Ⅳ	(14)骨瘤	9180/0	Ⅰ
(4)伴腺上皮分化型 MPNST	9540/3	Ⅱ～Ⅳ	(15)骨肉瘤	9180/3	Ⅳ
			(16)骨软骨瘤	9210/0	Ⅰ
Ⅲ. 脑膜起源肿瘤			(17)血管瘤	9120/0	Ⅰ
1. 脑膜皮细胞起源肿瘤			(18)上皮样血管内皮瘤	9133/1	Ⅲ
脑膜瘤	9530/0		(19)血管外皮瘤	9150/1	Ⅱ
(1)脑膜皮型脑膜瘤	9531/0	Ⅰ	(20)间变性血管外皮瘤	9150/3	Ⅲ
(2)纤维型(纤维母细胞型)脑膜瘤	9532/0	Ⅰ	(21)血管肉瘤	9120/3	Ⅳ
(3)过渡型(混合型) 脑膜瘤	9537/0	Ⅰ	(22)卡波西(Kaposi)肉瘤	9140/3	Ⅲ
(4)砂粒体型脑膜瘤	9533/0	Ⅰ	(23)尤文肉瘤- pPNET	9364/3	Ⅳ
(5)血管瘤型脑膜瘤	9534/0	Ⅰ	3. 脑膜原发性黑色素细胞性病变		
(6)微囊型脑膜瘤	9530/0	Ⅰ	(1) 弥漫性黑色素细胞增生症	8728/0	◇
(7)分泌型脑膜瘤	9530/0	Ⅰ	(2) 黑色素细胞瘤	8728/1	◇
(8)富于淋巴细胞-浆细胞型脑膜瘤	9530/0	Ⅰ	(3) 恶性黑色素瘤	8720/3	＃
(9)化生型脑膜瘤	9530/0	Ⅰ	(4) 脑膜黑色素瘤病	8728/3	＃
(10)脊索瘤样型脑膜瘤	9538/1	Ⅱ	4. 其他与脑膜相关的肿瘤		
(11)透明细胞型脑膜瘤	9538/1	Ⅱ	血管母细胞瘤	9161/1	Ⅰ
(12)非典型性脑膜瘤	9539/1	Ⅱ			
(13)乳头状瘤型脑膜瘤	9538/3	Ⅲ	**Ⅳ. 淋巴瘤和造血组织肿瘤**		
(14)横纹肌样型脑膜瘤	9538/3	Ⅲ	1. 恶性淋巴瘤	9590/3	▲
(15)间变性(恶性)脑膜瘤	9530/3	Ⅲ	2. 浆细胞瘤	9731/3	▲

续表

肿 瘤 分 类	ICD-O	WHO 分级	肿 瘤 分 类	ICD-O	WHO 分级
3. 颗粒细胞肉瘤	9930/3	♯	**Ⅵ. 鞍区肿瘤**		
			1. 颅咽管瘤	9350/1	Ⅰ
Ⅴ. 生殖细胞起源肿瘤			(1)造釉细胞瘤型	9351/1	Ⅰ
1. 胚生殖细胞瘤	9064/3	※	(2)乳头状型	9352/1	Ⅰ
2. 胚胎癌	9070/3	♯	2. 颗粒细胞瘤	9582/0	Ⅰ
3. 卵黄囊瘤	9071/3	♯	3. 垂体细胞瘤	*9432/1**	Ⅰ
4. 绒毛膜上皮癌	9100/3	♯	4. 腺垂体梭形细胞瘤细胞瘤	*8291/0**	Ⅰ
5. 畸胎瘤	9080/1				
(1)成熟性畸胎瘤	9080/0	◆	**Ⅶ. 转移性肿瘤**		
(2)不成熟性畸胎瘤	9080/3	▲			
(3)伴有恶性转化的畸胎瘤	9084/3	▲			
6. 混合性生殖细胞肿瘤	9085/3	▲			

注：

ICD-O　为肿瘤性疾病国际分类和医学分类术语的形态学编码（http：//snomed. org）；其中：“/0”代表良性肿瘤，“/3”代表恶性肿瘤，“/1”代表交界性或生物学行为不确定的肿瘤，但以上编码代表的肿瘤生物学行为不完全适用于CNS肿瘤，所以与本次CNS肿瘤WHO分类的分级不完全一致。

*　用斜体字表示的形态学编码是为第四版ICD-O提出的暂用编码，预计将编入下一版ICD-O，但其中一些还会有变动。

●　当核分裂≥5个/10HPF和/或有小灶性坏死时诊断为“有间变特征的多形性黄色瘤型星形细胞瘤”，不再使用“间变性多形性黄色瘤型星形细胞瘤WHO Ⅲ级”一词；尽管这种病例预后稍差，但仍为WHO Ⅱ级。

△　因其生物学行为是多变的，由于缺乏足够的临床和病理资料，本次WHO分类未对其作出明确分级，但以往认为该肿瘤可为WHO Ⅱ～Ⅳ级。

★　特指脊髓的副节瘤为WHO Ⅰ级，多位于马尾终丝，少数位于颈胸段；颅内原发性副节瘤很少见，目前尚无确切分级。

☆　所有神经内和绝大多数软组织的神经束膜瘤是WHO Ⅰ级；恶性神经束膜瘤仅见于软组织，细胞密度和核染色质明显增加，细胞异型性突出，有较多核分裂者为WHO Ⅱ级；在WHO Ⅱ级基础上出现坏死者为WHO Ⅲ级。

○　与富于细胞的神经纤维瘤相比，细胞密度和核染色质明显增加，核体积超过神经纤维瘤细胞的3倍，可见较多核分裂者为WHO Ⅱ级；异型性更突出，核分裂＞4个/1HPF者为WHO Ⅲ级；在WHO Ⅲ级基础上出现坏死者为WHO Ⅳ级。

◇　本次WHO分类未给出明确分级，但实际上相当于WHO Ⅱ级。

♯　本次WHO分类未给出明确分级，但实际上相当于WHO Ⅳ级。

▲　本次WHO分类未给这组肿瘤作出明确分级，但实际上该组肿瘤相当于WHO Ⅲ～Ⅳ级。

※　本次WHO分类未给出明确分级，但实际上相当于WHO Ⅱ～Ⅲ级。

◆　本次WHO分类未给出明确分级，但实际上相当于WHO Ⅰ级。

三、WHO CNS 肿瘤的分级标准

目前组织学分级仍是评估肿瘤生物学行为的主要手段，也是临床确定最佳治疗方案，尤其是选择适当放疗剂量和特定化疗方案的关键参考指标。在 1979 年 WHO CNS 肿瘤分类中，已制定了能反映肿瘤生物学行为和临床预后的组织学分级标准，并涵盖了绝大多数 CNS 肿瘤。该标准的制定主要参考了 Kernohan 和 Zülch 的 CNS 肿瘤组织学分级法，并采纳了以往其他分级系统的合理部分。WHO CNS 肿瘤分级标准的广泛应用，为全世界许多医疗中心提供了促进病理医生、神经外科医生及肿瘤科医生交流和互动的信息，统一了 CNS 肿瘤（尤其是胶质瘤和脑膜瘤）的诊断和治疗标准。然而，随着 WHO CNS 肿瘤分类的不断更新，该标准已不能满足实际工作的需要，故在 1993 年又参考 Ringertz 和 St. Anna/Mayo 的 CNS 肿瘤组织学分级法对其进行了修订。2000 年和最新的 2007 年 WHO CNS 肿瘤分类中，CNS 肿瘤的组织学分级标准基本沿用了 1993 年 WHO 分类的标准，仅对个别内容稍作修改（表 4－2－3）。WHO CNS 肿瘤分级是用罗马数字表示的四级分级法，最低为Ⅰ级，最高为Ⅳ级。尽管 2007 年 WHO 新分级系统涵盖了更多的 CNS 肿瘤，但因一些新发现的肿瘤受到例数少的限制，还需经病例积累和长期随访才能确定级别。

表 4－2－3　WHO CNS 肿瘤生物学行为和预后的分级标准

WHO 分级	分级标准
Ⅰ级（良性）	核无异型性，细胞增生不活跃，无核分裂，无血管内皮细胞增生，无坏死。境界清楚易分离全切，单纯外科手术切除后有被治愈的可能性。
Ⅱ级（交界性）	核异型性较明显，细胞增生较活跃，偶见核分裂，无血管内皮细胞增生，无坏死。呈浸润性生长、境界不清，不易全切，单纯外科手术切除后易复发，部分病例有向更高级别恶性进展的倾向。
Ⅲ级（低度恶性）	核异型性明显，细胞增生活跃，可见较多核分裂，无血管内皮细胞增生，无坏死。呈浸润性生长，可侵犯邻近脑组织，无法全切，单纯外科手术切除后复发间隔期比Ⅱ级者更短，部分病例有向更高级别恶性进展的倾向，一旦确诊需接受适当的放疗和/或化疗，并常死于所患肿瘤。
Ⅳ级（高度恶性）	核异型性比Ⅲ级者更突出，细胞增生极度活跃，可见较多核分裂和病理性核分裂，有明确的血管内皮细胞增生和/或伴周边肿瘤细胞假栅栏样排列的灶性坏死，浸润性生长能力强，常侵犯邻近脑组织，无法全切。术前病史短，病程进展迅速。外科手术切除后即使辅以放疗和化疗，复发间隔期也很少超过 1 年，易在 CNS 中播散，所有病例均死于所患肿瘤。

四、WHO CNS 肿瘤分级对预后评估的意义

WHO CNS 肿瘤分级是将一组用于预测肿瘤对治疗反应及患者预后的评价指标综合起来的评价体系。该评价体系中除组织学评价指标外，还包括：临床发现（如患者的身体状况及肿瘤部位等）、影像学特征（如有无强化、强化形式及强化程度等）、手术切除的程度以及分子生物学特征（如增殖指数及遗传学的异常改变等）。对于每个肿瘤而言，在全面评估其预后方面各指标所占的权重常有一定的差异。尽管受这些差异的影响，典型 WHO Ⅱ级 CNS 肿瘤患者的生存期一般在 5 年以上；WHO Ⅲ级 CNS 肿瘤患者的生存期约为 2～3 年；

WHO Ⅳ级 CNS 肿瘤患者的预后在很大程度上取决于组织学类型及是否采用了有效的治疗措施。绝大多数胶质母细胞瘤患者（特别是老年患者）的生存期不足 1 年，而其他一些 WHO Ⅳ级 CNS 肿瘤患者如给予适当治疗其预后可以明显好于胶质母细胞瘤，例如 WHO Ⅳ级的小脑髓母细胞瘤和生殖细胞起源肿瘤不治疗会迅速死亡，经适当有效的放、化疗可分别使其 5 年生存率超过 60％和 80％。

第三节　中枢神经系统肿瘤的病理学

一、神经上皮组织起源肿瘤（tumors of neuroepithelial tissue）

（一）星形细胞起源肿瘤（astrocytic tumors）

1. *毛细胞型星形细胞瘤*

该类肿瘤有两个亚型，即经典的毛细胞型星形细胞瘤（classical pilocytic astrocytoma）和毛细胞黏液样型星形细胞瘤（pilomyxoid astrocytoma）。两者都由肿瘤性毛细胞型星形细胞组成，但组织学形态和生物学行为等方面有明显差异，故分别介绍。

（1）毛细胞型星形细胞瘤（WHO Ⅰ级）

1）概述：毛细胞型星形细胞瘤（pilocytic astrocytoma，PA）占全部胶质瘤的 5％～6％，多见于 19 岁以下的儿童和青年人，成人 PA 少见（平均发病年龄为 22 岁），没有性别差异。PA 最好发于小脑（67％），其次是中线结构（如三脑室区、视交叉、视神经、脑干、脊髓等），少数发生在大脑半球（以颞叶、颞顶交界区及丘脑相对多见）。PA 通常生长缓慢，多数手术切除可以治愈，少数病例可局部复发和/或沿脑脊液播散，偶有间变的报道。

2）大体表现：PA 多数质软、切面灰白色、边界比较清楚，常在瘤内或瘤旁有囊腔形成，部分病例的肿瘤以壁结节形式附着于囊壁的内腔面。而位于脑干、视神经和视交叉的 PA 常浸润邻近的软脑膜或白质纤维束。发生于脊髓者可形成跨越几个脊髓阶段的髓内空腔。病程较长的病例可见钙化和含铁血黄素沉积。

3）组织学表现：PA 主要由伸出细长突起的单极或双极毛发样肿瘤性星形细胞组成，胞浆粉红色，核卵圆形或短梭形，核分裂罕见。肿瘤细胞呈较密集的束状或漩涡状排列，肿瘤细胞间常见香肠状或胡萝卜样嗜伊红 Rosenthal 纤维（变性的胶质纤维酸性蛋白）。部分区域因间质水肿形成微囊变，其中有排列稀疏、多突起、胞浆粉红色、核圆形的肿瘤细胞，并可见嗜伊红颗粒样小体。间质血管增生较明显，甚至呈海绵状血管瘤样改变，但无内皮细胞增生。部分病例可出现少量单核或多核异型细胞，不影响患者预后。

4）免疫组织化学染色：肿瘤细胞呈胶质纤维酸性蛋白（GFAP）、S－100 蛋白（S－100）强阳性，波形蛋白（vimentin）部分肿瘤细胞阳性。Ki－67 抗原（MIB－1）标记指数为 0～3.9％，平均 1.1％，说明 PA 肿瘤细胞增殖活性很低。

5）分子遗传学与分子生物学：约 15％～30％的 PA 发生于Ⅰ型神经纤维瘤病（neurofibromatosisⅠ，NFⅠ）患者，且主要发生于小儿（平均确诊年龄为 4.5 岁），这部分 PA 的肿瘤细胞中都有 NF－1 基因（位于染色体 17q）缺失。而在与 NFⅠ无关的散发性 PA，肿瘤细胞的 NF－1 基因结构正常，甚至其表达可以增加；延伸因子 1α2（EF－1α2）基因高表达仅见于散发性 PA。因此，尽管散发性 PA 与 NFⅠ相关性 PA 的组织形态学表型相同，但导致二者发生、发展的分子遗传学变异背景不同。另外，PA 还常出现染色体 7、8、19、22 部分区段的获得及染色体 19 部分区段的丢失。PA 的部分基因表达谱与少突胶质细胞瘤相似，如 PA 常表达 PEN5、蛋白脂蛋白（PLP）、外周髓鞘蛋白 22（PMP－22）、髓鞘碱性蛋白（MBP）和髓鞘少突胶质细胞糖蛋白（MOG）。与弥漫性星形细胞瘤不同，散发性 PA 很少出现 p53 基因异常。

（2）毛细胞黏液样型星形细胞瘤（WHOⅡ级）

1）概述：毛细胞黏液样型星形细胞瘤（pilomyxoid astrocytoma，PMA）是一种少见的 PA 亚型，其组织起源可能与 PA 相同。PMA 绝大多数发生在婴幼儿（中位年龄 10 个月），故曾被称作“婴儿毛细胞型星形细胞瘤”，少数发生在年长儿童，成人罕见。男女之比大致相等。所有好发 PA 的部位（如小脑、视神经、丘脑、脑干、颞叶、脊髓等）均可发生 PMA，但 PMA 最常见于下丘脑和视交叉。PMA 的侵袭性比 PA 强，局部复发率和脑脊液播散率均明显高于 PA，预后比 PA 差，其 1 年无进展生存期只有典型 PA 的 56%。

2）大体表现：手术中所见 PMA 为一实性、质软的胶冻状肿块，多数边界比较清楚。部分病例的肿瘤可以侵犯邻近组织，无法确定明确的手术切除边界。

3）组织学表现：PMA 的肿瘤细胞形态相对单一、大小中等，发出纤细的双极突起，胞浆粉红色，核呈卵圆形或短梭形。在血管周围，双极肿瘤细胞的一端垂直附着于血管壁，并围绕血管呈密集的放射状排列，形成假菊形团样结构，这是 PMA 的组织学特征。在血管之间的区域，中等密度的双极肿瘤细胞在黏液样基质中与血管长轴呈平行排列，部分病例可呈浸润性生长。肿瘤中无 Rosenthal 纤维和嗜酸性颗粒样小体，可见少量核分裂。部分病例可见血管增生，常形成线性排列的肾小球样血管丛，并可伴有囊性变。个别病例可有小灶性坏死。

4）免疫组织化学染色：PMA 的肿瘤细胞呈弥漫性 GFAP、S－100 和 Vimentin 强阳性。一些 PMA 可表达突触素，但不表达神经微丝和嗜铬粒素。PMA 的 MIB－1 标记指数波动范围很大，可以从 2%到 20%。

5）分子遗传学与分子生物学：目前除有 2 例 PMA 发生于Ⅰ型神经纤维瘤病的报道外，还没有其他有关 PMA 分子遗传学与分子生物学异常的研究报道。

2. 室管膜下巨细胞型星形细胞瘤（WHOⅠ级）

（1）概述

室管膜下巨细胞型星形细胞瘤（subependymal giant cell astrocytoma，SEGA）多发生于 20 岁前。SEGA 几乎都发生于结节性硬化综合征（tuberous sclerosis complex，TSC）的患者，而 TSC 可以 SEGA 为首发表现，TSC 患者的 SEGA 发病率为 6%～14%。SEGA 最常见于基底节水平的侧脑室壁及三脑室的室间孔附近。常见的症状是癫痫及肿瘤阻塞室间孔引起的颅内压增高的症状。

（2）大体表现

SEGA 常呈界限清楚的局限性结节状生长，切面呈灰白色多囊性，如有陈旧或新鲜出血可呈棕黄或红褐色。肿瘤内及邻近脑组织中常有明显的钙化。

（3）组织学表现

SEGA 主要由核偏于一端、胞浆丰富红染的瓜子形肥胖细胞组成，核染色质较稀疏，有 1～2 个明确的核仁；还可见到胞浆丰富红染的梭形细胞及神经节细胞样肿瘤细胞。部分 SEGA 可出现血管内皮细胞增生、坏死、核分裂及明显的细胞多形性，这些并不意味着肿瘤的生物学行为发生了改变，不影响患者预后。极少数复发的 SEGA 病例从未发生恶性转化。

（4）免疫组织化学染色

梭形细胞全部表达 GFAP；肥胖细胞和神经节细胞样细胞的 β 微管蛋白Ⅲ（β－tubulin Ⅲ）表达率＞80%，并不同程度地表达神经元特异性烯醇化酶（NSE）、突触素和神经微丝；

所有肿瘤细胞均表达 S-100。MIB-1 标记指数为 0.1%～3.8%，平均 1.1%，说明该肿瘤的细胞增殖活性很低。

（5）分子遗传学与分子生物学

TSC 为常染色体显性遗传病，其发生与抑癌基因 TSC1（位于染色体 9q34，编码蛋白为 Hamartin）和 TSC2（位于染色体 16p13，编码蛋白为 Tuberin）异常有关系。免疫组织化学染色显示，SEGA 的肥胖细胞 Tuberin 弱阳性，梭形细胞和神经节细胞样细胞不表达 Tuberin；PCR 分析证实，后两种细胞有染色体 16p13 的杂合性缺失（LOH）。这些都说明 TSC2 基因的结构和功能异常是导致 TSC 伴发 SEGA 的直接因素。

3. 多形性黄色瘤型星形细胞瘤（WHOⅡ级）

（1）概述

多形性黄色瘤型星形细胞瘤（pleomorphic xanthoastrocytoma，PXA）占星形细胞起源肿瘤的 1%以下，主要发生于儿童和青年人，2/3 病例的发病年龄小于 18 岁，偶见于成年人，无性别差异。PXA 患者多有药物难以控制的顽固性癫痫。98%的 PXA 位于幕上，以颞叶最常见，其次为顶叶和额叶，少数病例发生在基底节、小脑、脊髓和视网膜。

（2）大体表现

PXA 多位于脑表面，并附着于脑膜，与周围脑组织境界清楚。肿瘤可为实性，但约 50%的 PXA 有囊腔形成，部分病例的肿瘤为位于囊腔内的壁结节。肿瘤切面呈灰白或灰黄色。累及硬脑膜、呈多中心性生长或沿软脑膜播散仅见于个别病例。

（3）组织学表现

PXA 的主要组织学特征为：① 肿瘤细胞大小、形态不一，可呈梭形、星芒状、椭圆形，有明显的多形性；② 部分区域肿瘤性星形细胞呈密集镶嵌的上皮样排列；③ 部分区域以梭形细胞为主，呈束状或席纹样排列；④ 在梭形细胞间混有 GFAP 阳性、单核或多核、胞浆富含脂滴、呈泡沫状的黄色瘤样巨星形细胞，脂滴常占据胞浆的大部分，其核的体积和染色深浅差异很大，常见核内包涵体；⑤ 肿瘤中还常见胞浆呈毛玻璃样、含嗜伊红颗粒小体的巨细胞，核被挤压到细胞周边部，使整个细胞呈印戒样；⑥不仅在脑膜反应区有网状纤维存在，在单个肿瘤细胞周围也有致密的网状纤维基底膜包绕；⑦在肿瘤细胞间和小血管周围，有明显的灶性淋巴细胞（偶尔还有浆细胞）浸润。此外，部分 PXA 中可混有“神经节细胞胶质瘤”和/或“少突胶质细胞瘤”成分，肿瘤周边可出现 Rosenthal 纤维。当 10 个高倍视野核分裂≥5 个，有血管内皮细胞增生和/或小灶性坏死时诊断为“有间变特征的 PXA”，预后较一般 PXA 稍差，但生物学行为仍为 WHOⅡ级。

（4）免疫组织化学染色

多数肿瘤细胞表达 GFAP、S-100 和 Vimentin，有神经节细胞分化时表达突触素、NSE、神经微丝、β-tubulin Ⅲ和微管相关蛋白 2（MAP2）等神经元标志物。除此之外，PXA 肿瘤细胞常表达造血前体细胞和血管内皮细胞相关抗原 CD34，这些对诊断该肿瘤有重要参考价值。MIB-1 标记指数<1%。

（5）分子遗传学与分子生物学

尽管有个别 PXA 病例可合并Ⅰ型神经纤维瘤病，但确切家族性发病的 PXA 尚未见报道。PXA 可有染色体 3、7 及 1q 部分区带的 DNA 获得。50 例的比较基因组杂交（CGH）的分析发现，PXA 有以下染色体基因组的 DNA 获得（＋）或丢失（－）：＋X（16%），－17（10%），＋7、＋9q、＋20（各 8%），－8、－18、－22、＋4、＋5 和＋19（各 4%）。微阵列 CGH（array-based CGH）分析发现，10 例 PXA 中的 6 例有 9p21.3 纯合性缺失（该区段含 CDKN2A/p14ARF/ CDKN2B 基因)。PXA 的 p53 基因突变率仅为 6%，且与是否有组织学间变特征存在无关。PXA 很少有 EGFR、CDK4 和 MDM2 扩增。这些发现说明 PXA 的遗传学异常与弥漫浸润性大脑星形细胞瘤不同。

4. 弥漫性星形细胞瘤（WHOⅡ级）

（1）概述

弥漫性星形细胞瘤（diffuse astrocytoma，DA）占脑星形细胞起源肿瘤的 10%～15%，可以发生在任何年龄，但以 30～40 岁最为多见，平均发病年龄为 34 岁，男女之比为1.18∶1。DA 可发生于 CNS 任何部位，但 80%以上位于幕上，以额叶和颞叶最为常见，位于幕下者多见于脑干和脊髓，发生于小脑者少见。DA 呈浸润性生长，手术不易全切，术后易局部复发，术后平均生存期为 6～8 年。根据含量占绝对优势的肿瘤细胞的形态特征不同，将 DA 分为纤维型、原浆型和肥胖细胞型三个组织学亚型。三型 DA 均有部分病例可恶性进展为级别更高的间变性星形细胞瘤（WHOⅢ级）或胶质母细胞瘤（WHOⅣ级），肥胖细胞型的恶性转化率最高。

（2）大体表现

DA 呈浸润性生长，大体边界不清，可能比实际看到的范围要大，但一般不破坏受累的原有组织结构。纤维型星形细胞瘤质地比较硬，原浆型和肥胖细胞型星形细胞瘤的质地较软。切面呈灰白或灰黄色颗粒状，可见大小不等、呈海绵状的多发性小囊腔，个别病例可形成充满清亮液体的大囊腔。DA 有镜下广泛微囊变时，因囊腔内充满黏液样物质，使肿瘤切面呈胶冻状。以肥胖细胞为主的 DA 可有一囊壁光滑的大囊腔。DA 可见灶性或弥散性沙砾样钙化。肿瘤可向对侧结构扩展，以位于额叶者多见。

（3）组织学表现

1）纤维型星形细胞瘤（fibrillary astrocytoma）：是 DA 中常见的亚型，在纤细、粉染的胶质纤维网背景上，有密度中等、分化好的肿瘤性纤维型星形细胞。肿瘤细胞中等大小，核圆形或椭圆形，有轻度异型，染色质含量中等，无核分裂或偶见。肿瘤细胞几乎看不到胞浆，从胞核直接发出纤细的分支少的粉染突起，互相交织成网，间质有程度不同的微囊变。肿瘤中可见少量灶性或散在分布的原浆型和/或肥胖细胞型肿瘤性星形细胞。该肿瘤为 WHOⅡ级。

2）肥胖细胞型星形细胞瘤（gemistocytic astrocytoma）：该型 DA 的组织背景与纤维型相似，但很少有微囊变。肿瘤性肥胖细胞型星形细胞体积大，胞浆丰富、红染，呈卵圆形气球状。核位于细胞一侧，异型性较纤维型明显，无核分裂或偶见。肿瘤中也可见到一定量的纤维型和/或原浆型肿瘤性星形细胞；只有肿瘤性肥胖细胞型星形细胞占全部肿瘤细胞的 20%以上时，才能诊断为肥胖细胞型星形细胞瘤。此外，在肿瘤间质血管周围常见淋巴细胞呈套袖状浸润。虽然该肿瘤出现恶性进展的几率明显高于另外两型 DA，但其仍为 WHO Ⅱ级。

3）原浆型星形细胞瘤（protoplasmic astrocytoma）：是 DA 中少见的亚型，组织背景与纤维型相似，但微囊变更突出，肿瘤细胞密度略高于纤维型。肿瘤细胞体积介于前两型 DA 之间，核较纤维型大，圆形或椭圆形，有轻度异型，染色质含量中等，无核分裂；核周有红染的胞浆，并发出分支多、短粗的粉染突起。常见间质黏液样变性。间质黏液样变性和突出的微囊变是其组织学特征。该肿瘤为 WHOⅡ级。

（4）免疫组织化学染色

三型 DA 的肿瘤细胞均表达 GFAP 和 S－100，少量肿瘤细胞表达 Vimentin。GFAP 位于肿瘤细胞质和突起，S－100 位于肿瘤细胞核和突起，Vimentin 主要位于肿瘤细胞质。纤维型还表达B-晶状体球蛋白（B-crystallin），肥胖细胞型常表达p53和bcl-2蛋白，少数原浆型病例表达p53和bcl-2蛋白及环氧化酶-2（cyclooxygenase-2）。MIB-1标记指数：纤维型＜4%，平均2.5%；肥胖细胞型＜4%，但肥胖肿瘤细胞的MIB-1标记指数明显低于该肿瘤中的小细胞成分；原浆型＜1%。

（5）分子遗传学与分子生物学

1）家族遗传性疾病与DA的关系：少数DA可发生于家族遗传性p53基因种系突变/Li-Fraumeni综合征的患者；最近又有文献报道，家族遗传性多发性内生软骨瘤病Ⅰ型（Ollier病）患者也可发生DA（Ollier病也易发软骨肉瘤）；但绝大多数DA是散发病例。

2）散发性DA的基因异常：散发性DA最常见的特征性基因异常是p53基因突变，三型DA的总发生率＞60%，肥胖细胞型的p53基因突变率＞80%。然而，在DA向继发性胶质母细胞瘤恶性进展时，p53基因突变率无明显增加，说明p53基因突变是散发性DA发生的早期事件。散发性DA可有血小板源性生长因子受体α（PDGFRα）mRNA表达增加。

3）散发性DA的启动子甲基化：约1/3散发性DA有p14ARF基因启动子CpG岛甲基化，约50%的散发性DA有6-氧-甲基鸟嘌呤-DNA甲基转移酶（MGMT）基因启动子CpG岛甲基化。DA的MGMT基因启动子甲基化，常伴有p53基因外显子CpG位点的G：C配对转换为A：T配对（G→A转换）的突变。

4）散发性DA的分子遗传学异常：经CGH分析证实，散发性DA常见的基因组DNA失衡为染色体7q、5p、9、19p获得，8q扩增以及19q、1p、Xp丢失。14%的散发性DA有染色体6的删除缺失，27%～33%的散发性DA有染色体22q的单基因位点或多基因位点杂合性缺失（LOH）。

5. 间变性星形细胞瘤（WHO Ⅲ级）

（1）概述

间变性星形细胞瘤（anaplastic astrocytoma，AA）占神经上皮肿瘤的16.6%，可发生在任何年龄，但多发生于30～60岁，平均发病年龄为51岁，男女之比约为1.31∶1。AA可发生于CNS任何部位，大脑半球为其好发部位，以额叶、颞叶和顶叶多见。AA的浸润性生长能力比DA更强，手术无法全切，术后常常局部复发，易恶性进展为胶质母细胞瘤（WHO Ⅳ级）。AA的预后差，术后平均生存期为2年。

（2）大体表现

AA呈弥漫浸润性生长，大体边界不清，与DA相似，也不破坏受累的原有组织结构，但常使受累组织结构（如邻近脑回、基底节等）明显增大。通常AA的整个瘤体质地较软，不透明，切面呈实性、灰黄或灰白色颗粒状，偶有大体可见的囊性变。肉眼常难与DA区分，但因AA的细胞密度更高，使其切面与周围组织结构的差别比DA更明显，故有时AA的肿块比DA更易分辨。

（3）组织学表现

AA由形态和分化程度不一的肿瘤性星形细胞组成，细胞密度明显高于DA，核异型性显著，可见较多核分裂。评估核分裂要结合组织标本的体积，在立体定向穿刺活检的小标本中只要有一个核分裂对提示肿瘤细胞增殖活跃就有意义，MIB-1免疫组织化学染色有助于小标本的级别判定；而在手术切除的大标本，仅见到一个核分裂不能诊断AA；区域性或弥漫性细胞密度增加是诊断AA的重要指标，但如有足够的核分裂数，即使细胞密度低也应诊断为AA。AA可以完全由间变性星形细胞组成，也可在Ⅱ级的DA背景上出现区域性间变。部分AA中可出现高度间变区，其肿瘤细胞核的形态、大小相差悬殊，染色质明显增多变粗，核仁增大和/或数目增加，核分裂进一步增多，甚至出现病理性核分裂和/或多核瘤巨细胞（诊断 AA 不需要后两项指标），这种病例只要无血管内皮细胞增生及伴假栅栏样排列的小灶性坏死出现仍为 AA。

（4）免疫组织化学染色

AA 的肿瘤细胞表达 GFAP、S-100 和 Vimentin。MIB-1 标记指数为 5%～10%，该范围的一侧与 DA 重叠，另一侧与胶质母细胞瘤重叠。约 60%的 AA 肿瘤细胞表达 p53 蛋白。

（5）分子遗传学与分子生物学

AA 的分子遗传学变异与其临床预后及组织学形态一样，也处于 DA 向胶质母细胞瘤进展的中间阶段。AA 的 p53 和 PTEN 基因突变率分别为 50%～60%和 18%～23%；EGFR 扩增率不足 10%；染色体 17p、6q 、10q、22q 及 19q 的杂合性缺失（LOH）率分别为 50%～60%、>30%、35%～60%、20%～30%和 46%。

6. 有神经毡样岛的胶质神经元肿瘤（WHO Ⅱ～Ⅲ级）

（1）概述

有神经毡样岛的胶质神经元肿瘤（glioneuronal tumor with neuropil-like islands，GTNI）是一种罕见的特殊星形细胞瘤。文献共报道 16 例，发病年龄为 23～65 岁（平均 42 岁），男 11 例、女 5 例，15 例位于大脑（额叶 8 例、双额叶 1 例、额颞叶 2 例、颞叶 1 例、顶叶 3 例），仅 1 例位于脊髓颈胸段。GTNI 呈浸润性生长，无法全切，易局部复发，也可发生脑脊液播散。GTNI 星形胶质成分的分化程度决定其组织学分级，可为 WHO Ⅱ级或Ⅲ级，预后分别与对应级别的 DA 或 AA 相似。

（2）大体表现

GTNI 的大体边界不清，受累的脑或脊髓实质表现为局部膨胀，切面灰质颜色变浅，使受累脑皮层-白质交界区的界限模糊不清。

（3）组织学表现和免疫组织化学

GTNI 由弥漫分布的胶质成分和灶性神经毡样岛组成，后者是病理诊断 GTNI 的特征性组织学标志。胶质成分主要是 GFAP 阳性、异型性较明显的肿瘤性星形细胞［纤维型和/或肥胖细胞型］，其中含有少数 GFAP、神经元核（NeuN）及 Hu 抗原（Hu）均阴性的少突胶质细胞样细胞，这些肿瘤性胶质细胞弥漫浸润于受累的神经实质内。界限分明、圆形或卵圆形的小结节状神经毡样岛散在于弥漫分布的肿瘤性胶质细胞之间；小岛的基质为纤细粉染的丝状神经毡（突触素染色呈颗粒状阳性）；少突胶质细胞样细胞和异型大细胞（NeuN 或 Hu 染色呈灶性核阳性）呈菊形团样环绕在小岛周边形成小岛的细胞边框，并以不同密度位于小岛内或过渡为溪流样排列。仅在神经毡样岛附近的肿瘤性胶质细胞间出现随机分布、体积中等或较大的成熟神经元。核分裂及 MIB-1 和 p53 蛋白阳性细胞核主要见于肿瘤性胶质细胞。

当 GTNI 有以上组织学表现，可见少量核分裂，MIB-1 标记指数<5%，定为 WHO Ⅱ级。如在此基础上，出现核异型性加重，核分裂显著增多，并出现伴内皮细胞增生的微血管增生和/或坏死（后者罕见）等间变特征，MIB-1 标记指数明显高于 5%，定为 WHO Ⅲ级，多见于复发的 GTNI。

（4）分子遗传学与分子生物学

CGH 分析发现，GTNI 可有染色体 7q21.1-qter 获得及 1p、9p21-pter、22q 的丢失。对 8 例 GTNI 染色体 1p/19q 杂合性缺失（LOH）的 PCR 检测揭示，仅在 1 例发现 1p36/

19q13 的小片段 LOH。多数病例有 p53 蛋白过表达。这些异常与 GTNI 发生、发展的关系尚不清楚。

7. 胶质母细胞瘤

该类肿瘤有三种亚型，即胶质母细胞瘤（glioblastoma）、巨细胞型胶质母细胞瘤（giant cell glioblastoma）和胶质肉瘤（gliosarcoma）。因三者的组织学形态、分子遗传学背景及生物学行为等方面有一定差异，故分别介绍。

（1）胶质母细胞瘤（WHO Ⅳ级）

1）概述：胶质母细胞瘤（glioblastoma，GB）是最常见的脑肿瘤（占颅内肿瘤的12%～15%），也是星形细胞起源肿瘤中恶性程度和发病率最高的肿瘤（占 60%～75%）。90%以上的病例首次发病即为 GB（原发性 GB）；不足 10%的病例首次发病为 WHO Ⅱ级的弥漫性星形细胞瘤或 WHO Ⅲ级的间变性星形细胞瘤，复发时恶性进展为 GB（继发性 GB）。GB 可发生于任何年龄，但主要见于成年人，高峰发病年龄为 45～75 岁（80%的患者＞50 岁），原发性 GB 的平均发病年龄为 62 岁，继发性 GB 的平均发病年龄为 45 岁，GB 总男女之比为 1.26∶1。GB 可发生于 CNS 任何部位，但多数位于幕上大脑半球的白质，常见于颞叶（31%）、顶叶（24%）、额叶（23%）和枕叶（16%），其中以额-颞叶交界区最为常见。GB 也可见于基底节和丘脑，其他部位少见。GB 呈浸润性生长，侵犯邻近皮层，并可通过胼胝体进入对侧大脑半球，常迅速破坏邻近组织结构，手术无法全切，即使辅以放化疗，术后也会迅速复发，原发性 GB 的中位生存期为 4.7 个月，继发性 GB 的中位生存期为 7.8 个月。

2）大体表现：绝大多数大脑半球的 GB 中心位于脑白质内，少数位于脑表面并与软脑膜和硬脑膜相连。肿瘤体积大，常占据一个脑叶的大部分。原发病变多为单侧，位于脑干和胼胝体者可为双侧受累。幕上双侧病变是肿瘤沿髓鞘结构迅速生长，跨过胼胝体和沿穹隆向对侧颞叶扩展的结果。大体边界不清，切面可呈多种颜色，肿瘤周边部富于细胞区可呈质软的灰色边界或灰色肿瘤组织带，但也可因坏死区紧靠邻近脑组织而无明确边界；中心坏死区可占肿瘤总体积的 80%，可有多少不等的瘤中出血，因坏死区髓鞘崩解及新旧不等的出血使肿瘤切面呈红、棕、黄混杂的点彩状。肿瘤中可出现囊腔，内含由肿瘤组织液化性坏死形成的混浊液体。

3）组织学表现：GB 主要由高度间变的肿瘤性星形细胞组成，这些细胞形态多样，体积相差悬殊，可为小圆细胞、中等大小的短梭形细胞和多突起细胞、多突起单核瘤巨细胞以及多核怪异瘤巨细胞，它们具有多少不等的红染或粉染胞浆，核异型性突出，核染色质丰富，核/浆比明显增加，细胞增殖活跃，核分裂随处可见，并可见病理核分裂。GB 中还可见少量胞浆呈颗粒状、CD68 阳性的大细胞和胞浆富含脂质、呈泡沫状的肿瘤细胞，偶见鳞状上皮化生灶。在分化相对成熟的 GB 中可见向星形细胞分化的肿瘤细胞灶。在 GB 中还可见量多少不等的类似肥胖细胞型星形细胞瘤的肥胖细胞（在继发性 GB 更为多见），在肥胖细胞聚集区可见血管周围淋巴细胞浸润（主要为 $CD8^+$ T 细胞和 $CD4^+$ T 细胞，少数为 B 细胞）。肿瘤细胞可浸润于室管膜下区、神经纤维传导通路及皮层内，后者常围绕残存的神经元呈卫星样排列。根据细胞组成、排列方式及组织结构的不同，可进一步将 GB 分为以下亚型：

A. 多形性 GB（glioblastoma multiforme，GBM）：由上述各种高度间变的肿瘤细胞混合而成，肿瘤细胞及其核呈明显的多形性，核异型突出，核分裂多见，有大量多核瘤巨细胞，可见周边有短梭形细胞呈假栅栏样排列的小灶性坏死。

B. 小细胞型 GB（small cell glioblastoma，SCG）：以排列密集的小圆细胞和短梭形细胞为主，细胞形态相对单一，但核分裂多见，常见周边有小圆细胞和短梭形细胞呈假栅栏样排列的小灶性和/或地图状坏死，并常见小的钙化灶。

C. 腺样 GB（adenoid glioblastoma）：当 GBM 或 SCG 组织中出现呈腺样或缎带样排列、GFAP 阳性的上皮样肿瘤细胞成分时，即为腺样 GB。

D. 含少突胶质细胞瘤成分的 GB（glioblastoma with oligodendroglioma component）：部分 GBM 或 SCG 中含有灶性少突胶质细胞瘤成分，即为含少突胶质细胞瘤成分的 GB。

显著的间质小血管增生是所有 GB 共有的组织学特征，GB 中增生的小血管是由多层可见核分裂的内皮细胞、平滑肌细胞和/或外皮细胞共同组成的肾小管样血管丛。增生的肾小球样血管丛常位于坏死灶附近，或排列于肿瘤与脑组织的交界区形成血管墙。需要特别强调的是诊断 GB 并非靠辨认特定的细胞类型，而是依赖于特有的组织学特征。存在高度间变的胶质细胞、显著的核分裂、间质血管增生和/或伴假栅栏样排列的小灶性坏死是诊断 GB 必需的组织学指标。较大的间质血管中常有血栓形成，这是导致肿瘤组织缺血性坏死的原因之一。

当 GB 侵犯脑膜时，可引起邻近脑膜的成纤维细胞增生，后者可穿插于肿瘤细胞之间，将肿瘤细胞分隔成不连续的片块状或与肿瘤细胞混合存在，有人称其为促纤维增生性 GB（desmoplasia glioblastomas）。

4）免疫组织化学染色：GB 的肿瘤细胞高表达 Vimentin，多数肿瘤细胞表达 S－100 和 Leu－7（CD56）。GB 的 GFAP 表达水平明显低于 WHO Ⅱ级的 DA，主要是向星形细胞分化的肿瘤细胞，尤其是肥胖肿瘤细胞表达 GFAP，部分多核瘤巨细胞表达 GFAP，绝大多数小圆细胞 GFAP 阴性。除此之外，GB 还有生长因子基因及其相关基因编码蛋白（如 PDGF、PDGFRα、EGFR、IGF、VEGF、bFGF 等）、端粒酶反转录酶（hTERT）、端粒酶相关蛋白 1（hTP1）及 MMP－9 过表达。MIB－1 标记指数为 15%～20%。

5）分子遗传学与分子生物学：神经上皮细胞的恶性转化是由相继获得的遗传学异常驱动的多步骤、渐进过程。GB 是星形细胞起源肿瘤中恶性度最高的肿瘤，故 GB 也是该类肿瘤中携带遗传学异常最多的肿瘤。GB 的主要分子遗传学与分子生物学异常包括以下几个方面。

A. 表皮生长因子受体（EGFR）基因扩增及结构异常：GB 最常见的基因异常是 EGFR 基因（正常定位于 7 号染色体）扩增，扩增的 EGFR 基因以双小染色体形式位于染色体外。有 EGFR 基因扩增的 GB 都有 EGFR 过表达，70%～90% EGFR 过表达的 GB 有 EGFR 基因扩增。40%的原发性 GB 发生 EGFR 基因扩增，但继发性 GB 和发病年龄<35 岁的 GB 很少发生 EGFR 基因扩增。EGFR 基因扩增常伴有其结构改变，最常见者为 EGFRΔ（EGFRvⅢ），在 20%～50%有 EGFR 基因扩增的 GB 存在 EGFRΔ。EGFRΔ 是在野生型 EGFR 基因编码框的 2～7 外显子删除了 801 碱基对的截短形式，其结构和功能类似于病毒癌基因 v－erbB，并以配体非依赖形式处于持续激活状态，通过 Ras 和有丝分裂原活化蛋白激酶（mitogen－activated protein kinase）信号通路导致肿瘤细胞增殖，故 EGFRΔ 是 GB 靶向治疗的重要靶点。GB 的 EGFR 基因的点突变率很低（3%～5%）。

B. PI3K/PTEN/AKT 通路的异常：抑癌基因 PTEN（phosphatase and tensin homologue）定位于染色体 10q23.3，通过阻断 PI3K/AKT 通路的 PIP3 信号抑制细胞增殖和促进细胞凋亡。15%～40%的原发性 GB 有 PTEN 突变（几乎都见于原发性 GB），少数 GB 有 PTEN 纯合性缺失（<2%）。在 GB 中检测到的 78 种 PTEN 突变形式中，无意义突

变占 13%；导致终止密码子删除或插入的突变占 32%，这些突变在所有外显子的发生率相等；导致编码蛋白质氨基酸序列改变的错义突变占 33%，主要位于 PTEN 第 1～6 外显子与张力蛋白（tensin）、辅助蛋白（auxilin）及双重特异性磷酸酶（dual - specificity phosphatases）基因的同源区。提示 PTEN 任何位点的截短或与上述基因同源区的错义突变均可使 GB 细胞获得转化表型。PIK3CAp110α 是磷脂酰肌醇 3 激酶（phosphatidylinositol 3 -kinase，PI3K）的催化亚单位，其编码基因 PIK3CA 定位于染色体 3q26.3，少数 GB 可有 PIK3CA 突变（<10%），关于 GB 的 PIK3CA 扩增率报道各家不一（0～64%）。

C. p53/MDM2/p14ARF 通路的异常：>65%的继发性 GB 有抑癌基因 p53（定位于 17p13.1）突变，几乎所有这种继发性 GB 的 p53 基因突变在其前驱病变（弥漫性星形细胞瘤或间变性星形细胞瘤）中已存在。原发性 GB 的 p53 基因突变率约为 25%。两种 GB 的 p53 基因突变分布也有显著差异，继发性 GB 中 57%的突变位于热点密码子 248 和 273；原发性 GB 中突变可发生在任何外显子，仅 17%发生于密码子 248 和 273；继发性 GB 的 p53 基因外显子 CpG 位点 G∶C→A∶T 转换的突变率明显高于原发性 GB，这些都说明原发性 GB 发生 p53 基因突变的分子机制与继发性 GB 不同。原发性 GB 还可有 MDM2 基因扩增（10%）和/或过表达（50%）。GB 常有 p14ARF 表达缺失（76%），这与 p14ARF 基因（定位于 9p21）纯合性缺失或启动子 CpG 岛甲基化有关，在原发性和继发性 GB 中上述 p14ARF 基因异常的发生率没有显著性差异（分别为 50% 和 75%）。

D. p16INK4a / CDK4 / RB1 通路的异常：GB 中 p16INK4a 基因（定位于 9p21）缺失和 RB1 基因（定位于 13q14）异常可单独出现，在原发性和继发性 GB 中这两种基因的失活都较常见，总发生率为 40%～50%。GB 的 CDK4 基因扩增率约为 15%，主要发生在没有 p16INK4a 基因纯合性缺失的病例，个别没有 p16INK4a 基因纯合性缺失或 CDK4 基因扩增的 GB 可有 CDK6 基因扩增。12%的原发性 GB 和 38%的继发性 GB 可发生染色体 13q（含有 RB1 基因）的杂合性缺失，14%的原发性 GB 和 43%的继发性 GB 可发生 RB1 基因启动子 CpG 岛甲基化，均可导致 RB1 蛋白表达缺失。弥漫性星形细胞瘤和间变性星形细胞瘤无 RB1 基因启动子甲基化，说明 RB1 基因启动子甲基化是继发性 GB 恶性进展过程中的晚发事件。

E. 常见染色体杂合性缺失（LOH）和 DNA 失衡：10 号染色体 LOH 是 GB 最常见的遗传学改变，发生率为 60%～80%。常见 LOH 区带为 10p14 - p15、10q23 - 24 和 10q25 - pter，提示这些区带内存在抑癌基因。原发性 GB 的染色体 10q LOH 发生率与继发性 GB 相似，两者均有 10q25 - qter LOH，而且 10q25 - qter LOH 与弥漫性星形细胞瘤或间变性星形细胞瘤向继发性 GB 的组织学表型转化直接相关。与此相反，染色体 10p LOH 几乎都发生于原发性 GB，继发性 GB 非常罕见。在 88%有 10 号染色体 LOH 的原发性 GB，同时有 10q 和 10p LOH（提示 10 号染色体长臂和短臂均有 LOH）。以上发现说明，在原发性和继发性 GB 的遗传学进展过程中 10q LOH 都是主要因素，而 10p LOH 主要与原发性 GB 的发生密切相关。GB 的总 PTEN 突变率为 30%～44%，而含 PTEN 基因的染色体 10q LOH 发生率为 75%～95%，提示除 PTEN 外在 10q 还有其他未知抑癌基因被删除。最近在染色体 10q25.3 - 26.1 发现了一个新候选抑癌基因 DMBT1（deleted in malignant brain tumors 1）。此外，GB 还可发生染色体 1p（12%～15%）、19q13.3（20%～25%）和 22q 的 LOH 。原发性与继发性 GB 的 1p LOH 发生率相等，而继发性 GB 的 19q13.3 和 22q LOH 发生率分别为 54%和 82%，均显著高于原发性 GB 的 6%和 41%。原发性 GB 的 22q LOH 发生在 22q12.3～13.2 和 22q13.31，而继发性 GB 则局限于 22q12.3 区的更小范围内（957 kb，其中含有 TIMP－3 基因）。

另外，有人用微阵列比较基因组杂交（array CGH）分析了 50 例原发性 GB 的染色体基因组 DNA 失衡（imbalance）情况。进一步揭示原发性 GB 有 3 个主要遗传学亚型：Ⅰ型：有染色体 10 DNA 丢失和有染色体 7 DNA 获得；Ⅱ型：仅有染色体 10 DNA 丢失，无染色体 7 DNA 获得；Ⅲ型：染色体 7 和 10 均无拷贝数改变。

F. GB 中遗传学异常的共存及其与组织学特征的关系：染色体 10q LOH 不但是 GB 最常见的遗传学异常，而且可合并任何其他 GB 可见的遗传学异常。EGFR 基因扩增几乎都伴有 p16INK4a 基因缺失。而 p53 基因突变很少伴发 EGFR 扩增和/或 PTEN 突变。组织学表型为小细胞型 GB 者常呈现 EGFR 扩增、p16INK4a 纯合性缺失、PTEN 突变和染色体 10q LOH；多核瘤巨细胞含量＞5％的 GB 常有 p53 突变，但很少发生 EGFR 扩增。

G. 启动子甲基化：6－氧－甲基鸟嘌呤－DNA 甲基转移酶（MGMT）是一种 DNA 损伤修复酶，它能特异性去除 DNA 中鸟嘌呤 O 6 位上来自前诱变剂的烷基化基团，避免因烷化剂诱导引起的细胞癌变，MGMT 基因启动子 CpG 岛甲基化可导致其表达缺失。45％～75％的 GB 有 MGMT 基因启动子甲基化，这部分 GB 对替莫唑胺（Temozolomide）敏感，经该药治疗后患者生存期可明显延长。继发性 GB 的 MGMT 基因启动子甲基化发生率比原发性 GB 高；而在作为继发性 GB 前驱病变的弥漫性星形细胞瘤或间变性星形细胞瘤中，有 MGMT 基因启动子甲基化者常伴有 p53 基因突变，其中外显子随机突变为 92％，启动子 CpG 岛 G：C 配对转换为 A：T 配对（G：C→A：T）的突变为 58％，非 CpG 岛 G：C→A：T 的突变为 12％。此外，GB 还常有 p53、p14ARF、RB1 及 TIMP－3 基因启动子甲基化，且在继发性 GB 比原发性 GB 更为常见。

H. 成人 GB 与儿童 GB 的分子遗传学差异：儿童 GB 的遗传学异常方式与成人 GB 截然不同，尽管前者通常是原发性 GB，但很少出现成人原发性 GB 的遗传学异常改变。儿童 GB 的特征为 p53 基因突变率高（约 40％），EGFR 基因扩增率（6％）和 p16INK4a 基因缺失率（19％）低及无 MDM2 基因扩增。在 3 岁以下儿童的高级别胶质瘤（GB 和间变性星形细胞瘤）中，p53 基因突变率（12％）明显低于发生在年长儿童者（40％）。成人 GB 很少见到因 DNA 错配修复缺陷导致的微卫星不稳定（microsatellite instability，MSI），而 27％的儿童 GB 和间变性星形细胞瘤中出现 MSI。MSI 阳性儿童 GB 的 p53 基因突变率明显低于 MSI 阴性儿童 GB，但前者的生存期比后者更短。比较基因组杂交（CGH）显示，儿童 GB 的染色体基因组 DNA 失衡特点为＋1q、＋3q、＋16p、－8q、－17p 。

I. 家族遗传性疾病与 GB 的关系：以下遗传性肿瘤综合征患者的 GB 发病率高于普通人群。Turcot 综合征为常染色体显性遗传病，表现为结肠-直肠腺瘤性息肉或结肠癌伴发恶性神经上皮肿瘤（主要是髓母细胞瘤和 GB），遗传学特征为 DNA 错配修复基因（DNA mismatch repair genes）的双等位基因种系突变（biallelic germline mutations），其中 Turcot 综合征Ⅰ型主要合并 GB。Li－Fraumeni 综合征是由 p53 基因种系突变引起的常染色体显性遗传病，其特征为儿童和青年人发生多发性原发性肿瘤（常见者为软组织肉瘤、骨肉瘤、乳腺癌、脑瘤及肾上腺皮质腺癌），该综合征合并的脑瘤主要是包括 GB 在内的星形细胞起源肿瘤。此外，神经纤维瘤病Ⅰ型及家族遗传性多发性内生软骨瘤病（multiple enchondromatosis）也可合并 GB。

（2）巨细胞型胶质母细胞瘤（WHO Ⅳ级）

1）概述：巨细胞型胶质母细胞瘤（giant cell glioblastoma，GCG）曾经被叫做巨怪细胞肉瘤（monstrocellular sarcoma），是一种 GB 的特殊组织学亚型，约占全部 GB 的 5％。

GCG 可发生于任何年龄，但主要见于成年人，平均发病年龄 41 岁，男女之比为 1∶1。GCG 最好发于颞叶和顶叶皮层下。GCG 均为原发性，术前病史短，没有低级别前驱病变存在的临床和影像学证据。尽管绝大多数 GCG 的预后也很差，但因其对邻近组织的浸润能力较 GB 弱，故预后比一般 GB 稍好。

2）大体表现：GCG 大体表现的突出特征是肿瘤境界较清楚，质地较硬韧，这是肿瘤基质中富含网状纤维的结果。多数 GCG 切面实性，颜色与 GB 相似，少数可见大片坏死和/或囊腔形成。CT 或 MRI 扫描 GCG 的影像学表现与转移癌极为相似。

3）组织学表现：GCG 由大量多核瘤巨细胞、体积较小的梭形肿瘤细胞、其他多形性肿瘤细胞及位于各种肿瘤细胞之间的网状纤维网共同组成。多核瘤巨细胞的形态多样极为怪异，胞体直径可大于 500μm，胞浆均匀粉染（也可富含脂质）；核的数量从几个到 20 个以上不等，核常呈不规则棱角形，偏于细胞一侧，可有明显的核仁，有时核内可见胞浆突入形成的假包涵体。尽管常见病理性核分裂，但总体增殖速率与一般 GB 相似。常见大片的地图状坏死，伴有肿瘤细胞假栅栏样排列的小灶性坏死较少见。偶见血管周围有套袖样淋巴细胞浸润，很少有微血管增生。

4）免疫组织化学染色：GCG 的多核瘤巨细胞表达 S-100、Vimentin、β 微管蛋白Ⅲ、p53 蛋白和 EGFR，但它们的 GFAP 表达变异较大。GCG 中体积小的肿瘤可呈 GFAP 强阳性。与多形性黄色瘤型星形细胞瘤相反，GCG 的肿瘤细胞不表达神经元标志物。MIB-1 的平均标记指数为 35%。

5）分子遗传学与分子生物学：75%～90%的 GCG 有 p53 基因突变，33%的 GCG 有 PTEN 基因突变，但 GCG 既无 EGFR 基因扩增或过表达，也无 p16INK4a 基因纯合性缺失。以上发现说明 GCG 的分子遗传学变异介于原发性 GB（常有 PTEN 基因突变）和继发性 GB（高频率的 p53 基因突变）之间。

（3）胶质肉瘤（WHO Ⅳ级）

1）概述：胶质肉瘤（gliosarcoma，GS）是 GB 的另一个特殊组织学亚型，其特征是呈双向分化，肿瘤组织中既含恶性胶质瘤成分，又有间叶来源的肉瘤成分。GS 约占全部 GB 的 2%，可发生于任何年龄，但以 40～60 岁最为多见，平均发病年龄 52.1 岁，男女之比为 1.91∶1。GS 主要位于大脑半球（发病率依次为颞叶、额叶、顶叶、枕叶），发生于后颅窝或脊髓者极为罕见，已有多灶性 GS 的报道。GS 的中位生存期为 8.3 个月。目前认为局部放射线照射可诱发 GS，照射后的潜伏期是 1～12 年，平均 5.5 年。

2）大体表现：GS 的肿瘤境界比 GCG 更清楚，质地硬韧，这是肿瘤组织中富含纤维结缔组织的缘故。多数 GS 切面实性，灰白或灰红色，可见大片组织坏死。当 GS 富含纤维结缔组织时，其大体和影像学表现均与转移癌或脑膜瘤极为相似；当 GS 含纤维结缔组织少时，其大体和影像学表现均与一般 GB 相似。

3）组织学表现：GS 由恶性胶质瘤和肉瘤成分互相穿插间隔而成。胶质瘤区显示星形细胞起源肿瘤的特征，且绝大多数为典型的 GB 细胞；在一些病例的胶质瘤区，可因腺样结构和/或鳞状上皮化生，出现具有癌特征的上皮分化。肉瘤成分具有恶性转化的特征（核异型性明显，核分裂增加和坏死等），且多为典型的纤维肉瘤，其梭形肿瘤细胞呈长束状密集排列，Masson 染色和网状纤维染色可见肉瘤细胞间有多少不等的胶原纤维和网状纤维；偶见呈恶性纤维组织细胞瘤表现的 GS；也有 GS 出现软骨、骨、骨样软骨、平滑肌、横纹肌、脂肪等其他间叶组织肉瘤的报道。应用组织化学与免疫组织化学染色相结合的方法，容易区分 GS 的两种细胞成分。

4）免疫组织化学染色：GS的肉瘤细胞仅表达 Vimentin，不表达 GFAP；而其肿瘤性胶质细胞则既表达 Vimentin，也表达 GFAP；这对 GS 与一般 GB 的鉴别有重要价值。

5）分子遗传学与分子生物学：GS可有 PTEN（38%～45%）和 p53（23%～24%）基因突变及 p16INK4a 基因缺失（38%），但很少有 EGFR 基因扩增（0～8%）。比较基因组杂交（CGH）显示，GS可有染色体 7（75%）、X（20%）、9q（15%）20q（15%）的基因组 DNA 获得（Gains），以及染色体 10（35%）、9p（35%）和 13q（15%）的基因组 DNA 丢失（Losses）。除 EGFR 基因扩增少见外，GS的其他分子遗传学改变与原发性 GB 相似，而且 GS 中两种肿瘤细胞成分的分子遗传学改变基本一致，说明它们来自共同的祖细胞（单克隆起源），肉瘤成分可能是由肿瘤性胶质细胞化生而来。

（4）胶质纤维瘤

1）概述：胶质纤维瘤（gliofibroma，GF）非常罕见，虽然 GF 不是胶质母细胞瘤的亚型，但其组织学表现易与 GS 混淆，为了便于两者的比较，故将 GF 放在该部分介绍。GF 主要见于儿童，发病年龄为生后 11 天～54 岁（平均 14 岁），男女之比为 1∶1.5，好发于大脑半球（36%）和脊髓（28%）。多数 GF 术后长期处于无复发或转移迹象的稳定状态，偶有播散和/或死亡的报道，但其确切生物学行为和分级尚无定论。

2）大体表现：GF 的大体和影像学表现均与脑膜瘤相似，境界较清楚，切面呈实性；与婴儿促纤维增生性星形细胞瘤不同，GF 不附着于硬脑膜，切面无大囊腔形成。

3）组织学表现：镜下：GF 由肿瘤性星形细胞和非肉瘤性成纤维细胞组成，基质中富含胶原纤维和网状纤维，但两种细胞成分之间无 GS 那样的花纹样排列。肿瘤性星形细胞可以是 WHOⅡ级（弥漫性星形细胞瘤）和/或Ⅲ级（间变性星形细胞瘤）。部分 GF 中可见砂粒体，但很少出现坏死或小血管增生。少数 GF 的肿瘤细胞密度明显增加，出现多形核及核分裂增加，临床表现为侵袭性增强，这种 GF 叫做“恶性或间变性 GF”，易播散，预后不好。

4）免疫组织化学染色：GF 的肿瘤性星形细胞表达 GFAP 和 S-100，其成纤维细胞高表达 Vimentin。

8. 大脑胶质瘤病（WHO Ⅲ级）

（1）概述

大脑胶质瘤病（gliomatosis cerebri，GC）是一种罕见的神经上皮细胞起源肿瘤，其特点是呈弥漫性、浸润性生长，不破坏原有组织结构，至少累及一侧大脑半球的 2 个以上脑叶，还可同时累及双侧大脑半球和/或幕上幕下同时发生，也可累及脊髓。GC 的发病年龄范围从新生儿到 83 岁，高峰发病年龄为 40～50 岁，男性发病年龄早于女性，发病率无性别差异。GC 可累及 CNS 的任何部位，最常累及的部位依次为大脑半球（76%）、中脑（52%）、脑桥（52%）、丘脑（43%）、基底节（34%）、小脑（29%）、延髓（13%），累及下丘脑、视神经和视交叉、脊髓者各占 9%。GC 侵犯大脑半球时都累及半卵圆中心，在这部分病例中仅有 19%浸润大脑皮层，17%播散到软脑膜。77% GC 累及双侧大脑半球，并以右侧为主。GC 的肿瘤细胞可以是 WHO Ⅱ～Ⅳ级，因 GC 累及范围广、呈浸润性生长、不能手术切除，即使其绝大多数肿瘤细胞为 WHO Ⅱ级，预后也不好，故 WHO 分类将 GC 定为Ⅲ级，但与以高级别为主者相比，以Ⅱ级为主者的生存期更长。

（2）临床分型

GC 分为原发性和继发性，原发性 GC 在发病时就已有 CNS 广泛受累；继发性 GC 是先在局部出现 1 个典型的弥漫浸润性胶质瘤，而后逐渐进展为广泛累及 CNS 的弥漫浸润性病变。原发性GC又被进一步分为Ⅰ型（经典型，肿瘤细胞呈弥漫性浸润，不形成局限性肿瘤）和Ⅱ型（在肿瘤细胞呈弥漫性浸润的同时形成局限性肿瘤）。

（3）大体表现

尸检和脑叶切除标本的大体表现为受累脑区的组织肿胀、质地较韧、灰白质界限模糊不清，但原有结构保存完整不被破坏。

（4）组织学表现

典型GC的组织学特征包括：① 体积较小、核呈长梭形的胶质细胞增生；② 可见大片的纤维型或肥胖型肿瘤性星形细胞弥漫浸润于大脑灰白质间，其中可见体积较大、核呈不规则多形性的肿瘤细胞。部分GC可呈少突胶质细胞瘤的组织学特征。在不同病变间及同一肿瘤的不同区域其细胞成分及组织学表现可有明显差异。尽管GC中可出现Ⅲ级和/或Ⅳ级的肿瘤细胞成分，但绝大多数GC肿瘤细胞的形态学表现相当于Ⅱ级星形细胞瘤。核分裂的多少取决于肿瘤细胞的分化程度，但多数病例较少。当累及白质时，常可见肿瘤细胞沿神经纤维走行排列，并引起邻近髓鞘脱失，但神经元和轴索保存完好。Ⅰ型原发性GC普遍无微血管增生及坏死，但这两种改变可出现在存活时间较长的继发性GC。

（5）免疫组织化学与分子遗传学

GC的肿瘤细胞表达GFAP和S－100，但表达水平有个体差异。大部分GC的多数肿瘤细胞呈GFAP和S－100强阳性，而在部分GC中，仅有少数肿瘤细胞表达GFAP和S－100，多数肿瘤细胞不表达这两种标志物。如上所述，不同GC病例的肿瘤细胞级别差异很大，故其增殖活性也相差悬殊，文献报道GC的MIB－1标记指数＜1%～30%。近来的研究发现部分GC可有p53基因突变及染色体1p缺失。

（二）少突胶质细胞起源肿瘤（oligodendroglial tumors）

1. 少突胶质细胞瘤（WHO Ⅱ级）

（1）概述

少突胶质细胞瘤（oligodendroglioma，ODG）占原发性脑肿瘤的2.5%，占胶质瘤的5%～6%。多发生在成年人，高峰发病年龄为40～45岁，男女之比为1.1∶1。ODG好发于大脑半球，位于额叶者占50%～65%，其次为颞叶、顶叶、枕叶，常累及1个以上脑叶或向双侧扩展。少数ODG发生在后颅窝、基底节、脑干、脊髓或软脑膜，后者又叫脑膜胶质瘤病（leptomeningeal gliomatosis）。ODG呈浸润性生长，手术不易全切，术后易局部复发，生存期为3.5～15年，中位生存期为11.6年，5年和10年生存率分别为70.5%和53.9%，有染色体1p/19q丢失者生存期可明显延长。部分病例复发后可恶性进展为间变性少突胶质细胞瘤（WHO Ⅲ 级）。

（2）大体表现

多数ODG为边界较清晰、质软的灰粉色肿块，有广泛黏液变性者可呈胶冻状。ODG位于大脑皮层和白质内，并可向软脑膜浸润，很少有瘤周水肿。ODG中常见钙化，使肿瘤组织呈沙砾感。有时伴有囊性变和肿瘤内出血。

（3）组织学表现

ODG细胞密度中等，主要由形态单一、大小一致、体积中等大小、胞膜清晰的圆形或椭圆形肿瘤细胞组成，核大小一致呈圆形、染色质稍增加、胞浆透明形成核周空晕，它们彼此呈镶嵌状排列，形成蜂巢样结构。还可见到一些大小不等、类似星形细胞的小肥胖细胞（minigemistocyte），这些细胞可出现较明显的核非典型性，但仅偶见核分裂，不代表间变。所有病例的肿瘤细胞间均可见呈网格样密集分布的枝芽状毛细血管网，毛细血管可将肿瘤细胞分隔成小叶状排列。蜂巢样结构和枝芽状毛细血管网是确定 ODG 诊断的重要病理学指标。ODG 的肿瘤组织可发生黏液变性、微囊变和/或瘤内出血。除肉眼可见的钙化外，肿瘤内和瘤周组织中常有多少不等的颗粒状小灶性钙化，无微血管增生及地图样坏死。

ODG 累及大脑皮层可引起下列继发性改变：浸润的肿瘤细胞围绕神经元呈卫星样排列，并可在血管周围及软脑膜下聚集，肿瘤细胞浸润软脑膜可引起局部反应性纤维组织增生。个别病例中可见短梭形肿瘤细胞核呈平行栅栏状排列，成排的肿瘤细胞核间为粉染的肿瘤细胞质，形成波峰与波谷相间的图像，即过去所说的“极性成胶质母细胞瘤”。

(4) 免疫组织化学染色

所有 ODG 的肿瘤细胞都不同程度地表达 S-100、CD57 (Leu7) 和 MAP2，小肥胖细胞表达 GFAP，ODG 的肿瘤细胞还表达少突胶质细胞相对特异性转录因子 OLIG-1、OLIG-2 和 SOX10，但上述标志物在其他多种胶质瘤中也表达，不是 ODG 的特异性标志物，故对 ODG 的诊断仅有参考价值。虽然正常少突胶质细胞高表达髓鞘碱性蛋白 (MBP)、髓鞘相关糖蛋白 (MAG)、蛋白脂蛋白 (PLP)、半乳糖脑苷 (GC)、半乳糖硫酸脑苷脂、多种神经节糖苷、碳酸酐酶 C、2′-3′-环核苷-3′-磷酸酶 (CNP)、3-磷酸甘油脱氢酶及乳酸脱氢酶 (LDH) 等，但因 ODG 肿瘤细胞不表达 MBP，仅少数 ODG 病例表达 MAG、PLP、GC、CNP，其余标志物在多种其他肿瘤也表达，故这些标志物对诊断 ODG 的应用价值不大。部分 ODG (包括有染色体 1p 和 19q 丢失者) 可含有表达突触素和/或其他神经元标志物 (如 NeuN、神经微丝、NSE、TuJ-1、β 微管蛋白) 的肿瘤细胞，1p 和 19q 丢失检测有助于这部分 ODG 与神经细胞瘤的区分。ODG 的 MIB-1 标记指数为 2%～5%，大于 5%者预后较差。

(5) 分子遗传学与分子生物学

1) 遗传易感性和家族遗传性疾病与 ODG 的关系：文献报道个别携带乳腺癌易感基因 1 (breast cancer gene 1，BRCA1) 的家族成员、Turcot 综合征患者、儿童视网膜母细胞瘤综合征患者及家族遗传性多发性内生软骨瘤病Ⅰ型 (Ollier 病) 患者可发生 ODG，但绝大多数 ODG 是散发病例。基因多态分析发现，谷胱甘肽-S-转移酶 T1 (GSTT1) 空白基因型、胶质瘤抑制因子候选区基因 1 (GLTSCR1) 和切割修复交叉互补基因 2 (ERCC2) 的多态性均与 ODG 的发病率呈正相关。

2) 染色体 DNA 失平衡：80%的 ODG 有染色体 1p 和 19q 丢失，其中绝大多数病例为 t (1；19) (q10；p10) 异位导致的 1p 和 19q 全拷贝丢失，仅个别病例为部分丢失；位于额叶、顶叶和枕叶的 ODG 比位于颞叶、岛叶和中脑者更易发生 1p/19q 丢失。在 1p 丢失的 ODG，有位于 1p 的钙调蛋白结合转录活化因子 1 (CAMTA1)、DNA 破碎因子 β 亚单位 (DFFB)、SHREW1、p73 和 RAD54 基因的表达减少。除 1p/19q 丢失外，ODG 还常有染色体 7 获得及 4、6、11p、14 和 22q 丢失，偶见染色体 9 和 10 丢失。

3) 表遗传学改变：在部分 ODG 有因启动子甲基化导致的抑癌基因 CDKN2A、CDKN2B 和 RB1 以及死亡相关蛋白激酶 1 (DAPK1)、雌激素受体 1 (ESR1)、凝血酶敏感蛋白 1 (THBS)、基质金属蛋白酶组织抑制因子 3 (TIMP3) 等基因的表达被抑制。在 1p/19q 丢失的 ODG 常有 MGMT 启动子甲基化和表达减少。

4) 生长因子及其受体的异常改变：几乎所有 ODG 的肿瘤细胞均不同程度的共表达血小板源生长因子 A (PDGF A) 和 B (PDGF B) 及其 α 受体 (PDGFRα) 和 β 受体 (PDGFRβ)；部分 ODG 虽然无表皮生长因子受体 (EGFR) 基因扩增，但高表达 EGFR mRNA 和蛋白，同时有其配体 EGF 和/或 TGFβ 前体 (Pre-pro-form) 的 mRNA 表达；

说明ODG肿瘤细胞存在由上述生长因子信号通路介导的自分泌、平行分泌或旁分泌生长刺激。ODG的肿瘤细胞可表达血管内皮生长因子（VEGF），其间质血管的内皮细胞表达VEGF受体，由此形成的旁分泌通路在促进ODG间质血管增生方面发挥重要作用。

2. 间变性少突胶质细胞瘤（WHO Ⅲ级）

（1）概述

间变性少突胶质细胞瘤（anaplastic oligodendroglioma，AODG）占原发性脑肿瘤的1.2%，占少突胶质细胞起源肿瘤的23%～35%。多发生在成年人，高峰发病年龄为45～50岁，男女之比为1.1∶1。AODG好发部位与ODG相同，也主要位于额叶，其次为颞叶，也常累及1个以上脑叶或向双侧扩展。AODG呈浸润性生长，手术不易全切，术后均局部复发，且复发间隔期明显短于ODG。生存期为1～5年，中位生存期为3.5年。有染色体1p/19q缺失的AODG比无1p/19q缺失者预后好，对PCV（甲基苯肼＋洛莫司汀＋长春新碱）化疗敏感，经适当化疗生存期可达7年。绝大多数AODG患者死于局部复发，偶有经脑脊液播散和向颅外转移的报道。

（2）大体及组织学表现

AODG除可有肉眼可见的大片坏死区以外，其余大体表现与ODG相似。镜下：AODG的肿瘤细胞体积明显增大，细胞密度高，呈弥漫浸润性生长。多数AODG仍部分保留ODG的下列组织形态学特征：肿瘤细胞形态相对一致，核呈圆形、胞膜清晰、核周空晕、细胞突起少；常见胶质纤维型少突胶质细胞（gliofibrillary oligodendrocytus）和小肥胖细胞；分化相对好的区域仍可见呈网格样密集分布的枝芽状毛细血管网；肿瘤组织中常见多少不等的小灶性钙化。与ODG不同的是出现了下列间变特征：核体积明显增大、核/浆比明显增加，核异型性突出、富含染色质，核分裂多见；少数病例的肿瘤细胞多形性显著并可见异型性突出的多核瘤巨细胞，或出现分化幼稚的梭形细胞区，部分区域甚至出现肉瘤样表现；分化差的区域可见较多伴有内皮细胞显著增生的小血管；可见小灶性坏死，部分小灶性坏死与出现在胶质母细胞瘤者类似，周边有小圆细胞和/或短梭形细胞呈假栅栏样排列。

（3）免疫组织化学染色

所有AODG的肿瘤细胞都不同程度地表达S-100、CD57（Leu7）、OLIG-1、OLIG-2、SOX10和MAP2，胶质纤维型少突胶质细胞和小肥胖细胞表达GFAP，AODG的肿瘤细胞还常表达Vimentin。AODG的MIB-1标记指数＞5%。

（4）分子遗传学与分子生物学

约2/3的AODG有染色体1p和19q丢失，AODG还可有染色体7和15q获得及4q、6、9p、10q、11、13q、18和22q丢失，有染色体7获得和10丢失者常无1p/19q丢失。AODG的9p丢失率高于ODG，约1/3的AODG（包括有1p/19q丢失和没有1p/19q丢失者，但前者更常见）有抑癌基因CDKN2A（位于9p21，编码p16INK4A和p14ARF）纯合性缺失。极少数无CDKN2A基因缺失的AODG有CDKN2C基因（位于1p32）纯合性缺失或突变。AODG罕见PI3KCA基因活化突变。AODG的10q丢失率为10%，但50%有10q丢失的AODG出现保留PETN基因拷贝的突变。个别病例可见双小染色体（基因扩增的细胞遗传学标志），＜10%的AODG有EGFR、PDGFRα、c-myc、n-myc、CDK4、MDM2和MDM4等原癌基因扩增。部分无EGFR基因扩增的AODG高表达EGFR mRNA和蛋白，同时有其配体EGF和/或TGFβ前体的mRNA表达。AODG的遗传学改变与ODG相同（详见ODG分子遗传学与分子生物学部分）。AODG的VEGF及其受体表达水平高于ODG，是促进其间质血管增生的重要因素。

（三）少突-星形细胞起源肿瘤（oligoastrocytic tumors）

1. 少突-星形细胞瘤（WHOⅡ级）

（1）概述

少突-星形细胞瘤（oligoastrocytoma，OA）是含有少突胶质细胞瘤和弥漫性星形细胞瘤两种成分的混合性胶质瘤。OA 占胶质瘤的 1.8%，高峰发病年龄为 35～45 岁，男女之比为 1.3∶1。发病率由高至低依次为额叶、颞叶、顶叶、枕叶，偶见于脑干，位于小脑者极其罕见。OA 呈浸润性生长，手术不易全切，术后易局部复发。中位生存期为 6.6 年，10 年生存率为 49%，有染色体 1p/19q 丢失者生存期较长。部分病例复发后可恶性进展为间变性少突-星形细胞瘤（WHO Ⅲ 级）。

（2）大体表现

OA 呈浸润性生长，大体边界不清，一般不破坏受累的原有组织结构，切面呈灰白或灰粉色，有广泛黏液变性者可呈胶冻状。

（3）组织学表现

OA 的细胞密度中等，无或偶见核分裂，可见小灶性钙化和微囊变，但无坏死和间质小血管内皮细胞增生。诊断 OA 的关键是识别其肿瘤性少突胶质细胞和星形细胞，前者的形态与少突胶质细胞瘤的肿瘤细胞相同（详见少突胶质细胞瘤部分）；后者的形态与弥漫性星形细胞瘤的肿瘤细胞相同，可呈纤维型、原浆型或肥胖细胞型星形细胞瘤的形态学表现，但纤维型最多见（详见弥漫性星形细胞瘤部分）。根据两种肿瘤细胞的混合方式不同将 OA 分为两种亚型：① 双相型，肿瘤性少突胶质细胞和星形细胞各自在不同的区域独立存在，彼此不混合；② 弥漫型，两种肿瘤细胞弥漫混杂生长，无界限清楚的单一细胞区，绝大多数 OA 为弥漫型。

关于肿瘤性星形细胞占多大比例才能诊断 OA 尚有争议，有人认为达到 1%即可，也有人认为必须达到 50%以上才行，目前认为至少应占全部肿瘤细胞的 25%以上才能确定其为 OA。应注意不能将含小肥胖细胞和胶质纤维型少突胶质细胞的少突胶质细胞瘤误当成 OA，只有看到真正的弥漫性星形细胞瘤成分才能诊断 OA。

（4）免疫组织化学染色

因 OA 含有肿瘤性少突胶质细胞和星形细胞两种成分，故它兼有少突胶质细胞瘤和星形细胞瘤的抗原表达谱。OA 的星形细胞瘤成分表达 GFAP 和 Vimentin，少突胶质细胞瘤成分表达 CD57（Leu7）、MAP2、OLIG－1、OLIG－2 和 SOX10，两种细胞成分均表达 S－100。OA 的 MIB－1 标记指数＜6%。

（5）分子遗传学与分子生物学

约 30%～50% OA 的分子遗传学特征为染色体 1p 和 19q 共同丢失（多见于颞叶外的 OA）。约 30%的 OA 有 p53 基因突变和 p53 蛋白过表达（多见于颞叶 OA）。而且多数有 p53 基因突变的 OA 无 1p 和 19q 杂合性缺失（LOH），有 1p 和 19q LOH 的 OA 多数无 p53 基因突变。根据 CGH 检测结果可将 OA 分为 4 个亚型：Ⅰ型，有染色体 1p 或 19q 丢失；Ⅱ型，有染色体 7 获得（7q 比 7p 更多见）和染色体 10 丢失；Ⅲ型，有 1p 和 19q 丢失，并伴有其他染色体失平衡；Ⅳ型，染色体失平衡与Ⅰ～Ⅲ型不同的 OA。以上资料提示，按形态学分类同属 OA 的肿瘤，实际是由分子遗传学背景不同的亚型组成的一组肿瘤；有的亚型遗传学改变与少突胶质细胞起源肿瘤相似，有的亚型遗传学表现与弥漫性星形细胞瘤相同；而每个 OA 亚型则是来自单一祖细胞的单克隆起源肿瘤，而不是同时发生的两种不同来源肿瘤的组合。

2. 间变性少突-星形细胞瘤（WHO Ⅲ级）

（1）概述

间变性少突-星形细胞瘤（anaplastic oligoastrocytoma，AOA）是有组织学间变特征的OA。AOA尚无确切的发病率，高峰发病年龄为40～50岁（平均44岁），男女之比为1.15：1。AOA好发于大脑半球，一半以上位于额叶，其次为颞叶。AOA呈浸润性生长，手术不能全切，术后均局部复发，且复发间隔期明显短于OA。手术＋放疗者，中位生存期为33.6个月，5年和10年生存率分别为36%和9%；而手术＋放疗＋PCV化疗者，中位生存期可延长至49.8个月。有坏死者预后最差，而有染色体1p丢失者预后最好。

（2）大体、组织学及免疫组织化学

AOA的大体表现与其他间变性胶质瘤相似，可见灶性坏死、肿瘤内出血、囊性变区及钙化。镜下：多数AOA或多或少保留一些OA的组织形态学特征，但与OA不同的是出现了下列间变特征：细胞密度明显增加，细胞大小、形态相差悬殊，呈现突出的细胞多形性；核异型性突出，富含染色质，核体积明显增大，核/浆比明显增加，核分裂多见；还可见伴内皮细胞显著增生的间质小血管增生及小灶性坏死。AOA的抗原表达谱与OA基本相同，所不同的是其Vimentin表达水平较OA增加，其他标志物表达相对减少。

（3）分子遗传学与分子生物学

OA的常见分子遗传学与分子生物学异常在AOA均能见到。除此之外，AOA还可出现与其恶性进展有关的分子遗传学与分子生物学异常，包括：染色体9p杂合性缺失、CDKN2A纯合性缺失、染色体10和11p的等位丢失等，个别AOA有EGFR基因扩增。

（四）室管膜起源肿瘤（ependymal tumors）

1. 室管膜下室管膜瘤（WHO Ⅰ级）

（1）概述

室管膜下室管膜瘤（subependymoma，SE）约占室管膜起源肿瘤的8%，可以发生在两性的任何年龄，但最好发于中老年男性，男女之比为2.3：1。SE主要位于四脑室（占50%～60%）和侧脑室（占30%～40%），少数位于三脑室、透明隔和脊髓。脊髓的SE都发生在颈段和颈胸段，绝大多数位于脊髓内，极少数位于脊髓外。SE是生长缓慢、预后好的良性肿瘤，手术全切可以治愈，有因手术切除不全而复发的报道。

（2）大体表现

SE为境界清楚、质地较韧的实性肿块，绝大多数病例的肿瘤直径不超过1～2cm，脑室的SE附着于脑室壁并突入脑室腔内，位于四脑室、体积大的SE可压迫脑干。

（3）组织学表现与免疫组织化学

SE的组织形态学特征是肿瘤组织中细胞较少，在胶质细胞突起形成的致密胶质纤维基质中，可见散在分布、聚集成簇状、核大小形态一致的肿瘤细胞团。肿瘤细胞体积小，类似于室管膜下胶质，核染色质稀疏，无核分裂或核分裂罕见，偶见多形性细胞核。偶见肿瘤细胞突起围绕小血管排列，形成类似室管膜瘤的血管心菊形团。胶质纤维基质中可见微囊变、出血和钙化，部分SE可见丰富的间质微血管。当SE中出现富于细胞型室管膜瘤成分时，被归入混合性室管膜瘤-室管膜下室管膜瘤，其生物学行为与室管膜瘤相同，为WHOⅡ级。已有SE中出现黑色素形成、横纹肌肉瘤样分化及血管基质成分发生肉瘤转化的报道。免疫组织化学染色，多数肿瘤细胞的胞浆GFAP阳性，个别病例的肿瘤细胞表达NSE，MIB-1标记指数＜1%。

(4) 分子遗传学与分子生物学

绝大多数SE为散发病例，仅极少数病例有家族遗传倾向，文献报道了一对同卵双生子同时患幕下SE的家系。目前还未见有关SE分子遗传学与分子生物学异常的报道。

2. 黏液乳头状型室管膜瘤(WHO Ⅰ级)

(1) 概述

黏液型室管膜瘤(myxopapillary ependymoma，MPE)占室管膜起源肿瘤的9%～13%，发病年龄为6～82岁(平均36.4岁)，男女之比为2.2∶1。MPE几乎都位于脊髓圆锥-马尾-终丝区，起源于终丝的室管膜瘤累及马尾神经根，偶尔侵犯骶骨，已有多灶性MPE的报道。MPE偶见于颈胸段脊髓、四脑室、侧脑室或脑实质内。骶尾部皮下或骶骨前的MPE与中枢MPE的起源不同，它们是来自胚胎残留的异位室管膜，骶骨内MPE的临床表现类似脊索瘤。MPE预后好，手术全切或部分切除后生存期超过10年，不全切除病例晚期可复发和远隔转移，偶见蛛网膜下腔播散的报道。

(2) 大体、组织学及免疫组织化学

MPE大体外观呈灰白色分叶状，质软，通常呈囊性包裹状，一般无浸润性生长的肉眼表现。MPE的组织形态学特征是由立方形和/或高柱状、胞浆粉染的肿瘤细胞围绕血管及其周围的间质轴心呈放射状排列，形成乳头状结构。有些MPE可出现微小乳头区或非乳头区，后者由呈束状排列的长梭形肿瘤细胞组成。Alcian蓝阳性的黏液样基质聚集在肿瘤细胞与血管之间，也可聚集在小囊腔内。Alcian蓝阳性的小囊腔是无典型乳头状结构MPE的特征性表现。肿瘤细胞的核分裂活性和MIB-1标记指数均低。

免疫组织化学染色显示，肿瘤细胞呈GFAP、S-100和Vimentin阳性，细胞角蛋白(cytokeratins)阴性。目前还未见有关MPE分子遗传学与分子生物学异常的报道。

3. 室管膜瘤(WHO Ⅱ级)

(1) 概述

室管膜瘤(ependymoma)占神经上皮起源肿瘤的2%～9%；占儿童颅内肿瘤的6%～12%，占3岁以下儿童颅内肿瘤的30%；占成人脊髓胶质瘤的50%～60%。室管膜瘤可发生在任何年龄组(出生后1个月～81岁)，幕下室管膜瘤的好发年龄为2个月～16岁(平均6.4岁)，脊髓室管膜瘤的好发年龄为30～40岁，幕上室管膜瘤在儿童和成人均可发生，男女之比为1∶1。室管膜瘤最好发于四脑室和脊髓，其次为侧脑室和三脑室，偶见于幕上脑室系统外的脑实质内。在成人的幕下和脊髓，室管膜瘤的发病率大致相等，但幕下室管膜瘤更好发于年幼儿童，脊髓的室管膜瘤主要发生在颈段和颈胸段。幕上室管膜瘤的预后比位于后颅窝者好，脊髓室管膜瘤的预后比幕上室管膜瘤更好。肉眼全切的儿童颅内室管膜瘤，5年无症状生存率为50%，但2岁以内发病者的预后不好；肉眼全切的成人室管膜瘤，5年和10年生存率分别为57.1%和45%；故全切与否是室管膜瘤的独立预后因素。发生脑、脊髓播散者普遍预后不良。部分室管膜瘤可恶性进展为间变性室管膜瘤(WHO Ⅲ级)。

(2) 大体表现

室管膜瘤边界清晰，质软，呈淡红或暗红色，出血和坏死不明显。部分四脑室的室管膜瘤，在充满脑室腔后可通过中间孔或侧孔突入脑室外，经蛛网膜下腔环绕脑干生长，有人称其为“可塑性室管膜瘤(plastic ependymoma)”。

(3) 组织学表现

绝大多数室管膜瘤细胞密度中等，肿瘤细胞体积较小，胞浆均一粉染，细胞核形态单一，呈圆形或卵圆形，染色质呈椒盐样细颗粒状均匀分布，罕见或无核分裂。室管膜瘤的关键组织学特征是血管心菊形团（血管周围假菊形团，perivascular pseudorosette）和室管膜菊形团（ependymal rosette）。血管心菊形团表现为肿瘤细胞围绕血管呈放射状排列，并向血管壁伸出纤细的胞浆突起，形成环绕血管的粉染无核带。室管膜菊形团表现为柱状肿瘤细胞围绕中心圆形小管腔排列，向管腔内伸出细长胞浆突起，突起末端由内界膜相连形成腔隙的内侧壁，如管腔呈裂隙状则称其为室管膜小管（enpendymal tubule）。虽然室管膜菊形团对诊断室管膜瘤最有意义，但仅见于少数病例。对组织学诊断最有帮助的是血管心菊形团，其出现频率明显高于室管膜菊形团。室管膜瘤中常见粉染的纤维性无核区与有核区相间分布，形成豹斑样图像。此外肿瘤还可见黏液样变性区、出血、钙化等，常见间质血管显著透明变性，偶见灶性软骨和/或骨化生。多数室管膜瘤与相邻脑实质的界面清晰，偶尔出现周边无肿瘤细胞假栅栏排列的地图样坏死灶不代表肿瘤间变。根据组织形态学表现的差异，可将室管膜瘤分为以下组织学亚型。

1）富于细胞型室管膜瘤（cellular ependymoma）：该型室管膜瘤主要由体积中等大小、胞浆粉染的圆形和卵圆形肿瘤细胞组成，细胞核圆形或卵圆形，核大小形态一致。肿瘤细胞密度高，但异型性不明显，核分裂少见。血管心菊形团数量较少，罕见或无室管膜菊形团，部分区域可见较突出的豹斑样结构，无间变特征。该亚型位于脑室外者比其他亚型更为常见。

2）乳头状型室管膜瘤（papillary ependymoma）：该型室管膜瘤非常罕见，其特征是形成典型的乳头状结构，乳头状结构呈张开的手指样排列，中心是小血管，其表面被覆一层立方形上皮样肿瘤细胞。该型室管膜瘤易与脉络丛乳头状瘤及转移性乳头状癌混淆，但后两种肿瘤乳头表面被覆的肿瘤细胞游离面起伏不平，而乳头状型室管膜瘤的乳头表面被覆的肿瘤细胞的游离面光滑。此外，免疫组化染色乳头状型室管膜瘤的乳头中靠中心小血管一侧的肿瘤细胞突起 GFAP 强阳性，有助于与其他乳头状肿瘤的鉴别。

3）透明细胞型室管膜瘤（clear cell ependymoma）：该型室管膜瘤好发于年轻人的幕上。镜下：呈少突胶质细胞瘤样表现，肿瘤细胞圆形或类圆形，胞浆透明形成核周空晕，细胞核圆形或卵圆形，核大小形态一致。肿瘤细胞聚集成小团或呈条索状排列。可见室管膜菊形团及血管心菊形团，以及免疫组化染色 GFAP 和 EMA 阳性及超微结构的特征性表现，均有助于透明细胞型室管膜瘤与少突胶质细胞瘤、中枢神经细胞瘤、转移性透明细胞癌及血管母细胞瘤的鉴别诊断。

4）伸长细胞型室管膜瘤（tanycytic ependymoma）：该型室管膜瘤主要见于脊髓，其肿瘤细胞呈梭形，伸出细长的双极突起，呈宽窄和细胞密度不等的束状排列，细胞核染色质呈椒盐样细颗粒状均匀分布。因其梭形双极肿瘤细胞成分的形态与位于脑室旁、并向室管膜表面伸出细长突起的正常伸长细胞相似，故将该肿瘤命名为伸长细胞型室管膜瘤。由于该型室管膜瘤缺乏室管膜菊形团，仅可见结构模糊不清的血管心菊形团，故易与星形细胞起源肿瘤（特别是毛细胞型星形细胞瘤）混淆，但其呈现室管膜瘤典型超微结构特征。

5）其他亚型的室管膜瘤（other variants）：其他罕见亚型包括：脂肪瘤型室管膜瘤、巨细胞型室管膜瘤、肿瘤细胞广泛空泡变的室管膜瘤、黑色素型室管膜瘤、印戒细胞型室管膜瘤、卵巢室管膜瘤、含神经毡样岛的室管膜瘤及含伸长细胞的神经节细胞胶质瘤。

（4）免疫组织化学染色

所有室管膜瘤都表达 S－100 和 Vimentin，绝大多数室管膜瘤表达 GFAP，部分病例表达上皮细胞膜抗原（EMA），GFAP 阳性细胞主要位于血管心菊形团，EMA 阳性信号主要见于室管膜菊形团的内腔面。少数病例可见局灶性细胞角蛋白、甲状腺转录因子－1、巢蛋白（nestin）和 NeuN 阳性细胞。MIB－1 标记指数≤4％。

（5）分子遗传学与分子生物学

1）遗传易感性和染色体异常：绝大多数室管膜瘤为散发性病例，仅有少数神经纤维瘤病Ⅱ型、Turcot 综合征等家族遗传学性疾病伴发室管膜瘤的报道。约 30％的室管膜瘤有 22 号染色体异常（包括 22 号染色体单体及 22q 缺失或异位）；还常见染色体 6q 和 9q 杂合性缺失（LOH），染色体 3p14、10q23 和 11q 丢失（Losses），7 号染色体获得（Gains）及 13 号染色体单体。幕上室管膜瘤可有 9 号染色体丢失，透明细胞型室管膜瘤可有染色体 1q 获得及 9、3 和 22q 丢失。

2）分子生物学异常：室管膜瘤与其他胶质瘤截然不同的是很少有 p53 基因异常，但常有抑癌基因 CDKN2A 失活及 RASSF1A 和 HIC－1 表达下调；绝大多数室管膜瘤有 EGFR 过表达，却很少有 EGFR 基因扩增；成人室管膜瘤常有 MDM2 基因扩增和过表达；脊髓室管膜瘤可有 NF2 基因突变。近来发现，室管膜瘤可有 CLU、IGF2、RAF1、MMP12、PSAP、MSX1、PRELP、EPHX1、FY 和 HSPA6 基因高表达，以及 COX7A2、COL10A1、TCP1、CNTFR、RAGA、TXN、AMBP、HSPA5、TUBA2、PRDX2、LCP1、RANBP1、MCM5、EP300、G22P1、BZRP 和 MAPK12 基因表达减少，但其确切意义尚不清楚。不同部位室管膜瘤的基因表达类型存在差异，幕上室管膜瘤高表达 EPHB、Notch、Cyclin 及 CDK 家族成员，而脊髓室管膜瘤则高表达同源盒基因（homeobox gene，HOX）家族成员。

4. 间变性室管膜瘤（WHO Ⅲ级）

（1）概述

间变性室管膜瘤（anaplastic ependymoma，AE）是一种室管膜起源的恶性胶质瘤。AE 占所有室管膜瘤的 25.2％，主要发生于儿童颅内（好发年龄为 10～14 岁），以后颅凹最为常见，发生在脊髓者较少见。AE 的病程进展比室管膜瘤快，可引起颅内压升高，MRI 检查强化明显。当儿童 AE 的发病年龄＜3 岁，有典型的组织学间变表现和/或脑脊液播散提示预后不良，手术切除程度是所有 AE 的独立预后因素，AE 的 5 年生存率为 20％～30％。

（2）大体及组织学表现

AE 的大体表现与室管膜瘤相似。镜下：AE 除有室管膜瘤的组织形态学表现外，还呈现肿瘤细胞密度显著增高，分化幼稚，核异型性突出，核分裂明显增多等间变的组织学特征。常出现有血管内皮显著增生的小血管增生及周边有肿瘤细胞呈假栅栏样排列的小灶性坏死。血管心菊形团是诊断 AE 的组织学标志，但其血管周围放射状无核带较窄，没有或罕见室管膜菊形团。多数 AE 的边界清晰，偶见肿瘤细胞向邻近组织浸润。

（3）免疫组织化学染色

AE 的肿瘤细胞不同程度地表达 GFAP、S－100 和 Vimentin，上皮性标志物细胞角蛋白及 EMA 染色也可阳性，但 GFAP 阳性肿瘤细胞比室管膜瘤少。MIB－1 标记指数常＞7％。

（4）分子遗传学与分子生物学

比较基因组杂交（CGH）检测证实，染色体 1q 获得及 9 和 13 丢失与 AE 发病密切相关。微阵列比较基因组杂交（array－CGH）的进一步分析揭示，1q 的获得区位于 1q21.3－23.1 和 1q31.1－31.3，并初步证实位于 1q23 的 DUSP12 基因是 AE 发病的始动癌基因（driver oncogene）。个别家族性发病的 AE 有位于 22 号染色体的抑癌基因异常，部分散发性 AE 有染色体 10q 杂合性缺失。有研究显示幕上室管膜瘤和幕上 AE 的 RNA 表达谱截然不同，而幕下室管膜瘤和幕下 AE 的 RNA 表达谱相似，提示部分幕下 AE 是室管膜瘤恶性进展的结果。

（五）脉络丛起源肿瘤（choroid plexus tumors）

1. 概述

脉络丛起源肿瘤（CPT）包括：WHOⅠ级的脉络丛乳头状瘤（choroid plexus papilloma，CPP）、WHOⅡ级的非典型性脉络丛乳头状瘤（atypical choroid plexus papilloma，ACPP）及WHOⅢ级的脉络丛癌（choroid plexus carcinoma，CPC）。该类肿瘤的总发病率占所有脑肿瘤的0.3%～0.6%，CPP与CPC的发病率之比约为5∶1；由于ACPP少见，且诊断标准尚不统一，其确切发病率目前还不清楚。80%侧脑室的CPT发生于20岁以前，四脑室的CPT可发生于各年龄组，但80%的CPC患者为儿童；侧脑室和三脑室、四脑室及小脑桥角处CPT的中位发病年龄分别为1.5岁、22.5岁及35.5岁；有经超声波检查发现宫内胎儿患先天性CPT的报道。CPT的总男女之比为1.2∶1，侧脑室CPT的男女之比为1∶1，而四脑室CPT的男女之比为1.5∶1。通常CPT发生在侧脑室（50%）、三脑室（5%）和四脑室（40%）的脉络丛，2个或3个脑室同时受累者占5%，个别病例原发于四脑室侧孔开口处的小脑脑桥角；偶见原发于脑实质内、鞍上或及脊髓硬膜外的异位CPT。CPP经手术全切可以治愈，5年生存率100%，次全切者可复发；CPC呈浸润生长，不易全切，术后易复发，1年、5年和10年生存率分别为71%、41%和35%；由CPP恶性进展为CPC的病例极其罕见。

2. 大体表现

CPP为突向脑室腔的暗红色或红色球形肿块，表面有大量纤细乳头呈菜花状，基底部附着于脑室壁，但与邻近脑组织界限清晰，切面可见颗粒状钙化、囊性变和/或出血。ACPP和CPC的大体外观与CPP相似，但因CPC侵犯邻近脑组织使其边界不清，其切面呈实性，可见出血和坏死。

3. 组织学表现

（1）脉络丛乳头状瘤（WHOⅠ级）

CPP的肿瘤细胞形态和组织结构与正常脉络丛相似，由形态一致的单层立方形或柱状上皮性肿瘤细胞围绕小血管和疏松结缔组织构成的纤细轴心呈乳头状生长，仅个别乳头表面被覆的肿瘤细胞呈假复层或复层，肿瘤细胞基底面有基底膜（与室管膜瘤的不同点）。肿瘤细胞核圆形或卵圆形，大小一致，位于基底部，无或罕见核分裂。在极少数CPP中，可见嗜酸性瘤细胞、间质黏液变性、黑色素沉着、肿瘤细胞形成的腺管状结构、血管瘤样血管增生以及间叶组织（组织细胞、骨、软骨、脂肪）化生等罕见组织学表现。

（2）非典型性脉络丛乳头状瘤（WHOⅡ级）

当CPP的核分裂数≥2个/10个高倍视野（每高倍视野相当于0.23 mm^2）时，仅这一项指标即可确定其为ACPP，故ACPP被定义为核分裂增加的CPP。此外，当CPP中出现细胞密度增加、细胞核呈多形性、部分乳头结构模糊不清、肿瘤细胞呈实性生长及小灶性坏死这4项指标中的2项或2项以上时，也可将其诊断为ACPP。

（3）脉络丛癌（WHO Ⅲ级）

CPC有明显的恶性组织学特征，主要表现在以下5个方面：① 核分裂常见（>5个/10个高倍视野），② 细胞密度显著增加，③ 细胞核呈多形性明显，④ 乳头结构模糊不清，部分区域肿瘤细胞呈弥漫性大片生长，⑤ 出现坏死区。在CPP的组织学背景上，出现上述5条中的4条即可诊断CPC。CPC常向邻近脑组织弥漫浸润性生长。

（4）免疫组织化学染色

所有CPP都不同程度地表达细胞角蛋白（CK）、vimentin和podoplanin，CPP的S-

100 阳性率为 55%～90%，约 25%～55%的 CPP 呈 GFAP 灶性阳性，约 70%的 CPP 表达甲状腺素转运蛋白（transthyretin，该蛋白也叫前白蛋白，prealbumin）。CPP 最常见的 CK 阳性组合表型为 CK7＋/CK20－（74%），也可见到其他三种 CK 阳性组合表型（CK7＋/CK20＋、CK7－/CK20－、CK7－/CK20＋）。ACPP 的免疫组织化学染色特征与 CPP 相似。所有 CPC 都表达 CK，但 S－100 和 Transthyretin 的表达率明显低于 CPP，约 20%的 CPC 表达 GFAP。所有脉络丛起源肿瘤均不表达 EMA。

钾通道蛋白 Kir7.1（Kir7.1）、斯钙素-1（stanniocalcin－1，STC－1）和兴奋性氨基酸转运蛋白-1（excitatory amino acid transporter－1，EAAT1）是正常和肿瘤性脉络丛上皮的相对特异性标志物，Kir7.1、STC－1 和 EAAT1 在脉络丛起源肿瘤的表达率分别为 74%、83%和 66%，其他颅内原发性及转移性乳头状肿瘤均不表达这 3 种标志物，这对该类肿瘤与其他乳头状肿瘤的鉴别有重要参考价值。此外，绝大多数 CPC 表达 INI1 蛋白，而易与 CPC 混淆的非典型性畸胎样/横纹肌样肿瘤（AT/RT）有 INI1 蛋白表达缺失，有助于二者的鉴别。MIB－1标记指数：CPP 为 0.2%～6%（平均 1.9%），CPC7.3%～60%（平均 13.8%）。

5. 分子遗传学与分子生物学

（1）家族遗传性疾病与脉络丛起源肿瘤的关系

文献报道，下例家族遗传性疾病与脉络丛起源肿瘤的发生有关：Li － Fraumeni 综合征（有 p53 基因种系突变）的家族成员可患 CPC 或 CPP；横纹肌样肿瘤易患综合征（有 INI1 基因种系突变，该基因也叫 SMARCB1 或 SNF5）的家族成员可患 CPC；多数 Aicardi 综合征患者可合并 CPP；少数黑色素减少症［Hypomelanosis，有 X；17（q12；p13）异位］患者可患 CPP。

（2）分子遗传学与分子生物学异常

FISH 检测显示，CPP 有染色体 7、9、12、15、17 和 18 超二倍体（hyperdiploidy）形成，CPC 可有染色体 1p、1q、3p、5q、9q、10q、13q、18q 和 22q 的杂合性缺失（LOH）。染色体基因组 DNA 失衡的 CGH 分析显示，CPP 常有 7q（65%）、5q（62%）、7p（59%）、5p（56%）、9p（50%）获得（Gains）及 10q（56%）丢失（Loses），CPC 常有 12p、12q、20p（各 60%）、1、4q、20q（各 53%）获得及 22q（73%）丢失。以上资料提示导致 CPP 发病的遗传学变异与 CPC 不同。部分散发性 CPP（无 p53 基因突变）和所有散发性 CPC（p53 基因突变率不足 10%）可高表达 p53 蛋白；1/3 的散发性 CPC 可有 INI1 基因突变，但 CPP 无该基因突变。CPP 肿瘤细胞至少可表达 3 种 Notch 受体（Notch1，Notch2，Notch3）中的一种，提示 Notch 信号通路活性异常与 CPP 的发生、发展有关。

（六）其他神经上皮起源肿瘤（other neuroepithelial tuomours）

1. 星形母细胞瘤

（1）概述

星形母细胞瘤（astroblastoma，AB）为罕见肿瘤，主要发生于儿童和青年人，发病年龄范围 1～58 岁（中位年龄 11 岁），男女之比为 1∶3。AB 好发于大脑半球，CNS 其他部位少见。AB 的生物学行为是多变的，但由于 AB 罕见，缺乏足够的临床和病理资料，故其生物学行为尚不确定。

（2）大体及组织学表现

AB 的大体表现为灰红或棕色、边缘清楚的结节状或分叶状肿块，切面常有大的囊腔形成及灶性坏死和/或出血。AB 的典型组织学特征包括：挤压但不侵入脑组织，与邻近脑组织有明确的界限；不含任何其他星形细胞起源肿瘤和室管膜瘤成分；形成假乳头结构；间质血管壁透明变性。围绕间质血管的肿瘤细胞发出粉染的柱状或锥形单极胞浆突起，将肿瘤细胞锚定在血管壁上形成放射状或缎带样排列的乳头状结构。与室管膜瘤中血管心菊形团的肿瘤细胞突起不同，AB乳头状结构的这些胞浆突起短粗，不聚集成纤细的血管周围基质。在假乳头结构之间为密度不等、呈片状分布的多角形或梭形肿瘤细胞。肿瘤细胞核圆形、卵圆形或不规则锯齿状，染色质粗糙聚集成块。个别病例的肿瘤细胞可呈印戒样或脂肪细胞表现。所有AB中均可见间质血管壁透明变性，并可导致肿瘤组织大面积纤维化和梗死。

AB又分为高分化和间变性（高级别）两个亚型。间变性AB表现为核分裂明显增加，细胞异型性突出及部分假乳头结构呈坍塌样改变。此外，间变性AB还可出现伴内皮细胞增生的小血管增生及伴周围肿瘤细胞假栅栏样排列的小灶性坏死，非假栅栏样坏死在任何间变性AB均可见到。

（3）免疫组织化学与分子遗传学

所有AB均不同程度地表达GFAP、S-100和Vimentin，部分肿瘤细胞膜可呈EMA阳性。MIB-1标记指数1%～18%，该指数高者预后不好。CGH检测证实，AB最常见的染色体基因组DNA失衡为19和20q的获得。

2. 三脑室脊索瘤样胶质瘤（WHOⅡ级）

（1）概述

三脑室脊索瘤样胶质瘤（chordoid glioma of the third ventricle，CGTV）为罕见肿瘤，好发生于35～60岁的成年人（中位年龄46岁），儿童偶见，男女之比为1∶2。CGTV早期位于三脑室前部，随着进一步增大可逐渐填充三脑室中部和后部。CGTV呈非侵袭性缓慢生长，但因其位于三脑室并附着于下丘脑和鞍上结构，常不能全切。在次全切的病例中，有1/2在术后肿瘤又增大。约20%的CGTV患者死于围手术期或肿瘤再生长。

（2）大体及组织学表现

CGTV的大体呈灰白或灰红色、边缘清楚的实性肿块，直径2～4cm。切面部分区域为灰白色胶冻状，部分区域为灰红色。CGTV的典型组织学特征包括：在黏液性基质（常呈空泡状）中有呈簇状或条索状排列的上皮样肿瘤细胞；肿瘤间质中有大量淋巴细胞和浆细胞浸润；并可见大量拉塞尔小体（Russell body）。上皮样肿瘤细胞呈卵圆形至多角形，有丰富的嗜酸性红染胞浆，核中等大小、圆形或卵圆形、形态较一致，无或罕见核分裂（＜1/10个高倍视野）。在许多病例可见部分肿瘤细胞向胶质分化形成粗大的纤维性突起，也有CGTV出现软骨样分化的报道。肿瘤细胞很少侵犯周围脑结构，但在邻近脑组织中可见反应性星形细胞增生、Rosenthal纤维、淋巴细胞和浆细胞浸润及拉塞尔小体。

（3）免疫组织化学与分子遗传学

所有CGTV的肿瘤细胞均呈GFAP和Vimentin强阳性，部分肿瘤细胞S-100阳性。EMA染色肿瘤细胞局灶性阳性，主要是间质中浸润的浆细胞阳性。CGTV的肿瘤细胞还可表达EGFR和NF2基因编码产物Merlin蛋白，但不表达p53、p21Waf-1及MDM2蛋白。间质中浸润的淋巴细胞和浆细胞CD45RO、CD20、IgGλ和IgGk均阳性，LCA染色仅淋巴细胞阳性。MIB-1标记指数＜5%。CGH分析及分子生物学研究证实，CGTV既无染色体基因组DNA失衡，也无抑癌基因p53、CDKN2A及原癌基因EGFR、CDK4、MDM2的结构及功能异常。

3. 血管中心型胶质瘤（WHOⅠ级）

（1）概述

血管中心型胶质瘤（angiocentric glioma，AG）为罕见肿瘤，特征性临床表现为患者出现药物难以控制、反复发作的局灶性癫痫。AG 主要发生于儿童和青年人，患者手术切除时的年龄范围为 2.3～70 岁（中位龄 17 岁），男女之比为 1∶1。AG 均位于脑的表浅部位，最常见于额顶叶交界区（38%）、颞叶和海马区（35%）及顶叶（15%）的大脑皮层。AG 生长缓慢，手术全切可以治愈。仅有 1 例经次全切后复发的报道。

（2）大体及组织学表现

AG 大体表现为边界较清晰的皮层内实性肿块，并可向皮层下白质漫延，常使受累皮层的脑回增大，肿瘤切面颜色比正常皮层灰质更深。AG 的突出组织学特征是形态非常一致的双极梭形肿瘤细胞围绕所有口径的皮层血管，呈单层或多层放射状套袖样排列，并沿中心血管长轴延伸。该结构的横断面类似于室管膜瘤的血管心菊形团，其纵切面显示双极梭形细胞沿中心血管壁垂直排列。双极梭形细胞还常以水平溪流样排列或呈垂直栅栏样矩阵方式聚集在软脑膜下，并可侵犯邻近脑实质形成密度不等、弥漫分布的肿瘤细胞集落。双极梭形细胞核细长，染色质呈颗粒样点彩状。一些病例还可见含较多致密纤维化成分的实性生长区，微小的神经鞘瘤样结节，以及被不规则裂隙或腔隙分隔、呈巢状或片块状分布的圆形上皮样肿瘤细胞。上皮样细胞质内可见位于核旁的圆形或卵圆形嗜伊红致密体（内含点彩样颗粒），这种胞浆结构相当于免疫组化染色 EMA 阳性的微腔隙。AG 中可见被肿瘤细胞包裹进去的残留皮层神经元。AG 的肿瘤细胞无异型性，没有或罕见核分裂，看不到小血管增生及坏死。仅次全切后复发的那例 AG，在二次切除的肿瘤组织中出现核分裂明显增加及间变性星形细胞瘤的组织学表现。

（3）免疫组织化学与分子遗传学

AG 的梭形和上皮样肿瘤细胞均表达 GFAP、S－100 和 Vimentin，但不表达突触素、嗜铬粒素、NeuN 等神经元标志物。上皮样肿瘤细胞质的嗜伊红致密体呈斑点样、微腔型 EMA 阳性（与室管膜瘤相似的免疫组织化学特征）。在血管周围和软脑膜下的上皮样肿瘤细胞表面也可呈 EMA 阳性。MIB－1 标记指数：多数 AG 在 1%左右，个别病例达到 5%；那例复发 AG 的原发病变为 1%，复发病变上升到 10%。CGH 和微阵列 CGH 分析，仅发现少数病例有染色体 6q24－q25 基因组 DNA 丢失及 11p11.2 基因组 DNA（含蛋白-酪氨酸磷酸酶受体 J 基因，PTPRJ）获得。

（七）神经元及混合性神经元-神经胶质起源肿瘤（neuronal and neuronal－glial tumors）

1. 小脑发育不良性神经节细胞瘤（WHO Ⅰ 级）

（1）概述

Cowden 综合征是一种由 PTEN 基因种系突变（germline mutation）引起的常染色体显性遗传病，该综合征有三大特点：① 可出现三个胚层来源组织的多发性错构瘤；② 易患乳腺癌、非髓样甲状腺癌和子宫内膜癌；③ 常伴发成人小脑发育不良性神经节细胞瘤（dysplastic gangliocytoma of the cerebellum，DGC）。DGC 也叫 Lhermitte－Duclos 病，其发病年龄范围 3～70 岁，但绝大多数病例是成年人。由于少见，目前还不清楚其确切发病率和性别比例。成年 DGC 几乎都伴发 Cowden 综合征，是诊断该综合征的特征性病变，并可作为 Cowden 综合征的首发病变出现，故一旦确诊 DGC 应对患者进行监控，以便及早发现上述恶性肿瘤。至于 DGC 到底是错构性还是肿瘤性病变，目前尚有争议。

（2）大体及组织学表现

DGC 的大体表现为小脑受累部位呈现不连续的脑回粗糙肥大区，病变可延伸到脑回的深层。通常 DGC 病变局限于一侧小脑半球，但偶尔为多灶性，部分病例可有囊性变。组织学表现：病变区小脑分子层和内颗粒层增厚，其内充满体积大小不等的神经节细胞，使小脑叶增大、扭曲，但原有组织结构仍被保留，这是DGC的重要组织学特征。在分子层外侧部常可见一层呈平行排列的异常有髓轴索束，有时在软脑膜下或分子层内还可见到形态与颗粒神经元相似的散在细胞。以上小脑叶结构的形态异常是发育不良导致小脑皮层翻转的结果。此外，病变区浦肯野细胞数目减少或完全缺失，在病变中常可见钙化和位于周边的血管，有时在分子层和白质中内还可见到一些空泡。

（3）免疫组织化学染色

DGC病变中绝大多数发育不良性神经细胞表达突触素、磷酸化AKT和S6激酶，但不表达PTEN蛋白。仅少数不典型的大神经节细胞表达浦肯野细胞标志物Leu－4、L7、PEP19和钙结合蛋白（calbindin），说明DGC中只有少数异常神经元是来源于浦肯野细胞。

（4）分子遗传学与分子生物学

抑癌基因PTEN位于人染色体10q23，含9个外显子，编码蛋白由403个氨基酸组成。在Cowden综合征家系中，85％的先证者有跨越外显子1～9和启动子范围的PTEN基因种系突变，而所有成年DGC患者均有PTEN基因种系突变，但儿童DGC没有PTEN基因突变，提示两组DGC发病的分子机制不同。

2. 婴儿促纤维增生性星形细胞瘤/神经节细胞胶质瘤（WHOⅠ级）

（1）概述

婴儿促纤维增生性星形细胞瘤（desmoplastic infantile astrocytoma，DIA）和婴儿促纤维增生性神经节细胞胶质瘤（desmoplastic infantile ganglioglioma，DIG）的总发病率约占全部CNS肿瘤的0.1％～0.3％，占婴儿脑肿瘤的16％。绝大多数病例在出生后1～24个月内发病，男女之比为1.5∶1。最近报道了几例非婴幼儿DIA和DIG，其发病年龄范围为5～25岁，且主要为男性患者。DIA和DIG均位于幕上，额顶叶最常见，其次是颞叶，枕叶少见。多数DIA和DIG肉眼全切后可长期生存（＞8年），次全切病例的残留病变可长期稳定或缓慢生长。

（2）大体表现

DIA和DIG常为横跨1个以上脑叶的巨大囊性肿瘤，直径可达13cm，使邻近脑组织被严重挤压。DIA和DIG均原发于脑表面进而侵犯硬脑膜、软脑膜和浅皮层。它们均由位置表浅的肿瘤实质部分和位于其深部的囊腔共同组成，实质部分常附着于硬脑膜，质地硬韧似橡胶，切面灰色或白色，无出血坏死；其囊腔可为单房或多房性，腔内充满清亮或黄色液体。

（3）组织学表现

该类肿瘤主要由促纤维增生性软脑膜成分、分化幼稚的神经上皮细胞成分及肿瘤性皮层成分组成。① 促纤维增生性软脑膜成分：由成纤维细胞样梭形细胞与胞浆嗜伊红、形态多样的肿瘤性星形细胞和/或肿瘤性神经细胞混合组成，它们均呈走向一致的束状、席纹样或漩涡状排列；网状纤维染色与间叶组织肿瘤相似，显示肿瘤细胞间有几乎围绕每个肿瘤细胞的丰富网状纤维网；星形细胞是DIA促纤维增生性软脑膜成分中唯一的肿瘤性细胞，DIA的该成分中不含肿瘤性神经细胞；虽然DIG的促纤维增生性软脑膜成分中主要含肿瘤性星形细胞，但也含一定量的肿瘤性神经细胞，后者的形态差异较大，可呈不典型神经节细胞至多角形小细胞的多种形态表现。② 分化幼稚的神经上皮细胞成分：DIA和DIG组织中均可见一种体积小、分化幼稚的神经上皮细胞成分，该种细胞含强嗜碱性小圆细胞核，核周仅有少量胞浆；DIA和DIG中，一些区域无促纤维增生性改变，主要由这种不成熟的神经上皮细胞聚集而成。③ 肿瘤性皮层成分：在DIG中还可见无促纤维增生性改变的皮层成分，这种肿瘤性皮层成分常呈多结节性，且其中一些结节有微囊变。尽管皮层下血管周围间隙内常充满肿瘤细胞，但皮层表面与促纤维增生性肿瘤之间界限非常清晰。肿瘤中常见钙化，无单个核细胞浸润。很少有核分裂及坏死，但出现时主要限于分化差的神经上皮细胞群中。部分病例可见血管瘤样血管，但微血管增生不明显。

（4）免疫组织化学染色

促纤维增生软脑膜成分中的成纤维细胞样细胞表达 GFAP 和 Vimentin，仅少数表达平滑肌 Actin；绝大多数其他神经上皮性肿瘤细胞也表达 GFAP；说明该类肿瘤的肿瘤细胞主要来源于星形胶质细胞。肿瘤细胞周围的网状纤维呈Ⅳ型胶原阳性。所有肿瘤性神经细胞和一些无神经元分化表现的肿瘤细胞表达神经元标记物（突触素、神经微丝-H、β微管蛋白Ⅲ）。分化幼稚的神经上皮细胞成分不但表达 GFAP 和 Vimentin，也表达上述神经元标记物和微管相关蛋白 2（MAP2）。DIA 和 DIG 的 MIB-1 标记指数<0.5%～5%，绝大多数病例不足 2%；虽然少数有组织学间变特征的 DIA 和 DIG 中 MIB-1 标记指数可高达 45%，但不影响全切病例的预后，而在次全切的病例可预示其具有更强的侵袭性行为。

（5）分子遗传学与分子生物学

细胞遗传学分析发现，部分 DIA 和 DIG 的细胞中可出现非克隆性染色体 1p、3p、3q、5q、7q、9p、11q、14q、17p、21q、22q 等异常。CGH 分析仅发现 1 例 DIA 有染色体 13q21 获得及 1 例 DIG 有染色体 8p22-pter 丢失。最近发现该类肿瘤有 p14ARF 基因超甲基化，但其意义尚不清楚。

3. 胚胎发育不良性神经上皮肿瘤（WHO Ⅰ级）

（1）概述

胚胎发育不良性神经上皮肿瘤（dysembrioplastic neuroepithelial tumor，DNT）分别占<20 岁人群和≥20 岁人群中全部神经上皮起源肿瘤的 1.2%和 0.2%。DNT 的突出临床特征是首发症状为药物难以控制的癫痫。首次癫痫出现的年龄范围为出生后 3 周～49 岁，但约 90%的 DNT 患者首次癫痫发作出现在 20 岁以前，而患者经手术切除被诊断为 DNT 时常为 20～30 岁，男性略多于女性。DNT 可以发生于幕上大脑皮层的任何部位，但 50%位于颞叶（尤其是颞叶中线区），部分 DNT 可位于包括尾状核在内的基底节区、侧脑室、透明隔、侧脑室三角区、三脑室、中脑和顶盖、脑桥、小脑及脑干等部位。DNT 预后良好，手术全切，甚至部分切除后都不复发。目前文献报道的 700 余例 DNT 中仅有 2 例发生恶性转化（其中 1 例发生于放化疗后），这两例在初次诊断时均有组织学的非典型性。

（2）大体表现

DNT 的体积差异很大，直径可以从几毫米到几厘米。位于皮质者，病灶常在皮质浅层，并可向皮质外扩展，但不累及软脑膜。切面表现可反应该肿瘤的复杂组织结构，最典型的特征是切面可见到由胶质神经元成分组成的胶冻样区，并可见质地较韧的多发或单发结节，受累皮层常明显膨胀。

（3）组织学表现

“特异性胶质神经元成分（specific glioneuronal element）”是对 DNT 有确诊价值的组织学表现，其特征包括：由表面被覆少突胶质细胞样小细胞的轴索束，聚集成长轴与皮层表面相垂直的柱状结构；在柱状结构之间有量多少不等的小囊腔，其内含不着色或淡染的基质，可见形态正常的神经元呈浮蛙状漂浮于小囊腔的基质中；特异性胶质神经元成分中可见散在分布的多突起星形细胞。

DNT 被分为单纯型（simple form）和复合型（complex form）。单纯型仅由特异性胶质神经元成分组成。复合型除含特异性胶质神经元成分外，还含有呈弥漫性或结节状分布的星形细胞、少突胶质细胞和/或神经元，这些细胞含量的比例在不同病例及同一病例的不同区域可有很大差别。复合型的星形细胞和少突胶质细胞区常呈相应低级别胶质瘤的表现，虽然部分病例可出现核异型、微血管增生及缺血性坏死，但核分裂罕见；部分病例的这些区域微血管密度很高，甚至出现肾小球样血管增生，后者的内皮细胞肥胖并可见核分裂。复合型中位于特异性胶质神经元成分以外的神经元分化成熟，不呈现神经元起源肿瘤的表现。尽管两型的组织学表现不同，但临床表现和生物学行为相同。此外，80%的DNT可见邻近脑组织的皮质发育不良。

(4) 免疫组织化学染色及遗传易感性

特异性胶质神经元成分中的浮蛙状神经元及由其发出并形成柱状结构的轴索呈NSE、突触素、神经微丝及β微管蛋白Ⅲ等神经元标志物阳性，被覆在轴索表面的少突胶质细胞样小细胞呈S-100阳性、GFAP阴性，其中的多突起星形细胞GFAP阳性。复合型中特异性胶质神经元成分以外的少突胶质细胞S-100阳性，星形细胞GFAP阳性，其神经元表达的蛋白标志物与浮蛙状神经元相同。MIB-1标记指数为0%～8%。DNT可偶发于神经纤维瘤病Ⅰ型及XYY综合征患者。

4. 神经节细胞胶质瘤

(1) 概述

该类肿瘤包括WHOⅠ级的神经节细胞胶质瘤（ganglioglioma，GGM）和WHOⅢ级的间变性GGM（anaplastic ganglioglioma，AGGM）。GGM和AGGM各占原发性脑肿瘤的0.3%和0.1%。发病年龄范围为2个月～70岁，中位发病年龄为8.5～25岁，儿童病例的中位发病年龄为9.5～10.3岁，男女之比为（1.1～1.9）：1。可发生于大脑、脑干、小脑、脊髓、松果体、视神经和垂体，但主要见于颞叶（>70%），是最常伴发慢性颞叶癫痫的脑肿瘤。GGM的预后好，94%的病例无复发生存期为7.5年，位于颞叶、切除完全、术前有长期癫痫史者预后更好。AGGM的预后与间变性星形细胞瘤相似。

(2) 大体表现

肿瘤大体上呈囊性和实性混合存在。部分病例为一个大的囊腔，在囊壁内侧附有一个由实性肿瘤组织构成的壁结节。囊壁内和实性部分均可含钙化成分。囊腔内含黄色水溶性液体。肿瘤实性部分切面呈灰白色至褐色，很少有出血坏死。与周围脑组织边界清晰，易于剥离，偶可见边界不清的浸润性部分，多数可将肿瘤整体全部切除。

(3) 组织学表现

1) 神经节细胞胶质瘤：GGM由分布无规律、发育不良的多级肿瘤性神经元和位于其间的肿瘤性胶质细胞混合组成，在不同病例和同一肿瘤的不同区域中这两种细胞的比例和分布可有明显差异。肿瘤性神经元失去正常组织的排列方式，位于皮质下，呈簇状分布；细胞体积大，有大的细胞核和明显的核仁，Nissl体聚集在细胞膜下，约50%的病例可出现双核或多核神经元。肿瘤性胶质成分可类似纤维型星形细胞瘤、少突胶质细胞瘤或毛细胞型星形细胞瘤，可见Rosenthal纤维和嗜伊红颗粒小体，偶见核分裂。间质中富含胶质纤维和网状纤维网，可见微囊变和/或黏液样物质。GGM还有以下组织学特征：广泛或围绕神经元和毛细血管的钙化；在血管周围间隙、肿瘤组织内和/或邻近脑实质内可见广泛的淋巴细胞浸润；间质中形成丰富的毛细血管网。

2) 间变性神经节细胞胶质瘤：AGGM的肿瘤性神经元形态与GGM相同，很少间变，仅有2例报道。而恶性表现几乎都发生在肿瘤性胶质成分，可呈间变性星形细胞瘤或间变性少突胶质细胞瘤样改变，个别病例甚至出现胶质母细胞瘤的组织形态学表现。有文献报道在GGM被切除的部位发生了恶性胶质瘤。

（4）免疫组织化学染色

肿瘤性神经元表达MAP2、NeuN、突触素、神经微丝、NSE和嗜铬粒素A，表达嗜铬粒素A的肿瘤性神经元可具有高活性的神经分泌功能。此外，肿瘤性神经元也可表达β-微管蛋白Ⅲ、蛋氨酸脑啡肽、神经肽Y、亮氨酸脑啡肽、β-内啡肽等。正常脑组织不表达CD34，而70%～80%的GGM高表达CD34（以颞叶GGM阳性率最高），这对GGM与脑组织的鉴别很有帮助。GGM的肿瘤性星形细胞GFAP阳性，肿瘤性少突胶质细胞S-100阳性。与弥漫性星形细胞瘤不同，GGM的MAP2表达多限于肿瘤性神经元，肿瘤性星形细胞几乎不表达MAP2。GGM和AGGM中只有肿瘤性胶质成分表达MIB-1，肿瘤性神经元不表达；MIB-1标记指数：GGM为1.1%～2.7%，AGGM为5%～7%。

（5）分子遗传学与分子生物学

偶有神经纤维瘤病Ⅰ型伴发视神经GGM和神经纤维瘤病Ⅱ型伴发脊髓GGM的报道。约1/3的GGM可有不同的染色体核型异常或DNA失衡，其中最常见者为染色体7获得和9p部分丢失。分子生物学研究发现，约2/3的AGGM出现CDKN2A基因缺失，偶有GGM复发病例出现p53基因突变的报道 。基因多态性分析发现，GGM患者的TSC2基因第4内含子和第41外显子出现特征性的碱基序列多态性变化。

5. 神经节细胞瘤（WHO Ⅰ级）

（1）概述

神经节细胞瘤（gangliocytoma，GCM）是单纯由肿瘤性神经元组成的神经上皮起源肿瘤。GCM占全部脑肿瘤的0.2%，儿童脑肿瘤的1.7%～7.6%，发病年龄范围、中位发病年龄、男女之比、发生部位均与GGM相同，但发生于颞叶的GCM少于GGM，GCM也是常伴发慢性颞叶癫痫的脑肿瘤。GCM生长缓慢，大部手术切除后不复发，仅有少数原位复发的病例，但复发间隔期很长。

（2）大体及组织学表现

GCM的大体表现与GGM相似。镜下：GCM仅由体积大、常具有分化不良特征的多极肿瘤性神经元组成，位于其间的是非肿瘤性胶质成分（这是GCM与GGM的主要不同点）。与GGM相比，GCM的肿瘤性神经元体积更大，胞浆丰富，具有大的胞核和清晰的核仁，可见长的细胞突起，尼氏染色核周可见蓝染的尼氏体，部分肿瘤性神经元形态类似皮层椎体神经元。肿瘤性神经元呈簇状或小巢状分布，其间为非肿瘤性星形细胞和/或少突胶质细胞。网状纤维染色可见肿瘤性神经元被网状纤维分隔。

（3）免疫组织化学与分子生物学

GCM的肿瘤性神经元表达MAP2、NeuN、突触素、神经微丝、NSE，表达嗜铬粒素A者较少，也可表达β-微管蛋白Ⅲ、蛋氨酸脑啡肽、神经肽Y、亮氨酸脑啡肽、β-内啡肽等。MIB-1标记指数为0～0.2%。尚未见有关GCM细胞遗传学及基因异常的研究报道。

6. 中枢神经细胞瘤（WHO Ⅱ级）

（1）概述

中枢神经细胞瘤（central neurocytoma，CN）占全部颅内肿瘤的0.25%～0.5%。出生后8天～67岁均可发病（平均29岁），无性别差异。位于侧脑室和/或三脑室，最常见于一侧侧脑室的前部（占50%，左侧脑室多于右侧脑室）；其次是位于侧脑室并扩展到三脑室；少数病例两个侧脑室均有CN；单独发生于三脑室者罕见；附着于透明隔是CN的特征。不侵犯脑实质的 CN 易手术全切，预后较好；因侵犯脑实质而不能全切或 MIB－1 标记指数>2%者，常局部复发，预后较差；偶有沿脑脊液播散的报道。

（2）大体及组织学表现

CN 的大体表现为灰白色，质脆易碎，可有不同程度的钙化，偶有出血。镜下：CN 的肿瘤细胞与少突胶质细胞瘤细胞非常相似，形态一致、圆形、中等大小，核圆形至椭圆形，染色质均匀细腻呈椒盐状，胞浆透明形成核周环状空晕，在细胞密集区可呈蜂巢样表现，无核分裂，偶见分化成熟的神经节细胞。肿瘤细胞呈片状生长，其间可见纤细粉染的丝状神经毡岛，并可见肿瘤细胞被分枝状毛细血管分隔包绕成小叶状，使之呈现内分泌肿瘤的细胞排列方式；肿瘤细胞还可形成类似松果体细胞瘤的不规则大纤维芯菊形团及室管膜瘤样血管心菊形团，部分肿瘤细胞呈线性排列，偶见典型纤维心菊形团（Homer－Wright 菊形团）；约 1/2 病例有弥漫分布的钙化。偶有 CN 出现较多核分裂、微血管增生和/或小灶性坏死等间变特征的病例报道，但对这种 CN 的生物学行为目前尚缺乏了解。

（3）免疫组织化学染色

突触素是 CN 表达最稳定，且最有诊断价值的蛋白标志物，弥漫分布于岛状和带状神经毡及血管周围无核区内。肿瘤性神经细胞还可表达 NeuN、NSE 和 MAP2，仅分化成熟的肿瘤性神经节细胞表达嗜铬粒素 A 和 NF，部分病例中可见 GFAP 阳性细胞。绝大多数 CN 的 MIB－1 标记指数<2%；MIB－1 标记指数>2%的病例复发间隔期明显缩短，有人称其为"非典型性中枢神经细胞瘤（atypical central neurocytoma)"。

（4）分子遗传学与分子生物学

已有 1 例冯希培尔-林道病（von Hippel－Lindua disease）同时发生 CN 的报道。分子遗传学研究发现，20%以上的 CN 可检测到肿瘤细胞染色体 2p、7、10q、13q 和 18q 获得；55% 以上的 CN 可检测到肿瘤细胞染色体 1p 的单位点或多位点丢失及 19q 丢失；另外 CN 的肿瘤细胞还可有 17 号染色体的等臂染色体（isochromosome）形成及复杂核型异常；但无 p53 基因突变。

7. 脑室外神经细胞瘤（WHO Ⅱ级）

脑室外神经细胞瘤（extraventricular neurocytoma，EN）是特指发生在 CNS 的脑室外其他部位，并具有中枢神经细胞瘤（CN）组织和细胞学特征的肿瘤。EN 的发病率不详，可发生于 CNS 任何部位的实质内。大体和影像学呈边界清晰、强化明显的病变，且常由囊腔和囊内壁结节组成，这些均与少突胶质细胞瘤不同，有助于二者鉴别。EN 的组织和细胞学形态可与 CN 完全相同，也表现为细胞密度高和形态较一致；但多数 EN 的细胞密度比 CN 低，且更易见到神经节细胞或小神经节细胞（该细胞比神经细胞体积大、胞浆更透明、有明确核仁）；部分区域可呈现类似少突胶质细胞瘤的蜂巢样表现。EN 中可见 GFAP 阳性胶质成分，但尚不清楚其是否为肿瘤性成分；间质中常见透明变性的血管和致密钙化。目前尚不知 EN 的分子遗传学变异和发病的分子机制。

8. 小脑脂肪神经细胞瘤（WHOⅡ级）

（1）概述

小脑脂肪神经细胞瘤（cerebellar liponeurocytoma，CLN）罕见，是由神经细胞和脂肪细胞组成的肿瘤。与 70%以上发生于儿童的小脑髓母细胞瘤截然相反，CLN 的平均发病年龄为 50 岁（24～77 岁），无性别差异。CLN 主要发生于小脑半球，其次为小脑蚓部，偶见于小脑脑桥角。已有幕上脑室内发生脂肪神经细胞瘤的报道，但其与 CLN 及中枢神经细胞瘤的确切关系还不清楚。62% 的 CLN 术后原位复发，复发间隔期 1～12 年（平均 6.5 年）；

48%的 CLN 患者生存 5 年以上，平均生存期 5.8 年，放疗可延长生存时间。

（2）影像学及组织学表现

因不同病例组织中脂肪细胞的分布和比例不同，CLN 的 MRI 表现变异较大，但普遍为 T1 加权像呈不均匀高信号，T2 加权像呈条纹状高信号，不均匀强化。镜下：呈双相表现，即肿瘤主要由形态、大小较一致的肿瘤性神经细胞及呈灶性分布、形态类似成熟脂肪组织的脂肪细胞组成。CLN 的多数肿瘤细胞与肿瘤性少突胶质细胞相似，核圆形或卵圆形，胞浆透明形成核周空晕；也可见形态类似髓母细胞瘤和透明细胞型室管膜瘤的肿瘤细胞，无或罕见核分裂。即使肿瘤复发也不出现恶性进展的组织和细胞学现，相反早期复发病例还会出现脂肪组织成分增加。

（3）免疫组织化学染色

所有 CLN 均弥漫性表达神经元标志物 NSE、突触素和 MAP-2，说明 CLN 的肿瘤细胞主要向神经元分化。多数 CLN 可见呈局灶性分布的 GFAP 阳性肿瘤细胞，提示其向星形胶质细胞分化。CLN 的脂肪细胞既表达 NSE、突触素和 MAP-2 等神经元标志物，也表达 GFAP，说明它们不是被包陷混入的正常脂肪细胞，而是与前两种细胞一样，均由共同的祖细胞朝不同方向异常分化所形成。偶见 CLN 肿瘤细胞表达结蛋白（Desmin）的报道。MIB-1标记指数为 1%～3%，个别病例可高达 6%，平均为 2.5%。

（4）分子遗传学与分子生物学

CLN 的 p53 基因错义突变率为 20%，明显高于小脑髓母细胞瘤，但无髓母细胞瘤常见的 PTCH、APC、β-catenin 基因突变及 17q 等臂染色体（Isochromosome）形成，说明 CLN 不是髓母细胞瘤的亚型，而是一种与髓母细胞瘤截然不同的肿瘤实体。虽然 CLN 的蛋白标志物表达谱与中枢神经细胞瘤非常相似，但后者无 p53 基因突变，提示导致两者发病的分子遗传学异常途径存在差异。

9. 乳头状胶质神经元肿瘤（WHO Ⅰ级）

（1）概述

乳头状胶质神经元肿瘤（papillary glioneuronal tumor，PGNT）罕见，是易诱发癫痫的脑肿瘤之一。平均发病年龄为 27 岁（4～75 岁），无性别差异。多位于大脑半球，以颞叶最为常见。PGNT 为良性病变，单纯肉眼全切，不给予任何辅助治疗即可治愈，很少复发。

（2）大体表现

PGNT 边界清晰，占位效应不明显，影像学检查为可被强化的肿块。切面可为实性，但常为囊性，并可在靠近脑膜的囊壁内侧有壁结节附着；可见钙化，但出血或坏死罕见。

（3）组织学表现

PGNT 的突出组织学特征是单层或假覆层排列、体积小、形态一致、核圆形、胞浆很少的立方状胶质细胞，围绕管壁增厚透明变性的小血管形成假乳头结构。乳头中靠近血管的内层胶质细胞核染色质丰富深染，乳头外层胶质细胞的核呈空泡状，两种胶质细胞均无异型性或核分裂。乳头间可见片状排列或灶性聚集的神经细胞、胞浆透明的少突胶质样细胞及少量胞浆均一红染、核偏位的小肥胖细胞。神经细胞的大小和形态差异很大，多数为小神经细胞，也可见体积中等的神经节样细胞和/或大神经节细胞，其间可见呈纤细红染的丝状神经毡，无坏死或血管增生。肿瘤周边脑组织内可见散在肿瘤细胞、反应性胶质增生、Rosenthal 纤维、嗜伊红颗粒小体、含铁血黄素及小的钙化颗粒，使肿瘤的组织边界模糊不清。

（4）免疫组织化学与分子生物学

围绕血管形成乳头的胶质细胞表达 GFAP，部分病例可在该层 GFAP 阳性细胞表面附有

Olig-2 阳性、GFAP 阴性的胶质细胞，乳头间的小肥胖细胞也高表达 GFAP。而乳头间的小神经细胞、神经节样细胞和大神经节细胞均表达突触素、NSE、β-微管蛋白Ⅲ和 NeuN，大神经节细胞还表达 NF，神经毡呈突触素阳性。上述三种神经细胞的胞膜可呈 NCAM（神经细胞黏附分子，CD56）阳性。MIB-1 标记指数为 1%～2%，目前仅 1 例 PGNT 小肥胖细胞 MIB-1 标记指数高达 10%的报道。尚未见有关 PGNT 细胞遗传学及基因异常的报道。

10. 四脑室形成菊形团的胶质神经元肿瘤（WHO Ⅰ级）

（1）概述

四脑室形成菊形团的胶质神经元肿瘤（rosette-forming glioneuronal tumor of the fourth ventricle，RGNT）罕见，发病年龄为 12～59 岁（平均 33 岁），女性稍多于男性。RGNT 起自中线，占据四脑室和/或中脑导水管，并可扩展侵犯邻近的脑干、小脑蚓部、松果体或丘脑。RGNT 是生长缓慢的良性肿瘤，手术全切可以治愈或长期生存，但约 1/2 的病例术后出现致残性功能障碍。

（2）影像学及大体表现

MRI 显示，RGNT 位于四脑室区，为境界相对清晰的实性肿瘤，T1 加权像呈低信号，T2 加权像呈高信号，增强造影呈局部或多灶性强化，可见继发性脑积水。RGNT 均位于四脑室内，附着于小脑和四脑室的侧壁或底部，并可扩展到中脑导水管。

（3）组织学表现

RGNT 由双相分化的肿瘤性神经细胞和胶质成分共同组成。神经细胞体积小、形态一致，核圆形、染色质呈细颗粒状、核仁不明显，胞浆很少、发出纤细的向心性单极胞浆突起。神经细胞可围绕纤细红染的丝状神经毡中心呈环形排列，形成神经细胞性菊形团，这是诊断 RGNT 的特征性组织学表现。还可见神经细胞及其纤细突起朝向血管壁形成围绕小血管呈放射状排列的血管心菊形团。这两种菊形团均可位于部分微囊变的黏液性基质中。RGNT 的主要胶质成分类似毛细胞型星形细胞瘤，肿瘤性星形细胞呈梭形或星芒状，核呈短梭形或卵圆形，染色质中等密度，细胞突起常形成致密或疏松的编织状纤维性背景。部分区域可见含黏液性基质的微囊腔及圆形至卵圆形的少突胶质细胞瘤样胶质细胞，其胞浆可透明形成核周空晕。偶见分化成熟的神经节细胞。间质中可见 Rosenthal 纤维、嗜伊红颗粒小体、微小钙化灶及含铁血黄素沉积，并可见薄壁、扩张或透明变性的小血管，也可见有血栓形成和/或呈肾小球样增生的小血管。整个肿瘤细胞密度低，无坏死或核分裂。

（4）免疫组织化学与分子生物学

位于神经细胞性菊形团中心及血管心菊形团的神经毡呈突触素阳性，肿瘤性神经细胞的胞浆和突起表达 MAP-2 和 NSE，所有肿瘤性胶质细胞均表达 GFAP 和 S-100。MIB-1 标记指数<3%。仅有 1 例 RGNT 发生于Ⅰ型 Chiari 畸形综合征患者的报道，目前尚未见有关 RGNT 细胞遗传学及基因异常的报道。

11. 副节瘤（WHO Ⅰ级）

（1）概述

副节瘤（paraganglioma）多发生于外周的副神经节，原发于 CNS 者少见，绝大多数位于脊髓硬膜内的马尾-终丝区，占累及该部位所有肿瘤的 3.4%～3.8%。发生在椎管内其他部位的副节瘤少见，主要在颈胸段，且多位于硬膜外，并常累及椎体。颅内副节瘤通常为中耳鼓室内颈静脉球副节瘤向颅内的扩展，偶见原发于蝶鞍区、小脑脑桥角、小脑实质和额颞叶的颅内副节瘤。马尾-终丝副节瘤的发病年龄 9～74 岁（平均 46 岁），男女之比为 1.4∶1。副节瘤为神经内分泌肿瘤，患者除有局部受累的症状和体征外，还可有内分泌异常的表现。马尾-终丝副节瘤生长缓慢，比其他部位的副节瘤预后好，手术全切可以治愈，仅 4% 原位复发，偶有脑脊液播散和骨转移的报道。

（2）大体表现

绝大多数马尾-终丝副节瘤完全位于硬膜内，附着于终丝或马尾神经根。典型病例有完整包膜，卵圆形或腊肠样，质软，棕红色，直径 1.5～13cm，切面可见囊性变。个别病例可穿过硬脊膜侵犯邻近骨组织。

（3）组织学表现

由分化好、形态类似正常副神经节的肿瘤性主细胞（Ⅰ型细胞）和支持细胞（Ⅱ型细胞）组成。主细胞形态一致，圆形或多边形；核居中，圆形或卵圆形，染色质呈细颗粒椒盐状，核仁不明显，偶有核多型性；胞浆量多少不等，常呈嗜伊红细颗粒状，部分病例呈嗜双色或呈不着色透明状。支持细胞呈梭形，伸出光镜下不易看到的长突起。主细胞呈小叶状或巢状排列，其周边有单层支持细胞围绕，间质有丰富的纤细毛细血管网（可显示管壁硬化）分隔包绕上述肿瘤细胞形成小叶状或肿瘤细胞巢。约半数马尾-终丝副节瘤可见分化成熟的神经节细胞及形态介于主细胞和神经节细胞之间的过渡型细胞，部分病例可见血管心菊形团，也有肿瘤主要由梭形细胞组成或含黑色素的病例报道。可见局部出血、坏死及散在的核分裂，无这些表现及核多形性者预后好。

（4）免疫组织化学染色

马尾-终丝副节瘤的主细胞呈突触素、嗜铬粒素 A、NF、NSE、5-羟色胺和神经肽（生长抑素、Leu 和蛋内啡肽）阳性，还可不同程度地表达 S-100，但前三者的特异性最好，有诊断价值。该部位副节瘤的主细胞还高表达核旁细胞角蛋白（paranuclear cytokeratin）。支持细胞普遍表达 S-100（能清晰显示其细胞突起）和 GFAP。

（5）分子遗传学与分子生物学

已有冯希培尔-林道病（von Hippel - Lindua disease）、多发性内分泌肿瘤Ⅱ型（multiple endocrine neoplasia type Ⅱ，RET 基因突变）、神经纤维瘤病Ⅰ型（NF-1 基因突变）和琥珀酸脱氢酶亚单位 B、C 或 D 基因（SDHB、SDHC、SDHD）突变等常染色体显性遗传综合征患者好发副节瘤的报道。虽然 SDHD 基因突变常引起头颈部多发性副节瘤，但迄今为止仅有 1 例复发性脊髓副节瘤伴小脑转移的患者有 SDHD 基因种系突变（germline mutation）。

（八）松果体区肿瘤（tumors of the pineal region）

1. 松果体细胞瘤（WHO Ⅰ级）

（1）概述

原发于松果体区的肿瘤占所有颅内肿瘤的 1%以下，其中 14%～27%是包括松果体细胞瘤（pineocytoma，PC）在内的松果体实质起源肿瘤，PC 占松果体实质起源肿瘤的 14%～60%。PC 可发生于任何年龄，但成人多见（平均 38 岁），没有性别差异。PC 位于松果体区，可压迫邻近的中脑导水管、脑干和小脑，也可突入三脑室，大的肿瘤常合并脑积水。PC 生长缓慢，手术全切可以治愈，5 年生存率 86%～100%，不转移。PC 中含有胶质、神经元及视网膜母细胞成分不影响其预后。

（2）大体及组织学表现

大体上 PC 为境界清晰的局限性肿瘤，切面灰褐色、均匀一致或呈颗粒状，可见小囊腔和出血灶。镜下：PC 的细胞密度中等，由形态一致、体积较小、分化成熟、类似松果体细胞的肿瘤细胞组成。肿瘤细胞核呈圆形或卵圆形，核仁模糊不清，染色质呈散在细颗粒状，偶见核分裂（<1/10HPF）；胞浆量中等，嗜伊红均匀红染，并伸出末端呈球形膨大的短突起，用Bodian法、Bielschowsky法和碳酸银法等银染色及NF免疫组化染色均可更清晰地显示短胞突的球形膨大。肿瘤细胞呈片状生长或形成边界不清的小叶状结构，并常形成大纤维心菊形团（松果体细胞瘤性菊形团，pineocytomatous rosette），这是该肿瘤的组织学特征。松果体细胞瘤性菊形团的数量和体积可有一定差异，菊形团周边有肿瘤细胞核围绕，其中心红染的无核区由丰富、纤细的肿瘤细胞质突起组成，形态与神经毡相似。部分病例可见大的神经节细胞和/或核怪异的多核瘤巨细胞，但核分裂仍很少见。肿瘤间质由被覆单层内皮细胞的纤细毛细血管网和少量网状纤维组成，偶见微小钙化灶。

（3）免疫组织化学染色

PC细胞高表达突触素、NSE和NF，β微管蛋白Ⅲ、tau蛋白、PGP9.5、嗜铬粒素A和5-羟色胺等神经元标志物的免疫组化染色也可阳性。当肿瘤细胞向感光细胞分化时也可表达视网膜S-抗原和视紫红质蛋白（rhodopsin）。MIB-1平均标记指数为0.27%。

（4）分子遗传学与分子生物学

已知PC有22号染色体单体化或丢失、12q末端区删除缺失、11号染色体的部分缺失，这些异常改变与PC的发生、发展密切相关。此外，PC细胞有SOX4、TrkA、BTG1、TPH1、HIOMT、OPN4、RGS16和CRB3基因高表达，其中：TPH1和HIOMT基因编码与黑色素合成有关的酶，OPN4、RGS16和CRB3基因参与视网膜光传导调控，均说明PC细胞具有向神经内分泌细胞和感光细胞双向分化的潜能。

2. 中等分化的松果体实质肿瘤（WHO Ⅱ～Ⅲ级）

（1）概述

中等分化的松果体实质肿瘤（pineal parenchymal tumor of intermediate differentiation，PPTID）占所有松果体实质起源肿瘤的20%。可发生于任何年龄，主要发生于年轻人（平均38岁），女性稍多于男性。PPTID位于松果体区，对周围结构的影响与松果体细胞瘤相同。PPTID是有侵袭潜能的肿瘤，22%术后首先在原位复发，4%播散到脊髓软脑膜，5年生存率为39%～74%，仅个别病例发生CNS内或外的远隔转移。

（2）大体及组织学表现

PPTID的大体表现与松果体细胞瘤相似，境界清晰、质软，无肉眼可见的坏死。镜下：PPTID的肿瘤细胞形态介于松果体细胞瘤与松果体母细胞瘤之间，细胞密度中等，可呈神经母细胞瘤样弥漫性生长或形成边界不清的小叶状结构，有轻到中度核异型，无或有少量核分裂，偶见坏死和瘤巨细胞。多数病例无典型纤维心菊形团（Homer-Wright菊形团）或神经节细胞。PPTID组织中可见典型松果体细胞瘤区与弥漫性生长的PPTID肿瘤细胞区相互移行过度，而核分裂≥6个/10HPF或核分裂<6个/10HPF，但不表达NF是诊断PPTID的重要指标，有助于PPTID与松果体细胞瘤的鉴别。

（3）免疫组织化学与分子遗传学

PPTID细胞表达突触素和NSE，部分病例的肿瘤细胞表达NF、嗜铬粒素A、视网膜S-抗原和S-100。MIB-1标记指数为3%～10%。PPTID最常见的染色体DNA失平衡是4q和12q获得及22丢失。另外，PPTID有PRAME、CD24、POU4F2和HOXD13基因高表达，其表达水平与松果体母细胞瘤相同；与其相反，松果体细胞瘤几乎不表达这些基因。

3. 松果体母细胞瘤（WHO Ⅳ级）

（1）概述

松果体母细胞瘤（pineoblastoma，PB）约占所有松果体实质起源肿瘤的40%。可发生于任何年龄，但绝大多数发生于 20 岁以前，且以儿童为主（平均 18.5 岁），无性别差异。PB 位于松果体区，常侵犯视丘、脑干、中脑导水管和三脑室等邻近结构及相应部位的软脑膜，发生脑积水的几率很高。PB 是分化幼稚、呈浸润生长的高度恶性肿瘤，生长迅速，易侵犯邻近组织结构，手术不易全切。多数病例可侵入脑室系统，并随脑脊液循环在蛛网膜下腔广泛散播。CNS 内和脊柱转移是最常见的致死原因，但颅外转移罕见。经手术和正规辅助治疗的患者，1 年、3 年和 5 年生存率分别为 88%、78%和 58%。合并散发或家族性视网膜母细胞瘤的患者预后非常差，诊断后生存期不足 1 年。偶见在常规查体中被偶然发现的无症状 PB，这种病例预后较好。

（2）大体及组织学表现

PB 的大体为灰白色，质软易碎，呈浸润性生长边界不清，切面常见出血和/或坏死，但肉眼可见的钙化罕见。PB 是最原始的松果体实质起源肿瘤，组织形态学表现与中枢的原始神经外胚层肿瘤相似，高度富于细胞；由无特定排列方式、呈片状密集生长的未分化小蓝细胞组成。HE 染色肿瘤细胞的特征为体积小，细胞边界不清，几乎看不到胞浆，近似裸核状（碳酸银染色可见少量胞浆及数量很少的胞浆突起），呈现高核/浆比；核圆形或不规则形，染色质丰富，呈蓝色深染，偶见小核仁。PB 一般无松果体细胞瘤性菊形团，但在弥漫性小细胞密集生长区之间可见纤维心菊形团（Homer - Wright 菊形团）和/或空心菊形团（Flexner - Wintersteiner 菊形团），空心菊形团的出现代表 PB 中有视网膜母细胞分化。不同病例的核分裂数可有一定差异，但多数 PB 可见大量核分裂，且常见小灶性坏死。极少数 PB 内可见松果体细胞瘤样分化区，并与 PB 的未分化区交替存在，显示呈双相图像的混合瘤表现。PB 组织中可见微小钙化灶。偶见产生黑色素并有软骨和横纹肌母细胞分化的 PB，被称为“松果体原基肿瘤（pineal anlage tumors）”。

（3）免疫组织化学染色

与松果体细胞瘤相似，PB 细胞可不同程度地表达突触素、NSE、NF、β 微管蛋白Ⅲ、嗜铬粒素 A 等神经元标志物以及视网膜 S-抗原和 S - 100。还可表达 GFAP 和 α B-晶状体球蛋白（α B - Crystallin），但出现这两种阳性细胞时要排除是否为被埋陷的反应性星形细胞。MIB - 1 标记指数 6.5%～27.2%。

（4）分子遗传学与分子生物学

PB 可发生于有 RB1 基因异常的家族性双侧视网膜母细胞瘤患者，这种病例被称为“三侧视网膜母细胞瘤综合征（trilateral retinoblastoma syndrome）”，已有家族性结肠腺瘤性息肉病及胚胎性横纹肌肉瘤患者伴发 PB 的病例报道。PB 可有 22 号染色体单体化和 INI1 基因错义突变，其最常见的染色体 DNA 失平衡是 22 丢失及 1q12 - qter、5p13.2 - 14、5q21 - qter、6p12 - pter、14q21 - qter 的高水平获得。PB 与松果体细胞瘤相似，也有 SOX4、TPH1、HIOMT、TrkA、RGS16 和 BTG1 基因高表达，但松果体细胞瘤不表达 PRAME、CD24、POU4F2 和 HOXD13 基因。PB 与 PPTID 相似，也有 PRAME、CD24、POU4F2 和 HOXD13 基因高表达，但 PB 与松果体细胞瘤和 PPTID 的主要不同是 PB 还单独表达 PITX2、Hist1H3D、Hist1H4E、DSG1、TERT 基因。

4. 松果体区乳头状肿瘤（WHO Ⅱ～Ⅲ级）

（1）概述

松果体区乳头状肿瘤（papillary tumor of the pineal region，PTPR）罕见，是最近新发现的神经上皮肿瘤，发病年龄为 5～66 岁，以 10～30 岁最为多见（平均 32.4 岁），无性别差异。仅见于松果体区，因压迫周围结构和/或阻塞脑脊液循环而出现相应症状和体征。

PTPR是有侵袭潜能的肿瘤，手术不易全切，72%术后原位复发，5年总生存率和无进展生存率分别为73%和27%。切除不全及核分裂≥5个/10 HPF是导致患者生存期缩短及肿瘤复发率增加的重要因素。

（2）大体及影像学表现

PTPR体积较大（直径2.5～4 cm），与周围组织境界清楚，其余大体表现与松果体细胞瘤相同，单凭肉眼观察无法对两者作出鉴别。MRI平扫显示，PTPR为一边界清晰、T1W呈低信号、T2W呈高信号的实性肿块，增强造影可被强化，偶见囊性变。

（3）组织学表现

PTPR的组织学特征是肿瘤细胞呈上皮样表现，由细胞密集区和乳头区混合组成，常见室管膜菊形团和室管膜小管形成（向室管膜分化）。在乳头区，由数层体积大、胞浆淡染、嗜伊红的柱状上皮样肿瘤细胞呈重叠放射状围绕中央小血管形成乳头状结构。在细胞密集区，上皮样肿瘤细胞呈透明或空泡状，胞浆中偶见PAS染色阳性的嗜伊红团块。多数肿瘤细胞的核呈圆形或卵圆形，染色质呈点彩状，可见多形核，核分裂数0～10个/10 HPF。几乎所有PTPR中均可见坏死区。通常PTPR无微血管增生，但常见小血管壁透明变性。肿瘤与周围松果体组织间有清晰的界限。

（4）免疫组织化学与分子遗传学

PTPR的免疫组化染色特征包括：① 肿瘤细胞高表达多种亚型的角蛋白（KL1、AE1/AE3、CAM5.2、CK18），乳头状结构的肿瘤细胞表达最强；② 与室管膜瘤相反，仅有少量肿瘤细胞呈局灶性GFAP阳性；③ 所有PTPR均不表达NF；④ 绝大多数PTPR不表达钾通道蛋白Kir7.1和斯钙素-1（stanniocalcin-1），这二者均为脉络丛上皮及其肿瘤高表达的标志物，对鉴别诊断有参考价值。此外，PTPR还表达Vimentin、S100、NSE、MAP2、N-CAM和甲状腺素转运蛋白（transthyretin）；可见局部少量肿瘤细胞呈EMA阳性（胞膜着色或胞浆点状着色）及突触素和嗜铬粒素A弱阳性。PTPR的MIB-1标记指数与PPTID相似。经比较基因组杂交（CGH）分析证实，PTPR常有染色体10和22q丢失及4、8、9、12获得，目前尚无基因异常的研究报道。

（九）胚胎性肿瘤（embryonal tumors）

1. 髓母细胞瘤（WHO Ⅳ级）

（1）概述

髓母细胞瘤（medulloblastoma，MB）占原发性颅内肿瘤的2%～4%，占神经上皮起源肿瘤的7%～8%，15岁以下儿童的人群发病率为每年0.5例/10万人。发病率最高的年龄段为0～9岁（占66.3%），其次为10～19岁（占24.7%），成人病例80%发生于21～40岁，发生于50岁以上者极其罕见，男女之比为1.86∶1。MB均位于小脑，75%的儿童MB位于小脑蚓部，并突入四脑室；随患者年龄增大位于小脑半球的MB比例也相应增加，绝大多数位于小脑半球者为促纤维增生/结节型MB。所有MB的组织学亚型均为WHO Ⅳ级，都是侵袭能力强的高度恶性肿瘤，术后全部复发，最终几乎全部均发生广泛的蛛网膜下腔播散。但由于诊疗技术的进步，目前术后经正规辅助治疗的MB患者5年生存率已达到60%～70%。此外，有染色体17p丢失及c-myc基因扩增的MB预后相对较差。

（2）大体表现

位于小脑蚓部的MB可使小脑蚓部肿大，小叶变扁平，肿瘤常突出在枕大池附近，也可见肿瘤播散种植于蛛网膜表面或小脑半球；肿瘤呈红色或暗红色，富含新生血管，广泛浸润于小脑蚓部、四脑室及小脑半球内，易出血；部分病例似乎有边界，但在切除过程中发现其境界并不清晰，切面可见出血和坏死灶。位于小脑半球的 MB 境界较清晰，有形成结节的倾向，其余大体表现与小脑蚓部的 MB 相同。除促纤维增生/结节型 MB 质地硬韧外，其他组织学亚型的 MB 均质地较软。

（3）组织学表现

1）经典型髓母细胞瘤（classic medulloblastoma，CMB）：CMB 是最常见的髓母细胞瘤亚型，其组织形态学特征如下：主要由密集排列的小蓝细胞组成，其胞浆很少、呈裸核状，核染色质丰富呈深蓝色、呈圆形、卵圆形及胡萝卜状；约 40%的 CMB 常见显著核多形性及核分裂的纤维心菊形团（Homer - Wright 菊形团）；部分区域可见成排的细胞核与由细胞突起组成的无核带相互间隔交替存在，呈现浪峰与浪谷样的节律性栅栏状排，即所谓的“成胶质母细胞特征（spongioblastic features）；还可见细胞相对稀疏的岛状淡染区；肿瘤细胞片块之间穿插有极少量含薄壁血管的纤维结缔组织。CMB 肿瘤细胞核的体积和形状可呈一定的多形性，构成其间变特征。CMB 常见神经元分化，可见少量神经细胞（neurocytic cell）及星形胶质细胞分化。多数 CMB 可见大量核分裂，但约 1/4 CMB 的核分裂数并不是很多。偶见周边肿瘤细胞呈假栅栏样排列的小灶性坏死。肾小球样血管增生罕见。当 CMB 侵犯蛛网膜下腔时可引起明显的促纤维增生反应，增生的胶原纤维中可见被埋陷的肿瘤细胞呈条索状或簇状分布。

2）促纤维增生/结节型髓母细胞瘤（desmoplastic/nodular medulloblastoma，DNMB）：DNMB 是少见的髓母细胞瘤亚型，其镜下特征为肿瘤组织中可见染色浅的肿瘤细胞稀疏区被染色深的肿瘤细胞密集区包绕形成结节状苍白岛（苍白岛可仅出现于局部区域）；网状纤维染色显示，苍白岛的肿瘤细胞间无网状纤维，而其周围细胞密集区的肿瘤细胞间则形成致密的网状纤维网。DNMB 细胞密集区的肿瘤细胞形态与 CMB 相似，增生活跃，核染色质丰富呈深蓝色、有轻度多形性，显示高核/浆比。苍白岛代表向神经元方向成熟分化的区域，由纤维性基质和形态大小一致的神经细胞样肿瘤细胞组成，其肿瘤细胞的核/浆比明显低于周围致密区的肿瘤细胞，核分裂很少，但细胞凋亡明显增加。不能将只有胶原和网状纤维增加，而无结节状苍白岛的不典型 CMB 误当成 DNMB。

3）广泛结节型髓母细胞瘤（medulloblastoma with extensive nodularity，MBEN）：MBEN 曾被叫做“小脑神经母细胞瘤（cerebellar neuroblastoma）”，主要发生在婴儿，肿瘤组织中可见广泛的结节状结构形成。与 DNMB 的不同点如下：MBEN 的无网状纤维结节区明显变长，且富含神经毡样组织，形成扩展的小叶状结构；其中可见核圆形的小细胞群，这些小细胞的形态与中枢神经细胞瘤相似，并呈溪流样排列，形成绣毯样图案。部分区域的结节间成分明显减少。在放疗和/或化疗后，MBEN 偶尔可进一步成熟分化为以神经节细胞为主的肿瘤。

4）间变性髓母细胞瘤（anaplastic medulloblastoma，AMB）：AMB 的特点为肿瘤细胞核多形性显著，细胞与细胞间相互重叠，核呈浇铸样密集镶嵌，可见大量核分裂及病理性核分裂。肿瘤细胞凋亡也很显著。尽管所有髓母细胞瘤均可显示一定的细胞异型性，但 AMB 的细胞异型性特别显著，且分布广泛，而仅有灶性细胞异型性者不能诊断为 AMB。已有从其他亚型进展为 AMB 的报道。

5）大细胞型髓母细胞瘤（large cell medulloblastoma，LCMB）：LCMB 占全部髓母细胞瘤的 2%～4%。LCMB 的肿瘤细胞形态单一，有一圆形、空泡状、核仁明显的大细胞核，有量多少不等的嗜伊红胞浆。这些肿瘤细胞间彼此不互相黏着，可见大量核分裂及凋亡肿瘤细胞。LCMB 与 AMB 之间有显著的细胞形态重叠，LCMB 中常见间变区，已有 LCMB/

AMB 混合型的报道。

6）髓母肌母细胞瘤（medullomyoblastoma）：当上述任何髓母细胞瘤亚型的组织中出现了灶性分布的横纹肌母细胞成分，即为“髓母肌母细胞瘤”。梭形横纹肌母细胞的胞浆均匀红染，呈散在或束状分布于稀疏或密集成簇的卵圆形大髓母细胞之间，偶见有横纹的带状成熟骨骼肌细胞。鉴于其分子遗传学变异背景与别的髓母细胞瘤亚型相同，故现在认为髓母肌母细胞瘤不是一个独立的病理实体，并称其为髓母细胞瘤伴肌源性分化（myogenic differentiation）。

7）黑色素型髓母细胞瘤（melanotic medulloblastoma）：当上述任何髓母细胞瘤亚型的组织中出现了含黑色素颗粒的肿瘤细胞，即为“黑色素型髓母细胞瘤”。这种肿瘤细胞形态多样，可呈原始未分化状，也可类似于脉络膜上皮形成小管、乳头或上皮巢。因其分子遗传学变异背景与其他髓母细胞瘤亚型相同而被认为不是一个独立的病理实体。现在称其为髓母细胞瘤伴黑色素性分化（melanotic differentiation）。

（4）免疫组织化学染色

在包括各亚型在内的所有髓母细胞瘤中，均可见肿瘤细胞不同程度地表达核蛋白 INI1（阳性率 100%）；多数病例的肿瘤中可见灶性分布的突触素、β-微管蛋白Ⅲ、MAP2、NSE 和 N-CAM 阳性肿瘤细胞，CMB 的纤维心菊形团和 DNMB 的苍白岛肿瘤细胞这些神经元标志物表达最强，提示它们向成熟神经元分化；而所有髓母细胞瘤的总 NF 表达率较低；LCMB 的突触素阳性信号呈特征性的圆点状分布，并可表达 NF 和嗜铬粒素 A。在 LCMB 和 AMB 的结节间区及 DNMB 的苍白岛中均可见少量 GFAP 阳性肿瘤细胞；在 CMB 的未分化细胞间及血管周围常见被埋陷的非肿瘤性 GFAP 阳性星形细胞，约 10%的 CMB 中可见真正的 GFAP 阳性肿瘤细胞。髓母肌母细胞瘤的横纹肌母细胞表达结蛋白（desmin）、肌红蛋白、快肌球蛋白（fast myosin），但不表达 α-肌动蛋白（α-actin）；黑色素型髓母细胞瘤的产黑色素细胞表达 S-100。此外，髓母细胞瘤细胞还可表达 Vimentin、巢蛋白（nestin）、神经细胞黏附分子、神经生长因子等，以及视网膜 S 抗原和视紫红质蛋白（rodopsin）等光感受器相关蛋白。MIB-1 标记指数普遍>20%。

（5）分子遗传学与分子生物学

1）MB 遗传易感性及其与遗传性疾病的关系：文献报道了单卵双生和双卵双生的双胞胎及非孪生兄弟、姐妹均患 MB 的病例，以及其他脑肿瘤、肾 Wilms 氏瘤和肾恶性横纹肌样瘤患者发生 MB 的病例。已有 Li-Fraumeni 综合征（p53 基因种系突变）、痣基底细胞癌综合征（PTCH 基因突变）、Turcot 综合征（APC 基因突变）、Rubinstein-Taybi 综合征（CBP 基因异常）、横纹肌样肿瘤易患综合征（SUFU 或 INI1 基因异常）等家族遗传性疾病合并 MB 的报道。MB 偶尔发生在复杂性先天畸形患者，如肠旋转异位、脐膨出、膀胱外翻及 Coffin-Siris 综合征等。有研究提示 MB 患者再患其他儿童肿瘤（特别是白血病和淋巴瘤）的风险显著增加。

2）细胞遗传学与分子遗传学：MB 最常见的细胞遗传学异常是出现 17q 等臂染色体（30%～40%），并常伴有染色体 17 三体（trisomy）。分子遗传学分析证实，MB 可有染色体 17q 获得、17p 和 6 丢失，以及染色体 17 的部分删除或单体化。已知染色体 6 的丢失与 Wnt 通路异常活化有关，而染色体 17 的部分删除或单体化及 17p 丢失则是预示 MB 预后不良的重要指标。另外还发现 MB 可出现与 c-myc 基因扩增有关的双微体（double minutes）及同源染色区（homogeneously staining regions）。

3）常见染色体 DNA 获得及相应基因扩增：4%～17%的原发性 MB（主要是 LCBM 和

髓母肌母细胞瘤）有 c－myc 和 n－myc 基因扩增，两者扩增可促进肿瘤细胞的侵袭性生长能力；MB 常有染色体 7q21（CDK6）、5p15（hTERT）及 14q22（OTX2）获得，并伴相应染色体区段内所含的 3 种基因扩增及过表达（括号内标出者）；以上 5 种基因异常均是导致 MB 患者临床预后不良的重要因素。部分 MB 还可见 PIK3CA 基因扩增及异常活化。

4）常见染色体 DNA 丢失及相应基因缺失：MB 可有染色体 17p 丢失（23%～28%）及杂合性缺失（LOH）或重组（38%～54%），并可有染色体 16q（16%～17%）、8p（15%～22%）、10q（21%）、11q（11%～16%）丢失。MB 的 17p 丢失多发生在 17p11，偶见于 17p13.3，而抑癌基因 p53 和 HIC1 分别定位于 17p13.1 和 17p13.3，故 17p 丢失很少导致它们缺失；MB 常有 HIC1 基因超甲基化，但 p53 基因突变率仅为 5%～10%。MB 还可有 Hedgehog 信号通路负调控基因 REN（KCTD11，定位于 17p13.2）缺失。MB 很少发生抑癌基因 PTEN（定位于 10q）缺失，而启动子超甲基化是导致 PTEN 基因表达下调的主要机制。最近在 MB 细胞系首先克隆了 DMBT1 基因（定位于 10q25.3－26.1），20%～30%的 MB 有 DMBT1 基因内纯合型删除缺失，但未检测到突变，其在 MB 发生中的作用尚不清楚。

5）Hedgehog 信号通路异常与 MB 的关系：跨膜蛋白 SMOH 是 Hedgehog（HH）信号通路活化的始动因子，跨膜蛋白受体 PTCH 抑制 SMOH 活化；SHH（sonic hedgehog）是 PTCH 的配体，SHH 与 PTCH 结合解除 PTCH 对 SMOH 的抑制使 HH 信号通路活化，进而活化转录因子 Gli 启动下游调控基因的表达；SUFU 和 REN 蛋白均为 HH 信号通路的负调控因子。适时适量的 Hedgehog 信号对小脑正常发育起着至关重要的作用，而该信号通路异常活化可能是 MB 发生、发展的重要分子机制。PTCH、KCTD11（编码 REN）和 SUFU 编码基因的突变失活、缺失或启动子甲基化均使它们表达减少或消失，而 SHH、SMOH 和转录因子 Gli 编码基因的扩增或突变活化均使其表达异常增加，二者均是导致 HH 信号通路异常活化的重要因素。已知痣基底细胞癌综合征患者发生基底细胞癌和 MB 的主要分子机制是 PTCH 基因突变失活；散发性 MB 的染色体 9q（含 PTCH 基因）等位丢失率为 10%～18%，PTCH 基因突变失活率 8%；而上述其他 HH 信号通路调控基因异常的几率很低，说明导致 MB 细胞 HH 信号通路异常活化及肿瘤发生、发展的主要原因是 PTCH 基因功能丧失。

6）其他基因及信号通路异常与 MB 的关系：结肠腺瘤性息肉病基因（APC）的编码蛋白是 Wnt 信号通路的负调控因子。虽然常合并 MB 的 Turcot 综合征即为 APC 基因种系突变（germline mutations）导致 Wnt 信号通路异常活化的结果，但散发性 MB 的 APC 基因体细胞突变（somatic mutations）率仅为 3%～4%。在胚胎发育期，Notch2 信号通路可促进小脑外颗粒层神经元祖细胞增殖，并抑制其成熟分化，而 MB 细胞中可有 Notch2 信号通路活性异常增强和/或 Notch2 基因扩增，而阻断该通路信号传递可抑制 MB 的生长，说明该信号通路异常与 MB 的发生、发展密切相关。MB 常有神经转录因子编码基因 PAX5、PAX6 、ZIC、SOX4 及 REST 基因过表达，也是 MB 发生、发展的重要因素。

2. *CNS 原始神经外胚层肿瘤（WHO Ⅳ级）*

CNS 原始神经外胚层肿瘤（primitive neuroectodermal tumors，PNETs）是一组好发于儿童和青少年，起源于原始神经上皮，分化幼稚的高度恶性肿瘤。包括 CNS/幕上 PNET（CNS/supratentorial PNET）、CNS 神经母细胞瘤（CNS neuroblastoma）、CNS 神经节细胞神经母细胞瘤（CNS ganglioneuroblastoma）、髓上皮瘤（medulloepithelioma）和室管膜母细胞瘤（ependymoblastoma）。

(1) CNS/幕上 PNET

1) 概述：CNS/幕上 PNET 少见，发病年龄为生后 4 周～20 岁（平均 5.5 岁），男女之比为 1.2∶1。绝大多数位于大脑半球，偶见于脊髓或蝶鞍上区。预后比髓母细胞瘤更差。

2) 大体及组织学表现：该肿瘤体积大小不等，位于蝶鞍上者常比位于大脑者小，在脑实质内者可形成边界模糊或境界清晰的肿块，粉红色，质软，切面可为实性或有囊腔形成，可见出血坏死。镜下：肿瘤由幼稚的未分化小细胞组成，核形态一致，呈规则的圆形或椭圆形，核/浆比高，核分裂多见。因胞浆很少，HE 染色切片的肉眼观为蓝色，故有“蓝色瘤”之称。肿瘤细胞呈弥漫性生长，罕见纤维心菊形团（Homer－Wright 菊形团）样细胞排列；部分区域可见肿瘤细胞在粉染纤细的丝状背景中呈溪流样排列，类似广泛结节型髓母细胞瘤的绣毯样图案，但无促纤维增生/结节型髓母细胞瘤那样的结节状苍白岛结构；还可见肿瘤细胞核与无核区间隔交替的栅栏样排列。常见钙化颗粒，但无出血坏死，血管及血管内皮细胞增生不明显。

3) 免疫组织化学与分子遗传学：由于该肿瘤分化幼稚，仅在肿瘤组织中见少数单个的 GFAP、突触素、NSE 阳性细胞。MIB－1 标记指数变化较大，但通常高表达。偶见 17 号等臂染色体，可见 RASSF1A 基因启动子超甲基化，Neuro D 及其同源基因高表达。

(2) CNS 神经母细胞瘤及神经节细胞神经母细胞瘤

1) 概述：CNS 神经母细胞瘤占原发性脑肿瘤的 0.2%，CNS 神经节细胞神经母细胞瘤更少见。两者均好发于儿童，无性别差异，主要位于大脑，发生于脑室内者也较多见。CNS 神经母细胞瘤生长迅速，易沿脑脊液循环播散，预后不好；CNS 神经节细胞神经母细胞瘤预后比 CNS 神经母细胞瘤稍好。

2) 大体及组织学表现：CNS 神经母细胞瘤体积大，呈分叶状，境界清晰，质硬韧，富有弹性；切面均匀一致，灰白色实性，可有囊腔形成。CNS 神经节细胞神经母细胞瘤的大体表现与 CNS 神经母细胞瘤一样。镜下：CNS 神经母细胞瘤的细胞密度高，肿瘤细胞体积小，呈类圆形、短梭形至燕麦形，具有纤细的细胞突起；细胞核清晰可见，通常为椭圆形，大小一致，染色质丰富深染，核仁清晰，核分裂多见；肿瘤细胞呈无序实性生长，被血管和结缔组织分隔为大小不等、形状不规则的片块；常见纤维心菊形团（Homer－Wright 菊形团），偶见部分区域形成巨大菊形团；有时可见类似原始神经管，具有微小管腔的菊形团（Flexner－Wintersteiner 菊形团）；部分区域也可见类似广泛结节型髓母细胞瘤的绣毯样图案。当肿瘤组织中出现了分化成熟的肿瘤性大神经节细胞时，即为“神经节细胞神经母细胞瘤”。

3) 免疫组织化学与分子遗传学：两者中分化较成熟的神经细胞均表达突触素、β 微管蛋白Ⅲ、NF、NSE 等神经元标志物及 S100 和 Leu－7。未分化小细胞在数量上占绝对优势，其中仅有少数表达 GFAP，但高表达 MIB－1。仅 1 例出现 17 号等臂染色体的报道。

(3) 髓上皮瘤

1) 概述：髓上皮瘤罕见，发病年龄为生后＜1 个月～23 岁，1/2 发生在 2 岁以内（平均 45 个月），无性别差异。幕上和幕下均可发生，但最常见部位是大脑半球的脑室周围，其部位发病率依次为颞叶、顶叶、枕叶、额叶；偶尔累及一侧的多个脑叶或两侧半球同时受累；也可发生在脑室内，并有发生于蝶鞍内和蝶鞍旁区、马尾部及骶前区的报道。该肿瘤易沿脑脊液循环播散，绝大多数在诊断后 1 年内死亡，预后极差。

2) 大体及组织学表现：髓上皮瘤通常为境界较清晰的实性肿块，灰粉色，质地较软，部分病例切面可见囊性变、出血及坏死；初发时偶有蛛网膜下腔浸润，死亡时多有蛛网膜下腔弥漫播散。镜下：典型的特征性组织学图像是柱状上皮样肿瘤细胞呈假复层排列形成模拟原始神经管的腺管样结构，其内腔面有一层内界膜，其外表面有一层外界膜，管腔侧肿瘤细胞的游离缘略有凹凸，未见纤毛或纤毛小体。这种腺管样结构被富含血管的疏松结缔组织包绕。腺管样结构的某些部位无外界膜，在此处可见由腺管样结构向外呈连续性弥散生长的小肿瘤细胞。部分区域可见过渡为神经母细胞瘤、室管膜母细胞瘤、室管膜瘤、胶质母细胞瘤、星形细胞瘤等相对分化成熟肿瘤成分的组织学图像。偶见向间叶性肿瘤分化的区域。形成腺管样结构的肿瘤细胞内可见黑色素颗粒。

3）免疫组织化学染色：髓上皮瘤的神经管样成分表达巢蛋白（Nestin）和 Vimentin，且均表现为基底部高于腔面的梯度表达方式；少数病例的神经上皮成分表达 NF、细胞角蛋白及 EMA，碱性成纤维细胞生长因子（bFGF）和胰岛素样生长因子-1（（IGF-1）不表达 GFAP、NSE 或 S-100。在远离神经管样成分的区域，向神经元分化的肿瘤细胞可表达 NSE、突触素、NF 和微管相关蛋白，而向星形胶质细胞分化者可表达 GFAP。不同区域的 MIB-1 标记指数差异很大，有些区域为 1%～3%，而相邻区域可高达 50%以上。

4）分子遗传学与分子生物学：原发性髓上皮瘤偶有 hTERT 基因扩增及染色体 3p13-22、6p21.2-21.3、14q24-qter、15q15-25、20q 获得。在复发的髓上皮瘤中有 5p15 获得和位于该区段的 hTERT 基因扩增，以及 4p14-q28、4q34-qter、5q、13q、18q12-qter 丢失。

（4）室管膜母细胞瘤

1）概述：室管膜母细胞瘤罕见，好发于婴幼儿，无性别差异。该肿瘤多数位于幕上脑室旁，少数发生于其他部位，偶见发生在骶尾部的先天性病例及原发于软脑膜的病例。该肿瘤生长迅速，易沿脑脊液循环播散，向 CNS 外转移少见，有从幕上侵入幕下小脑的报道，绝大多数患者在诊断后 6 个月～1 年内死亡。

2）大体及组织学表现：大体表现为境界清晰、边缘易辨认的巨大实性或囊性肿块，常与脑室相连，并挤压同侧脑室，切面可见出血、坏死。镜下：肿瘤由弥漫性密集生长的 PNET 样未分化小细胞构成，核圆形或卵圆形、染色质丰富深染，胞浆很少，可见少许纤细的胞浆突起。该肿瘤的组织学特征是在 PNET 样细胞背景上出现大量室管膜母细胞瘤性菊形团（ependymoblastomatous rosettes）。可见少量室管膜菊形团，但无典型的血管心菊形团或胶质纤维形成。室管膜母细胞瘤性菊形团由多层分化幼稚的肿瘤细胞围绕圆形中央小管排列，形成同心圆细胞环；其胞核有被从管腔侧推向外侧边缘细胞层的倾向，染色质粗糙深染，这些细胞的核分裂活跃；内层细胞面向管腔侧的顶面下可见鞭毛小体，细胞顶面相互融合形成中央小管的内界膜；菊形团的外侧边缘层细胞与周围背景的未分化神经外胚层细胞相互移行过渡。常见凝固性坏死，但血管增生不明显。虽然肉眼观察多数病例的肿瘤境界清晰，但镜下发现肿瘤细胞向脑实质的浸润性生长却很明显，也常见肿瘤细胞浸润软脑膜。

3）免疫组织化学与分子遗传学：肿瘤细胞表达 S100、Vimentin、细胞角蛋白、GFAP、NF 和碳水化酶同工酶Ⅱ（carbonic anhydrase isoenzyme Ⅱ）。目前尚无该肿瘤细胞遗传学及分子遗传学异常的报道。

3. 非典型性畸胎样/横纹肌样肿瘤（WHO Ⅳ级）

（1）概述

非典型性畸胎样/横纹肌样肿瘤（atypical teratoid/rhabdoid tumor，AT/RT）占儿童脑肿瘤的 1%～2%、婴儿 CNS 肿瘤的 10%。绝大多数发病年龄<3 岁，6 岁以上儿童罕见，成人更罕见，男女之比为（1.6～2）∶1。位于幕上和幕下者的比例是 1.3∶1，偶见于脊髓；

位于幕上者多在大脑半球，少数在脑室系统、蝶鞍上区或松果体；位于幕下者可在小脑半球、小脑脑桥角或脑干，且多发生在<2岁的儿童。AT/RT是高度恶性肿瘤，侵犯邻近结构，常经脑脊液循环播散，预后极差，中位生存期11～17个月，>3岁的患者预后稍好。

（2）大体表现

AT/RT的大体表现和髓母细胞瘤相似，常为粉红色质软的巨大肿块，与周围组织境界较清楚；切面有出血坏死，间质组织成分丰富者可见质硬的灰白色区域。位于小脑脑桥角者常包裹周边的颅神经和血管，并侵犯脑干和小脑。

（3）组织学表现

AT/RT含有多种形态不同的肿瘤性组织成分，不同病例所含肿瘤性组织成分的种类和比例可明显不同，有时单凭HE染色难以区分。AT/RT最显著的组织形态学特征是多数肿瘤组织中含典型的横纹肌样细胞（rhabdoid cells，RC）。典型RC的边界清晰，核位于胞浆一侧，染色质呈空泡状，有清晰的嗜伊红核仁；核旁胞浆内可见明显的球状嗜伊红包涵体；电镜观察典型RC的核周有大量特征性漩涡状中间丝。多数AT/RT典型RC较少，而是以核异型性较轻、胞浆淡染的不典型RC为主，其胞浆呈均匀细颗粒状，胞浆内可含边界模糊粉染的致密包涵体样结构。两种RC均可呈巢状和片状混杂排列。绝大多数AT/RT或多或少地含具有原始神经外胚层（70%）、间叶（30%）和上皮（25%）组织特征的肿瘤成分。间叶性肿瘤成分由梭形细胞和富含黏多糖或嗜碱性的间质背景组成。上皮性肿瘤成分可为形成腺样或乳头状结构的腺上皮、鳞状上皮岛或分化差的缎带样条索状原始上皮巢。肿瘤组织中可见大量核分裂，并可见大面积地图状坏死和出血。

（4）免疫组织化学与分子遗传学

AT/RT的RC均特征性的表达EMA和Vimentin，也可表达GFAP、NF、突触素和细胞角蛋白，少数表达平滑肌Actin（SMA），且Vimentin阳性信号常呈胞浆内球状大颗粒；原始神经外胚层肿瘤细胞可表达GFAP、NF、NSE、突触素和Vimentin；间叶性肿瘤细胞可表达Vimentin、SMA、Desmin；上皮性肿瘤细胞可表达细胞角蛋白和EMA。不表达核蛋白INI1是诊断AT/RT的有效免疫学表型特征，当一个儿童CNS肿瘤的活检组织仅有原始神经外胚层肿瘤成分，但有INI1蛋白表达缺失时为AT/RT，故INI1蛋白免疫组化染色对AT/RT与CNS PNET（表达INI1蛋白）的鉴别具有重要意义。MIB-1标记指数常>50%，局部可达100%。AT/RT可以散发，也可作为横纹肌样肿瘤易患综合征的组成部分发病。位于常染色体22q11.2的hSNF/INI1/SMARCB1基因突变或缺失是AT/RT的分子遗传学标志（发生率为90%），由此导致的INI1蛋白表达缺失与AT/RT的发生密切相关。

二、颅神经和脊神经根肿瘤（tumors of cranial and paraspinal nerves）

（一）神经鞘瘤（neurinoma）

1. 概述

神经鞘瘤也称施万细胞瘤（schwannoma），是起源于神经鞘细胞的良性肿瘤，包括普通型和三个特殊亚型。神经鞘瘤占颅内肿瘤的8%，小脑脑桥角肿瘤的85%，脊神经根肿瘤的29%，发病率居椎管内肿瘤的第一位。约90%为孤立性散发病例，5%为多发性的散发病例，仅4%发生于神经纤维瘤病Ⅱ型患者。任何年龄均可发病，主要发生于40～60岁，女性稍多于男性。位于颅内者多数发生在小脑脑桥角的听神经，其次为三叉神经，其他部位罕见；位于椎管内者绝大多数发生在脊髓外、硬脊膜内的感觉神经根。该类肿瘤生长缓慢，多数手术全切后不复发，富于细胞型术后较易复发（30%～40%），仅少数黑色素型可发生恶变。

2. 大体及组织学表现

(1) 普通型神经鞘瘤(WHO Ⅰ级)

普通型神经鞘瘤(conventional schwannoma)最常见。大体表现为有完整包膜的球形肿块,略有弹性,将其起源神经推向一侧;切面呈灰白色,有光泽,半透明;大的肿瘤呈不规则分叶状,有陈旧性出血灶者切面可呈黄色和棕色。镜下:肿瘤性神经鞘细胞与成纤维细胞相似呈长梭形,具有长椭圆形的细胞核,核的两端有细长的细胞质突起,其核呈横行的栅栏状排列,两行核之间为胞浆突起形成的无核区;部分肿瘤性神经鞘细胞模拟触觉小体呈漩涡状排列;以上述图像为主者被称为 Antoni A 型。部分区域可见多突起的星芒状肿瘤细胞稀疏分布于黏液状间质中,以该种图像为主者被称为 Antoni B 型。常见囊腔形成、血管壁透明变性、血栓形成等。部分病例可见量多少不等的泡沫细胞和/或显著的间质血管增生,以及陈旧性出血和含铁血黄素沉积。有时可见核大、含丰富染色质的肿瘤细胞,但这并不意味着肿瘤恶变。

(2) 特殊型神经鞘瘤(WHO Ⅰ级)

1) 富于细胞型神经鞘瘤(cellular schwannoma):好发于椎管内骶尾部、腹膜后及纵隔内,颅内主要在三叉神经。大体表现与普通型神经鞘瘤相似。镜下:肿瘤细胞丰富,几乎完全由 Antoni A 型区构成,无典型的触觉小体样结构。虽然该型神经鞘瘤常有核异型、染色质增加及可见核分裂(< 4 个/10 HPF)和/或坏死灶,但仍保留着诸如有完整包膜、血管壁透明变性等普通型神经鞘瘤的基本组织结构特征,故仍属良性肿瘤。

2) 丛状型神经鞘瘤(plexiform schwannoma):是由多个神经束的神经鞘细胞发生肿瘤性增生而形成的神经鞘瘤,大体上呈互相之间复杂交错的葡萄串样多结节性肿瘤。主要发生于皮肤和皮下,在 CNS 中极为罕见。组织学表现与普通型神经鞘瘤一样。

3) 黑色素型神经鞘瘤(melanotic schwannoma):黑色素型神经鞘瘤罕见,大体表现为边界清晰,但无包膜,呈棕褐色。镜下:除含有普通型神经鞘瘤的组织成分外,还可见含黑色素颗粒的梭形肿瘤细胞(电镜证实含有黑色素小体)。该型神经鞘瘤又分为含砂粒体和不含砂粒体两种,有砂粒体者常发生于 Carney 综合征患者(有黏液瘤或内分泌异常的罕见遗传性疾病)。约 10%的黑色素型神经鞘瘤呈恶性过程。

3. 免疫组织化学与分子遗传学

普通型、富于细胞型、丛状型和黑色素型神经鞘瘤的肿瘤细胞均高表达 S-100,且细胞核与细胞质均阳性;并常表达 Leu-7、calretinin、层粘连蛋白(Laminin)和Ⅳ型胶原;富于细胞型可表达少量 p53 蛋白;黑色素型呈 HMB-45 阳性。原发的富于细胞型神经鞘瘤的 MIB-1 标记指数为 6%。神经鞘瘤多数为散发性,少数发生于神经纤维瘤病Ⅱ型的患者(有 NF2 基因突变,常表现为双侧听神经的神经鞘瘤);有砂粒体的黑色素型神经鞘瘤常发生于 Carney 综合征(有 PRKAR1A 基因突变)。

(二) 神经纤维瘤(neurofibroma)

1. 概述

神经纤维瘤可发生于任何年龄,主要见于成人。好发于皮肤神经、深部神经、内脏神经或脊神经根,发生于颅内神经根者极为罕见。发生在脊神经根者多位于椎管内硬脊膜外或经椎间孔横跨椎管内外。多数神经纤维瘤为孤立性散发病例,少见的多发性和丛状型神经纤维瘤(plexiform neurofibroma)常发生于神经纤维瘤病Ⅰ型患者。孤立性散发病例为 WHO Ⅰ级,手术全切可以治愈,预后良好。丛状型神经纤维瘤和位于大神经干的神经纤维瘤易恶变为恶性周围神经鞘膜肿瘤，预后不好。

2. 大体及组织学表现

皮下和软组织的孤立性神经纤维瘤呈球形，位于大神经干者常包绕神经呈梭形生长，并穿插于神经之内，质软，切面灰白色、实质、胶冻状；丛状神经纤维瘤沿受累神经形成多个串珠状结节，使受累神经束呈蚯蚓状。镜下：肿瘤由神经鞘细胞及量多少不等的神经束膜样细胞和成纤维细胞组成。因细胞密度及胶原纤维或黏液性基质含量不同而呈多样性组织学表现。通常可见细胞核呈弯曲棒状或弯曲梭形的细长肿瘤细胞排列成波纹状。肿瘤组织内可见被包裹的神经束。部分区域可见肥胖的梭形神经鞘细胞呈栅栏状排列或模拟触觉小体呈漩涡状排列。富含黏液性基质的间质内有散在的肥胖细胞。丛状神经纤维瘤的细胞密度高，可见细胞异型性和/或核分裂增加，提示其有恶性倾向。

3. 免疫组织化学与分子遗传学

神经纤维瘤的神经鞘细胞 S－100 阳性，成纤维细胞 Vimentin 阳性，神经束膜样细胞有时候 EMA 阳性。散发性神经纤维瘤的分子遗传学变异尚不清楚，发生于神经纤维瘤病Ⅰ型的多发性和丛状型神经纤维瘤患者有 NF1 基因突变。

（三）恶性周围神经鞘膜肿瘤（malignant peripheral nerve sheath tumor）

1. 概述

恶性周围神经鞘膜肿瘤（malignant peripheral nerve sheath tumor，MPNST）罕见，起源于周围神经鞘组成细胞。1/2～2/3 的 MPNST 是由神经纤维瘤恶变而来，且多发生于神经纤维瘤病Ⅰ型的丛状神经纤维瘤；其次是直接发生于周围神经或软组织；由神经鞘瘤恶变而来者十分罕见。散发性 MPNST 的发病年龄为 30～60 岁，女性稍多见；发生于神经纤维瘤病Ⅰ型者为 28～36 岁，男性稍多见；儿童和青少年少见。最常见于坐骨神经分布区（臀部和大腿），其次是臂丛和上肢以及脊柱旁神经干；极少发生于颅神经，有发生于三叉神经或听神经的报道。MPNST 可为 WHO Ⅱ、Ⅲ 或 Ⅳ级，多数呈高度侵袭性生长，手术不易全切，预后差，5 年和 10 年生存率分别为 34％和 23％，80％病变位于脊神经根的患者死于 MPNST。

2. 大体表现

MPNST 主要来自神经纤维瘤恶变，由于低级别的 MPNST 常为部分恶性转化，大体表现与神经纤维瘤相似。体积大的典型高级别 MPNST，发生在神经干者为梭形膨大的肿块，而与神经无关者则为球形软组织肿块，两者均浸润周围组织结构。绝大多数 MPNST 直径超过 5～10cm，无胞膜或形成假包膜，质中等硬度至硬韧，切面呈奶酪色或灰白色，可见出血坏死灶。颅神经和脊神经内的 MPNST 可侵犯神经实质。

3. 组织学表现

（1）普通型 MPNST（WHO Ⅱ～Ⅳ级）

普通型 MPNST（conventional MPNST）主要由梭形肿瘤细胞组成，其胞核染色质丰富深染、呈伸长弯曲的波浪状，有量多少不等的嗜伊红胞浆。梭形肿瘤细胞可呈密集的鱼骨刺样排列（类似纤维肉瘤）或呈编织状、束状排列，也可弥漫性生长或形成细胞稀疏区。肿瘤细胞在神经束内生长，但常穿过神经束膜和神经外膜侵犯邻近组织，并形成假包膜。常见地图状坏死，核分裂多见（＞4 个/1HPF）。

（2）特殊型 MPNST（WHO Ⅱ～Ⅳ级）

1）上皮样型 MPNST（epithelioid MPNST）：占 MPNST 的比例＜5％，部分或全部由上皮样细胞组成。该型 MPNST 不发生于神经纤维瘤病Ⅰ型，可由良性神经鞘瘤恶变而来。

以表浅部位及深部软组织相对多见，而且位于浅部位者预后更好。

2）伴间叶细胞分化型 MPNST（MPNST with mesenchymal differentiation）：

是指在普通型 MPNST 基本组织图像的基础上，可见不同歧异性分化间叶组织成分的 MPNST。含横纹肌肉瘤性成分的 MPNST 叫做“恶性蝾螈瘤（malignant triton tumor）”。在该亚型 MPNST 中，以恶性蝾螈瘤最为常见，且发病率为伴有腺上皮分化的 MPNST 的 4 倍；肿瘤中可见呈圆形、梭形、纽带状，细胞质嗜伊红、红染的肿瘤性横纹肌细胞，还可夹杂有软骨肉瘤和/或骨肉瘤成分，很少有上皮成分共存。近 60%的恶性蝾螈瘤发生在神经纤维瘤病Ⅰ型患者。极少数病例为神经鞘瘤合并脉管肉瘤。

3）黑色素型 MPNST（melanotic MPNST）：其基本组织图像与普通型 MPNST 相同，只是在肿瘤组织中可见量多少不等的黑色素及钙化颗粒。

4）伴腺上皮分化型 MPNST（MPNST with glandular differentiation）：其基本组织图像也与普通型 MPNST 相同，只是在生长密集的梭形肿瘤细胞巢内，可见由组织学表现良性的腺上皮细胞形成的腺管样结构，其细胞形态与肠上皮相似。还常见神经内分泌分化，但很少见到鳞状上皮细胞。该型 MPNST 的 3/4 发生于神经纤维瘤Ⅰ型患者，且死亡率高达 79%。

（3）MPNST 的组织学分级标准

与富于细胞的神经纤维瘤相比，细胞密度和核染色质明显增加，核体积超过神经纤维瘤细胞的 3 倍，可见较多核分裂者为 WHO Ⅱ级；异型性更突出，核分裂＞4 个/1HPF 者为 WHOⅢ级；在 WHO Ⅲ级基础上出现坏死者为 WHO Ⅳ级。

4. 免疫组织化学染色

50%～70%的 MPNST 表达 S-100，级别越高表达越少，在高级别 MPNST 仅呈灶性或单细胞阳性，而上皮样型 MPNST 常呈弥漫性阳性。多数 MPNST 表达 p53 蛋白（神经纤维瘤常呈阴性）。伴腺上皮分化型 MPNST 的腺上皮细胞表达上皮标记物 EMA、细胞角蛋白和 CEA，神经内分泌细胞表达嗜铬粒素 A、生长抑素和 5-羟色胺。蝾螈瘤中的横纹肌成分表达肌红蛋白。MPNST 的 MIB-1 标记指数为 5%～65%。

5. 分子遗传学与分子生物学

半数以上 MPNST 发生于神经纤维瘤Ⅰ型，这些病例均有 NF1 基因突变。散发性和发生于神经纤维瘤Ⅰ型的 MPNST 的核型常为近三倍体（near-triploid）或超二倍体（hypodiploid），结构重组几乎涉及所有染色体。此外还常见涉及 NF1 和 p53 基因的 17 号染色体异常，以及染色体 13、17、18、22 丢失和 2、14 获得。

三、脑膜起源肿瘤（tumors of the meninges）

（一）脑膜瘤（meningiomas）

1. 概述

脑膜瘤是一组起源于脑膜皮细胞（蛛网膜帽细胞，arachnoidal cap cells）的 CNS 原发性肿瘤。WHO 分类根据组织表现和生物学行为不同，将该类肿瘤分为 15 个亚型，其中 WHO Ⅰ级 9 型、WHO Ⅱ 级 3 型、WHO Ⅲ 级 3 型。在颅内和椎管内脑膜瘤的发病率均位居第二，占颅内原发性肿瘤的 24%～30%。最好发于中老年人，高峰发病年龄为 60～70 岁，儿童病例常为侵袭性较强的类型，且常伴发于遗传性肿瘤综合征。中年病例的男女之比为 1：（1.7～3.5），椎管内脑膜瘤的女性比例更高（约占 90%），而非典型性脑膜瘤（WHOⅡ级）和间变性脑膜瘤（WHOⅢ级）更好发于男性。多数颅内脑膜瘤生长于大脑凸面，尤其是大脑镰和矢状窦旁，其他常见部位有嗅沟、蝶骨嵴、蝶鞍旁和蝶鞍上区、视神经、岩骨嵴、小脑幕及后颅窝；多数椎管内脑膜瘤发生于胸段；非典型性和间变性脑膜瘤最常见于大脑镰和大脑侧凸面。WHO Ⅰ级脑膜瘤是良性病变，多数手术全切可治愈，原位复发率为7%～25%，但复发间隔期可长达20年；WHO Ⅱ 级脑膜瘤是交界性病变，手术切除后29%～52%原位复发，复发间隔期常在5年以上，10年生存率为79%；WHO Ⅲ 级脑膜瘤是侵袭性强的恶性病变，手术切除后50%～94%复发，复发间隔期为2年，中位生存期不足2年。已有恶性脑膜瘤发生肺、胸膜、骨和肝转移的报道。此外，非典型性和间变性脑膜瘤常呈孕激素受体阴性，对判断预后有一定参考价值。

2. 大体表现

多数脑膜瘤为质地硬韧、富有弹性的分叶状或圆形肿块。肿瘤境界清楚，以广基附着于硬脑膜，硬脑膜下或硬脑膜静脉窦受侵犯相当常见。个别病例穿透硬脑膜累及颅骨，导致局部特征性颅骨肥厚，甚至可透过颅骨浸润邻近头皮。脑膜瘤也可附着于脑动脉或将其包裹，但浸润动脉壁者极其罕见。该肿瘤还可通过颅骨开放通道扩展到眼眶等颅外部位。多数脑膜瘤呈膨胀性生长挤压邻近脑组织，但侵犯脑实质者非常少见。沿蝶骨翼生长的脑膜瘤常呈扁平或地毯样肿块。部分脑膜瘤用刀切时有沙砾感，提示有大量砂粒体存在，有骨形成者则很少见。非典型性和间变性脑膜瘤通常比良性脑膜瘤体积更大，并常有坏死。

3. 组织学表现

（1）脑膜皮型脑膜瘤（WHOⅠ级）

脑膜皮型脑膜瘤（meningothelial meningioma）是组织学表现最典型和最常见的脑膜瘤亚型。其肿瘤细胞呈大小不等的分叶状排列，一些相邻的小叶间有不连续的薄层胶原纤维间隔。肿瘤细胞形态与正常蛛网膜帽细胞非常相似，体积较大，有丰富粉染的胞浆，细胞间边界不清呈合体状，故曾被叫做“合体细胞型脑膜瘤”；细胞核卵圆形、染色质细腻，部分核内可见椭圆形、边缘光滑、中心透明的核窗（胞浆成分挤压核膜共同陷入核内形成的核内胞浆包涵体），核窗是所有类型脑膜瘤共有的组织学特征。部分病例中可见少量核异型性明显的肿瘤细胞（不影响生物学行为），但没有或罕见核分裂。偶见砂粒体和呈漩涡状排列的肿瘤细胞团，但砂粒体明显少于过渡型、纤维型及砂粒体型，而漩涡数量明显少于过渡型。少数病例可合并视神经胶质瘤，或与其他肿瘤比邻生长。

（2）纤维型脑膜瘤（WHOⅠ级）

纤维型脑膜瘤（fibrous meningioma）又叫成纤维细胞型脑膜瘤（fibroblastic meningioma），其发病率仅次于脑膜皮型，是第二好发的脑膜瘤亚型。多数肿瘤细胞呈梭形、胞浆粉染、核为短梭形，细胞异型性不明显，无或罕见核分裂。梭形肿瘤细胞主要呈宽束状排列，束内肿瘤细胞间有量多少不等的胶原纤维，形成与肿瘤细胞平行排列的间隔带。也可见梭形肿瘤细胞呈平行和席纹样排列，部分病例的间质胶原成分非常丰富。在纤维型脑膜瘤中能见到或多或少的脑膜皮型脑膜瘤细胞及核窗，但漩涡结构和砂粒体少见。

（3）过渡型脑膜瘤（WHOⅠ级）

过渡型脑膜瘤（transitional meningioma）也叫混合型脑膜瘤（mixed meningioma），是常见的脑膜瘤亚型，易见砂粒体。组织学表现介于脑膜皮型和纤维型之间，可见呈弥散片状分布的脑膜皮型脑膜瘤细胞区及呈溪流状排列的梭形肿瘤细胞区，两区相互移行、交错排列，其间可见漩涡结构。过渡型脑膜瘤是含漩涡结构最多的脑膜瘤亚型，而且形成漩涡的肿瘤细胞为梭形、呈环形层状排列，使漩涡结构颇似洋葱切面，漩涡中心有时可见砂粒体。

（4）砂粒体型脑膜瘤（WHOⅠ级）

砂粒体型脑膜瘤（psammomatous meningioma）也是常见的脑膜瘤亚型。特点是肿瘤组织中含大量砂粒体（一种同心圆层状钙化颗粒），其肿瘤细胞可呈现上述任何一型脑膜瘤的形态学表现，但以有漩涡结构形成的过渡型最为常见，同一肿瘤内不同部位的组织学形态可明显不同。肿瘤中的砂粒体常相互融合形成不规则钙化灶，偶尔有骨形成。一些病例的肿瘤组织几乎完全被砂粒体替代，仅在其间有少量不易发现的肿瘤性脑膜皮细胞。该型脑膜瘤最好发于中年女性的胸段椎管内。

（5）血管瘤型脑膜瘤（WHO Ⅰ级）

血管瘤型脑膜瘤（angiomatous meningioma）的基本组织学背景为典型脑膜瘤（多数为脑膜皮型脑膜瘤），其突出特征是肿瘤间质中富含血管。肿瘤内的血管从小血管到中等大小的血管均能见到，血管壁厚薄不均，绝大多数为管壁增厚伴透明变性的小血管。部分病例血管极度丰富，颇似血管畸形或血管母细胞瘤，但在血管之间仍可见到散在或成团分布的典型脑膜皮型脑膜瘤细胞，这是该型脑膜瘤与血管畸形或血管母细胞瘤的鉴别依据。部分病例的肿瘤细胞因退行性变而出现轻微至明显的核非典型性，但仍为良性。

（6）微囊型脑膜瘤（WHO Ⅰ级）

微囊型脑膜瘤（microcystic meningioma）有以下组织学特征：肿瘤大部分区域由核圆形、具有细长胞浆突起的肿瘤细胞构成，这些肿瘤细胞的突起互相连接，围成位于细胞间、含淡染或嗜伊红黏液的微囊腔，微囊腔密集区呈鸡笼样网眼状；所有病例的肿瘤组织中，除上述微囊区之外，都含有一定量的典型脑膜皮型脑膜瘤成分；肿瘤间质血管的管壁明显增厚并伴透明变性。在微囊区中可见量多少不等的多形性肿瘤细胞，但仍为良性。

（7）分泌型脑膜瘤（WHO Ⅰ级）

分泌型脑膜瘤（secretory meningioma）的组织学特征是在脑膜皮型脑膜瘤的组织背景中，出现了上皮细胞分化灶；其上皮细胞内和细胞间均可见呈 HE 嗜伊红染色、PAS 染色阳性、边界清晰、大小不等（平均直径 100μm）的圆形包涵体样分泌小体，Kepes 称其为假砂粒体（pseudopsammoma bodies）；肿瘤中还可见肥大细胞浸润。免疫组织化学染色显示，分泌小体呈癌胚抗原（CEA）及其他上皮和分泌细胞标志物阳性，位于该小体周围的肿瘤细胞呈 CEA 和细胞角蛋白阳性，所有病例均表达孕激素受体。分泌型脑膜瘤可伴有血中 CEA 水平升高，肿瘤切除后下降，复发时可再升高。

（8）富于淋巴细胞-浆细胞型脑膜瘤（WHO Ⅰ级）

富于淋巴细胞-浆细胞型脑膜瘤（lymphoplasmacyte - rich meningioma）是最少见的脑膜瘤亚型。其特点是在脑膜瘤（多数为脑膜皮型）组织中，有大量广泛分布的淋巴细胞和浆细胞浸润，并可有组织细胞增生和/或淋巴滤泡形成，部分病例的脑膜瘤成分被大量浸润的炎细胞遮盖而不易辨认。浸润的淋巴细胞以 B 细胞为主，浆细胞中可见拉塞尔小体（Russell body）。免疫组织化学染色显示，免疫球蛋白 κ 链和 λ 链均阳性，说明浸润的淋巴细胞和浆细胞均为反应性多克隆增生。该肿瘤可伴发多克隆性高免疫球蛋白血症及难治性缺铁性贫血等全身性造血系统异常。

（9）化生型脑膜瘤（WHO Ⅰ级）

化生型脑膜瘤（metaplastic meningioma）是指肿瘤组织中出现了典型的灶性或大面积的骨、软骨、脂肪组织、黄色瘤细胞（泡沫状组织细胞）及黏液样组织化生的脑膜瘤。这些化生的间叶组织成分可单独出现，也可是两种或两种以上同时存在。这些化生性变化可见于脑膜皮型、过渡型和纤维型中的任何一型，但其出现并不意味肿瘤有恶变。然而，为了避免将该肿瘤误诊为脂肪肉瘤、骨或软骨肉瘤等恶性肿瘤，必须认识到它的存在。在手术中要注意脑膜瘤骨化生与脑膜瘤侵犯邻近骨的鉴别。

（10）脊索瘤样型脑膜瘤（WHO Ⅱ级）

脊索瘤样型脑膜瘤（chordoid meningioma）是指肿瘤组织中部分区域的形态颇似脊索瘤的脑膜瘤。该肿瘤的特征是在丰富的黏液样基质背景中，有核呈类圆形、胞体呈多边形、胞浆红染常呈空泡状的上皮样肿瘤细胞排列成条索状或小梁状，其胞浆呈空泡状的肿瘤细胞很像脊索瘤中见到的囊泡状细胞（physaliphorous cells）。脊索瘤样区之间常可见典型膜皮型脑膜瘤成分，纯粹由脊索瘤样组织构成的脊索瘤样型脑膜瘤非常罕见。多数肿瘤组织中可见斑点状淋巴细胞和浆细胞浸润，部分病例的淋巴细胞和浆细胞浸润非常显著。该型脑膜瘤体积大，多位于幕上，次全切后复发率很高。少数病例可伴发造血系统疾病，如 Castleman 病（肝脾肿大、缺铁性低色素性贫血、骨髓浆细胞增生、γ球蛋白异常血症、发育迟缓、性征发育迟缓等）。

（11）透明细胞型脑膜瘤（WHO Ⅱ级）

透明细胞型脑膜瘤（clear cell meningioma）为罕见的特殊脑膜瘤亚型，以青年人多见，也可见于儿童和成年人，好发于小脑脑桥角和脊髓马尾部。肿瘤由胞浆富含糖原呈透明状的多角形细胞组成，由于糖原蓄积其胞浆呈淀粉酶消化敏感的 PAS 染色阳性。肿瘤细胞间和血管周围可见大量斑点状、短粗的胶原纤维束。肿瘤细胞无特定排列方式，很少见到漩涡形成等典型脑膜瘤的组织学特征，无砂粒体。该型脑膜瘤侵袭性较强，复发率高，个别病例可发生脑脊液播散。

（12）非典型性脑膜瘤（WHO Ⅱ级）

非典型性脑膜瘤（atypical meningioma）的组织病理学诊断标准为核分裂增加（≥4 个/10 个 400 倍视野）或出现下列组织学特征中的三个或三个以上者：① 细胞密度明显增加；② 具有高核/浆比的小细胞；③ 有突出的核仁；④ 肿瘤细胞呈连续无小分叶状结构或片状生长；⑤ 出现自发的小灶性或地图状坏死。多数病例的肿瘤组织中仍可见到一些与脑膜皮型、过渡型或纤维型脑膜瘤相似的区域。已证实符合上述诊断标准的脑膜瘤比 WHO Ⅰ级脑膜瘤的复发率高 8 倍。

（13）乳头状瘤型脑膜瘤（WHO Ⅲ级）

乳头状瘤型脑膜瘤（papillary meningioma）罕见，好发于儿童和青少年。其组织学特征是以脑膜皮型脑膜瘤的组织结构为背景，在肿瘤的大部分区域出现肿瘤细胞围绕血管生长形成的假乳头状结构。该肿瘤为低度恶性，75%的病例有局部浸润和侵犯邻近脑组织，发病率高达 55%，20%发生远隔转移（主要是肺），其病死率约为 50%。

（14）横纹肌样型脑膜瘤（WHO Ⅲ级）

横纹肌样型脑膜瘤（rhabdoid meningioma）罕见，其组织学特征是肿瘤中可见斑片状或大片的横纹肌样肿瘤细胞。该细胞体积大，胞体呈肥胖的圆形、卵圆形或短梭形，细胞核偏位、呈空泡状（染色质聚集于核膜下）、核仁明显，胞浆丰富，核旁可见球状或由漩涡状纤维构成的嗜伊红包涵体样结构，与在肾恶性横纹肌样瘤及脑非典型性畸胎样/横纹肌样肿瘤中见到的横纹肌样细胞相似。该肿瘤为低度恶性，常呈侵袭性生长，复发率高。

（15）间变性（恶性）脑膜瘤（WHO Ⅲ级）

间变性脑膜瘤（anaplastic meningioma）是组织形态学异常远比非典型性脑膜瘤更为突出的恶性脑膜瘤（malignant meningioma）。其间变（恶性）特征包括：① 显著的恶性细胞学表现（与癌、恶性黑色素瘤或高级别肉瘤相似）；② 核分裂显著增加（≥20 个/10 个 400 倍视野）。该肿瘤为中度恶性，复发率极高，常导致患者死亡，中位生存期不足 2 年。

4. 免疫组织化学染色

所有组织学类型的脑膜瘤均高表达 Vimentin；绝大多数 WHO Ⅰ级脑膜瘤不同程度的表达 EMA，但非典型性和间变性脑膜瘤的 EMA 表达很不稳定。个别脑膜瘤可呈 S-100 弱阳性，微囊型脑膜瘤可表达谷胱苷肽-S-转移酶 π。分泌型脑膜瘤的分泌小体及其周围的细胞角蛋白阳性细胞还特征性地表达 CEA。WHO Ⅰ级脑膜瘤均表达孕激素受体，但非典型性和间变性脑膜瘤常呈阴性，故孕激素受体是对脑膜瘤预后评价有参考意义的免疫组化标志物。MIB-1 平均标记指数：WHO Ⅰ级脑膜瘤 3.8%，WHO Ⅱ级脑膜瘤 7.2%，WHO Ⅲ级脑膜瘤 14.7%。

5. 遗传学与分子遗传学

(1) 家族遗传性疾病和遗传易感性与脑膜瘤

神经纤维瘤病Ⅱ型（NFⅡ）是一种因 NF2 基因突变引起的常染色体显性遗传病，NFⅡ是最常合并脑膜瘤的多肿瘤综合征，而脑膜瘤（尤其是多发性脑膜瘤）的存在是诊断 NFⅡ的关键特征之一。此外，还有许多无 NF2 基因突变的脑膜瘤高发家族，但导致其家族成员遗传易感性的确切机制尚不清楚。

(2) 细胞遗传学与分子遗传学

细胞遗传学分析发现，良性脑膜瘤最常见的核型异常是 22 号染色体中间缺失(deletion)；而非典型性脑膜瘤和间变性脑膜瘤则以染色体 1p 中间缺失及染色体 6、10、14、18、19 丢失（losses）最为常见。分子遗传学分析发现，40%～70%的良性脑膜瘤有染色体 22q12 的等位丢失（allelic losses）；非典型性脑膜瘤常有染色体 1p、6q、9q、10q、14q、17p 和 18q 的等位丢失及 1q、9q、12q、15q、17q、20q 的获得（gains）；间变性脑膜瘤常有染色体 1p、6q、9p21、10q、14q 和 18q 的等位丢失及 17q23 获得，且 1p、6q、10q、14q 和 18q 的丢失率明显高于非典型性脑膜瘤；提示在这些染色体区段内有与脑膜瘤发生及恶性进展密切相关的基因异常。

6. 分子生物学

(1) NF2 基因异常

NF2 基因位于染色体 22q12，编码 75kDa 的 Merlin 蛋白（也叫 Schwannomin，Sch）。NF2 基因的 mRNA 因羧基端异位剪接可编码 Sch1 和 Sch2 两种 Merlin 因子异构体，Sch1 由 1～15 和 17 外显子编码（含 595 个氨基酸），Sch2 由 1～16 外显子编码（含 590 个氨基酸）。在多数发生于 NFⅡ患者的脑膜瘤及 60%以上散发性脑膜瘤中可检测到 NF2 基因突变；其中绝大部分是小片段插入、缺失或无意义突变；它们可影响 mRNA 拼接位点，产生提前出现的终止密码子或移码错误（主要发生在 NF2 基因 5' 端的 2/3 区），使 Merlin 蛋白表达减少或编码截短的无功能 Merlin 蛋白。脑膜瘤的 NF2 基因异常率存在明显的亚型间差异，纤维型、过渡型和砂粒体型常有 NF2 基因突变和 Merlin 蛋白表达减少；非典型性及间变性脑膜瘤的 NF2 基因突变率（约为 70%）与纤维型和过渡型相似；而脑膜皮型、分泌型和微囊型很少有 NF2 基因突变及 Merlin 蛋白表达异常。以上发现提示 NF2 基因可能是多种脑膜瘤的重要抑癌基因；但 NF2 基因异常不是脑膜皮型、分泌型和微囊型脑膜瘤发生、发展的重要因素，这三型脑膜瘤的发病机制与其他脑膜瘤不同。

(2) 其他基因异常与微卫星不稳定

脑膜瘤除常有位于 22 染色体的 NF2 基因异常外，还偶有位于 22 染色体的 LARGE、MN1、BAM22 和 INI1 基因异常。良性脑膜瘤中 60%有抑癌基因 4.1B (DAL-1) 缺失，20%～50%不表达 4.1B 蛋白，提示该基因异常是脑膜瘤发生的早期事件。抑癌基因 TSLC1 (tumor suppressor in lung cancer 1) 的编码蛋白是 4.1B 蛋白的结合蛋白，30%～50%的良性脑膜瘤、70%的非典型性脑膜瘤和 70%的间变性脑膜瘤中 TSLC1 基因表达消失。良性、非典型性和间变性脑膜瘤的孕激素受体阳性表达率分别为 50%～90%、20%～40%和 10%～20%。此外，良性脑膜瘤还常有 EGFR 及 PDGFRβ 过表达和活化；非典型性脑膜瘤常有端粒酶活化和其催化亚单位表达（60%～95%），以及 Notch、WNT、IGF、VEGF 基因表达；间变性脑膜瘤常有 NDRG2 基因（N－myc downstream regulated gene 2）超甲基化（70%），以及 NDRG2 基因缺失和 S6K 基因获得。良性和非典型性脑膜瘤可有 p53 蛋白表达，间变性脑膜瘤偶有 p53 基因突变，但脑膜瘤很少发生 CDKN2A、PTEN 和 PTCH 基因突变或缺失。约不足 1/4 的脑膜瘤可发生由于 DNA 错配修复基因突变引起的微卫星不稳定。

（二）原发性间叶组织肿瘤（primary mesenchymal tumors）

该组肿瘤主要是指起源于脑膜间叶组织的原发性非脑膜皮肿瘤。所有良性和恶性间叶组织肿瘤均可原发于脑膜，其组织形态学表现与发生在骨或软组织的同类肿瘤相同。良性肿瘤中以脂肪瘤最为常见，其他良性间叶组织肿瘤非常罕见；所有肉瘤占颅内肿瘤的 0.1%～0.2%，最常见者为纤维肉瘤、恶性纤维组织细胞瘤及未分化肉瘤；而血管外皮瘤的发病率居该组肿瘤之首。该组肿瘤没有性别差异，可以发生于任何年龄，但横纹肌肉瘤多见于儿童，恶性纤维组织细胞和软骨肉瘤好发于成人。这些肿瘤绝大多数位于脑膜，偶见于脑实质、脊髓实质或脉络丛内；且绝大多数位于幕上，幕下和椎管内少见；横纹肌肉瘤多位于幕下，软骨肉瘤最常见于颅底。绝大多数良性间叶组织肿瘤可完全切除，预后良好。原发性颅内肉瘤侵袭性强，不易全切，易原位复发和/或沿软脑膜播散种植，常发生全身远隔转移，预后差。较常见的脑膜原发性间叶组织肿瘤类型及其 WHO 分级见下表（表 4－3－1），由于篇幅所限该部分仅重点介绍脂肪瘤和血管外皮瘤。

表 4－3－1　脑膜原发性间叶组织肿瘤类型及其 WHO 分级

组织起源及分组	常见肿瘤类型	
	良性和交界性肿瘤	低度恶性和高度恶性肿瘤
1. 脂肪组织肿瘤	脂肪瘤	脂肪肉瘤
	血管脂肪瘤	
	冬眠瘤	
2. 纤维性肿瘤	纤维瘤病	纤维肉瘤
	孤立性纤维性肿瘤	
	炎性肌纤维母细胞性肿瘤	
3. 纤维组织细胞肿瘤	良性纤维组织细胞瘤	恶性纤维组织细胞瘤
4. 肌源性肿瘤	平滑肌瘤	平滑肌肉瘤
	横纹肌瘤	横纹肌肉瘤
5. 软骨和骨肿瘤	软骨瘤	软骨肉瘤
	骨 瘤	间叶软骨肉瘤
	骨软骨瘤	骨肉瘤

续表

组织起源及分组	常见肿瘤类型	
	良性和交界性肿瘤	低度恶性和高度恶性肿瘤
6. 血管起源肿瘤	血管瘤	上皮样血管内皮瘤
		血管肉瘤
		卡波西（Kaposi）肉瘤
7. 血管周围组织肿瘤	血管外皮瘤	间变性血管外皮瘤
8. 分化幼稚的肿瘤		脑膜肉瘤病
		尤文肉瘤- pPNET

1. 脂肪瘤（WHO Ⅰ级）

（1）概述

脂肪瘤（lipoma）是CNS中最常见的良性间叶组织肿瘤，占颅内肿瘤的0.4%。位于颅内者多在中线部位（胼胝体前部、四叠体板、蝶鞍上和下丘脑区等）及小脑脑桥角和内听道，罕见于脑室内和灰结节。骨化性脂肪瘤（osteolipoma）好发于蝶鞍上和脚间池。椎管内脂肪瘤常位于脊髓圆锥-马尾终丝区及脊髓胸段，且绝大多数位于硬脊膜外。脂肪瘤为良性，生长缓慢，除非有明显症状，否则不需要外科治疗。

（2）大体及组织学表现

1）脂肪瘤：肉眼观察脂肪瘤常为黄色分叶状肿块，位于硬膜外者可有不连续包膜，局部可包裹神经或血管；位于硬膜内者常直接附着于软脑膜并可与脑或脊髓实质粘连；骨化性脂肪瘤含质硬的骨质部分。镜下：病变组织与正常脂肪组织相似，绝大多数病例在低倍镜下能看到脂肪小叶结构，部分病例的脂肪瘤与邻近脑和/或神经组织的交界处有丰富的胶原纤维，并常见其呈斑点状透明变性；骨化性脂肪瘤的周边部有成熟骨组织。

2）特殊类型的脂肪瘤：包括血管脂肪瘤（angiolipoma）和冬眠瘤（hibernoma）。血管脂肪瘤几乎都位于椎管内硬脊膜外间隙，有包膜；大体和组织学基本表现与一般脂肪瘤相似，但其肿瘤组织中富含毛细血管样血管，且血管多位于肿瘤包膜下。冬眠瘤是来源于棕色脂肪的罕见肿瘤，由大小一致、核小居中、胞浆呈颗粒或多空泡状的棕色脂肪细胞组成。

（3）脂肪瘤样病变

腰骶部的软膜脊髓脂肪瘤（leptomyelolipomas）不是真性肿瘤，为脊柱裂合并的瘤样病变，是脊髓圆锥处椎管内组织穿过脊椎裂口与皮下脂肪组织混合生长的结果。镜下：由分叶状脂肪组织组成，常伴有纤维组织、血管增生和平滑肌成分；当其中含有神经胶质组织，特别是含有室管膜成分时则被称为纤维脂肪瘤性错构瘤（fibrolipomatous hamartoma）。硬膜外脂肪增生症（epidural lipomatosis）是以脊髓硬膜外弥漫性脂肪组织增生为特征的瘤样病变，多为长期应用类固醇激素所致的脂肪异常堆积。

2. 血管外皮瘤

（1）概述

该类肿瘤包括血管外皮瘤（haemangiopericytoma，HPC）和间变性血管外皮瘤（anaplastic haemangiopericytoma，AHPC）。HPC和AHPC可发生于全身任何部位的软组织，也可发生于颅内和椎管内，占CNS原发性肿瘤的0.4%，平均发病年龄为43岁，男女之比为1.4∶1。两者几乎都为附着于颅内或脊髓硬膜的单发性肿瘤，主要位于颅内（以枕部和窦汇处最为常见，后者常附着于静脉窦)，位于脊髓硬膜者仅占8%，位于脑或脊髓实质内者罕见，偶有位于脑室内的报道。颅内及椎管内的HPC（WHO Ⅱ级）和AHPC（WHO Ⅲ级）预后比发生于外周者差，术后15年的两者的总原位复发率为85%～91%（间隔期为1～8年)，远隔转移率为64%～68%，最常见的转移部位是骨、肺和肝脏，转移后的平均生存期为2年。该肿瘤对放疗敏感，术后瘤床放疗可延缓复发。

（2）大体表现

HPC和AHPC大体表现为质地硬韧、边界清楚、略呈分叶状的球形实性肿块，切面呈鱼肉状、灰白到棕红色，常见出血和许多肉眼可见的血管腔。

（3）组织学表现

HPC是高度富于细胞和含丰富血管的肿瘤，由形态相对单一、排列密集、无固定排列方式的肿瘤细胞组成。肿瘤细胞边界不清、胞浆很少，核呈圆形、卵圆形或短梭形，染色质密度中等，核仁不明显，无脑膜瘤特有的核内假包涵体，不同病例间核异型性及核分裂数有差异。HPC的组织学特征包括：① 肿瘤细胞间可见大量单层扁平内皮细胞构成的小血管，小血管内皮细胞与肿瘤细胞间有一层粉染的基底膜间隔；② 围绕小血管的肿瘤细胞可挤压血管壁，使管壁凹陷并凸入管腔内形成裂隙样血管腔；③ 肿瘤组织中常见壁薄、管腔大、呈分枝状的鹿角样血管；④ 网状纤维染色可见丰富的网状纤维包绕单个肿瘤细胞及血管。部分区域肿瘤细胞密度低，间质增多和/或伴有血管周围纤维化，肿瘤组织坏死不常见，无钙化和砂粒体形成。可侵犯邻近骨和/或脑组织。

当在HPC的组织背景上出现核分裂增加（≥5核分裂/10HPF）和/或坏死伴有出血、中到高度核异型、中到高度细胞密度这三项指标中的两项或两项以上者，则诊断为AHPC。

（4）免疫组织化学染色

HPC的肿瘤细胞表达Vimentin（85%)、XⅢ因子a（80%～100%)、Leu-7（70%)、CD34（33%～100%)，偶见结蛋白（Desmin)、平滑肌Actin和细胞角蛋白灶性阳性，但不表达S-100、CD31和孕激素受体。细胞外基质层粘连蛋白（Laminin）和Ⅳ型胶原阳性。肿瘤细胞表达血管内皮生长因子-A（VEGF-A)，而血管内皮细胞表达VEGF受体-1（VEGFR-1)、VEGF受体-2（VEGFR-2）和酪氨酸激酶受体家族成员Tie-1。两组研究显示，MIB-1的中位标记指数分别为5%（1.2%～39%）和10%（0.6%～36%)，与间变性脑膜瘤相似。

（5）细胞遗传学与分子生物学

脑膜HPC的核型异常主要发生在12号染色体（12q13-15最常见)，其次是3号染色体异常，12q13（含许多癌基因）重排较少见。约25%的脑膜HPC有CDKN2A基因（位于染色体9p）纯合性缺失，但无CDKN2A基因或p53基因突变。脑膜和外周HPC均可发生染色体6p21、7p15、19q13异常，但无染色体22q等位丢失，也无NF2基因（位于22q）缺失或突变（脑膜瘤的NF2基因突变率为32%)。

（三）原发性黑色素细胞病变（primary melanocytic lesions）

1. 概述

CNS的原发性黑色素细胞病变均起源于软脑膜黑色素细胞，为呈局限性或弥漫性生长的良性或恶性肿瘤。包括：① 弥漫性黑色素细胞增生症，② 黑色素细胞瘤，③恶性黑色素瘤，④脑膜黑色素瘤病。因弥漫性黑色素细胞增生症常引起脑积水，即使没有恶性组织学表现，预后也较差。黑色素细胞瘤预后好，仅少数术后原位复发；少数病例组织学呈交界性，侵犯邻近组织，但其预后尚不清楚；个别黑色素细胞瘤可发生恶变。脑膜原发的恶性黑色素瘤具有高度侵袭性、手术不宜全切、对放疗耐受，并可发生远隔转移，预后差，但比继发性病例预后好。脑膜黑色素瘤病的预后最差。

2. 弥漫性黑色素细胞增生症

弥漫性黑色素细胞增生症（diffuse melanocytosis）罕见，刚出生～20 岁均可发病，但多见于 2 岁前的婴幼儿，无性别差异。好发于幕上和幕下软脑膜，并累及相应部位的蛛网膜间隙，可局限于一个部位，但常出现于多部位，最常见的部位是小脑、脑桥、延髓和颞叶。该病变可发生于神经皮肤黑变病（neurocutaneous melanosis）患者。大体表现：病变区软脑膜有黑色素异常沉着，呈弥漫或斑片状、黑褐色，局部软脑膜不增厚。组织学表现：肿瘤细胞弥漫性浸润软脑膜，并随血管周围间隙进入脑沟，不侵犯脑实质；肿瘤细胞呈梭形、圆形、卵圆形或立方状，无异型性，无核分裂，细胞内外均可见大量黑色素。

3. 黑色素细胞瘤

黑色素细胞瘤（melanocytoma）约占脑肿瘤的 0.06%～0.1%，其人群年发病率为 1/1000 万。9～73 岁均可发病，但多见于 45～50 岁的中年人，女性多见（男女之比为1∶1.5）。多数位于脊髓颈胸段的髓外硬膜内，偶见于后颅窝和幕上。肿块增大形成占位病变则出现颅内压增高的症状。大体表现：病变呈不均匀黑色、蓝色或深褐色单发的实性肿块，与软脑膜关系密切，个别病例可无色素沉着。组织学表现：肿瘤细胞呈梭形或卵圆形，胞浆黑色素含量多少不等，细胞核呈卵圆形或豆样，可见嗜伊红小核仁，细胞无异型性，无核分裂；肿瘤细胞常呈密集巢状排列，在瘤巢周边可见大量含黑色素、呈漩涡状或席纹样排列的梭形肿瘤细胞，也可见肿瘤细胞围绕血管排列或呈片状排列。肿瘤细胞不侵犯周围结构，其间可见黑色素沉着。

4. 恶性黑色素瘤

CNS 原发性恶性黑色素瘤（malignant melanoma）的人群年发病率为 1/2000 万。发病年龄范围为 15～71 岁（平均 43 岁），无性别差异。可发生于 CNS 中轴的任何部位，以后颅凹和脊髓更常见。该肿瘤呈高度恶性临床过程，肿块增大形成占位病变则出现颅内压增高的症状。大体表现：病变呈不均匀黑色、蓝色或深褐色单发的实性肿块，与软脑膜关系密切，个别病例可无色素沉着，切面可见出血、坏死。组织学表现：恶性黑色素瘤的组织学特征是肿瘤细胞形态多样，异型性显著；可由胞浆黑色素含量多少不等，呈稀疏巢状、束状、片状排列的间变性梭形或上皮样肿瘤细胞组成，可见核怪异的大细胞、大量核分裂和病理性核分裂及红染的大核仁；也可由形态较一致、排列紧密、高核浆比的梭形肿瘤细胞组成；常见明确的邻近组织侵犯和/或凝固性坏死；肿瘤细胞可沿蛛网膜间隙弥漫性播散种植，故脑脊液细胞学检查有助于诊断。

5. 脑膜黑色素瘤病

脑膜黑色素瘤病（meningeal melanomatosis）罕见，刚出生～20 岁均可发病，但多见于 2 岁前的婴幼儿，无性别差异。好发于幕上和幕下软脑膜，并累及相应部位的表浅脑实质和蛛网膜间隙，可局限于一个部位，但常出现于多部位，最常见的部位是小脑、脑桥、延髓和颞叶。该病变可发生于神经皮肤黑变病（neurocutaneous melanosis）患者。大体表现：病变区软脑膜弥漫性不均匀增厚，并可见多发性结节，受累软脑膜呈蓝色、黑色或黑褐色，可见灰红色无色素沉着区及出血、坏死。组织学表现：肿瘤组织和细胞形态学表现与恶性黑色素瘤基本相同；邻近组织侵犯和/或凝固性坏死更常见；肿瘤细胞更易沿蛛网膜间隙弥漫性播散种植，故脑脊液细胞学检查有助于诊断。

6. 免疫组织化学染色

上述四种病变的肿瘤细胞均呈 S－100、HMB－45、Melan－A 阳性，Vimentin 和 NSE 部分阳性，GFAP、神经微丝、细胞角蛋白和 EMA 均阴性。MIB－1 标记指数：黑色素细胞瘤＜1%～2%，原发性恶性黑色素瘤平均为 8%。

7. 遗传易感性

神经皮肤黑变病是一种综合征，其遗传方式尚未确定，患者有躯体中线及头颈部的巨大或多发性先天性皮肤色素痣，并常合并 Dandy Walker 畸形、脊髓空洞症、脂肪瘤等病变。约 25%的弥漫性脑膜黑色素细胞增生症发生于神经皮肤黑变病患者。弥漫性脑膜黑色素细胞增生症也可合并先天性太田痣（naevus of Ota）。

（四）血管母细胞瘤（hemangioblastoma）

1. 概述

血管母细胞瘤又叫毛细血管性血管母细胞瘤（capillary hemangioblastoma），占颅内肿瘤的 1.1%～2.4%，占后颅窝肿瘤的 7.3%～12%。多数为散发性，13%～19.3%为家族性发病（均发生于冯希培尔-林道病患者）。出生后 3 周～83 岁均可发病，但多见于 30～40 岁，男女之比为 1～1.5∶1。可发生于 CNS 任何部位，散发者多位于小脑（小脑半球 76.6%，蚓部 18.7%），其中多发病例约占 10%；家族性病例可在小脑、视网膜、视神经、脑干、脊髓和脊神经根多处发生；发生于幕上大脑半球的散发性和家族性病例均罕见。一些病例可合并真性红细胞增多症。因该肿瘤为 WHO Ⅰ级，手术易全切，故单发的散发性病例预后良好；家族性病例可因病变为多灶性、不易全切，且合并多器官病变，尤其是合并恶性病变者，预后差。

2. 冯希培尔-林道病

冯希培尔-林道病（von Hippel－Lindua disease）是一种常染色体显性遗传综合征。该综合征有以下特点：① 为家族遗传性发病；②都有染色体 3p25～26 的删除缺失及 von Hippel－Lindua 抑癌基因（VHL）结构和功能异常；③颅内和/或脊髓内单发或多发性血管母细胞瘤伴发视网膜和/或视神经血管母细胞瘤，并同时在全身多器官出现多种不同的肿瘤性和/或囊肿性病变（表 4－3－2）。虽然该综合征组成十分复杂，但对单一病例而言，常仅出现其中几种。诊断标注为：① 有 CNS 或视网膜的血管母细胞瘤是诊断该综合征的必备条件；② 同时还需存在该综合征可伴发的典型肿瘤和/或囊肿性病变，或有该综合征的家族史；③ 有 VHL 基因种系突变。如一个患者有小脑和/或视网膜血管母细胞瘤，并小于 50 岁，应做详细的全身影像学检查，以排除该综合征的可能性。认识该综合征的意义是通过其某些征象的出现以及早发现罹患家系，并使患病的家庭成员尽快得到诊治。

表 4－3－2　冯希培尔-林道病患者体内可出现的病变种类

● 视网膜血管母细胞瘤	肝囊肿	肺雀麦细胞癌
△▲周围神经血管母细胞瘤	肝血管瘤	腹腔网膜囊肿
● 小脑血管母细胞瘤（囊性、实性、半囊半实性）	肝腺瘤	骨血管瘤
▲ 延髓血管母细胞瘤	肝错构瘤	肾上腺皮质血管瘤
▲ 脊髓血管母细胞瘤	肝结节病	肾上腺皮质腺瘤

续表

	幕上血管母细胞瘤（脑实质、脑室壁、脉络丛、垂体、软脑膜）		肝纤维化	●	肾上腺髓质嗜铬细胞瘤
	四脑室室管膜瘤		肝细胞肝癌	▲	副节瘤
	星形细胞瘤	▲	肾囊肿		附睾囊肿
	脑动-静脉畸形		肾血管瘤	▲	附睾囊腺瘤
	脊髓空洞症		肾腺瘤		卵巢囊肿
	全身多发性毛细血管扩张症	●★	肾细胞癌（单侧或双侧）	▲	卵巢囊腺瘤
▲	胰腺囊肿		脾囊肿		卵巢癌
▲	胰腺微小囊腺瘤		脾血管瘤		甲状腺腺瘤
▲◆	胰腺神经内分泌肿瘤		肺囊肿		甲状旁腺腺瘤
	胰腺癌		肺血管瘤	▲	内耳内淋巴囊肿瘤

●在冯希培尔-林道病中出现频率最高的病变；　△最好发于视神经；
▲在冯希培尔-林道病中经常出现的病变；　◆主要为胰岛细胞肿瘤；
★主要为肾透明细胞癌

3. 大体表现

血管母细胞瘤边界清楚无胞膜，可呈囊性，实性或半囊半实性。囊性者腔内充满草黄色或无色透明液体，有出血时囊液可呈血性；囊壁光滑，白色不透明，多数病例有一附着于囊壁内侧面、直径 0.5～5cm 的壁结节；壁结节切面富含血管，呈红色、黄色、红黄相间或棕红色；少数病例可含多个壁结节或无壁结节。实性或半囊半实性者切面表现与囊性者的壁结节相似。

4. 组织学表现

血管母细胞瘤主要由纤细的、管腔狭窄、呈分枝状交织成网的薄壁毛细血管和/或大小不等、管腔不规则的薄壁血窦及位于毛细血管和血窦间的间质细胞（stromal cells）组成。毛细血管和血窦的内皮细胞肥胖、核呈梭形，紧贴基底膜外侧有一层不连续的外皮细胞。间质细胞呈圆形、卵圆形、多边形或不规则形，大小不等，胞浆呈淡粉染毛玻璃样、无色透明或泡沫状，核呈圆形或卵圆形，位于细胞中央。部分间质细核中可见胞浆挤压核膜、突入核内形成的空泡状假包涵体，少数间质细胞有核异型。根据肿瘤组织中间质细胞和毛细血管含量的多少，将该肿瘤分为“毛细血管为主型”、“间质细胞为主型”和介于前两者之间的“混合型”。电镜观察，可在内皮细胞和间质细胞质中见到 Weibel - palade 小体（Weibel - palade body）。

需注意的是冯希培尔-林道病患者除有血管母细胞瘤外，还常合并肾透明细胞癌，后者与血管母细胞瘤的组织学表现相似，当其发生颅内转移时与血管母细胞瘤的鉴别有一定困难，但肾透明细胞癌表达 EMA 和/或细胞角蛋白，而血管母细胞瘤 EMA 和细胞角蛋白均阴性，这对区分这两种肿瘤有重要的鉴别意义。

5. 免疫组织化学染色

血管母细胞瘤的间质细胞不同程度地表达 NSE、CD56、Eztin 蛋白、CXCR4、水通道蛋白-1（Aquaporin-1）、EGFR、VEGF 和促红细胞生成素（EPO）；其血管内皮细胞表达Ⅷ因子相关抗原、CD31、CD34、VEGFR-1、VEGFR-2、Tie-1 和 PDGF 受体；其间质细胞、内皮细胞和外皮细胞均高表达 Vimentin。这三种细胞均不表达 GFAP、S-100、神经微丝、细胞角蛋白、EMA、ACT、溶菌酶及 LCA。MIB-1 标记指数为 0～2%。

6. 分子遗传学与分子生物学

VHL 为抑癌基因，定位于染色体 3p25-26，含 3 个外显子，其编码序列 639bp，编码产物为 VHL 蛋白（pVHL）。在正常大脑皮层的锥体细胞、小脑的浦肯野细胞、四脑室的室管膜细胞、脊髓前角细胞、肾近端小管和前列腺基底上皮细胞均表达 pVHL。已知冯希培尔-林道病是 VHL 基因种系突变（germline mutation）的结果，但 VHL 基因种系突变引起该病发生的确切机制尚不清楚。根据 VHL 基因突变类型和患者出现的表型差异将冯希培尔-林道病分为 4 个亚型：Ⅰ型：不伴发嗜铬细胞瘤，有编码 pVHL 第 75 位苯丙氨酸的碱基缺失，编码 pVHL 第 161 位精氨酸的密码子突变为终止密码子；ⅡA 型：伴发嗜铬细胞瘤，不伴发肾细胞癌，有编码 pVHL 第 161 位精氨酸的密码子突变为编码脯氨酸的密码子，编码 pVHL 第 98 位酪氨酸的密码子突变为编码组氨酸的密码子；ⅡB 型：伴发嗜铬细胞瘤和肾细胞癌，有编码 pVHL 第 167 位精氨酸的密码子突变为编码色氨酸或谷氨酰胺的密码子；ⅡC 型：仅伴发嗜铬细胞瘤，有编码 pVHL 第 188 位亮氨酸的密码子突变为编码缬氨酸的密码子。目前在欧美和日本已将检测有无 VHL 基因突变用于冯希培尔-林道病家系的基因诊断。

散发性血管母细胞瘤的 VHL 基因缺失或失活率为 20%～50%。分子遗传学研究发现，散发性血管母细胞瘤常有染色体 3p 的 DNA 丢失、6q 的等位 DNA 失平衡及 6q23-24 的小片段删除缺失。

四、淋巴瘤和造血组织肿瘤（lymphomas and haematopoietic neoplasms）

（一）恶性淋巴瘤（malignant lymphomas）

1. 非霍奇金恶性淋巴瘤

（1）概述

中枢神经系统（CNS）的非霍奇金恶性淋巴瘤（non-Hodgkin malignant lymphomas，NHL）有原发性和继发性之分，本部分仅介绍原发性 NHL（primary CNS NHL，PCNHL）。近 20 年来，因艾滋病流行和器官移植的开展，使 PCNHL 的发病率逐年上升，已从原先占原发性颅内肿瘤的 0.8%～1.5%上升为 6.6%。艾滋病、接受器官移植者及有先天免疫缺陷者，因易感染 EB 病毒，发病率明显高于其他人群。任何年龄均可发病，免疫功能健全人群以 60～70 岁多见，男女之比为 1.5∶1。60%位于幕上脑实质内，13%位于后颅窝（T 细胞性 PCNHL 更好发于后颅窝，尤其是小脑和该处软脑膜），1%位于脊髓。PCNHL 的预后差，虽然对放疗、化疗和肾上腺糖皮质激素治疗均敏感，甚至可使肿瘤完全消退，但这种戏剧性效果是暂时的，90%～95%的病例在 10～12 个月后复发，中位生存期 17～45 个月，6%～10%发生远隔转移。

（2）大体表现

PCNHL 为单发或多发性肿块，质硬脆易碎，切面呈灰白色颗粒状，中心可见灶性坏死及出血，使局部切面呈黄色、灰红色或灰棕色，但很少出现囊性变。大脑半球的 PCNHL 多数在靠近脑室系统的深部脑实质内，少数位于表浅部位。它们有的边界清楚似转移癌，有的边界弥散模糊不清似胶质瘤，还有一些形成对称性蝴蝶样病灶。少数 PCNHL 肿瘤细胞弥漫性浸润于大脑实质中，不形成局限性肿块，肉眼形态与正常脑组织完全相同，被称为大脑淋巴瘤病（lymphomatosis cerebri）。多发性 PCNHL 占 25%～50%，其中 60%～85%发生于艾滋病患者和接受异体器官移植的患者。脑膜 PCNHL 的大体表现与脑膜瘤或脑膜炎相似，甚至无肉眼改变。

（3）组织学与免疫组织化学表现

1）PCNHL 共有的组织学特征：低倍镜下，在肿瘤组织的周边部常见肿瘤细胞围绕血管生长，充填血管周围间隙，刺激网状纤维增生，由于网状纤维分隔使围绕血管的肿瘤细胞呈同心圆环形层状排列，形成以血管为中心的多层肿瘤细胞套袖。血管周围套袖的肿瘤细胞可进一步侵犯临近脑或脊髓实质，既可形成类似转移癌那样细胞密集、边界清晰的浸润病灶，也可呈无边界的单细胞弥漫性浸润，两者最终均融合为细胞密度不等的大片弥漫性生长区，但一般不呈滤泡样或结节状生长。此外，肿瘤组织中常见大片的地图状凝固性坏死，坏死区的血管周围可见残存的肿瘤细胞岛；瘤周常有反应性胶质细胞增生及多少不等的反应性炎症细胞浸润；无血管内皮细胞增生。除血管内 B 细胞恶性淋巴瘤不出现血管周围套袖以及边缘区 B 细胞恶性淋巴瘤中有淋巴滤泡形成外，肿瘤细胞形成血管周围套袖及呈无滤泡弥漫性生长是其他 PCNHL 共有的组织学特征。

2）常见 B 细胞性 PCNHL：在 PCNHL 中，92%～98%是表达全 B 细胞标志物（CD19、CD20、CD79a）的 B 细胞性 NHL。按 WHO 分类，最常见的 PCNHL 是弥漫性大 B 细胞恶性淋巴瘤，其次是下面列出的另外几个类型，其他类型均少见。

A. 弥漫大 B 细胞恶性淋巴瘤（diffuse large B－cell lymphoma，DLBCL）：DLBCL 占 CNS B 细胞恶性淋巴瘤的 95%以上。主要由中心母细胞和免疫母细胞组成，肿瘤细胞圆形、卵圆形，有少量嗜伊红胞浆，核直径 10～15μm、呈明显多形性、有明显的紫红色大核仁。肿瘤间质中可见多少不等的反应性 T 淋巴细胞和组织细胞，并可出现异型性显著的间变表现。肿瘤细胞表达 LCA、全 B 细胞标记物（CD19、CD20 和 CD79a）及单克隆性 sIg 或 cIg，后者多为 IgMκ，其次是 IgGκ，表达单克隆性 λ 轻链者很少。多数病例还表达 BCL－6、BCL－2 和 MUM－1。最常见的细胞遗传学异常是染色体三体性（trisomy）。MIB－1 标记指数为 50%～70%，少数病例可高达 90%。

B. 低级别 B 细胞恶性淋巴瘤（low－grade B－cell lymphomas）：CNS 的低级别 B 细胞恶性淋巴瘤与发生在 CNS 外者的细胞形态相同，常见者为淋巴细胞浆细胞恶性淋巴瘤（lymphoplasmacytic lymphoma），其年龄分布和血管周围浸润与 DLBCL 相似。与 DLBCL 的不同点是预后更好，可长期生存，不生长在脑室周围。肿瘤细胞表达 LCA、全 B 细胞标记物（CD19、CD20 和 CD79a）及单克隆性 Ig。

C. 边缘区 B 细胞恶性淋巴瘤（marginal zone B－cell lymphoma，MZBCL）：MZBCL 又叫黏膜相关淋巴组织型边缘区 B 细胞恶性淋巴瘤（MZBCL of mucosa－associated lymphoid tissue type）。低级别 MZBCL 是最常见的颅内低级别 PCNHL，男女之比为 1∶4。通常为基底部附着于硬脑膜，大体表现类似脑膜瘤的肿块，个别病例位于脑实质或脑室内。MZBCL 由肿瘤性小淋巴细胞组成，其胞浆透明，有一形态不规则、居中的细胞核，并有不同程度的浆细胞分化。与其他 PCNHL 截然不同的是 MZBCL 中常出现淋巴滤泡和粗大的淀粉样物质沉积。肿瘤细胞表达 LCA、全 B 细胞标记物（CD19、CD20、CD79a）和单克隆性 cIg（κ 或 λ 型），后者多为 IgM，表达 IgMκ 或 IgMλ 的病例各占 50%。MZBCL 患者经规范治疗后可长期存活。

D. 血管内 B 细胞恶性淋巴瘤（intravascular B－cell lymphoma，IBCL）：IBCL 也叫嗜血管大细胞恶性淋巴瘤（angiotropic large cell lymphoma）。IBCL 是同时累及多器官的全身性疾病，CNS 作为其组成部分受累者约占 30%，偶见病变仅局限于 CNS 内的病例。一般无周身淋巴结肿大，也不形成肉眼可见的局限性肿块，病变所在部位有充血水肿，切面可见出血坏死。镜下：病变区的小至中等血管内充满肿瘤性大B细胞，导致血管阻塞和弥漫散在的小梗死；肿瘤细胞核大、圆形或卵圆形，部分核有切迹，核膜厚、染色质粗、核仁明显、核分裂易见；肿瘤细胞表达LCA和全B细胞标记物（CD19、CD20、CD79a），但不表达Igκ和λ轻链。部分IBCL可发展为脑实质内肿块性病变。IBCL高度恶性，预后普遍较差。

3）T细胞性PCNHL：T细胞性PCNHL仅占全部PCNHL的2%～8%，多为周围性T细胞恶性淋巴瘤。特点为多发生在年轻人，以后颅凹更常见，尤其是小脑及软脑膜。其细胞形态学特征是肿瘤细胞核常呈多形性，大小不一致，核形不规则，可见核呈脑回状、麻花状、分叶状的肿瘤细胞，也可见R－S样细胞及多核瘤巨细胞等。多数T细胞性PCNHL表达LCA，并表达CD45RO及CD3、CD4（OPD4）、CD6和/或CD8等T淋巴细胞相关抗原。用分子遗传学方法可证实其T细胞为单克隆性增生。

4）其他PCNHL：CNS内还偶见属于B细胞性NHL的滤泡型淋巴瘤和Burkitt淋巴瘤，以及间变性大细胞恶性淋巴瘤（anaplastic large cell lymphoma）和NK/T细胞恶性淋巴瘤（NK/T－cell lymphoma）等少见亚型。

（4）分子遗传学与分子生物学

1）细胞遗传学及分子遗传学：除先天遗传性免疫缺陷综合征患者外，其他人群的PCNHL均为散发性，无家族遗传倾向。与淋巴结的B细胞NHL相似，非艾滋病患者的PCNHL可有染色体1、6、7、14的克隆性异常及染色体t（1；14）、t（6；14）、t（13；18）、t（14；21）异位。分子遗传学研究发现，PCNHL常有染色体1q、9p、11q、12p、12q、16p、17q、18q、20q、22q获得（gains）及6q21－22、6p21丢失（losses）。染色体6q丢失可能导致候选抑癌基因PTPRK（位于6q22－23）缺失，而且有6q丢失的PCNHL患者生存期明显缩短。

2）基因结构和功能的改变：已发现PCNHL有下列基因的异常甲基化：DAPK（84%）、TSP1（68%）、CRBP1（67%）、CDKN2A（p16INK4a/p14AFP，64%）、p14ARF（59%）、MGMT（52%）、RARβ2（50%）、TIMP3（44%）、TIMP2（42%）、p15INK4b（40%）、p73（28%）、hMLH1（12%）、RB1（8%）、GSTP1（8%）、HRK（31%）；还可有叶酸转运体基因启动子异常甲基化。PCNHL的染色体18q获得常伴有位于18q21的凋亡抑制基因bcl－2及MALT1扩增。PCNHL可见癌基因myc、PAX5、PIM－1和RhoH/TTF的体细胞性突变，而p53基因突变罕见。B细胞性PCNHL常有bcl－6基因重排、5’非编码区突变和Bcl－6蛋白过表达。也常见由散发性突变引起的免疫球蛋白基因可变区（IgV）克隆性重排，这种改变的发生率明显高于CNS外的B细胞性NHL。上述bcl－6基因的结构与功能改变及IgV克隆性重排均说明多数PCNHL的肿瘤细胞具有淋巴滤泡生发中心B淋巴细胞的特性，也提示PCNHL的肿瘤细胞或其起源细胞可识别一种共同抗原或超抗原。非艾滋病患者的PCNHL可恒定地出现一个与艾滋病患者PCNHL不同的特殊IgV克隆性重排，说明两者发病的分子机制可能不同。

2. 霍奇金病

因CNS原发性霍奇金病（Hodgkin disease，HD）非常罕见，其确切的年龄和性别分布及生物学行为均尚不清楚。CNS HD多数生长于硬脑膜的外侧或内侧面；在硬脑膜外侧者边界不清，并常侵犯邻近骨结构；在硬脑膜内侧者大体表现类似脑膜瘤，为有边界的分叶状无蒂肿块，也可浸润邻近软脑膜。镜下：HD的细胞成分比较复杂，既可见到以诊断性R－S细胞为代表的系列肿瘤细胞，又可见背景反应性细胞。诊断性R－S细胞体积大，直径

15～60μm，圆形或卵圆形，埋在背景反应性细胞中间，边界常不清楚；胞浆丰富，嗜酸或嗜双色性，也可呈淡染透明；双核或双叶核（后者可见核丝相连）圆形或卵圆形，核膜厚而清晰，染色质粗，呈颗粒状或细丝状，位于近核膜处，与核膜垂直分布。各核或核叶中可见圆形或卵圆形、表面光滑、体积巨大的嗜酸或嗜双色性核仁。典型的诊断性 R-S 细胞的两个核仁周围有空晕，使 R-S 细胞颇似枭眼或镜影状。还可见单核型、多核型、腔隙型、L/H 型及固缩型 R-S 细胞，但必须见到典型的诊断性 RS 细胞方可诊断 HD。诊断性 R-S 细胞表达 CD30（Ki，BerH2）和 CD15（Leu-M1）。

（二）浆细胞瘤（plasmacytoma）

1. 概述

浆细胞瘤为肿瘤性浆细胞单克隆增生性病变。最好发于骨髓内，完全位于髓外的 CNS 原发性浆细胞瘤非常罕见，主要累及硬脑膜，位于脑实质者少见（可累及下丘脑），偶见于鞍内。与骨髓浆细胞瘤的主要不同包括：① 患者血清 Ig 正常，尿中不出现本周蛋白；② 肿瘤为低度恶性，临床进展缓慢，病变局限，很少扩散和转移，对放疗敏感，预后好于骨髓浆细胞瘤，少数病例经手术和放疗可治愈。

2. 大体、组织学及免疫组织化学表现

大体表现与脑膜瘤或垂体腺瘤（位于鞍内者）相似。镜下：肿瘤由形态相对单一的肿瘤性浆细胞组成，但大部分病例肿瘤细胞分化较好，彼此之间差异较小，少数病例肿瘤细胞分化稍差。肿瘤细胞多数为单核型，少数为双核或多核型。肿瘤细胞内外可偶见拉塞尔小体（Russell body），核分裂少见。免疫组化染色显示：肿瘤性浆细胞表达单克隆性 cIg（κ 或 λ 型），不表达 LCA。

（三）颗粒细胞肉瘤（granulocytic sarcoma）

颗粒细胞肉瘤很少见，WHO 分类将其列为髓系肉瘤的一个亚型。CNS 病变常为全身性疾病的组成部分，偶见单发于 CNS 者，任何年龄均可发病。大体表现为在硬脑膜和/或硬脊膜外形成肿块，并沿硬脑（脊）膜扩展，压迫脑或脊髓。因肿瘤呈绿色，故又称其为“绿色瘤”，绿色与其产生原卟啉有关，通常在空气中被氧化而褪色，用过氧化氢或亚硫酸盐再处理后又可恢复绿色。镜下：病变区内血管中有幼稚的急性髓系粒细胞性白血病细胞淤滞，进而浸润至血管周围间隙和临近组织中。当侵犯脑实质，并阻塞和侵蚀血管时，可导致出血和脑软化灶形成。预后很差，多数患者在短期内死亡。

五、生殖细胞起源肿瘤（CNS germ cell tumors）

（一）概述

中枢神经系统（CNS）的原发性生殖细胞起源肿瘤（CNS germ cell tumors，CGCT）包括：胚生殖细胞瘤（germinoma）、胚胎癌（embryonal carcinoma）、卵黄囊瘤（yolk sac tumor）、绒毛膜上皮癌（choriocarcinoma）、畸胎瘤（teratomas）及混合性生殖细胞肿瘤（mixed germ cell tumors）。畸胎瘤又分为成熟性畸胎瘤（mature teratoma）、不成熟性畸胎瘤（immature teratoma）和伴有恶性转化的畸胎瘤（teratoma with malignant transformation）。

1. 发病率的地域分布特征

CGCT 的发病率有显著的地域差异，在亚洲远东地区发病率最高。来自日本、台湾和韩国的一组统计资料显示，CGCT 占原发性颅内肿瘤的 2%～3%，占儿童颅内原发性肿瘤的 8%～15%，以日本发病率最高，其人群年发病率为 0.17/10 万。在欧美地区 CGCT 仅占颅内原发性肿瘤的 0.3%～0.6%，占儿童颅内原发性肿瘤的 3%～4%，其人群年发病率为 0.09/10 万。在中国 CGCT 占颅内原发性肿瘤的 1.05%～1.93%，占儿童颅内原发性肿瘤的 3.7%。该类肿瘤中以胚生殖细胞瘤最常见，其次是畸胎瘤。

2. 年龄与性别的分布特征

80%～90%的 CGCT 发生于 25 岁前，高峰期在 10～14 岁；0～10 岁者占 25%，11～20 岁者占 65%，21～30 岁者占 8%，＞30 岁者仅占 2%。其中胚生殖细胞瘤的发病年龄比其他类型稍晚。CGCT 的性别分布特征为该类肿瘤的所有类型都是位于松果体区者以男性占绝对优势［男女之比为（5.4～9）：1］，位于鞍内和鞍上区者以女性占优势［男女之比为 1：（2～3）］。

3. 发生部位分布特征

CGCT 几乎都发生于中线部位，颅内者 80%位于包括松果体在内的第三脑室周围结构，其次为鞍上区。其他部位如脑室内、基底节、丘脑、大脑半球、延髓、鞍内均可发生。位于椎管内者几乎都是畸胎瘤，主要发生于骶尾部硬膜内外，且多为成熟性。

4. 治疗与预后

这 6 类肿瘤中，只有成熟性畸胎瘤为良性肿瘤，手术全切可以治愈。成分单一的胚生殖细胞瘤为低度恶性，对放疗非常敏感，经单独放疗其 10 年生存率即可达到 85%，含有合体滋养层细胞及血清 β-人绒毛膜促性腺激素（β-HCG）水平升高的胚生殖细胞瘤预后差。其余 CGCT 均为高度恶性肿瘤，术后几乎都原位复发，并常经脑脊液循环或脑室-腹腔分流管播散，也可经血道转移至肺和骨。

（二）大体表现

胚生殖细胞瘤多为实性，质软易碎，切面棕色至白色，可有小囊腔形成，通常无出血坏死。胚胎癌的大体外观与胚生殖细胞瘤类似。卵黄囊瘤质地软硬不一，切面呈灰白色至红色，内部可见粗大的营养动脉，常有黏液样胶冻状物质蓄积。绒毛膜上皮癌多有明显的大范围出血和坏死。成熟性畸胎瘤多为囊性，不成熟性畸胎瘤和伴有恶性转化的畸胎瘤多为实性，也可为囊实混合性，囊内充满黏液、脂质，并可见软骨和骨组织，偶见牙齿和/或毛发。

（三）组织学表现

1. 胚生殖细胞瘤

肿瘤细胞直径 15～25μm，呈上皮样，大小及形态比较一致，成片状、小叶状或巢状生长。肿瘤细胞边界清晰，圆形或多边形，其胞浆因富含糖原，呈透明状或呈略嗜伊红淡粉染的细颗粒状；核大圆形或卵圆形，位于细胞中央，核膜清楚，染色质丰富呈细颗粒状，有的核染色质稀疏，淡染呈空泡状，普遍可见位于核中央的嗜酸性或嗜碱性大核仁；核分裂易见，无出血坏死。肿瘤的间质成分少，其中有丰富的淋巴细胞浸润，浸润的淋巴细胞呈岛状或条索状分布。部分胚生殖细胞瘤中可混有多核的 β-HCG 阳性合体滋养层巨细胞（syncytiotrophoblastic giant cell）。还可见由郎格汉斯巨细胞和/或多核异物巨细胞、类上皮细胞、淋巴细胞、浆细胞和组织细胞构成的结核结节样肉芽肿。

2. 胚胎癌

分化幼稚的原始肿瘤细胞呈实性巢状、片状和条索状排列，也可形成乳头或腔面有不规则被覆细胞的腺管样腔隙。肿瘤细胞体积大，呈上皮细胞样、多型性突出；细胞边界不清，呈多角形或卵圆形，胞浆丰富略透明，淡嗜伊红或嗜双色；核大深染或呈泡状，核膜粗糙，核形不规则，异型性明显，有 1～2 个大而突出的核仁，核分裂多见。肿瘤细胞巢间为形态变化较大和数量多少不等，从细胞较丰富至疏松黏液样的胚胎性间质成分，并可与上皮样肿瘤细胞巢相互移行。肿瘤细胞可特异性模拟早期胚胎结构形成胚胎样小体，其内充满胚层和羊膜腔雏形。肿瘤组织中可见凝固性坏死区。

3. 卵黄囊瘤

分化幼稚的多形性、星芒状、扁平或不规则形肿瘤细胞形成疏松的网状结构。肿瘤细胞异型性明显，核大深染，核仁突出；胞浆淡染透明或呈空泡状。网眼中含有 PAS 及黏液卡红染色阳性物质，肿瘤中组织可见大量不被淀粉酶消化的 PAS 阳性、圆形嗜酸性玻璃样小球。小血管丰富，有时可见毛细血管内造血灶。网状结构区可移行为不规则相互交通的迷路状腺样结构和腺泡结构，并进一步过渡为片状排列、较密集的实性细胞巢。Schiller - Duval 体是卵黄囊瘤具有诊断意义的特征性组织结构，典型者中央为纤维血管轴心，围绕着一层立方、矮柱状、鞋钉样或扁平肿瘤细胞，形成乳头状结构，并突入一环形或半月形囊腔，该囊腔被覆扁平细胞，其结构类似于肾小球。

4. 绒毛膜上皮癌

肿瘤由细胞滋养层细胞（郎格汉斯细胞）和合体滋养层细胞组成，排列成片状、巢状或条索状。细胞滋养层细胞常位于中央，合体滋养层细胞围绕其周，也可见两型细胞分别排列，或见合体滋养层细胞位于细胞滋养层细胞巢中。细胞滋养层细胞圆形、体积较小、边界清、胞浆淡嗜伊红或透明，核较小居中、圆形、染色质丰富深染、有明显核仁，可见核分裂活跃的大核。合体滋养层细胞体积大、呈合体状、胞浆丰富可见空泡、常呈嗜双色被染成紫红色，有多个染色质丰富的细胞核，位于细胞中央或周边部，可见核仁。肿瘤中可见大小不等的出血及坏死灶，并可见肿瘤细胞侵蚀血管壁的蚕食现象。

5. 畸胎瘤

（1）成熟性畸胎瘤

肿瘤由分化成熟的成人型三胚层组织成分组成，无或偶见核分裂。常见的组织成分为 ① 外胚层：皮肤和皮肤附件（毛囊、毛发、汗腺、皮脂腺）、成熟脑组织和脉络丛；② 中胚层：软骨、骨、脂肪、平滑肌（较多见）及横纹肌组织；③ 内胚层：被覆呼吸道上皮或肠上皮的腺腔，有些病例可见胰腺或肝组织。偶见形成内有黏膜被覆，外有肌肉包裹的内脏样结构。

（2）不成熟性畸胎瘤

当一个畸胎瘤内含有一种或一种以上分化不成熟的胎儿型组织成分时，则为“不成熟性畸胎瘤”，这种分化不成熟区的存在是确定不成熟性畸胎瘤的关键。不成熟区可由来自三个胚层的胎儿型组织成分构成，但最常见的分化不成熟组织是胚胎性间充质和原始神经外胚层细胞成分。前者富于细胞，核分裂多见；后者可形成神经上皮菊形团和原始神经管样结构，有时颇似髓上皮瘤、PNET、髓母细胞瘤、神经母细胞瘤和室管膜母细胞瘤。也常见被覆黑色素性神经上皮细胞的裂隙样结构，是肿瘤组织呈流产型视网膜分化的表现，有时呈类似视网膜母细胞瘤的组织学表现。还可见分化幼稚的胎儿型腺体等不成熟成分。

（3）伴有恶性转化的畸胎瘤

“伴有恶性转化的畸胎瘤”是指由分化成熟的三胚层组织成分组成的畸胎瘤内，出现了通常发生于体细胞的恶性肿瘤成分。其体细胞型恶性肿瘤成分常为横纹肌肉瘤或未分化肉瘤，少数为鳞癌或肠型腺癌。

6. 混合性生殖细胞肿瘤

当在同一个肿瘤中，含有胚生殖细胞瘤、胚胎癌、卵黄囊瘤、绒毛膜上皮癌及畸胎瘤这五种生殖细胞起源肿瘤中的任何两种或两种以上肿瘤成分时，即称其为“混合性生殖细胞肿瘤”。最常见者为胚生殖细胞瘤与其他一种或一种以上生殖细胞起源肿瘤混合，其次是成熟性或不成熟性畸胎瘤与其他一种或一种以上生殖细胞起源肿瘤混合。各种混合成分的组织学形态与相应单一成分生殖细胞起源肿瘤的组织学形态完全相同。

（四）免疫组织化学染色

CGCT 中常见蛋白标记物的表达谱如下：① 甲胎蛋白（AFP）：卵黄囊瘤的肿瘤细胞和嗜酸性玻璃样小球及成熟或不成熟畸胎瘤的肠型腺体阳性；② β－HCG 及人胎盘催乳素（HPL）：绒毛膜上皮癌的合体滋养层细胞及胚生殖细胞瘤和其他生殖细胞起源肿瘤中混有的少数合体滋养层巨细胞阳性；③ 胎盘碱性磷酸酶（PLAP）：胚生殖细胞瘤和胚胎癌的大部分肿瘤细胞阳性，部分卵黄囊瘤和绒毛膜上皮癌的少量肿瘤细胞阳性；④ 细胞角蛋白（cytokeratin）：胚胎癌和卵黄囊瘤的肿瘤细胞、畸胎瘤的上皮细胞及绒毛膜上皮癌的合体滋养层巨细胞均阳性，少数胚生殖细胞瘤可见少量肿瘤细胞局灶性阳性；⑤ c－Kit 蛋白：胚生殖细胞瘤的肿瘤细胞膜（100％）及畸胎瘤中少数间质细胞和上皮细胞阳性；⑥ OCT4：胚生殖细胞瘤（100％）和胚胎癌的肿瘤细胞核阳性；⑦ CD30：只有胚胎癌肿瘤细胞阳性。

（五）分子遗传学与分子生物学

1. 遗传易感性与 CGCT 的关系

目前已知 Klinefelter 综合征患者易患 CNS 和纵隔生殖细胞起源肿瘤。而非 Klinefelter 综合征的该类肿瘤患者也常有 X 染色体数目增加，提示与 X 染色体相关基因的数目异常增加可能与这些肿瘤的发生有关。有人认为由此引起的生殖嵴发育异常导致原始生殖细胞迁移诱导异常及迁移不同步是 Klinefelter 综合征和生殖细胞起源肿瘤发病的原因之一。另外还发现，Down's 综合征及神经纤维瘤病Ⅰ型患者也易患颅内和睾丸生殖细胞起源肿瘤，确切机制尚不清楚。

2. 细胞遗传学与分子遗传学

先天性和婴儿期的纯颅内畸胎瘤与更常见的青春期或青春期后 CGCT 不同。前者与婴儿睾丸畸胎瘤一样，为典型二倍体（diploid）核型，通常染色体完整；后者（任何组织学类型的 CGCT）与青春期或青春期后的男性睾丸生殖细胞起源肿瘤一样，多为非整倍体（aneuploid）核型，有复杂的染色体异常，且它们的染色体 DNA 平衡模式有明显重叠。青春期或青春期后 CGCT 的染色体 DNA 失平衡包括：12p、8q、1q、X 的获得及 11q、13、18q 的丢失（通常少见）。12p 获得及 12p 等臂染色体形成是睾丸和纵隔生殖细胞起源肿瘤的特征性遗传学标志（阳性率 80％），而这两种异常改变是否也以同样高的频率出现在 CGCT 尚有争议。有限的单基因水平研究资料显示，p53 和 p16 INK4a 基因不是 CGCT 的常见突变靶点；与睾丸及纵隔精原细胞瘤一样，CNS 的胚生殖细胞瘤也有 c－kit 基因突变。

六、鞍区肿瘤（tumors of the sellar region）

（一）颅咽管瘤（craniopharyngioma）

1. 概述

颅咽管瘤（craniopharyngioma）占全部颅内肿瘤的 1.2％～4.6％，人群年发病率为 0.5～2.5/100 万。颅咽管瘤分“牙釉质细胞瘤型（adamantinomatous type）”和“乳头状型（papillary type）”，前者有 5～15 岁及 45～60 岁两个发病年龄高峰，偶有发生于新生儿和宫内儿的报道；乳头状型几乎都发生在成年人（平均 40～55 岁），两型均无性别差异。颅咽管瘤最常见于蝶鞍上区，少数发生于蝶鞍内，偶见于蝶窦；根据肿瘤所在位置可将其分为 4

型：Ⅰ型为鞍前型，Ⅱ型为鞍内型，Ⅲ型为脑室内型（位于第三脑室内），Ⅳ型为鞍后型。颅咽管瘤为WHO Ⅰ级，肉眼全切后10年无症状生存率达60%～93%，10年以上生存率达64%～96%，直径超过5cm者预后较差。

2. 牙釉质细胞瘤型颅咽管瘤（WHO Ⅰ级）

（1）大体表现

该型颅咽管瘤直径1～6cm，边界清楚，表面光滑，呈分叶状。包膜厚薄不均，常与周围组织紧密粘连。多数肿瘤发生囊性变，可为单房（约2/3）、多房或半囊半实性。囊性区包膜常薄而透明或半透明，囊腔内充满黏稠的棕绿色机油样液体，其中含具有折光性的胆固醇结晶。实性区切面灰白色，呈粗糙颗粒状，可见灰黄色斑点（为镜下湿性角化区）。常见钙化。

（2）组织学表现

该型颅咽管瘤由分叶状、条索状、桥状及宽的小梁状上皮巢组成，这些上皮巢被相互吻合的上皮小梁连接在一起。上皮巢周边有呈整齐栅栏状排列的高柱状基底细胞围绕，高柱状基底细胞附着于其外侧的基底膜上。靠近基底细胞的上皮巢边缘区是有细胞间桥呈漩涡状排列的鳞状上皮细胞。上皮巢中央区的鳞状上皮细胞常因变性液化而彼此分离，形成排列稀松的星芒状细胞。上皮细胞巢之间为充满液体或无定形碎屑的小囊腔。最具诊断价值的特征性组织形态学表现是湿性角化（wet keratin），湿性角化是由嗜伊红透明变的角化物和角化不全的鳞状上皮细胞层层叠叠堆积而成的实性团块，并可互相融合，其中角化不全的鳞状上皮细胞内保留染色质已溶解的细胞核残影。湿性角化常继发镜下可见的小灶性钙化。肿瘤间质为富含血管的疏松结缔组织，常有退变和黏液变，并可形成小囊腔；可见炎细胞浸润、纤维化、胆固醇结晶裂隙、泡沫细胞及多核异物巨细胞。瘤周组织中常见明显的反应性胶质增生及大量Rosenthal纤维。

3. 乳头状型颅咽管瘤（WHO Ⅰ级）

（1）大体表现

该型颅咽管瘤通常为表面光滑、境界清晰、包膜完整的实性肿块。切面灰白色，粗糙颗粒状，可见一些含清亮液体的微小囊腔，不含机油样液体，也无胆固醇结晶，很少发生钙化。多数病例因肿瘤表面光滑，边界清晰，粘连不明显而易被切除。

（2）组织学表现

该型颅咽管瘤的细胞成分单一，由分化好的肿瘤性鳞状上皮细胞组成。鳞状上皮细胞围绕依附于绒毛状纤维血管轴心上形成乳头状结构，这是其突出的组织形态学特征。乳头间为大片鳞状上皮细胞形成的实性区。该肿瘤的另一特征是肿瘤中所有区域的鳞状上皮细胞均不形成颗粒层和角化层，肿瘤细胞内无透明角质颗粒，也不出现湿性角化团块。间质中无胆固醇沉积、钙化、炎症反应或纤维化，瘤周组织无明显的反应性胶质增生。

4. 免疫组织化学与分子遗传学

两型颅咽管瘤的肿瘤性上皮细胞均表达细胞角蛋白和EMA，部分肿瘤性上皮细胞还表达生长抑素、雌激素受体、孕激素受体。70%以上的牙釉质细胞瘤型颅咽管瘤有β-catenin基因突变，绝大多数突变发生在该基因的第3外显子；而乳头状型颅咽管瘤则无该基因突变；说明二者是组织形态学及分子发病机制截然不同的两个独立病理实体。分子遗传学分析发现两型颅咽管瘤均有染色体2和12异常。

（二）颗粒细胞瘤（granular cell tumor）

1. 概述

颗粒细胞瘤（granular cell tumor）罕见，因其沿神经垂体分布，故又叫做神经垂体颗粒细胞瘤（granular cell tumor of the neurohypophysis）。几乎都发生于成人（50～60 岁），儿童罕见，男女之比为 1∶2。因其好发于垂体柄漏斗部，故多位于蝶鞍上区；发生在垂体后叶者位于蝶鞍内。该肿瘤为 WHO Ⅰ级，生长缓慢，手术全切，预后良好。

2. 大体及组织学表现

大体为境界清楚的分叶状肿块，质软富有弹性，切面灰黄色，偶有坏死、囊性变或出血，肿瘤可浸润周围的视交叉、海绵窦。镜下：肿瘤由胞浆富含嗜酸性颗粒、密集生长的多角形肿瘤细胞构成，呈结节状、片状或梭形束状排列。胞浆颗粒呈不被酶消化的 PAS 染色阳性，核小圆形、偏于细胞一侧、无异型性、染色质均匀、核仁不明显，核分裂少见。可见小灶性泡沫细胞，血管周围淋巴细胞浸润是常见的特征之一。少数病例核多形性突出，有明显的核仁，可见多核细胞及核分裂增加（5 个/10HPF，MIB-1 标记指数 7%），这些肿瘤被认为是“非典型性颗粒细胞瘤（atypical granular cell tumor）”，但其性质尚不清楚。

3. 免疫组织化学与分子遗传学

颗粒细胞瘤的肿瘤细胞可不同程度地表达 CD68（KP1）、S-100、α-抗胰蛋白酶、α-抗糜蛋白酶和组织蛋白酶 B，个别病例的肿瘤的细胞表达 GFAP。仅有非典型性颗粒细胞瘤表达 p53 蛋白和 bcl-2 蛋白个案报道，目前尚无该种染色体及基因异常的报道。

（三）垂体细胞瘤（pituicytoma）

1. 概述

垂体细胞瘤（pituicytoma）十分罕见，是起源于神经垂体特殊胶质细胞（垂体细胞）的低级别胶质瘤。目前全世界只报道了不足 30 例，都发生于成人，高峰发病年龄为 40～60 岁，男女之比为 1.6∶1。该肿瘤发生于垂体柄漏斗部和/或垂体后叶，故肿瘤可单独位于蝶鞍上区、蝶鞍内或同时占据蝶鞍内与蝶鞍上区。该肿瘤为 WHO Ⅰ级，生长缓慢，手术全切预后良好，次全切者也可获得长期缓解，无恶变或转移的报道。

2. 大体及组织学表现

垂体细胞瘤为境界清楚的实性肿块，质硬韧有弹性，直径可达数厘米，囊性变罕见，可与蝶鞍上区的邻近结构牢固粘连。镜下：肿瘤组织呈致密实性，几乎完全由伸长的双极梭形细胞组成，这些细胞呈束状编织样或席纹样排列。肿瘤组织可与邻近结构紧密粘连。肿瘤细胞边界清晰，其形态为从肥胖的短梭形至出现成角的长梭形，有丰富均匀的嗜伊红胞浆，胞浆中无颗粒或空泡形成，PAS 染色仅少量细胞弱阳性；核中等大小、卵圆形至短梭形，核边界略不规则，罕见核分裂。血管周围可见网状纤维。垂体细胞瘤组织中无 Rosentha 纤维、嗜伊红颗粒小体及 Herring 小体，是其与毛细胞型星形细胞瘤及正常神经垂体不同的重要鉴别依据。

3. 免疫组织化学与分子遗传学

梭形肿瘤细胞普遍高表达 S-100 和 Vimentin，GFAP 染色可呈弱～中度阳性或斑点状阳性，强阳性或弥漫阳性者少见。EMA 染色可显示局部肿瘤细胞的胞浆阳性。MIB-1 标记指数为 0.5%～2.0%。目前尚无该肿瘤细胞遗传学或分子遗传学研究的报道。

（四）腺垂体梭形细胞瘤细胞瘤（spindle cell oncocytoma of the adenohypophysis）

1. 概述

腺垂体梭形细胞瘤细胞瘤（spindle cell oncocytoma of the adenohypophysis）也被译成“腺垂体梭形细胞嗜酸细胞瘤”。该肿瘤罕见，约占全部蝶鞍区肿瘤的 0.4%；发病年龄 26～71 岁（平均 56.3 岁），无性别差异；均发生于腺垂体，可向蝶鞍上区和海绵窦扩展，偶见侵犯鞍底的报道。该肿瘤为 WHO Ⅰ级，短期随访显示手术全切预后较好；但部分次全切者复发后出现侵袭性增强、MIB-1 标记指数增加、细胞核多形性及坏死等表现。因目前缺乏长期随访资料，故其确切生物学行为尚不清楚。

2. 大体及组织学表现

该肿瘤大体外观与垂体腺瘤相同，边界不清，绝大多数体积较小，个别病例直径可达 6.5 cm。可为质地非常软、呈奶油色、易切除的病变，也可为与周围组织结构粘连的坚硬肿块。镜下：该肿瘤由束状编织样排列的梭形细胞和上皮样细胞组成，肿瘤细胞质嗜酸性红染，呈嗜酸细胞（oncocytic）样表现。核呈轻度至中度异型性，局部区域可见显著的核多形性，核分裂少见（<1 个/10HPF），复发肿瘤可有核分裂增加。肿瘤间质中常见少量淋巴细胞浸润。

3. 免疫组织化学与分子遗传学

肿瘤细胞表达 Vimentin、S-100、EMA、线粒体抗原 113-1（mitochondrial antigen 113-1）和 Galectin 3。MIB-1 标记指数为 1%～8%（平均 2.8%）。目前尚无该肿瘤细胞遗传学或分子遗传学研究的报道。

七、转移性肿瘤（metastatic tumors）

（一）概述

1. 定义

中枢神经系统（CNS）的转移性肿瘤系指脑、脊髓、颅骨或脊柱以外远隔部位的原发性恶性肿瘤经血道播散进入颅内或椎管内形成的继发性肿瘤，是原发瘤的肿瘤细胞经血道运行至颅内或椎管内种植、生长的结果。转移性肿瘤不包括颅骨、脊柱及其周围组织结构的原发瘤直接扩展并进入颅内或椎管内者，因其肿瘤组织仍与原发瘤保持着联系，故此类继发性肿瘤应称为相邻结构向颅内或椎管内扩展的肿瘤或侵入性肿瘤。

2. 发病率、年龄与性别

CNS 内转移性肿瘤的发病率为每年 4.1～11.1 例/10 万人，位于颅内者为每年 3.4～8.3 例/10 万人，位于椎管内者为每年 0.7 例/10 万人，占 CNS 内恶性肿瘤的 50%。CNS 转移性肿瘤以癌多见，尸检资料证实各种癌患者中，继发脑转移者占 24%，继发椎管内转移者占 5%。其年龄分布为 0～24 岁组每年 0.6 例/10 万人，25～44 岁组每年 5.3 例/10 万人，45～64 岁组每年 31.1 例/10 万人，≥65 岁组每年 42.7 例/10 万人。位于脑内者男女之比为 1.36∶1，位于椎管内者男女之比为 1.16∶1。

3. 发生部位

CNS 内转移性肿瘤是颅内明显多于椎管内，颅内的转移性肿瘤主要位于脑实质内，其次是位于硬脑膜，其中 80%在大脑半球不同动脉供血脑区之间的交界带（arterial border zones）处，3%在基底节，15%在小脑内。大脑内的转移性肿瘤几乎都位于皮层与白质交界区，小脑内的转移性肿瘤主要位于小脑上、下动脉供血区之间的交界带处。颅内转移性肿瘤偶见于软脑膜（脑膜癌病）、垂体、松果体、脉络丛或颅内原先已有的病变中（如原发性肿瘤、梗死或血管畸形等病变）。椎管内的转移性肿瘤绝大多数位于硬膜外腔内，少数位于软脑膜或脊髓内。位于硬膜外腔者一般是肿瘤先转移到邻近椎体或脊柱旁组织内，然后随转移性瘤结扩展进入椎管内，肿瘤直接转移到硬膜外腔者少见。

4. CNS 内转移性肿瘤的类型

CNS 内最常见的转移性肿瘤是肺癌和乳腺癌，转移性肺癌分别占脑内、脊髓内及椎管内硬膜外腔转移性肿瘤的 50%、40%～50%和 15%，转移性乳腺癌分别占脑内及椎管内硬膜外腔转移性肿瘤的15%和22%。其次为皮肤恶性黑色素瘤、前列腺癌和恶性淋巴瘤，前者占脑内转移性肿瘤的10.5%，后两者各占椎管内硬膜外腔转移性肿瘤的10%。绒癌和肾透明细胞癌是原发瘤发病率较低，但更易向CNS内转移的肿瘤。其他CNS较常见的转移性肿瘤还有消化道癌、卵巢癌、白血病，偶见CNS内转移性肾母细胞瘤和腺泡状软组织肉瘤的报道。CNS内转移性肿瘤中，易沿软脑膜呈弥漫性浸润引起脑膜癌病者依次为转移性白血病、恶性淋巴瘤、乳腺癌、恶性黑色素瘤、肺癌和消化道癌。约有11%的CNS内转移性肿瘤不能确定其原发瘤的组织学类型及原发器官或部位。

5. 预后因素

患者的年龄与其生存期呈反比，Karnofsky评分的分值与其生存期呈正比。因此，患者越年轻，Karnofsky评分的分值越高其预后就相对更好。此外，CNS转移性肿瘤的数目和部位、肿瘤对治疗的敏感性及原发瘤的进一步发展等，都是影响患者生存期的重要因素。目前多发性脑转移瘤患者在单纯放疗后的生存期为3～6个月，实性脑转移瘤被切除的患者生存期可稍长一些。

（二）大体表现

CNS内转移性肿瘤无论单发还是多发，常为边界较清，周围呈现脑水肿。转移灶常起于灰白质交界区，继而增大至直径数厘米的圆形或不规则肿块，多发者瘤灶可彼此融合。瘤灶切面因组织起源不同而有差异，可较粗糙、颗粒状或质细，灰白、灰黄或灰红色。常伴坏死和/或出血，转移性绒癌、恶性黑色素瘤、肺癌及肾腺癌的出血比其他转移性肿瘤更常见，也更明显。具有黏液样外观者可为黏液腺癌，有松软之绒毛者可为乳头状腺癌。累及硬脑膜和/或软脑膜者呈蜡滴状斑块或结节；转移性肿瘤细胞广泛种植于软脑膜者，即为脑膜癌病。脑膜癌病是脑内或脊髓内转移性肿瘤直接累及软脑膜或进入脑室系统后沿脑脊液循环通路播散的结果，也可以是经血道运行而来的肿瘤细胞直接种植在软脑膜所致。

（三）组织学表现

CNS内转移性肿瘤多为癌，如鳞癌、腺癌、黏液腺癌、乳头状腺癌、未分化癌或绒癌等；也可为其他恶性肿瘤，如恶性黑色素瘤、恶性淋巴瘤及其他造血系统恶性肿瘤、恶性骨肿瘤或各种软组织肉瘤等。脑和脊髓实质内转移性肿瘤的组织学特征包括：瘤灶常与周边正常组织有较清楚的界限；如为转移癌，癌巢间可见残存的脑或脊髓组织，后者可出现水肿、退变，并可见量多少不等的炎细胞浸润；肿瘤组织本身常出现灶性和/或大片坏死，有时肿瘤组织大部分坏死，仅在瘤灶周边和/或血管周围残留少许可识别的肿瘤细胞，坏死灶内可见较多炎细胞浸润；如为转移性绒癌则可见继发性出血。瘤周及肿瘤内残存的脑或脊髓组织中均可见血管增生，偶尔形成血管屏障和/或肾小球样结构。

脑膜癌病的组织学形态特点是转移性肿瘤细胞广泛种植在脑和/或脊髓的软脑（脊）膜表面，形成弥漫性分布的转移灶。肿瘤细胞贴附于软脑膜表面，转移灶可大可小，小者仅有十几个细胞，当转移灶较大且密集时可融合成片。当转移性肿瘤细胞同时侵犯软脑膜和硬脑膜时，局部硬脑膜常可见反应性成纤维细胞增生及单个核细胞浸润。脑膜癌病患者的脑脊液细胞学检查常可发现脱落的肿瘤细胞。

（四）免疫组织化学染色

多数CNS内转移性肿瘤，不但其组织学形态多与相应原发瘤相同或近似，而且其免疫组织化学表型也多与相应原发瘤相同或相似。因而CNS转移性肿瘤的免疫组织化学表型因其原发瘤各不相同而彼此相异。如原发瘤在大肠的CNS转移性腺癌常表达细胞角蛋白（cytokeratin）、上皮细胞膜抗原（EMA）和癌胚抗原（CEA），故免疫组织化学表型可以作为区分 CNS 转移性肿瘤组织学类型和推测其原发器官或部位的重要参考依据。然而，也有一部分 CNS 转移性肿瘤因生长环境的改变导致其在以上方面发生变异，从而与其原发瘤表现不同，因而给区分转移性肿瘤的组织学类型和推测其原发器官或部位造成困难，所以有些 CNS 内转移性肿瘤的组织学类型和原发器官或部位不能确定。

（五）分子遗传学与分子生物学

多种恶性肿瘤细胞侵袭性和转移能力的获得与表皮生长因子受体（EGFR）、基质金属蛋白酶-2（MMP-2）及多种耐药基因-1（MDR-1）的高表达密切相关。而转移抑制基因 KAI-1 表达异常减少或失活是前列腺癌、肺癌、乳腺癌、胰腺癌及肝细胞癌发生转移的重要分子机制之一。野生型 P53 蛋白能抑制 EGFR、MMP-2、MDR-1 基因表达，并上调 KAI-1 基因表达，已知多数转移性肿瘤细胞有 p53 基因突变、缺失或表达减少，故 p53 基因结构和功能异常是恶性肿瘤发生转移的重要分子基础。另外，乳腺癌转移还与 S100A4（p9Ka）和 c-erbB-2 基因表达异常增加密切相关；结肠癌转移与 CD44R1 基因表达增加及脑特异性血管生成抑制因子 1（brain-specific angiogenesis inhibitor 1；BAI1）基因表达减少密切相关；DCC 基因缺失与结肠癌及子宫内膜癌转移密切相关。

CNS 转移性肿瘤有高频率的染色体 DNA 失平衡，77%以上病例有染色体 1q23、7p12、8q24、17q24-25、20q13 的 DNA 获得（gains）；70%以上病例有染色体 4q22、4q26、5q21、9p21 的 DNA 丢失（losses）；67.5%的病例有染色体 4q32-34、10q21、10q23-24、17p12、18q21-22 的删除缺失。染色体 17q24-25 的 DNA 获得最突出，17p12 的删除缺失最明显。上述染色体 DNA 失平衡的确切意义尚不清楚，可能是一些定位于这些染色体带区内，并与肿瘤向 CNS 内转移密切相关的基因异常扩增或缺失的结果。

（于士柱）

参考文献

1. 陈秀菊，于士柱. 星形细胞起源肿瘤的比较基因组杂交研究及其新进展. 中国现代神经疾病杂志，2007，7（3）：282-284.
2. 于士柱，黄悦，李莉，等. 胶质瘤细胞 ING1、人端粒酶反转录酶及人端粒酶相关蛋白-1 基因表达的研究. 中华病理学杂志，2003，32（3）：215-219.
3. 于士柱，徐小华，张景全，等. 脑肿瘤局部浸润单个核细胞亚群及其免疫功能的原位免疫组织化学观察. 中华神经外科杂志，1995，11（2）：83-85.
4. 于士柱，赵文娟. 胶质瘤染色体 DNA 失衡研究的意义及进展. 中国肿瘤，2006，15（3）：168-171.
5. Abel TW，Baker SJ，Fraser MM，et al. Lhermitte-Duclos disease：a report of 31 cases with immunohistochemical analysis of the PTEN/AKT/mTOR pathway. J Neuropathol Exp Neurol，2005，64（4）：341-349.
6. Biegel JA，Zhou JY，Rorke LB，et al. Germ-line and acquired mutations of INI1 in atypical teratoid and rhabdoid tumors. Cancer Res，1999，59（1）：74-79.
7. Blumcke I，Wiestler OD. Gangliogliomas：an intriguing tumor entity associated with focal epilepsies. J Neuropathol Exp Neurol，2002，61（7）：575-584.
8. Brat DJ，Scheithauer BW，Staugaitis SM，et al. Pituicytoma：a distinctive low-grade glioma of the neurohypophysis. Am J Surg Pathol，2000，24（3）：362-368.
9. Buslei R，Nolde M，Hofmann B，et al. Common mutations of beta-catenin in adamantinomatous craniopharyngiomas but not in other tumors originating from the sellar region. Acta Neuropathol，2005，109（6）：589-597.

10. Corapcioglu F, Memet OM, Sav A, et al. Congenital pineoblastoma and parameningeal rhabdomyosarcoma: concurrent two embryonal tumors in a young infant. Childs Nerv Syst, 2006, 22 (5): 533-538.

11. De Potter P, Shields CL, Shields JA. Clinical variations of trilateral retinoblastoma: a report of 13 cases. J Pediatr Ophthalmol Strabismus, 1994, 31 (1): 26-31.

12. Deb P, Sarkar C, Garg A, et al. Intracranial gliofibroma mimicking a meningioma: a case report and review of literature. Clin Neurol Neurosurg, 2006, 108 (2): 178-186.

13. Di Marcotullio L, Ferretti E, De Smaele E, et al. REN (KCTD11) is a suppressor of Hedgehog signaling and is deleted in human medulloblastoma. Proc Natl Acad Sci USA, 2004, 101 (29): 10833-10838.

14. Fan X, Matsui W, Khaki L, et al. Notch pathway inhibition depletes stem-like cells and blocks engraftment in embryonal brain tumors. Cancer Res, 2006, 66 (15): 7445-7452.

15. Fevre-Montange M, Hasselblatt M, Figarella-Branger D, et al. Prognosis and histopathologic features in papillary tumors of the pineal region: a retrospective multicenter study of 31 cases. J Neuropathol Exp Neurol, 2006, 65 (10): 1004-1011.

16. Fujisawa H, Reis RM, Nakamura M, et al. Loss of heterozygosity on chromosome 10 is more extensive in primary (de novo) than in secondary glioblastomas. Lab Invest, 2000, 80 (1): 65-72.

17. Gadish T, Tulchinsky H, Deutsch AA, et al. Pinealoblastoma in a patient with familial adenomatous polyposis: variant of Turcot syndrome type 2? Report of a case and review of the literature. Dis Colon Rectum, 2005, 48 (12): 2343-2346.

18. Hasselblatt M, Blümcke I, Jeibmann A, et al. Immunohistochemical profile and chromosomal imbalances in papillary tumors of the pineal region. Neuropathol Appl Neurobiol, 2006, 32 (3): 278-283.

19. Kamakura Y, Hasegawa M, Minamoto T, et al. C-kit gene mutation: common and widely distributed in intracranial germinomas. J Neurosurg, 2006, 104 (3Suppl): 173-180.

20. Kasashima S, Oda Y, Nozaki J, et al. A case of atypical granular cell tumor of the neurohypophysis. Pathol Int, 2000, 50 (7): 568-573.

21. Kleihues P, Cavenee WK, eds. World health organization classification of tumors: pathology & genetics of tumors of nervous system. Lyon: IARC Press, 2000.

22. Krossnes BK, Wester K, Moen G, et al. Multifocal dysembryoplastic neuroepithelial tumor in a male with the XYY syndrome. Neuropathol Appl Neurobiol, 2005, 31 (5): 556-560.

23. Louis DN, Ohgaki H, Wiestler OD, et al, eds. WHO classification of tumors of the central nervous system. Lyon: IARC Press, 2007.

24. Louis DN, Ohgaki H, Wiestler OD, et al. The 2007 WHO classification of tumors of the central nervous system. Acta Neuropathol, 2007, 114 (2): 97-109.

25. Martinez-Glez V, Bello MJ, Franco-Hernandez C, et al. Mutational analysis of the DAL-1/4. 1B tumor-suppressor gene locus in meningiomas. Int J Mol Med, 2005, 16 (4): 771-774.

26. Montesinos-Rongen M, Zuhlke-Jenisch R, Gesk S, et al. Interphase cytogenetic analysis of lymphoma-associated chromosomal breakpoints in primary diffuse large B-cell lymphomas of the central nervous system. J Neuropathol Exp Neurol, 2002, 61 (10): 926-933.

27. Nakamura M, Nakamura M, Kleihues P, et al. Promoter hypermethylation of the RB1 gene in glioblastomas. Lab Invest, 2001, 81 (1): 77-82.

28. Nakamura M, Watanabe T, Nakamura M, et al. Promoter methylation of the DNA repair gene MGMT in astrocytomas is frequently associated with G: C → A: T mutations of the TP53 tumor suppressor gene. Carcinogenesis, 2001, 22 (10): 1715-1719.

29. Nunes F, Shen Y, Niida Y, et al. Inactivation patterns of NF2 and DAL-1/4. 1B (EPB41L3) in sporadic meningioma. Cancer Genet Cytogenet, 2005, 162 (2). 135-139.

30. Oviedo A, Pang D, Zovickian J, et al. Clear cell meningioma: case report and review of the literature. Pediatr Dev Pathol, 2005, 8 (3): 386-390.

31. Perry A, Stafford SL, Scheithauer BW, et al. Meningioma grading: an analysis of histologic parameters. Am J Surg Pathol, 1997, 21 (12): 1455-1465.

32. Prayson RA. Cyclooxygenase-2, Bcl-2, and chromosome 1p analysis in protoplasmic astrocytomas. Hum Pathol, 2004, 35 (3): 317-321.

33. Ragel BT, Jensen RL. Molecular genetics of meningiomas. Neurosurg Focus, 2005, 19 (5): E9.

34. Rickert CH, Paulus W. Comparative genomic hybridization in central and peripheral nervous system tumors of childhood and adolescence. J Neuropathol Exp Neurol, 2004, 63 (5): 399-417.

35. Schwindt H, Akasaka T, Zuhlke-Jenisch R, et al. Chromosomal translocations fusing the BCL6 gene to different partner loci are recurrent in primary central nervous system lymphoma and may be associated with aberrant somatic hypermutation or defective class switch recombination. J Neuropathol Exp Neurol, 2006, 65 (8): 776-782.

36. Solecki DJ, Liu XL, TomodaT, et al. Activated Notch2 signaling inhibits differentiation of cerebellar granule neuron precursors by maintaining proliferation. Neuron, 2001, 31 (4): 557-568.

37. Vajtai I, Sahli R, Kappeler A. Spindle cell oncocytoma of the adenohypophysis: Report of a case with a 16-year follow-up. Pathol Res Pract, 2006, 202 (10): 745-750.

38. Versteege I, Sevenet N, Lange J, et al. Truncating mutations of hSNF5/INI1 in aggressive paediatric cancer. Nature, 1998, 394 (6689): 203-206.

39. Zhou XP, Marsh DJ, Morrison CD, et al. Germline inactivation of PTEN and dysregulation of the phosphoinositol-3-kinase/Akt pathway cause human Lhermitte-Duclos disease in adults. Am J Hum Genet, 2003, 73 (5): 1191-1198.

40. Zhou XP, Waite KA, Pilarski R, et al. Germline PTEN promoter mutations and deletions in Cowden/Bannayan-Riley-Ruvalcaba syndrome result in aberrant PTEN protein and dysregulation of the phosphoinositol-3-kinase/Akt pathway. Am J Hum Genet, 2003, 73 (2): 404-411.

第 5 章 脑肿瘤标志物

一、概论

（一）背景

由于肿瘤细胞的生物化学性质及其代谢的异常，在患者体液、排泄物或肿瘤组织中出现某些特异性物质的质变和量变，而这些与肿瘤相关的物质称为肿瘤标志物。肿瘤标志物目前尚无严格的定义，一般指肿瘤组织细胞产生的和异常表达的能反应肿瘤的发生、发展、复发和恶性进展的生物学行为标志的物质。自 1978 年 Heserman 首次提出肿瘤标志物（tumor marker，TM）的概念后，围绕 TM 的研究逐渐增多。1989 年 Otto Kahler 从多发性骨髓瘤患者中检测 Bence－Jones 蛋白，至今仍用于疾病的诊断。就脑肿瘤而言，理论上应有特异的和相关的两类标志物，但目前尚未找到属于脑肿瘤特有的物质，本文叙述的仅是一些与脑肿瘤，主要是胶质瘤相关的标志物（简称脑肿瘤标志物）。近 30 年来，免疫学相关的标志物不断被发现，其特异性及敏感性被不断验证，从而力求达到使肿瘤标志物可以准确反映肿瘤的大小、性质、良恶性程度及预后，可为今后颅内肿瘤的普查、筛选、早期诊断奠定基础。

一般认为，脑肿瘤标志物可分为两大类：一是在患者体液中可检测到的质变或量变的物质；二是在肿瘤标本中检测到变化的物质。肿瘤标志物可用于估计肿瘤发生的危险性，有助于诊断和评估恶性肿瘤的进展程度，并可监测肿瘤的复发。脑肿瘤细胞相对特异性抗原不仅可以证实肿瘤的病理诊断，而且可以更好地理解肿瘤的发生和进展。一些主要表达于中枢神经系统正常组织中的免疫标志物，例如 S－100 蛋白、神经胶质原纤维酸性蛋白（glial fibrillary acidic protein，GFAP）、髓鞘质碱性蛋白（myelin basic protein，MBP）等，已用于胶质瘤的诊断和科研中。临床上应用的肿瘤标志物，应具有以下几个特点才有实用价值：① 在肿瘤发生初期即有相应的特异性物质出现。② 与肿瘤类型或恶性程度呈现出相关性。③ 不仅存在于肿瘤组织中，也存在于体液之中。④ 经治疗后肿瘤标志物减少或消失。⑤检测方法尽可能简便。

（二）脑肿瘤标志物的特点

脑肿瘤标志物很多也是其他系统的肿瘤标志物，但由于中枢神经系统的解剖和生理特点，脑肿瘤标志物也存在自身的一些特点。① 肿瘤标志物分布的特点：由于中枢神经系统存在血脑及血脑脊液屏障，多数物质不能通过上述屏障，导致脑肿瘤标志物在脑组织、脑脊液和血液的不均匀分布。例如：有报道认为 p53 蛋白在瘤体组织中表达率可达 85%，在患者的脑脊液和血液不表达。② 取材特点：作为肿瘤标志物应该具有取材简单方便、可靠、无严重并发症、经济以及患者易于接受和执行等特点。目前获得脑肿瘤标志物的常用材料是脑组织，因此只有通过术前病理活检和术后病理检查才能得到。但由于中枢神经系统存在头皮和坚实颅骨的屏障以及血管和颅内重要结构的不可视性，术前活检比较困难，并且可出现诸如颅内出血等并发症。患者也难以接受，缺乏灵活性和动态性及易行性。术后病理检查失去作为肿瘤标志物的早期以及预诊等基本作用。

（三）常见脑肿瘤标志物的分类

脑肿瘤标志物种类很多，且表达于各种肿瘤中，详见于表 5－1。

表 5－1 脑肿瘤标志物及其有可能表达阳性的肿瘤

脑肿瘤标志物	可能表达阳性的肿瘤
S－100 蛋白	胶质瘤，神经鞘瘤，脉络膜丛乳头状瘤，神经节神经母细胞瘤，胚胎发育不良性神经上皮瘤，神经母细胞瘤，恶性黑色素瘤，脊索瘤，软骨瘤，血管母细胞瘤，脑膜瘤等
中间微丝蛋白（IF）	
1. 神经胶质原纤维酸性蛋白（GFAP）	胶质瘤，脉络膜丛乳头状瘤，神经节神经胶质瘤，胚胎发育不良性神经上皮瘤等
2. 神经巢蛋白（Nestin）	原始神经上皮肿瘤，胶质瘤，神经节神经胶质瘤
3. 角蛋白	颅咽管瘤，表皮样和皮样囊肿，转移瘤
4. 神经微丝三联蛋白	神经节神经胶质瘤，神经节神经母细胞瘤，神经母细胞瘤，髓母细胞瘤等
5. 波形蛋白	胶质瘤，神经鞘瘤，恶性黑色素瘤，脑膜瘤等
6. 结蛋白（Desmin）	横纹肌肉瘤，平滑肌肉瘤
酶类	
1. 烯醇化酶（NSE）	胶质瘤，髓母细胞瘤，神经元细胞瘤等
2. 端粒酶	星形细胞瘤，间变性星形细胞瘤，多形性胶质母细胞瘤
3. 组织蛋白酶 D、B、L	多形性胶质细胞瘤，星形细胞瘤等
4. 细胞周期依赖性蛋白激酶	星形细胞瘤，恶性室管膜瘤等
5. 谷氨酸羟化酶	神经元细胞瘤
6. 胎盘碱性磷酸酯酶	胚生殖细胞瘤
7. 醛缩酶 C	胶质瘤
8. 谷氨酰胺合成酶	胶质瘤
9. 甲基转移酶（MGMT）	胶质瘤等
核酸类	
1. 抑癌基因，如 p53、p16	低度恶性胶质瘤
2. 癌基因，如 C－myc、Ras 家族	间变性星形细胞瘤，胶质母细胞瘤
3. RNA 类，如 RNA 修饰核苷	胶质瘤及其他组织的肿瘤
细胞因子及其受体类	
1. 组织因子（TF）及组织因子抑制物（TFPI）	TF 多见于高恶性度脑肿瘤，TFPI 多见于低恶性度脑肿瘤
2. 血管内皮生长因子（VEGF）	胶质瘤
3. 表皮生长因子及其受体（EGF 及 EGFR）	多形性胶质母细胞瘤，星形细胞瘤，脑膜肉瘤等

续表

脑肿瘤标志物	可能表达阳性的肿瘤
激素类	
1. 垂体激素	垂体腺瘤
2. HCG	生殖细胞瘤
其他	
1. 多胺（精胺，腐胺）	胶质瘤，髓母细胞瘤等
2. 甲胎蛋白（α-FP）	生殖细胞瘤
3. Ⅷ因子相关抗原	血管母细胞瘤，血管瘤
4. 癌胚抗原（CEA）	生殖细胞瘤，转移癌，分泌性脑膜瘤
5. 髓鞘碱性蛋白（MBP）	胶质瘤
6. Leu-7	胶质瘤，神经鞘瘤等
7. 上皮膜性抗原（EMA）	脑膜瘤，脊索瘤
8. 突出素（Synaptophysin）	神经节神经胶质瘤，神经母细胞瘤，髓母细胞瘤等
9. S-抗原	松果体神经胶质瘤，神经母细胞瘤，髓母细胞瘤等
10. 神经钙蛋白（Calcineurin）	神经节神经胶质瘤，神经母细胞瘤，髓母细胞瘤等
11. 免疫球蛋白	淋巴瘤
12. 透明质酸黏合蛋白（BEHAB）	少突胶质细胞瘤、星形细胞瘤
13. 唾液酸（SA）	胶质瘤
14. 增殖细胞核抗原（PCNA）	星形细胞瘤，多形性胶质母细胞瘤，原始神经外胚层肿瘤等
15. 核抗原 Ki-67	胶质瘤，恶性脑膜瘤等

注：IF：intermediate filaments protein；NSE：neuron specific enolase；MGMT：O6 - methylguanine - DNA methyltransferase；TF：tissue factor；TFPI：tissue factor pathway inhibitor；VEGF：vascular endothelial growth factor；EGF：epidermal growth factor；EGFR：epidermal growth factor receptor；HCG：human chorionic gonadotuopin；CEA：carcinoembryonic antigen；EMA：epithelial membrane antigen；BEHAB：brain enriched hyaluronan binding；SA：sialic acid；PCNA：proliferating cell nuclear antigen.

二、脑肿瘤标志物的特征

（一）S-100 蛋白

1965 年，Moore 首先发现在脑组织的上清液中有一种在电泳上迁移很快的酸性蛋白，进一步研究表明这种蛋白质仅存在于多种动物的脑组织中而不存在于其他脏器，称为神经特异功能蛋白。由于这种蛋白质可融解于 pH 值为 7 的饱和硫酸铵溶液中，故命名为 S-100 蛋白（S 为可溶性，100 为硫酸铵的饱和度）。S-100 蛋白是一种钙连结蛋白，由两个不同的亚单位联结而成。S-100 蛋白具有复合性，主要成分可分为 a、b 两部分，S-100a 蛋白由 α、β 两条肽链组成，而 S-100b 由两条 β 链组成。β 链由 91 个氨基酸残基组成，分子量为 10.4ku，在碱性缓冲液中迁移很快。S-100 蛋白中无糖、无磷、无脂，是一种含钙蛋白，其中 α 和 β 链亚基的近羧基端各有一个钙结合位点，因而每个 S-100a 或 S-100b 分子都有 2 个钙结合位点，可结合 2 分子钙，结合后其构型发生变化。Wechsler 等的研究表明，凡是神经外胚层来源的肿瘤，如胶质细胞瘤、神经纤维瘤、少突胶质细胞瘤、室管膜细胞瘤、颅咽管瘤等，S-100 蛋白均为阳性。因此 S-100 蛋白可作为鉴别肿瘤是否为外胚层来源的重要指标。临床常用 S-100 蛋白等免疫组化技术鉴别肿瘤起源，提高了脑胶质瘤诊断的正确性。在神经组织中，S-100 蛋白更被认为是神经胶质细胞的标志物，并可在星形胶质细胞、少突胶质细胞和室管膜细胞中得到证实。进一步研究表明，S-100 蛋白还广泛分布于多种细胞和肿瘤，黑色素瘤、唾液瘤的多形性腺瘤、多种骨肿瘤（内生性软骨瘤、骨软骨瘤和软骨肉瘤）、汗腺混合瘤以及肾上腺增生、嗜铬细胞瘤中均能检测出 S-100 蛋白阳性细胞，而且与其恶性程度有一定关系。在 S-100 蛋白的功能方面，它可能参与某些细胞的功能活动并与细胞代谢活性有关。

（二）中间微丝蛋白

中间微丝族蛋白（IF）位于细胞骨架上，对细胞形态和功能发挥十分重要的作用，并由多种蛋白成分组成。它们很可能起源于同一原始基因，在中枢神经系统发育过程中，一种或几种 IF 族蛋白按照一定的时间顺序有序地被另外的 IF 族蛋白替代，这是中枢神经系统发育中一个非常显著的特点。如在小脑和脊髓发育的早期，放射状胶质细胞表达 Nestin 和波状蛋白。在脊髓 20 周、小脑 40 周 Nestin 消失，取而代之的是 GFAP。长期以来，一直不清楚为什么 IF 族蛋白不断地替代更新。一种假说认为：尽管 Nestin 和波状蛋白、desmin、GFAP 等形成的框架结构在外观上无明显差别，但在功能上则根本不同。比如在有丝分裂活跃的神经系统多能干细胞表达 Nestin、波状蛋白，其形成的结构有利于分化细胞向外移动。而分化后的细胞表达的 GFAP 等则可以在以前框架基础上进行重建，形成更牢固的结构，以长期维持细胞的形态。IF 族基因蛋白的表达具有一定的特异性和共性，几乎所有的胶质瘤细胞系均表达 Nestin、Vimentin（波状蛋白）。而 GFAP 仅在星形细胞瘤系中表达，K7、K8 仅在少突胶质细胞瘤中表达，NF 仅在原始神经外胚层肿瘤（primitive neuroectodermal tumor，PNET）细胞系中表达。星形细胞瘤、少突胶质细胞瘤、PNET 三者都表达 Nestin、Vimentin，表明有一定的亲缘性，均来源于神经系统多能干细胞，但又表达不同的基因蛋白，表明其在分化方向上的差异，属于不同类型的肿瘤。

1. 神经胶质原纤维酸性蛋白（GFAP）

星形胶质细胞瘤中最早和最重要的标志物是 GFAP。GFAP 由 Eng（1971 年）从多发性硬化病患者的斑块中分离获得，是中间纤维丝蛋白大家族中的重要成员。许多学者利用免疫荧光和免疫组化技术，证明这一蛋白存在于胶质细胞，特别是星形细胞和星形细胞瘤中，特征性的表现是 GFAP 的量，正常星形细胞高于星形细胞瘤，恶性度低的星形细胞瘤高于恶性度高的星形细胞瘤。它是一种 50～55ku 的Ⅲ型中间丝（IF），这类中间丝是正常神经胶质细胞支架的主要组成部分，并常常出现于核周和胞浆中。这些神经胶质纤维属于中间丝的一个亚纲，直径大约为 10nm，能产生相应的多克隆和单克隆抗体。电镜检测确信抗原局限于神经胶质中间丝上，抗原的数量通常与纤维丝的数量相关，可用于区别正常星形胶质细胞和星形胶质细胞起源的肿瘤。GFAP 在神经胶质中的表达与细胞发育阶段相关联，并依赖于细胞周围环境。另外，GFAP 也表达于室管膜细胞和少突神经胶质细胞以及许多非神经胶质起源的原发性中枢神经系统肿瘤。GFAP 同样也表达于外周神经组织中。由于它在肿瘤和非肿瘤性星形细胞中均表达，故不属于肿瘤特异性基因蛋白。但也有人根据它具有的星形细胞所特有的与肿瘤恶性程度呈负相关的特点，认为 GFAP 仅存在于来源于星形细胞的各种肿瘤、混合性胶质瘤中的星形细胞成分、髓母细胞瘤中的星形细胞分化部分。凡是不含星形细胞成分的肿瘤，GFAP 均为阴性，因此 GFAP 是星形细胞瘤的标志物。

2. 中间微丝族蛋白——K7，K8

1995年，Tsuyoshi等采用分子技术证实了少突胶质细胞及其肿瘤中存在IF族中的K7和K8角蛋白，这是从两株少突胶质细胞瘤体外细胞系构建的cDNA文库中用GFAP探针筛选到的。一般认为，K7、K8和K18角蛋白是在哺乳动物胚胎发育过程中最早出现的IF族蛋白，K7、K8属于碱性蛋白，K18为酸性蛋白。发育成熟后，它们则在单纯非角化的上皮细胞（胃肠道、肺和泌尿道）中表达。在中枢神经系统，则在室管膜、脉络膜丛上皮细胞及其肿瘤中表达。在少突胶质细胞瘤中出现了K7和K8，说明少突胶质细胞瘤类似于一种原始的胚胎细胞或成熟的单纯非角化上皮样细胞，可能起源于原始神经外胚层或分化程度较高的室管膜-脉络膜丛上皮细胞。

3. 神经巢蛋白（Nestin）

神经巢蛋白是中枢神经系统特有的基因蛋白，属中间微丝族（IF族）。由于该基因在分化不全的神经多潜能前体细胞中表达，在已分化的神经细胞中不表达，因而在标志神经细胞分化程度上具有重要意义。同时发现在脑肿瘤中，肿瘤细胞、内皮细胞又重新表达Nestin，且Nestin表达的高低与肿瘤恶性程度密切相关，这对脑肿瘤尤其是对恶性程度的判断有重要意义。

完整Nestin基因长度为5945bp，不包括聚A尾巴，在H27、H60处可能存在起始密码子。将其cDNA和基因克隆相比较，发现在转录物中存在3个内含子，位置分别在912、1038、1111处，大小分别为946bp、1654bp、194bp。Nestin mRNA大小为6.2ku，编码的蛋白分子量为200ku。Nestin是一类Ⅵ型中间丝，特异性地在中枢神经系统的发育过程中表达。各种颅内肿瘤均可表达Nestin，包括胶质瘤、神经外胚层肿瘤、脑膜瘤，甚至颅内转移瘤。Nestin除神经系统干细胞表达外，放射状胶质细胞也表达。目前认为放射性胶状细胞也属于神经系统中的原始细胞，经诱导同样可转化为神经元细胞和胶质细胞。外周神经系统及非神经系统的骨骼肌细胞也少量表达Nestin，这表明神经系统和骨骼肌在发生上存在一定的亲缘关系。在原发的脑肿瘤中，肿瘤细胞和血管内皮细胞均可表达Nestin，而在转移性肿瘤中，仅内皮细胞表达Nestin。肿瘤细胞和内皮细胞表达Nestin的机制不同，内皮细胞受到周围肿瘤细胞分泌的血管形成因子的作用即可表达Nestin；而肿瘤细胞则必须转化成低分化的神经外胚层样细胞才能表达。肿瘤细胞表达Nestin的多少与肿瘤恶性程度密切相关，肿瘤中Nestin表达越多，则提示恶性程度越高。肿瘤组织中Nestin含量高于瘤周围组织，瘤周围组织中Nestin的含量高于正常组织。当神经元和神经胶质细胞分化时，它的表达呈下降趋势，同时另一种特异性的中间丝开始表达。

4. 其他中间丝蛋白

Ⅲ型中间丝蛋白Vimentin（波状蛋白）的分子量约为57ku，是所有细胞在发育过程中最早出现的中间丝蛋白，但在成熟过程中被其他一些特异性中间丝蛋白所替代。在成熟的星形胶质细胞中，还与GFAP共表达。在神经组织发育过程中，它的出现早于GFAP。Vimentin是成熟的血管内皮细胞、成纤维细胞、巨噬细胞、软骨细胞和淋巴细胞中仅有的中间丝蛋白。在神经胶质瘤中，各类中间丝都按一定比例表达。中间丝相关蛋白（IFAP）是包括与角蛋白、Vimentin、GFAP和神经纤维丝等相关的一组蛋白。其中与Vimentin相关联的IFAP（300ku）可能是神经胶质源性肿瘤的特异性标志物，而IFAP－70（280ku）可能是细胞反应过程中的特异性标志物。

（三）酶类

1. 神经元特异性烯醇化酶（NSE）

烯醇化酶是糖酵解过程中催化2－磷酸甘油酸脱水生成磷酸烯醇式丙酮的一种生物酶，

它在人脑中以两种亚单位（α、β）和三种二聚体（αα、αγ、γγ）形式存在。其中 γγ 的分子量为 78ku，是神经元主要的烯醇化酶（占三种同工酶的 70%），早在 1975 年由 Bock 和 Rider 等断定为神经细胞特有，并命名为神经元特异性烯醇化酶（NSE）。αα 型局限于胶质中，故称为非神经元特异烯醇化酶（non - neuronal enolase，NNE）；αγ 为混合型，在神经元和胶质中均存在。

NSE 是神经元发育的标记物，在分化过程中，烯醇化酶按 αα—αγ—γγ 顺序转化，逐渐由 NSE 替代非神经元特异烯醇化酶。NSE 虽然在全身各系统均有分布，但 90%集中分布于神经系统，由高到低的含量顺序是脑、脊髓、周围神经。正常情况下，NSE 主要分布于神经元，也可在红细胞、血小板、淋巴细胞及反应性胶质细胞中见到。在所有脑肿瘤中均有 NSE 出现的可能。免疫组化染色，在光镜下可见 NSE 存在于正常神经元的胞体、轴突和树突中。在电镜下还可见 NSE 分布于肿瘤细胞的膜性结构中，如胞膜、核膜和线粒体等。在胶质瘤中，也可在胶质微丝中见到。

尽管 Haglid 于 1977 年就发现 NSE 出现在一系列脑肿瘤中，但直到 1986 年 Zeltzer 发现髓母细胞瘤和星形细胞瘤患者的血清中 NSE 水平高于对照组后，NSE 才作为脑肿瘤标记物用于临床。目前可用放射免疫和酶联免疫法对患者的脑脊液、血清和肿瘤细胞提取液进行 NSE 定量测定，也可以用免疫组织化学方法定性研究脑肿瘤组织中 NSE 的分布特征或半定量研究切片中的 NSE 水平。在神经胶质瘤研究中，Nakajima（1984）发现髓母细胞瘤和少突胶质细胞瘤的 γ 亚单位染色阳性以来，其他研究者在此之后的研究中发现，几乎所有类型的胶质瘤的 NSE 染色均呈不同程度的阳性。NSE 含量的高低与恶性程度呈正相关，还与其是否有转移、复发等有关。大量临床研究结果表明，测定脑瘤患者的体液或肿瘤组织中的 NSE 的含量变化，对脑瘤的诊断、疗效分析、判断预后等有一定帮助。但 NSE 含量的增高，并不是脑肿瘤所特有，还见于小细胞肺癌和恶性黑色素瘤等，同样可作为该肿瘤标记物用于临床。另外，起源于神经内分泌细胞的疾病也有异常表达，最常见的是缺血性脑血管病以及脑外伤、缺血缺氧后神经元坏死，胞浆中的 NSE 进入脑脊液，透过血脑屏障，致使 NSE 在血液中的水平增高。NSE 也存在于红细胞中，故溶血的标本会使测定结果偏高。

2. 端粒酶

端粒（telomere）是真核细胞线性染色体末端的特殊结构，由富含 G 的 DNA 重复序列和端粒结合蛋白所构成的一种核蛋白复合物。人和其他哺乳类动物端粒的 DNA 序列均由 5'-TTAGGG - 3' 重复组成，长度在 5～15kb 范围，是非结构基因，不具备编码蛋白质的功能。端粒 DNA 的 3' 末端比 5' 末端伸出长 12～16bp，而且弯曲呈帽状。

端粒酶（telomerase，TLMA）是由 RNA 和蛋白质组成的核糖蛋白（Ribonucleoprotein，RNP）复合物，是一种特殊类型的反转录酶，包含 RNA 模板，是依赖 RNA 的 DNA 聚合酶，其分子量为 200～500ku。最近研究证明，人类端粒酶包括三个主要成分：端粒酶 RNA（hTR）模板、端粒酶相关蛋白（hTLP）和端粒酶催化亚单位（hTERT）。hTR 是端粒酶进行延长端粒的模板，约有 450 个碱基，其中包含 5'CUAACCCUAAC 3' 的模板序列；Htlp 被认为是端粒酶的调节单位，而 hTERT 被认为是端粒酶不可缺少的催化亚单位，与端粒酶的活性密切相关。端粒酶的功能主要是维持端粒的长度。它能利用端粒 3' 单链为引物，自身的 RNA 为模板合成端粒重复序列添加到染色体末端，从而延长端粒的长度，使端粒的功能得以恢复，维持了染色体的稳定性，帮助细胞跨越衰老达到永生。端粒酶的激活可导致细胞无限制地增殖和肿瘤的发生，因此，端粒酶的活化和端粒长度的稳定是肿瘤生长和无限增殖所必需的。而正常体细胞端粒酶为阴性，不能催化合成端粒末端序列而维持恒定的端粒长度，细胞分裂生长到一定时期会死亡。

自1989年Morin首次在人癌细胞中发现端粒酶之后国内外对端粒酶的研究逐渐增多。谭平国等利用TRAP－ELISA方法未检测到正常脑组织中有端粒酶活性；低级别胶质瘤24例中，端粒酶活性阳性2例占8.3%；高级别胶质瘤23例中，端粒酶活性阳性20例占87%。Kim等总结分析了895例恶性肿瘤和646例非恶性组织端粒酶的研究结果，发现端粒酶作为肿瘤诊断标记物的特异性为91%，敏感性为85%，阳性预测值为91%，阴性预测值为81%。Hiraga等对170例脑肿瘤中端粒酶活性的表达情况进行了研究，其中星形细胞瘤（Ⅱ级）中端粒酶阳性率为20%，恶性星形细胞瘤（Ⅲ级）为40%，多形性胶质母细胞瘤（Ⅳ级）为72.3%，并认为联合检测p53蛋白和端粒酶活性可提高脑肿瘤定性诊断的准确率，有望成为一种新的脑肿瘤辅助性诊断指标而应用于临床。

3. 组织蛋白酶

组织蛋白酶家族中，组织蛋白酶是指由癌细胞分泌的天冬氨酰蛋白酶，参与细胞外基质降解，破坏宿主屏障，涉及蛋白质的代谢和组织的重塑，有助于肿瘤细胞的侵袭。组织蛋白酶D可以特异性地裂解磷脂及其他脑蛋白，使前胶原转化成胶原以及使甲状旁腺激素降解，使激肽原转变为激肽，使半胱氨酸蛋白酶抑制剂失活、激肽原失活。哺乳动物癌细胞在组织蛋白酶D前体分子改变后自溶酶体分泌出去，并在胞外以自分泌丝裂原而发挥作用。Sivaparvath等研究发现脑肿瘤内组织蛋白酶D水平及其酶活性均较正常脑组织为高。Mieko E等研究了87例组织标本（包括43例恶性胶质瘤、13例多形性胶质细胞瘤、22例星形细胞瘤以及9例正常脑组织标本），发现组织蛋白酶D的转录本水平随着胶质瘤恶性度的增高而显著升高，而且组织蛋白酶D高表达的恶性胶质瘤患者的生存期明显短，并认为组织蛋白酶D可作为评估胶质瘤侵袭性的一个血清标志物。组织蛋白酶B在肿瘤的侵袭过程中发挥着重要作用，它可以促进血管的增生，而且组织蛋白酶B的转录及表达量的高低与预后呈正相关。组织蛋白酶B基因位于8p22，基因全长72kb，编码由339个氨基酸组成的酶原。组织蛋白酶B在多种肿瘤中较周围组织中增高。组织蛋白酶L是一种嗜酸性溶酶体蛋白水解酶，主要作用是降解和更新细胞内蛋白质，其广泛存在于人体各种正常组织细胞和肿瘤细胞中，组织蛋白酶L在肿瘤细胞中的表达要远高于其在正常细胞中的表达。Strojnik等回顾性研究了82例原发性星形细胞瘤患者的组织切片，组织蛋白酶B和组织蛋白酶L的阳性率分别为98%和88%。而且，组织蛋白酶L优先地表达于肿瘤细胞，并随着肿瘤恶性进展而升高，但其与新生肿瘤脉管系统似乎没有显著的联系。与组织蛋白酶B不同，组织蛋白酶L与预后无关，这说明二者在胶质瘤的进展过程中所起作用不同。

4. 细胞周期蛋白依赖性激酶

细胞周期是细胞生命活动的基本过程，细胞周期不同时相之间存在着关键的调控点，包括控制进入S期的调控点（G1/S期调控点）和控制进入M期的调控点（G2/M期调控点）。它们是由细胞周期蛋白（cyclins）、细胞周期蛋白依赖性激酶（cyclin dependent kinases，CDKs）和细胞周期蛋白依赖性激酶抑制因子（cyclin dependent kinase inhibitors，CKIs）三方面的相互作用来进行网络调控的。目前肿瘤是一类细胞周期性疾病（cell cycle disease，CCD）的观点也渐为人们所接受，其核心机制是CDKs的表达和活性的调控。人类细胞的主要CDK有CDK1（CDC2）、CDK2、CDK4、CDK5、CDK6、CDK7（CAK），此处对两个具有代表性的且作用于细胞周期不同调控点的CDK重点描述。

CDK1（CDC2）在细胞周期调控中起着调控G2期至M期的作用。在G2后期CDC2与周期蛋白B（cyclin B）结合形成CDC2－cyclin B复合物，称为有丝分裂促进因子（mitosis promoting factor，MPF），通过催化作用使细胞进入和走出 M 期。CDC2 的过表达，可使细胞周期进程发生紊乱，以至细胞不能正常生长、分化，当其过表达时往往导致细胞恶性增生形成肿瘤，对胶质瘤来说尤其如此。笔者曾经在神经节细胞胶质瘤恶化为胶质母细胞瘤基因芯片表达谱的 RT－PCR 分析中发现 CDC2 的表达量与细胞分化程度有关，即 CDC2 基因随着神经节细胞胶质瘤恶化而表达量增加。

CDK4 在细胞周期调控中则起着调控 G1 期至 S 期的作用，其基因位于人类 12 号染色体长臂 13－14 区，该基因的扩增和过度表达存在于多种肿瘤细胞系。CDK4 蛋白在 G1 后期出现表达高峰，与 cyclin D1 蛋白结合，形成 cyclin D1/CDK4 复合物，cyclin D1 与 Rb 结合，在 CDK4 的作用下，使 Rb 蛋白磷酸化，从而促进细胞由 G1 期向 S 期分化和细胞增殖。Huang 等发现在 GFAP 诱导的 CDK4 高表达的转基因小鼠中，并未引起颅内肿瘤，提示单纯 CDK4 的过表达不足以预示星形细胞瘤的形成，还应结合 p53 途径上的基因改变来判断。Backlund 等研究发现：CDK4 及其所在的 Rbl 途径上的其他基因（CDKN2A、CDKN2B、RB1 等）的突变与胶质母细胞瘤患者的术后生存期相关，如同时伴有 PTEN 基因的丢失则相关性更强。

5. O^6－甲基鸟嘌呤－DNA－甲基转移酶

烷化剂是一种常见的诱变剂和致癌剂，烷化剂上许多活性基团（如甲基、乙基等）能和 DNA 形成加合物，使 DNA 甲基化等。DNA 甲基化一般是指 S－腺苷甲硫氨酸中的甲基基团与基因组中胞嘧啶－鸟嘌呤二核苷（CpG）中的胞嘧啶环第 5 个碳原子以共价键结合，形成 5－甲基胞嘧啶。催化这一反应的即为 DNA 甲基转移酶。O^6－甲基鸟嘌呤－DNA－甲基转移酶（MGMT）则可以逆转这一过程，是哺乳动物细胞修复烷化剂所造成 DNA 损伤的一个重要环节。

MGMT 基因位于人类染色体 10q26 处，全长约 170kb，由 5 个外显子以及 4 个内含子构成。其中第 1 个外显子中含有较多的 GC 二核苷结构，是启动子区；在该区 3’端存在一个 59bp 的增强子序列，它可强烈影响到 MGMT 基因，提高转录水平；第 2－5 外显子为编码区，其中第 4 个外显子可以编码一个由 5 个连续氨基酸残基（－Pro－Cys－His－Arg－Ual－）组成的高度保守区，其中的半胱氨酸残基（－Cys－）为甲基受体，也是蛋白酶的活性部位。转录成熟的 MGMTmRNA 长约 950bp，编码区为 621bp，编码的酶蛋白由 207 个氨基酸组成，分子量约 22kDa。

保持 MGMT 的正常表达对维持基因组稳定非常重要，MGMT 表达或活性下降将导致基因突变不断积累，从而可能使细胞癌变。约一半的胶质瘤临床标本中可检测到 MGMT 的高表达。但 MGMT 通过对烷化剂损伤进行修复，使它在肿瘤发生发展中可能具有双重作用：一方面通过修复烷化剂损害，可以防止细胞突变形成肿瘤；另一方面 MGMT 本身启动子甲基化也易使肿瘤形成。非常有意义的发现是，Hegi 等对 206 例胶质瘤标本的研究证明，45%肿瘤中 MGMT 启动子甲基化，从而表现该基因沉默，而且 MGMT 基因沉默的患者接受化疗药替莫唑胺（temozolomide，TMZ）治疗后生存时间明显长于对照组，说明 MGMT 沉默患者对 TMZ 敏感。相反，肿瘤组织中表达 MGMT 可以引起肿瘤组织对烷化剂类化疗药物的耐药性，正在作为烷化剂化疗药敏感性预测指标来指导临床化疗。也有用 O^6 苄基脲嘌呤等逆转 MGMT 表达等方法开拓对 MGMT 高表达的实验性治疗。

（四）核酸类

1. 抑癌基因

目前对有关抑癌基因和癌基因的研究是一个备受看好的领域，作为肿瘤标志物的抑制基因也较多。

p53基因：人类的p53基因定位于染色体17p13.1，是研究得较为深入的一个抑癌基因。p53基因失活是胶质瘤基因突变的常见现象，与胶质瘤的发生、发展有着密切的关系，人们认为p53基因失活发生在胶质瘤基因突变的早期，与肿瘤的发生相比它在肿瘤的进展过程中起着更加主导的作用，并可作为独立的临床预后因子。p16基因：p16基因作为一种抑癌基因是胶质瘤中发现的最常见的基因改变之一，与细胞的周期异常和肿瘤的增生密切相关。p16的纯合性缺失不但在星形细胞瘤，而且少突胶质细胞瘤中同样存在，在室管膜瘤中很少有失活表现。正常脑组织以及低度恶性胶质瘤中，p16蛋白的表达水平较高，随着肿瘤的恶性程度的升高，p16蛋白表达水平显著减低，高度恶性肿瘤与低度恶性肿瘤之间存在显著差异。p16与p53不同，它的失活可能发生在胶质瘤恶性变过程中的晚期。因此有人认为p16蛋白可能在胶质瘤的恶性变过程中扮演着更为重要的角色。Kirla等还认为p16在p21、pRb、Ki-67、p53等肿瘤标志物中是一个独立的预后判断因子。

2. 癌基因

C-myc癌基因：C-myc基因是一种与细胞周期关系密切的癌基因，其蛋白产物是p62，属DNA结合蛋白，可促进与细胞增殖有关的基因开放，从而产生细胞增殖效应。C-myc过量表达可诱导其他基因促进细胞增生而诱发肿瘤，其在胶质瘤中的表达率约为40%。研究发现间变性星形细胞瘤和胶质母细胞瘤C-myc基因表达阳性率远高于星形细胞瘤。进一步说明C-myc基因表达与星形细胞瘤的病理分级和增殖活性密切相关。Ras基因家族：可分为三类：H-ras、K-ras和N-ras。是第一个被证明可诱发肿瘤的基因，编码与G蛋白功能相仿的p21蛋白，它以点突变的方式活化。其在胶质瘤中的表达水平与肿瘤的分化程度有关。

另外，C-sis、trk等也已列入常用的具肿瘤标志物特征的癌基因行列。

3. RNA修饰核苷

RNA修饰核苷为内源性小分子，存在于RNA中，是在转录后由多种特定的甲基转移酶和连接酶作用于多聚核苷分子而形成，如碱基甲基化、碳氮键发生重排、尿苷移位等。目前已有超过50种的化学修饰物，其中任何一种化学修饰都需特定的酶来完成。正常未被修饰的核苷可在酶的作用下，被磷酸酯化后再利用而形成新的RNA，或降解为尿酸和β-丙氨酸。而修饰核苷十分稳定，既不易代谢也不能被磷酸酯化再利用，在尿中被定量排放。因此，尿中修饰核苷反映了机体中RNA的降解速率。研究认为食物对尿中核苷的排放影响很小；性别、年龄对核苷排泄几乎无影响，而婴儿、儿童和孕妇的排放水平较不稳定，其中婴儿修饰核苷的排放水平是正常成年人的6～10倍，可能是因为核苷的排放量与组织细胞的生长速度紧密相关。肿瘤患者中RNA修饰核苷常常增高，其原因可能与肿瘤增长迅速、组织破坏、肿瘤RNA代谢的改变有关。

Zheng等比较了54例正常成人和72例癌症患者的尿核苷酸水平，发现癌症患者的修饰核苷的水平较正常成人对照组明显升高。

4. 其他核酸类标志物

Weaver认为胶质瘤细胞往往脱落大量的DNA进入血液。利用MSP（甲基化特异性的PCR）技术，发现在高度恶性胶质瘤患者的血浆中可检出肿瘤特异性的DNA。这为血浆中检测肿瘤特异标志物开创了新方法。

（五）细胞因子及其受体类

1. 组织因子（TF）与组织因子抑制物（TFPI）

组织因子（TF）是一个分子量为47ku的跨膜糖蛋白，含263个氨基酸残基，整个分子分为三部分：细胞膜内为 21 个氨基酸残基；跨膜部分为 23 个氨基酸残基，具有疏水性；膜外部分为 219 个氨基酸残基，氨基端带有糖链呈亲水性，也叫可溶性 TF（soluble TF），sTF 膜外部分含 4 个半胱氨酸 Cys，可形成 2 个二硫键，其中 Cys186 与 Cys209 的二硫键为 TF 功能活性所必需的。膜内区有一单独的半胱氨酸 Cys245，它通过硫酯键结合于细胞膜上的硬脂酸或软脂酸以固定 TF，其生理功能不明。

TF 在胶质瘤中的表达和血管生成密切相关。同时研究发现在许多恶性实体瘤中 TF 的表达与恶性级别也有相关性。关明等研究了 34 例不同恶性程度的胶质瘤、5 例正常人脑组织和 U251 胶质瘤细胞系中 TF 的表达水平，正常组织无表达，而肿瘤组织中的表达率随着恶性程度增高而增加，Ⅰ、Ⅱ、Ⅲ和Ⅳ级分别为 20%、58%、43%和 90%。

TFPI 是 TF 依赖性凝血途径的主要抑制物，其中组织因子抑制物 2（TFPI－2）是一种 32ku 大小的丝氨酸蛋白酶抑制剂，细胞外基质中含量很高。Wojtukiewicz 等通过免疫组化证实，TFPI－2 在诸如胶质瘤等多种肿瘤中表达。染色强度不一，但通常在分化好的肿瘤中染色强度较高，随着恶性度的升高 TFPI－2 逐渐消失。这一现象提示 TFPI－2 在抑制肿瘤生长方面起到一定的作用。Tasiou 等研究发现 TFPI－2 在胶质瘤的发展过程缺失，他们分别通过反义和正义方法转染该蛋白酶抑制剂到 GBM 细胞系以及低恶性胶质瘤细胞系（Hs683）。结果证实 TFPI－2 的上调或下调无论在体内还是体外均对胶质瘤的侵袭行为起到很重要的作用。Konduri 等研究也证实 TFPI－2 在低恶性度的、无侵袭能力的胶质瘤中高表达，在高恶性度、高侵袭能力的胶质瘤中低表达。

2. 血管内皮细胞生长因子（VEGF）

血管内皮细胞生长因子（VEGF）在正常组织和良性增生的组织一般不表达。目前认为 VEGF 的表达与 Ras 基因突变有关，VEGF 是重要的血管生成调节因子，其对肿瘤进展的作用除了促进血管生成、增加血管通透性外，近年来还发现其在肿瘤生长、侵袭、转移的多个环节中起作用。在胶质瘤中 Ras 的表达水平并不高，VEGF 的高水平表达可能是由于 EGF 基因的过度表达而刺激 VEGF 过度表达。另外，由于肿瘤组织缺氧也可直接刺激 VEFG 的 mRNA 表达。由于 VEGF 在胶质瘤内的高表达，因此 VEGF 是在肿瘤的辅助诊断、监测肿瘤复发等方面常用的肿瘤标志物。袁鹏等应用免疫组化和形态计量方法检测 92 例胶质瘤，VEGF 阳性率为 73．9%。

3. 上皮生长因子及其受体（EGF 及 EGFR）

EGF 是一单链多肽，具有三个二硫化物结合位点和一个羧基末端精氨酸残基。许多恶性肿瘤中含有高水平的 EGF，而脑组织中的 EGF 水平极低（＜0.5ng/mg 湿重）。血浆中 EGF 的平均水平男性为 16.3ng/mg，女性为 13.9ng/mg，正常人 CSF 中 EGF 的浓度为 171ng/ml，而脑肿瘤患者达 271ng/ml。EGF 具有改变细胞骨架，促进蛋白合成，诱导原癌基因 c－fos 和 c－myc，刺激细胞分化、繁殖等作用。所有这些 EGF 的细胞效应可能被 EGFR 所调节。

EGFR 是原癌基因 c－erbB 编码的膜糖蛋白，分子量为 170ku，基因定位于第 7 号染色体短臂。EGFR 位于细胞膜，由胞外部、跨膜部和胞内部组成。胞外部与配体 EGF/TGF－α 结合，经跨膜部激活胞内一系列蛋白质分子，将信号传递到细胞核，引起基因转录，编码细胞生长、繁殖及分化所必需的蛋白质。EGFR 信号传递失调普遍存在于人类恶性肿瘤中，其中人脑多表形胶质母细胞瘤约 40%～60%有 EGFR 过表达。这是由于第 7 号染色体改变引起大于正常二倍体 8 倍的基因扩增，扩增基因常常重排。该变异导致编码受体胞外部的核苷酸序列缺失，生产截断型 EGFR（分子量为 140ku）及 c－erbB 原癌基因的产物。截断型

EGFR 不能结合配体，具有自主功能，以自分泌/旁分泌环的方式刺激细胞的生长、增殖。

Kanno 等对 40 例胶质瘤患者依据其所处的临床阶段分组研究发现：多数胶质瘤患者的尿 EGF 水平与临床病程及治疗干预同步。认为尿 EGF 作为一种胶质瘤的标记物应用于恶性胶质瘤的诊断以及对放化疗效果的评价具有一定的实用价值。Hawkins 等报道除 95%的脑膜瘤有 EGFR 表达外，正常脑组织或其他良性脑瘤极少能检测到 EGFR 的活性，而在 55 例胶质瘤中 75%有 EGFR 表达，且 EGFR 的表达与胶质瘤的恶性度相关。Reifenberge 等则发现 79%（23/29）的高级别（Ⅲ～Ⅳ级）胶质瘤和 50%（6/12）的脑转移瘤中有 EGFR 表达，而低级别（Ⅰ～Ⅱ级）胶质瘤中 EGFR 的表达率仅 9%（2/22）；大多数脑膜瘤（13/15）表达少量 EGFR。John 等观察的 4 例胶质瘤中有 2 例 EGFR 扩增，占 50%。

（六）脑肿瘤的其他类型标志物

1. 透明质酸黏合蛋白（BEHAB）

透明质酸与细胞的形态、分裂、分化、转移等生物学特性密切相关。透明质酸广泛存在于各类细胞中，其功能的发挥需通过特定的黏合蛋白起作用。BEHAB 是脑组织中的一种黏合蛋白，并为脑细胞所特有，在胚胎发育及出生后早期的脑细胞中表达。而正常情况下的脑组织，仅在一些有丝分裂活跃的区域，如室管周围区表达。在脑肿瘤，尤其是脑胶质瘤时大量表达，因而对胶质瘤的诊断有重要意义。

BEHAB 作为一种细胞外蛋白，在胶质瘤的浸润性中发挥重要作用。BEHAB 包括具有不同功能的亚型，即 B/bsia 和 B/bg，它们由不同的糖基化作用所产生，在正常成人脑组织及其他神经病理过程中均缺如。B/bsia 是一种过度唾液酸化的亚型，在所有检测过的高级别和低级别的胶质瘤中约半数有 B/bsia 的表达。B/bg 则缺乏典型 BEHAB/brevican 所具有的糖基中的大部分，它在高级别胶质瘤中是 BEHAB/brevican 的主要正调节亚型。B/bg 特异性表达于胶质瘤，限制性地定位在胞膜，它在胶质瘤的进展过程中起到很重要的作用，因而成为一个新的重要的潜在治疗靶点。同时，它不表达于良性肿瘤的特性又让它可以被用作诊断标记物，用以区别具有相似组织来源但病理过程不同的原发性脑肿瘤。

BEHAB 的表达有两个显著特征：① 高度特异性；② 与细胞有丝分裂程度相关。据此，可开展相应的临床研究。根据 Dame 等报告，在 27 例脑胶质瘤手术标本中，包括少突胶质瘤、星形细胞瘤等无 1 例阴性。BEHAB 的含量似乎与恶性程度无关，但由于手术标本中混杂有正常组织，所以是否与恶性程度有关需要进一步研究。而正常的大脑皮质标本中均未检出 BEHAB。在 2 例颅内转移性乳腺癌中，BEHAB 也为阴性。在颅内原发的非胶质性肿瘤，如脑膜瘤、中枢神经系统淋巴瘤等也未检出 BEHAB。从上述结果可看出：只有脑胶质瘤才表达 BEHAB，其他肿瘤均未见表达。这是目前所发现的脑肿瘤相关基因蛋白中特异性最高的。为了验证该结果的可靠性，Dane 将高度表达 BEHAB 的胶质瘤建成体外细胞系，检测该细胞系中 BEHAB 的表达，结果为阴性。将这些细胞植入鼠皮下，等其长成肿块后，检测 BEHAB，得到同样令人失望的结果。最后将胶质瘤细胞重新植入鼠脑内后，结果又重新表达 BEHAB。体外细胞系进行的研究，不但进一步证明胶质瘤可表达 BEHAB，而且还提示：必须有一个颅内环境才能表达 BEHAB。

BEHAB 的发现是最近几年的事，从初步的临床研究来看，BEHAB 具有两大重要特征：① 高度的颅内特异性；② 在胶质瘤浸润生长中的重要性。这两点具有相当重要的意义，首先在诊断方面，可结合穿刺活检术判断是否是胶质瘤；其次在治疗方面，如能制备出抗 BEHAB 的单克隆抗体，则在阻止胶质瘤浸润生长方面具有重要意义。总而言之，加强 BEHAB 的研究对人脑胶质瘤的诊治具有诱人的前景。

2. Ki－67 与 PCNA

Ki－67 是全增殖周期细胞标记物，除 G0 期外，G1、S、G2 和 M 期细胞均表达，是当前较好的增殖组分的指标。在星形细胞瘤中，Ki－67 标记指数与肿瘤病理级别密切相关。PCNA 是近年来发现的一种表明增殖细胞的标志，是一种酸性核蛋白，分子量为 36ku。PCNA 标记指数与流式细胞仪计数、氚标记胸腺嘧啶核苷和 Ki－67 标记存在线性关系。陈刚等检测 80 例脑膜瘤组织中 Ki－67 核抗原和 PCNA 的表达，结果发现：PCNA 和 Ki－67 阳性表现为棕色或棕黄色颗粒分布于细胞核中，组织中阳性细胞分布不均匀，着色强弱不等。良性脑膜瘤细胞颗粒染色较淡，阳性细胞数少，恶性脑膜瘤细胞颗粒多为棕褐色，阳性细胞数多。并认为，对脑膜瘤增殖状况的评价可预测其临床复发倾向，对于 Ki－67 标记指数 ＞2.38％的脑膜瘤，即使肿瘤全切除，术后亦应予以放射治疗以预防复发。于士柱等通过免疫组化研究 45 例原发性脑肿瘤发现：PCNA 和 Ki－67 抗原的阳性率均为 100％，两种阳性细胞密度随肿瘤恶性度增高而升高，并与肿瘤体积呈正相关。并认为 PCNA 和 Ki－67 表达水平能客观反映脑肿瘤的增殖速度和恶性程度。

3. 其他的标志物

在神经胶质瘤的诊断中，标志物能帮助鉴别神经元、血管内皮细胞以及间质细胞等。Ⅲ型 β－tubulin、神经丝、微管蛋白 MAP2 和 γ 蛋白属于神经元蛋白，主要用于区分肿瘤和正常脑组织中的神经元成分。另外一些有用的标志物包括鉴别巨噬细胞或组织细胞系的标志物，例如第Ⅷ因子和 HAM－56（人源性小泡巨噬细胞）。而针对 HAM－56 的抗体可以区分与胶质瘤相似的肿瘤，如中枢神经系统中的恶性纤维组织细胞瘤和 Krabbe 球形细胞性营养不良。还有一类分子是含糖的脂质，在中枢神经系统标志物形成和神经胶质细胞分化中，特定类型的糖脂分布呈一个高浓度，这些分子主要涉及肿瘤生长和发展过程中的信号传导。这些糖脂包括神经节 1b 和神经节苷脂等。肿瘤的分级和增殖能力与 1b 的数量有关。另外，Shostak 等认为 HC gp－39 基因可以被用作星形细胞瘤恶变过程的分子标志物。

三、不同类型胶质瘤表达的标志物

（一）星形胶质细胞瘤

神经胶质原纤维酸性蛋白（GFAP）：在星型细胞源性胶质瘤中，无论是纤维型星形细胞、肥胖型星形细胞还是双极细胞均表达 GFAP，其表达强度与细胞分化程度成正比。在星形胶质细胞瘤中，Vimentin（波形蛋白）的分布与 GFAP 类似，有人利用这两种协同表达的标志物来推断星形细胞瘤的分化程度。理论依据是在鼠的星型胶质细胞成熟过程中，Vimentin 的出现在 GFAP 之前，故认为 Vimentin 的出现表示该细胞尚处于未成熟阶段。然而，也有例外：首先，在相同类型细胞中，GFAP 的出现与 Vimentin 消失的时间并不一致。其次，Vimentin 作为标志物仅出现于神经管成熟过程中的某一阶段，而 GFAP 则是胶质细胞特异性标志物。GFAP 的表达说明细胞来源于星形胶质细胞，而 Vimentin 的表达则不能说明这一点。

在多形性胶质母细胞瘤中，肿瘤细胞的 GFAP 和 Vimentin 都是阳性。根据 GFAP 呈阳性的肿瘤细胞被精细网蛋白纤维包绕以及含脂细胞的存在都可以作出存在肿瘤的结论。各种免疫组化研究表明，几乎所有的细胞包括纺锤体状细胞，肥胖星形细胞等均表现为 GFAP、Vimentin、α1－抗胰蛋白酶和 α1－抗糜蛋白酶阳性。如果仅表现出单一标志物阳性，结合肿瘤标本中被确认的间质部分，就能鉴别出那些正常增生的神经胶质细胞，而这些 GFAP 阳性的细胞则被认为是渗透或迁移的星形胶质细胞。

在间变性星形细胞瘤中，随着病变范围的增加，GFAP 的表达也随之减少。这与遗传型的改变导致细胞表型的改变从而影响胶质瘤标志物的表达是一致的。在胶质瘤中，GFAP 的表达程度与间变程度呈负相关，在原始细胞和间变细胞中可以缺失。在恶性胶质瘤中，形态学上小而浓染的细胞扩增迅速，引起肿瘤的侵袭和浸润性生长，这些细胞均为 GFAP 阴性。

上皮生长因子受体（EGF－R）：该基因在恶性胶质瘤中常被扩增和过度表达。扩增主要存在于跨膜区和细胞内区，仅有一小部分在结合区（即细胞外区），扩增程度与受体的过度表达程度一致，目前认为 EGF－R 过度表达的发生率和胶质细胞瘤病理级别存在密切关系，EGF－R 蛋白可作为恶性胶质瘤的标志物。

c－erb－2 蛋白：它和 EGF－R 蛋白一样是一种跨膜糖蛋白，细胞外侧有配体结合位点，细胞内侧存在酪氨酸激酶结合位点。Dietzmann 等（1994）采用免疫组化方法对 63 例星形细胞瘤进行了研究，发现 c－erb－2 蛋白阳性肿瘤细胞的数目在恶性或未分化肿瘤中明显高于低级别星形细胞瘤。相关分析结果表明 c－erb－2 蛋白表达水平与肿瘤病理级别呈正相关。认为 c－erb－2 蛋白是恶性星形细胞胶质瘤的标志物。

c－myc 蛋白：它位于第 8 号染色体，c－myc 基因活化的特点是染色体易位、获得了增强的启动基因、基因扩增及表达增强。而且它的表达蛋白定位在细胞核内，与 DNA 结合具有直接调节转录活性的转录因子作用。在培养的胶质细胞、瘤性胶质细胞系和肿瘤组织中，利用 c－myc 蛋白的单克隆抗体进行标记，流式细胞仪显示瘤细胞系及胶质母细胞瘤组织中 c－myc 蛋白表达量增高；免疫荧光法显示瘤性胶质细胞系 c－myc 蛋白为阳性，非瘤性胶质细胞或良性胶质瘤组织为阴性；免疫印迹法显示 c－myc 蛋白有两条带，分子量分别为 64ku 和 75ku。在恶性胶质瘤细胞中 c－myc 蛋白从细胞周期 G1/G0 到 G2/M 期的过程中增加了近 2 倍。表明 c－myc 蛋白是细胞增殖的一个标志物，也是恶性胶质瘤细胞的标志物。

PCNA 利用免疫组化测得的标记指数与胶质瘤临床病理级别及术前病程和预后相关。多因素分析结果表明 PCNA 指数和病理级别都是影响病程和预后的独立因素。

神经节苷脂（ganglioside）主要集中在脑细胞表面，与细胞外或胞膜内其他分子相互作用，调节细胞的增殖与分化。胶质瘤组织与正常脑组织中神经节苷脂的含量和组分不同。如 3－isoLM1（sialyllactotetraose amide）在Ⅲ、Ⅳ级胶质瘤中几乎 100％出现，在Ⅱ级胶质瘤中则为 25％，正常组织中则为阴性。认为 3－isoLM1 是恶性胶质瘤的标志物。

（二）少突胶质细胞瘤

在大量少突胶质瘤细胞中，抗－Leu7 单抗在胞浆内膜上呈阳性反应，这可能是一种少突胶质细胞瘤可靠的标志物，在相应病例中，有大约超过半数的肿瘤细胞呈阳性反应。然而这并不能认为它是少突胶质瘤特征性的肿瘤标志物，主要是因为它还与星形胶质细胞、室管膜细胞、脉络膜丛细胞有着高度亲和力。因此，它只能作为区分神经上皮性和非神经上皮性肿瘤的诊断标志物。

GFAP 能否作为少突胶质细胞瘤的标志物是一个值得探讨的问题。除了成熟的星形胶质细胞外，GFAP 还可以在新生的星形胶质细胞中呈阳性反应。这些 GFAP 阳性的星形胶质细胞属于混合性少突-星形胶质细胞瘤中的星形胶质细胞成分还是少突胶质细胞成分呢？尽管在少突胶质细胞瘤中少突胶质细胞占优势，但星形胶质细胞也能被观察到。目前认为，GFAP 阳性的少突胶质瘤细胞被认为是小的肥胖星形细胞，它们可能是少突胶质细胞和星形胶质细胞之间的过渡类型。GFAP 阳性的少突胶质瘤被称为过渡型胶质瘤。同样重要的是在少突胶质细胞瘤中，也可能出现典型的肥胖星形细胞，其 GFAP 也是阳性。

少突胶质细胞瘤能与抗 A2B5（一种抗神经节苷脂的单克隆抗体）的抗体发生反应。在混合性少突星形胶质瘤中，A2B5 和 GFAP 均表现为阳性。目前主要问题在于表达 GFAP 是否就意味着少突神经胶质细胞属于星形胶质细胞来源。GFAP 的表达和恶性分级之间却没有明确的界限。在发育的脑组织中，少突胶质细胞和星形胶质细胞被认为起源于一个共同的祖先。体外研究表明，发育中的幼稚的胶质细胞表达星形胶质细胞和少突胶质细胞的标志物。肿瘤的共聚焦免疫荧光研究可以提供一些关于少突胶质细胞存在转化为星形胶质细胞系潜能的证据。

研究发现 Ki-67 阳性指数与少突胶质细胞瘤的病理级别、生物学特征呈正相关。MBP 是髓鞘结构蛋白的主要成分，是少突胶质细胞和 Schwann 细胞及其相应肿瘤的标志物。Leu-7也能在少突胶质细胞和 Schwann 细胞以及相应肿瘤中表达。从理论上讲 MBP 和 Leu-7是少突胶质细胞瘤较理想的标志物，但结果不尽然，目前仍认为少突胶质细胞瘤尚无理想的标志物。

（三）室管膜细胞瘤

神经胶质原纤维酸性蛋白（GFAP）：在室管膜瘤中，从免疫组化的角度看，其最大的特征就是有一些细胞表达 GFAP，这些细胞要么是反应性胶质细胞，要么是血管周围假性菊花团样结构的肿瘤细胞，要么是位于血管间的多极或肥胖星形细胞样的细胞。沿血管周边和在菊花团中，细胞的间质端可以呈 GFAP 阳性；在恶性室管膜瘤中，GFAP 在纤维束及星形胶质细胞样细胞上呈阳性。在间变性室管膜瘤中，作为多因素分析来判断预后的依据，在细胞密度和有丝分裂增加的同时，GFAP 的表达也会相应减少，血管周围的假性玫瑰花结的形状会显得简单和不完整。如同在第三脑室的脑室膜细胞那样，其室管膜乳头上可发现 GFAP 阳性细胞和阴性细胞交替出现。室管膜瘤细胞的 GFAP 阳性引起了人们对这些细胞起源的关注。目前认为，新生室管膜细胞存在细胞内微丝，这种微丝与星形胶质细胞微丝非常相似，但成熟的室管膜细胞应该不表达 GFAP。然而，在增生条件下，这些室管膜细胞转而呈现非成熟状态并表达 GFAP；在生长发育过程中，随着有丝分裂活动的减少，室管膜细胞上的 GFAP 表达随之减少，可以作为细胞分化的一个指标；到成熟阶段，GFAP 生成的数量很小，以至于应用免疫组化方法根本无法观察到。

上皮细胞膜抗原（EMA）：它是一组高分子量的以糖为主的糖蛋白分子，以半乳糖和 N-乙酰氨基葡萄糖为主要成分。肿瘤性上皮不仅抗原含量增加，其分布也与正常上皮有所不同。它可以在乳头状结构和室管膜上皮细胞周围呈阳性反应，室管膜瘤中 EMA 的表达与肿瘤的分化程度直接相关：低分化室管膜瘤 EMA 阴性反应而高分化室管膜瘤和脉络膜丛乳头状瘤中 EMA 为阳性。目前认为 EMA 是分化较好的室管膜瘤的标志物。

（四）髓母细胞瘤

与星形胶质细胞瘤不同，髓母细胞瘤无论是在皮质或是在白质均能发生较强烈的神经胶质反应，而这些反应部位由 GFAP 强阳性的星形胶质细胞组成。这些星形细胞包括处于进展期的肿瘤细胞和静止期 GFAP 阴性的肿瘤细胞，因此这可能导致错误的诊断。据报道，髓母细胞瘤表达细胞角蛋白，且角蛋白的表达与上皮样组织的分布相关。利用一组相应抗体，可以研究不同病理分级的髓母细胞瘤非胶质纤维的表达，胶质瘤细胞表达的高分子量细胞角蛋白反映了在个体发育过程中，神经系统和上皮细胞的同源关系。

在髓母细胞瘤的巨核细胞中，肿瘤细胞呈现广泛的 GFAP 阳性，这就对与其他类型肿瘤的鉴别形成困难，例如多形性星形胶质细胞瘤。在髓母细胞瘤中，其基质组成部分（如血管内皮细胞的扩增反应）已经成为头等重要的问题，可通过免疫标志物来研究其血管的形成。血管内皮细胞的扩增是一种髓母细胞瘤的病理学检验标志，髓母细胞瘤的血管内皮细胞数量增加，并存在着未成熟的特征（如细胞器较少而核浆比较高），并且血管形成曲折或球形灶。增殖的内皮细胞富含 Weibel－Palade 小体，并呈Ⅷ因子/Rag 阳性，并且胞质内空泡被释放入血管腔中。在髓母细胞瘤球形病灶中，Ⅷ/Rag 因子仅标记沿血管排列的细胞，而不能标记那些远离血管分布的细胞。尽管利用免疫电镜的胶体金技术检测，细胞中的 Weibel－Palade 小体并没有完全沿血管排列。通常设想的是球形病灶胶质瘤起源于扩增的血管内皮细胞，然而更多的证据表明并不是所有的细胞都来自血管内皮组织。因此，球形结构中Ⅷ因子阴性的细胞可能来源于间质细胞。在球形结构的一些外膜细胞中可以检测到 SMSA（平滑肌特异性 α－肌动蛋白），而且通常在球形病灶中 MSA（肌肉特异性 α－肌动蛋白）和 SMSA 阳性细胞的数量都超过阴性细胞，这就形成了血管内皮细胞扩增形成病灶的假说，并可由此推断其前体细胞和平滑肌细胞的增生。星形胶质细胞通过胰岛素样生长因子（IGF）、血小板衍生因子（PDGF）等作用于前体细胞和平滑肌细胞，是形成此类增生的原因。

Laminin（层粘连蛋白）：在星形胶质细胞瘤和少突胶质细胞瘤的小血管中的免疫染色较正常组织强，但在髓母细胞瘤中是另一种特征，能显示髓母细胞瘤球形灶周围有两层独特的基膜：外部神经基膜是连续性的，并局限于肿瘤中的血管结构；而内部的血管内皮基膜通常会变厚和增生，因此血管网络结构表现为表达 laminin 的内皮细胞。纤维黏接素和血管壁广泛发生反应，在其基膜上呈强阳性，可能在肿瘤细胞的浸润中发挥重要作用。体外研究表明，在纤维黏接素的作用下，髓母细胞瘤发生迁移并表达纤维黏接素相应的受体。

Tenascin（结合腕蛋白）：其在髓母细胞瘤中的分布与纤维黏接素和 GFAP 进行比较后发现，tenascin 主要分布于肿瘤血管的基膜区，偶尔也分布于肿瘤细胞外的部位，而其染色的深浅与内皮细胞的增殖程度相关。血管壁中的 tenascin 和纤维黏接素的分布情况正好相反，大多数 tenascin 阳性的肿瘤血管包绕在 GFAP 阴性的肿瘤细胞周围。间变性胶质瘤细胞可以产生 tenascin，通过 tenascin 诱导肿瘤血管形成，这表明 tenascin 可能作用于内皮细胞表面促进血管在髓母细胞瘤中的形成。

球形病灶通常会出现局限性的坏死，可能是坏死组织释放出成纤维细胞生长因子（FGF），这是一种潜在的致有丝分裂和血管形成因子，可以刺激肿瘤细胞和血管内皮细胞的增殖，这也许可以解释内皮细胞增殖的原因。另一种可能的成因就是 FGF 从已死亡的星形胶质细胞中渗漏到细胞外，并作用于平滑肌细胞，上述情况在一些髓母细胞瘤病灶的细胞中得到证实。同时，PDGF 可能既刺激内皮细胞，也刺激平滑肌细胞，同样也有可能由于内皮细胞的增生而没有足够的血管丛来供应肿瘤细胞生长所需要的营养，从而导致坏死。另一些研究表明，血管内皮生长因子（VEGF）是一种构造与 PDGF 相似的生长因子，在血管形成中发挥作用。可以利用原位杂交技术证实在髓母细胞瘤中的退行细胞强烈表达其 mRNA。VEGF 受体在恶性胶质瘤中的血管内皮细胞上表达。针对 VEGF 的抗体能使肿瘤内皮细胞染色。最重要的标志物是 VEGF mRNA，它可以在良性星形胶质细胞转变为恶性胶质瘤的过程中调节胶质瘤细胞的发育过程。VEGF 可以诱导细胞的增生。

（五）神经胶质肉瘤

这类肿瘤主要有两类细胞组成：外胚层的神经胶质细胞和中胚层细胞。第一类细胞由于 GFAP 呈阳性而很容易被识别，它与中胚层细胞混合在一起而显得比较分散。有时候，GFAP 阳性细胞的分布呈带状或腺体样结构而与腺癌细胞相似，其主要区别在于它们的 GFAP 表达量不同。神经胶质肉瘤的最主要问题是中胚层成分的细胞类型。免疫组化技术已能很好地解决这一问题。最早认为神经胶质肉瘤的肉瘤成分起源于神经胶质瘤中的血管内皮增生，并有恶性转变。有关这一方面的研究，首先是Ⅷ/Rag 因子的发现，主要在神经胶质瘤的病灶中，阳性细胞主要沿着血管管腔排列，而神经胶质肉瘤中纤维肉瘤成分则呈阴性反应。这一发现推翻了肉瘤组成部分起源于神经胶质瘤中增殖内皮细胞的假说，由于组织细胞的标志物，例如 α1-抗糜蛋白酶、溶菌酶和 α1-抗胰蛋白酶，在中胚层成分为阳性，所以外膜组织细胞被认为是纤维肉瘤的来源。组织细胞聚集于血管周围，并呈纤维黏接素阳性反应，其中存在着中胚层成分。组织细胞可以促进成纤维细胞和血管内皮细胞的扩增。成纤维细胞和未分化的间质细胞被认为是神经胶质肉瘤中中胚层成分的主要来源。

（六）原始神经外胚层肿瘤（PNET）

原始神经外胚层肿瘤（primitive neuroectodermal tumor，PNET）是小脑以外发生的与髓母细胞瘤相似的肿瘤。对它的分类归属一直存在争议，最近 WHO 把它归为与髓母细胞瘤相关联的肿瘤。其实，从组织发生学来看，两者无论如何是不同的。Nestin 的发现激发了对 PNET 的进一步分析。Jones Dahlstrand 检测了 10 例（PNET）肿瘤，结果发现 9 例有 Nestin 的表达，Takashi 检测 15 例 PNET，结果 12 例表达 Nestin。由于 PNET 还表达 SYP、波状蛋白、GFAP、NF，因而 Takashi 同时检测了这些基因蛋白在肿瘤中的表达，结果 15 例 PNET 中，14 例表达 SYP，15 例表达波状蛋白，10 例表达 GFAP，10 例表达 NF。PNET 肿瘤的来源多样性，以前分类并不完善。Takashi 利用 PNET 表达基因蛋白的差异，将肿瘤分为 4 个类型：① PNET＋G（有胶质样分化）；②PNET＋N（有神经元分化）；③ PNET＋G＋N（同时有胶质样和神经元样分化）；④PNET＋NOS（无特别分化），这 4 个类型被称为较为科学的 PNET 分类。

（黄强　赵耀东）

参考文献

1. 曹晓运，陈衔城. 胶质瘤的抑癌基因研究进展. 中国癌症杂志，2001，11（2）：181-183.
2. 陈刚、陈坚、郭孝龙等. PCNA 和 Ki-67 在脑膜瘤组织中的表达及其意义. 实用癌症杂志，2002，17（4）：350-351.
3. 官卫，黄强，龚德生，等. 脑肿瘤组织中 O^6-甲基鸟嘌呤 DNA 甲基转移酶表达的研究. 肿瘤，1999，19（4）：206～208.
4. 官卫，潘峻，黄强，等. O^6-苄基鸟嘌呤逆转人脑胶质瘤对 BCNU 耐药性的研究. 中华神经外科杂志，2002，18（2）：108-111.
5. 黄强，陈忠平，兰青. 胶质瘤. 北京：中国科学技术出版社，2000：170-183.
6. 黄强，张全斌，董军，等. 胶质细胞分化障碍与胶质瘤发生和发展相关分子研究. 中华神经外科杂志，2004，20（2）：104.
7. 谭平国，丁之明，钟伟健. 端粒酶活性在判断脑胶质瘤恶性程度中的价值. 癌症，2001，20（9）：961-964.
8. 王先祥，冯春国，李长元. 人脑胶质瘤肿瘤标志物研究现状. 安徽医学，2004，25（6）：506-508.
9. 袁鹏，陈建江，方波，等. VEGF、bFGF、TGF-β_1 和 TAF 在胶质瘤中的表达意义及其与血管生成的关系. 重庆医学，2004，33（1）：63-64.
10. Backlund LM，Nilsson BR，Goike HM，et al. Short postoperative survival for glioblastoma patients with a dysfunctional Rbl pathway in combination with no wild-type PTEN. Clin cancer Res，2003，9（11）：4151-4158.
11. Hegi ME，Diserens A-C，Gorlia T，et al. MGMT gene silencing and benefit from temozolomide in glioblastoma. N Engl J Med，2005，352：997-1003.

12. Huang ZY, Baldwin RL, Hedrick NM, et al. Astroceyte-specific expression of CDK4 is not sufficient for tumor formation, but cooperates with p53 heterozygesity to provide a growth advantage for astrocytes in vlvo. Oncogene, 2002, 21 (9): 1325-1334.
13. Kirla R, Salminen E, Huhtala S, et al. Prognostic value of the expression of tumorsuppressor genes p53, p21, p16 and pRb, and Ki-67 labbelling in high-grade astrocytomas treated with radiotherapy. Neurooncol, 2000, (46): 71-80.
14. Konduri SD, Yanamandra N, Dinh DH, et al. Physiological and chemical inducers of tissue factor pathway inhibitor-2 in human glioma cells. International Journal of Oncology, 2003, 22 (6): 1277-1283.
15. Mieko E, Fukuda, Yasuo Iwadate, et al. Cathepsin D Is a Potential Serum Marker for Poor Prognosis in Glioma Patients. Cancer Research, 2005, 65 (12): 5190-5194.
16. Tadej Strojnik, Rajko Kavalar, Miha Trinkaus, et al. Cathepsin L in glioma progression: Comparison with cathepsin B. Cancer Detection and Prevention, 2005, 29 (5): 448-455.
17. Tasiou A, Konduri SD, Yanamandra N, et al. A novel role of tissue factor pathway inhibitor-2 in apoptosis of malignant human gliomas. International Journal of Oncology, 2001, 19 (3): 591-597.
18. Weaver KD, Grossman S, Herman J. Methylated tumor-specific DNA as a plasma biomarker in patients with glioma. Journal of Clinical Oncology, 2004 ASCO Annual Meeting Proceedings (Post-Meeting Edition).
19. Wojtukiewicz MZ, Sierko E, Zimnoch L, et al. Immunohistochemical localization of tissue factor pathway inhibitor-2 in human tumor tissue. Thrombosis & Haemostasis, 2003, 90 (1): 140-146.
20. Zheng YF. Xu GW. Liu DY. et al. Study of urinary nucleosides as biological marker in cancer patients analyzed by micellar electrokinetic capillary chromatography. Electrophoresis, 2002, 23 (24): 4104-4109.

第 6 章 神经内分泌学

中枢神经系统的肿瘤可以通过影响神经内分泌而产生相应症状或以神经内分泌改变为其首发症状。脑垂体是主要的内分泌腺体，调节大部分机体激素的平衡。垂体分泌受下丘脑释放激素和抑制激素控制，这些激素通过漏斗和垂体柄的门脉微循环系统对垂体功能进行精确调节。本章主要介绍以垂体为中心的神经病理生理学知识。

第一节 垂体的发生与解剖

垂体在发生学上来自于两种不同的外胚层组织。胚胎早期原始口腔外胚层上皮组成的颅颊囊（或称 Rathke 囊）内陷，与神经外胚层间脑底部向下的指状突起接近融合，共同发育形成了垂体。前者最后分化发育成垂体前叶，后者分化发育形成垂体后叶。

垂体前叶（亦称腺垂体）约占整个垂体的 80%，分为远侧部、中间部和结节部（漏斗部）。远侧部最大，也是腺垂体的主要分泌功能部分。人类垂体的中间部低度发育，退化的结构位于前叶和后叶之间，常退化为中间部囊（小于 5mm），充满胶体状物质（异常发育即形成所谓的 Rathke 裂囊肿）。结节部是前叶沿垂体柄向上的延伸部分，可能为鞍上前叶病变的来源。垂体前叶分泌泌乳素（prolactin，PRL）、生长激素（growth hormone，GH）、促甲状腺激素（thyroid stimulating hormone，TSH）、促性腺激素［卵泡刺激素（follicle-stimulating hormone，FSH）和黄体生成素（luteinizing hormone，LH）］以及促肾上腺皮质激素（adrenocorticotropic hormone，ACTH）。

垂体后叶（神经垂体）由神经外胚层向腹侧下突发育而来，为一漏斗状结构。其基底部形成灰结节、正中隆起、漏斗和漏斗突（垂体柄），终止于垂体窝内的后叶。垂体后叶由含神经分泌囊泡并储存有催产素（oxytoci，OT）和抗利尿激素（antidiuretic hormone，ADH）的轴突末梢和垂体细胞组成。这些轴突起源于下丘脑的位于视上核、室旁核和副核的大细胞性神经元，这类神经元具有合成此类激素的能力。

垂体接受来自垂体上、下动脉的血供。有数据显示，70%～80%垂体前叶的血液来自大门脉系统，它起自正中隆起，向下跨过漏斗。其余部分的血供来自短门脉系统。下丘脑和垂体前叶的联系主要通过门脉系统微循环。

成人垂体腺约 12mm×6mm×7mm 大小，重量约 0.6g。女性妊娠期间，垂体呈生理性增大，可达 1g 或更大。垂体位于蝶鞍内，周围完全被硬脑膜包裹，其上被鞍膈覆盖。垂体柄穿过鞍膈的膈孔进入蝶鞍。垂体窝的两侧被海绵窦包绕，海绵窦内有颈内动脉及第Ⅲ、Ⅳ、Ⅴ、Ⅵ对脑神经走行，垂体窝上方有视神经和视交叉跨过，位于鞍膈上方约 4～6mm。

第二节　垂体的生理和病理生理

一、生长激素

生长激素细胞是生成GH的细胞，约占垂体前叶的50%，主要分布于前叶的侧翼。GH是由191个氨基酸组成的多肽。下丘脑分泌的生长激素释放激素（growth hormone releasing hormone，GHRH）诱导GH基因的转录并刺激GH的分泌。生长抑素（生长激素释放抑制因子，somatotrophin release－inhibiting factor，SRIF）也由下丘脑释放，抑制GH的分泌，主要控制GH的脉冲式分泌。生长激素的功能是促进生长。GH的作用通过刺激胰岛素样生长因子（insulin－like growth factor 1，IGF－1）或生长介素C的释放来完成，后两者产生于肝脏。IGF－1促进肌肉、骨骼和软骨组织的生长、蛋白质的合成和氨基酸的转运、DNA和RNA的合成及细胞的增殖。IGF－1亦可通过负反馈机制抑制GH的生成。

GH分泌不足导致一系列不同的病理结果，可单独出现或表现为全垂体功能减退症的一部分。生长激素细胞对创伤、放射线和压迫特别敏感，已有闭合性颅脑损伤后单纯性GH缺乏的报道，而且当垂体占位性病变产生压迫时，GH是首先受影响而减少的激素之一。临床上GH缺乏症常见于儿童，表现为身材矮小和青春期延迟，为儿童垂体病变的最常见症状。近来，成人GH缺乏综合征也逐渐被认识，但对其诊断尚存在争论。其症状主要包括精力下降和社会隔离感，另外，机体成分的变化如脂肪增多或消瘦均有报道。人工合成GH已应用于GH缺乏症的治疗，替代治疗时需每日注射，目前尚无口服的生物有效制剂。儿童的GH替代治疗对于生长发育是很关键的，而在成人，替代治疗还有争论。对于IGF－1水平正常者，GH可能无任何治疗作用。对于IGF－1减少患者，GH剂量可视精力恢复和肌肉生长的效果逐步增加从而使IGF－1达到正常水平。治疗开始可有肌肉骨骼疼痛症状，随治疗时间延长或减少剂量症状可消失。

GH升高的患者98%与GH腺瘤有关。少见病因包括下丘脑错构瘤或腺垂体的神经元迷离瘤（adenohypopheal neuronal choristoma）引起的GHRH过量分泌以及来自异位生成的GH（如支气管类癌、胰岛细胞瘤或小细胞肺癌）。GH分泌过多引起临床上成人的肢端肥大症和儿童巨人症。肢端肥大症的特征为：颌骨突出（巨颌症）及由此引起的咬合不正、舌体肥大（巨舌症）、手足肥大肿胀而致指环及鞋号尺寸增大、鼻及额骨增大而致粗大面容以及牙齿稀疏（表6－1）。肌肉骨骼症状是致残的主要原因，加之关节痛症状而使患者形成了严重虚弱的关节炎体貌。其他常见症状还有皮赘；多汗（50%以上患者），常伴有体臭；多毛症；声音低沉；神经病变和神经受压引起的感觉异常（如腕管综合征）等。心肌病变（左心室肥大）和高血压加速心血管并发症的发生。GH是一种强效的胰岛素拮抗剂，故糖尿病是导致患者死亡的主要因素。当巨舌症、上颚畸形和鼻黏膜肥厚合并存在时，可引起患者呼吸道阻塞、打鼾和睡眠呼吸暂停。肢端肥大症患者患结肠息肉和胃肠癌的几率明显增加，其总体死亡率约为正常人群的2～4倍。大约20%分泌型GH腺瘤可同时分泌PRL。

表 6-1 肢端肥大症的临床表现

肿瘤局部效应	视野缺损 颅神经麻痹（复视） 头痛
躯体表现	肢端肥大 手足软组织肥厚（指环及鞋号尺寸增大）
肌肉骨骼	下颌前突 咬合不正 关节痛 腕管综合征 额部隆起
皮肤	多汗症 皮赘
结肠	息肉
心血管	左心室肥大 高血压 充血性心力衰竭
睡眠障碍	睡眠呼吸暂停 发作性睡病
内脏表现	巨舌 肝大 脾肿大 甲状腺肿大
性功能	月经异常 溢乳（高催乳素血症） 性欲减退
糖代谢	葡萄糖耐量降低 胰岛素抵抗 高胰岛素血症 糖尿病
脂肪代谢	高甘油三酯血症

肢端肥大症治疗的主要目的是使 GH 水平正常。因为，寿命表分析显示 GH 水平低于 2.5ng/mL 患者的生存率与正常人群相等。GH 腺瘤的首选治疗为外科手术切除肿瘤，但是，由于肢端肥大症起病隐匿，当出现临床症状时肿瘤常已巨大并侵犯周围组织。对于有肿瘤残余的病例，需行放射治疗或生长抑素类药物治疗。奥曲肽可选择性与生长抑素受体 2（SSTR2）结合并抑制 GH 的释放，长期治疗可使超过 50%的患者 GH 和 IGF-1 水平正常并改善症状。多巴胺受体激动剂（溴隐亭）也用于肢端肥大症的治疗，但仅能使不到 15%的患者 GH 水平恢复正常。

二、泌乳素

泌乳素细胞是产生 PRL 的细胞，占垂体前叶的 20%～30%，它们分散于垂体远侧部，在后外侧区域相对聚集。在孕期和哺乳期内，PRL 细胞数量急剧增多（超常增生）。PRL 是 198 个氨基酸组成的多肽，最初被人们认识是由于它的催乳特性。不同于其他的垂体激素分泌受下丘脑刺激，PRL 的分泌可在无任何下丘脑刺激的情况下自发产生。控制 PRL 分泌的主要机制是下丘脑分泌的多巴胺对它的紧张性抑制。另外，PRL 的分泌可被生长抑素抑制。促甲状腺激素释放激素（thyroid stimulating hormone-releasing hormone，TRH）、雌激素、血管活性肠肽（VIP）和催产素可刺激 PRL 释放。PRL 血浆含量正常范围为 4～20μg/L，男性低于此水平的 20%～30%。在妊娠后期，PRL 水平可增至 200～300μg/L。分娩后，PRL 水平迅速下降，如无哺乳，则于 2～3 周内回到静止水平。血浆 PRL 水平的波动与吮乳有关，如分娩后继续哺乳，则 PRL 水平可持续升高 2～6 周。

PRL 可促进乳房小叶腺泡上皮过度增殖，导致乳房增大，产生乳汁。PRL 也可影响下丘脑减少促性腺激素释放激素（gonadotropin-releasing hormone，GnRH）及随后 LH 的释放来抑制性腺活性。在女性会导致不孕（泌乳性不孕是母乳喂养引起的高泌乳素血症的后果之一）、月经过少和闭经。在男性，高泌乳素血症可导致性欲低下和阳痿。PRL 亦为一种脑调控激素，被认为与母性行为模式有关。它对于大脑的作用还可能包括刺激食欲和止痛（通过一种阿片样途径），而且这些作用在快速眼动睡眠期增加。

低泌乳素血症一般为全垂体功能减退症的临床表现之一，极少有单纯性 PRL 缺乏者，偶见于接受多巴胺受体激动剂治疗的患者。单纯性 PRL 缺乏可导致泌乳不能和生殖障碍，而无其他明显临床表现。

高泌乳素血症是最常见的垂体病变之一，见于很多不同情况，发病机制亦不相同（表6-2）。生理性高泌乳素血症见于身体和情感压力、怀孕、乳头刺激和性高潮后。很多药物可通过对抗多巴胺的作用来增加PRL分泌，包括止吐药、抗抑郁药、抗精神病药和麻醉药。诸如减少多巴胺分泌的药物（如利舍平）或多巴胺受体拮抗剂（如吩噻嗪类、氟哌啶醇）常导致高泌乳素血症。病理性高泌乳素血症见于蝶鞍和鞍旁病变。PRL分泌性腺瘤（泌乳素瘤）占垂体腺瘤的40%～60%。在泌乳素瘤中，PRL的分泌失去调控，其分泌水平直接与肿瘤体积成正比。垂体柄扭曲和垂体压力升高可引起多巴胺对PRL分泌的紧张性抑制中断（垂体柄效应），从而导致PRL过量分泌引起高泌乳素血症，PRL水平可高达150μg/L。因此，无分泌功能的大腺瘤、导致垂体柄扭曲的鞍旁肿瘤（如鞍结节脑膜瘤）和累及下丘脑的病变（如下丘脑胶质瘤、生殖细胞瘤）均可因垂体柄效应而导致高泌乳素血症。中等程度的高泌乳素血症亦可见于约20%的甲状腺功能减退症患者，因为甲状腺功能减退导致TRH分泌增多而刺激PRL释放，或导致促甲状腺激素细胞增生及其引起的垂体柄效应使PRL分泌增多。

表6-2　高泌乳素血症病因

下丘脑	肿瘤　肉样瘤　放射治疗
垂体	激素活性肿瘤　泌乳素瘤　生长激素腺瘤　TSH腺瘤
垂体柄效应	无功能性腺瘤　Rathke裂囊肿　鞍旁肿瘤
药物	多巴胺受体激动剂　多巴胺合成及释放抑制剂　雌激素
神经源性	胸壁/脊髓损伤　乳房刺激　吮乳　生理应激
其他	原发性甲状腺功能减退　肾衰竭　妊娠　特发性

生育期女性高泌乳素血症临床表现包括：闭经、溢乳和不孕。月经周期的改变可为高泌乳素血症的早期诊断和评估提供依据，因此可发现许多直径<1cm的泌乳素微腺瘤。高泌乳素血症引起的雌激素分泌不足可导致性交困难、性欲下降及长期的骨质疏松。脂溢性皮炎和多毛症也可为表现之一。男性高泌乳素血症最常见的临床表现是进行性性欲减退和阳痿。少精症和性功能减退症的其他表现（如肌肉营养不良、腹部脂肪持续增多）也常有报道。15%～30%患者有溢乳和男性乳腺发育。由于不能早期发现月经改变，男性和绝经后女性泌乳素腺瘤常为大腺瘤（>1cm）。无论男性或女性高泌乳素血症患者均可有焦虑、抑郁、疲乏、情绪不稳和充满敌意等表现。

高泌乳素血症的治疗必须针对病因。PRL水平正常后女性患者月经来潮并可怀孕，男性患者性欲和性能力很快恢复，推测残余的正常腺体可能尚有功能。对于由药物引起的高泌乳素血症，停药后PRL水平即恢复正常。在治疗女精神病患者时应考虑给予不引起高泌乳素血症的抗精神病药物。甲状腺功能减退相关的高泌乳素血症，应用甲状腺素治疗可使PRL水平正常。肿瘤或占位性病变患者，首先应注意对肿瘤的适当处理，对于微腺瘤来说，可选择的治疗包括外科手术切除和多巴胺受体激动剂药物治疗。经验丰富的外科医师手术切除微腺瘤可达到很高的治愈率，而且病残率很低。药物治疗（如溴隐亭、卡麦角林）可有效控制高泌乳素血症和泌乳素腺瘤生长，但需终生服药。多巴胺受体激动剂可抑制泌乳素腺瘤生成和分泌PRL，分泌囊泡减少从而使细胞皱缩，最终引起肿瘤体积缩小。多巴胺受体激动剂还可阻止肿瘤细胞复制而抑制肿瘤生长。内分泌学家和专业的神经外科医师应共同讨论以决定最佳治疗方案。对于大泌乳素腺瘤，由于存在局部的周围组织侵犯，使得手术治愈率较低。外科手术治疗可用于以下几种情况：希望受孕者（因为药物治疗须至少在妊娠期的前三个月停止）、有视力损害者、不能耐受或药物治疗无效的患者。对于先天性高泌乳素血症患者，以多巴胺受体激动剂纠正 PRL 水平或性激素替代治疗可改善性功能减退症状。

三、促甲状腺激素

促甲状腺激素（TSH）细胞约占垂体前叶的 5%。甲状腺功能减退可促进 TSH 细胞增生，经适当的甲状腺素补充治疗后 TSH 可恢复正常。TSH 由 α 和 β 两个亚单位组成。α 亚单位常见于 LH、FSH 和人绒毛膜促性腺激素（HCG）。TSH 的生成和分泌受下丘脑促甲状腺激素释放激素（TRH）的调节。TRH 在下丘脑室旁核合成并释放入门脉毛细血管丛，其主要功能是刺激 TSH 释放，也可引起 PRL 的分泌。TSH 引起四碘甲腺原氨酸（T4）合成和分泌增加以及三碘甲腺原氨酸（T3）的轻度增加。T4 通过负反馈环路抑制 TRH 和 TSH 的释放，T4 是甲状腺分泌的主要物质，到达靶组织后转变为有新陈代谢活性的激素。甲状腺素是促进儿童大脑发育和调节成人组织新陈代谢的主要激素。

如 TSH 水平升高而 T3、T4 水平降低，提示为甲状腺病变，称为原发性甲状腺功能减退症。继发性或中枢性甲状腺功能减退症时，T3、T4 减少与 TSH 降低有关，提示为垂体分泌不足。甲状腺激素缺乏导致婴儿智力发育迟缓、儿童发育延迟和成人黏液性水肿。甲状腺激素分泌不足引起的症状包括怕冷、体重增加、记忆丧失、干性皮肤、毛发脱落、便秘、睡欲增加和疲乏。未经治疗的严重甲状腺功能减退可导致昏迷甚至死亡。TSH 或 TRH 缺乏所致甲状腺功能减退症可因下丘脑或垂体损害（肿瘤、炎症、肉芽肿、血管性病变和放射性坏死）而引起。垂体占位性病变（如垂体腺瘤）时，典型的 TSH 分泌减少常伴有其他激素的异常，因为垂体功能的丧失常有一定顺序性，开始时为生长激素、促性腺激素，随后为促甲状腺激素，最后为 ACTH。大多类型的甲状腺功能减退症采用甲状腺素替代治疗有效，可调整激素剂量直至血浆激素水平正常。

甲状腺功能亢进最常见的病因为 Graves 病、多结节性甲状腺肿伴甲亢，这些病变发生时 TSH 水平很低或检测不到。TSH 分泌性（促甲状腺细胞）腺瘤很少，占所有垂体腺瘤的不到 1%，与长期的甲状腺功能减退有关（以高 TSH 和低 T4 为特征），或者为高 TSH 伴高 T4。对于前者，须排除甲状腺功能减退引起的继发性促甲状腺细胞增生。无论原发性还是中枢性甲状腺功能亢进症的症状均有：心动过速、怕热、体重下降、腹泻、震颤、骨质疏松、多尿和情绪易冲动。TSH 分泌性腺瘤可同时分泌其他激素，包括 GH、PRL 和促性腺激素，而且具有更高的侵袭性生长特性。外科手术是促甲状腺细胞腺瘤的首选治疗。手术切除成功与否在于肿瘤的侵犯程度和体积。不全切除的肿瘤需要行放射治疗或多巴胺受体激动剂治疗。

四、促肾上腺皮质激素

促肾上腺皮质激素细胞产生 ACTH，占垂体前叶的 10%～20%。此类细胞主要聚集于垂体中三分之一，在前叶侧翼和中间部也可存在。皮质醇的分泌受下丘脑-垂体-肾上腺轴的调节。促肾上腺皮质素释放激素（CRH）由下丘脑室旁神经元合成，经正中隆起外侧带神经细胞末梢轴突分泌进入灌注垂体前叶的长门脉系统，刺激 ACTH 细胞释放。ACTH 作为阿片-促黑素细胞皮质素原（POMC）的一部分被合成，后者裂解成 pro－ACTH 和 β－促脂素（βLPH）。pro - ACTH 经过进一步加工生成 ACTH、促肾上腺皮质激素样中叶肽（CLIP）、内啡肽、促脂素和促黑色素细胞激素（melanocyte stimulating hormone，MSH）。ACTH 的主要作用是刺激肾上腺皮质类固醇生成，导致皮质醇的合成和释放。皮质醇对垂体和下丘脑发挥负反馈作用。下丘脑通过释放 CRH 对皮质醇进行调节，包括对下丘脑输入信息的复杂整合作用。拟胆碱药和 5 -羟色胺能药物能刺激 CRH 分泌，而肾上腺素能途径组成了一条抑制通路，所有这些作用介导了具有应激诱导和昼夜节律的 ACTH 分泌。ACTH 和皮质醇分泌在清晨六点达到高峰，白天至下午 4 点下降，随后继续下降，至晚上 11 点和凌晨 3 点之间降至最低点。

ACTH 分泌异常导致皮质醇产生失调。皮质醇是一种类固醇激素，不像肽类激素那样与细胞膜受体结合。皮质醇穿过细胞膜并与胞浆或核受体结合从而影响靶基因的转录和蛋白合成。皮质醇对于维持新陈代谢的稳态有很重要的作用，而且还产生很多生理效应，包括刺激蛋白质分解而异生为糖（异化作用）和抗炎作用。

肾上腺皮质功能减退症可为原发性，即肾上腺本身病变；也可为继发性，即垂体或下丘脑功能障碍引起的 CRH 或 ACTH 分泌减少。原发性肾上腺皮质功能不全早在 1855 年首先由 Thomas Addison 描述，与肾上腺损害有关，病因包括结核病、获得性免疫缺陷综合征（AIDS）、自身免疫性疾病、肾上腺出血或肿瘤。在这些病例中，ACTH 水平升高与血浆糖皮质激素降低有关。继发性肾上腺皮质功能不全最常见原因为外源性糖皮质激素治疗时引起的下丘脑-垂体轴抑制。内源性病因常为体积较大的肿瘤、垂体瘤卒中、垂体梗死（席汉综合征）、炎症（淋巴细胞性垂体炎、朗格汉斯组织细胞增生症）或肉芽肿病（肉样瘤病）等导致的垂体损害。几乎所有病例 ACTH 的减少均伴有全垂体功能减退。肾上腺皮质功能减退症的临床表现有无力、疲乏、食欲缺乏、恶心呕吐、腹泻和体位性低血压。糖皮质激素分泌不足可伴有盐皮质激素缺乏而引起低钠血症和高钾血症。原发性肾上腺皮质功能不全患者还可有色素沉着（继发于升高的 ACTH 及相关的 MSH 分泌）。肾上腺皮质功能不全的典型诊断标准为清晨血浆皮质醇浓度低及给予 ACTH 后皮质醇反应不足（低于 18μg/L）（Cortrosyn 刺激试验）。治疗包括全天两到三次的皮质醇激素替代治疗（如氢化可的松上午 8 时 15mg、下午 3 时 10mg）。肾上腺皮质功能不全患者在机体应激时（严重疾病、创伤、预期手术）应补充激素以避免肾上腺危象，应激开始时即应给予类固醇（如氢化可的松 100mg 静脉注射）并维持整个应激过程。

皮质醇增多综合征在 1912 年首先由 Harvey Cushing 描述。Cushing 综合征即是对慢性皮质醇增多症引起的临床症状的命名。外源性类固醇的应用（如关节炎和脑水肿的治疗）可导致医源性 Cushing 综合征。由垂体过量分泌 ACTH 而引起的皮质醇增多症被归为 Cushing 病。几乎所有的器官都可受皮质醇增多症的影响（表 6 - 3）。向心性肥胖是糖皮质激素过多的最常见和最初表现。蓄积在面部、锁骨上及颈背面的脂肪垫可导致典型的满月脸和水牛背，并伴有面部多血症。脂肪重新分布的机制可能是：躯干和四肢的脂肪细胞对皮质醇过多引起的脂肪分解和继发性高胰岛素血症引起的脂肪生成两个相反作用的敏感性不同。其他的临床特征与皮质醇的蛋白质消耗作用有关，包括由真皮和结缔组织萎缩引起的皮肤菲薄、紫色或红色的条纹、肌肉消耗导致的易疲乏和大肌肉萎缩引起的坐起困难。骨质疏松会增加病理性骨折和椎体压缩性骨折的危险。慢性皮质醇增多症还可导致机体对感染性疾病、高血压引起的心脏肥大及最终的充血性心力衰竭、肾上腺皮质雄激素过多导致的多毛症等疾病的抵抗机制受损。精神障碍也极为常见，包括焦虑、进行性情绪不稳定和易激惹、欣快症或抑郁症。该病的诊断包括两步，首先应确定是否存在皮质醇增多症或 Cushing 综合征，其次明确病因。清晨血浆皮质醇易于检测，但 50%的 Cushing 综合征患者在正常水平。因为 Cushing 综合征患者常缺乏昼夜节律，故夜间血清或唾液皮质醇水平检测对诊断是有帮助的。测 24 小时尿液游离皮质醇是监测肾上腺皮质激素水平最理想的方法。小剂量地塞米松抑制试验是鉴别 Cushing 综合征最可靠的诊断方法，它评估下丘脑-垂体-肾上腺轴的负反馈环路是否正常。晚 10 时到 11 时之间给予 1mg 地塞米松口服，于次日早 8 时测血浆皮质醇浓度。通常，血浆皮质醇将被抑制而低于一个确定的值（典型时低于 2μg/L）。尽管这个试验对 Cushing 病敏感性很高，但其特异性很低，约 13%的肥胖患者缺乏正常的抑制。

表 6-3　Cushing 综合征的临床特征

脂肪分布	向心性肥胖　全身性肥胖　满月脸　水牛背　锁骨上脂肪垫
皮肤表现	皮肤条纹（红色或紫色）　多血症　多毛症　痤疮　淤伤　色素沉着
肌肉骨骼	骨质疏松（病理性骨折）　近端肌无力
性功能	月经紊乱　性欲减退　阳痿
代谢	葡萄糖耐量下降　糖尿病　伤口愈合不良
心血管	高血压　心脏肥大　充血性心力衰竭
精神改变	易激惹　精神病　情绪不稳　抑郁

Cushing 综合征的诊断成立后，应寻找病因。血浆 ACTH 水平有助于鉴别肾上腺皮质肿瘤（ACTH 水平降低）、Cushing 病（ACTH 水平轻度升高或正常）和异位 ACTH 肿瘤（ACTH 水平显著升高）。大剂量地塞米松抑制试验用来测定皮质醇增多症对垂体的依赖性。经典的试验需每六小时服地塞米松 2mg，连用两天，第二天测 24 小时尿液游离皮质醇。几乎所有的 Cushing 病患者类固醇水平被抑制达 50%以上。肾上腺肿瘤患者类固醇水平降低不明显。也可于夜间 11 时顿服地塞米松 8mg，次日早 8 时测血浆皮质醇水平，Cushing 病患者血浆皮质醇水平降至 50%或低于基础值。另一个补充试验为美替拉酮试验，每 4 小时服美替拉酮 750mg，连用六次，致使皮质醇丧失，然后测尿液（24 小时）类固醇水平。通常类固醇水平可升高两倍；有超过 98%的 Cushing 病患者（以及异位 ACTH 肿瘤）服用美替拉酮后尿液类固醇水平会有一个爆发性升高。如怀疑为 Cushing 病，应行核磁共振（MRI）扫描以明确是否存在 ACTH 腺瘤。如 MRI 检查阴性，提示肿瘤体积太小肉眼难以看到或为异位 ACTH 肿瘤，此时应行双侧岩下窦（inferior petrosal sinus，IPS）采血，测两侧岩下窦（IPS）和外周血 ACTH 水平。Cushing 病中枢与外周 ACTH 梯度比始终大于 2∶1。异位 ACTH 肿瘤患者此梯度比几乎总是低于 1.7∶1。双侧岩下窦采血法还有助于确定垂体瘤的定位。如两侧梯度比大于 1.5∶1，考虑有异常的静脉引流，肿瘤很可能位于垂体内高 ACTH 侧。应用 CRH 刺激可提高本试验的灵敏度。经蝶手术选择性切除腺瘤对于 Cushing 病的治疗是很有必要的。由于肿瘤体积常很小而且具有侵袭性，故手术应由 Cushing 病诊治经验丰富的外科医师实行。IPS 引导下的半垂体摘除术可使 80%以上的患者达到治愈。

长期的皮质醇增多症患者存在下丘脑-垂体促肾上腺皮质抑制，使 Cushing 综合征治疗的成功率下降，部分患者需应用皮质醇替代治疗 6 至 12 个月直至 CRH 和 ACTH 反应回到基础水平。对于那些顽固性或 Cushing 病复发而其他治疗无效的患者，可以考虑选择双侧肾上腺全切除这一最终治疗方案。这些患者肾上腺皮质功能的严重减退引起皮质醇丧失，从而可刺激 ACTH 腺瘤的生长和分泌活动的增强，导致血浆 ACTH 浓度不断升高和皮肤色素沉着，称为 Nelson 综合征。

五、卵胞刺激素和黄体生成素

促性腺激素细胞产生卵胞刺激素（FSH）和黄体生成素（LH），占腺垂体前叶的 15%。这两种激素具有同样的 α 亚基，α 亚基是含有 116 个氨基酸的多肽，包含一个有 24 个氨基酸的信号肽。亚基赋予了每种激素特有的免疫学生物特性。下丘脑通过释放促性腺激素释放激素（GnRH）调节促性腺细胞的分泌。GnRH 是下丘脑视前核和弓状核神经元释放的一类十肽。GnRH 具有一定频率和浓度的分泌，使促性腺细胞分泌相应浓度的 LH 和 FSH。LH 和 FSH 的脉冲式释放与 GnRH 的脉冲式释放相关。在男性，LH 与 Lyedig 细胞的受体结合而刺激睾酮的产生。FSH 在男性的作用尚不明确，可能与睾酮一起参与精子生成数量和质量的调控。在女性，LH 是卵巢类固醇合成和卵母细胞成熟的主要调节因子。FSH 在调节卵泡生长和雌激素生成过程中发挥关键作用。

性腺功能减退症分为原发性（睾丸或卵巢功能障碍）和中枢性（垂体或下丘脑）。青春期前儿童性腺功能减退症可无任何症状，而青春期性腺功能减退症则引起青春期不发育或发育延迟。成年女性性腺功能减退表现为闭经、不育、性欲减退、阴道干燥和潮热。在男性，性腺功能减退导致性欲低下、勃起功能障碍和不育症。原发性性腺功能减退症的病因包括遗传因素、停经、自身免疫反应、病毒感染、放射线和化疗。中枢性性腺功能减退症最常见于垂体腺瘤。肿瘤对周围组织的压迫导致垂体组织的损害或干扰下丘脑释放 GnRH。促性腺激素是继 GH 后第二个易被垂体压迫引起紊乱的激素。下丘脑病变如肿瘤或放疗，以及下丘脑性闭经均可导致性腺功能减退症。禁食、体重减轻、神经性厌食、食欲过盛、过度运动或应激状态可导致 GnRH 的脉冲式分泌障碍（下丘脑性闭经）。升高的 PRL 也可抑制 GnRH 波动而导致下丘脑性性腺功能减退症。该病的诊断需要检测 LH、FSH、睾酮或雌激素水平并参考相应年龄段正常水平。男性和绝经前女性激素替代治疗有效。

促性腺激素生成过剩是垂体腺瘤的一个病理结果。部分以往所谓的“无功能性”垂体腺瘤事实上均产生促性腺激素，而异常升高的 α 亚基、FSH 或很少升高的 LH 并不产生临床症状。而且，很多肿瘤不引起激素分泌或仅分泌未经正常修饰的促性腺激素前体。促性腺激素腺瘤的治疗可考虑外科手术切除肿瘤，大多情况下可采用经蝶入路。

六、抗利尿激素

抗利尿激素（antidiuretic hormone，ADH）或称血管加压素，是一种下丘脑视上核和室旁核大细胞性神经元合成的九肽激素原。神经分泌颗粒沿轴突转运并储存于垂体后叶。ADH 的分泌对渗透压调节高度敏感。位于下丘脑前方的渗透压感受器可感受到血浆渗透压微至 1%的变化而产生刺激，引起 ADH 释放。ADH 的分泌对容量调节不太敏感。容量感受器位于主动脉、颈动脉窦和左心房，发送冲动沿迷走和舌咽神经传入脑干。血压下降 10%～15%时刺激 ADH 分泌。ADH 与肾脏集合管上的受体结合，促使远曲小管和集合管内的游离水重吸收增多。

尿崩症（diabetes insipidus，DI）是血管加压素分泌不足（下丘脑性尿崩症）引起的大量稀释尿液排出。大部分的尿崩症患者有正常的渴感警报机制，能够饮足够量的水以保持机体代谢平衡。患者可继发多饮、多尿和夜尿。由于垂体后叶仅是 ADH 的贮藏部位，故垂体后叶或垂体柄下部损伤很少引起永久性尿崩症。然而，垂体柄上部和下丘脑的损伤（如生殖细胞肿瘤、颅咽管瘤、淋巴细胞性垂体炎）则可能导致永久性尿崩，垂体腺瘤并发尿崩少见。手术切除垂体柄可引起三个阶段反应，初期由于垂体后叶休克引起暂时性尿崩，中期因神经垂体细胞死亡而使贮存的 ADH 释放导致 ADH 过量而出现尿少，后期则发展为永久性尿崩症。人工合成的 ADH（DDAVP 或去氨加压素）用于治疗那些不能保持足够口服液体摄入量（由此引起的高钠血症）或严重的多尿症和夜尿症患者。一过性尿崩症尿液比重低于 1.005、排尿量大于 200mL/h 超过 2 小时、且伴高钠血症时，提示经口水分摄入量不足尿液排出量，应及时予以治疗。

ADH 分泌过多表现为抗利尿激素分泌异常综合征（syndrome of inappropriate antidiuretic hormone secretion，SIADH）。SIADH 的特征为 ADH 持续分泌而血浆渗透压低。SIADH 的诊断只有在出入水基本平衡；肾功能、甲状腺和肾上腺功能正常；以及未服用利尿药的情况下方能成立。所有患者均有低钠血症，尿渗透压高于血渗透压。SIADH 的可能病因包括恶性肿瘤（如小细胞肺癌、淋巴瘤、胰腺肿瘤）分泌 ADH、慢性阻塞性肺病（COPD）或药物（如吩噻嗪、三环抗抑郁药、卡马西平、锂剂）等。SIADH 可并发中枢神经系统病变，可能由大脑对大细胞性神经元的慢性抑制作用消失而引起。低钠血症的临床症状主要表现为谵妄、木僵、昏迷和癫痫发作。通常，正常个体只有当血钠水平低于 125mmol/L 时才出现症状。这些临床表现或许说明血浆渗透压降低引起水分转移至脑内而引起了脑水肿。SIADH 的治疗通常需限水至每天 600 到 800mL，2～3 天后血钠可逐步升高。如低钠血症持续很长时间，快速纠正血钠水平可导致中枢性脑桥脱髓鞘病变而引起四肢轻瘫和延髓性麻痹。如患者很快发展为低钠血症并且症状明显，可在限水同时给予 3%的高张盐水以纠正血钠水平。

七、催产素

催产素（OT）是贮存于垂体后叶的另一种激素，也是一种九肽，是使子宫收缩最强效的激素。它已被用于产程的诱导和增进以及产后出血的预防和治疗。催产素还参与泌乳及射乳过程。

第三节　全垂体功能减退症

垂体功能减退包括选择性单一激素水平低下或全垂体功能的丧失。由大腺瘤直接压迫或放射线治疗引起的垂体功能障碍常为典型的阶梯式表现，首先为 GH 分泌减少，其次为促性腺激素和促甲状腺激素，最后为促肾上腺皮质激素。这种渐次的功能障碍与垂体细胞对外来损伤的敏感性有关。垂体腺瘤可通过某种激素的过剩分泌（有激素活性腺瘤）或对正常垂体组织的进行性压迫而引起症状。对于后者和 Rathke 裂囊肿，最先出现的典型激素症状包括男性和绝经后女性性欲减退或更年期前女性闭经。这些症状可由促性腺激素功能的直接丧失引起，也可由垂体柄效应引起的高泌乳素血症和随之的 GnRH 抑制引起。其后，随着肿瘤或囊肿的增大，甲状腺和肾上腺功能调节受到影响，出现更明确的症状。肿瘤局部压迫引起的症状和体征常为头痛和视交叉受压引起的双颞侧偏盲，有助于诊断。对于缺乏占位效应表现的尿崩症或全垂体功能减退症患者，应考虑到非腺瘤性鞍区病变可能，如感染、肉样瘤病、淋巴细胞性垂体炎、颅咽管瘤、胶质瘤、生殖细胞瘤、朗格汉斯组织细胞增生症或转移瘤。急性垂体功能衰竭可见于垂体腺瘤出血或垂体梗死（席汉综合征）导致的垂体卒中。涉及垂体尤其是垂体柄的放射治疗可使 50%的患者在 3 至 5 年内发生垂体功能衰竭。

（赵卫国　尚寒冰）

参考文献

1. Engelmann M，Landgraf R，Wotjak CT. The hypothalamic-neurohypophysial system regulates the hypothalamic-pituitary-adrenal axis under stress：an old concept revisited. Front Neuroendocrinol，2004，25：132-149.
2. Abosch A，Tyrrell JB，Lamborn KR，et al. Transsphenoidal microsurgery for growth hormone-secreting pituitary adenomas：initial outcome and long-term results. J Clin Endocrinol Metab，1998，83：3411-3418.
3. Kelly DF，Gonzalo IY，Cohan P，et al. Hypopituitarism following traumatic brain injurt and subarachnoid hemorrhage：a preliminary report. J Neurosurg，2000，93：743-752.
4. Monson JP. Long-term experience with GH replacement therapy：efficacy and safety. Eur J Endocrinol，2003，148（2）：S009-S014.
5. Tyrrell JB，Lamborn KR，Hannegan LT，et al. Transsphenoidal microsurgical therapy of prolactinoma：initial outcomes and long-term results. Neurosurgery，1999，44：254-261.
6. Melmed S. Mechnisms for pituitary tumorigenesis：the plastic pituitary. J Clin Invest，2003，112：1603-1618.
7. Colao A，Di Sarno A，Cappabianca P，et al. Withdrawal of long-term cabergoline therapy for tumoral and nontumoral hyperprolactinemia. N Eng J Med，2003，349：2023-2033.
8. Isidori AM，Kaltsas GA，Grossman AB. Ectopic ACTH syndrome //Arzt E，Bronstein M，Guitelman M，eds. Pituitary today：molecular，physiological and clinical aspects. Basel：Karger，2006. vol35：143-156.

第 7 章 神经电生理学

第一节 听觉脑干诱发电位

一、概述

听觉脑干诱发电位（auditory brainstem respinse，ABR）是指用声刺激诱发听神经、脑干的电活动，在刺激后 10ms 时间内记录到的 5～7 个系列波形（图 7－1－1）。大多数学者认为除波Ⅰ可确定来源于听神经外，Ⅱ波以后各成分均为多处起源，虽难以确定各波精确的解剖起源，但它们的潜伏期相对稳定，能够大致反映神经冲动从听神经远端经脑干向中枢传导的过程。根据各波潜伏期的长短推测各波可能对应的起源部位如下：Ⅰ波，听神经远端；Ⅱ波，听神经近端；Ⅲ波，耳蜗核附近；Ⅳ波，上橄榄核复合体；Ⅴ波为外侧丘系、下丘水平。Ⅴ波最为稳定，随反应阈值水平刺激的减弱仍可分辨Ⅴ波，是 ABR 反应阈的主要参照成分。

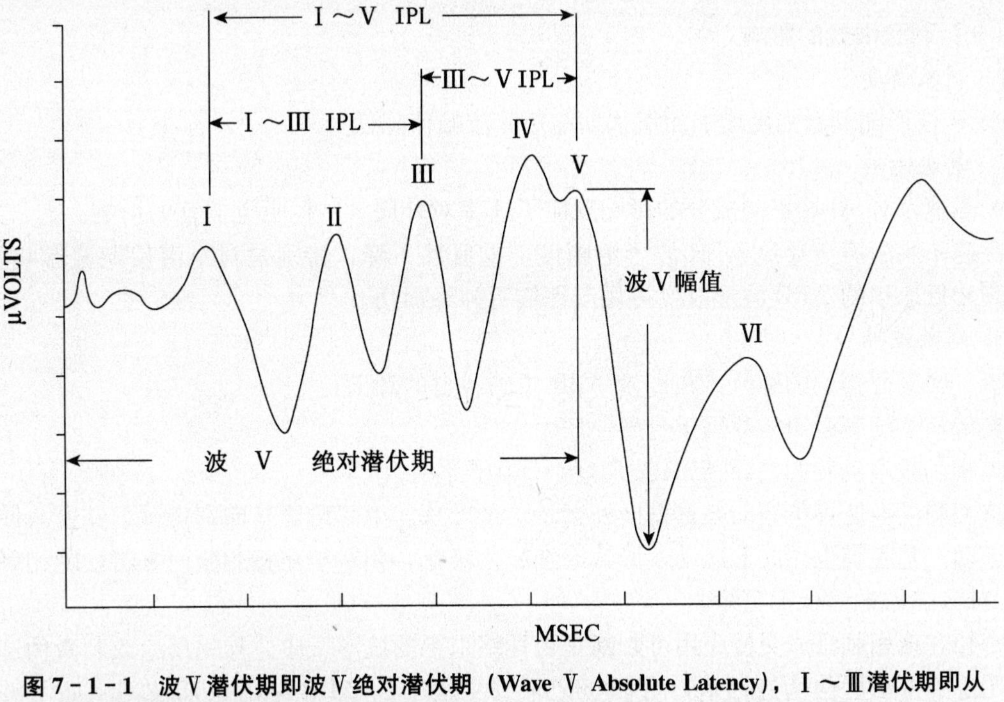

图 7－1－1 波Ⅴ潜伏期即波Ⅴ绝对潜伏期（Wave Ⅴ Absolute Latency），Ⅰ～Ⅲ潜伏期即从Ⅰ波出现到Ⅲ波出现的时间（Ⅰ～Ⅲ Interaural Peak Latency，Ⅰ～Ⅲ IPL），Ⅰ～Ⅴ潜伏期即从Ⅰ波出现到Ⅴ波出现的时间（Ⅰ～Ⅴ Interaural Peak Latency，Ⅰ～Ⅴ IPL），Ⅲ～Ⅴ潜伏期即从Ⅲ波出现到Ⅴ波出现的时间（Ⅲ～Ⅴ Interaural Peak Latency，Ⅲ～Ⅴ IPL）。波Ⅴ幅值即记录到的Ⅴ波从波峰到波谷的电压大小

要了解 ABR 如何用于临床诊断，我们必须知道相关机械的、生理的、神经生理的基础知识。如图所示，ABR 由给声刺激后 10ms 内数个波峰、波谷组成，这些峰是远场记录到听神经、脑干传导通路中神经元同步化活动的表现。ABR 测量的主要指标是波潜伏期和波幅值。

峰潜伏期（peak latency）：指从刺激上升相到出现某一波的时间就称为该波的潜伏期。潜伏期的大小取决于：① 声音从耳道到耳蜗的传递时间；② 耳蜗滤波分频时间；③ 突触延迟，指从内毛细胞到听神经纤维的传导时间；④ 神经冲动的传导时间。耳蜗底周的基底膜为高频特异性区域，声音先传到高频区，由于耳蜗底周有较高的传导波速，神经反应同步化好，这就决定了波主要由高频神经纤维活动而产生，高频听力损失后，低频声音主要参与Ⅴ波形成时，则表现为Ⅴ波潜伏期延长。

标准的 ABR 测试均为波潜伏期及幅值的测试。其中又以Ⅴ波潜伏期改变较有诊断价值。如果Ⅴ波潜伏期延长超过正常值范围的 2 个标准差则为异常。Ⅰ～Ⅲ，Ⅰ～Ⅴ，Ⅲ～Ⅴ波间潜伏期差的改变也可提供有价值的信息。另一个诊断标准为耳间潜伏期差，如耳间波Ⅴ潜伏期差大于 0.2ms，对于诊断直径大于 1cm 的肿瘤非常有效。但应注意耳间波Ⅴ潜伏期差需要健耳作对比，不适用于双侧肿瘤的诊断。Brackmann 提出 4 kHz 听力损失大于 50 dB 时，听力损失每增加 10dB 波，Ⅴ潜伏期减去 0.1ms。此种经校准的耳间潜伏期对比有利于尽量减少由于蜗性听力损失带来的影响。

峰幅值：即波峰至波谷的距离。幅值的大小取决于：① 声刺激引起神经元活动的数目；② 神经元活动的同步程度的高低。一般认为Ⅴ/Ⅰ波幅值比大于 1，若小于 0.5 则认为异常。

二、ABR 的影响因素

（一）刺激因素的影响

1. 刺激强度

ABR 波形随刺激强度增加而潜伏期缩短，波幅值降低。

2. 刺激速率

刺激速率对 ABR 不同成分的影响反应了速率对外周、中枢听觉器官的影响。

高速率刺激声会导致 ABR 波形清晰度、重复性下降，特别是对早潜伏期波影响较大，比较高和低速率的 ABR 波形改变可用于评估听神经损伤。

3. 刺激极性

疏、密交替相位的刺激，在记录 ABR 中的各自的意义：

交替相位的刺激声推荐用于骨导 ABR。

疏相刺激声诱发的气导 ABR 波形好，气导推荐使用。

疏相刺激声使耳机振动膜首先向外运动，经外耳、中耳传导至卵圆窗（前庭窗）使其先向外运动，基底膜也先向上运动，导致毛细胞去极化，相对于密相刺激声来讲，疏相刺激声引出 ABR 各波的潜伏期更短。

密相和疏相刺激声交替应用可判断是否耳蜗来源的波形反应。耳蜗反应或刺激伪迹过大时，用这种方法可使伪迹抵消，有利于记录到更清晰的 ABR 早潜伏期波型（如Ⅰ波、Ⅱ波）。密相和疏相刺激声对比常用于区别记录波形来源于耳蜗或听神经以后听传导通路，有助于听神经病的诊断。

4. 刺激时程和上升时间

标准的短声记录到的 ABR 是 0.1ms。加快刺激速率，使神经元同步性变差，ABR 波潜伏期延长，幅值减小，波形变差。

5. 刺激频率

在频率特异性和神经兴奋同步性方面存在一个矛盾，要求更好的频率特异性，需要更长的刺激声上升时间，将使神经元同步性变差，影响反应的质量。

6. 单耳或双耳记录

双耳同时给声记录比单耳给声记录的幅值高 60%，潜伏期缩短。

（二）记录因素的影响

1. 电极位置
2. 滤波设置
3. 时间窗
4. 单、双通道记录
5. 叠加次数

（三）受试者因素的影响

1. 年龄

正常新生儿Ⅰ、Ⅲ、Ⅴ波均可见，60dB 刺激声波Ⅴ潜伏期约为 7.0 ms。Ⅰ、Ⅲ波幅值较Ⅴ波高，与Ⅴ波潜伏期延长相比，Ⅰ波潜伏期仅轻微延长，这一结果说明耳蜗在出生时已基本发育成熟。

2. 性别

许多学者报道女性较男性 ABR 各波潜伏期短、幅值高。Ⅴ波潜伏期比男性平均短 0.2ms，Ⅳ、Ⅴ、Ⅵ波高，波间也较男性短。有的学者认为潜伏期、波幅值的差别源于女性较男性更短的耳蜗反应时间以及女性头颅较小等原因。

3. 药物

研究显示 ABR 不受镇静剂、麻醉、肌松剂、巴比妥类药物的影响。

ABR 可用于耳毒药物应用的监测，短声代表的频率以 2～4kHz 为中心，若出现这一频段的损害用 ABR 就可检出，高频的 8kHz 或 8kHz 以上通过特别的高频耳机传送的短纯音对于氨基糖苷类药物引起的耳毒性更为敏感。因为在此情况下高频听力最先受影响。

4. 注意力

ABR 不受睡眠、代谢性或中毒性昏迷的影响，注意力变化对于临床测试影响不大，这些因素 ABR 在临床各种病患者中广泛应用。

5. 体温

体温增加或降低可以观察到 ABR 波潜伏期的改变，1978 年 Stockard、Sharbrough 等观察到食管温度小于 35 摄氏度时Ⅰ～Ⅴ波间期延长，因此我们要注意术中监测昏迷患者的 ABR 的结果。

6. 肌肉活动伪迹

肌肉活动伪迹在阈值测定时尤为明显，来源于颌部及颈部肌肉。故此，测试时要让患者舒服地躺着，头部放好，给予充分的颈肌、颌肌支撑。眼肌运动也会影响 ABR 的波形，偶有病员闭目有眼震的要建议患者睁眼测试。

三、ABR 在蜗后听觉通路疾患诊断方面的作用

ABR 对听神经及低、中位脑干疾患是非常敏感的，这些异常包括局部空间占位疾病、多发弥漫性疾病、功能性疾病等。ABR 对这些疾病并无特异性的诊断价值，任何累及前述

听觉传导通路的病变均可能造成ABR的如下改变：① ABR波潜伏期延长；② 波间潜伏期延长；③ 波形分化差；④ 波的消失，特别是潜伏期较晚的ABR波，如波Ⅴ潜伏期在任何刺激强度均延长。

（一）听神经瘤及其他局部占位性病变

可能影响听神经传导径路的肿瘤如听神经瘤（又称前庭神经施万细胞瘤、神经鞘瘤）、脑膜瘤、神经胶质瘤等。临床最为常见的是听神经瘤，早期研究报道ABR诊断听神经瘤的敏感性高达95%～98%，但这些病例的瘤体都是很大的。近年来由于增强MRI的临床应用，许多学者发现传统的ABR检测对于内听道内或外大于1.0cm的肿瘤诊断准确率达100%，而对于小于1.0cm者诊断可靠性不如增强MRI，敏感性仅63.9%，故此增强MRI被认为是听神经瘤诊断的金标准。近年来有报道叠加听性脑干诱发电位（stacked ABR）可以作为一种对于小听神经瘤非常敏感的诊断工具。

神经纤维瘤病（Neurofibromatosis）分为Ⅰ型（NF1）、Ⅱ型（NF2）。NF1是多系统病变，常常包括听觉系统受损。NF2是以双侧前庭施万细胞瘤为特点，有时出现多发颅内、脊髓肿瘤。

（二）脱髓鞘病变

据报道多发性硬化出现异常ABR的比例为61%，与听神经失同步化有关；ABR异常，声反射引不出，言语识别率降低，并且常常为突发的听力下降，是多发性硬化的特点。也有帕金森病、头颅钝器伤所致的昏迷、白化病等均有观察到ABR异常。ABR用于儿童细菌性脑膜炎恢复阶段监测，异常的ABR常提示后遗症的出现，如癫痫发作、气道阻塞、脑积水。

（三）听神经病

1993年Berlin报道一组患者耳声发射正常而ABR异常，这组患者后来被称为听神经病。正常的耳声发射代表了外毛细胞功能活动良好，异常的ABR提示听神经传导通路的异常。AR、OAE、EcochG、ABR等多种听力学检测可帮助判断蜗性或蜗后性的病变。听神经病常为双侧发病，但双耳听力损失并不一定同步、对称。有一部分患者表现为单侧听神经瘤。许多研究者发现第4脑室积水者ABR异常。Ⅰ型糖尿病患者Ⅴ波、Ⅰ～Ⅴ间期延长，可能是长期糖尿病微血管病变所致。

（四）脑外伤

ABR可用于脑外伤患者预后及伤后恢复状况的判断。ABR还可用于昏迷的程度、脑死亡的判断，仅Ⅰ波出现则意味着脑死亡，比单纯的脑电图判断更为有效。

四、ABR神经诊断中的优势与不足

（一）优势

1. 无创性；
2. 对听神经及脑干病变的高敏性；
3. 在功能性外周听觉通路障碍诊断中的突出优点（优于MRI）；
4. 正常人ABR潜伏期的一致性为ABR神经诊断提供了强大的基础。

（二）不足

1. 外周听觉功能损失常导致ABR波形确认困难，难以对比结果。特别是高频听力损失，甚至可能引不出ABR，但听力损失不能成为不做ABR的理由，因为对声音无反应的患者此时可能引不出Ⅴ波，但Ⅰ波、Ⅱ波却正常，这成为诊断蜗后病变的有力证据。

2. ABR 并不是对所有中枢神经系统疾病都敏感。对脑干以上的听觉通路情况不能判别，因此正常的 ABR 不能除外听觉中枢病变。

3. ABR 波形的判断，如重复性、潜伏期、波幅值大小判断没有一公认的标准，存在测试者主观因素的影响。

4. 需要测试者具备必要的听力学知识。

（陈锡辉　周蔚）

参考文献

1. Brog E，Lofqvist L. Auditory brainstem response（ABR） to rarefaction and condensation clicks in normal and abnormal ears. Scandinavian Audiology，1982，11：227-235.
2. Chandrasekhar SS，Brackmann ED，Devgan KK. Utility of auditory brainstem response audiometry in diagnosis of acoustic meuromas. Am J Otol，1995，16：63-67.
3. Clemis JD，Mitchell C. Electrocochleography and brainstem responses used in the diagnosis of acoustic tumors. J Otolaryngol，1977，6：447-459.
4. Coats AC，Martinm JL. Human auditory nerve action potentials and brain stem evoked reponses：Effects of audiogram shape and lesion location. Archives of Otolaryngology，1977，103：605-622.
5. Don M，Masuda A，Nelson RA，Brackmann DE. Successful detection of small acoustic tumors using the stacked derived band ABR method. Am J Otol，1997，18：608-621.
6. Hecox KE，Squires N，Galambos R. Brainstem auditory evoked responses in man：effects of stimulus rise-fall time and duration. Journal of the Acoustical Society of America，1976，60：1187-1192.
7. Kotlarz JP，Eby TL，Borton TE. Analysis of the efficiency of retrocochlear screening. Laryngoscope，1992，102：1108-1112.
8. National Institutes of Health Consensus Development Conference（NIH Consensus，1991）.
9. Pikus AT. Pediatric audiologic profile in type 1 and type 2 neurofibromatosis. Journal of the American Academy of Audioloigy，1995，6：54-62.
10. Selesnick SH，Jackler RK. Atypical hearing loss in acoustic neuroma patients. Laryngoscope，1993，103：437-441.
11. Selters WA，Brackann DE. Acoustic tumor detection with brain stem electric response audiometry. Arch Otolaryngol，1997，103：181-187.
12. Stapells DR，Picton TW. Technical aspects of brainstem evoked audiometry using tones. Ear and Hearing，1981，2：20-29.
13. Starr A，Picton TW，Sininger YS，et al. Auditory neuropathy. Brain，1996，119：741-753.
14. Stockard JJ，Stockard JE，Westmoreland B，Corfits J. Brainstem auditory evoked reponses：Normal variation as a function of stimulus and subject characteristics. Archives of Neurrology，1979，36：823-831.
15. Thomason JE，Murdoch BE，Smyth V，Plath B. ABR latency-intensity function abnormality in the early detection of a cerebellopontine angle tumor：a case study. Scand Audiol，1993，22：57-59.
16. Thomsen J，Terkildsen K，Osterhammel P. Auditory brain stem responses in patients with acoustic neuromas. Scand Audiol，1978，7：179-183.
17. Wilson DF，Hodgson RS，Gustafson MF，et al. The sensitivity of auditory brainstem response testing in small acoustic sensitivity of auditory brainstem response testing in small acoustic neuromas. Laryngoscope，1992，102：135-147.

第二节 眼科神经学

一、概述

眼科神经学（neuron－ophthalmology）是介于眼科学与神经科学之间的一门交叉学科。眼作为人体的重要感觉器官之一，有具备其自身特点的神经感受器，是构成神经系统的重要组成部分。在12对颅神经中有7对神经的全部或部分功能与眼有关；在神经肿瘤中，会出现不同程度的眼部症状和体征；交感神经和副交感神经对瞳孔活动的支配以及产生的瞳孔变化在神经学中亦有着重要意义。眼征是神经肿瘤患者常见而重要的表现，估计有超过50％的患者出现某种形式的眼征，有25％的患者可单独通过眼征来作出肿瘤的精确定位。因此眼科神经学对于神经肿瘤的定位诊断有着重要意义。

二、视神经与视路

视神经是由视网膜神经节细胞发出的轴索汇集而成，经视神经管进入颅腔，分为球内段、眶内段、管内段、颅内段。在蝶鞍上方形成视交叉，向后经视束、外侧膝状体、视放射至枕叶皮质。在视交叉中来自两眼视网膜内（鼻）侧半部的纤维（外侧或颞侧视野）发生交叉，而来自两眼视网膜外（颞）侧半部的纤维（内侧或鼻侧视野）并不交叉。另外，视交叉中纤维的排列很不规则，来自一侧视网膜内下象限的纤维，在视交叉的前部交叉后，一部分先绕到对侧视神经的底侧，然后才进入对侧视束；同样，来自内上象限的纤维，一部分在交叉前先绕到同侧视束的前端（图7－2－1）；来自视网膜上部的纤维在顶叶和枕叶的深部经过，自外侧绕过侧脑室后角，终止于距状裂上缘的楔状回；来自视网膜下部的纤维在颞叶深部经过，自外侧绕过侧脑室下角，终止于距状裂下缘的舌状回；来自视网膜黄斑区的纤维（传递中心视野）终止于枕叶后端。

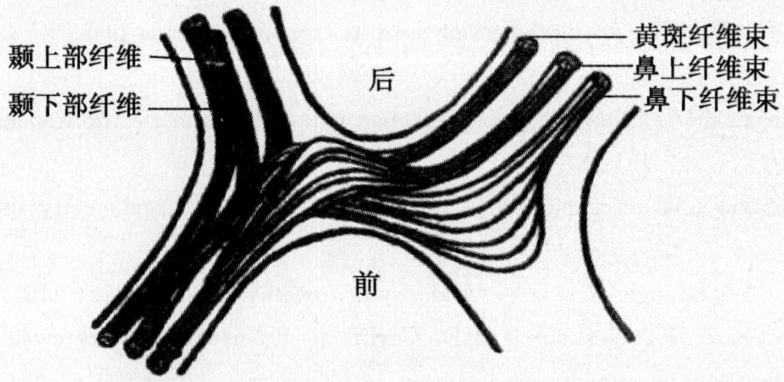

图7－2－1　视交叉神经纤维的排列

视路通常包括视网膜、视神经、视交叉、视束、外侧膝状体、视放射、视皮质。视路的病变可引起视野的缩小，其中以象限盲和偏盲较为多见。单眼的象限盲或偏盲见于视交叉前的病变；同向性双眼偏盲见于视交叉后的病变；异向性双眼偏盲见于视交叉的病变；同向性象限盲见于不完全的视放射或皮质病变：如上象限的缺损见于对侧颞叶到舌状回的病变，下象限的缺损见于对侧顶叶到楔状回的病变（图7－2－2，3）。

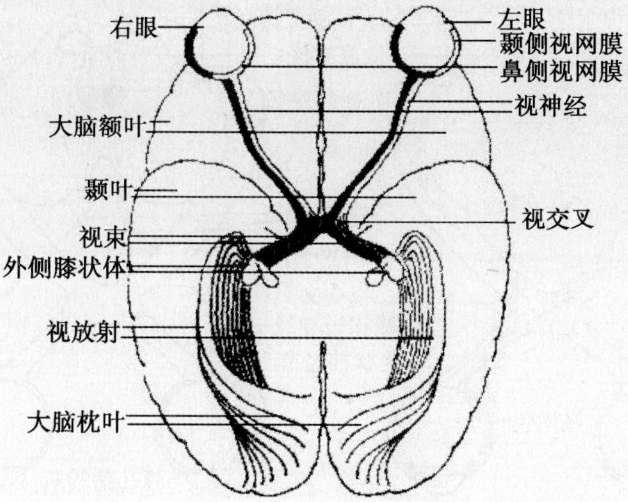

图 7-2-2 视路示意图

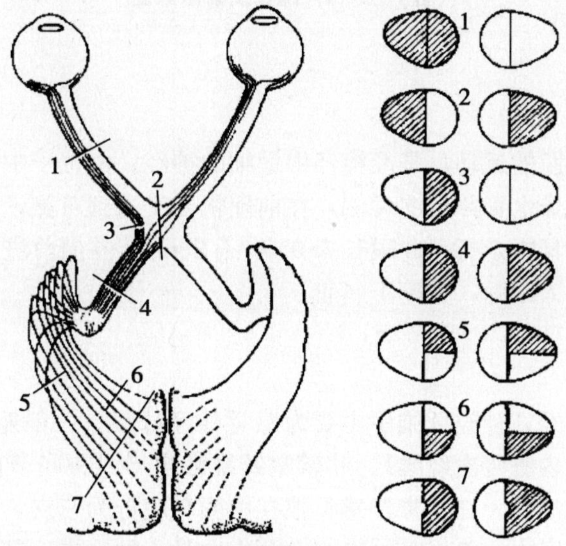

图 7-2-3 视路损伤及视野缺损示意图

三、动眼神经

动眼神经中主要包括有支配上直肌、下直肌、内直肌、下斜肌和提上睑肌的运动神经纤维，同时还包括支配瞳孔括约肌和睫状肌的自主神经纤维。位于中脑四叠体上丘平面中脑导水管腹侧中央灰质内的动眼神经核发出纤维组成动眼神经，经大脑脚内侧的脚间沟发出，穿过大脑后动脉和小脑上动脉之间，与后交通动脉平行，向前至海绵窦外侧壁，然后分为两支经眶上裂进入眼眶，上支支配提上睑肌和上直肌，下支支配内直肌、下斜肌、下直肌、瞳孔括约肌及睫状肌。瞳孔括约肌和睫状肌是由动眼神经核群中的艾-魏（Edinger - Westphal）核和内侧（Perlia）核发出的副交感神经纤维支配。

瞳孔光反射的反射弧由 6 个神经元组成：视网膜的视杆和视锥细胞、视网膜的双极细胞、顶盖前区的神经元、艾-魏核及睫状神经节细胞（图 7-2-4）。

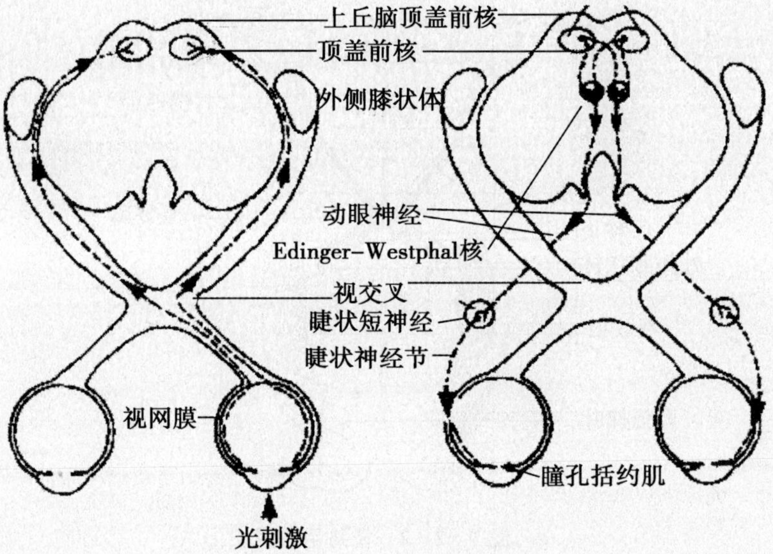

图 7-2-4　瞳孔反射示意图

四、滑车神经

滑车神经支配上斜肌的运动，是颅神经中最细的神经。由位于中脑四叠体下丘平面的滑车神经核发出纤维环绕导水管并行向背侧，在前髓帆处交叉到对侧，绕过小脑上脚及大脑脚离开脑干，然后在小脑幕缘走行（此段长为 0.8～1.2cm)，并向前进入海绵窦，最后沿动眼神经的下方经眶上裂进入眼眶，支配上斜肌。

五、三叉神经

三叉神经是混合神经，神经纤维中主要为感觉神经纤维（一般躯体传入纤维），小部分为运动神经纤维（特殊内脏传出纤维）。其感觉纤维来自半月神经节内的感觉神经元，运动纤维起源于三叉神经运动核。三叉神经感觉根在中颅窝底分为三支，即眼支、上颌支和下颌支。与眼有关的主要是眼支，是三叉神经三个分支中最小的一支，其神经细胞位于半月神经节内，神经纤维沿海绵窦外侧壁走行，其上有动眼神经和滑车神经，内侧有展神经和颈内动脉，经眶上裂进入眼眶，最后分为泪腺支、额支和鼻睫支，感受前额、颅顶盖前部、上睑和鼻前外侧的皮肤，鼻腔上部、额窦、部分蝶窦和筛窦的黏膜，以及眼球、角膜、结膜上部、虹膜、泪腺和睫状节的感觉（图 7-2-5)。

六、展神经

起始于展神经核，神经核位于第四脑室底部脑桥被盖下部灰质内的中线旁。其纤维向腹侧经桥延沟伸出脑干，在后床突和岩尖之间穿过硬脑膜，行经海绵窦的外侧部分，经眶上裂入眼眶，支配外直肌。展神经的神经核和神经纤维均位于其所支配肌肉的同侧，不发生交叉。

七、面神经

面神经是混合神经，其中有支配包括眼轮匝肌在内的面部肌肉运动的运动神经纤维、支配泪腺和唾液腺分泌的副交感神经纤维和感受味觉的感觉纤维等。面神经核位于脑桥下部

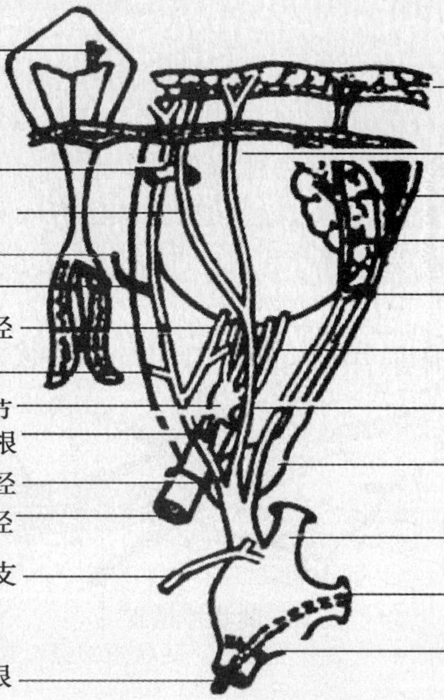

图 7-2-5 三叉神经分支示意图

被盖的腹外侧，在上橄榄核的背侧、展神经核的外侧、三叉神经脊束核的内侧。神经纤维先走向背外侧，绕过展神经核，再折返至腹外侧小脑脑桥角，在脑桥和延髓腹外侧交界处出脑后，经过内耳孔进入内耳道及面神经管，由茎乳孔出颅。出颅后神经纤维穿过腮腺，分为 5 个分支，分布于面部。支配上面部肌肉的面神经核接受双侧皮质脑干束的支配；支配下面部肌肉者则仅接受对侧皮质脑干束的支配。

角膜反射是当角膜受到轻微刺激时发生的瞬目运动。当三叉神经在角膜的神经末梢受到刺激后，神经冲动通过其眼支进入脑干，经过与三叉神经脊束核、主核和网状结构内的神经元分别进行突触联系后再经二级和三级神经纤维将冲动传至面神经核，并沿面神经的下行纤维传至眼轮匝肌，产生瞬目动作。

八、眼的交感神经与副交感神经

自主神经对眼及其附属器的作用主要表现在支配瞳孔开大肌和瞳孔括约肌、眼内平滑肌、眼血管平滑肌、葡萄膜内色素细胞和泪腺等组织的活动。这些活动的完成过程中包括了自主神经的传入神经、传出神经、中枢部分和大脑皮层的高级中枢神经系统的共同作用。

（一）交感神经

支配瞳孔的交感神经纤维起自颈$_8$至胸$_2$的脊髓侧角中的睫状脊髓中枢，又称 Budge 中枢。从此中枢发出的白交通支纤维伴随脊髓相应节段神经纤维的前根进入交感干，自下而上通过颈下和颈中交感神经节。支配瞳孔的交感神经纤维经过神经节时不更换神经元，神经纤维至颈上神经节的部分，称为节前纤维；在颈上神经节内更换神经元后的神经纤维称为节后纤维。节后纤维围绕颈内动脉形成颈内动脉交感神经丛，并伴随颈内动脉进入颅内，经海绵窦时与三叉神经的第一支伴行进入眶内。在眶内这支交感神经纤维伴随鼻睫状神经的睫状长神经穿过巩膜后沿脉络膜上腔至瞳孔开大肌，支配该肌的活动。从颈内动脉丛分出的另一支神经纤维直接经交感根达睫状神经节，在节内不更换神经元，由睫状短神经直达瞳孔开大肌并支配其活动。

(二) 副交感神经

动眼神经核中的艾-魏核是支配瞳孔活动的副交感神经核，其纤维与动眼神经纤维伴行，至睫状神经节时称为节前纤维，在神经节内交换神经元后发出的纤维称为节后纤维。节后纤维分为10～20分支，称为睫状短神经，在视神经周围穿过巩膜并沿脉络膜上腔向眼球前行，直至瞳孔括约肌和睫状肌，支配瞳孔的收缩和睫状肌的调节（图7-2-6）。支配瞳孔括约肌的副交感神经的高级中枢一般认为在额叶和枕叶的大脑皮层运动中枢附近。

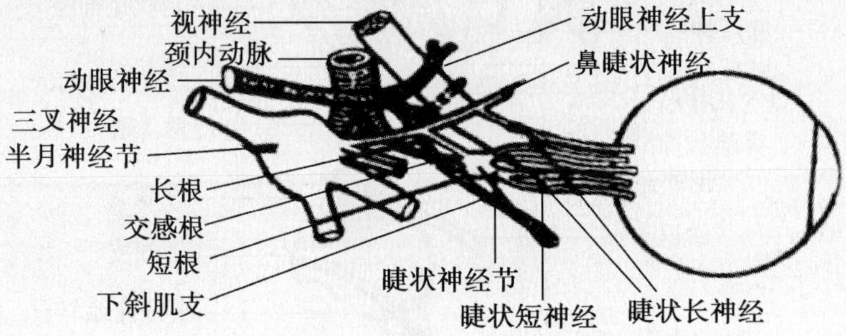

图7-2-6 睫状神经节示意图

九、眼球震颤

眼球震颤是一种不自主的、节律性的和往复性的眼球摆动或跳动。根据眼球震颤的方向分为水平性眼球震颤、垂直性眼球震颤、旋转性眼球震颤和混合性眼球震颤。根据产生眼球震颤的原发疾病分为眼源性眼球震颤、周围前庭性眼球震颤、中枢前庭性眼球震颤和原因不明的眼球震颤等类型。神经肿瘤常见的眼球震颤是中枢前庭性眼球震颤，多发生于前庭神经核、小脑、大脑皮质的前庭中枢以及内侧纵束与小脑和大脑的联系纤维等部位，可以是水平性的，也可以是旋转性、垂直性或斜向性的。

十、神经肿瘤的眼部表现

神经肿瘤的眼部表现主要为颅内压增高和病灶局部对神经组织损害所引起的症状和体征，表现为视乳头水肿、眼球运动障碍和视功能障碍。由于运动和视觉神经的位置和走行与其他神经比较相对较为集中，因此早期多会出现具有定位意义的表现，其中眼科检查所见具有相当重要的定位意义。

(一) 颅内压增高的眼部表现

视乳头水肿是颅内压增高在眼部最常见的体征，有时是颅内肿瘤首先出现的客观体征。随着颅内肿瘤的性质、生长速度、所在部位以及与相邻组织的关系的不同，视乳头水肿的发生率也不相同。肿瘤发生在小脑、小脑脑桥角、后颅窝和第四脑室以及发生在颞叶和颅底者视乳头水肿的发生率较高；额叶和松果体部位者次之；枕叶和顶叶者较低。垂体瘤因其位于垂体窝内，视乳头水肿的发生率最低。视乳头水肿发生和发展的程度与颅内肿瘤的位置、性质和病程有密切的关系。通常位于幕下和颅内中线部位的肿瘤视乳头水肿出现的时间较早，程度较重；恶性胶质瘤及转移癌视乳头水肿出现较早，发展较快。颅内压增高通常引起双侧性视乳头水肿，但两侧水肿的程度和发生发展的时间可以有差别。发生在额叶底部的肿瘤当直接压迫病变同侧的视神经时，可引起视神经萎缩，而对侧可因颅内压升高而发生水肿，表现为Foster-Kennedy综合征。

根据视乳头水肿发生和发展的程度，临床上可将其分为早、中、晚三期。早期视乳头水肿的变化不明显，表现为边界不清，视网膜静脉略有扩张和迂曲，视乳头周围视网膜轻度混浊，有时可有线状小出血。在这一阶段患者可有头痛和呕吐，但视力多不受影响。随着病变发展，至中期时视乳头水肿的高度增高，眼底检查可发现视乳头的隆起高度多超过 2D，通常为 3～5D，最高时可达 10D。在视乳头水肿的中期可见其上有不规则的软性白斑、出血点和毛细血管扩张，其周围视网膜的水肿和混浊加重并出现渗出，出血有时可达视网膜的周边部。此时视网膜静脉扩张屈曲呈腊肠状，色暗红。在黄斑区可出现较大的出血点，并伴有星芒状或扇形排列的渗出物。由颅内压升高所引起的视乳头水肿多表现为双侧性，也可仅发生在一眼。两眼发生水肿的先后和高度通常不相同，多有 1～2D 的差异，也有相差较大者，产生两眼差异的原因与肿瘤发生的部位、双眼眼压的差异、视乳头神经纤维组织的差异等因素有关，也与视神经纤维鞘内蛛网膜腔的闭塞有关。晚期随着视乳头水肿的消退，其充血减轻，神经胶质和结缔组织增生，乳头陷凹消失，边界不清，颜色变灰暗，筛板孔不能看清，视网膜动脉变细，视网膜大血管旁出现白鞘，视网膜色素上皮层发生退行变性，最终发生视神经萎缩。此时患者视力明显减退，视野缩小，甚至视力完全丧失（图 7-2-7，8，见彩页）。

在视乳头水肿发生和发展的过程中，视功能会发生不同程度的变化。在视乳头发生水肿的早期和中期，患者视力可以完全正常或保持有一定的视力。在视乳头水肿的各个阶段有时可发生一过性视力朦胧，表现为患者单眼或双眼突然发生的一过性视物模糊和视力丧失，通常一日可发生多次，每次持续 1～2 分钟。这一症状的发生与颅内压升高所致的第三脑室扩大压迫视神经或视交叉或视乳头水肿本身引起的视网膜中央动脉的一过性痉挛有关。在病变的后期，视力急剧下降，甚至黑矇。视乳头水肿高于 6D 以上者视力预后不良。在视力受到损害的同时，也造成视野方面的损害，早期表现为生理性盲点扩大。随着病情的发展，视野损害逐渐加重，可出现相对性中心或旁中心暗点，向心性视野缩小，尤以红色和绿色视野的损害更为明显。

（二）肿瘤引起的局灶性表现

肿瘤组织在其生长和浸润过程中，可对病变部位和其周围的神经组织造成直接损害，从而产生相应的临床表现。主要表现为：① 眼球运动障碍、眼肌麻痹和复视；② 瞳孔形态和运动障碍，瞳孔不等大，对光反射消失；③ 睑裂大小改变；④ 视乳头萎缩；⑤ 视野改变。这些症状可于病程的早期出现，不同部位的病变可有不同的症状，因此对肿瘤定位诊断具有较大的价值。

随着检查技术的改进和发展，特别是 CT 扫描检查和磁共振成像（MRI）技术的广泛应用，准确的肿瘤定位目前已不是十分困难。但这些并不能替代临床常规检查，特别是对眼部体征和病史资料的详细记录。

（三）不同部位神经肿瘤常见的眼部表现

1. 额叶肿瘤

额叶区病变产生双眼凝视障碍，破坏性病灶产生双眼凝视病灶侧，刺激性病灶则出现双眼同向偏至对侧或其他方向；额叶底部肿瘤可引起病侧视神经萎缩和对侧视乳头水肿（Foster-Kennedy 综合征）。

2. 顶叶肿瘤

主要引起中枢性感觉障碍，仅顶叶深部肿瘤可出现对侧同向性偏盲或下 1/4 象限盲。

3. 颞叶肿瘤

颞叶病变所产生的眼部表现，可出现视幻觉、视野缺损等。颞叶深部视放射受影响可出现对侧同向偏盲、上 1/4 象限盲等。

4. 枕叶肿瘤

主要表现为视觉障碍。刺激性病灶引起发作性视野中出现闪光、白点、颜色等视幻觉，或突然发亮后转而失明。枕叶视幻觉主要为精神性视觉障碍，出现视物变形、空间失认、视物增多或重复出现及视觉性体向障碍，可与颞叶病变产生的视幻觉相鉴别。单侧破坏性病变产生对侧同向偏盲，象限性偏盲；双侧病变可产生全盲，或水平性上方或下方视野缺损，但光反应存在。皮质性偏盲不累及中央黄斑区，称黄斑回避。

5. 鞍区肿瘤

视觉障碍是鞍区肿瘤最常见的临床表现，主要包括视野缺损和视力下降。鞍内占位压迫视交叉中部的交叉性视神经纤维，可造成典型的双颞侧偏盲，又以颞上象限最先受累。如果病变影响到视交叉偏外侧的非交叉性视觉纤维，可能出现鼻下象限的偏盲，如果病情持续发展，可能导致失明。另一种类型的视觉障碍是交界性暗点，表现为单眼的中央盲点和对侧眼的颞上象限偏盲。

6. 海绵窦肿瘤

由于动眼神经、滑车神经、展神经和三叉神经均经过海绵窦，因此当海绵窦内有肿瘤生长时，可以造成上述神经中部分分支的麻痹，或为这些神经的共同麻痹。出现眼球运动障碍、睑下垂、面部麻木及咀嚼肌萎缩。部分可出现眼球突出、眼结合膜充血水肿。

7. 松果体区、第三脑室后部肿瘤

肿瘤的特点为发展较快，表现为颅内压增高。在眼科重要表现为两眼上视不能，由皮质顶盖束受到肿瘤压迫或破坏引起；若上丘后半部受损，则双眼上视不能（Parinaud 综合征）。除眼球上视不能外，还伴有瞳孔光反射改变、眼球会聚功能麻痹或痉挛、眼球震颤，提示导水管周围受损（Sylvian 导水管综合征）。颅内高压尚可造成视乳头水肿。

8. 小脑肿瘤

大部分病例有前庭性眼球震颤，多为水平性，也可为旋转性或垂直性。发生在小脑半球的肿瘤，当眼球向病变侧注视时，眼球震颤的幅度变大，向对侧注视则变小。发生于小脑蚓部的肿瘤除有水平性眼球震颤外，还可有垂直性眼球震颤或其他类型的眼球震颤。当颅内压增高和第三脑室扩大时，可压迫视交叉和展神经，发生复视和视神经萎缩。因颅内压增高，引起视乳头水肿，可出现视物模糊。

9. 脑桥小脑角肿瘤

病变早期无眼部表现，当病变增大造成面神经损害时，出现患侧眼裂增大，进一步加重出现角膜反射减退或消失。晚期出现脑积水，高颅压表现为视乳头水肿。

（赵建农　张茂）

参考文献

1. 何守志主编. 临床眼科学. 天津：天津科学技术出版社，2002.
2. 刘家琦主编. 实用眼科学. 第二版. 北京：人民卫生出版社，1999.
3. 王忠诚主编. 神经外科学. 武汉：湖北科学技术出版社，1998.
4. 沃恩（美）主编. 眼科学总论（英文版）. 北京：人民卫生出版社，2001.
5. 赵继宗主编. 颅脑肿瘤外科学. 北京：人民卫生出版社，2004.
6. 周良辅主编. 现代神经外科学. 上海：复旦大学出版社，2001.

第 8 章 外科治疗

第一节 外科处理原则

脑肿瘤，特别是恶性肿瘤，常常发展很快，容易致命。目前，随着诊断水平、外科技术及麻醉技术的进步，外科治疗在脑肿瘤的治疗中起着越来越重要的作用。恰当的手术治疗不但可以提高患者的生活质量，还可以延长生存期。

1884 年 11 月 25 日，英国伦敦的 Godlee 教授开创了手术切除脑肿瘤的先河。此后 14 个月，即 1886 年 2 月 25 日，美国加州的 Hirschfelder 和 Mouse 两位专家率先在旧金山施行了脑肿瘤切除术。100 多年来，医学家均认为手术切除神经系统肿瘤是最基本最有效的治疗方法，对良性肿瘤原则上应做到彻底切除，以达到根治目的。即便属于恶性肿瘤，亦应争取将肿瘤全切除，术后辅以其他治疗，至少可以收到延长生命的效果。手术的原则应是：凡生长于可以用手术摘除部位的肿瘤，均应首先考虑手术治疗。应在不引起严重病残的情况下，力争完全切除或切除得越彻底越好。遵循这一原则，是改善患者预后的重要因素。

一、手术可达到四个基本的目标

（一）治愈肿瘤

神经系统良性肿瘤可以通过手术切除达到根治目的，如脑膜瘤、垂体瘤、听神经瘤等。虽然多数胶质瘤需要手术后辅助放疗和/或化疗等综合治疗，但像毛细胞型星形细胞瘤也可以手术治愈。

（二）明确诊断，为选择合适的后续治疗提供组织学依据

术中快速冰冻病理检查可以对手术方式、切除范围等提供重要的参考，如原发性中枢神经系统淋巴瘤，手术只需要活检；而对于胶质瘤，切除范围应遵循“两个最大”的原则：最大限度地切除肿瘤和最大限度地保护正常组织。术后常规石蜡切片病理检查，确定肿瘤的组织类型、分级及恶性程度。结合一些特殊的检查，如各种免疫组化检测 Ki－67、P53、EGFR、MGMT 等的表达，检测染色体杂合子丢失（LOH），以及不断发展的其他分子生物学技术，分析肿瘤的分子特征，能够进一步提示肿瘤的生物学特征和对治疗的反应。新鲜的肿瘤组织标本还可以进行体外药敏/放射敏感性试验，对确定术后辅助治疗方案及术后随访有重要的指导作用。同时，获取的肿瘤组织还为实验研究提供了珍贵的标本。

（三）快速缓解颅内压增高和占位效应，从而改善神经功能

颅内压增高是颅内肿瘤产生临床症状并危及患者生命的重要病理生理环节，降低颅内压在颅内肿瘤治疗中具有十分重要的作用。降低颅内压的根本方法是切除肿瘤。由于缺乏研究证明手术切除程度与患者生存时间长短的关系，手术减轻瘤负荷的作用长期存在争议，直到最近的一些研究报道了这两者的一致性。对于肿瘤占位效应明显、瘤周水肿明显并引起严重的神经功能损害，而单用甘露醇脱水效果欠佳的患者，手术减压是十分必要的。

（四）减少肿瘤负荷，增加辅助治疗如放疗、化疗的疗效和安全性

手术本身是减少肿瘤细胞继续生长的最快最有效的方法，手术即使没有能够达到根治的目的，但切除肿瘤本身可以减少体内肿瘤负荷，切除肿瘤中心的肿瘤细胞（大多是对放疗耐受的缺氧细胞及对化疗耐药的细胞）从而可以增强术后辅助放/化疗的效果。另一方面，对于生存期较短的恶性肿瘤患者如脑转移瘤，手术延长患者的生存时间，为患者接受后续治疗争取了时机。

二、手术治疗的影响因素

脑肿瘤患者是否需行手术治疗取决于肿瘤与患者两方面。前者包括肿瘤部位、大小、占位效应、血供情况、成分及数量等；后者包括患者的身体一般状况、年龄、手术风险、麻醉风险、先前的治疗情况、原发躯体疾病（对于脑转移瘤）及预计术后的生存期和生活质量。神经外科医生要认真考虑所有这些因素，权衡利弊。

（一）肿瘤因素

肿瘤部位。浅表的肿瘤手术切除要比位置深在的或者在功能区的肿瘤容易得多。因为在后者，手术会导致额外的神经功能损伤，有时其他治疗（例如立体定向放射外科治疗）可能是更好的选择。

肿瘤大小。肿瘤体积大，占位效应明显，对周围正常脑组织的直接压迫，或者是瘤周水肿引起的间接压迫，均可导致中线移位，甚至脑疝，从而出现严重的神经功能障碍。对于这两种情况，急需外科手术。然而，有时肿瘤体积很大，但对周围正常脑组织不是压迫，而是浸润到周围正常脑组织中，对于这种情况，手术切除肿瘤不但不能改善原有的神经功能障碍，反而会加重或导致新的神经功能障碍的产生。脱水治疗后如果患者症状缓解，则说明原有神经功能的障碍主要是肿瘤局部压迫引起的；如果症状缓解不明显，则说明原有神经功能的障碍主要是由肿瘤浸润破坏周围脑组织引起的。

肿瘤的血供。可以通过头颅 CT 和 MRI 来评估，除了根据肿瘤强化程度、血管流空等影像特征外，必要时可加 CTA、MRA 等检查。肿瘤的血供同样影响手术方式的选择。例如：对于血供丰富的肿瘤，如果行立体定向活检，则出血的风险很高。供应肿瘤的血管和非供应正常脑组织的血管可以通过 DAS 将其栓塞，以减少术中出血。

肿瘤的数量在决定治疗方案上，也是一个很重要的因素。对于多个肿瘤，如果不能够一次把肿瘤全切，那么术者需要考虑先切除哪一个肿瘤，以及术后需行哪些辅助治疗。以前，多发脑转移瘤基本不考虑手术治疗，直到 1993 年 Bindal 等人的研究证明：多发脑转移瘤行手术治疗跟单个转移瘤一样，对患者是有好处的。即使是原发病灶尚存的患者，术后切除脑转移瘤也能取得一定的好处。

（二）患者因素

患者的因素主要是指神经系统状况，这主要是通过神经系统检查和 Karnofsky 评分来评估。年龄对于脑肿瘤患者也是一个很重要的因素。神经系统以外身体其他器官的功能状况直接影响患者对麻醉和手术的耐受能力。对于肿瘤复发的患者，特别是恶性肿瘤，患者先前接受的治疗直接影响再次手术的效果。此外，患者的精神状况、情绪以及通过手术可能达到的效果，均影响到治疗方式的选择。

三、术前准备

（一）术前常规准备

1. 一般实验室检查：包括血常规与血型鉴定，尿及大便常规，出/凝血时间测定，肝、肾功能，电解质，乙肝、丙肝标志物。有内分泌症状及体征者，必须检查其各项内分泌学指标。有必要行脑脊液检查者，可行脑脊液常规、生化及细菌学＋药敏检查。怀疑生殖细胞瘤者，查血、脑脊液 HCG、AFP。怀疑转移瘤患者需要检测肿瘤相关抗原。

2. 心肺功能检查：心电图、胸透或胸部 X 线平片。必要时查血气分析、心肌酶谱等。

3. 影像学检查：根据需要行 X 线平片、CT 和/或 MRI 检查，必要时 DSA 检查，了解血供，栓塞供瘤血管。转移瘤患者还需查 ECT、PET 等，了解肿瘤的全身转移情况。其他检查如 MRS、DTI、fMRI 等，根据情况检查，可以为手术提供参考。

4. 特殊部位如鞍区肿瘤（垂体瘤、颅咽管瘤等），术前应检查视力视野。

5. 神经电生理检查：有癫痫症状的患者需要检查脑电图、脑磁图等，桥小脑角肿瘤应检查脑干听觉诱发电位（BAEP）。

6. 对每例患者，术前均应进行讨论，提出合理的手术方案，估计术中、术后出现的情况及采取相应的措施。

7. 进行耐心细致的解释，消除患者及家属的恐惧和疑虑，讲清手术目的、达到的预期效果，术中、术后可能出现的意外情况及并发症，输血可能发生的意外；让家属或患者签署手术同意书和输血同意书。

8. 术前备皮、禁食；备血充分；麻醉用药、术前抗生素等相关药物的皮肤敏感试验。

9. 精神紧张而影响睡眠者，手术前晚可酌用镇静或催眠剂；有癫痫发作者，需抗痫治疗，可选用大仑丁、丙戊酸、卡马西平、安定等。鞍区肿瘤术前应用糖皮质激素，经蝶手术者术前还需抗生素滴鼻。

10. 术前灌肠，椎管脊髓肿瘤一般在手术前晚用低压肥皂水灌肠；颅脑肿瘤一般无须灌肠，但要保证大便通畅。

（二）患者特殊情况的准备

1. 营养不良：低蛋白血症或维生素缺乏可造成组织愈合不良和凝血机制障碍，容易感染，增加了手术危险性。如果血浆蛋白测定值在 30～35g/L，术前应补充富含蛋白质的饮食；如低于 30g/L，则需通过输血浆、人体白蛋白等制剂才能在较短的时间内纠正。

2. 心血管病：血压应控制在 160/90mmHg 以下。有心脏病者，需经内科治疗好转后或与麻醉科、内科医师共同对心脏危险因素进行评估和处理后才能手术。

3. 脑血管病：老年、高血压、冠心病、糖尿病和吸烟是脑血管病发生的危险因素，近期有脑卒中史者，择期手术应至少推迟 2 周，最好 6 周。

4. 肺功能障碍：戒烟、鼓励患者呼吸训练。增加功能残气量，可以减少肺部并发症。急性呼吸系统感染者，择期手术应推迟至治愈后 1～2 周；急症手术，需加用抗生素，尽可能避免吸入麻醉。阻塞性呼吸道疾病者，围手术期应用支气管扩张药。

5. 糖尿病：糖尿病患者整个围手术期都处于应激状态，其并发症和死亡率较无糖尿病者上升 50%。糖尿病影响伤口愈合，易发生感染。处理：仅以饮食控制血糖者，术前不需特殊准备；口服降糖药者，服至术前晚；长效降糖药应在术前 2～3 日停服。禁食患者需输注葡萄糖和胰岛素维持血糖在轻度升高状态（5.6～11.2mmol/L）。平时用胰岛素者，术前应以葡萄糖和胰岛素维持正常糖代谢。手术日晨停用胰岛素；伴酮症酸中毒的患者，急症手术时，应尽可能纠正酸中毒、血容量不足、电解质失衡（特别是低血钾）。

6. 肝/肾功能不全患者的准备：肝功能不全患者应给予保肝药物治疗，急性肝炎患者，要行手术最好经治疗肝功能好转后再考虑手术。肾功能不全患者，手术和用药要特别注意，防止肾脏损害加重。

四、一般手术技术

（一）术中患者体位

依据手术部位和患者情况，选择最适宜体位，以利于手术操作和手术中抢救；通常需让肿瘤位于最高点；患者的头部常需用头架固定。

1. 仰卧位：适用于额部和鞍区手术；有时则需取头部略偏健侧的仰卧位。

2. 侧卧位：适用于一侧顶部、颞部、内囊区和侧脑室后部手术，也常用于脊髓手术。

3. 侧俯卧位：适用于桥小脑角、侧脑室后部和松果体区手术。

4. 俯卧位：用于幕上顶枕区、侧脑室后部和后颅窝中线区的手术、脊髓手术。

5. 坐位：可用于松果体区和某些后颅窝手术。

（二）开颅手术的基本过程

手术在全麻下进行，除了少数情况，例如需要保持患者在清醒状态下以辨别皮层语言功能区。

设计切口：由肿瘤的位置、头皮的血供、美观因素以及以后可能需行的手术等因素决定。术前通过 MRI 检查精确定位，缩小头皮切口及骨窗开放可以降低脑组织在手术过程中受损的风险。

消毒术区。打开颅骨后，硬膜的切口要能提供适当的暴露。切开硬膜需要小心谨慎，以免损伤静脉窦和邻近的静脉。可以通过脑组织（例如脑皮层、胼胝体）、脑沟、或者两个大脑半球间到达肿瘤。肿瘤暴露后，就要尽可能分清它的边界。

肿瘤的切除范围要根据病理诊断、肿瘤的位置以及患者术前的功能缺损情况决定。不管在哪个部位，如果需要和可能的话，我们都提倡在手术显微镜下全切肿瘤。MRI 上的水肿区域一般不用切除，对于质地较软的肿瘤，例如胶质瘤和一部分转移瘤，利用双极电凝和吸引器切除就已经足够。大多数质地较硬的肿瘤可以用超声吸引来切除。肿瘤切除后，要彻底止血，硬膜用针线缝合，骨瓣复位固定。如果硬膜或者骨瓣已经被肿瘤侵犯，需用人工脑膜、骨瓣材料修补。

对于胶质瘤患者，术后 24～72 小时内复查头颅 MRI，以便确定手术切除程度，并观察有无出血或者梗死。早期复查头颅 MRI 很重要，因为手术后（72 小时后明显）的脑水肿、炎性渗出和胶质增生容易与残留的肿瘤混淆。

（三）术中监测

术中监测在神经外科的发展中起着重要的作用。术中监测主要包括：术中超声、功能定位/电生理监测和术中影像。

1. 术中超声监测

通过广泛的应用，术中超声显示了它在神经外科手术中起着相当重要的作用，它能够把肿瘤信息实时地反馈给术者，从而使得最大限度地切除肿瘤。术中超声通常利用一个实时的扇形扫描仪来运作。该扫描仪配备有一个能实时成像的 9 英寸的电视显示器。传感器有不同的形状和频率（3、5、7.5、10 兆赫）。低频传感器对于深部病变成像较好，高频传感器对于浅表的小病变成像较好。当骨头拿掉以后，传感器的头可以放在硬膜上，或者直接放在暴露的脑组织表面。通常把传感器的头尽量靠近硬膜，而不压迫硬膜下面的脑皮层，但在一些情况下（例如硬膜很厚，或者钙化明显），直接通过脑表面扫描能得到更好的效果。我们通常的做法是扫描整个骨窗区域，以确定整个病灶都能通过所暴露的硬膜显示。

硬膜打开以后，在脑组织表面轻轻地扫描，并找出到达肿瘤最近的、最安全的路径。在肿瘤切除之前，超声能够精确地定出一条脑沟，以便到达肿瘤。对于位置深在的肿瘤，超声能够实时更新术中肿瘤的位置与距离。在肿瘤切除的过程中，术中超声能够评估手术的进度以及肿瘤残留的情况。肿瘤切除完后，超声有助于明确手术切除程度以及当时有无颅内出血。

术中超声有多种用处，但它最主要是用来定位肿瘤。除了能够鉴别低级别和高级别胶质瘤（周围脑组织有典型的回声）外，超声在显示皮层下小病变和深部病变方面很有用。精确的定位有助于术者更好地显露肿瘤，缩小需要开放的硬膜。

术中超声有助于确定肿瘤的边界，特别是胶质瘤。低级别胶质瘤在术中表现跟正常脑组织很相似，因此很难去定位和鉴别。然而，高级别胶质瘤在表现和成分上都和正常脑组织有很多差异，但它真实的边界还是难以明确。同 CT、MRI 相比，术中超声在这方面是个很有用的辅助检查，它不但显示了胶质瘤，还显示了与肿瘤相过渡的正常脑组织。它还能够在实性肿瘤和正常脑组织中区分出水肿区域。在最大限度切除胶质瘤方面，术中超声是一个很有发展潜力的工具。

超声还可以用来作肿瘤定性和引导肿瘤活检。实时超声引导下的活检，由于能够把穿刺针的位置准确反馈，从而能够在肿瘤的不同部位取得活检，提高了病理诊断的准确性。最后，术中超声还能够探测到残留的肿瘤，从而有助于全切肿瘤。

目前，术中超声的应用还存在着一些问题。首先，混合脑沟的显像类似肿瘤，易与肿瘤相混淆。其次，对于先前已经做过手术或者接受过放射治疗的患者，瘤周水肿带的回声同肿瘤和放射性坏死的回声相似，在这种情况下，肿瘤边界分不清，手术切除的范围可能会过大。第三，由于在通过两个不同的界面时会产生较强的回声（例如，肿瘤切除后需要向瘤腔灌水），这就使得全切的肿瘤被误以为还有残留。最后，瘤腔小的出血可能会与残留的肿瘤相混淆，特别是在有止血物质存在的情况下。对于第一种情况，可以跟术前的 CT、MRI 相对照，以明确病灶位置；第二种情况，可以通过术中从不同方位检测区分肿瘤和水肿来解决。

2. 功能定位

脑组织的功能定位可以通过手术前的功能 MRI（fMRI）和离散成像来显示，还可以用脑磁图来定位。在手术过程中，直接皮层刺激和躯体感觉诱发电位（SSEPS）监测十分有用。而脑干（耳蜗）诱发电位监测在脑干和桥小脑角肿瘤手术时有很大的作用（详见神经电生理学一章）。

（1）术中直接皮层刺激

皮层直接刺激的发展主要有四个阶段：Fritsch 和 Hitaig 于 1870 年的运动区皮层定位；4 年后 Bartholow 的人运动区皮层的电刺激研究；10 年后 Sir Victor Horsley 用感应电流在局麻下进行的开颅手术运动区皮层定位；Penfield 和 Boldrey 在一个正在进行癫痫灶切除的患者身上，用电刺激其大脑皮层并引起反应；Penfield 和 Boldrey 对 126 个患者进行了术中感觉、运动区皮层的定位，并取得成功。继这些初期的发展之后，通过电刺激引发动作的方法有了很大的进步。1991 年，一篇关于 270 位原发脑肿瘤和脊髓肿瘤患者的报道显示：电刺激方法有助于肿瘤的大部分切除，提高了癫痫发作的控制，减少了手术的伤残率。直接电刺激的一个优点就是能够让术者在切除肿瘤的同时了解到动作的传导通路。然而，它也有两个缺点：① 可能伴随有感觉皮层的电刺激，就会使中央前回和中央后回相混淆；② 用局麻代替全麻使患者和手术都增加了困难，对于一些大的病灶切除术甚至增加了手术的风险。

（2）术中躯体感觉诱发电位

由于避免了混淆反馈信息的问题，并且能够在全麻下进行，这种方法优于直接皮层刺激，被一些外科医生采纳。1987 年，King 和 Schell 报道了 35 个在全麻下进行正中神经刺激和直接刺激运动皮层区的患者，术前没有神经功能缺陷的患者术后没有一个出现神经功能的缺损。大多数术前有神经功能损害的患者，术后有所好转。

1998 年，Wood 等人对两组患者进行了比较。一组是 18 个在局麻下手术并且感觉运动皮层均经电刺激定位过的患者；另一组是 27 个在全麻下手术没有经电刺激定位，而是用 SSEPS 监测的患者。他们的结果是无论在局麻还是在全麻下，两者手术区域的定位结果是一样的。

随后，Ebeling 等人对 50 个病灶位于或者邻近运动功能区，术中经神经生理监测感觉运动皮层并行显微手术切除的患者进行了报道：21 位术前有运动功能障碍的患者术后得到恢复；那些术前没有运动功能障碍或者只是轻度功能障碍的患者，术后效果都很好，没有新的功能缺损或者原有的功能障碍得以恢复；术前运动功能障碍严重甚至没功能的患者，术后均有所改善；一些病变位于运动功能区的患者，术后运动功能完全恢复，这跟其他人的一些报道相一致。对于位于运动区的病变，则只能在术中对中央前、后回功能区进行定位。这种情况下，外科医生不但要保护运动中枢和锥体束，还要尽可能地切除肿瘤。

皮质定位的缺点是它只能在中央沟区域定位。尽管皮层的损伤可以避免，但如果深部白质的运动中枢传出纤维在术中被损坏，运动功能障碍仍然会出现。

(3) 术中影像

由于目前的立体定向设备都是基于患者术前的影像学资料，因此，所提供的信息是静态的，而不是实时的，手术过程中脑移位或变形会影响其精确性。Hill 等利用术中功能定位的方法来测量神经导航系统的误差，发现术中的脑移位或变形能使神经导航系统的误差超过 5mm，甚至在个别患者中达到 1cm。因此，Black 等认为，基于术前影像学资料的立体定向系统的精确性会随着手术的进行而下降。为此，各种影像设备被引入手术室，以期通过提过实时影像学资料校正由于脑移位造成的误差。Lunsford 等将 CT 引入神经外科手术，但是由于 X 线对人体的伤害及 CT 在软组织特别是颅底部位的成像能力较差，因而术中 CT 并未得到广泛的应用。20 世纪 80 年代，超声波被引入神经外科手术，由于超声波设备轻便，操作简单，对人体无害，因而被广泛采用，是目前校正术中脑移位的主要手段。但是由于超声波成像为二维图像、成像不直观、成像范围窄以及软组织分辨率差等缺点，因而限制了其在神经外科手术中的应用。MRI 成像技术由于具有三维成像、极佳的软组织分辨率及多种成像模式等优点，被广泛地应用于神经外科领域，是目前不可替代的神经系统成像工具，因此也成为目前最理想的术中成像工具。然而，若在手术过程中不断地移动患者行 MR 检查有诸多的不便。

1994 年第一台术中 MRI 单元（图 8－1－1 A、B，见彩页）在美国研制成功，是由波士顿的 Brigham and Women 医院与美国通用（GE）公司共同开发，亦被称为“双磁体术中 MRI 单元”。神经外科医生可以在其间手术，磁共振设备中整合了术中定位示踪系统，以达到术中定位的目的。近十几年中，术中 MRI 单元不断发展，在以下几方面进行了改进：① 减小设备体积，增加神经外科医生手术空间；② 增加 MRI 设备的磁场强度，增加成像的清晰度，升级软件系统，增加成像模式，如功能成像、灌注成像等。目前已有术中 MRI 单元的场强达到 1.5T，并能进行多种模式成像；③ 增强 MRI 设备的兼容性，降低对手术室及手术设备及器械的要求，降低成本，增强可操作性（图 8－1－2，见彩页）。

然而，术中 MRI 单元仍有诸多不足。首先，其安装、使用及维护费用昂贵，操作复杂，手术时须神经外科医生、手术护士、麻醉师、影像科医生、MRI 设备技师共同参与手术，手术时间会有所延长。此外，术中 MRI 单元的成像质量仍不够清晰，成像模式仍比较有限。另外，目前尚缺乏关于术中 MRI 单元应用的大样本、前瞻性的随机研究，其应用价值仍有待探讨。虽然存在上述缺点，但现有的研究表明，术中 MRI 单元能够为神经外科医生提供解剖定位与肿瘤切除程度的客观依据，使神经外科手术由以往的经验化转变为客观化，符合循证医学的原则。因此，术中 MRI 单元有广阔的应用前景。其发展趋势是：降低成本，提高成像质量，能够进行多种模式成像，包括功能成像、灌注成像、波谱成像、血管成像等，并与神经导航系统（参见本章第四节），尤其是功能神经导航系统整合，使神经外科手术真正能够最大限度地切除肿瘤，并最大限度保全神经功能。

（四）手术方式

1. 肿瘤切除术：根据肿瘤切除程度/切除方式和评价标准，可分为全切除（包括肉眼全切、显微镜下全切和影像学全切）、部分切除［包括次全（90%以上）切除、大部分（60%以上）切除和部分切除（60%以下）］和活检（包括开颅活检和立体定向活检）。

2. 内减压术：肿瘤不能完全切除时，可将肿瘤周围的非功能区脑组织大块切除使颅内留出空间，降低颅内压，延长生命。

3. 外减压手术：去除颅骨，敞开硬脑膜或减张缝合硬脑膜而达到降低颅内压的目的。常用于大脑深部肿瘤不能切除或仅行活检及脑深部肿瘤放疗前达到减压目的。常用术式有颞肌下减压术、枕肌下减压术和去大骨瓣减压术。

4. 脑脊液分流术：为解除脑脊液梗阻而采用侧脑室-枕大池分流术、终板造瘘术及三脑室底部造瘘术、侧脑室-腹腔分流术等。

随着科学技术的发展，神经外科手术的安全性得到了很大的提高，其中最重要的是显微镜和显微手术器械的应用。这让手术医生在保持有良好的视野的情况下，能够使手术切除任何部位的病变成为可能。

双极电凝消除了单极电凝所可能引起的电流播散的危险，并且在止血方面效果很好。自动拉钩改善了手术的暴露，并且能够对脑组织保持恒定的压力。现代麻醉技术、颅内高压的控制、水和电解质平衡的控制等方面的发展，对于神经外科手术的发展都起着一定的作用。超声吸引的使用减少了对周围正常组织的损伤，特别是对纤维组织来源的肿瘤（如脑膜瘤、听神经瘤）是很有用的手术工具。

（五）术后一般处理

1. 监护：主要监护患者的瞳孔、意识、生命体征和颅内压变化，如有异常，及时查找原因，及时处理；一些患者还需要监测血气和脑电波，以指导治疗。

2. 体位：术后尚未清醒的患者取仰卧位，头偏向健侧，以保持呼吸道通畅；如患者清醒，血压正常，为降低颅内压，可采用头高 15°～30°的斜坡卧位；后颅窝手术后清醒患者取健侧卧位。肿瘤腔较大的患者术后 24～48 小时要避免患侧卧位。脊髓手术取仰卧或侧卧位，翻身时切忌扭曲，必要时需颈部支架固定或穿颈胸外固定背心；腰骶部手术后取侧卧或俯卧位，防止尿、便污染伤口。肢体瘫痪患者应加强护理，勤翻身，每 2 小时一次，防止褥疮。

3. 饮食：一般神经外科手术后，患者清醒，次日可进流食，第二天进半流食，逐渐过渡到普通饮食；后颅窝手术患者首次进食时一定要有医护人员在场观察。后组颅神经有损害时，手术后 3 天可鼻饲营养饮食；昏迷者需鼻饲解决营养问题，热量为 1500～2000 千卡/日。

4. 输液：手术后禁食的患者，成人补液 1500～2000ml/d，儿童按体重计算，适量补充电解质和必须的营养成分，不可短时间内过快或大量输液，以免增加心脏负荷和加重脑水肿。

5. 切口处理：切口保持无菌，防止污染。敷料渗血渗液需及时更换。硬膜外引流管在手术后 24～48 小时内拔除，脑室内外引流管在手术后 3～5 天内拔除。切口有脑脊液漏，应检查漏液原因，重新缝合伤口，适当应用抗生素。

6. 腰椎穿刺：开颅手术后大多需要行腰穿。手术后腰椎穿刺的目的是释放血性脑脊液、测颅内压、判断颅内有无感染。通常在拔除引流管后次日开始行腰椎穿刺，隔日一次直至 CSF 变清、CSF 常规检查基本正常为止。

7. 术后用药：止血药、抗生素、脱水药物、肾上腺糖皮质激素、抗癫痫药物、制酸剂以及营养神经药物根据情况合理使用。

（六）术后并发症

手术治疗脑肿瘤的围手术期并发症涉及内科和外科方面。前者包括麻醉意外（0.2%）、电解质失平衡（特别是低钠）、感染、深静脉血栓和脑水肿。脑水肿是最严重的外科并发症之一，原因主要有：周围脑组织的损伤，肿瘤切除后局部血流的改变，术中牵拉导致的损伤。其他并发症包括：术后瘤腔出血，这主要是由于术后高血压、肿瘤残留或者凝血功能异常（4.8%）或者手术止血不彻底引起；由于水肿、手术牵拉等引起的短期神经功能障碍（10%）；癫痫；术后脑积水，主要由于肿瘤压迫、脑室周围水肿、颅内出血引起；卒中；精神症状和新出现的神经功能障碍。最近，一项对 207 位首次接受开颅手术的患者的术后并发症的研究显示，胶质瘤和转移瘤患者的术后并发症并无明显差异。并发症出现的几率主要取决于肿瘤的部位，而不是组织类型。同时作者还强调，肾上腺糖皮质激素、现代神经麻醉和显微外科手术已经把转移瘤手术死亡率从 40%降低到 20%、5%，甚至更少；胶质瘤手术死亡率降低到 3%以下；立体定向手术死亡率接近 0。

（陈忠平　牟永告）

参考文献

1. 史玉泉，刘承基主编. 神经外科手术图解. 江苏：江苏科学技术出版社，1996：1-18.
2. 王忠诚主编. 神经外科手术学. 北京：科学出版社，2000：20-33.
3. 赵继宗主编. 神经外科手术精要与并发症. 北京：北京大学医学出版社，2004：107-111.
4. Amiez C，Kostopoulos P，Champod AS，et al. Preoperative functional magnetic resonance imaging assessment of higher-order cognitive function in patients undergoing surgery for brain tumors. J Neurosurg，2008，108（2）：258-268.
5. Berman JI，Berger MS，Chung SW，et al. Accuracy of diffusion tensor magnetic resonance imaging tractography assessed using intraoperative subcortical stimulation mapping and magnetic source imaging. J Neurosurg，2007，107（3）：488-494.
6. Black PM，Moriarty T，Alexander E 3rd，et al. Development and implementation of intraoperative magnetic resonance imaging and its neurosurgical applications. Neurosurgery，1997，41（4）：831-842.
7. Fenchel S，Boll DT，Lewin JS. Intraoperative MR imaging. Magn Reson Imaging Clin N Am，2003，11（3）：431-447.
8. Hall WA，Kowalik K，Liu H，et al. Costs and benefits of intraoperative MR-guided brain tumor resection. Acta Neurochir Suppl，2003，85：137-142.
9. Hall WA，Truwit CL. Intraoperative MR-guided neurosurgery. J Magn Reson Imaging，2008，27（2）：368-375.

10. Jones J，Ruge J. Intraoperative magnetic resonance imaging in pituitary macroadenoma surgery：an assessment of visual outcome. Neurosurg Focus，2007，23（5）：E12.
11. Lewin JS，Nour SG，Meyers ML，et al. Intraoperative MRI with a rotating，tiltable surgical table：a time use study and clinical results in 122 patients. AJR Am J Roentgenol，2007，189（5）：1096-1103.
12. Matsumae M，Koizumi J，Fukuyama H，et al. World's first magnetic resonance imaging/x-ray/operating room suite：a significant milestone in the improvement of neurosurgical diagnosis and treatment. J Neurosurg，2007，107（2）：266-273.
13. Moche M，Trampel R，Kahn T，et al. Navigation concepts for MR image-guided interventions. J Magn Reson Imaging，2008，27（2）：276-291.
14. Nimsky C，Ganslandt O，Von Keller B，et al. Intraoperative high-field-strength MR imaging：implementation and experience in 200 patients. Radiology，2004，233（1）：67-78.
15. Rubin JM，Mirfakhraee M，Duda EE，et al. Intraoperative ultrasound examination of the brain. Radiology，1980，137（3）：831-832.
16. Ruff IM，Petrovich Brennan NM，Peck KK，et al. Assessment of the language laterality index in patients with brain tumor using functional MR imaging：effects of thresholding，task selection，and prior surgery. AJNR Am J Neuroradiol，2008，29（3）：528-535.
17. Schulder M，Carmel PW. Intraoperative magnetic resonance imaging：impact on brain tumor surgery. Cancer Control，2003，10（2）：115-124.

第二节 显微神经外科设备及应用技术

手术设备与器械是外科医师手的延伸，没有精良的手术设备与器械，就不能很好地完成手术。近 20 年来随着显微神经外科技术的不断发展，显微手术设备和器械应运而生，并不断地获得更新。要做好神经外科显微手术，必须对这些设备和器械的性能有所认识和了解，学会正确使用它们，在手术中才能运用自如、得心应手。微创神经外科是在显微神经外科的基础上发展而来的，因此二者的许多手术的基础器械和显微技术是相同的。为完成显微神经外科手术，必须具备一套适合在手术显微镜下操作的显微手术设备和手术器械。

显微神经外科设备主要包括手术显微镜、可控手术床、头架、自动牵开器、双极电凝器、吸引器、超声吸引器、手术用激光等。显微手术器械主要包括显微剪、显微刀、显微镊、显微针持等。显微神经外科手术的各种设备和器械，随着显微手术应用范围的扩展而不断扩大，许多公司根据神经外科医师提出的要求而设计、生产和开发了大量型号各异的显微外科器械，并逐渐地使其性能完善，以适应显微手术的需要。因此，作为一名神经外科医师，掌握一些显微神经外科设备和器械的基本知识十分重要。

许多公司提供的基础显微手术器械是成套生产的，如镊、针持、剪刀、分离器等，分别装在不同的器械盒中。有条件的单位可成套购买了显微手术器械，应用起来十分方便。如条件所限，神经外科医师也可根据本人的需要和习惯，挑选几件经常使用的器械，装在一个带胶粒的专用盒子里，以利于选择性使用。由于显微手术器械都十分精细，在使用和收藏时应格外小心。若在使用中不小心将显微手术器械跌落于地，或者使用不当、清洗不净等，都会造成其损坏，使应用寿命缩短。手术室对于这些器械应由专人负责妥善保管。术后清理时应将常规手术器械与显微手术器械分开，用软刷刷洗，清洗后擦拭干净，并在器械活动的关节部位滴加专用润滑油。术中要随时保持器械的清洁，并按器械设计的要求使用，这样才能延长显微手术器械的使用寿命。一旦使用不当，如用小显微持针器去夹持大号缝合针，便会造成持针器的损伤。又如用显微剪刀去剪质地坚硬的肿瘤，不仅会损伤剪刀的锋韧，而且会使显微剪刀的关节松动。本节将重点介绍常用的显微神经外科手术设备和器械的性能及其使用技术。

一、手术显微镜（operative microscope）

手术显微镜是显微外科的必需设备。目前，国内外生产的显微镜种类很多，适用于神经外科的显微镜要求具备下列性能：① 术野清晰，有立体感；② 照明充足均匀，对组织无损害；③ 物镜可更换，以适应不同深度的手术需要；④ 可用转鼓或变焦镜调整放大倍数（3.5～25 倍）；⑤ 平衡好，可在三维空间内做各个方向的自由移动，灵活方便；⑥ 备有同轴光源，如光源熄灭，即可启用；⑦ 可连接照相机、摄像机等附件，若能与激光器耦合，则更好。

（一）手术显微镜的组成部件

1. 照明系统：所有手术显微镜都有同轴光源，聚焦的光线经棱镜、物镜照射到术野，使术者在深窄的术野中获得立体观感而无阴影遮蔽。最常用的光源是钨丝灯。目前已有纤维光源和卤素光源。纤维光源属“冷光”系统，其 Kelvin 反温差与日光相似，且安置在显微镜立柱上，远离镜体，术中用无菌单覆盖显微镜时，可留在外面，所以不易升温，对组织影响小。卤素光源的光输出量约为钨灯的 1.6 倍。多数显微镜的照明范围是恒定的，并不随放大倍数的变化而改变。但新型（如 Wild M650 型）显微镜的照明范围可随放大倍数改变而自动调整。

2. 放大系统：手术显微镜的放大倍数取决于 4 个因素：物镜焦距、镜筒长度、目镜放大倍数和分级或连续变倍数（表 8-2-1）。

显微镜的实际放大倍数可根据下列公式计算：

$$\text{实际放大倍数}=\frac{\text{目镜放大倍数}\times\text{镜筒长度}\times\text{分级变倍数}}{16\times\text{物镜焦距}}$$

$$\text{实际放大倍数}=\frac{\text{目镜放大倍数}\times\text{镜筒长度}\times\text{连续变倍数}}{\text{物镜焦距}}$$

3. 附件：包括照相机和摄像机等。

$$\text{照相机放大倍数}=\frac{\text{照相机座焦距（200）}\times\text{变倍数}}{16}-\text{物镜焦距}$$

（二）手术显微镜的应用

1. 镜筒和物镜：镜筒有 160 mm 和 125 mm 两种长度，并有直筒、斜筒和可变式筒三种形状。对垂直位置的手术野，直筒较方便；对水平位置的术野，则宜使用斜筒。适用于神经外科手术的物镜焦距有 200 mm、250 mm、300 mm、350 mm、400 mm 等。对于表浅手术，选用 200 mm 的物镜；颅内和脊髓手术，常用 250 或 300 mm 的物镜；深部手术可用350 mm 的物镜。使用时的工作距离（物镜至物体的距离）与物镜焦距有关，如物镜焦距为 300 mm 时，工作距离为 260 mm。

2. 目镜：目镜放大倍数一般有 4 档，常用 12.5×。术者若有单纯性近视或远视，可不佩戴眼镜操作，调整目镜即可；但若有散光，则必须佩戴眼镜，除非在目镜上安装有特制的校正镜片。

3. 放大倍数和视野：物镜焦距、镜筒长度和目镜放大倍数确定后，显微镜的实际放大倍数取决于变倍数，术中可根据手术靶组织的大小选用。变倍方式有两种，即连续变倍式

(zoom 式) 和分级变倍式（分 6、10、16、25 和 40，共 5 个等级)。显微镜的放大倍数不同，视野大小也不同。放大倍数愈大，视野愈小。

表 8-2-1　160 mm 镜筒显微镜的实际放大倍数

物镜焦距 (mm)	目镜放大倍数	分级变倍数					连续变倍数
		6	10	16	25	40	0.5～2.5
200	10×	3.1	5.0	8.0	12.5	20.0	4～20
	12.5×	4.0	6.2	10.0	16.0	25.0	5～25
	16×	5.0	7.8	12.5	20.0	32.0	6～32
	20×	6.2	10.0	16.0	25.0	40.0	8～40
250	10×	2.5	4.0	6.4	10.0	16.5	3.2～16
	12.5×	3.2	5.0	8.0	13.0	21.0	4.0～20
	16×	4.0	6.4	10.0	16.5	26.0	5.1～26
	20×	5.0	8.0	13.0	21.0	33.0	6.4～32
300	10×	2.0	3.3	5.3	8.3	13.3	2.7～13
	12.5×	2.5	4.2	6.7	10.4	16.7	3.3～17
	16×	3.2	5.3	8.5	13.3	21.3	4.3～21
	20×	4.0	6.7	10.7	16.7	26.7	5.3～27
400	10×	1.6	2.5	4.0	6.4	10.0	2～10
	12.5×	2.0	3.1	5.0	8.0	13.0	2.5～13
	16×	2.5	4.0	6.4	10.0	16.0	3～16
	20×	3.1	5.0	8.0	13.0	20.0	4～20

（三）德国蔡司（Zeiss）OPMI Neuro/Pentero 型手术显微镜简介

手术显微镜将不再是简单地为手术提供照明和放大的工具，而将向着多功能和智能化的方向发展；手术显微镜将不仅作为显微神经外科手术的操作中心，而且将为术中图像和信息的交换和传输以及术中诊断和治疗提供一个强大的技术平台，这是未来手术显微镜发展的必然趋势，可以将其称为“新概念”手术显微镜。下面以德国蔡司（Zeiss）OPMI Neuro/Pentero 型手术显微镜（图 8-2-1 A，B）为例，简要介绍其主要特点。

1. 手术显微镜的基本功能更加完善：① 景深与亮度智能联动：该手术显微镜的最大工作距离范围达 200～500 mm；不加超大景深 Deep view，景深可增加 17%；加超大景深 Deep view，景深可增加 100%；不论是实施颅脑深部手术还是脊柱手术，光线都可到达阴影处，并实现高速自动对焦。② 人体工程学设计：合理的人体工程学设计使该手术显微镜适用于颅脑深部以及脊柱手术中可能遇到的各种情况。③ 修改系统配置方便：即使是在更改系统设置的情况下，整个系统仍然可以随时使用。④ 全新的助手观察概念：由于助手镜在手术显微镜移动的过程中可以准确地保持位置不变，助手不用经常改变姿势进行观察。⑤ 外设丰富：除了外加数码相机（例如单反数码相机）和激光微操作器外，该手术显微镜还集成了多种术中所需附件（如 CCD 摄像头、荧光造影、面对面助手镜、镜内导航等），并仍然保持主镜的精巧和易操作性。⑥ 操作方式多样：无论使用手柄操作，还是采用口控，

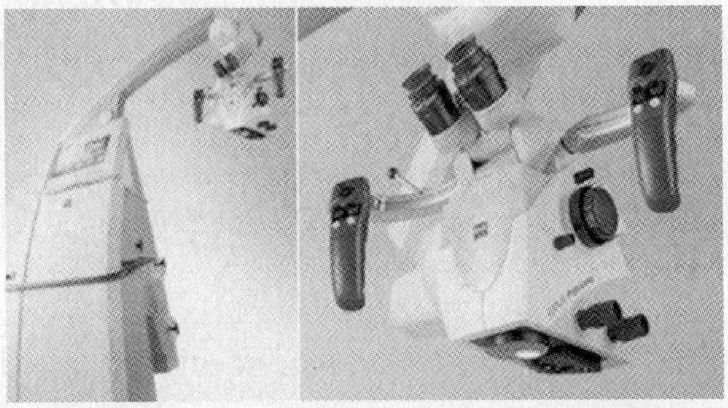

图 8-2-1A　德国 Zeiss 公司 OPMI Neuro/Pentero 型手术显微镜

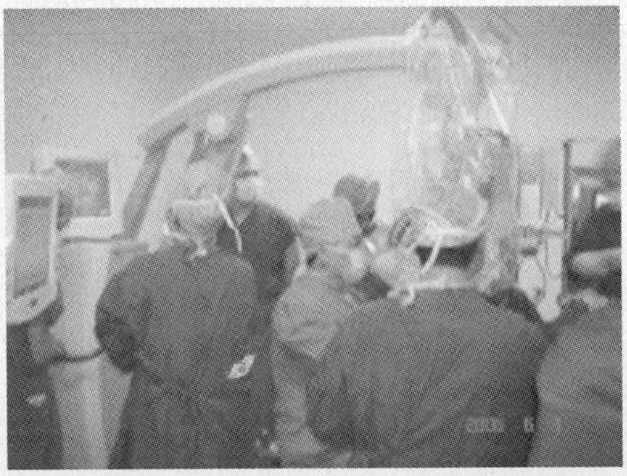

图 8-2-1B　神经外科手术中应用 OPMI Neuro/Pentero 型手术显微镜

该手术显微镜均可轻松地浮动到指定位置；主镜和悬挂系统的重要功能可以通过多种脚控来完成；电动 X/Y 轴移动，使在任何方向和位置上都可精确移动。⑦ 触摸屏指引用户使操作变得简单：可创建直观的数字化患者文件，针对不同使用者可编制个性化的设置，全屏显示，无需再加视频监视器。

2. 集成数码影像系统：① 包含完全内置的数字化图像系统，可记录长达数小时的手术过程，并可进行随意编辑，包括做重点的标记、归档等。② 记录：触摸屏可以直观地指引用户进行操作。③ 选择：可随意选取录像片断或是单帧图像。④ 编辑：可对所选片断进行标记、处理、说明等。⑤ 回放功能。⑥ 归档：数据可以惊人的速度在 DVD、CD 或网络的其他电脑上归档，如果使用 U 盘，数据还可随身携带。⑦ Multi - Vision 镜内成像：其术中诊断功能包括屏幕相关信息可在镜内显示（如当前的工作距离、放大倍数、灯光亮度等），触摸屏用户界面（显示屏的内容在镜下显示），内窥镜图像的导入，神经导航图像的镜内投射以及诊断数据的导入等。

3. 移动和维护简单：① FlexiTrak：该手术显微镜可在狭小空间内灵活移动，同时可做长距离的移动；② AutoBalance：具备全自动电脑智能平衡系统；③ AutoDrape：消毒套自动收紧（抽真空）；④ 采用拉式氙灯更换方式，使灯泡更换非常简便。

4. 术中诊断和治疗功能：① 可在荧光技术指导下实施肿瘤切除术：术中肿瘤的高对比度荧光（红色）显示不仅可以通过目镜直接观察，也可以显示在屏幕上，从而清晰界定荧光肿瘤的边缘，指导手术切除。② 药物和图像的组合可实现无间断的术中诊治，提供清晰的钳间图像，充分改善患者手术的安全系数，还能进行高分辨率的血流测量。

5. 医院工作流程的整合：① Multi-Vision 成像系统可连接众多导航系统，并将诊断和导航数据在目镜下显示。② 信息传输：既可以输入患者术前和术中的各种影像资料，又可以通过网络或 DICOM 界面向外界输出患者资料。

二、放大镜和头灯（loupes and headlight）

手术放大镜和头灯始用于耳科和眼科，以后由于广视野放大镜的问世，逐步应用于神经外科和其他领域。即使在手术显微镜普遍应用的今天，放大镜和头灯因为简便、经济，在神经外科和颅底外科仍有一定应用价值。

放大镜的工作距离有 26.5 cm、34 cm 和 42 cm 三种，可根据手术部位的深浅选用。瞳距可调节，放大倍数从 2×到 4×。图 8-2-2 表示工作距离、放大倍数和视野的关系。例如，工作距离为 34 cm，放大倍数为 2.4×时，视野直径为 6 cm。术者如果平时就佩戴眼镜，放大镜则需安置适当的校正镜片。

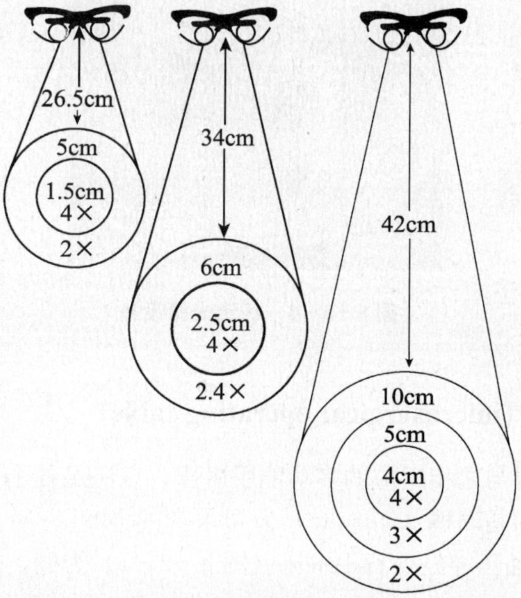

图 8-2-2 工作距离、放大倍数和视野的关系

在放大状态下，需要足够的光源以确保照明度，Keeler 头灯能提供充分的同轴光照。照明系统有两种：① 钨丝灯（图 8-2-3A）：6 V，18 W，在 33 cm 的工作距离上形成直径 75 mm 的均匀、明亮的光圈。②纤维光源（图 8-2-3B）：不产热，光圈可在 30～100 mm 的范围内调节。

三、纤维光源（fiber-optic light）

纤维光源因很少产热，故又称冷光源，主要用于脑深部手术照明。仪器主要包含两个交替使用的光源（特制灯泡），通过一条包裹数十个光导玻璃纤维的导线，远端连接一聚光镜（图 8-2-4），将光线指向手术野深部。它可使脑深部的结构显示得极为清楚，无侧照灯，光线常有被术者和助手遮挡之弊，较附灯泡脑压板的光强度大，较头灯使用更方便。但如手术改在手术显微镜下施行，即可不用纤维光源。

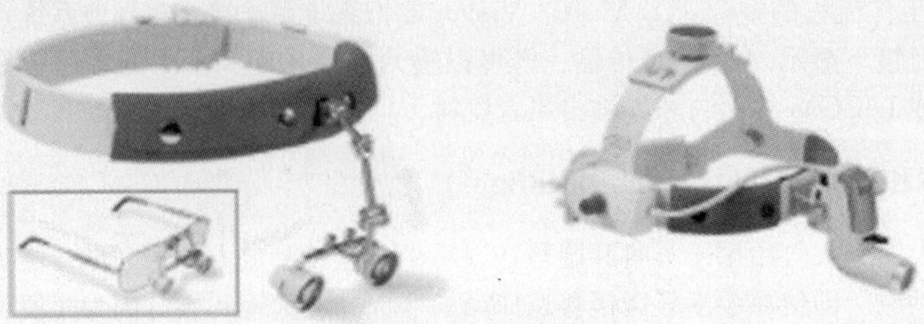

A　　　　　　B

图 8-2-3　放大镜和头灯

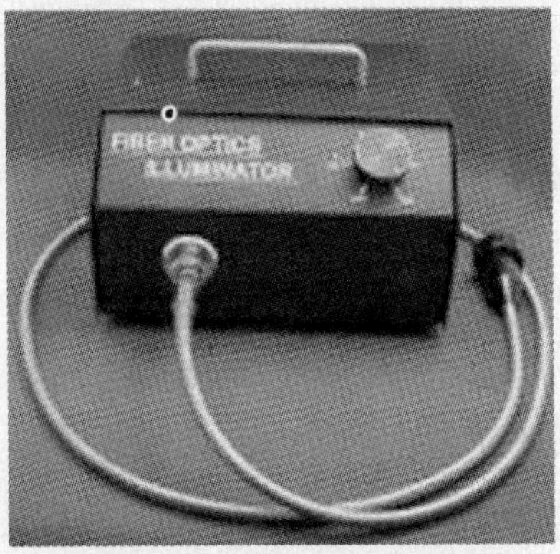

图 8-2-4　纤维光源设备

四、显微外科手术床（microsurgical operating table）

显微外科的发展需要与之相适应的多功能手术床，以满足各个部位和各种性质病变的手术所需。目前应用较多的是瑞穗（Mizuho）公司生产的 MST、MOT 和 SPL 型手术床。现以 MST－7200B 型电动油压神经外科手术床（图 8-2-5）为例，介绍其基本性能和应用注意事项。

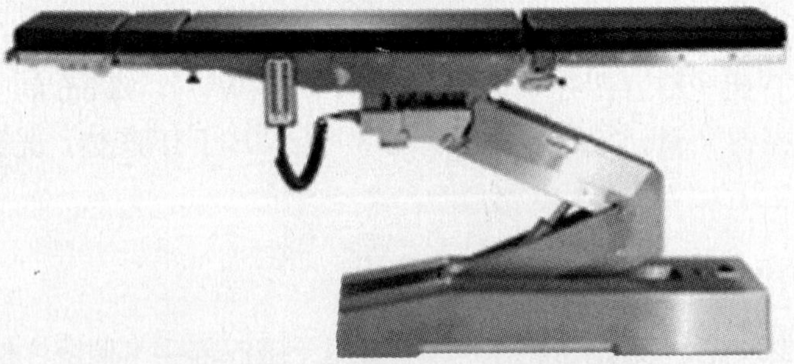

图 8-2-5　日本 Mizuho 公司 MST－7200B 型显微外科手术床

（一）基本性能

1. 可满足各种手术体位（仰卧、俯卧、侧卧、坐位等）所需。
2. 术前或术中可根据需要用调控盒随时调整体位。调控范围：床面高度 50～100 cm；

头低足高 25°，头高足低 25°，侧倾 20°，背靠上曲 90°，下曲 30°（MOT－5500 型的调控范围：床高 70～108 cm，头低足高和头高足低均为 30°，侧倾 30°，背靠上曲 90°，下曲 40°）。

3. 可连接头托或头架。

4. 床基座短，便于术者取坐位紧靠床头，做长时间的显微手术操作。

5. 用电动油压系统调控，简便易用，床位调好后，无任何晃动。

6. 采用低压电调控，漏电＜100μA，很安全。

7. 同样适用于其他外科手术。

（二）应用注意事项

1. 不可同时按压调控盒上的两个体位调控键。

2. 确保电源线中的地线接地。

3. 手术结束后，关闭基座上的电源开关，拔出电源线插头。

4. 不可用水擦拭床基座。

五、头托和头架（head holder and head frame）

头托和头架（图 8－2－6A）是显微神经外科手术床的重要附件。头托呈马蹄形，衬有软海绵。头架有多种形状，多为半圆形，用 3～4 枚螺钉固定头颅。头托和头架的位置可按需要调整。一般手术用头托；手术时间较长或体位要求较特殊者（如坐位、park－bench 位等），应用头架固定。因头架固定确实可靠，又可按需要由术者自行调整，故凡术中要求头颅绝对不动或术中可能需要改变头位者，均宜用头架。

多功能头架（图 8－2－6B）也有多种型号。以 Sugita 头架为例，它是在普通头架上连接一半圆形框架，二者互成 90°。框架上可接自动牵开器、手托、吸引器管、冷光源等。框架两端有两个贮存筒，可放双极电凝镊、止血钳、吸引器或其他显微手术器械。另一薄弧形架接在上述框架上，经弹簧钩牵开皮瓣，还可搁置棉片，也可连接自动牵开器。术中应用时，除普通头架外，其余部件均处于无菌手术区内。

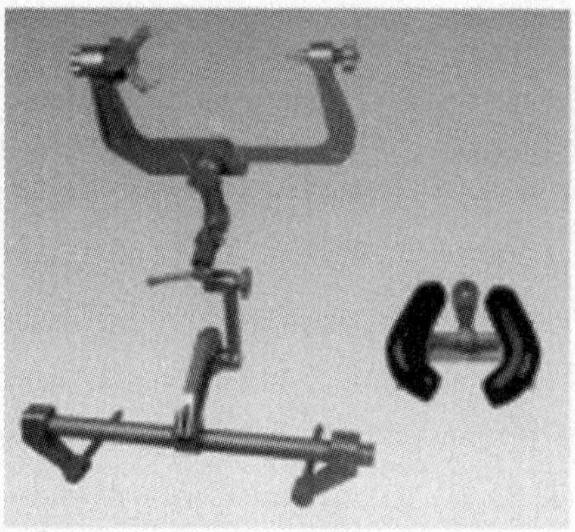

A

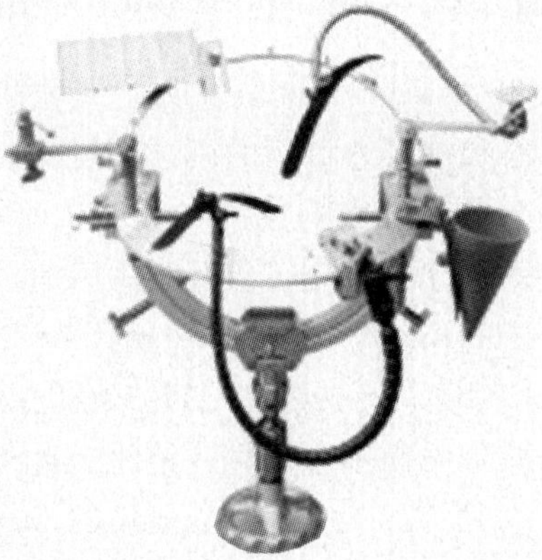

B

图 8－2－6 头托与头架

A：头托和头架；B：多功能头架

六、脑自动牵开器（brain self - retractor）

脑深部的显微手术，可供操作的空间很狭小，助手长时间使用脑压板，会使脑压板放置的位置及力度都很难满足手术的要求。脑自动牵开器（图 8 - 2 - 7）是显微神经外科手术必备的装置。70 年代中期，脑自动牵开器开始在神经外科应用，并很快得到普及。脑自动牵开器一端固定不同规格的脑压板，另一端固定在头架或连接杆上。脑自动牵开器由一组球面关节组成，内由一钢线穿连在一起，长 30～40 cm。当扭紧钢线时，脑自动牵开器的臂硬挺，使前方脑压板固定在所需位置。放松钢线，臂变软，可根据需要调节脑压板位置。早期的脑自动牵开器是固定于颅骨上的，固定在颅骨上的脑自动牵开器与头颅成为一体，使用简便。脑自动牵开器固定于颅骨上的缺点是：如果颅骨（如颞部）太薄弱不能承受其重量会造成骨折；有可能使硬脑膜剥离出血；此外，固定在骨缘上的夹子占据骨窗空间，影响术者视野。Yasargil 介绍的 Leyla 自动牵开器，它的连接杆一端固定在手术床上，另一端连接牵开器。这种自动牵开器的缺点是：很难将连接杆拧得足够紧。由于牵开器连接杆和头部彼此独立，容易造成脑自动牵开器上的脑压板在脑部划动，从而损伤脑组织。

目前，理想的脑自动牵开器固定在头架上，如 Malid - film 和 Sugita 脑自动牵开器系统，窄小的脑压板对脑组织的牵拉也相对减轻。这两种系统都可以同时安装使用多个可屈性牵开器，而不需要考虑开颅手术部位和骨窗的大小。应用牵开器时要保持牵开器的臂尽量低、紧靠颅骨，这有利于减少牵开器臂的运动。自动牵开器前端固定的脑压板呈船桨形或锥形，所占的空间少，适用于脑深部的暴露。脑压板有不同大小的型号可供选用，过窄的脑压板可损伤脑组织。手术中牵开脑组织的时间不要过长，以减少局部脑损伤。每10～15 min 放松脑压板 3～5 min，间断抬压脑组织，牵开脑的压力低于 20 mmHg 比较安全，尤其在脑桥、视放射区时更应注意。多个脑压板较单一脑压板所造成的脑损伤要小。不要将脑压板垂直插入脑内，这样会因脑压板的移动造成脑组织损伤。正确的方法是将脑压板弯成与脑表面相符的形状。

七、高速微型钻（highspeed microdrill）

早在 1928 年，Ogilvie 就发明了气动钻和切骨刀，并将之用于神经外科。20 世纪 50 年代以后，牙科和神经外科用的高速微型钻发展较快。1967 年 Midas Rex 公司在 Barber 钻的基础上几经改良后推出的翼型（涡轮式）气动钻，迄今仍被用作衡量其他各种气动钻的标准。与早期的电动钻相比，翼型气动钻的优点是转速快。Midas Rex 钻的转速为 75 000～100 000 rpm（r/min），Hall Surgairtome 2 型钻为 90 000 rpm，Anspach 65K 型钻为 65 000 rpm。由于转速快，无转矩，启动、停止或改变转速时，钻头不易打滑，因此比较安全；可快速切割磨除骨质而不会切割软组织。此外，翼型气动钻体积小、重量轻。Midas Rex 钻直径 1. 91 cm（3/4 inch），长 7. 62 cm（3 inch），重 85. 05 g；Anspach 钻体积更小。这两种钻均由脚踏开关控制，Hall Surgairtome 2 型钻则由手控。采用脚控钻，术者可更平稳地用手操持钻柄，比较稳妥。

Rand 认为，气动钻的缺点之一是只能作单向旋转，而在某些神经外科手术中，最好能使高速钻按需要作双向旋转。例如：磨除右侧内听道后壁时，钻头应按顺时针方向旋转，而磨除左侧内听道后壁时，宜按逆时针方向旋转，以免钻头打滑时损伤脑干。基于这一设想，Urban 为 Jordan - Day 电动钻设计了转换系统，达到了双向旋转的目的，同时又增大功率近 50%，转速达到 15 000 rpm。目前国内较多采用的是 Midas Rex 钻和 Aesculap（蛇牌）钻

（图 8－2－8）。

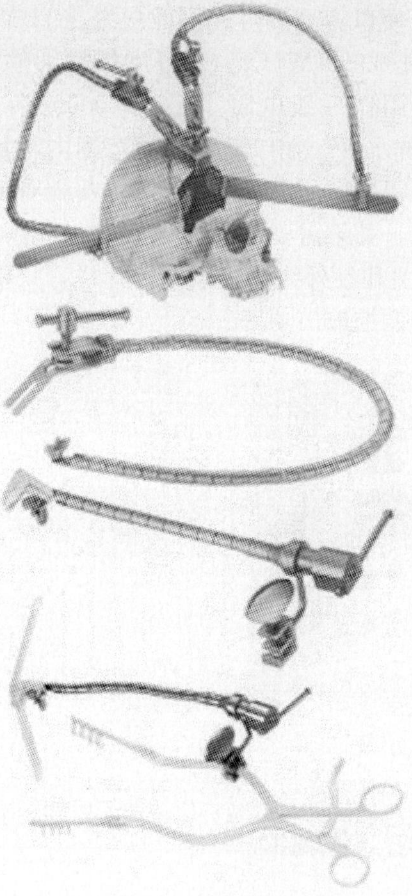

图 8－2－7 脑自动牵开器

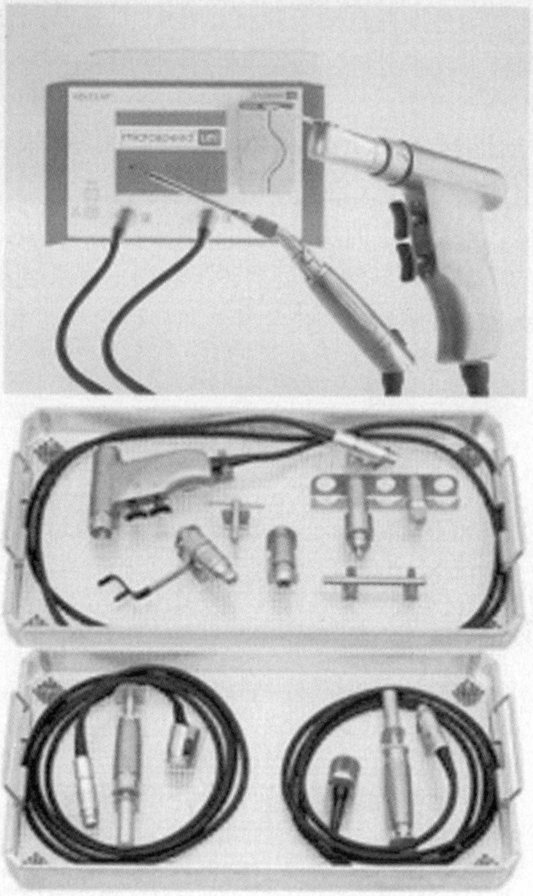

图 8－2－8 德国蛇牌高速微型钻

气动或电动高速微型钻在神经外科手术中的应用范围很广。蝶骨嵴、前床突、岩骨、内听道后壁、蝶窦前壁和鞍底、枢椎齿状突等的磨除，视神经管、面神经管、颈动脉管等的开放，均离不开高速微型钻。术中可按需要选用不同长度、大小（直径 2～6 mm）和形状的微型钻头。微型钻头有普通和金刚砂钻头两类，后者用于磨除较硬骨质。高速钻配上带有分离足的开颅刀，可用来开颅和做椎板切除。如果换上环钻，还可用于颈椎病前路减压和植骨融合。

初次使用高速微型钻者，事先应经过训练。应用过程中，需不断地用生理盐水冲洗，以免摩擦产生的高热对周围结构造成损伤。周围软组织用大片橡皮膜覆盖保护，附近不可放置棉片或纱布，以免误卷入钻头上，造成组织损伤和出血。磨除重要血管神经周围的骨质时，应双手握持钻柄，以免滑脱。

八、双极电凝器（bipolar electrocoagulator）

双极电凝器是一种电子式射频电流发生器，在神经外科手术中是必不可少的设备。目前，除较粗大的动脉和静脉窦外，神经外科手术中的出血大多可用双极电凝控制。银夹已极少使用，单极电凝已被淘汰。双极电凝除主要用于控制出血外，还可用于电灼肿瘤包膜使之皱缩，或电灼动脉瘤颈使之缩窄后便于夹闭。

双极电凝器的品种很多，国内外均可生产。本节仅介绍德国“蛇牌”公司的 TB50 型双极电凝器（图 8-2-9）。该电凝器采用微机处理技术，电源接通后，即可对所有的信号、功能和附件发挥自动检验和监测作用，一旦出现异常，便以音响和灯光同时报警。TB50 型电凝器的功率分"Micro"和"Macro"两档，前者 0.1～9.9 W（瓦），可用作精细的电凝，不会与组织粘连形成焦痂；后者 1～50 W（瓦），用作一般电凝。无论"Micro"，抑或"Macro"电凝，均能自动调控以适应不同的组织阻抗水平，在广泛的阻抗范围内，其高频电能保持恒定。因此，在干燥或湿润的术区，均能获得良好的电凝效果。该电凝器有记忆功能，可将选定的功率数值分别储存在 4 个记忆装置内。如果需要，按压键后，即可获得所需的功率。TB50 型电凝器还可按用户要求装备自动开关和红外线遥控系统。这样，只要电凝镊尖端接触到组织，电凝器即自行启动，术者可自行调控输出功率。

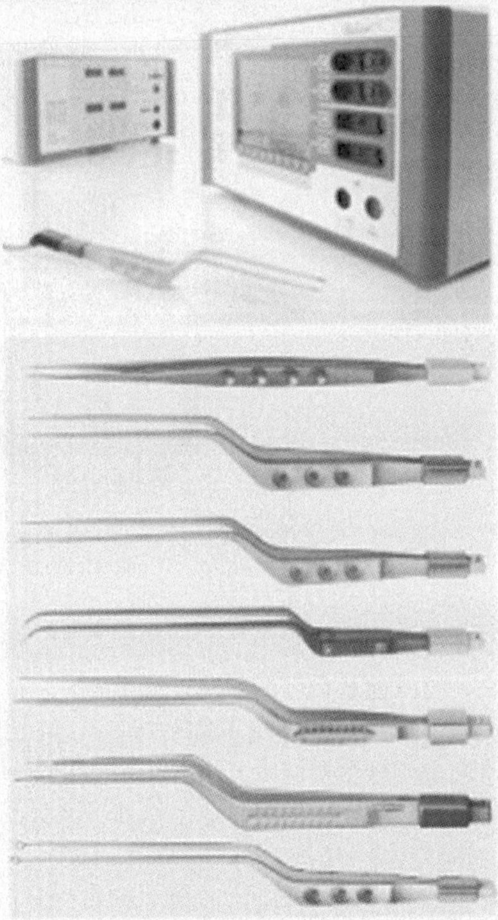

图 8-2-9　德国蛇牌双极电凝器及电凝镊

使用双极电凝时应注意：① 频率以 1 MHz（100 万 Hz）左右最为合适，频率过高会产生切割作用，频率过低组织会形成焦痂而粘连在电凝镊上。② 应不断地用生理盐水冲洗，以保持术野洁净，并避免温度过高影响周围重要结构，同时还可减轻组织焦痂与电凝镊尖的粘连。③ 在重要结构（如脑干、下丘脑等）附近电凝时，功率要尽量小。④ 粘连于电凝镊尖端（银铜合金）的组织焦痂不要用锐器刮除，宜用湿纱布擦去。

在电凝和使用高速微型钻进行颅骨钻孔或磨除颅骨时，都需要不断地用显微冲洗器冲生理盐水，以降低钻头温度和防止双极镊的尖端粘连。显微冲洗器有一球囊用于储水，顶部连接一相当于 18 号针头粗的平头弯针头。这种冲洗器体积小，不妨碍视野。冲洗水柱细小、均匀，冲洗位置准确。也可以用 20 ml 注射器，前端接腰椎穿刺针，代替显微冲洗器。

九、显微神经外科手术器械（microneurosurgical instruments）

显微外科技术对神经外科的发展起到了重要的推动作用，同时也对手术器械提出了新的要求：① 精巧柔和而又不易变形损坏；② 要有长短不同的型号，以满足深浅不同部位的显微手术所需；③ 设计成枪式（膝状），使术者的手不阻挡显微镜的光束和术野；④ 表面不反光，以免影响在显微镜下操作和照相；⑤ 需用合适的容器贮存和消毒（图 8－2－10、11、12、13）。

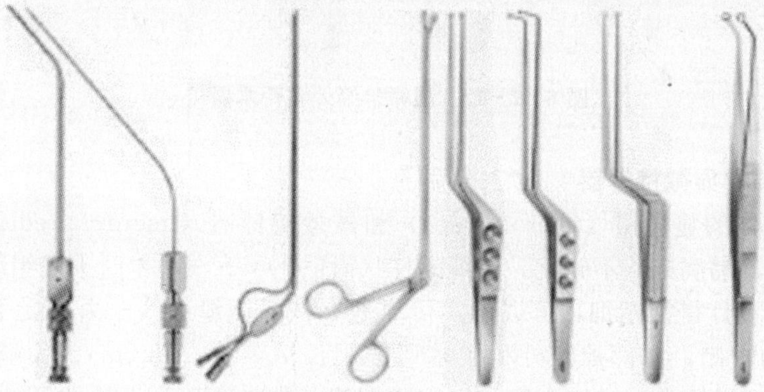

图 8－2－10　显微神经外科手术器械

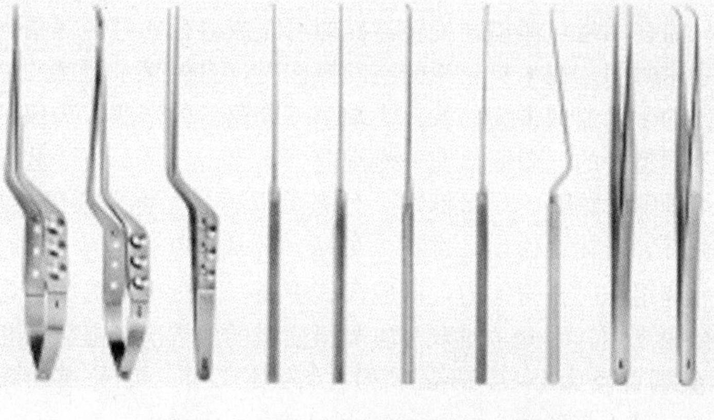

图 8－2－11　显微神经外科手术器械

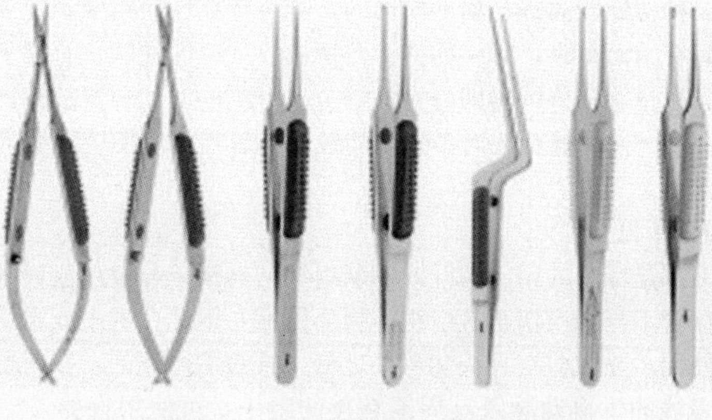

图 8－2－12　显微神经外科手术器械

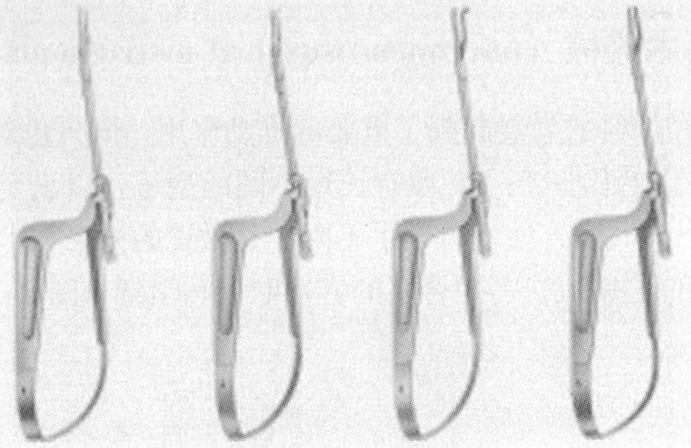

图 8-2-13　显微神经外科手术器械

（一）显微镊和显微持针器

由钛合金制作的显微镊（microforceps）和显微持针器（micro-needle holders）质量轻，外表光滑，不易腐蚀，不磁化。单纯的柱状镊适用于表浅手术时夹住组织或配合缝合血管。显微镊顶端设计得很精细，可以确实可靠地夹住显微缝合线。由于受手术显微镜物距200～300 mm的限制，深部神经外科手术可选用长7英寸（18 cm）、尖端直径0.5～0.7 mm的显微镊。显微镊尖端错位会损伤组织或血管。为吻合血管设计的显微镊柄呈圆柱状，使用时仅需示指和拇指旋转运动即可，极大地减少了镊尖部的活动范围，确保吻合血管时的操作精确无误。表浅肿瘤的手术、颞浅动脉与中动脉分支吻合术，持针器和镊子的外形设计成直圆柱形，术者只需在示指与拇指间旋转器械即可完成缝合、打结等精确操作，方便了血管吻合术，节省了手术时间。在术野较深的空间操作时，直的手术器械的尖端常在术者的盲区内，故而用于深部的手术器械常为柱状，尖端呈不同角度的弯曲。为保护显微镊的尖端不受损伤，可将一套不同型号的显微镊放在一专用盒（instrument case）里。显微镊应具备足够的弹性，这也是一项非常重要的质量标准。分离组织时，先将显微镊尖端并拢插入组织，然后靠其弹性自动分开，上述动作反复进行，可达到分离组织的效果。显微镊超期限使用，其紧张度会减小，分离组织时显得无力，即应淘汰更新。双极电凝镊除了用于电凝外，也可以作为一把好的显微镊来用。因此，对双极电凝镊质量的要求应与显微镊相同。它的标准长度应为8～25 cm，尖端直径0.3～1.5 mm。但在特殊情况下，如分离动脉瘤蒂，显微镊的尖端应有一定的角度，呈小弯形。

为吻合血管和神经，显微持针器前端应有不同的角度，以直柄持针器较为常用。持针器的柄有两种形状：一种持针器的臂是扁平楔形的，能将针在任何角度固定并紧紧抓住，用持针器夹住缝线打结时有力而精确；另一种持针器柄被设计成圆柱状，有利于在小且深的术野中操作，仅用示指、拇指旋转持针器即可完成缝合、打结的动作。好的持针器可将任何角度的针和线夹住，持夹10-0的缝合线时不损伤缝线。持针器的应用应熟练准确，必须在实验室反复地练习。

（二）显微剪和显微刀

显微剪和显微刀都是锋利的用于切开或切断组织的器械，显微剪应锋利，关闭和开启要灵活自如。使用或保管不当会误伤正常组织、损坏器械，因此在术中或术后应将其放在特殊位置，避免错误的使用。显微剪有直头和弯头之分，长短型号不同。在行颞浅动脉和颈内动脉吻合术时，分离表浅的供血动脉及其周围粘连的组织，可使用直剪刀。在深部手术操作时，剪刀除要足够长外，其尖端应有一定的弯度。在手术显微镜下操作时，直头剪刀在术野的盲区无法使用。还有一种手柄和剪刀分体的显微剪，便于更换不同型号的剪刀头。

显微手术刀也称蛛网膜刀，用于打开蛛网膜池；吻合血管时，用于切开和修整吻合口。有的显微刀刀头和刀柄呈分体式，刀头可更换。除金属材料的刀刃外，还有使用金刚石作为材料的显微刀，非常锋利，但价格昂贵。在吻合血管时，可采用日常生活用的刮脸刀片代替蛛网膜刀，用止血钳夹断刀片的一尖端，用于切开血管的管壁。用显微刀切开颅底蛛网膜下腔池的蛛网膜、分离神经和血管周围的组织粘连时，其刀尖不应插入刀刃的1/3，以免损伤下面的组织结构。

（三）显微分离器

双极电凝镊应是一把理想的显微分离器（microdissector），镊子尖端并拢插入被分离的组织，依靠其自身的弹性，镊子尖端可自行分开，反复进行即可达到分离组织的效果。专用的显微分离器（也称剥离器）有铲式和球面式的不同形状。铲式分离器用于分离粘连组织，还可用于分离侵犯颅骨内的残存肿瘤组织。为防止撕伤血管和神经，不宜使用太尖的分离器。弯形剪刀也可用于分离组织。较锐利的直柄带角度的分离器可用于分离脑肿瘤和动脉瘤等组织。直柄显微分离器的活动范围大；弯形分离器适用于术野深部，可避免因术者自己手的遮拦而增加术野盲区。尖端弯曲或带钩的分离器的手柄呈方柱形，可提示术者分离器前端的方向，防止分离器尖端埋入组织时迷失方向而伤及周围正常脑和血管组织。尤其在分离动脉瘤蒂时，可避免损伤动脉瘤下方的细小动脉。

（四）吸引器管

吸引器是神经外科手术中极为重要的手术器械，神经外科手术的整个过程都需要使用。如术者是右利手，通常左手持吸引器，右手使用需要经常更换的手术器械（如高速微型钻、双极电极镊、剪刀等），这样能保证右手做更多的精细动作。神经外科手术术野狭小，不可能允许更多的手术器械同时操作，故吸引器管除用于清除术野的积血、冲洗水和脑脊液外，在神经外科手术中还有多种用途，它可以用作牵开器牵开组织，还可用作钝性分离器。因此要求吸引器顶端必须光滑，以防止损伤细小的血管和神经结构。

与吸引器相连的手术室中心真空负压系统应有压力控制装置，以保证吸引力的稳定。神经外科使用的吸引器手柄上必须有一侧孔，用于调节吸引器内的压力。在大出血的紧急情况下，堵住吸引器侧孔，使吸力最大，可及时吸除积血，保证术野清洁，以利于止血。手术者手持吸引器的姿势以持笔式为好，拇指或食指位于吸引器侧孔处，根据需要可调节侧孔开放的大小。吸引器的管径粗细不同（直径 0.5～0.7 mm），长度为 8～15 cm。采用管径较细的吸引器管可减少覆盖的视野，应根据手术所进行的不同步骤选用合适的吸引器管。为了减少吸引器头所造成的组织损伤，有人改进了吸引器头内外径口的设计。有的吸引器管设计成一定角度，可保证术者手的尺侧放在手托上，以保持前臂和手的松弛状态，减轻手术医师手的疲劳。

在手术中，为了防止吸引器管牵动吸引器不经意地运动损伤脑组织，应将吸引器管的方向保持于术者所需要的运动方向。否则，长时间应用术者会感到疲劳。使用吸引器时应注意以下几点：① 禁忌将吸引器头插入手术野内的积血或积水中吸除，以免损伤看不见的组织；② 尽量避免在垂直方向上使用吸引器，因为这样会阻挡视野；③ 防止扭动吸引器管，应选择较柔软的吸引器管并保持合适的位置；④ 当吸引器用作脑压板使用时，应将其放在肿瘤的一侧；⑤ 手术中寻找出血点时，应迅速吸除积血，血管破口较大时，最好在出血点和吸引器间垫一棉片，以保护破口不致扩大。

（章翔　甄海宁）

参考文献

1. 段国升，朱诚，主编．神经外科手术学．第二版．北京：人民军医出版社，2005：547-566.
2. 赵继宗，主编．微创神经外科学．北京：人民卫生出版社，2005：201-212.
3. 章翔，主编．临床神经外科学．北京：人民军医出版社，2006：65-70.
4. 章翔，主编．神经系统肿瘤学．北京：人民军医出版社，1999：167-188.
5. 章翔，费舟，贺晓生，等．颅-眶肿瘤的微创技术处理．中国耳鼻咽喉颅底外科杂志，2005，11（2）：92-94.

第三节　立体定向技术

一、立体定向术的基本原理

颅腔好比一个有限的空间，脑内任何一结构的位置与颅脑的空间存在着一种关系，可运用解析几何坐标系原理测定。其基本原理和方法是在颅腔内设置三个相互垂直的平面，三个面的交点为大脑原点，以此为基准，可测定出脑内某一目标点的三维坐标值，即为目标点（靶点）的解剖坐标。而立体定向过程就是将脑内结构靶点通过影像学定位转换为立体定向仪的框架坐标，进行三维定位，利用立体定向导向系统将立体定向器械送至靶点，实施治疗等。

（一）脑的三维平面

1. 水平面（X）：通过前连合（AC）、后连合（PC）之间连线（AC－PC线）的脑水平切面。

2. 矢状面（Y）：通过大脑两半球中线（非颅骨中线）与AC－PC线重叠，且与水平面（X）垂直的矢状切面。

3. 冠状面（Z）：通过AC－PC线中点（O点），并与上述X、Y两平面垂直的冠状切面。这三个平面交点为大脑原点（O点），以它为基准，测出脑内某一目标点在X、Y、Z三条线轴上坐标位置的数据（图8－3－1）。

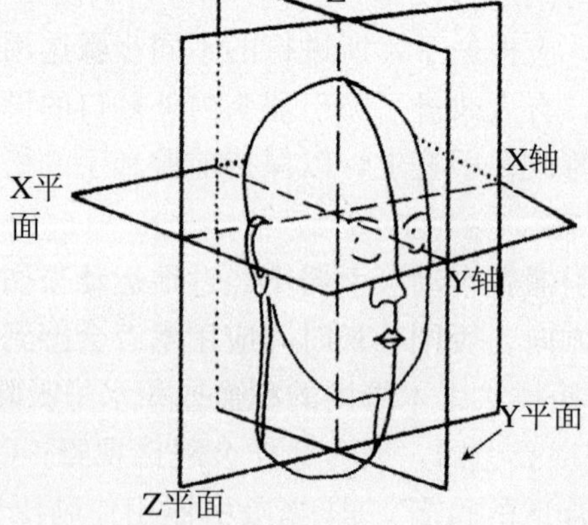

图8－3－1　脑三维坐标平面和X、Y、Z轴方向

关于三维坐标X、Y、Z轴方向，至今各学者意见不一。有些学者如日本铃木、中国姚家庆，确定左右方向为 X 轴，上下为 Y 轴，前后为 Z 轴。目前一般观测坐标的方法，左右为 X 轴，前后为 Y 轴，上下为 Z 轴。

（二）脑原点的确定

1. 大脑原点（O 点），它是个不可见目标，在立体定向手术中是一个重要标志，只有找到大脑原点才能推算出坐标空间中任何一点 X、Y、Z 正、负坐标值。大脑原点确定，手术靶点才可能确定。

按规定，前连合（AC 点）、后连合（PC 点），把 AC 点与 PC 点连成一线此间距为AC-PC 间径，在 AC-PC 间径中点作上下垂直线为 Z 轴，这一交点为幕上 O 点即为大脑原点，通过此点作左右垂直线为 X 轴。

2. 幕下“O”点，即将四脑室底作一切线为幕下 Z 轴，通过四脑室顶作 Z 轴垂直线为幕下 Y 轴，此二线交点为幕下“O”点。通过此点作左右垂直线为 X 轴。

在 O 点前为正值、后为负值，上为正值、下为负值，右为正值、左为负值（左右也可不计正负），得到的数值通常以毫米（mm）计算（图 8-3-2）。

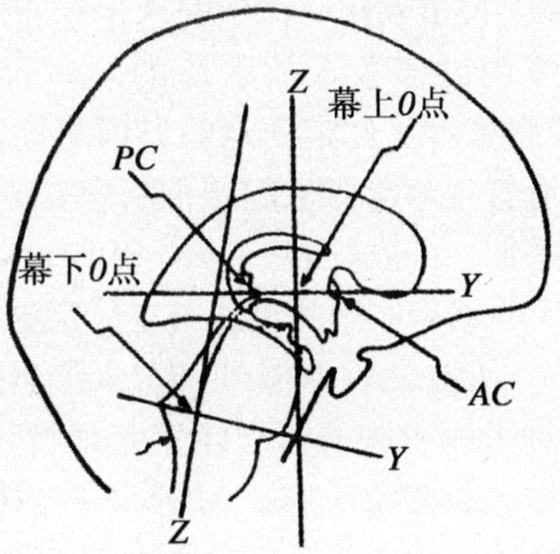

图 8-3-2 幕上、幕下原点确定

AC：前连合；PC：后连合

（三）立体定向仪的设计原理

1. 直角坐标系定向仪：是根据笛卡儿直角坐标系统设计，其基本结构是立方形定位框架。它调节简易，但是不能任意调节导向方位，临床应用受到很大限制。如 Schaltenbrand-Bailey、Talairach 所设计的定向仪。

2. 柱坐标系定向仪：是一种特定的混合坐标系，由直角坐标和极坐标组成。固定器多为一弓形架，与装在横向架上的结构来调节导向方位。可在左右、上下调节方向和深度，比直角坐标系定向仪稍方便。但是，定位准确性比较差。如 Guiot-Gallingham、Asenjo-Imbernon 所设计的定向仪。

3. 球坐标系定向仪：是在特定直角坐标基础上，以定向仪中心“O”点作为球心，把定向仪直接固定在颅骨骨孔上，而目标点就恰好位于以“O”点至目标点实际距离为半径的球面上，只要明确目标点投影前后左右的角度，就可将操作器抵送到目标点。但是，这种夹角往往有一定误差，临床应用有一定困难性。如 Riechert 定向仪。

4. 混合性坐标系定向仪：目前多数定向仪是由直角坐标与球坐标相结合的复合性坐标系定向仪，导向与操作灵巧，调节角度大，精密度高，既可与 X 线、CT、MRI 相匹配进行辅助定位使用，又可与 γ-刀、X 刀、激光器等配合，适合各种手术要求，临床应用广泛。

如 Leksell 定向仪、CRW/BRW 定向仪、Z－D 型定向仪、Todd－wells 定向仪。

（四）脑内靶点的三维定位原理

所谓定位就是把颅内目标结构通过三维坐标确定出来。目标结构一般可分为可见目标与不可见目标，可见目标如金属、钙化、骨性结构，可通过 X 线、CT、MRI 直接显示出来。而不可见目标如苍白球、丘脑腹外侧核，必须先通过脑室造影或脑血管造影、CT 扫描、MRI 影像显示出脑内参考结构，如前连合、后连合、室间孔，然后依据参考结构位置推导出颅内各目标结构。

立体定向过程就是从带有定位框架的影像片上把推算寻找出来的目标点（靶点）投影到定向仪上的三维坐标刻度上，求出它的坐标值（或左右、前后旋转角度）的过程。依据这些读数（即 X、Y、Z 坐标值），调整定向仪上与之相应的数值，就可使脑内目标点坐标数值与定向仪上坐标数值吻合（重叠），此时用定向仪上导向系统能准确地把手术器械送到颅内目标点（靶点），完成定向手术。

二、立体定向活检术

1949 年 Comway、Rand 等人报道利用立体定向术治疗垂体瘤，同时行肿瘤活检的初步经验。1953 年 Talairach 在为颅内肿瘤置入放射源的同时行肿瘤立体定向活检。1973 年 Comway 报道对 31 例脑深部肿瘤施行立体定向活检。但早期定向活检主要通过脑室造影和颈总动脉造影，根据脑室或脑血管推移等影像间接推断病变位置，从而确定活检靶点，靶点定位误差很大，因而活检阳性率低，并发症多。1976 年 Bergstorm 将 CT 应用于立体定向手术的影像定位。随着 CT、MRI 的临床应用并迅速与立体定向技术相结合，立体定向活检的定位精确度提高至 1mm 范围内，而且活检器械可以安全到达颅内任何部位，大大提高了活检的阳性率，减少了并发症。对于颅内肿瘤，立体定向活检诊断的准确率达 95％以上，而对于一些特殊性质的病变如炎症、脱髓鞘疾病、AIDS 等，活检诊断的准确率也可达 85％以上，而且这一诊断往往是决定性的，将为患者制定正确的治疗方案赢得宝贵的时间。因此对于定性诊断困难的颅内病灶，定向活检术是朝着合理治疗迈出的第一步，正确的组织病理学诊断，是神经外科医师决定是否手术、放疗或化疗的依据。

（一）活检器械

1. 普通活检针

由直径 1.5～2.5mm 的不锈钢管制成，远端平齐，边缘稍锐利。针芯略长于活检针，远端圆钝。手术时，由导向器将带针芯的活检针送至靶点，取出针芯，连接注射器，在持续负压吸引下缓慢退出活检针，即可获得组织标本。但这种活检针对于组织结构比较致密的病变，阳性率低，目前已很少应用。

2. Backlund 螺旋型活检针

在普通活检针的基础上增加了一根带螺旋的针芯。即在针芯的远端连接一段长 10mm 的钢丝螺旋，约含 10 个螺纹，间距 1mm。手术时，先将带普通针芯的活检针导入距靶点 3～5mm 的位置，拔出普通针芯，插入螺旋针芯。当螺旋尖端与活检针远端开口处平齐时，按螺旋的方向缓慢旋转针芯，直至螺旋全部进入靶区组织内，此时螺旋位于以活检靶点为中心的上、下 5 mm 范围。固定针芯，将活检针管向反方向旋转推进 10mm，同时拔出针管和针芯。此时，螺旋内已嵌入活检组织。取出针芯，按螺旋反方向旋转，可取下直径 1mm、长 10mm 的组织。

3. Gildenberg 活检钳

外套管直径 2～4mm，其内可置入特制活检钳。活检钳钳口大小有 1mm×2 mm 和 2mm

×2mm 两种，活检钳的手柄侧有刻度显示以便了解活检钳在套管中的位置。手术时，经导向器将套管置入靶点，先行抽吸，如获取足够的组织标本，则不需要使用活检钳；否则，将套管针后退 10 mm，再经套管内腔导入活检钳，当活检钳导入至第一刻度时，活检钳顶端正好到达套管远端。继续深入至第二刻度，钳口即可张开，此时活检钳尖端位于套管远端下 5 mm。活检钳口完全张开后继续深入 5 mm，关闭钳口，即可获取活检组织标本。每次可获取 1～2mm³ 的组织块。旋转活检钳改变开口方向，可在同一靶点的不同方向进行活检，并可通过套管进行冲洗、抽吸、止血等操作。

4. Sedan 侧方开口活检针

外套管直径 2mm，其内为一中空针芯，套管和针芯的尖端均封闭圆钝，侧方有一 10mm 的开口。手术时将套管和针芯开口交叉封闭，与导向器一起置入靶点，将开口重叠，此时开口中心位于活检靶点处，连接注射器进行负压抽吸并反向旋转外套管，即可取出 1.5mm×1.5mm×10mm 的组织块。在一个靶点上，可分别在前、后、左、右四个方向取出四块组织标本。活检时可同时进行抽吸、冲洗、注入药物等操作。

（二）影像定位技术

立体定向活检的影像定位主要包括 CT 定位和 MRI 定位，术前外科医生应对病变的影像学特征有一个清晰的认识，选择合适的影像定位方式、扫描序列和扫描层厚。扫描层厚应能充分反映病变特征，Gildenberg 建议对于微小病变，应该至少有 3 个相邻层面显示出病灶。目前临床采用的定向仪大多为直角坐标系定向仪，在 CT 定位中，扫描的层厚对 Z 坐标精度有影响，而 X、Y 坐标的误差与像素大小有关。对于 CT 增强扫描无明显强化者，Blatte 建议注射增强剂后延迟 1 小时行 CT 定位扫描，可望获得更多的病变部位的影像信息。MRI 定位因其高分辨率、多层次、多方位及对重要结构和后颅窝结构的清晰显示等特点优于 CT 定位。但 MRI 定位也可能产生一定误差，Sumanaweera 等对 53 个解剖靶点的 MRI 定位片的坐标值进行比较测定，平均差异为 2.09±1.79mm，并从理论上阐述造成误差的原因为磁场的不均一性和非线性的梯度关系。Walton 等使用 Leksell - G 型定向仪进行模型试验，结果显示 MRI 定位最大误差可达 X：2.7mm，Y：7.0mm，Z：8.0mm。其中误差最大的是边缘部位。并提出减小误差的方法：MRI 扫描基线与定向仪框架平行；预定靶点尽量靠近扫描区域中心；综合三维成像资料以获得更多的信息。通过上述方法 MRI 定位误差降至 X：0.4mm，Y：0.7mm，Z：1.3mm。对于 MRI 无明显强化者，T2 加权像可清晰显示病灶的界限。

为了防止活检损伤颅内血管，国外一些中心还同时施行立体定向数字减影血管造影术（stereotactic DSA）。Kelly 将血管造影与 CT 两种定位图像进行计算机融合，为选择靶点和穿刺轨迹提供了更多帮助。Kim 认为有下列情况之一者应行立体定向血管造影检查：① 病灶有血管性病变可能；② 病变毗邻重要血管结构，如松果体区肿瘤；③ 病灶包绕重要血管或位于血管丛中。Barnett 等采用无创性立体定向磁共振血管造影（stereotactic MRA）代替 DSA，但 MRA 有终末级血管显影不佳的缺点，且病灶有出血时影响显影质量。近年来，许多中心还采用 PET、磁源性成像（magnetic source imaging，MSI）、功能性磁共振成像（functional MRI）和术中磁共振实时成像（intraoperative MRI）等用于立体定向活检的影像定位。

（三）适应证和禁忌证

1. 适应证

① 常规开颅手术难以达到的脑深部病变，或由于各种原因不能耐受开颅手术而又必须明确病变性质者。

② 病变呈双侧生长或多发性生长者。

③ 病变位于脑重要功能区，预计开颅手术将导致严重神经功能缺失者。

④ 疑为炎性病灶或全身性疾病造成的脑内病变。

⑤ 病变呈弥漫性生长而 CT、MRI 没有明确边界者。

⑥ 肿瘤复发与放射性坏死间需作出鉴别诊断者。

⑦ 准备接受间质内放疗、立体定向放射外科治疗或化疗，必须得出病理诊断者。

⑧ 侵袭性病灶无明显占位效应和明确神经症状，开颅手术可能加重症状。

⑨ 经各种影像检查仍未能明确病变性质者。

2. 禁忌证

① 开颅手术易切除的病变。

② CT、MRI 影像学检查没有可见的目标。

③ 脑室内病变。

④ 呈弥漫性生长的低位脑干病变。

⑤ 疑为血管性病变者。

⑥ 凝血功能严重障碍者。

（四）麻醉与体位

一般准备同开颅术，除小儿或不合作者采用全麻外，均在局麻下进行。体位可平卧或半卧位，选择能进行 CT 或 MRI 定位的立体定向仪。

（五）手术步骤

以 Leksell 定向仪为例，将患者头颅固定在 Leksell 定向仪框架中，为了避免放射伪影，可将金属固定钉更换成碳纤维棒，Leksell－G 型定向仪不需要更换。戴定位板或定位框后行 CT 或 MRI 定位扫描。根据定位影像资料确定病灶活检靶点，测出 X、Y、Z 三维坐标值，并计算出最佳的入颅点和活检轨迹。上述计算过程也可在计算机立体定向手术计划系统上完成。

把患者送回定向手术室，根据测出的 X、Y、Z 坐标值，在定向仪框架上进行调整，在最佳入颅点处钻颅切开硬膜后，把活检器械置入定向仪弧形弓载持器上，按计算的活检轨迹导入靶点，钳切或吸出所取标本组织，送组织学检查。病理诊断明确后，确定活检靶点无出血，取出活检器械，缝合头皮切口，取下定向仪框架。

（六）术中、术后注意事项

1. 活检针的选择

术者可根据病变的影像学特征选择不同的活检器械，普通活检针现已很少采用。对于乏血管区病灶和质地较硬的实质性病灶，可采用 Backlund 螺旋型活检针或 Gildenberg 活检钳；Sedan 侧方开口活检针可用于大多数性质病灶的活检，尤其适用于质地软的病灶。Sedan 活检针有如下优点：在同一靶点上可以在四个不同方向取材，较其他两种在同一靶点上获取组织更多；通过负压结合双套管旋转切割获取 1.5mm×1.5mm×10mm 的组织块，组织标本的机械性损害小，提高了诊断的阳性率；活检针尖端圆钝，开口在侧方，避免了对血管的直接损伤；如果肿瘤有囊性变，可在活检后直接排空囊液或注入化疗药物。

2. 靶点选择

靶点一般选择在病灶的边缘或强化明显部位的边缘。因为该部位是病变组织细胞分化生长活跃区，而病变中心多为坏死区，活检阳性率低，强化最明显部位则为多血管区，活检易导致出血。也有作者主张沿病变长轴进行贯穿取材，理由是比单一靶点更能全面了解病变的病理特征。

3. 活检轨迹及入颅点

首先要注意避开皮层及脑内的主要血管和重要功能区。其次应考虑到一次取材不能得出正确病理诊断时，可在一个活检轨迹上进行多靶点活检，减少脑组织损伤。对于特殊部位注意活检入路的选择，丘脑病变活检钻孔点一般在冠状缝前中线旁开 2.0～2.5cm，囊外病变则将钻孔点放在冠状缝前中线旁开 4.0～4.5cm 处，也可取颞叶上部入路活检。对于松果体区病变，一般基底静脉被瘤体推向侧方，大脑内静脉、大脑大静脉位于瘤体后方，脉络膜内后动脉则位于瘤体下方，因此最安全的钻孔点为额部或顶枕部。对于鞍上病变，多采用额叶入路活检，而对于鞍内视交叉下方病变，因为活检可能导致视神经损伤，一般不主张行额叶入路活检，有学者采用经鼻入路活检。脑干病变的活检应谨慎，应采用 MRI 定位。中脑和脑桥上部病变的活检可采用额叶自上而下入路活检，在矢状位上活检轨迹应与脑干平行，冠状面上沿小脑幕缘进入，活检针应避免通过脚间池，同时注意避开脉络膜丛、室管膜下静脉、基底动脉和大脑后动脉等。脑桥下部病变活检可通过枕叶入路或从后颅窝经小脑一侧进入肿瘤中心。脑干病变立体定向活检应先行试验性刺激，在 5～50Hz、1ms、1～10V 下进行刺激，当电压达到 6V 不引起明显感觉和运动现象时，才可进行活检。

4. 病理检查

包括快速冰冻切片、常规病理检查、特殊染色和免疫标记分析等。术者应与病理科医师密切合作，确定一定的病理评价程序。如果首次获取的组织被怀疑无代表性，应继续在不同深度取样。

5. 术后常规处理

常规给予预防性抗感染、抗癫痫治疗，必要时予以脱水处理。术后立即行 CT 复查，术后 24 小时应严密观察生命体征和病情。

6. 术后并发症的防治

定向活检的主要并发症包括出血、新的神经功能损害、癫痫发作和感染。术中出血是定向活检的最主要并发症，无症状性出血占 1.3%～3.4%，有症状性出血占 0.4%～5.3%。一旦发生出血，应将活检针留置靶点内，取出针芯观察，一般均可自行停止，必要时可注入 0.5ml 凝血酶或将数块细长的 10mm×20mm 止血纱通过外套管推送至靶点止血。出血量多造成脑急性压迫症状者，应行开颅血肿清除术。

（七）评价

立体定向活检为颅内病变明确病理诊断及其进一步治疗提供了可靠信息。Kim 指出立体定向活检的优点包括：① 确定病灶的性质，从而决定是否行开颅手术、放疗或化疗；② 帮助制定手术计划，如病灶切除范围等；③ 对感染、脱髓鞘疾病、AIDS 等，帮助决定特殊的医疗计划；④ 决定颅内多发性肿瘤是否为多源性。

关于立体定向活检的阳性率及并发症发生率，文献报道有一定差异。Hall 等总结了 7471 例定向活检，其阳性率、并发症发生率和死亡率分别为 91%、3.5%和 0.7%。Regis 等总结了 370 例松果体区病灶定向活检，阳性率、死亡率分别为 94%和 1.3%，3 例出现严重并发症，并发症的发生和死亡与肿瘤的性质和质地有显著性关系。活检失败的原因包括：

病灶靠近脑室系统；组织质地硬活检针不能穿透病灶；靶点误差。随着影像技术、立体定向技术和计算机技术的飞速发展，颅内病变立体定向活检术将成为一项安全、可靠、微创的诊断技术，这一微侵袭性的术式为颅内病变的治疗提供了更多的选择与参考。

（傅先明　牛朝诗）

参考文献

1. 傅先明，牛朝诗主编. 立体定向和功能性神经外科学. 第1版. 合肥：安徽科学技术出版社，2004：16-65，115-151.
2. 傅先明，牛朝诗主编. 立体定向和功能性神经外科学. 第1版，合肥：安徽科学技术出版社，2004：691-704.
3. 凌士营，汪业汉，傅先明，等. 等体积胶质瘤摘除术. 立体定向和功能性神经外科杂志，1999，12（1）：16-18.
4. 魏祥品，汪业汉，傅先明，等. 影响立体定向活检的相关因素分析. 功能性和立体定向神经外科杂志，2001，14（4）：202-205.
5. 姚家庆，戴蘅茹. 人脑立体定位应用解剖. 合肥：安徽科学技术出版社，1992：7-108.
6. Afifi AK，Bergman RA. Functional Neuroanatomy. Text and Atlas. New York：McGraw-Hill. 1996：323-350，421-455.
7. Backlund EO. A new instrament for stereotactic brain tumor biopsy. Acta chir scand，1971，173：825-827.
8. Fontaine D，Dormont D，Hasboun D，et al. Magnetic resonance guided stereotactic biopsies：results in 100 consecutive cases. Acta Neurochir（Wien），2000，142（3）：249-255.
9. Hall WA. The safety and efficacy of stereotactic brain biopsy for intracranial lesions. Cancer，1998，82（9）：1749-1755.
10. Koivakangas J，Louhisalmiv，Alakuijala J，et al. Neuronavigation-Guided cerebral biopsy. Acta neurochir. 1993，58：71-74.
11. Kondziolka D，Lunsford LD. Results and expectations with image-integrated brainstem stereotactic biopsy. Surg Neurol，1995，43（6）：558-562.
12. Mathisn JR，Giunta F，Marini G，et al. Transcerebellar biopsy in the posterior fossa：12 years experience. Surgery Neurology，1997，28：100-104.
13. Patrick J，Kelly PJ. Volumetric stereotactic tumor surgery. Textbook of Stereotactic Neurosurgery，1997，41：509-522.
14. Regis F，Bouillot P，Rouby-Volot F，et al. Pineal region tumors and the role of stereotactic biopsy：review of the mortality，morbidity，and diagnostic rates in 370 cases. Neurosurgery，1996，39（5）：907-912.
15. Spiegelma nn R，Friedman WA. Stereotactic suboecipital transcerebeliar biopsy under local anesthesia using the Cosman Roberts-Wells frame. J Neurosurg，1991，75：486-488.
16. Yeates A，Enzmann DR，Britt RH，et al. Simplified and accurate CT-guided needle biopsy of central nervous system lesion. J Neurosurg，1982，57：390-393.

第四节　神经导航手术技术

神经导航系统又称无框架立体定向系统，是应用现代电脑技术，根据影像资料实时引导神经外科手术的有效工具，是经典立体定向技术、计算机医学影像技术、人工智能技术和微侵袭手术技术密切结合的产物。1986 年美国斯坦福医学院的 Roberts 医生发明了首台安装在手术显微镜上的无框架立体定位系统，该系统术前利用 CT 图像，术中运用超声定位。几乎在同时，德国的 Schlondorff 和日本的 Wanatabe 发明了关节臂定位系统，并由后者首次将其命名为“神经导航系统”（neuronavigator）。经过近二十年的发展，如今神经导航技术已日趋走向成熟，并且功能强大、种类繁多。实践证明，导航系统能很好地克服经典立体定向装置的缺点而保留其优点。尤其重要的是，它利用计算机工作站，向神经外科医师实时反馈手术进程，从而使医师能更好地了解正常解剖结构与病变的关系，选择最佳手术入路，准确到达病灶，满意地处理颅内病变。

一、神经导航手术的常规操作程序

目前国内外常见的神经导航系统主要有美国 Stryker - Leibinger 公司的 Stryker（史赛克）导航系统、德国 BrainLab 公司的 VectorVision2 导航系统、美国 Medtronic Sofamor Danek 公司的 StealthStation 导航系统、美国 Visualization Technology 公司的 InstaTrak 导航系统、美国 Radionics 公司的光学跟踪导航系统（OTS）、德国 Carl Zeiss 公司的 SMN 导航系统、美国 MKM（multicoordinate manipulator）导航系统、德国 BrainSCAN 导航系统、瑞典 Elekta 显微镜导航系统以及中国安科公司的 ASA - 610V 导航系统等。这些导航系统的外形、结构、性能不尽相同，各有其独到之处，但是基本原理和操作过程类似。

神经导航系统主要由手术导航软件以及跟踪器（universal tracker）、校准器和制导系统组成。

（一）影像学资料准备

史赛克导航系统采用外源性点注册法，术前一天患者备皮时，根据手术需要决定是否剃头以及剃头范围。在患者病变附近的头皮上粘贴 5～10 个定位标记物（mark），这些 mark 围绕病变尽量分散贴放在头皮不易移动的部位，如乳突、顶结节等处，并用龙胆紫标记。

增加注册标记物的数目以及调整注册标记点的位置有助于提高导航的精确度。有学者建议应用 CT 图像进行导航手术时，至少使用 6 个 mark；而对于导航定位精度要求较高的手术中，最好使用 10 个 mark；在 MRI 图像导航手术中，最好使用 10 个 mark。而这些皮肤标记物应围绕病灶尽量分散排列，而不能位于同一平面，更不能直线排列。

随后行无间隙、无重叠的轴位 CT 或 MRI 增强扫描，扫描层厚通常小于 3mm，分辨率为 512×512。扫描范围包括病变和所有标记物。将 DICOM 格式的图像数据输入神经导航系统，在工作站上根据横断位、冠状位及矢状位的影像学资料，进行三维重建。对图像中的皮肤标记点按顺序进行定位注册。而后可在不同角度对三维的立体图像进行楔形剖切，去除某一部分的结构，更突出地显示病变与周围组织结构之间的相互关系。必要时术者可勾勒出病变区（手术区）、脑重要功能区（手术危险区）或其他感兴趣的结构，标上不同颜色，360 度多方位旋转观察。再加上特殊的图像融合、图像重建技术所提供的丰富信息，术者在术前不仅可以明确颅内病变的具体部位及其周围组织结构的相互关系，特别是颅内重要结构的相互关系，而且还可精心设计并模拟手术入路。

（二）术中注册（registration）

手术当日，患者全麻插管后，安装头架固定头部。将患者跟踪器连接固定在头架上，确保患者头部与该跟踪器相对位置固定。跟踪器对准导航系统的接收器激活后，用导航棒在跟踪器上登记注册。此时将导航棒靠近患者头颅，在导航仪显示器上就可以看到术前重建的头颅三维结构及其已标明的注册标记点。用导航棒按照显示器上所显示的注册标记点依次注册头部标记物，随后工作站自动计算定位误差，根据所显示的误差不断更正头部的注册标记点，确保定位误差小于1～2mm。注册成功后去除术野内的mark。

通过这样的点对点配对，可以将术中患者的真实解剖结构与术前的影像图像准确地联系起来，整个过程称之为注册。注册的准确性直接影响导航手术定位的准确性，注册误差是产生神经导航手术误差的重要原因之一。

（三）手术设计和术中引导

根据术前获得的肿瘤、神经、血管和脑室结构等三维增强图像，在导航棒实时引导下，找出病灶的前后缘、上下界和内外界在患者头皮上的投影区域。对于胶质瘤，投影范围应包括胶质增生带周围1～2cm的范围；对于脑膜瘤，则投影范围应包括硬膜尾征区域。据此参考术前计划，设计真实的手术入路及手术切口。原则上应避开功能区并充分利用脑组织的自然间隙（如脑沟、脑裂等），选择至病灶最短距离作为手术入路。此外，尽量缩小皮瓣、骨瓣的面积和皮层切口。总之，手术设计要贯彻微创化及定量化的操作原则，选择最理想的个性化手术入路。

手术开始后可随时用导航棒精确定位颅内病变的具体位置及其边界，并可动态跟踪、实时监测病变切除的进度和程度，同时了解周围正常组织情况，规避重要的神经血管等结构，注意尽可能在全切肿瘤的同时尽可能减少手术创伤。小心切除病变后，再用导航棒进行残腔边界定位，判断病变是否已完全切除。随后常规关颅。按步骤退出计算机工作窗口，保存相关资料，关闭导航系统。

对于颅内较小病变则直接应用显微镜镜内导航更为方便，在开颅前在显微镜的右侧目镜中即可见到肿瘤、手术危险区在头皮上的投影，以此帮助设计皮肤切口，并且术中能很好地实时指引、监测手术。术者眼睛不必离开视野，不必像使用导航棒一样为了术中定位而频繁暂停手术。在显微镜下随着焦距的变化可实时见到任何层面的肿瘤及其周围重要结构的投影，对切除肿瘤、术中止血和规避、保护周围重要结构非常有帮助，在很大程度上提高了手术精确性和安全性。

二、影响导航精确性的因素

先进的导航技术辅助下的微创神经外科手术具有术前计划周密详尽、术中定位准确可靠、手术创伤小、病变全切率高等突出的优点，在微创神经外科领域中具有广泛的临床应用前景。但是导航手术的成功与否与导航系统的精确性密切相关。早期神经导航系统的精度不及有框架系统，通过改进扫描和注册技术，无框架导航系统的定位精度已经能与有框架系统相媲美。然而值得注意的是，在导航操作的每一步过程中均有许多因素会影响导航的精确性，严重的话甚至会导致导航手术失败，因此必须严格按照导航操作规范进行每一步操作，才能确保手术效果。

术前粘贴头皮标记物时，一定要粘贴牢固，并用标志笔描记定位。虽然从理论上讲4个头皮标记物即可完成注册，但是为使误差降到最小，至少需6个头皮标记物，因为有时需去除不准确的标记物。头皮标记物应避免直线排列，应围绕靶点散在分布。头皮标记物放置处的皮肤应不会或较少发生移动，最好紧贴颅骨，并且应避开卧位时的头部着力区。

患者在 CT、MRI 扫描过程中，可因移动产生图像伪影，直接影响定位的准确性，因此需将患者的头部固定，对不合作的患者可用镇静剂或麻醉药物。

在手术室中安装头架时，骨钉不要过于靠近定位标记物，二者相距应在 2cm 以上，否则骨钉旋入时会牵动头皮，导致标记物移位。一旦发生此情况，应去除骨钉附近的标记物，必要时可以鼻尖、眼的内外眦等作为增加的标记点进行补充注册。此外，注册结束后，常可用解剖标志（如鼻尖、外耳道、体表等）检查注册准确性。注册完毕后患者头部与跟踪器的相对位置要确保绝对不能发生改变。

在手术进行当中，由于脑脊液或病灶囊液的释放、病灶切除、脑组织牵拉、组织切除过多、麻醉剂不当、脱水剂使用、机械性通气等均可导致术中结构性影像漂移。对于这类影像漂移主要以预防为主，如：① 尽量采用仰卧位，入颅点最好位于最高点，入颅方向保持垂直，这样既便于术者在显微镜下操作，又减少在重力作用下的水平漂移（校正较困难）；脑膨出或塌陷后垂直漂移对入颅方向的影响不大，可通过对膨出或塌陷程度（误差）的校正来准确定位病灶；② 开骨瓣前，在骨窗四周用微电钻钻 4 个孔，用探针依次定位注册，可纠正因钻孔、体位变化、头架、参考环等移动造成的脑移位。术中还可利用鞍结节、嗅神经、视神经、颈内动脉、内听道等作为导航参考标志；③ 避免术前腰穿或术中脑室穿刺引流脑脊液，避免过早开放脑室；④ 术前少用或不用脱水剂；⑤ 对于有囊性变的肿瘤，如胶质瘤、转移癌、血管网状细胞瘤等，在明确肿瘤位置前应避免穿刺释放囊液，尽量在导航下寻找或切除肿瘤实质部分；⑥ 对于位置较深的肿瘤，如胶质瘤、海绵状血管瘤等，以脑沟作为入路点，减少组织切除的体积；⑦ 保持麻醉平稳，特别是血压和血气的稳定；⑧ 术者亦须操作轻柔，以避免术中发生严重脑水肿造成漂移。

值得一提的是，在后颅窝导航手术中容易出现定位误差，其原因主要有：后颅窝局部肌肉较厚，标记物的位置易改变；MR 扫描时为仰卧位，而手术时头位多要求过屈及侧偏位，标记物与颅内结构的相对位置发生了改变；后颅窝手术多采用侧卧位，术中脑脊液丢失较多，易引起结构性脑漂移。有文献认为可通过以下几种方法来减少定位误差：将标记物安放在头皮上相对固定、不会因体位变化而移动的位置，如顶结节、枕外隆凸、乳突等，一般不宜在枕下，且尽量分散在不同的平面上并应远离头钉 2cm 以上；打开硬脑膜前在骨窗缘打 4 个浅孔作为精确定位点，进行精确定位点注册，可纠正术中因体位变化、头架移位等造成的漂移；打开枕大池时缓慢放出脑脊液，脑压适当下降后即用棉片覆盖，避免脑脊液丢失过多；对于靠近中线旁的深部病变应采用病变在下的体位（如右侧病变行右侧卧位），手术中用自动拉钩将对侧小脑适当抬起，而患侧小脑利用重力自然下垂，从而既减少因脑脊液丢失而引起的脑漂移，又方便了术者的操作。

尽管有如此多的预防措施，但是在各种颅内手术中一旦发生明显的结构性影像漂移，只能依靠实时影像扫描做影像补偿才能很好地纠正，其主要方法有三种：① 术中三维超声；② 术中 CT 扫描；③ 术中开放式磁共振。

术中超声：尺寸小、实时、便宜、操作方便灵活，但只能用于开颅手术，产生的图像解释困难、图像的精度不高。

术中 CT，又叫术间 CT、手术室 CT，现在已发展成为可移动 CT。1978 年 Shalit 第一次在肿瘤切除手术中使用 CT 检查肿瘤残余情况，取得了良好的临床效果。随后，Kyoshima（1987 年）与 Butler（1998 年）等人分别将移动 CT 应用于脊柱外科和神经外科，充分显示了移动 CT 在临床上的使用价值。2001 年我国第一代移动式手术 CT 由深圳安科公司研制成功。它采用ANATOM全身螺旋CT最新机型，可与导航系统联合使用进行术中实时导航，也可以单独使用。虽然术间MRI比CT的图像清晰，但有许多客观因素限制它的推广：MRI价格昂贵，一般的患者难以接受；它要求手术、麻醉等金属器械必须是防磁的，手术室也必须是专用的，这在一般的医院难以做到；它限制了手术者的操作空间，给手术带来了不便；MRI扫描时间较长并且对骨性结构的显影不理想。因此，移动CT比术中MRI更加廉价、实用和方便。术中CT的缺点是X线放射，体积相对较大，要考虑手术台和头架的适应问题。

磁共振引导下的手术（MR - guided procedures，MRGP）开始于20世纪八十年代中期。临床应用分为术中磁共振（intraoperative MRI）和介入性磁共振（interventional MRI）两个大的方面。术中磁共振要求在手术室的环境中应用磁共振成像系统，可以在术中方便确定肿瘤情况，了解相关解剖结构发生的改变，其目的就是为了对手术进程进行实时的影像监控。介入性磁共振则侧重于对MR兼容的介入性手术器械的实时引导，主要在放射科实施。

术中开放式磁共振与导航系统的结合，使得手术医师可以应用实时的术中影像对手术器械进行引导，克服了神经导航只能使用术前影像资料的缺陷，能够对神经外科手术进行有效的术中监控。但是，其精确性曾备受关注。目前认为精确性受两个因素影响：第一，由于MR影像是通过检测由射频信号激发的共振氢核频率、相位的微小变化来获得的，所以主磁场均匀性或磁场梯度线性的任何偏差都将导致影像的几何变形。体内不同组织固有的磁化系数哪怕只有一点微小的改变，就会产生在定性层面上不易觉察的扭曲。当依赖这个影像来引导精确的外科手术时，这一扭曲就是严重的。现代影像学已经开发出对于磁场均匀性自动匀场和对梯度场线性进行补偿的技术。在开展MRGP手术时，操作者只需按步骤进行自动匀场和线性补偿，就能获得可用于精确引导的解剖影像。第二，由于导航系统计算出来的穿刺针的虚拟影像是由导航手柄上的红外线发射器决定的，并以穿刺针沿直线插入为前提。如果术中发生穿刺针弯曲，则虚拟的穿刺针针尖位置与实际位置将发生偏差。这种偏离直线路径的可能性，随着使用较细的穿刺针或穿过较坚实的组织而增加。但是，在脑穿刺术中，由于脑组织非常柔软，发生穿刺针弯曲并引起引导误差的可能性微乎其微。

当前最新的术中开放式MRI倾向于采用低磁场，由于其高斯线范围小，周围环境要求低，可允许普通手术设备和器械与MR设备同场工作；开放式的机架使术中头颅便于进出实时扫描；而由于自身的特性使MRI扫描在提供多达900幅术中图像的同时，对手术者和患者无辐射损伤（这是其与术中CT相比具有的明显优势）。这种术中实时MRI图像现场反馈到导航系统，可作为导航定位图像在手术中实时指导和修正手术的进行。临床实践表明，术中MRI可以纠正脑位移偏差，大大提高导航手术的精确性，消除神经外科术后病灶的残留问题。术中开放式MRI还将向小型化、高分辨发展，使导航外科真正达到术中实时定位和导航，相信今后将成为神经外科导航手术的主要技术手段之一。

三、神经导航新趋势——图像融合技术

（一）解剖图像之间进行融合

目前最常用的导航定位图像主要是CT和MRI两种。由于两者的成像原理不同，突出显示的解剖结构亦有所不同。MRI显示软组织的分辨率高，脑灰白质分界清楚。T1W扫描主要适用于脑皮层结构、血管和占位病灶等结构的显示；T2W扫描有利于囊性占位病变以及病灶周围水肿带的显示；质子密度相或自由水信号抑制（fluid attenuation inverse recovery，FLAIR）序列扫描有利于低级别胶质瘤边界的显示；但是MRI对钙化不敏感，对

骨性结构的分辨能力差，不利于疾病的鉴别诊断及颅骨结构的解剖定位。相反，CT 对钙化灶敏感，可较好地显示很多颅底骨质结构（如蝶窦、斜坡、内听道、颈静脉孔、耳蜗、半规管和颈内动脉管等）；但是 CT 图像的软组织对比度不佳，并且在后颅窝骨质结构容易产生伪影，干扰脑干、小脑和附近颅底病变的显示。另外，CT 利用线性 X 光成像，对于静止的物体，图像不会发生偏转变形，具有毫米级的精确度。然而，MRI 扫描由于电源、温度、磁性物质等原因造成磁场本身不稳定；气—水、气—脂界面碳氢键、氢氧键化学移位不同会产生敏感性伪影；而导航手术注册标记物又位于距离磁场中心最远处，即磁场变形最大的地方，因此 MRI 图像可能发生扭曲，出现较大偏差，有时偏差可达 3～5mm。灵活应用导航软件可将 CT 和 MRI 图像完美融合，取长补短，提供更为全面、精确的图像信息用以协助手术，这特别适用于影响颅骨骨质的各类软组织病变，如垂体瘤（图 8－4－1）、听神经瘤、脑膜瘤和一些斜坡肿瘤等。这些肿瘤往往引起颅骨骨质破坏或病理性增生，因此手术不仅需要切除肿瘤的软组织部分，对于侵犯颅骨的部分亦需要探查和清除。只利用 MRI 图像进行导航只能清晰地观察到肿瘤的软组织病变，对于骨性病变分辨力差。而只利用 CT 进行导航则恰恰相反，只有将两者有机地融合起来，才能在手术中根据手术需要适时显现 CT 图像、MRI 图像，圆满完成整个手术。此外，在经蝶窦手术需磨开鞍底、上斜坡时；在经岩骨入路、Kwasse 入路或枕下乳突后入路需磨除部分岩骨结构同时保存耳蜗、半规管或颈内动脉时；在远外侧入路需磨开颈静脉孔和枕髁时，利用 CT 与 MRI－T1W 融合影像进行导航具有重要指导作用。有学者认为术前 CT 与 MRI 图像的融合在显示颅脑结构及软组织结构方面提供了额外的信息，尤其是破骨性病变，可以更好地显示肿瘤边界，更好地显示颅内血管及其邻近脑组织甚至颅神经结构。当肿瘤侵入骨质或包埋主要血管时，这种图像融合显得非常有效。

此外，MRI－T1W＋FLAIR 融合影像适用于低级别脑胶质瘤导航手术，可以准确判定肿瘤的边界，确保肿瘤在影像学上的全切率。

（二）解剖图像与功能图像的融合

以往术前功能区的确定是根据解剖图像上的解剖标记（如脑沟等）来推断的，当颅内结构改变不明显时该方法尚可，但当功能区附近区域或功能区本身存在肿瘤、脑软化瘢痕时，功能区皮质会发生变形移位，此时用该方法难以准确定位功能区，而利用功能图像就能较好地解决这一问题。将解剖图像与功能图像融合，对于开展功能区病变的手术以及对于功能神经外科来讲非常有实用意义。目前常见的功能图像有功能磁共振（functional MRI，fMRI）中的血氧饱和水平依赖成像（blood oxygen level dependant，BOLD）、各向异性弥散张量成像（diffusion tensor imaging，DTI）、正电子断层扫描（positron emission tomography，PET）、脑磁图（magnetoencephalography，MEG）等，并且随着神经生物学、神经电生理学、神经影像学等学科的不断发展，可能会有更多、更好的功能图像出现。

目前确定皮质重要功能区，特别是中央前回的无创功能成像方法有几种，如 MEG、PET、fMRI 等。这些检查方法均能确定病灶处扭曲移位的中央前回，并且各有其特点。PET、fMRI 代表皮质代谢情况而 MEG 是直接记录皮质神经元电活动，所以 PET 和 fMRI 在临床上因其时间分辨率低（PET 以分计，fMRI 以秒计），对确定癫痫灶电活动分布图并不适用，其对癫痫灶的定位只能通过血流代谢异常区来推断，而 MEG 可以较好满足癫痫灶和功能区两个定位的要求，并且定位的准确性和可重复性相对较高。

将 MEG 的术前癫痫灶和皮质功能区的准确定位图像与神经导航系统结合，术前就可以对病情进行充分评估，制定科学合理的手术计划。术中在导航下确定手术切口，明确所需暴

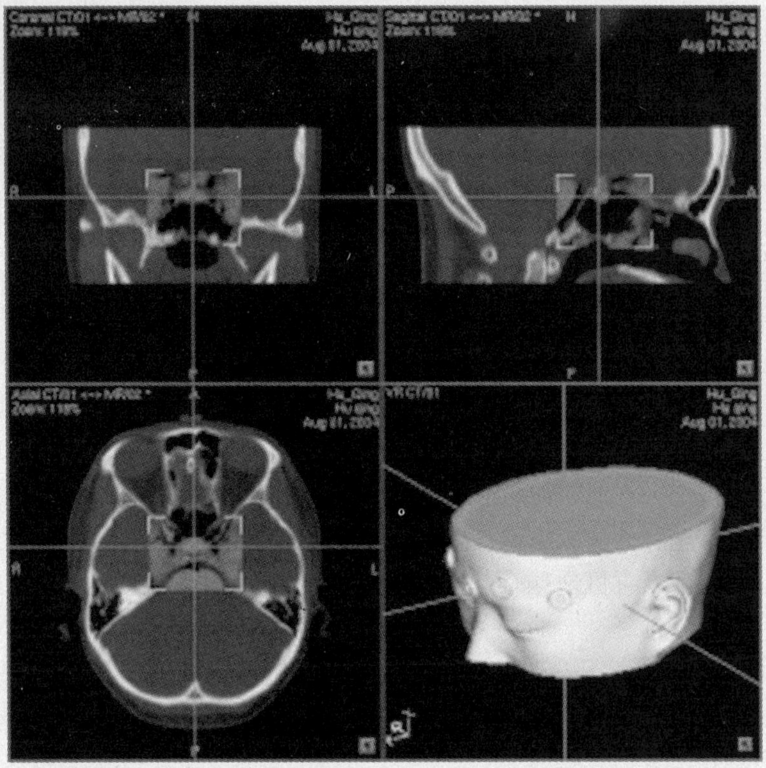

图 8-4-1　利用 CT 与 MRI 融合图像进行导航辅助垂体瘤手术

CT 图像显示骨质结构，小方框内 **MRI** 图像显示局部软组织情况，包括垂体瘤及其周围结构情况（如颈内动脉、海绵窦等）。框的大小、部位可任意调节。术中可根据手术需要，灵活显示 **CT** 或 **MRI** 图像，也可显示二者融合后半隐半现的图像，有利于准确定位肿瘤，选择蝶窦和鞍底打开的范围。对于鞍底无明显改变的微腺瘤可以直接找到肿瘤并确定边界达到影像学的全切除。对于向侧方侵犯海绵窦和颈内动脉，向上累及鞍上池、前颅窝和斜坡的大型、巨大型垂体腺瘤，可全方位观察肿瘤的形状、大小、边界及其周围的解剖结构，判断手术安全范围，观察手术器械尖端与上述组织结构的三维空间关系，消除视线上的死角，最大限度地安全切除肿瘤

露的皮质范围，骨窗范围可较传统癫痫外科的大骨窗开颅明显缩小。术中在导航指引下可明确癫痫灶的位置范围，指导术中电生理检查，对最后确认癫痫灶有重要意义。术中还可清楚标记出将要切除的范围和重点保护的区域，避免功能区损伤，减少术后神经功能障碍的发生，提高手术安全性。

MEG 目前存在的主要缺点是非常昂贵，并且操作复杂，有些技术尚不成熟，因此很大程度上限制了其在临床上的大规模推广应用。

总之，各种方式的成像技术均有其特性、优势和适用范围。多种影像融合时要注意影像的选择应遵循个体化和最优化的原则；各类影像扫描采用同一基线，层厚越薄越好；采用自动融合模式，必要时利用手工根据解剖标记点进行融合；不同影像的显示权重依据术者对关注点的视觉效果而定。这样注册误差和融合误差相对越小，导航效果就越优。

（兰青　贡志刚）

参考文献

1. 陈陆馗，刘运生，张俊卿. 神经导航在颅脑手术的最优化选择. 医学与哲学，2005，26（7）：9-11.
2. 杜固宏，周良辅，毛颖. 神经导航注册准确性的实验研究. 中国微侵袭神经外科杂志，2002，7（4）：

214-217.
3. 霍彦明，严勇兰，孙九爱，等. 手术导航中精度问题的研究. 北京生物医学工程，2002，21（3）：230-233.
4. 姜晓峰，傅先明，孟晓梅，等. 功能性磁共振辅助神经导航手术治疗运动功能区病变. 中国微侵袭神经外科杂志，2003，8（12）：532-535.
5. 王清河，戴建平，王守江，等. 磁共振导航引导下的无框架立体定向神经外科. 中华神经外科杂志，2003，19（5）：384-387.
6. 王永刚，赵继宗，王硕，等. 神经导航在后颅凹手术中的应用. 北京医学，2003，25（1）：3-5.
7. 吴劲松，周良辅，高歌军，等. 多影像融合技术在神经导航手术的临床应用. 中华神经外科杂志，2005，21（4）：227-231.
8. 吴劲松，周良辅，高歌军，等. 融合功能磁共振影像的神经导航在脑皮质运动区肿瘤术中的应用. 中华医学杂志，2004，84（8）：632-636.
9. 吴劲松，周良辅，洪汛宁，等. 磁共振弥散张量成像在涉及锥体束的脑肿瘤神经导航术中的应用. 中华外科杂志，2003，41：662-666.
10. 张威江. MRI 导引的神经外科手术及 MRI 手术室. 世界医疗器械，2003，92：70-72.
11. 周振环，陈思平，陶笃纯. 手术导航的新进展和应用前景. 中国医疗器械信息，2002，8（3）：21-23.
12. 朱丹，李龄，华刚，等. 脑磁图与神经导航结合在癫痫外科的应用. 立体定向和功能性神经外科杂志，2005，18（3）：155-157.
13. Arthurs OJ，Williams EJ，Carpenter TA，et al. Linear coupling between functional magnetic resonance imaging and evoked potential amplitude in human somatosensory cortex. Neuroscience，2000，101：803-806.
14. Balsamo LM，Xu B，Grandin CB，et al. A functional magnetic resonance imaging study of left hemisphere language dominance in children. Arch Neurol，2002，59：1168-1174.
15. Brown RA. A computerized tomography computer graphics approach to stereotactic localization. J Neurosurg，1979，50：715-720.
16. Bynevelt M，Britton J，Seymour H，et al. FLAIR imaging in the follow-up of low-grade gliomas time to dispense with the dual-echo? Neuroradiology，2001，43：129-133.
17. Coenen VA，Krings T，Mayfrank L，et al. Three dimensional visualization of the pyramidal tract in a neuronavigation system during brain tumor surgery：first experiences and technical note. Neurosurgery，2001，49：86-92.
18. Duffner F，Schiffbauer H，Breit S，et al. Relevance of image fusion for target point determination in functional neurosurgery. Acta Neurochir（Wien），2002，144（5）：445-451.
19. Fahlbusch R，Ganslandt O，Nimsky C. Intraoperative imaging with open magnetic resonance imaging and neuronavigation. Childs Nerv Syst，2000，16（10-11）：829-831.
20. Haberland N，Ebmeier K，Hliscs R，et al. Neuronavigation in surgery of intracranial and spinal tumors. J Cancer Res Clin Oncol，2000，126（9）：529-541.
21. Jodicke A，Deinsberger W，Erbe H，et al. Intraoperative three-dimensional ultrasonography：an approach to register brain shift using multidimensional image processing. Minim Invasive Neurosurg，1998，41（1）：13-19.
22. Mamata H，Mamata Y，Westin CF，et al. High resolution line scan diffusion tensor MR imaging of white matter fiber tract anatomy. AJNR Am J Neuroradiol，2002，23：67-75.
23. McGraw P，Mathews VP，Wang Y，et al. Approach to functional magnetic resonance imaging of language based on models of language organization. Neuroimaging Clin N Am，2001，11：343-353.
24. Nimsky C，Ganslandt O，Cerny S，et al. Quantification of，visualization of，and compensation for brain shift using intraoperative magnetic resonance imaging. Neurosurgery，2000，47（5）：1070-1079.
25. Rotte M，Kanowski M，Heinze HI. Functional imaging for the evaluation of the motor system：primary

and secondary brain areas in different motor tasks. Stereotactic Funct Neurosurg，2002，78：3-16.
26. Rutten CJ，Ramsey NF，van Rijen PC，et al. Interhemispheric reorganization of motor hand function to the primary motor cortex predicted with functional magnetic resonance imaging and transcranial magnetic stimulation. J Child Senrol，2002，17：292-297.
27. Schroeder HW，Wagner W，Tschiltschke W，et al. Frameless neuronavigation in intracranial endoscopic neurosurgery. J Neurosurg. 2001，94（1）：72-79.
28. Schulder M，Holodny A，Liu WC，et al. Functional magnetic resonance image guided surgery of tumors in or near the primary visual cortex. Stereotact Funct Neurosurg，1999，73：31-36.
29. Stippich C，Ochmann H，Sartor K. Somatotopic mapping of the human primary sensorimotor cortex during motor imagery and motor execution by functional magnetic resonance imaging. Neurosci Lett，2002，331：50-54.
30. Watanabe ET，Watanabe S，Manaka S，et al. Three-dimensional digitizer（neuronavigator）：new equipment for computed tomography-guided stereotaxic surgery. Surg Neurol，1987，27：543-547.

第五节　神经内窥镜手术技术

一、神经内窥镜的结构

神经内窥镜（neuroendoscope）主要由光学照明系统、冲洗系统和操作通道三部分构成。根据其质地分为硬质和软质（可屈曲性）两大类（图8－5－1）；而按其结构和功能又可分为两种：一种为具有操作孔道的内窥镜，可以通过其孔道对病灶进行切割、烧灼、钳夹和止血等操作，这类大多为硬质内窥镜；另一种为无操作孔道的内窥镜，它虽无操作孔道，但可通过特殊设计的外加导管而实现前者的功能，常单纯地用于对脑深部病变的观察或治疗（如用于第三脑室造瘘手术等）。该类内窥镜亦有硬质或软质的。它们各有其优缺点，并分别具有不同用途。本节介绍目前在临床上较为常用的几种类型神经内窥镜。

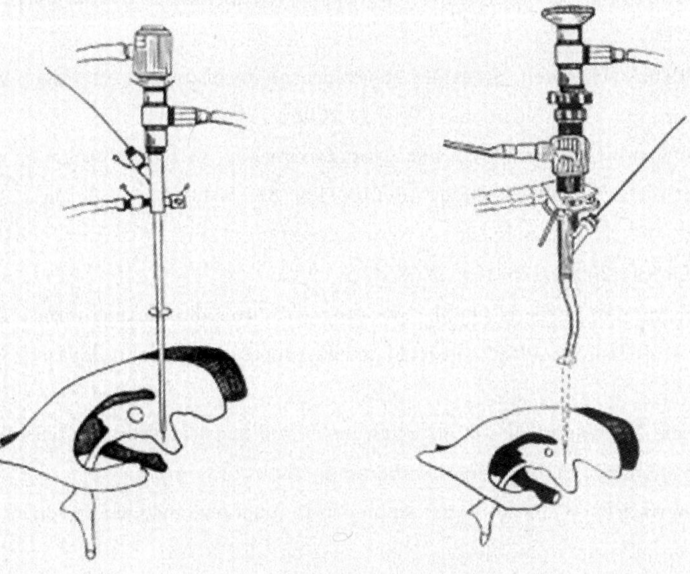

A　　B

图8－5－1　神经内窥镜类型

A：硬质内窥镜；B：软质内窥镜

（一）有操作孔道的神经内窥镜

大多为硬质内窥镜，外径一般 ≤8mm，多为 4.5 mm 和 6 mm。其长度通常为 130～300mm。内部结构分为：视道、照明道、操作道、冲洗与吸引道，也有的将冲洗道与吸引道分开。视道可以直接观察或连接高清晰度的电视摄像系统用以放大观察，在显微镜下完成对病变的钳夹或切割等手术操作；照明道常连接有高能氙灯，为热量很低的冷光源，经光导纤维传导，可提供较好的照明效果；操作道所占空间较大，直径可达 2～3mm，可通过微型剪刀、显微镊、切割器具、电凝器、活检钳、激光光导纤维等显微手术器械，进行组织活检、囊性和实质性肿瘤的切除、粘连分离和神经松解等手术操作；冲洗与吸引道被分隔成两个独立的空间，冲洗道用于术中的连续灌注冲洗，吸引道可连接吸引装置，用于抽吸液体或血液，具有保持术野清晰、维持脑室内压力和防止脑室壁塌陷等作用。其冲洗压力、速度与流量可按需要进行调节。为了扩大术野，内窥镜的头端设计可有不同角度的斜面，透视角度分为 0°、30°、60°和 90°等不同规格，具有广角功能（图 8－5－2）。目前已有软质、可弯曲神经内窥镜问世并投入使用。

软质内窥镜又称为纤维内窥镜，其管径较细，直径常为 0.75～4mm，头端可自由弯曲，一般不具备操作通道。

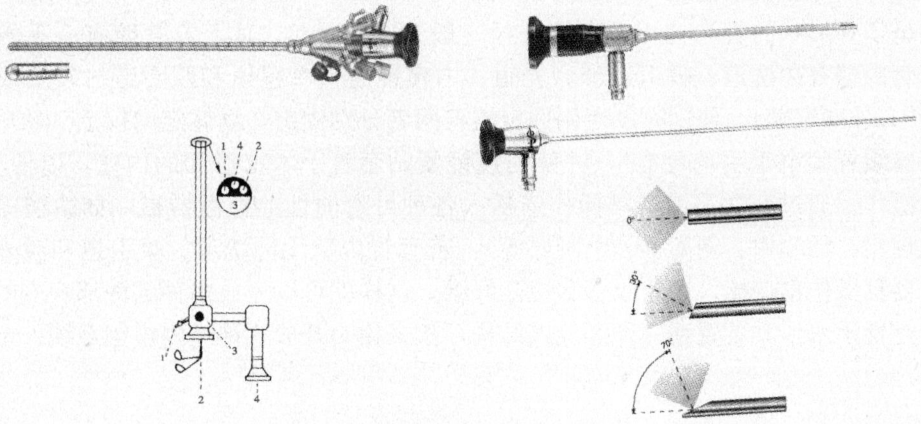

图 8－5－2　有操作孔道的硬质内窥镜，具有广角功能

（二）无操作孔道的神经内窥镜

可为硬质或软质内窥镜，由于缺乏操作孔道，其外径相对较小（<4 mm），也可称为闭式神经内窥镜系统。其内部结构包括：视道、照明道和冲洗道。主要用于对脑深部结构的观察和对病变进行活组织检查与切割等操作（图 8－5－3）。纤维神经内窥镜的特点是光滑、可弯曲性、外径小、空间活动大、广角以及照明良好等。因而术野更为清晰，观察范围也较大，如在脑室系统内操作可以观察到较大范围（包括第三脑室的后部）和进行病变组织活检、吸除囊性内容物、第三脑室造瘘、电灼脉络丛、切除小病灶、深部止血等手术操作。

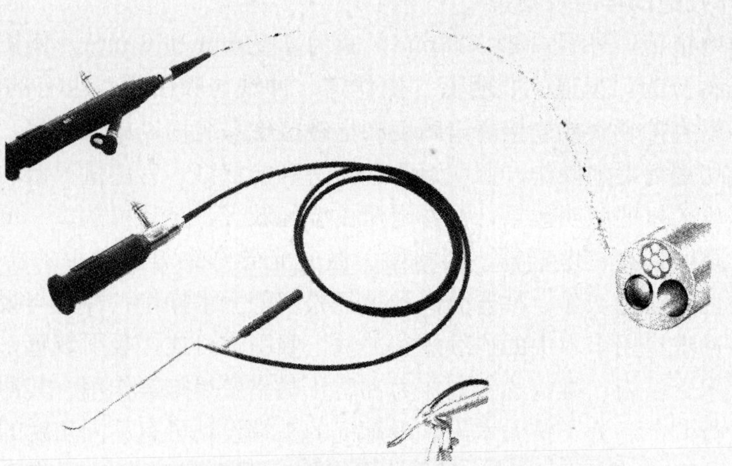

图 8-5-3　有操作孔道的软质内窥镜

（三）开放式神经内窥镜系统

由上述无操作孔道的内窥镜与外部导管相结合，以达到可操作性的治疗目的。其结构组成是由外部的导管和内窥镜两部分组成（图 8-5-4）。外部导管是由一薄壁、圆柱形套管和一头端呈子弹形状的管芯构成，套管外径一般为 ≤8 mm。其上方管壁有一手术器具操作窗，套管内壁有冲洗道、吸引道和激光道。内窥镜为仅有视道和照明道的硬质或软质内镜（有的带有外冲洗鞘）。使用时以专用固定器将两者分别固定在立体定向仪上（软质内窥镜可使用特殊装置固定于手术台上），并使内窥镜紧贴套管手术窗对面的内壁，以便节省空间，有利于操作。通过套管手术器具操作窗插入各种可弯曲性的显微器械（如微型剪刀、显微镊、取瘤钳、活检钳、剥离器和电凝器等）。若套管内壁无冲洗道、吸引道和激光道，也可由手术器具操作窗口插入冲、吸管和激光纤维。这样就可以完成多种脑深部病变的活检、切割和治疗性手术。本装置系一种开放式结构，故又称为开放式神经内窥镜系统。

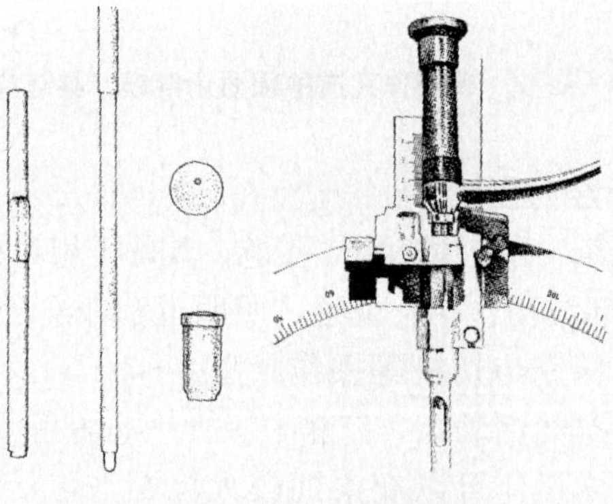

图 8-5-4　开放式内窥镜系统

（四）神经内窥镜的辅助设备

神经内窥镜只有与一些辅助设备相结合才能发挥它的微侵袭手术治疗作用。常用的辅助设备包括：固定装置（包括立体定向仪的导向弧和自持的牵开器）、显微手术刀与微型剪刀、剥离支、活检镊、取瘤钳、激光光导纤维、单极或双极电凝器等显微器械（图 8-5-5）、立体定向仪导向探针、CT 扫描或 MRI 检查、B 超及电视摄像系统等。

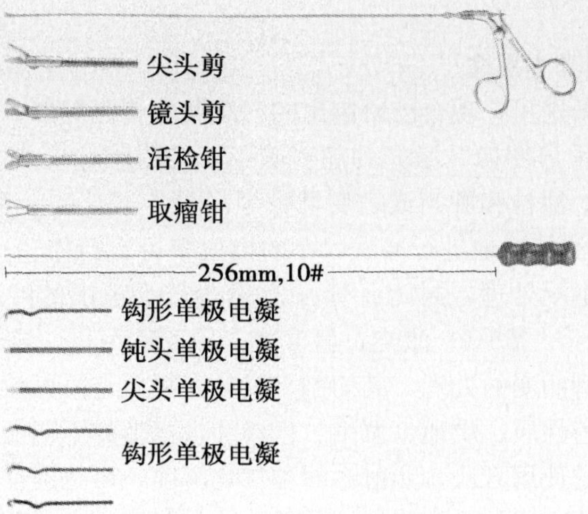

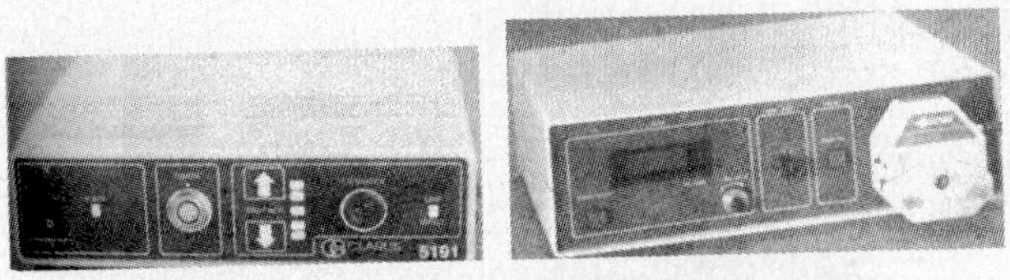

图 8-5-5 神经内窥镜常用辅助设备

二、使用神经内窥镜的解剖学基础

脑内的解剖结构是进行神经内窥镜下手术定位的重要标志。临床应用内窥镜的研究表明，侧脑室的内窥镜下手术需明确以室间孔（Monro 孔）为中心的“Y”形解剖标志。典型的“Y”形结构是位于内侧的透明隔静脉、外侧的丘脑-纹状体静脉和在侧脑室底部的脉络丛（通过室间孔进入第三脑室）。

第三脑室的解剖结构相对复杂。第三脑室后部可见有导水管开口、后连合、松果体隐窝、松果体上隐窝、大脑内静脉和 Galen 静脉。在脑积水患者的第三脑室前部，透过变薄的室底壁可见脚间池、基底动脉及其在乳头体和垂体之间的穿通支。需要注意的是，随着年龄的增长，基底动脉常变得更为弯曲、延长，且位置更加朝上，甚至可走行于第三脑室的后部。

第四脑室上部的腹侧可见四个丘状结构，它们分别是：两侧的内侧隆起和面神经丘。其背侧为呈“T”型的脉络丛。在脉络丛的两侧为侧隐窝和 Luschka 孔开口。第四脑室下部的背侧为正中孔，腹侧为三角形的舌下神经核与面神经核区。

幕上硬脑膜下腔可经一个颞顶外侧开口观察到同侧半球凸面和底面的大部分。内窥镜的空间定位是利用镜头的照明光线透过颅骨和头皮在皮肤表面形成的红点来定位。颅腔内的蝶骨嵴是一个重要的定位标志，镜下呈锲形或新月形，根据它可区分额叶、颞叶、颅前窝底和颅中窝底的位置。经枕极入路可观察到枕叶的内侧面、胼胝体压部、四叠体、大脑间裂和下矢状窦等结构。在行硬脑膜下探查时，医生的注意力应放在较脆弱的桥静脉上。这些静脉常位于大脑镰、颅中窝底及小脑幕的上、下面，它进入硬脑膜窦处常显示有一个红晕圈，当将内窥镜进行前、后移动时，很可能会损伤这些静脉而造成颅内出血。

三、神经内窥镜的临床应用

（一）神经内窥镜的基本用途

由于科学技术的不断进步，现今已研制出的内窥镜的管径更细、柔软性更好，加之超声导引、CT或MRI三维重建图像、激光和超声吸引，使得临床应用更为方便与顺利。内窥镜技术可用于手术止血、活检和肿瘤或病变切除等（图8-5-6）。常用的止血方法有3种：① 小分支血管，以林格液持续地进行冲洗，小的出血多可自行停止；② 对于较大的活动性出血，应用单极或双极电凝处理，封闭血管；③ 若为较大范围的渗血，可用激光止血，激光包括钕钇铝石榴石（Nd：YAG）激光、氩激光、CO_2激光和半导体激光等，适用于血供丰富的肿瘤切除和对血管病变的处理，其切割、汽化、止血与凝固效果较好。通常在使用激光止血时，需根据病变的性质、质地、血供、色泽和含水量的不同而选用适当波长和功率的激光器，医生掌握正确的使用方法、照射时间和汽化深度，可达到良好的止血效果。在使用时，应注意经常用生理盐水或林格液于局部进行冲洗与降温，术者须佩带防护眼镜，并且手术室内要禁止使用或存放易挥发、易燃和易爆物品。

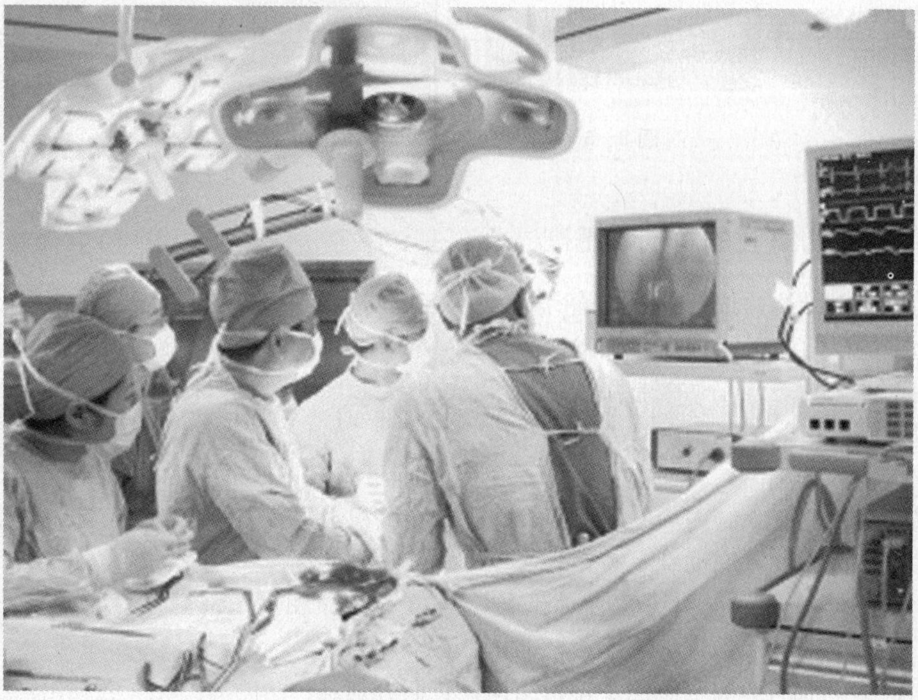

图8-5-6　神经内窥镜下行颅内肿瘤切除术

（二）脑积水的治疗

临床上脑积水可分为非交通性脑积水（梗阻性脑积水）和交通性脑积水两类：① 非交通性脑积水，是由于脑室系统发生梗阻所致，其梗阻部位多位于脑室系统的狭窄处，如室间孔、中脑导水管和第四脑室出口处的闭塞、狭窄或肿瘤等，使梗阻以上的脑室系统显著扩大，先天性畸形或肿瘤是其常见的病因；② 交通性脑积水，多系脑脊液过度分泌或吸收障碍所致，常见病因为脑膜炎、上矢状窦阻塞、蛛网膜下腔出血之后的环池或基底池粘连等。

较严重的脑积水均需手术治疗，手术目的是消除病因（如将肿瘤切除、扩张导水管、疏通第四脑室正中孔的闭塞等）。亦可采用改变脑脊液循环通路的手术方法（如脑脊液分流手术）；或是减少脑脊液分泌的手术方法（如脉络丛电灼或切除术）。在早年，内窥镜在神经外科应用最多的病变是脑积水的外科治疗。对于脑积水须行手术治疗者，术前应常规进行 CT 扫描或 MRI 检查，以了解病因和脑积水的程度，并行脑脊液常规检查以除外炎性病变，必要时可作同位素脑室和脑池扫描，以了解脑脊液循环和吸收情况。

非肿瘤性脑积水在内窥镜下的主要所见：脑室内的室管膜呈白色或黄色，表面光滑，反光良好；脑室壁呈椭圆形扩张，边缘平坦，室间孔区可有膜性物。在透明隔上常可见到一个或数个椭圆形缺损。脉络丛多游离于脑脊液中，或紧密附着在室管膜上，其大小和颜色由充血程度所决定。第三脑室下陷，侧方的丘脑块呈现萎缩，松果体上隐窝变深。有时导水管的起始部被覆薄膜而致梗阻。感染性脑积水的脑室内有粘连形成，室管膜的反光性降低，可见有粟粒状斑点。外伤性脑积水时，室管膜上有陈旧性出血的痕迹，脉络丛上偶尔可见较小的包裹性血肿。

（三）神经内窥镜治疗脑积水的方法

1. 第三脑室造瘘术：适合于脑脊液吸收功能未受影响的梗阻性脑积水，通过打通第三脑室底部，使脑室与脑池相通，从而使脑脊液在颅内获得分流而达到治疗梗阻性脑积水的目的。1922 年，Dandy 首创了开颅行第三脑室造瘘术。1923 年，Mixter 首次经内窥镜行第三脑室造瘘术；1947 年，McNickle 经皮质行第三脑室造瘘术；1968 年，Guiot 于术中行脑室造影以明确病变的定位；1980 年，Hoffman 报道采用脑室造影、立体定向经皮质第三脑室造瘘术，使疗效提高，死亡率明显降低，但仍存在着手术失败的问题；1993 年，Goodman 于 MRI 指导下，以局部麻醉进行立体定向神经内窥镜第三脑室造瘘术，其定位准确，手术后患者恢复快，使疗效大为提高。尚有作者应用带球囊的内窥镜扩张狭窄的中脑导水管。该法与脑室-腹腔分流术相比的优点是：避免了脑脊液的分流过度问题，不存在分流管堵塞问题，且感染的发生率很低。但对于慢性脑积水者，其第三脑室和脚间窝的解剖关系多有变异，如第三脑室底部的基底动脉或其分支常有抬高，而在术前的影像学检查多难以发现。因此，内窥镜下直视手术操作需仔细地辨明其解剖结构，防止发生手术的危险。

(1) 第三脑室造瘘术操作步骤：气管插管、在局部（或全身）麻醉下，患者仰卧，头向左偏转并抬高 20°～30°。行右额部中线旁切口。颅骨钻孔的部位是在眉间上方 9.5 cm（婴儿为 8.0 cm）与中线偏右 2.5 cm 的交汇点。切开硬脑膜，电凝蛛网膜和软脑膜后将其切开，在立体定向下将神经内窥镜插至右侧侧脑室 Monro 孔处。医生在明确上述“Y”形解剖标志后，进入第三脑室，在脑室底部的中线上，于视交叉与基底动脉末端之间，直视下切开第三脑室底（图 8-5-7，8），打开终板、扩大创口，使脑脊液经此开口向外流至终板池，至此完成了造瘘手术。之后拔除内窥镜，分层缝合切口。

(2) 造瘘使用的手术器械主要有：白质刀、硬质内窥镜钝端（用于直接造瘘）、生理盐水喷枪、激光和双极射频等，开孔后可应用膨胀球囊使瘘口扩张。Hoffman 指出，第三脑室底部虽然很薄，但弹性较大，可将其推至斜坡中段水平而不被穿透，应用专用的白质刀在其前方伸出一切割环，切开脑室底后再旋转 360°，将孔道扩大至 1 cm 直径。Goodman 认为，采用钝性造瘘可避免损伤基底动脉等重要结构。术后行脑室造影、放射性核素脑扫描、CT 扫描或 MRI 检查，以了解手术效果。

(3) 第三脑室造瘘术的适应证：梗阻性脑积水，梗阻水平在中脑导水管或第四脑室出口处，但侧脑室或第三脑室应无新生物梗阻；不存在巨大的中间块或狭小的第三脑室等解剖学上的变异，第三脑室宽度不应小于 7 mm；蛛网膜下腔脑脊液吸收功能正常。

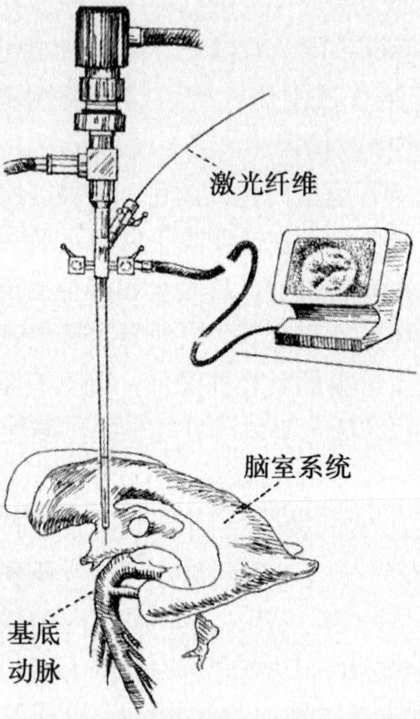

图 8-5-7　硬质内窥镜第三脑室激光造瘘术

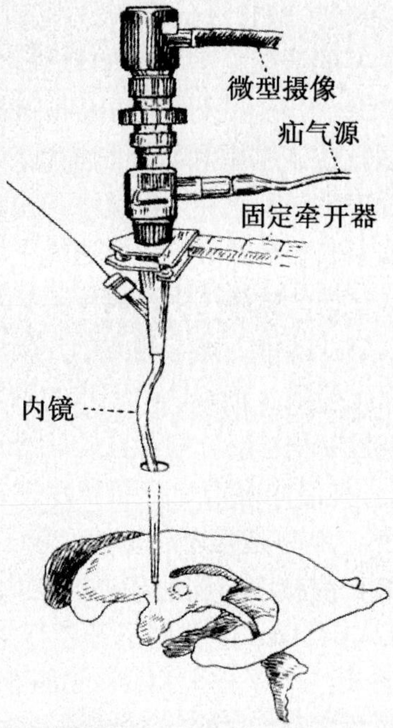

图 8-5-8　软质内窥镜第三脑室激光造瘘术

(4) 禁忌证：确诊有脑膜炎病史者，其脑脊液吸收能力较差，常有解剖变异；曾做过放射治疗的病例；继往做过分流手术者，因分流术后第三脑室多有缩小，使该手术不易施行，且脑脊液被分流之后，造瘘口容易闭塞；交通性脑积水。

该法的主要并发症是可能损伤基底动脉，或造瘘后不久瘘口再次闭塞。因此，准确定位和掌握治疗的适应证十分重要。

2. 脉络丛电灼术：作为脑脊液分泌过多引起的交通性脑积水的治疗方法，内窥镜是较早用于脉络丛电灼治疗脑积水的方法之一。通过电灼侧脑室内的脉络丛，可减少脑脊液的分泌，从而达到治疗脑积水的目的。

(1) 手术操作步骤：采用气管插管、全身麻醉，俯卧位，头颈适当过伸，以内窥镜电灼侧脑室脉络丛，一般应两侧分别进行。先行右侧顶部切口、钻骨孔，钻骨孔的部位应位于侧脑室的体部。切开硬脑膜，电凝蛛网膜和软脑膜后将其切开，于立体定向下插入神经内窥镜至侧脑室内。在辨明解剖标志后，电灼脉络丛。为防止脑脊液流失过多而致脑室塌陷，须不断地应用林格液灌注，以保持脑室内压力正常。电灼脉络丛的方向应顺着脉络丛由远向近逐渐电灼之，而不能逆向地推拉脉络丛进行电灼，否则会因撕拉脉络丛而造成较为严重的出血。手术操作时选择适当的电灼强度也很重要，一般来说，电流强度应能使脉络丛变白就可，且移动电凝器时不会对脉络丛产生粘连。如果电流强度过大，则电灼时脉络丛会变黑，电凝器的头端亦可能与脉络丛粘连，当移动电凝器头端时常会撕扯脉络丛而造成较大的出血。应注意此操作只在脉络丛表面电灼即可，无需做深部的电灼（图 8-5-9），打开终板、扩大创口，使脑脊液经此开口向外流至终板池，至此完成了手术。之后拔除内窥镜，分层缝合切口。研究表明，脉络丛表面被电灼之后，其深部组织亦会完全变性，且不会再生。表面的电灼不仅可减少出血机会，而且可降低其下方脑结构（如丘脑）遭受过热损害的危险。当做完右侧之后，接着进行左侧脉络丛的电灼术，其方法基本相同。第一次手术应争取尽量多地破坏两侧脉络丛组织，如果不能破坏太多，则应进行第二次、甚至三次以上的电灼手术（手术间隔期为 1 周)，直到脉络丛遭到最大程度的破坏，使脑脊液的产生量达到正常为止。

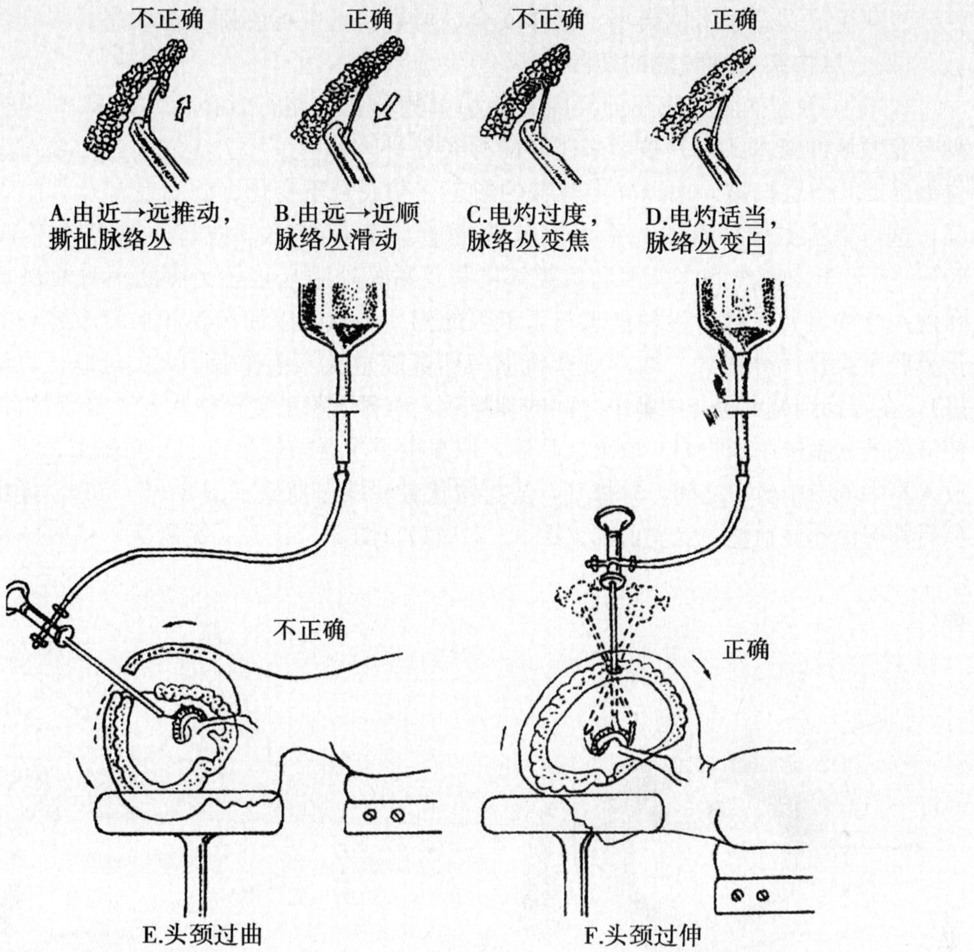

图 8－5－9　脉络丛电灼法

(2) 脉络丛电灼术的适应证与禁忌证：该法仅用于交通性脑积水的治疗，不适合于其他类型的脑积水治疗。

(3) 并发症：常见的并发症为：① 低颅内压：若一次手术能较彻底地电灼了两侧脉络丛，则术后患者可能出现急性脑室内低压，临床表现为较重的烦躁不安、脉搏和呼吸加快、前囟门塌陷（婴儿）。此时应立即经皮穿刺向脑室内灌注林格液，通常在 12 小时后脑室内压力可稳定在正常值水平，此时可停止输液。② 脉络丛出血：很少发生。如果系小血管出血，可重新置入内窥镜，显露术野，进行电灼止血。只有当一侧脉络丛的电灼术成功之后，观察术野无活动性出血，才能进行另一侧的电灼术，而两侧都做完后应多观察一些时间，确认止血很完善后才能结束手术。在拔出内窥镜、关闭伤口时，应及时地顺伤道插入硅胶管，向脑室内灌注林格液，以避免脑脊液流失过多而出现脑室压力低的情况。③ 颅内感染：消毒不严或头皮软组织缝合稀疏，可造成颅内或头皮感染，有的可发生帽状腱膜下感染或积脓，也可沿伤道向颅内蔓延至脑室系统而发生脑室炎。④ 脑脊液漏：常于术后 4～5 天发生，主要是硬脑膜与头皮软组织缝合不严密所引起。

3. 脑积水分流术：在内窥镜下行脑室-腹腔分流等手术，可在直视下避免因盲目操作而损伤脑的重要结构和血管。在看清脉络丛位置后，放置分流管于接近室间孔处并远离脉络丛的最佳位置，避免了脉络丛将分流管堵塞而造成手术失败。手术操作方法：先以内窥镜置入分流管的脑室端，而后进行腹腔端的手术置入。1993 年 Wouter 于电视腹腔镜下行脑室-腹腔分流获得成功，手术创伤小、操作安全、可靠，术中可鉴别分流状态。

（四）脑内实质性肿瘤的切除

1. 垂体腺瘤摘除：应用神经内窥镜从单侧鼻孔入路行垂体腺瘤摘除术，已成为神经外科专业领域的新术式，并被越来越多的神经外科医师所采用。施术前，需要对患者进行冠状位鞍区 CT 薄层扫描，用以确定蝶鞍的形态、鞍底骨质变化、蝶窦发育及鼻中隔和鼻道等情况，这对手术操作很重要。手术在气管插管、全身麻醉下施行，患者取平卧位，头后仰 30°～35°，于双侧鼻腔、颜面和口腔部皮肤及黏膜处用水溶性无刺激消毒液消毒。在术侧鼻孔内用含浸有肾上腺素生理盐水与丁卡因的棉片湿敷，以使鼻黏膜血管收缩和减少出血，并让鼻腔可操作间隙扩大。取 0°观察镜循一侧鼻腔进入（依作者本人的经验从右侧鼻腔进入较好），在寻找到鼻中隔与中鼻甲之间的裂隙后，以肾上腺素生理盐水与丁卡因的棉片塞入湿敷，使该处的黏膜进一步收缩。取出棉片后，取显微手术器械行黏膜切开和剥离，将一单鼻腔窥器放入鼻中隔与中鼻甲之间，并撑开，显露犁状骨和蝶窦前壁（图 8－5－10），遂将黏膜稍加剥离后即可由此显示整个蝶窦前部（图 8－5－11）（图 8－5－12，见彩页）从而进入窦腔。

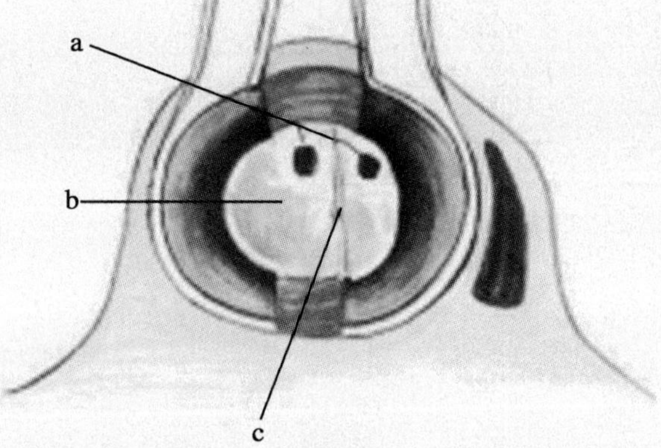

图 8－5－10　右侧鼻腔内窥镜下所见

a. 蝶窦开口；b. 蝶窦前壁；c. 犁状骨

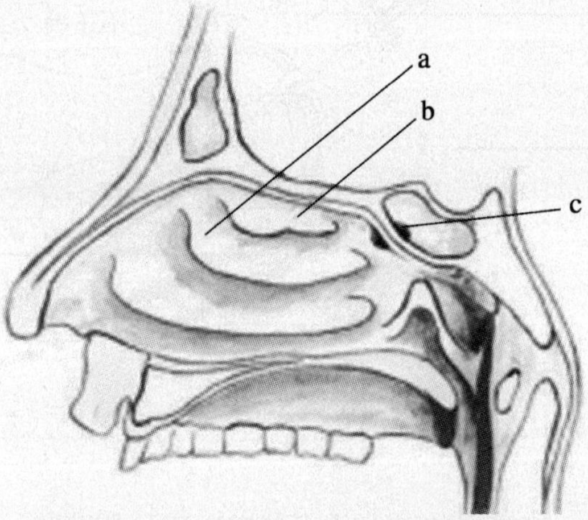

图 8－5－11　鼻腔与蝶窦的关系侧面观

a. 中鼻甲；b. 上鼻甲；c. 蝶窦开口

以蝶窦咬骨钳伸入一侧蝶窦开口内，逐渐地咬除蝶窦前壁骨质而进入蝶窦。此时可辨明蝶窦内的结构及蝶窦中隔与鞍底的关系。一般大型、巨大型或侵袭性垂体腺瘤的鞍底骨质变薄，有的甚至鞍底骨质已破坏，肿瘤向蝶窦内凸出。在明确了鞍底的具体位置后，用双极电凝烧灼鞍底硬脑膜，取长柄小刀将其和肿瘤包膜予以切开，并用可旋转的显微剪扩大切口范围。至此可见质软的瘤组织向外涌出，取肿瘤环形剥离器伸入瘤腔内进行剥离，用肿瘤剥离器逐渐地摘除瘤组织（图 8－5－13）。将肿瘤彻底摘除后，鞍膈膜常向鞍下及蝶窦内凸出，小心地予以保护，尽量不使其破裂。取自体组织（如肌肉、脂肪、切除的犁状骨），用可吸收性明胶海绵覆盖，并应用医用黏合剂进行鞍底修复（图 8－5－14，见彩页），严防术后脑脊液鼻漏发生。手术后注意预防和治疗手术并发症，一般于出院后 6 个月左右行影像学复查，以了解术后情况（图 8－5－15）。

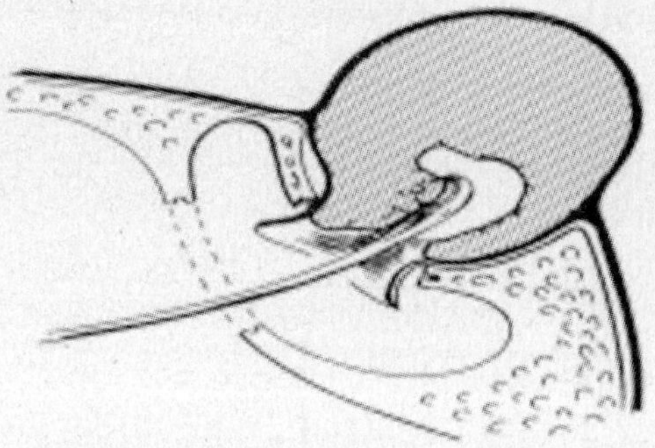

图 8-5-13 内窥镜下垂体腺瘤摘除术，以环形剥离器分块摘除瘤组织

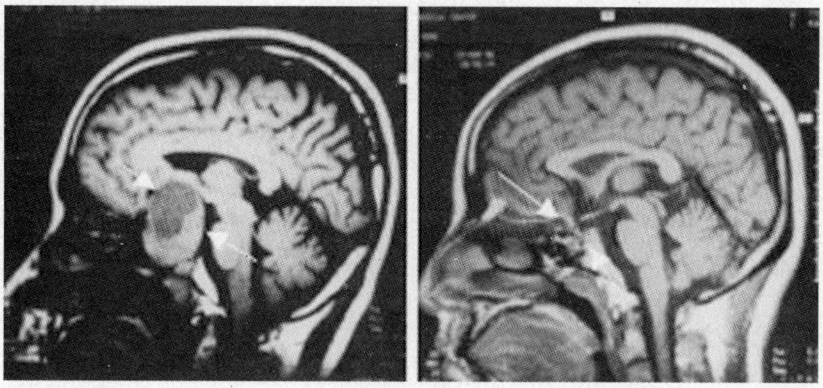

A　　　　　　　　　　B

图 8-5-15 大型垂体腺瘤内窥镜下手术前、后 MRI 所见（矢状位）

A：术前肿瘤边界清楚，质地不均匀；B：术后肿瘤消失，鞍区结构恢复正常

2. 脑深部肿瘤切除：采用该法可达到定位准确、手术创伤轻微的效果。对脑深部的实质性肿瘤可进行活检或手术切除。囊性肿瘤的囊液被吸除后，余下的囊腔可提供操作空间，以便于切除囊壁。有些囊性肿瘤如胶样囊肿、上皮样囊肿、囊性颅咽管瘤等可行内容物排空，之后进一步处理囊壁。而其他一些肿瘤在抽出囊液和活检之后，需行选择性囊腔内化疗与放疗。Auer 报道 24 例脑瘤经活检明确诊断后，行囊液吸出、囊壁切除和激光照射治疗。Otsuki 在 MRI 引导下，采用开放式神经内窥镜系统首次全切除了下丘脑的海绵状血管瘤。海绵状血管瘤一般位置深在且体积较小，采用常规手术切除时造成的创伤较大。而在 MRI 指导下的立体定向开放手术切除肿瘤，其定位准确，并且神经内窥镜可提供较大的手术操作空间，能获得肿瘤全切除的效果。

3. 脑室内肿瘤的切除：原发于脑室或突入脑室的肿瘤，内镜下除可看到瘤体之外，还可见到脑室的形态与结构方面的变化。其中室间孔的变化最为重要，如室间孔变形与其他间接征象并存，说明肿瘤靠近了室间孔；而单纯的室间孔变形仅说明有脑移位。脑室内囊性肿瘤以及血液供应不丰富、较小的实质性肿瘤，可经内镜进行全切除；对于较大的肿瘤，只能达到部分切除或做活体组织检查；对血供丰富的肿瘤（如松果体瘤），即使做活检都有一定的危险性；第三脑室内胶样囊肿采用内镜治疗者报道较多，这种脑室内肿瘤特别适合于内镜手术。

第三脑室胶样囊肿（colloid cyst）也称线状体囊肿，是颅内肿瘤少见的一类，约占颅内肿瘤的 0.8%。该瘤常位于第三脑室的前部，由于是囊性，其囊壁较薄，但囊膜完整，边界清楚，囊内容物为黄稠色黏液样物质。肿瘤常与第三脑室脉络丛或终纹静脉粘连，并接近一侧室间孔。粘连的面积不定，小者如蒂状，大者呈广基型隆起。肿瘤常阻塞室间孔而引起梗阻性脑积水和颅内压增高。早期多为间歇性颅内压增高表现，是由于肿瘤呈活瓣样阻塞了脑脊液的循环通路的缘故，这也是脑室内肿瘤的常见临床征象。对本病的外科治疗包括开颅经胼胝体和经皮质的肿瘤切除术，但该手术需用全身麻醉，手术入路和操作也较复杂，且创伤较大，耗时长，并发症也较多。采用立体定向囊肿穿刺吸除法被认为是一种微创性的手术技术，但由于肿瘤蒂部与室间孔周围的脑结构、脉络丛等常有紧密粘连，穿刺时可能损伤这些结构而使手术失败；而采用在内窥镜下直视手术，对本病的囊内容物和包膜均可获得满意的摘除，因此是目前首选的一种治疗方法。

（1）内窥镜下的手术操作步骤：做气管插管、全身麻醉，仰卧，头居中位，抬高 15°。取同侧的侧脑室额角入路，即在中线旁 5cm、平行于矢状线处做一直切口，切口的中点处于冠状缝前 1cm。钻骨孔时应向内侧方倾斜，以便使内窥镜插入时有足够大的角度。剪开硬脑膜后，电凝蛛网膜和软脑膜，将内镜置入侧脑室内，辨明解剖结构，找到室间孔后由此进入第三脑室。看清肿瘤囊膜，使用激光电凝囊壁外层的血管并切开囊壁，以专用显微钳或吸引器取（或吸）除囊内容物，待囊壁塌陷后将其分块切割摘除。脑室内以林格液反复冲洗并吸除，直至吸出的液体为清亮时止。放置脑室内引流管，分层关闭切口。

（2）并发症及其防治：Deinsberger 报道采用 CT 立体定向内窥镜手术，治疗 4 例第三脑室胶样囊肿均获得了成功。他的经验表明，以内窥镜治疗第三脑室胶样囊肿，术前应详细研究 MRI 检查片，以明确肿瘤与室管膜静脉的关系。囊肿外侧的大脑内静脉常使肿瘤全切除较为困难，故术中应小心、谨慎。对于后位型胶样囊肿者，通过同侧室间孔常不易被看到，可通过对侧的室间孔进行林格液灌注，使囊肿进入视野，这样有利于经同侧的室间孔切除囊肿。当肿瘤较小时可被脉络丛挡住，可采取电凝脉络丛并将其切除。手术过程中应用林格液以脉冲式冲洗，以防止周围脑组织遭受过热性损伤。肿瘤切除后注意反复冲洗术腔，以免发生化学性脑室炎。若将囊液单纯吸除，则残留的囊壁常是肿瘤复发的原因。

（五）颅后窝病变的治疗

颅后窝的脑池是开展内窥镜手术的良好场所。该部位的主要脑池包括：小脑延髓池、小脑脑桥角池和基底池。

1. 小脑延髓池：其深度为 15～30 mm，腹侧以延髓和第四脑室为界，背侧的外层蛛网膜覆盖于枕骨鳞部；在第四脑室侧孔上方是小脑扁桃体的内侧面及小脑下蚓部，并有小脑后下动脉及其分支在此走行。池中除蛛网膜小梁外，左右两侧之间常存在有不完整的隔膜。来自扁桃体、下蚓部及第四脑室脉络丛的静脉也穿行于该池内。在少数情况下，小脑后下动脉有分支经枕大池进入枕鳞及硬脑膜，称为硬脑膜后动脉，亦经由该池走行。蛛网膜延伸至后组颅神经表面时，将枕大池和小脑脑桥角池分开。枕大池向下和脊髓蛛网膜下腔相连通。

2. 小脑脑桥角池：为截面呈三角形的蛛网膜间隙，它延伸到脑桥、面、听神经和下橄榄核之间，小脑绒球构成其后界，前方与环池相接，外侧延续为内听道池，上方为蛛网膜，三叉神经从此到达 Meckel 腔和半月神经节。通常小脑脑桥角池内有发自小脑下前动脉的一根或数根分支动脉（如迷路动脉、弓形动脉等），并有岩静脉伴行。岩静脉常位于三叉神经的外侧。在内镜下操作时，岩静脉显得特别脆弱，易被损伤，需小心地予以保护。

3. 基底池：对基底池的探查有两种入路：一是经幕下-乙状窦后入路，由小脑脑桥角池向前进入环池，到达脚间池、颈内动脉池、视交叉池，可观察到 Wills 环；另一种入路是经眶上缘进入，打开视交叉池和颈内动脉池，然后经视神经、颈内动脉三角进入脚间池，可观察到基底动脉及其两侧分支，以及中脑和脑桥。在探查基底池时，选择切开池壁和确定血管走行很重要，池壁常跨越于第Ⅴ、Ⅶ、Ⅷ颅神经之间。这些结构是临床应用内镜在脑池内手术的解剖学基础。

对于小脑脑桥角区病变，经典入路是经过 Trautmann 三角（即经岩骨-迷路）入路。钻骨孔直径一般不大于 2 cm。内镜可用于小脑脑桥角区肿瘤的观察和活检；第Ⅴ、Ⅶ、Ⅷ颅神经上有蛛网膜粘连或血管压迫而致其功能障碍时，可在直视下分离并切断粘连，或进行选择性三叉神经后根切断及微血管减压术等操作。由上颌骨恶性肿瘤引起的难治性面部疼痛，也可在直视下切断三叉神经感觉根、舌咽和迷走神经头颌支，以解除疼痛。经枕下-乳突上入路是沿硬脑膜沟，将内镜插入到小脑幕并固定于颞骨岩部的硬脑膜上，其远端穿过面神经和听神经上方的硬脑膜而到达脑桥池。这主要是为了寻找三叉神经后根，能多视角观察神经、血管的走行。这一缝隙很窄小，若内窥镜技术不熟练时，很难完成该种手术的操作。

（六）椎管内病变的治疗

对椎管脊髓蛛网膜下腔应用内窥镜的探查，一般有三种入路，即：① 前根（方）入路：在颈段，可以看到脊神经根入椎管处、硬脊膜袖、齿状韧带、脊髓和硬脊膜内表面；② 后根（方）入路：可以看清枕骨大孔后唇、小脑扁桃体、脊髓背面、后根、蛛网膜中隔。该入路向上即进入颅颈交界区；在胸段，可见到后根斜行进入脊髓后方进入蛛网膜隔、脊髓表面和硬脊膜内面之间的血管网；③ 侧方入路：可以观察到椎动脉行径、脊髓后动脉、小脑后下动脉、后组颅神经；在胸段，可见到神经根、齿状韧带、硬膜根袖的立体解剖结构。

神经内镜用于椎管脊髓蛛网膜下腔时，纤维镜可向上或向下插入 10～20 cm 长度，如发现硬脊膜下间隙消失或狭小，则提示椎管有梗阻或为不全梗阻，梗阻的平面可根据插入内镜的长度来确定。在腰段和马尾水平，经后正中椎间隙细小的开口并置入纤维内镜，可观察到腰骶段硬脊膜囊，其终端因有马尾神经而呈日光放射状，还可见到硬膜袖和终丝。观察椎管的形态有助于病变与马尾的空间定位，即确定病变是位于前壁还是后壁等情况。

神经内镜可用于对髓内的检查，该检查有穿刺法和手术法两种。对患有脊髓空洞症者，将直径 3.7 mm 的内镜置入空洞内取液，分离粘连与膜性间隔，并进行空洞分流术，可避免对脊髓的损伤并取得良好的疗效。神经内镜还可用于对脊髓血管畸形、肿瘤等的诊断与治疗。在导入内镜时，可依次辨认出皮下组织、棘突间隙、黄韧带、硬脊膜外组织和椎弓根。再深入时可见到硬脊膜、蛛网膜、脊髓、神经根、脊髓表面的血管网，以及与神经根并行的根髓血管、齿状韧带和椎间盘后侧。并可见背侧和腹侧的神经根在硬脊膜内、外的走行。内镜下硬脊膜呈淡蓝色，脊神经根为灰白色，它们从硬脊膜上漂浮地走出来，神经根随呼吸运动而呈现有节律的波动。

（章翔）

参考文献

1. 陈革，凌锋，张秋航，等. 内镜下经鼻蝶入路垂体腺瘤切除术. 中华神经外科疾病研究杂志，2006，5（3）：212-214.

2. 冯海龙，黄光富，廖晓灵，等. 第三脑室造瘘术治疗梗阻性脑积水疗效分析. 中华神经外科疾病研究杂志，2004，3（2）：173-174.

3. 黄勤，曾白云，曹国彬，等. 经蝶辅助内窥镜切除大型垂体腺瘤. 中华神经外科疾病研究杂志，2003，2（1）：16-18.

4. 田增民，刘宗惠，徐永革，等. 立体定向脑内窥镜手术50例临床分析. 中华神经外科杂志，1988，14（3）：139-143.
5. 汪运坤，张开文. 小脑脑桥角内窥镜手术的应用解剖. 中国耳鼻咽喉颅底外科杂志，1999，5（2）：65-68.
6. 詹升全，李照杰，林志俊主编. 脑内窥镜技术. 天津：天津科学技术出版社，2003.
7. 章翔 主编. 临床神经外科学. 北京：人民军医出版社，2006：51-64.
8. 章翔，张剑宁，曹卫东，等. 神经内镜下经单鼻孔-蝶窦摘除大型垂体腺瘤. 中华神经外科疾病研究杂志，2004，3（6）：497-500.
9. Alexander E. Optimizing brain tumor resection. Midfield interventional MR imaging. Neuroimaging Clin N Am，2001，11（4）：659-672.
10. Anandh B，Mohanty A，Sampath S，et al. Endoscopic approach to intraventricular cysticercal lesions. Minim Invasive Neurosurg，2001，44（4）：194-196.
11. Catapano D，Sloffer CA，Frank G，et al. Comparison between the microscope and endoscope in the direct endonasal extended transsphenoidal approach：anatomical study. J Neurosurg，2006，104（3）：419-425.
12. Cinalli G，Cappabianca P，de Falco R，et al. Current state and future development of intracranial neuroendoscopic surgery. Expert Rev Med Devices，2005，2（3）：351-373.
13. Cinalli G，Spennato P，Cianciulli E，et al. The role of transventricular neuroendoscopy in the management of craniopharyngiomas：three patient reports and review of the literature. J Pediatr Endocrinol Metab，2006，19（Suppl1）：341-354.
14. Lekovic GP，Gonzalez LF，Feiz-Erfan I，et al. Endoscopic resection of hypothalamic hamartoma using a novel variable aspiration tissue resector. Neurosurgery，2006，58（Suppl）：166-169.
15. Locatelli D，Levi D，Rampa F，et al. Endoscopic approach for the treatment of relapses in cystic craniopharyngiomas. Childs Nerv Syst，2004，20（11-12）：863-867.
16. Mangano FT，Limbrick DD Jr，Leonard JR，et al. Simultaneous image-guided and endoscopic navigation without rigid cranial fixation：application in infants：technical case report. Neurosurgery，2006，58（Suppl 2）：377.
17. Nakao N，Nakai K，Itakura T. A minimally invasive endoscopic transsphenoidal approach with an endonasal septal pushover technique by using a modified nasal speculum. Minim Invasive Neurosurg，2006，49（1）：20-24.
18. Nakao N，Nakai K，Itakura T. A minimally invasive endoscopic transsphenoidal approach with an endonasal septal pushover technique by using a modified nasal speculum. Minim Invasive Neurosurg，2006，49（1）：20-24.
19. Pople IK，Edwards RJ，Aquilina K. Endoscopic methods of hydrocephalus treatment. Neurosurg Clin N Am，2001，12（4）：719-735.
20. Reavey-Cantwell JF，Bova FJ，Pincus DW. Frameless，pinless stereotactic neurosurgery in children. J Neurosurg，2006，104（6 Suppl）：392-395.
21. Rudnik A，Zawadzki T，Galuszka-Ignasiak B，et al. Endoscopic transsphenoidal treatment in recurrent and residual pituitary adenomas—first experience. Minim Invasive Neurosurg，2006，49（1）：10-14.
22. Rudnik A，Zawadzki T，Wojtacha M，et al. Endoscopic transnasal transsphenoidal treatment of pathology of the sellar region. Minim Invasive Neurosurg，2005，48（2）：101-107.
23. Strowitzki M，Kiefer M，Steudel WI. A new method of ultrasonic guidance of neuroendoscopic procedures. Technical note. J Neurosurg，2002，96（3）：628-632.
24. Vandertop WP，van der Zwan A，Verdaasdonk RM. Third ventriculostomy. J Neurosurg，2001，95（5）：919-921.

第 9 章 放射治疗

第一节 概 述

放射治疗是治疗恶性肿瘤的主要手段之一，大约 70%的肿瘤患者在病程中的某一阶段需要使用放射治疗。随着放射治疗设备的改进，放射物理和放射生物学的发展及其他相关学科的发展，使放射治疗成为一门独立的学科，即放射肿瘤学。它包括放射物理学、放射生物学和临床放疗学。

自 1895 年伦琴发现 X 线、1898 年居里夫人发现镭元素以来，在一个多世纪的时间中，放射学有了非常迅速的发展。1899 年首次使用放射线治疗患者；1922 年开始成立放射治疗学科；1934 年 Courtard 建立了分次放射治疗的方法，即每天一次，每周 5 天，总疗程为 6～7周的分割放射方法；1936 年报道了 X 线治疗的结果。然而，过去统称的放射学实际上一开始就以两个明显不同的道路发展：一个是利用 X 射线透视人体并以感光胶片呈现的图像对各种疾病进行诊断，就目前来讲是以电子计算机断层扫描（CT）为代表的先进技术；另一个则是将射线射入人体内杀灭肿瘤以达到治疗的目的，以高能加速器和中子发生器为代表。

放射治疗技术本身，自最早的 Courtard 建立的延长分次放射以达到杀灭肿瘤并保护一定正常组织以来，也发生了很大的变化。最早阶段用 X 射线对各种良性和恶性疾病都进行治疗，如局部炎症、淋巴结结核、各种皮疹、关节炎及组织增生等。然而，一方面由于良性疾病大多数有了有效药物，另一方面对放射后遗症的经验累积，使放射治疗已经和肿瘤问题密切地连在一起，一般不再用来治疗良性疾病，所以改为放射肿瘤学。因此对放射肿瘤医生来讲，不但要掌握放射物理学、放射生物学、肿瘤学，还要有广泛的临床基础理论知识和实践经验。

目前，常用的射线有很多种，就其性质基本分为两大类：光子射线和粒子射线。前者包括深部 X 射线、γ 射线和高能 X 射线。后者包括电子线、中子射线、负 π 介子、α 粒子、质子及其他重粒子等。X 射线因其物理性质是电磁波在空间运动，因此，与可见光同属，所不同的是波长，可见光的波长范围是 4000～8000 埃，X 射线在 0.001～120 埃，γ 射线在 0.001～1.5 埃。

第二节 放射治疗设备及技术

一、放射治疗设备

（一）X 线治疗机

分为浅部和深部。所谓浅部就是发射出来的 X 线能量较低，穿透力不强，所以只适合于浅表病灶，如皮肤癌的治疗。X线是由阴极灯丝发出电子流，在高压场中与阳极金属靶发生碰撞而产生，与此同时产生大量热。由于X线机产生的射线能量和所通过的电压直接有关，这样X线的能量强度就用电压来表示。深部X线的质与电压有关，用半价层（half value layer，HVL）表示。浅部X线一般在60～120千伏。然而治疗较深部位病变时，就需要穿透力较强的X线，即深部X线。50年代治疗上应用180～250千伏X线，对一些深部肿瘤取得一定疗效。X线的最高剂量在皮肤表面，因此皮肤反应较明显，进入组织后剂量下降较快，同时在骨组织中吸收较多，使在骨后面组织受到的照射量减少。由于X线的穿透力较差，常用于治疗表浅的病变，目前在神经肿瘤中应用较少。

（二）^{60}钴治疗机

第二次世界大战后，由于原子反应堆的成功使产生高放射比度的人工同位素成为可能。^{60}钴产生γ射线，能量分别为1.17MeV和1.33MeV，平均能量为1.25MeV（兆电子伏），穿透能力明显高于深部X射线，最高剂量在皮下0.5cm，使皮肤反应有减轻或称皮肤减免作用，同时骨组织吸收明显低于深部X线。^{60}钴治疗机的应用，明显提高了一些深部肿瘤的疗效。但是由于是放射性同位素，其半衰期为5.26年，即使用一定的时间后需要更换放射源；而且^{60}钴产生的半影也较大。^{60}钴治疗机经济、实用、方便、稳定性较好，在我国很多单位使用。

（三）直线加速器

虽然^{60}钴治疗机比深部X射线强得多，能满足中等深度肿瘤，如头颈部肿瘤的需要，但是对体内如胸腔和腹腔深部的肿瘤的治疗仍不够理想。自70年代开始由于能够制造高能量加速器，工业发达国家的大多放射治疗部门已经采用加速器为主要的治疗机。加速器的基本原理是使电子束在磁场变动的推动作用下获得不断加速，能量加大。当电子加速到一定程度，被导向一金属靶（如金），发生碰撞后即产生高能X线。如果不使用这个靶，电子直接引出即为电子线。由于电子在加速管内直线运行，因而称为直线加速器。目前常用4～8MeV或15～20MeV直线加速器。高能X线（6MeV以上）穿透力较^{60}钴γ射线强，并随能量增大而增强，最高剂量在表面下一定深度，表面量如皮肤量较低，半影也小，适用于大部分肿瘤的治疗。而其产生的电子线最高剂量也在表面下，在组织中达到一定深度后，迅速降低，使需要接受放射治疗的病灶深面的正常组织所受的放射剂量很少而得以保护。常用于偏一侧或表浅的病灶。

（四）感应加速器

仍为电子加速，只是电子在环形加速管内运行获得加速，也可以产生X线和电子线。目前已较少用，因为机器本身庞大，X线输出率较低，临床以用电子线为主，能量可达40MeV。

（五）中子加速器

实际是回旋加速器。中子射线穿透力和物理特性与4MeV的X线相仿，临床应用主要利用中子射线生物学特性，即对肿瘤中乏氧细胞有杀灭作用，对细胞各周期敏感性差异少，放射后损伤修复小。目前中子射线也只在少数单位进行临床上的实验性治疗，并且以和高能X线或γ射线联合应用为主。

（六）其他放射治疗机（如质子治疗机）

为粒子射线，进入机体一定深度后剂量突然升高，形成Bragg峰，或加补偿物以增加Bragg峰宽度，而其后正常组织的受量很低。由于这些设备非常昂贵，仅有少数医院使用。

二、放射治疗辅助设备

放射治疗中需要许多辅助设备，这些都是现代放疗中不可缺少的部分，不但在治疗开始前用于放射治疗计划的设计和验证，也可用于放疗过程中对放疗的精确度进行检查。

（一）电子计算机分层扫描（CT）或磁共振（MRI） 近年来作为诊断已广泛使用。CT 或 MRI 可以很清楚地显示肿瘤的部位、大小、肿瘤的侵犯范围、与周围正常组织的解剖关系，是定位时的重要依据，对治疗也是非常有用的，并且在患者的随访中也起很大的作用。在中枢神经系统肿瘤中，磁共振要优于 CT。近年来 PET 亦应用到临床上，作为肿瘤功能显像。目前还将各种影像结合起来，准确确定靶区，以达到精确治疗。

（二）模拟机（simulator） 是一种能够模拟放射治疗机几何条件的 X 线透视设备，用此设备可以观察肿瘤和关键正常脏器的立体形态和解剖位置，设计放射治疗计划，包括放射野的形状、放射野的入射方向等，另外可以摄片留作资料，并且可以验证放射治疗野的设置是否正确。除上述模拟机外，近年来还出现了虚拟模拟系统，事实上这是一套计算机和相关软件，能把患者的 CT 图像输入，利用计算机重建三维立体结构的肿瘤和肿瘤周围的正常脏器，在此基础上设计放射治疗计划，包括照射野的几何形状、入射方向等。待照射野设计好以后，再把这些资料输入放射治疗计划系统进行剂量计算。目前除了常规的模拟机外，还有先进的 CT 模拟机，可以起到 CT 机的作用，不仅可以得到清晰的 CT 图像，而且可以三维定位，模拟放射线的照射及数字化重建图像，更加明确肿瘤与周围正常组织的关系。

（三）放射治疗计划系统（treatment planning system，TPS） 为一套电子计算机系统，可以将 CT 图像直接从 CT 机输入，很快算出具体患者的最佳布野方案，尤其是在较短时间内可以重新计算新方案。计算出肿瘤及周围正常组织所受的放射剂量，特别是周围重要器官的剂量如脊髓、脑、眼球等，以及照射靶区内的剂量均匀度。通常还连有打印机和绘图区，并且可以做三维的治疗计划。随着计算机技术的发展，治疗计划系统越来越发挥着巨大的作用，特别是三维适形放射治疗和调强放射治疗计划的设计，可以立体观察肿瘤及正常组织的剂量分布情况。目前还有逆向放射治疗计划设计，医生只要规定肿瘤给予的剂量，正常组织不要超过一定的剂量，然后通过计算机来设计和计算，达到满意的方案后，再应用于临床。

三、放射治疗的剂量学概念

放射线在通过任何物质时，与其原子在相互作用的过程中，能量逐渐减弱，所丧失的能量被所通过的物质吸收，即称为能量吸收。X 线和 γ 射线通过物质时能量吸收分为光电吸收、康普顿吸收和电子对效应三种，临床应用中以康普顿吸收最为重要。电子线等粒子射线在物质中的吸收是它们在通过物质时发生弹性散射和非弹性散射，后者可以激发、电离，也可产生标志射线。能量吸收程度主要与射线能量和物质密度直接有关。

放射治疗的剂量单位目前在国际上采用 Gy（戈瑞，Gray）为吸收剂量单位。1 Gy 为 1J/kg，1 Gy＝100cGy（centi Gray）。

在放射治疗的剂量计算中，要遵循 ICRU（国际放射剂量和测量委员会）的标准，具体靶区的定义为：大体肿瘤区（grass tumor volume，GTV）是目前临床和辅助检查可见的肿瘤范围，包括原发灶和转移的淋巴结；临床靶区（clinical target volume，CTV）则是 GTV 加上潜在的亚临床病灶；而计划靶区（planning target volume，PTV）则包括 CTV 加上每次治疗时摆位及患者的移动，如呼吸及不自主活动等。

四、临床应用中对放射线的选择

射线进入人体后能量逐渐减弱，剂量减弱的原因为：射线在空间到达的距离越远，剂量就越小，减少的距离为剂量的平方；人体组织的剂量吸收以^{60}Co γ射线为例，进入人体后，最高剂量在皮下 0.5cm 处（源皮距为 80cm，10cm×10cm 照射野），若以此处的剂量为100%，则皮下 5cm 处的剂量为 78.5%，皮下 10cm 的剂量为 55.6%。与^{60}Co γ射线相比，高能 X 线的能量较高，因此穿透组织的能力较强，以 6MeV 的 X 线为例，进入皮肤后最高剂量在皮下 1.5cm 处，若以此处能量为 100%（源皮距为 80cm，10cm×10cm 照射野），则皮下 5cm 处的剂量为 84%，皮下 10cm 的剂量为 64.5%。18MeV 的 X 线的百分深度剂量还要高。在放射治疗中对不同部位的肿瘤要采用不同能量的射线。

对于浅表肿瘤如皮肤癌、蕈样霉菌病、乳腺癌等，为了保护或减少肿瘤深部的放射剂量，采用穿透力不强的千伏 X 线或低能电子线照射。偏侧头颈部肿瘤浅表淋巴结转移也可以用深部 X 线或低能电子线照射，以保护深部正常组织，但多数情况下和其他射线如高能 X 线或 γ 射线混合使用。对大多数体腔深部的肿瘤，如肺癌、食管癌、肝癌，为了达到较高的深部剂量，常用穿透力高的高能 X 射线照射。同时采用多野照射技术，即以肿瘤为中心，设计多个照射野，从不同方向射入体内，即肿瘤获得很高的剂量，而肿瘤周围正常组织的剂量相对减少。

五、放射生物学概念

（一）细胞水平的生物效应

放射线进入人体后，入射的放射线或其产生的次级电子可直接击中细胞核中的 DNA 链产生单链或双链断裂，这种作用称为射线的直接作用，这是高 LET 射线的主要作用方式。另一种方式称为间接效应，人体的主要组成成分是水，水分子受射线作用后发生特殊的电离，产生自由基 H^+、OH^- 和 H_2O_2 等，这些自由基和有毒成分对 DNA 分子有破坏作用。低 LET 射线以产生间接作用为主。DNA 单链断裂后，细胞能修复放射损伤，即以另一条链为模板进行修复，细胞得以生存。这种能修复的损伤称为亚致死性损伤，正常细胞一般能在放射损伤产生后 4～6 小时修复，但肿瘤细胞的修复能力较弱，且需要时间长。若产生 DNA 的双链断裂，则细胞已无能力修复放射损伤，这种损伤称为致死性损伤。在多数情况下，细胞能修复亚致死性损伤，但如修复损伤的环境不佳，如温度过高或化疗等，阻止损伤修复过程，则这些损伤能从亚致死性损伤发展到致死性损伤。

被射线损伤的细胞有以下几种结果：①细胞间期死亡：对射线高度敏感的细胞在受到照射后，或放射敏感恶性细胞在一次受到大剂量的照射，如 100Gy 后，由于 DNA 的严重损伤，细胞即刻死亡，主要表现为凋亡；②分裂死亡：由于 DNA 双链断裂，导致细胞在分裂过程中 DNA 无法复制和转录，以致细胞在试图分裂时失败，最终细胞死亡。③分裂产生巨核的怪细胞：这种情况多数出现在肿瘤细胞，由于 DNA 的严重破坏，细胞在 DNA 复制后，进入分裂象，但分裂失败，双倍的 DNA 堆积在一个细胞内，形成巨核怪细胞，最终死亡。④细胞的 DNA 受到双链断裂损伤，但它不进入分裂周期，所以仍保持细胞的完整性，在许多情况下仍可保持其原有的生理功能，在形态学上并看不出它已受到致死性放射损伤，仍是一个存活的细胞，然而当这些细胞尝试进行分裂时就可能进入分裂死亡。⑤受到亚致死性损伤的细胞受到放射损伤后，保持原有的形态和功能，并修复了损伤。

（二）组织水平的放射效应

放射线对细胞的作用必定反映到组织水平。组织实际上就是细胞群体。由于细胞本身可能处在细胞周期中的不同时相（G0、G1、S、G2 和 M 时相），整个细胞群实际上是由这五种时相的细胞组成的。不同时相的细胞对放射线呈不同敏感度，多数哺乳细胞的 G2 和 M 期细胞最敏感，G1、S 和 G0 相敏感度都较低。组织的放射敏感度和细胞周期分布、增殖率、生长比率等有关。细胞群是有其动力学的，细胞的死亡和丢失与细胞增殖之间有一定的平衡关系。

目前的放射治疗绝大多数采用低 LET 射线，临床实践已证实，必须使用分割照射的方法，常用的分割照射方法为每天照射一次，每周照射 5 天，总疗程 4～7 周。在这种分割照射的疗程中，正常组织和肿瘤作为一个细胞群，其分裂周期和细胞群的动力学都发生了许多变化。主要有以下 3 个方面：①细胞周期再分布（redistribution）：在分割照射中，处于敏感期的细胞如 G2 和 M 期首先被杀灭，而可以通过在细胞周期的分布即从 S 期向 G2 和 M 期推进，但这两个时相的细胞在整个细胞群中的比例降低了。②再充氧（reoxygenation）：正常组织血供好，不存在乏氧细胞，而肿瘤由于肿瘤血管的不完整都存在不同比例的乏氧细胞，这些细胞对放射线有抵抗性，乏氧细胞的放射敏感性要比富氧细胞低 2～3 倍。在分割放射的过程中，氧合好的肿瘤细胞首先被杀灭，然后肿瘤缩小，肿瘤的血液供应改善，特别是氧和营养供应，从而使一部分乏氧细胞转变为富氧细胞而容易杀灭。③再增殖（repopulation）：再增殖现象出现在正常组织也出现在肿瘤中，正常组织由于细胞的被杀灭而丢失细胞，通过增殖来修复放射损伤；在肿瘤组织中，由于肿瘤被杀灭，从而使肿瘤细胞群发生再增殖。通过缩短分裂周期，增加增殖比例，减少细胞丢失使增殖发生，且增殖速度快于放射治疗前。

（三）正常组织和肿瘤的放射敏感性和放射治愈性

正常组织和肿瘤对放射的敏感性与下列因素有关：①构成这些正常组织和肿瘤的细胞对放射固有的放射敏感性，其中包括细胞的分化程度，分化越差的细胞对放射越敏感；②修复放射损伤的能力，一般增殖慢或已失去增殖能力的细胞，它们的修复能力强，如成年人的中枢神经系统；③增殖的能力，一般增殖越快的肿瘤和组织的放射敏感性越高。

目前常用的分割照射方法是每天照射一次，每周照射 5 天，周六和周日休息。对肿瘤每次的照射剂量为 1.8～2.0Gy。在这种照射条件下，将肿瘤和正常组织的放射敏感性分为以下三种：①高度敏感：用 50Gy 以下的剂量即可杀灭；②中度敏感：用 65～70Gy 的剂量才能杀灭；③低度敏感：用 70Gy 以上的剂量才能严重损伤它们。

以下为按放射敏感度排列的正常组织和肿瘤：

高度敏感：精原细胞（精原细胞瘤）、淋巴细胞（白血病、恶性淋巴瘤）。

中度敏感：小肠上皮、胃上皮、结肠上皮（在这些部位发生的腺癌由于正常组织耐受相对较低，单纯放射治疗的疗效不满意）、皮肤上皮（基底细胞癌、鳞状细胞癌）、五官上皮（鳞状细胞癌）、食管上皮（鳞状细胞癌）、肺（非小细胞肺癌）。

低度敏感：中枢神经系统（大部分脑瘤）、肌肉（软组织肿瘤）、骨（骨肉瘤）及恶性黑色素瘤。

上述仅为一般情况，还有许多特殊类型，如小细胞肺癌、肾母细胞瘤、神经母细胞瘤等肿瘤都很敏感；而皮肤的黑色素瘤、大部分软组织肉瘤的放射敏感性以前认为不敏感，现在则认为中等程度敏感。需要强调的是，放射敏感的肿瘤不等于能够治愈的肿瘤，放射敏感和放射治愈是两个不同的概念，放射的敏感性是指放射对正常组织和肿瘤杀灭的敏感性，而放射治愈性指通过放射治疗治愈肿瘤的可能性。对一部分恶性程度高的肿瘤，分化程度低，放射敏感性高，但是容易发生远处转移，需要加用化疗才能获得治愈。故放射敏感性并不完全与放射治愈性相等同。

六、放射治疗技术

（一）常规放射治疗

常用的分割照射方法是每天照射一次，每周照射 5 天，周六和周日休息。对肿瘤每次的照射剂量为 1.8～2.0Gy，总疗程 6～7 周，总剂量 60～70Gy。

（二）三维适形放射治疗（3 - dimensional conformal radiotherapy，3DCRT）

以前大多数患者应在照射前行面模固定，在模拟定位机下定位。目前大多在 CT 模拟定位机下定位，有条件的单位可以进行 CT 与 MRI 的融合，从而进行三维适形放射治疗。三维适形放射治疗的目的是使肿瘤剂量与靶区适形，而正常组织的照射剂量尽可能低。为达到这一目的，患者需在治疗的体位下行 CT 扫描，并将 CT 图像传输到治疗计划系统，由医生勾画肿瘤靶区和正常组织，并利用治疗计划系统进行剂量的计算和确定，明确肿瘤和周围正常组织的剂量分布及受量。并可进行治疗计划的优化，通过等剂量线和剂量体积直方图来评价计划。

（三）调强放射治疗（ intensity modulated radiation therapy，IMRT）

调强放射治疗是三维适形放射治疗的高级阶段，特别适合于肿瘤形态不规则，并与周围正常关键器官相互交错的情况。与三维适形放射治疗不同的是，调强放射治疗在每个照射野内的各部位，射线的强度是不一样的。此种强度的不均匀是通过调节射野内不同位置的射线强度来实现的，因而称为 IMRT。调强放射治疗主要应用于头颈部肿瘤、前列腺癌等。由于有很多的子野，照射的时间明显延长。

（四）立体定向放射外科治疗（stereotactic radiosurgery，SRS）

1951 年瑞典神经外科学家 Lars Leksell 提出立体定向手术概念，用多个小野三维集束单次大剂量照射颅内不能手术的病变，如脑动静脉畸形等。由于多个小野三维集束定向照射，周围正常组织受量很小，射线对病变起到类似于手术的作用，故俗称为“刀”。最初用 200kV X 线，1968 年、1975 年 2 台 γ-刀装置在瑞典研究使用后，形成现在第三代的用 201 个 ^{60}钴源集束照射的 γ-刀装置。γ-刀用途专一，造价昂贵，且要更换放射源，很难普及。几乎在第三代 γ-刀装置临床安装使用的同时，美国在直线加速器上装配专用限光筒和立体定向仪器，采用 6～15MeV X 线非共面多弧度等中心旋转实现多个小野三维集束照射病变，起到与 γ-刀相似的作用，故称为 X 刀。与 γ-刀相比，X 刀具有易普及、价格效益方面的优越性，在各国得到迅速发展。立体定向放射具有精确定位、精确摆位、精确剂量、安全快速、疗效可靠的特点，在临床得到广泛的应用。主要适用于：①外形较规则且病灶体积不大，直径 20～30mm，一般不超过 40mm 的肿瘤。如颅内动静脉畸形、脑膜瘤、听神经瘤、脑转移瘤、垂体瘤、放射敏感性低的转移性肿瘤等；②患者拒绝手术、或病变部位手术难度大，或常规外照射后疗效差的颅内病变，但未阻塞脑脊液循环通路者。但有下列情况不宜或不宜单独行立体定向放射治疗：①病灶位于或紧靠敏感组织结构，如视神经、视交叉附近，要求肿瘤与视交叉、视神经距离＞5mm；②肿瘤急性出血，病灶周边界限不明显；③对常规放射敏感，且易沿脑脊液播散的肿瘤如髓母细胞瘤、生殖细胞瘤等；④肿瘤周围水肿明显，有明显的颅内高压；⑤肿瘤中心坏死；⑥多发性脑转移瘤。有关放射刀，详见本章第四节。

（五）粒子束治疗（particle beam radiation therapy，PBRT）

目前临床应用的大多为低 LET 射线，而粒子射线大多为高 LET 射线，如质子、中子或重粒子等。这些粒子进入机体一定深度后剂量突然升高，形成 Bragg 峰，或加补偿物以增加

Bragg 峰宽度，而其后正常组织的受量很低，对正常组织有更好的保护作用。由于这些设备非常昂贵，目前仅在少数医院使用。

第三节　放射治疗的适应证及临床应用

一、放射治疗适应证

手术治疗仍是脑瘤最常用的治疗方法，但离彻底根治尚有较大距离，尤其是生长在重要的部位如脑干、内囊及侵犯范围较广的肿瘤，术后多辅以放射治疗，能起到减少复发、延长生命的作用。其适应证如下：

1）手术未能彻底切除者（实际上大多数胶质瘤不能完全切除）；

2）肿瘤位于极重要的部位，手术切除危及患者生命，如中脑、脑桥，外科仅单纯取活组织检查者；

3）有明确的临床症状和体征，虽无组织学证据但影像学诊断明确（如脑干肿瘤）；

4）手术完全切除后复发，无再次手术指征；

二、放射治疗禁忌证

1）放射治疗后短期内复发，不宜再次放射治疗；

2）顽固性颅内高压，不能解除者。

三、放射治疗的注意事项

1）详细询问病史，体格检查，明确病理类型及分级、病变范围、手术切除范围等，然后决定照射部位、范围及剂量；

2）尽量保护正常脑组织、眼球、脑干等；

3）最好在颅内压控制的情况下开始照射；

4）一般在术后 2～3 周后开始放射治疗。

四、中枢神经系统放疗方法

（一）全中枢照射

部分肿瘤恶性程度高，容易沿蛛网膜下腔的脑脊液循环播散，需要照射全中枢神经系统，包括全脑和全脊髓。

1. 适应证：全中枢照射技术适用于恶性程度高，容易沿蛛网膜下腔的脑脊液循环播散的脑肿瘤，除全脑照射外，还要包括全脊髓。包括髓母细胞瘤、高度恶性幕下室管膜瘤及淋巴瘤。但现在小儿淋巴瘤大多采用鞘内注射大剂量 MTX，以避免放疗引起脊髓的生长发育障碍。

2. 照射野的设计：全中枢照射包括全脑和全脊髓照射。在全中枢照射时，全脑照射野的设计与单纯全脑照射时有所不同，全脑照射野的中心一般在松果体位，上界在头顶部 2cm 以上，下界在颈椎 5～6 水平，这样，在脊髓野向上移动时，全脑照射野的长度缩小 2cm，即上、下各缩短 1cm，而照射野的中心不变，以避免脊髓照射的剂量热点和冷点。在全脑照射时，治疗床需要转一定的角度，一般在 7°～9°，使射线的边缘成一直线，避免脊髓的剂量热点。同时，需要制作挡铅模型，以保护眼、口腔等。目前随着三维放射治疗技术的发展，在CT模拟定位机下定位，然后根据需要照射的范围在CT上勾画，可以更直观和准确。全脊髓照射野的上界与全脑照射野相接，一般在颈椎5～6（C5～C6）水平，下界在骶3（S3）下缘，两侧在椎弓根的外缘1cm，在第三腰椎水平由于脊髓分为马尾，且要包括骶椎，故从第三腰椎水平以下的宽度大约要8cm。根据脊髓的长度分为1～3个照射野。并且在每照射10Gy后，脊髓的上照射野向上移动1cm，而下段的照射野则长度增加1cm。

3. 放射源的选择：由于脊髓的深度一般在3～5cm，^{60}钴γ线或4～6MeV X线能满足临床需要，也可直接采用高能电子线照射。

4. 照射剂量：全中枢照射的剂量一般在25～30Gy/（3～4）周，对脊髓局部有病灶者，可以加5～10Gy，对脑局部的病灶，可以加20～30Gy/（3～4）周。

（二）全脑照射

1. 适应证：全脑照射是指全颅内容物的照射，包括大脑、小脑、脑干、脑膜和脑池等，一般设两个侧野照射。适用于颅内恶性程度高的肿瘤，如髓母细胞瘤、生殖细胞瘤、恶性淋巴瘤、脑膜白血病及转移性脑肿瘤等。

2. 照射野的设计：一般采用两侧野，照射野的前、上、后界均以头皮为界，下界应包括颅底，前颅窝较高，应包括筛板的下缘，可以从眶上缘向后，在外眦后1cm处向下沿外眦与外耳道孔连线到枕骨大孔的下缘，在模拟机下可以很清晰地定出，并且注意眼球的保护。单纯全脑照射时，一般采用仰卧位，而进行全脑全脊髓照射时，则采用俯卧位。在进行全脑全脊髓照射时，照射野的下缘要到第4到第6颈椎下缘，随后缩小照射野进行推量照射。

3. 放射源的选择：颅内肿瘤就其生长的深度，在中线一般为6～7cm，用^{60}钴γ线或6～10MeV X线，可以满足临床的需要。

4. 照射剂量：对不同的肿瘤，其照射的剂量也不同。对松果体瘤、髓母细胞瘤及高度恶性的室管膜瘤，全脑照射的剂量为30Gy，然后局部小野补充剂量；而对恶性淋巴瘤，则全脑照射40Gy，然后局部补充到50～55Gy；若为转移性肿瘤，视原发肿瘤的部位、转移灶的多少及患者的全身情况而定。如果恶性程度高，估计患者的生存时间短，可以考虑快速照射，肿瘤转移灶集中，3Gy×10次，局部加量3Gy×5次，若为多发性转移，则可以全脑照射3Gy×13次，如肺癌；若原发肿瘤发展较慢，患者的一般情况比较好，则给予常规放射治疗，2Gy/次，照射40Gy，然后局部缩野加量。

（三）局部三维适形放射治疗

三维适形放射治疗在原发和转移性脑肿瘤的治疗中使用得越来越多，与常规放射治疗相比，可以保护更多的正常脑组织。有研究报道，三维治疗计划可使95%的等剂量曲线所包括的区域照射减少50%以上，适形计划照射野可接受照射剂量70Gy以上而没有明显增加并发症。对于幕上胶质瘤，采用三维适形放射治疗，通常肿瘤加1～3cm的边界接受45Gy到50.4Gy照射，然后缩野到肿瘤加0～2cm边界追加照射，总剂量达59.4Gy。多数情况采用多个共面和非共面野（至少为5个野），与大的肿瘤区域相比，较小肿瘤区域可接受较高的剂量，并可以安全地实施。

五、各类脑肿瘤的放射治疗（参见各论）

（胡超苏　王孝深）

参考文献

1. 苗延浚，王集生，肖建平，等. 中枢神经系统肿瘤//董志伟，谷酰之，主编. 临床肿瘤学. 北京：人民卫生出版社，2002：1469－1493.
2. 殷蔚伯，谷铣之主编. 肿瘤放射治疗学. 第 3 版. 北京：中国协和医科大学出版社，2002：1008－1039.
3. Athanassiou H，et al. Randomized phase Ⅱ study of temozolomide and radiotherapy compared with radiotherapy alone in newly diagnosed glioblastoma multiforme. JCO，2005，23（10）：2372－2377.
4. Blomquist E，Bjelkengren G，Glimelius B. The potential of proton beam radiation therapy in intracranial and ocular tumours. Acta Oncol，2005，44（8）：862－870.
5. Combs SE，Windmer V，Thilmann C，et al. Stereotacitic radiosurgery（SRS）：treatment option for recurrent glioblastoma multiforme（GBM）. Cancer，2005，104：2457－2465.
6. Karim AB，Afra D，Cornu P，et al. Randomized trial on the efficacy of radiotherapy for cerebral low－grade glioma in the adult：European Organization for research and treatment of cancer study 22845 with the medical research council study BRO4：an interim analysis. Int J Radiat Oncol Biol Phys，2002，52（2）：316－324.
7. Lee CT，Bilton SD，Famiglietti RM，et al. Treatment planning with protons for pediatric retinoblastoma，medulloblastoma，and pelvic sarcoma：how do protons compare with other conformal techniques? Int J Radiat Oncol Biol Phys，2005，63（2）：362－372.
8. Narayana A，Yamada J，Berry S，et al. Intensity－modulated radiotherapy in high－grade gliomas：clinical and dosimetric results. Int J Radiat Oncol Biol Phys，2006，64（3）：892－897.
9. Papagikos MA，Shaw EG，Stieber VW，et al. Lessons learned from randomised clinical trials in adult low grade glioma. Lancet Oncol，2005，6（4）：240－244.
10. Perez CA. Prinicles and practice of radiation oncology. Fourth Edition. Philadelphia：Lippincott Williams &Wilkins，2004：791－859.
11. Roa W，Brasher PM，Bauman G，et al. Abbreviated course of radiation therapy in older patients with glioblastoma multiforme：a prospective randomized clinical trial. J Clin Oncol，2004，22：1583－1588.
12. Stewart LA. Chemotherapy in adult high－grade glioma：a systematic review and meta－analysis of individual patient data from 12 randomised trials. Lancet，2002，359：1011－1018.
13. Stupp R，Warren P，et al. Radiotherapy plus concomitant and adjuvant temozolomide for Glioblastoma、N Engl J Med，2005，352（10）：987－996.
14. van den Bent MJ，Carpentier AF，Brandes AA，et al. Adjuvant procarbazine，lomustine，and vincristine lmproves progression－free survival but not overall survival in newly diagnosed anaplastic oligodendrogliomas and oligoastrocytomas：a randomized European organisation for research and treatment of cancer phase Ⅲ trial. J Clin Oncol，2006，24（18）：2715－2722.

第四节　立体定向放射治疗

一、概述

瑞典著名神经外科学专家 Lars Leksell 教授于 1951 年提出立体定向放射治疗概念，1968 年瑞典 Electa 公司研制出世界首台头部 γ－刀并应用于临床。目前用于临床治疗的是第三代γ－刀，用 201 个^{60}钴放射源采用静态聚焦方法，使靶区内病变受到高剂量照射损毁而靶区边缘剂量锐减犹如刀割，达到类似外科手术的效果。因此，γ－刀治疗也被称为立体定向放射外科（stereotactic radiosurgery，SRS）。80年代，Colombo和Betti等人对医用直线加速器加以改进，通过专用准直器和立体定向系统做非共面多弧度小野三维集束照射，取得与γ-刀相同的治疗效果，俗称X刀。X刀可以做分次、无创治疗，称为立体定向放射治疗（stereotactic radiotherapy，SRT）。SRS为单次大剂量治疗；SRT为分次治疗。

γ-刀和X刀实现多个小野三维集束照射病变的原理如图9-4-1所示。γ-刀装置使用

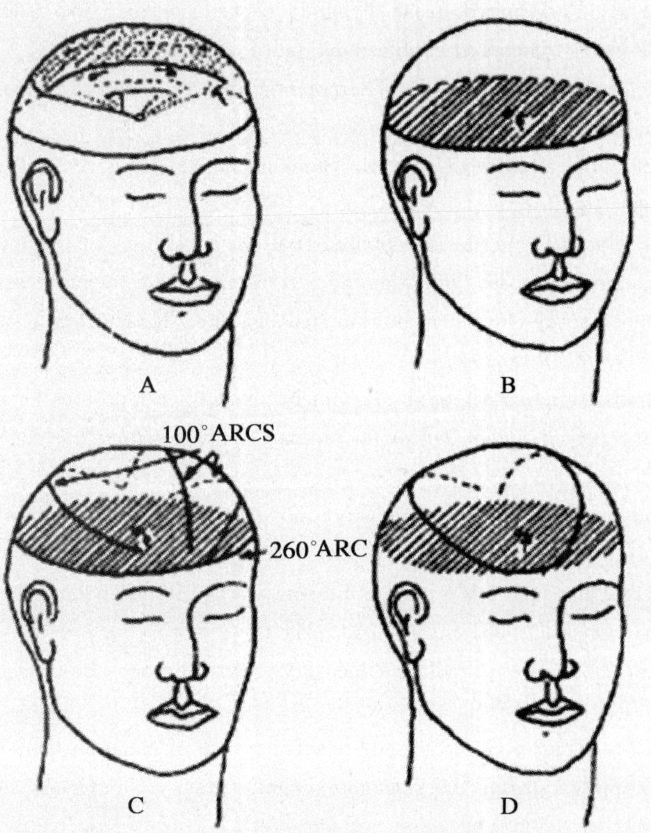

图9-4-1　X（γ）线立体定向治疗实施原理

图A：γ-刀通过分布于半球面上的钴源发出γ射线呈锥形聚焦于焦点实现多野集束照射。图B：通过加速器机臂旋转可在同一平面上使X线呈扇形聚焦于等中心点。但单平面旋转形成的空间剂量分布较差。图C：X刀通过旋转治疗床和加速器机臂旋转使X线在多个平面呈非共面聚焦于等中心，达到γ-刀集束照射同样的剂量分布。但每次治疗床的旋转需操作人员进入机房操作。图D：通过计算机控制机架和治疗床在出束（照射）过程中的联合运动，实现非共面的连续照射。目前的X刀系统和加速器还不能做这种治疗

201个^{60}钴源，每个钴源活度为1.11TBq（30Ci），分布于头顶部北半球的不同纬度和经度上，201个钴源经准直后聚焦于一点，该点称为焦点。钴源到焦点的距离为39.5cm，焦点处射野大小为4、8、14、18mm（图9-4-2A）。我国沃发（OUR）公司创造了γ-刀治疗的中国模式，用30个^{60}钴源螺旋排列成6组分布于14～43度的纬度上，经度上每组钴源间隔60度，每个源间隔1度。源的直径为2.6mm，30个源的总活度为6000Ci，源焦距离为39.5cm，用旋转的方法实现多野集束照射（图9-4-2B），可用于头、体部病变的治疗。该机已在全国多家医院使用。此外惠恒集团研发的超级γ-刀和KLF-A型OPEN式全身γ-刀、圣爱科技有限公司研发的圣爱数控全身γ-刀、海基泰医用机器有限公司研发的全身γ-刀亦采用类似原理实现多野集束照射。由于加速器单平面旋转（图9-4-1B）形成的空间

剂量分布较差，目前通常采用 4～12 个非共面小野（图 9-4-3）绕等中心旋转，达到 γ-刀集束照射同样的剂量分布。如图 9-4-1C 所示，每个旋转代表治疗床的一个位置，即治疗床固定于不同位置，加速器绕其旋转一定角度。病变（靶区）中心一般位于旋转中心（等中心）位置，图 9-4-1C 所示方法的缺点是每次旋转治疗结束后，必须进入治疗室，变换治疗床的位置，摆位时间和治疗时间加长。图 9-4-1D 的方法称为动态旋转治疗，可大大缩短摆位时间和治疗时间，靠机架和治疗床在出束（照射）过程中的联合运动实现非共面的连续照射。因现有商售的直线加速器不能做这种联合运动，同时治疗计划系统亦要做相应变动，故目前的 X 刀系统和加速器不能做这种治疗。

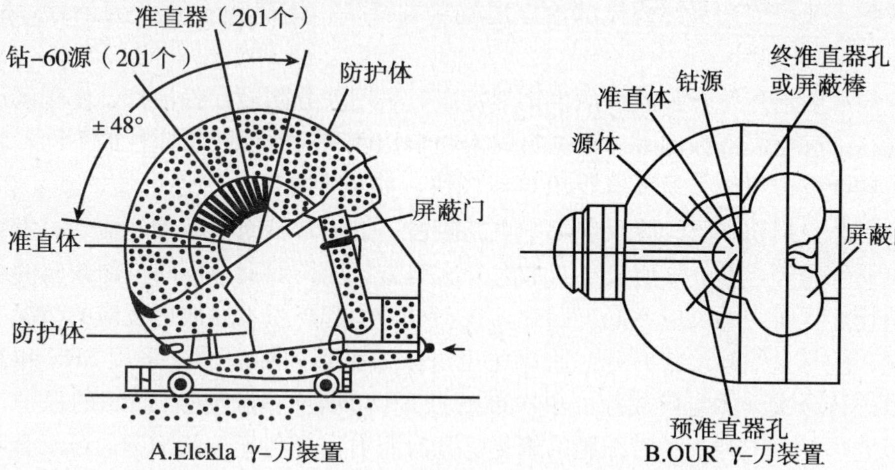

图 9-4-2 Elekta γ-刀和 OUR γ-刀装置示意图

图 A：Elekta γ-刀通过分布于半球面上的 201 个钴源发出 γ 射线呈锥形聚焦于焦点实现多野集束照射；
图 B：OUR γ-刀分布于半球面上的钴源只有 30 个，治疗时通过半球面旋转实现多野集束照射

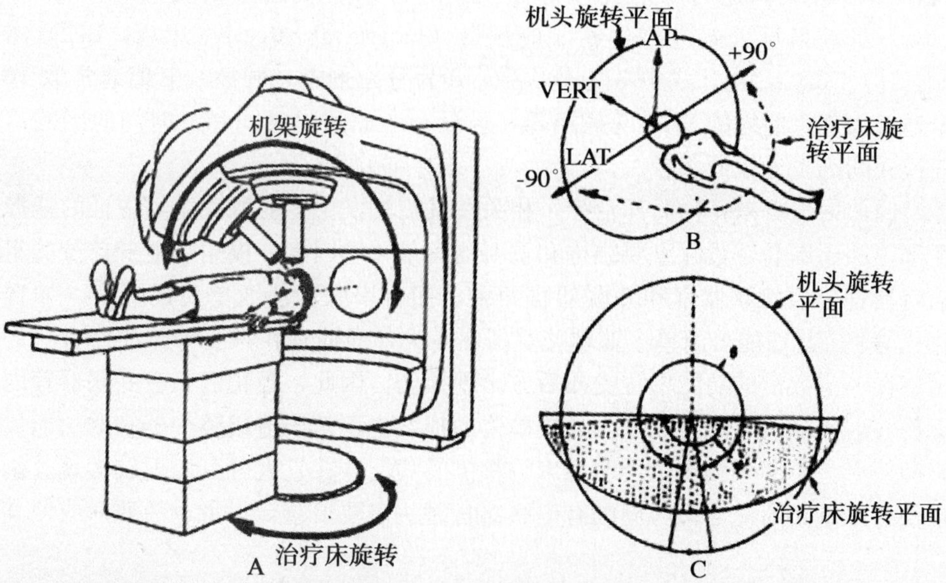

图 9-4-3 直线加速器为基础的 X 刀治疗多弧度非共面旋转原理

立体定向放射治疗的剂量分布有下述特点：小野集束照射，剂量分布集中；靶区周边剂量梯度变化较大；靶区周边正常组织剂量很小。坐标系的建立是实施治疗的基本条件。γ-刀治疗时，通过把作为坐标系参照物的基础环固定到患者头骨上，可以建立一个可靠的三维坐标系统。颅内或头颈部 X 刀分次治疗时，用无创基础环替代有创基础环也可建立较可靠的坐标系统

γ-刀机械精度高，误差范围可达到0.1mm，X刀因受直线加速器机械精度的影响，误差范围达0.1～1mm。但治疗精度不仅取决于机械精度，还取决于靶定位精度、固定系统精度和摆位准确性，由于CT空间分辨率误差远大于加速器机械精度误差，此外加速器产生的高能X射线半影小于γ射线的半影，因此，X刀可以取得与γ-刀相似的治疗精度。国内外治疗结果也证实了这一点。

由于γ-刀主要应用于颅内较小病变（d≤30mm）的治疗，功能单一、造价昂贵，每5～8年需要更换一次钴源，限制了它的使用范围。相较于γ-刀，X刀设备简单，造价较低，无需换源，可以治疗体积更大和不规则的病变。此外，可一机多用，在同一台加速器上，既可行常规放疗，又可安装头部或体部治疗适配器进行头、体部肿瘤的X刀治疗，故近年来发展迅速。

立体定向放射治疗符合肿瘤放射生物学特点，采用大分割短疗程治疗，使靶区形成放射性毁损，提高了肿瘤局部控制率。根据组织生物学特性和对放射线反应性的不同，将其分为早反应组织和晚反应组织。早反应组织更新较快，如正常黏膜、恶性肿瘤，其α/β值较大，缩短总治疗时间，损伤加重。晚反应组织更新较慢，如正常脑组织、神经血管、发育异常的血管、脑胶质细胞等，其α/β值较小，加大分次剂量，损伤加重。不同生物效应的组织对分割剂量、治疗疗程时间的反应不同。因此，在不至于引起严重急性放射反应的情况下，为保证肿瘤控制，应尽量缩短治疗时间。临床医生可以根据不同肿瘤情况采用SRS和常规放疗之间的剂量进行分次立体定向放疗。单次剂量较SRS低，有利于正常组织的保护；靶区剂量又较常规放疗高，不利于肿瘤细胞的修复。分次照射，有利于乏氧细胞的再氧合和周期内细胞敏感时相的再分布。保护周围正常组织的同时，缩短总治疗时间，不利于肿瘤细胞的再增殖，提高了治疗增益比。并可应用于较大病灶的治疗，扩展了治疗范围和病种。

由于立体定向放射治疗单次照射剂量远远大于常规分割剂量，且有多种剂量分割模式，造成各种治疗模式之间进行疗效比较的困难。通常采用线性二次模式（linear quadratic model，LQ）等效换算公式进行生物效应剂量（biological effective dose，BED）的换算。$BED=nd\times[1+d/(\alpha/\beta)]$。式中n为分次数，d为分割剂量，肿瘤α/β值通常取10。该公式不完全适合大剂量照射的BED等效换算，且没有考虑间隔时间和总时间的影响，但可作为各治疗模式间剂量比较的参考。

立体定向放射治疗是一种局部治疗，相关并发症的发生主要取决于适应证的把握，其中靶区所在部位和周围是否紧邻重要结构和重要器官是关键因素。根据功能亚单位的组织排布方式可以将器官分为串联器官和并联器官两种。拥有串联功能亚单位的器官（如脊髓、神经、消化道等），其功能可因单个亚单位受损而丧失，而拥有并联亚单位的器官（如肺、肝等）则可能在一定数量的功能单位受损后方出现损伤。因此，当靶区只占并联器官内较小体积时，即使放射治疗引起照射区域内功能单位的损毁也不至于造成整个器官的功能失调。而串联器官即使有一小部分损伤也会明显影响整体的功能，并且大分割照射较常规分割对正常组织的损伤更严重，因此当靶区周围有串联器官时一定要慎重，尽量避免照射或使其避开高剂量区。

立体定向放射治疗全身反应较少、较轻。颅内肿瘤的立体定向放射治疗面临的主要问题是患者常伴有因肿瘤或既往接受放、化疗导致的脑水肿，治疗前后妥善对症处理可达到控制。个别多程多靶立体定向放射治疗或全脑放疗联合化疗所致严重脑水肿可引起脑疝而死亡。尤其需要注意的是当病变位于视交叉附近时（如垂体瘤）一定要避开视交叉，若不能避开则需降低分次剂量并保证总量不超过其耐受量，否则有引起视交叉损伤导致双目失明的危险。总体说来，立体定向放射治疗引起的严重毒副反应较少见，严格把握适应证，精确制定、实施计划可以将其控制在可接受范围内。

随着 SRT 临床应用的普及和应用时间的延续，放射治疗医师将积累更多的临床经验，对 SRT 的适应证、疗效、毒性反应等有更深入的认识。并随着影像技术的进步（如功能成像的发展）和照射技术的进步（如质子加速器应用于临床），SRT 必能更好地应用于临床，与其他治疗措施一同为患者服务。

二、治疗技术

（一）照射靶区特点

根据病变（靶）和靶周正常组织的边界是否清晰和是否为早反应组织或晚反应组织，将靶区分为下列四种情况：

（1）晚反应靶组织包埋在晚反应正常组织中，如 AVM。由于脑动静脉畸形与正常脑组织如树根与土壤的关系，一旦立体定向放射治疗的靶体积大于 2～2.5cm，所包含的正常脑组织和重要结构较多，就可能发生临床不能接受的并发症，因而也就不是立体定向放射治疗的适应证。

（2）晚反应靶组织被晚反应正常组织所包绕，如脑膜瘤。发生在脑凸面的脑膜瘤是神经外科治疗的适应证，仅对有手术禁忌证、发生在颅底的脑膜瘤和拒绝手术的患者选择立体定向放射治疗或立体定向放射外科。由于脑膜瘤绝大多数为良性肿瘤，在立体定向放射治疗后出现反应较晚，临床不能过早下“未控”或“无效”的结论而给予推量从而造成脑出血等严重症状。

（3）早反应靶组织包埋在晚反应正常组织中，如恶性胶质瘤。由于恶性胶质瘤是浸润性生长，立体定向放射治疗只在常规放疗的基础上针对残存病灶推量或对复发患者行挽救治疗，选择合适病例能获得有效控制。

（4）早反应靶组织被晚反应正常组织所包绕，如转移瘤。同时具备靶区边界清楚和早反应组织两个特点，因此被公认为是 SRT 的理想靶区。脑转移瘤通常较小，圆形或类圆形，边界清楚，周围浸润较少，脑组织是晚反应组织，转移瘤是早反应组织，SRT 治疗后转移瘤缩小明显，而周围脑组织损伤体积小，反应出现晚。立体定向放射治疗对于小的脑转移灶能够得到很好的剂量分布和控制率。SRT 治疗脑转移瘤疗效肯定，临床症状缓解快，对患者体质要求不高，并发症发生率低，可以门诊无创治疗，患者易于接受，是理想的选择。

（二）适应证

放射外科治疗的适应证包括大小合适、影像学境界清楚、对单次大剂量照射起反应的病变。所谓放射反应是指由放射引起的肿瘤生长停止、血管畸形闭塞、选择性神经通路破坏等现象。良性和恶性病变以及某些功能失调均可用放射刀治疗。恶性肿瘤包括原发性和转移性。转移性的单发或多发病灶都可考虑接受 SRT 治疗。单发病灶直径小于 5cm；多发病灶的数目多少主要取决于各病灶的直径和总的靶体积。各种病理来源的脑转移瘤：如放射敏感的小细胞肺癌全脑放疗后残存或复发也可采用 SRT 治疗，放射抗拒的恶性黑色素瘤可直接采用 SRT。恶性胶质瘤原则上在常规放射治疗后推量或复发时才选择 SRS/SRT 治疗。良性的脑膜瘤、垂体瘤、听神经瘤等原发和复发都可选择 SRS/SRT 治疗。具体病例的治疗选择请参见相关肿瘤章节。

放射外科治疗理想的靶大小为最大径 3cm 左右，最大不超过 5cm。发生在颅内不同部位的病灶：大脑或小脑、功能区或非功能区、脑干等都可经调整 SRT 治疗剂量和总剂量达到有效控制或姑息减症的目的。

（三）禁忌证

（1）颅高压未得到有效控制的不能接受 SRT 治疗，否则可能加重症状危及生命。

（2）有活动性或较新鲜出血者近期不宜接受 SRT 治疗。

（3）对难以按 SRT 治疗体位和时间接受治疗的患者，SRT 也是不合适的。如患者不能平卧、一般状态太差、预计生存期小于 3 个月、随时有意外发生，都是 SRT 治疗的禁忌证。

（四）靶区确定

如何确定肿瘤边界或治疗体积在立体定向放射治疗中显得格外重要。不同类型病变，靶确定方法是不同的，主要根据磁共振 T1 增强片定靶。临床上一般采用 GTV 边界外放 1～2mm 定为 CTV，一般以 80%～90%等剂量线包含 CTV。Nole 分析了在 GTV 边界上外放 1mm 边界脑转移瘤的控制率情况，认为在确定 CTV 时在 GTV 基础上外放 1mm 能够显著提高肿瘤控制率，且不增加放疗的毒副作用。

（五）剂量分割方式

大多数国外报道采用单次立体定向放射外科治疗，包括 γ-刀或 X 刀治疗。目前也有采用分次治疗。下面是脑转移瘤和胶质瘤的分割方式：

1. 脑转移瘤

（1）全脑放疗后（1～2 月内）采用 X 刀推量照射：1cm 以下病灶，一般 1 次，20～24Gy。1cm 以上、2cm 以下，总剂量 24～26Gy，分 2 次治疗。2cm 以上、3cm 以内，单次剂量 8～10Gy，2～3 次。3cm 以上、4cm 以下，单次剂量 6～8Gy，4～5 次。

（2）未作全脑放疗的单发病灶或多发病灶采用 X 刀挽救治疗：1cm 以下病灶，总剂量 36Gy，单次 12Gy，治疗 3 次。1cm 以上、2cm 以下，总剂量 36～40Gy，单次 10～12Gy，3～4 次治疗。2cm 以上、3cm 以内，总剂量 36～40Gy，单次剂量 8～10Gy，4～5 次。3cm 以上、4cm 以下，总剂量 40Gy，单次剂量 6～8Gy，治疗 5～7 次。4cm 以上、5cm 以下，总剂量 40Gy，单次剂量 4～5Gy，治疗 8～10 次。

（3）全脑放疗后复发或出现新转移瘤，剂量分割方式可参考上述两种分割方式，如病理不敏感的转移瘤建议采用后一种分割方式。

对参考剂量线和边缘剂量的确定，X 刀与 γ-刀有很大区别。X 刀大多数均以 80%～90%等剂量线涵盖靶区。本书以 90%等剂量线涵盖靶区为例，仅供临床参考。还应考虑下列因素并加以调整。

1）转移瘤是单发灶还是多发灶、肿瘤体积、多发灶肿瘤的总体积？

2）是否接受全脑放疗，分割方式是 30Gy/10 次还是 40Gy/20 次，全脑放疗与立体定向放射治疗的间隔时间？

3）多发转移瘤，X 刀治疗系统所显示的全脑正常组织受量是多少？

4）患者年龄，有无高血压、糖尿病、腔隙性脑梗死、脑萎缩、老年性痴呆？

5）水肿程度，控制如何？

6）转移灶较大同时位于小脑切迹或枕骨大孔附近，要警惕脑疝形成！

7）全脑放疗后或 X 刀放疗后病情需要进行化疗，一定要警惕原有的脑水肿症状再现，即所谓“记忆反应”。

8）X 刀单次剂量和总剂量确定时，不可忽视一系列问题：① 靶区紧邻的正常结构是否为重要器官或重要结构，如脑干、脑脊液循环通路、重要功能区、视觉通路等。在这种情况下，单次剂量的高低取决于周围重要结构单次治疗时的实际受量（重要结构限于 1～1.5Gy）

以下，尤其是已接受全脑放疗的患者），以其能耐受为原则。通常可采用肿瘤单次剂量 3～3.5Gy，每天治疗，一周 5 次。② 照射方式对这些重要结构会有何不良反应？③解决办法？④是否能达到缓解症状和控制肿瘤的目的。综合分析后再做决定。

9）转移瘤比其他部位转移瘤对射线反应要敏感些，立体定向放射治疗也不例外。剂量过高所导致的严重脑水肿是难以挽救的致死原因，在多程立体定向放射治疗和多发转移瘤的情况下，一定要考虑这一特殊性。

10）移瘤体积越大，单次剂量应越小，但总剂量应高。可采用分段治疗，给予总剂量 40～44Gy、10～11 次后，休息 1～2 个月，待肿瘤缩小后，选择较小的准直器，适当推量，能获较好的控制效果。

2. 胶质瘤

（1）高分级（WHO Ⅲ、Ⅳ级）脑胶质瘤：通常建议剂量分割方式为：肿瘤最大直径＜20mm、21～30mm和 31～40mm 者分别接受 24Gy、18Gy 和 15Gy 单次照射剂量（参考剂量线定为 50%～90%）。

（2）低分级（WHO Ⅰ、Ⅱ级）脑胶质瘤：靶体积为 4.2cm^3（0.4～20.0cm^3），接受放射刀治疗的分次剂量为 5.0Gy，分次数为 5 次，总剂量为 25.0Gy。

三、疗效及预后

疗效评价应包括卡氏评分、影像学改变、神经功能评分、晚期神经毒性反应。治疗小病变时可以给予单次高剂量照射，随着病变的增大，周围正常组织受量也随之增加，这时应减小单次剂量以避免晚期并发症的发生。同理，当病变位于功能区、重要器官（如脑干、视觉通路）周围时也要减小单次剂量。对于放射抗拒的病理类型则应尽可能提高单次照射剂量以提高局部控制率。这里，我们仅对脑转移瘤和胶质瘤予以分析。

（一）脑转移瘤

Hasegawa 等报道了立体定向放射外科（SRS）治疗 177 例脑转移瘤的疗效，这组患者平均边缘剂量为 18.5Gy（11～22Gy），平均照射体积 4.4cm^3（0.1～24.9cm^3）。80%患者为单发转移瘤。122 例患者的资料可供分析。全组中位生存期为 8 个月，肿瘤局部控制率为 87%。2 年局部控制率 SRS 治疗区为 75%，治疗区以外控制率为 41%，总的颅内控制率为 27%。Jyothirmayi 等有相似的报道，中位生存期 9 个月。Andrews 等报道了美国肿瘤放射治疗协作组（RTOG）组织的一项前瞻性随机研究（RTOG－9508），SRS 作为全脑放射治疗后的补量能够提高脑转移瘤患者的中位生存期和行为状态（KPS 评分），不增加急性期和晚期脑组织损伤。Sneed 对美国 10 家医院的 983 例脑转移瘤患者的回顾性分析发现 SRS 加 WBRT 与单纯 SRS 相比未能延长患者的生存时间，根据 RTOG－9508 研究中各种因素对预后的影响，采用分级回归分析方法（recursive partitioning analysis，RPA，表 9－4－1）将患者分为 3 级，RPAⅠ级患者中位生存时间分别为 14.0 和 15.0 个月（P＝0.98），RPAⅡ级患者为 8.2 和 7.0 个月（P＝0.38），RPAⅢ级患者为 5.3 和 5.5 个月（P＝0.33）。Chidel 等回顾性分析了 135 例脑转移瘤患者，结果显示 SRS 加 WBRT 与单独 SRS 中位生存时间分别为 6.4 和 10.5 个月（P＝0.07），但 2 年颅内无病生存率分别为 60%和 34%（P＝0.027），有显著差异。SRS 加 WBRT 虽能提高无病生存率，但考虑到复发后能用 SRS 作成功的挽救性治疗，目前多数治疗中心不主张加 WBRT，尤其是单发、放射抗拒的脑转移瘤。

表 9-4-1 脑转移瘤患者 RPA 分级

参数	Ⅰ级	Ⅱ级	Ⅲ级
KPS	≥70	≥70	<70
原发肿瘤状态	控制	未控	
年龄	<65	≥65	
颅外疾病状态	只有脑转移	伴有其他部位转移	

通常认为影响脑转移瘤的预后有下面的因素。①原发肿瘤的部位及组织来源：Fife 等回顾性分析了悉尼黑色素瘤治疗组的情况，从 1952 年到 2000 年，在 21 000 例患者中，1137 例出现脑转移。其中，从 1985 年到 2000 年有 686 例脑转移患者，作者主要分析了这 686 例的治疗情况及预后因素。全组诊断脑转移后的中位生存期为 4.1 个月。47 例单纯手术治疗，中位生存期 8.7 个月；158 例手术加放疗，中位生存期 8.9 个月；单纯放射治疗 236 例，中位生存期 3.4 个月；支持治疗 210 例，中位生存期 2.1 个月；Sampson 等报道的 702 例黑色素脑转移患者的治疗结果，全组中位生存期为 3.65 个月，94.5%的患者因脑转移致死。生存期大于 3 年的患者大多为接受手术切除，且为单发脑转移，没有颅外其他脏器转移的患者。②脑转移瘤的数目和大小：Evans 等分析了 49 例死于脑转移的乳腺癌患者的情况，发现多发脑转移比单发脑转移预后差，中位生存期前者 2.28 个月，后者 4.8 个月，转移灶直径小于 4cm 者预后好。在立体定向放射治疗的研究中，肿瘤大小虽然与生存的关系不大，但对局部控制有显著性影响，PTV<$8cm^3$者局部控制好。Hasegawa 等报道的 122 例可供分析的立体定向放射治疗患者的预后因素分析中，肿瘤体积显著影响局部控制率，$P=0.02$。③颅外肿瘤控制情况：几乎所有有关脑转移疗效的分析都证实颅外肿瘤的控制对预后有显著差异性影响。Auchter 等的多中心回顾性分析研究中，SRS+WBRT 治疗的 122 例患者均为颅内单发转移灶，在可能影响预后的多因素分析中显示 KPS、中枢神经系统以外有无转移灶对预后有显著性的影响，P 值分别为<0.0001 和 0.008。Jeremic 等就脑转移瘤立体定向放射治疗时颅外肿瘤的控制是不是影响预后的独立因素这一问题进行过综述。总共发现 14 篇相关的英文文献，单因素分析时，只有 3 篇文章证明颅外病变进展是预后的影响因素。在 9 篇进行了多因素分析的文章中，有 8 篇证明颅外病变活动是预后的影响因素，因此作者认为颅外病变进展是影响生存的独立预后因素之一。

（二）脑胶质瘤

手术后行放射治疗应为标准治疗。对位于脑深部或重要结构周围不适宜手术的胶质瘤，放射治疗常作为一种选择。脑胶质瘤治疗后复发部位大多位于原病变周围 1～2cm 内，因此，目前术后放疗或单纯放疗多采用局部照射野。常规放射治疗因照射体积较大和受脑重要结构耐受剂量所限，难以给予高剂量照射，因而不能达到满意的治疗效果。由于脑胶质瘤多呈浸润性生长，Kelly 等报道在 MRI 的 T2 高信号改变区外仍可找到肿瘤细胞，立体定向放射治疗用于该病似乎并不合适，是有争议的。但 Plathow 等报道 91%的复发位于放射野内高剂量区，Shaw 等也发现低剂量区外复发只占 5%，因此立体定向放射治疗用于脑胶质瘤成为可能。Shrieve 等认为常规外照射后应用 SRS 对生存有益处，但 SRS 治疗后 2 年内有 54.8%的患者因为出现有症状的脑坏死或复发而再次手术。分次立体定向放射治疗（fractionated stereotactic radiotherapy，FSRT）是近十年来新发展的放射治疗技术，在保持 SRS 精确照射优点的同时，采用分次照射更符合肿瘤放射生物学特点，并能保护正常组织，提高治疗增益比。

立体定向放射治疗可作为高级别（WHO Ⅲ、Ⅳ级）脑胶质瘤术后常规外照射后残存病灶的推量治疗。Prisco 等报道 32 例术后病理证实的高分级胶质瘤患者，在接受 60Gy/30 次常规放疗后，15 例行 10Gy（8～12.5Gy）立体定向放射外科推量治疗（推量组），另外 17 例未行推量放疗（对照组）。推量组和对照组中位生存时间分别为 21.4 个月和 11.6 个月，差异有显著性（$P=0.025$）。在 KPS≥80 分患者中，两组中位生存时间分别为 53.9 个月和 11.6 个月。作者认为立体定向放射外科推量治疗可以提高生存时间，尤其以 KPS≥80 者最为明显。但另一项随机研究 RTOG93－05 结果并未显示有生存益处，这一研究组也采用 RTOG90－05 研究推荐剂量。203 例病理证实的胶质母细胞瘤随机分为研究组和对照组，两组均接受 60Gy 的常规外照射和 BCNU 80mg/m^2，连用三天，8 周为一周期，共用 6 个周期的化疗，研究组行 15～24Gy 立体定向放射外科治疗，研究组和对照组中位生存期分别为 13.5 个月和 13.6 个月。3 年生存率分别为 9％和 13％。立体定向放射治疗推量主要晚期并发症是肿瘤区域放射性坏死，发生率约 25％。有选择地对初治高分级胶质瘤术后残存灶使用立体定向放射治疗推量能获较好疗效。

立体放射外科推量治疗低分级胶质瘤能提高生存率，而并发症发生率不增加。Simonva 等报道一组病例，中位随访时间 61 个月，有效率 83.0％，5 年无进展生存率 88.0％，急性或晚期中枢神经毒性＜5.0％。中国医学科学院肿瘤医院对 34 例术后残存低分级胶质瘤（WHO Ⅰ级 3 例）进行 FSRT 治疗，中位 5 年生存率 60.7％，5 年无进展生存率 65.0％，5 年无进展生存率低于 Simonva 报道的结果可能与本组靶体积较大、Ⅰ级胶质瘤较少有关。

不能手术的脑胶质瘤多数采用分次立体定向放射治疗（fractionated stereotactic radiotherapy，FSRT）。Schulz－Ertner 等报道，FSRT 治疗脑干胶质瘤的中位生存期为 40 个月。

术后放疗后复发的胶质瘤，也可采用立体定向放射治疗。主要用于治疗局灶性复发病灶。多项回顾性研究显示，间变性星形细胞瘤患者立体定向放射治疗挽救治疗后，中位生存时间为 14～16 个月，而胶质母细胞瘤患者中位生存时间为 7～9 个月。治疗的毒副作用主要是颅内高压（发生率约 14％）和放射性坏死（发生率约 12％）。尽管复发高级别胶质瘤采用立体定向放射治疗是姑息性治疗，但能改善生存，尤其是对局灶性复发者。

临床医生在确定 FSRT 分割剂量方案时，需要考虑的因素有：病变体积、病理分级、病变部位、已接受的放疗剂量和本次治疗的时间间隔、临床症状体征、预期生存时间和年龄等。

目前认为影响立体定向放射治疗胶质瘤患者生存的独立的不利的预后因素有：高级别病理类型、头痛、肿瘤最大径 ＞ 4cm 和多病灶。

（肖建平，姜雪松，夏云飞）

参考文献

1. 殷蔚伯，谷铣之主编. 肿瘤放射治疗学. 第 3 版. 北京：中国协和医科大学出版社，2002：226-227.
2. 肖建平，姜雪松，徐国镇. 不能手术的脑肿瘤患者分次立体定向放射治疗研究. 中国神经免疫学和神经病学杂志，2006，1：43-45.
3. Andrews DW，Scott CB，Sperduto PW，et al. Whole brain radiation therapy with or without stereotactic radiosurgery boost for patients with one to three brain metastases：phase III results of the RTOG 9508

randomised trial. Lancet，2004，363：1665-1672.

4. Becker G，Kortmann R，Kaulich TW，et al. Gamma knife versus stereotactic linear accelerator. Utilization，clinical results and cost－benefit relations. Radiologe，1996，36（4）：345-353.
5. Hasegawa T，Kondziolka D，Flickinger JC，et al. Brain metastases treated with radiosurgery alone：an alternative to whole brain radiotherapy? Neurosurgery，2003，52：1318-1326.
6. Leksell L. The stereotaxic method and radiosurgery of the brain. Acta Chirurg Scand，1951，102：316-319.
7. MarksLB. The impact of organ structure on radiation response. Int J Radiat Oncol Biol Phys，1996，34：1165-1171.
8. Noel G，Simon JM，Valery CA，et al. Radiosurgery for brain metastasis：impact of CTV on local control. Radiother Oncol，2003，68：15-21.
9. Nwokedi EC，Dibiase SJ，Jabbour S，et al. Gamma knife sterotactic radiosurgery for patients with glioblastoma multiforme. Neurosurgery，2002，50：41-46.
10. Plathow C，Schulz-Ertner D，Thilman C，et al. Fractionated Stereotactic Radiotherapy in low-grade astrocytomas：long-time out comes and prognostic factors. Int J Radiation Oncology Biol Phys，2003，57：996-1003.
11. Prisco FE，Weltman E，Hanriot RM，et al. Radiosurgical boost for primary high-grade gliomas. J Neuro-Oncol，2002，57：151-160.
12. Sampson JH，Carter JH，Jr.，Friedman AH，et al. Demographics，prognosis，and therapy in 702 patients with brain metastases from malignant melanoma. J Neurosurg，1998，88：11-20.
13. Schulz-Ertner D，Debus J，Lohr F，et al. Fractionated stereotactic conformal radiation therapy of brain stem gliomas：outcome and prognostic factors. J Radiother Oncol，2000，57：215-223.
14. Shaw E，Scott C，Souhami L，et al. Single dose radiosurgical treatment of recurrent previously irradiated primary brain tumors and brain metastases：final report of RTOG protocol 90-05. Int J Radiat Oncol Bio Phys，2000，47：557-561.
15. Shrieve DC，Alexander E 3rd，Black PM，et al. Treatment of patients with primary glioblastoma multiforme with standard postoperative radiotherapy and radiosurgical boost：prognostic factors and long-term outcome. J Neurosurg，1999，90：72-77.
16. Simonva G，Novotuy J Jr，Liscak R. Low-grade gliomas treated by fractionated Gamma Knife Surgery. J Neurosurg，2005，102：19-24.
17. Souhami L，Seiferheld W，Brachman D，et al. Randomized comparison of stereotactic radiosurgery followed by conventional radiotherapy with carmustine for patients with glioblastoma multiforme：report of Radiation Therapy Oncology Group 93—05 protocal. Int J Radiat Oncol Bio Phys，2004，853-860.

第五节　脑肿瘤内放射治疗

一、概述

脑肿瘤内放疗又称脑肿瘤间质放射治疗，系将放射性同位素置入脑肿瘤内，直接对肿瘤组织起到杀伤作用的一种治疗方法。一百余年来，国内外许多神经外科和放疗科医师致力于研究这种方法，获得了许多重要成果，积累了很多实践经验。脑肿瘤采用立体定向内放射治疗主要基于下述两个原因：一是许多脑肿瘤（如胶质瘤、恶性肿瘤等）界限不清，无法做到病理范围上的手术全切；二是肿瘤位置深在，开颅手术往往创伤较大、并发症较多，治疗效果不理想。对于上述脑肿瘤，目前开颅手术的主要治疗目的是明确病理性质，尽量减小肿瘤体积，为进一步综合治疗打下基础。立体定向内放射治疗的微创伤特点，使许多不适宜采用开颅手术切除的脑肿瘤也可得到有效的治疗。

二、脑肿瘤内放射治疗发展史

（一）早期脑肿瘤内放射治疗

1901 年，Curie 提出肿瘤间质内照射（interstitial irradiation）这一名词；Bell（1903 年）加以提倡。1912 年，Hirsch 经蝶窦切除垂体腺瘤后，将一根镭针经鼻腔插入鞍内治疗生长激素分泌过多的患者，首次在神经外科采用内放疗方法治疗脑肿瘤。此后，由于一直沿用开颅术置入放射性同位素，造成的手术创伤较大，术者防护放射线辐射也较困难，因而临床应用并不普遍。直到 20 世纪 50 年代，随着立体定向技术的发展，脑肿瘤内放疗才得到较广泛的应用。

Leksell（1953 年）首先应用立体定向技术，将放射性同位素磷- 32（^{32}P）置入患者囊性颅咽管瘤内，收到较好的治疗效果，开创了脑肿瘤内照射方法的新局面。此后，用于脑肿瘤内照射的各种同位素纷纷问世，如同位素钴、铱、碘、金和镭等。早期阶段，欧洲各国开展这一疗法较广泛。我国北京天坛医院等医疗单位，也于 20 世纪 60 年代应用放射性同位素^{32}P 治疗囊性颅咽管瘤，收到良好的治疗效果，但当时国内治疗病例数很少。

采用 X 线拍片定位的普通立体定向技术，虽可使置入放射性同位素的操作简化，但仅能借助脑室造影或瘤腔内注入对比剂明确病灶位置与范围；由于无法直视病灶靶点，术者不能真实地直观病灶形态。这种靶点间接定位方法，定位精度较差；而且脑室造影时，患者反应较重，并发症较多，有时甚至还有一定的生命危险。

（二）现代脑肿瘤内放射治疗

20 世纪 70 年代头颅 CT 扫描机问世，加之 80 年代核磁共振机（MRI）的临床应用，使得立体定向技术迅速发展，推动了脑肿瘤内放疗的临床广泛应用。目前，能与 CT、MRI 影像结合的脑立体定向仪日臻完善，CT、MRI 引导的立体定向置入同位素操作十分简便，免除了患者脑室造影的痛苦和危险。病变靶点可直接由 CT、MRI 摄片确定，手术穿刺的定位精度已提高至 1mm 以内。计算机及其网络的应用，使得影像传输和靶点定位更加安全可靠，也使得机器人遥控操作成为可能。

立体定向置入放射性同位素的手段正在不断改进，许多新型同位素也在临床试用。近些年来，脑肿瘤内放疗发展比较突出的一个分支是采用近距离遥控后装机。该机按照预先设计好的计算机放疗程序，通过步进马达，将放射性同位素源经立体定向手术预先安放好的导管准确地置入瘤内靶点；放射完毕后，同位素源自动回收。这种方法既提高了置入放射源的准确性，又可防止射线对医护人员的辐射危害，因而成为广泛应用的一种治疗手段。如今欧美各国应用较普遍，我国许多单位也开展了这方面的临床研究和应用。

三、脑肿瘤内放疗的应用特点

（一）脑肿瘤内放射治疗的分类

临床可将脑肿瘤内放射治疗分为两大类：一类是在实体性脑肿瘤内置入颗粒同位素（如^{125}Ⅰ籽粒）实施瘤内照射，称为组织间质放疗（interstitial irradiation）；另一类是在囊性脑肿瘤的腔内注入胶体同位素（如^{32}P 胶体）进行治疗，称为囊腔内放疗（intracystic irradiation）。然而，临床实际工作中，置入同位素籽粒的方法和注射同位素胶体的方法，既可用于治疗实体性肿瘤，也可用于治疗囊性肿瘤；有些脑肿瘤既有实体成分又有囊性部分，故上述两类方法的界线实际已经打破，统称为肿瘤内放疗（introtumor irradiation）更为合适。实行脑肿瘤内放射疗法，通常需要采用开颅手术或立体定向手术，在脑肿瘤内置入放射性同位素。

（二）脑肿瘤内放射治疗的原则

长期以来，人们在努力提高手术治疗脑肿瘤技能的同时，一直也在探索和应用放射治疗方法。放射治疗作为手术治疗的重要辅助手段，对于治疗原发性恶性脑肿瘤、脑转移癌以及手术不能全部切除的肿瘤具有一定的疗效，可以延长患者生命并提高生存质量。对于恶性胶质瘤，如果放射总剂量增加，可能会减少肿瘤复发，提高治疗有效率。不幸的是，普通颅外放射方法的放射剂量受限：若高于 60Gy（6000rad），虽然治疗脑瘤的有效率提高，但正常脑组织发生坏死的危险性也明显增加；低于上述放射剂量，脑肿瘤的控制受影响，即便如此也有部分患者发生严重的放疗反应而中止治疗。

放射疗法的主要目标是使肿瘤组织得到最大的放射剂量，同时最大限度地减少非肿瘤组织所接受的放射剂量。放射治疗对于特定组织的电离放射效应，取决于放射线的总剂量、放射率、放射能量和放射精度。上述因素恰当组合，可望获得较满意的治疗效果。从理论上讲，脑肿瘤内放射治疗完全适合这些原则。脑肿瘤内放射治疗本质上是一种在肿瘤内施行放射治疗的方法。由于放射源在肿瘤组织内，放射剂量与放射源的距离成反比，因而肿瘤靶点接受的放射线剂量最大，而周围脑组织受放射线的影响呈梯度锐减。

（三）脑肿瘤内放射治疗的优点

脑肿瘤内放射治疗可以提高肿瘤的放射精度和局部放射总剂量。这种方法可在脑肿瘤局部产生很高的放射效应（200～400Gy），而周围正常脑组织很少发生坏死。对比普通颅外放射治疗，脑肿瘤内放射治疗（特别为永久性置入核素）具有以下独特优点。

1. 核素高活度与病变吸收高剂量

放射生物学研究认为，只有某种病变组织对核素射线敏感和不敏感的现象，而没有理由认为核射线对某种组织根本不会产生损害。对于临床没有产生预期治疗效果的病例，应当认识到系选用的核素活度或病变组织的吸收剂量没有达到所需程度。

2. 低放射率和高放射剂量

普通颅外放射治疗采用的方法为高放射率和低放射剂量。一般以高能 X 线或同位素钴为放射源，放射线（高能光子）需要穿透颅骨和周围脑组织才能抵达脑肿瘤。普通放射方法的放射率为 2.0～3.0 Gy/min，患者每天可接受的安全放射剂量为 1.8～2.0 Gy；如此分次常规放射治疗，要达到 50Gy～60Gy 的照射总剂量，时间需 5～6 周。永久性置入同位素行脑肿瘤内放射治疗，只需要立体定向手术一次性置入放射性同位素；如此采用的放射方法是低放射率，每小时仅为 0.4～0.6Gy，但患者每天累计接受的放射剂量可达 10～15Gy，而且脑肿瘤局部接受的放射剂量明显高于周围脑组织。

3. 持续放射有利于杀伤肿瘤

与常规颅外放射的分次治疗不同，脑肿瘤内置入同位素对肿瘤持续照射。这样方法可不必考虑肿瘤的细胞增殖周期，因为大多数肿瘤细胞最终都要进入对放射线敏感的 S 期，从而提高了放射剂量的有效程度。

4. 有利于保护正常脑组织细胞

正常脑组织细胞修复可逆性放射损伤较肿瘤细胞更有效，所以肿瘤细胞对这种低放射率、高放射剂量的治疗方法更为敏感。

5. 有利于杀伤乏氧的肿瘤细胞

在低放射率治疗时，肿瘤的乏氧细胞可变为氧合细胞，而正常组织细胞的氧增强反应较小，从而提高了脑肿瘤的治疗效果并减少正常脑组织的放射性损伤。

四、脑肿瘤内放射治疗的操作方法

根据置入放射性同位素源的方式以及同位素在脑肿瘤内的停留时间，脑肿瘤内照射法可分为永久性置入法和暂时性置入法。

（一）永久性置入法

1. 操作过程

一次将放射性同位素直接置入脑肿瘤的靶区而不再取出，谓之永久性置入法。施行立体定向手术时，先将立体定向仪的定位框架固定在患者头部，然后进行 X 线、CT 或 MRI 定位。根据脑肿瘤的部位、体积以及性质（肿瘤是实体性的还是囊性的），选择放射性同位素并确定其剂量，将准确剂量的同位素分装好待用。通过立体定向仪的导向装置，先将活检针插至肿瘤靶点，取出病变组织进行快速病理检查；明确脑肿瘤后，再将分装好的同位素置入肿瘤内。

2. 选用合适的同位素

一般应用放射线能量较低的同位素，如^{32}P、^{90}Y、^{125}I^{1}、^{86}Re 及^{198}Au 等。放射性同位素可制成胶体状，通过注射器经穿刺针直接推注至肿瘤内（如^{32}P、^{90}Y、^{198}Au 等）；或将同位素制成籽粒状，用穿刺针的针芯将其送至肿瘤靶点，操作也很方便（如^{125}Ⅰ）。这些同位素主要靠 β 射线或弱 γ 射线的电离辐射作用杀伤肿瘤细胞。同位素放射线能量不同，β 射线穿透软组织的距离为 4～10mm，弱 γ 射线穿透软组织的距离较大些。

3. 临床应用范围

由于这些同位素有效放射范围较小，因而适合治疗位于脑重要结构附近的肿瘤；对于囊性肿瘤（如颅咽管瘤、胶样囊肿等）或体积较小的实体性肿瘤（如星形细胞瘤）治疗效果较好。这种方法的不利之处在于一旦放射性同位素置入肿瘤，即不易移除；籽粒状同位素可能因为肿瘤组织发生坏死而移位。尽管如此，由于这种方法操作简便、疗效确实、技术条件要求不高，因而应用范围较广。

（二）暂时性置入法

暂时性置入法系利用脑肿瘤内的预置导管，一次或分次暂时性放入同位素，利用其高放射率、高放射剂量累计达到治疗目的。一些学者采用一次临时放入同位素方法，即将同位素（如^{125}Ⅰ）置入导管内，留至肿瘤靶区数天，达到治疗放射剂量后去除。实际上，暂时性置入法更多见于同位素后装治疗。

近年来，放射影像技术、放射物理学、放射剂量学、计算机技术以及同位素后装技术的发展，使得高剂量近距离遥控后装机成为肿瘤治疗的新一代设备。这种后装机提高了暂时性置入同位素进行脑肿瘤内放射治疗的精度，改善了脑肿瘤靶区放射线剂量的分布，避免了医护人员接受放射线，有利于患者的医疗和护理工作。

1. 操作过程

采用暂时性置入法施行脑肿瘤内放疗，首先需要用立体定向仪定位，然后将特制的金属导管或塑料导管（导管的尖端为盲端）插至肿瘤靶点，作为反复置入放射源的预留径路。计算机根据肿瘤性质、部位和体积，设定放疗区域和照射时间。进行放射治疗时，将预留导管与近距离遥控后装机的置源导管相接，通过高精度的步进电机把放射性同位素送至靶点；放射治疗至设定时间后，放射源自动回收于后装机的储存器。由于治疗时放射源置于脑肿瘤内，放射线对肿瘤作用强烈，而对周围组织影响明显减小。

2. 选用同位素

应用高活度放射性同位素，目前常用^{192}Ir（铱-192）。放射治疗作用主要依靠该同位素产生的γ射线。

3. 应用范围

由于γ射线穿透性强，适合治疗体积较大、开颅手术无法全切的脑肿瘤，或者普通颅外放射治疗效果不佳的脑肿瘤。这种方法需要特殊的设备和防护治疗室；多次性间断地置源治疗，需要一定的治疗周期。根据放射剂量分布宜均匀的原则，治疗体积较大的肿瘤可置入多个导管施行置源放射治疗。

五、脑肿瘤内放射治疗的常用核素

（一）应用基础

采用永久置入法，可将胶体同位素直接经注射器注入肿瘤靶区，或将籽粒状同位素经穿刺针送至肿瘤靶区。采用暂时性置入法，则要用特殊的近距离遥控后装治疗机。无论采用何种置入方法，都首先需要一台定位精度高、适于脑肿瘤内放疗的立体定向仪。放射性同位素的分装和管理、后装治疗机的应用，都需要一些相应的设备，需要有关科室的积极合作。临床实际应用脑肿瘤内放射治疗时，常选用下列一些核素（表9-5-1，2）。

表9-5-1 临床常用放射性核素名称

缩写	中文	英文
^{32}P	磷-32	Phosphorous-32
^{90}Y	钇-90	Yitrium-90
^{109}Pd	钯-109	Palladium-109
^{125}I	碘-125	Iodine-125
^{169}Er	铒-169	Erbium-169
^{186}Re	铼-186	Rhenium-186
^{192}Ir	铱-192	Iridium-192
^{198}Au	金-198	Aurum-198，Gold-198
^{212}Bi	铋-212	Bismuth-212

表9-5-2 脑肿瘤内放疗常用核素的物理性质

核素	半衰期（天）	衰变方式	β能量（MeV）		组织射程（mm）		γ能量*（Mev）
			最大	平均	最大	平均	
^{32}P	14.3	β	1.710	0.695	8.0	3.2	
^{198}Au	2.7	β、γ	0.960	0.311	3.8	1.2	0.412（95%）
^{90}Y	2.7	β	2.280	0.930	11.0	3.6	
^{169}Er	9.4	β	0.350	0.099	1.0	0.3	
^{186}Re	3.7	β	1.070	0.349	3.7	1.2	
^{131}I	8.0	β、γ	0.610	0.320		2～3	0.364（81%）
^{125}I	60.2	EC	0.036	0.536			0.035
^{192}Ir	74.2	β、γ	0.67	0.14～0.65			0.470

* 当核素以β发射为主时，γ射线对治疗并无价值；但以弱γ射线为主的核素（如^{125}I），γ射线则是主要的治疗因素。

（二）选择原则

1958 年 Mundinger 报道应用立体定向方法，将放射性同位素^{182}Ta（^{182}钽）置入脑肿瘤，开创了脑肿瘤立体定向内放疗的新局面。由于内放疗可使脑肿瘤局部得到相对大剂量的放射效应，放疗造成的脑坏死发病率也较普通颅外放射方法低，因而受到各国医学界的重视。特别是近年来，CT/MRI 引导下的立体定向内放疗技术具有定位精确、创伤小的优点，日益得到广泛应用，目前，正在继续探索放射性同位素如何选择置入方法、放疗剂量以及长期疗效等问题。

1. 理想的同位素

对于脑肿瘤内放疗，人们尝试选用了各种各样的放射性同位素。理想的放射性同位素治疗脑肿瘤应该具备：①作用范围局限；②不溶于水，不易扩散入血；③便于计算放射剂量；④性质稳定无毒，便于消毒。

应用早期阶段，临床主要选用半衰期短的同位素，如^{198}Au、^{90}Y 等；这些同位素放射能量积聚快，半衰期在 3 天以内。为了达到脑肿瘤区的放射高剂量，同时减少对肿瘤周围正常组织的影响，近年来人们把注意力转向放射半衰期较长的同位素。目前临床应用较多的放射性同位素是^{32}P、^{125}I 和^{192}Ir，半衰期为 14～74 天。

2. 常用剂量

^{32}P 通常制成磷酸铬悬胶液，注入肿瘤腔内，用以治疗颅咽管瘤、星形细胞瘤等囊性肿瘤。肿瘤囊壁吸收放射剂量为 100～400Gy（10 000～40 000rad）。为简化放射剂量的计算，Taasan 列出了计算简表，显示肿瘤壁吸收的放射剂量（表 9-5-3）。

表 9-5-3　肿瘤囊壁接受 200Gy 时，^{32}P 剂量与囊体积的关系

囊腔		^{32}P（kBq-μCi）			
直径（cm）	体积（ml）	平面源 μCi	平面源 kBq	球型均匀分布 μCi	球型均匀分布 kBq
1.0	0.5	14	518	34	1258
1.2	0.9	20	740	59	2183
1.4	1.4	27	999	92	3404
1.6	2.1	35	1295	135	4810
1.8	3.0	45	1665	189	6793
2.0	4.2	55	2035	256	9472
2.2	5.6	66	2442	339	12543
2.4	7.2	79	2923	437	16169
2.6	9.2	93	3441	553	20461
2.8	11.5	108	3996	687	25419
3.0	14.1	124	4662	841	31117
3.2	17.2	142	5254	1009	37333
3.4	20.6	159	5883	1203	44511
3.6	24.4	178	6586	1422	52614

续表

囊腔		^{32}P（kBq - μCi）			
直径	体积	平面源		球型均匀分布	
3.8	28.7	198	7326	1672	61864
4.0	33.5	220	8140	1937	21669
4.2	38.2	242	8954	2234	81658
4.4	44.6	266	9842	2552	94422
4.6	51.0	291	10767	2917	117829
4.8	57.9	317	11729	3300	122100
5.0	65.5	343	12691	3707	137159

^{125}Ⅰ放射半衰期为60天，其放射性较弱（27～35keV），作用较温和，易于防护。^{125}I可包在钛粒中，再用离子交换树脂包埋，手术应用很方便；放疗时穿透软组织厚度为2cm，穿透铅板厚度仅0.025mm。^{192}Ir容易碎裂，制成直径0.3～0.5mm的柱状合金（70%铂与30%铱）可以克服这一缺点。^{192}Ir放射半衰期较长（74天），穿透软组织放疗范围为5cm，0.5mm厚的铅板可有效防护之。^{125}Ⅰ和^{192}Ir易于贮存，价格较为便宜。平时二者可贮于密闭铅罐中，需要时取出就可应用；对于囊性肿瘤和实质性肿瘤均有治疗作用。

适量的内放疗起始剂量加上充足的放射时间，可以保证肿瘤区放射剂量积聚至理想状况。放射性同位素起始放射剂量一般为2～5mCi，如此便于手术室人员进行放射防护。由于内放疗永久性置入的同位素主要释放α、β射线，手术者在操作中重点注意放射性同位素的污染，而患者周围人员不必特殊防护。

六、肿瘤内放射治疗的应用

（一）治疗脑肿瘤的种类

脑肿瘤患者一般先应用立体定向仪进行病变活检，确定肿瘤后置入放射性同位素。某些开颅手术无法全切的脑肿瘤，切除大部分肿瘤后，可在残留肿瘤部位直接放置同位素并放置金属标记，以便于术后再次行立体定向内放疗术。

CT/MRI问世后，脑肿瘤立体定向内放疗技术得到进一步发展。脑立体定向仪与CT/MRI扫描相结合，能清楚地辨别肿瘤的部位及大小，使得计算肿瘤放射剂量更加精确，并使放射性同位素的置入更加准确、安全。CT/MRI引导的立体定向内放疗技术，简化了以往依靠脑室造影间接定位的繁多步骤，并避免其造成各种危险的并发症。

如今，CT/MR引导的立体定向内放疗不仅可以治疗位于大脑半球的肿瘤，而且特别适用于开颅手术危险性大、难以去除病变之部位的肿瘤，如位于脑深部中线结构、基底节区、脑干等处的肿瘤。对于囊性肿瘤或实质性肿瘤，均可进行内放疗。立体定向内放疗治疗的脑肿瘤，按照肿瘤病理分类有：星形细胞瘤、少突胶质细胞瘤、胶质母细胞瘤、室管膜瘤、颅咽管瘤、垂体腺瘤和转移瘤等。对于垂体激素分泌过盛的垂体微腺瘤，将^{125}I、^{192}Ir等放射性同位素置入鞍内，可使垂体内对照射敏感的肿瘤分泌细胞破坏，而其他细胞和视交叉、丘脑下部等结构不受损害。对于年长体弱的患者或胶质瘤复发病例，立体定向内放疗更有其损伤小、安全可靠的作用。

（二）放射性同位素置入方法

应用CT/MRI引导立体定向技术对可疑病灶活检，若为胶质瘤则采用内放疗。肿瘤经内放射后，中央部分呈放射性坏死或囊变，组织学检查其中已无瘤细胞。这样可使肿瘤局部得到很高的放射剂量，而周围正常脑组织受照射剂量很低。

直接或通过留置导管向脑肿瘤腔内注入 ^{32}P 等同位素胶体治疗囊性颅咽管瘤及囊性星形细胞瘤；一些病例还可加用导管持续引流，使得疗效更加确实。

对于实质性脑肿瘤，近年来采用后装导管放疗法效果较好。这种方法是应用 CT/MRI 引导立体定向技术将一开放性导管置入脑肿瘤靶点，然后再将放射性同位素置入。一旦达到理想的放射剂量，就将导管连同放射性同位素拔除，从而实现对放射剂量的准确控制。

在载有放射性同位素的同轴导管外端安装一螺丝，将其固定在钻孔的颅骨上。这样可以缝合头皮，把开放性留置导管变为闭合性，减少颅内感染的机会。需要去除放射性同位素时，切开头皮旋出螺丝，即可拔除同轴导管。

（三）放射性同位素胶体注入法

本方法将同位素经穿刺针直接注入瘤腔或瘤体内，操作简便。脑肿瘤在较短时间内连续受到核射线均匀大剂量的辐射，效果显著。由于β射线穿透力有限，病变周围组织受到的不必要放射剂量很少。同时注入的放射性核素系胶体，除大部分滞留在注入部位外，小部分可被吞噬细胞作为异物吞噬，引流至微小的隐匿病灶，起到有效的内辐射作用，特别是对脑转移瘤具有重要的治疗意义。此外，可以利用注入的治疗核素活度进行体外显像，如利用 SPECT 监测核素在脑内的动态变化。

1. 治疗范围

脑肿瘤内注入同位素胶体主要用于治疗囊性肿瘤，近年来也试用于治疗体积较小的实质性肿瘤，均收到较为理想的效果。囊内或瘤内注入同位素胶体后，放射性同位素与胶粒一起聚集在囊内或肿瘤局部，不进入血流。就囊性肿瘤而言，由于囊壁组织的吸收剂量很大，局部辐射作用很强，减少/制止了囊液的渗漏，局部淋巴管和微血管关闭，分泌囊液的细胞萎缩、纤维化，最后囊腔萎陷、闭合。对于实质性肿瘤，只要组织不很致密，同位素胶体注入后仍可在一定程度上扩散，直接使局部的肿瘤组织坏死、萎缩。

2. 治疗适应证

1）肿瘤以囊性为主，或者直径<3cm 的实质性肿瘤；

2）预计排除囊液能够迅速缓解高颅压症状；

3）肿瘤囊腔无感染；

4）肿瘤引起的内分泌紊乱已经纠正；

5）对放射线较敏感的肿瘤，如颅咽管瘤、胶样囊肿、神经胶质瘤、松果体瘤等。

3. 相对禁忌证

1）大部分为钙化的颅内肿瘤；

2）鞍内体积很小的肿瘤；

3）多发性囊性混合瘤；

4）患者呈衰竭体质，预计生存期很短。

4. 操作方法

囊性肿瘤抽吸囊液时，应缓慢进行，患者如头痛明显，可暂停抽液；头痛缓解后再继续抽吸。如果囊液黏稠（如颅咽管瘤含胆固醇结晶较多时），可边抽液边用生理盐水冲洗。囊壁冲洗干净，有利于注入的同位素胶体的附着。注入同位素的剂量，主要依据肿瘤囊腔体积而定。

实质性肿瘤首先采取病理活检造成注药孔洞，而后注入高活度的同位素胶体。

（1）肿瘤囊腔体积确定方法

1）CT 计算机测量法：目前颅脑 CT 检查方法最为常用。通过一系列薄层 CT 强化扫描，用计算机确定，勾画出囊腔容积。此方法简便易行，一般误差<5%，与核素分析法比较并无显著差别。产生误差的主要原因系多囊性、有分隔的病变。同位素若注入小囊腔，则其可能吸收的剂量极大，而其他囊腔有可能得不到足够的吸收剂量。

2）核素分析法：此方法又称稀释囊液法。首先穿刺瘤体囊腔，抽出适量囊液，然后注入已知比活度的等体积核素胶体溶液（一般用^{99}mTc）。然后通过抽出再注入的操作，使核素与囊液充分混合均匀。最后，抽出等量注入体积的均匀液体，分别测定每毫升注入液及抽出液的放射性计数。按下式计算出肿瘤囊腔的体积：

$$V\text{（ml）}=\frac{\text{注入液放射性计数/ml}}{\text{抽出液放射性计数/ml}}$$

3）B型超声检测法：通过以往开颅去骨瓣区或重新钻颅孔，应用B型超声测量囊腔体积。

（2）注入同位素剂量

通过许多学者的研究结果，目前一般采用对囊壁放射的有效剂量为100～400Gy。临床计算方法有两种，一种是公式法，另一种是表格法。

1）公式法：假定在一个球形肿瘤囊内，^{32}P完全衰变并呈均匀一致的分布。欲对肿瘤囊壁放射剂量为200Gy时，应注入^{32}P剂量的公式：

$$\text{应注入囊腔的核素活度（}\mu\text{Ci）}=\frac{27.4\ V}{f}$$

公式中的V为测定得知，27.4为常数，f是随囊腔体积变化的因数。

2）表格法：对照肿瘤囊腔的直径或体积，可以直接找出应注入^{32}P的剂量。注入核素剂量与肿瘤囊腔的体积关系参见表9-5-3。

Yong根据表9-5-3所列出的核素活度，将手术切除的颅咽管瘤细胞进行体外培养试验研究，发现^{32}P 10μCi/ml和50μCi/ml的辐射效应差别很大。把瘤细胞放在10μCi/ml溶液中孵化48小时，可见细胞质空泡变、细胞核重染，但无核固缩或坏死；在50μCi/ml溶液中孵化时，则整个标本出现广泛不可逆性退化。这项研究证明，在同样囊腔体积情况下，按平面源计算的核素活度不足以杀死较大容积中的肿瘤细胞。在临床应用中，可根据病情，参照表中球型均匀分布核素活度使用。

（3）常用电离辐射单位换算

常用电离辐射单位换算表见表9-5-4。

表9-5-4　常用电离辐射单位换算表

	符号	国际单位名称	专用单位	换算因数
放射活度	Bq	贝克［勒尔］	Ci（居里）	1Bq= 2.703×10^{11} Ci 1Ci= 3.7×10^{10} Bq
照射量	C/kg	库仑/千克	R（伦琴）	1C/kg=3.877×10^{3} R 1R = 2.58×10^{4} C/kg
吸收剂量	Gy	戈［瑞］	rad（拉德）	1Gy= 1 J/kg =100rad 1rad=10^{-2} Gy =1cGy
剂量当量	Sv	希［沃特］	rem（雷姆）	1Sv=1 J/K=100 rem 1rem= 10^{-2} Sv

（四）脑肿瘤后装近距离放疗法

后装近距离放疗法（after loading brachyradiotherapy）简称为后装治疗，进行脑肿瘤治疗时，目前常用的放射源为^{192}Ir（铱-192）。

1. 后装治疗概述

（1）应用现状

20 世纪 80 年代以来，随着高新技术对医学领域的不断渗透，近距离后装治疗机得到不断完善，现代的后装治疗机具有电脑控制的信息处理系统和相应的剂量计划系统，并有可靠的剂量监测系统和安全保障系统。这种治疗机操作简便快速，治疗效果好，能够较为持久地控制肿瘤进展和减轻临床症状，同时有利于保护重要神经结构及功能。国外后装机发展较快，型号也较多，如德国 Brchler 后装机、荷兰 Selectron 后装机、日本 Ralstron 后装机等，我国有些单位已购进并临床应用。

由于进口后装治疗机价格昂贵，维修保养不方便，限制了其在我国的应用。国产后装机的大量生产，为其迅速应用和普及创造了条件。我国先后有二十余家厂生产后装机，较早的型号有 AH-11（安徽）、FOL-10A（上海）、BJ-1（天津）、HZJ-1（四川）等。90 年代，常见的国产新型号有四川 GZP6 型^{60}Co 腔内后装治疗机、天津 ZL-HDR18 型和广东 WD-HDR18 型近距离遥控后装治疗机等。国内拥有后装治疗机的医院日益增加，治疗脑肿瘤的范围也在不断扩大。

（2）布源方式

由于脑立体定向技术的开发和完善，颅内肿瘤的近距离后装放疗有了很大发展。关于颅内肿瘤后装放疗的布源方式，现今主要有两种观点：①一些学者遵循巴黎系统的布源原则，强调多管多点，根据靶体积的几何形状确定放射源的排列方式和间距。②另一些学者认为颅内不适合多管插植，因为巴黎系统要求的多管平行排列可能对颅内大血管及重要功能区造成损伤，特别是处理部位深在的肿瘤更为困难，而单管或双管（最多三管）可在立体定向手术下较安全地插入肿瘤相应部位，减少了穿刺损伤的危险；虽然这种方法会造成放射剂量不均匀，但由于其高剂量区集中在肿瘤中心区域，对周围正常组织损伤较小，因此临床上是切实可行的。上述两种布源方式治疗了大量病例，各自获得一定治疗效果。

国内外一些学者报道，术中置多管（4～9 根）并用模板固定后行近距离后装放疗，再配合外放疗，治疗效果较满意。Prados 用立体定向仪将硅导管置入肿瘤区行近距离放疗，并配合外放疗及化疗亦达到满意疗效。Leibel 报道星形细胞瘤Ⅰ、Ⅱ、Ⅲ级采用^{192}Ir 后装放疗的三年生存率分别为 69%、57%和 12%。

（3）存在问题

对于后装放疗可能产生的并发症，临床医师应予以足够的重视。主要严重并发症为放射性脑坏死，影像学表现酷似肿瘤复发，手术切除坏死灶可缓解其引起的临床症状。

当前，颅内肿瘤近距离后装放疗还存在较多问题，如分次剂量和总剂量的设计、参考点的选择、剂量分布的改善、后装放疗和外放疗的合理配合、施源管的排列等。因此对上述问题还须继续探索，逐步加以解决，以期达到更好的治疗效果。

2. 后装治疗机结构及功能

后装治疗技术是将施源器（或空心针）预先放入肿瘤内，通过治疗计划系统设计剂量分布方案，再将放射源遥控送入施源器（或空心针）内对肿瘤进行放射的一种方法。后装治疗机按剂量率分类可分为低剂量率（0.4～2.0 Gy/h）、中剂量率（2～12Gy/h）和高剂量率（大于 12Gy/h）三种。由于高剂量率（HDR）后装机治疗单次剂量高、治疗时间短，患者可以在门诊治疗，所以此机型近些年在国内得到迅速普及。

后装治疗机需安装在有屏蔽的房间，通常屏蔽要求为4cm厚的铅板或35cm厚的混凝土墙壁。屏蔽房间可以单独建立，也可利用医院原有的^{60}Co或直线加速器治疗机房。目前使用的高剂量率后装机体积小，治疗时间一般为1～30分钟（治疗时间随放射源活度衰减而延长）；不用后装机时，可方便地将其置于机房角落，不影响原有的^{60}Co或加速器治疗。

后装治疗机具有质量控制保证系统。放射源到位及重复到位精度可达1mm；驻留时间控制精度可达1/1000秒；操作中若出现故障，放射源能自动退回到安全位置。此外，后装机还具有自动打印和绘图功能，便于整理和分析治疗资料。后装机常用的放射源为^{192}Ir，一般3～6个月换一次放射源。

随着高新技术的飞速发展，后装治疗机也在不断更新和完善。后装治疗机由治疗机、治疗计划系统和控制系统三部分组成。治疗计划系统、控制系统均由微机控制，治疗机本身亦由单片机控制。这种设计与仅用一台微机控制的装置相比，可靠性提高了，避免了由于操作失误等原因造成工作人员和患者的放射性伤害。

（1）治疗机

治疗机主要由专用控制微机系统、步进电机、放射源、储源器、计时器和治疗通道等组成。放射源采用高活度微型源^{192}Ir（6～10Ci，物理尺寸Φ1.1mm×7.5mm，活性尺寸Φ1.1mm×3.5mm），治疗通道为18通道任意组合。用真假源两套分离的控制系统，由步进电机送源，步进数为48步，步长2.5～5.0mm，治疗长度最大为24cm。治疗机还设有多种安全保护措施。

（2）治疗计划系统

治疗计划系统主要有基本硬件（PC计算机、数字化仪、绘图仪和打印机等）和软件（系统随机软件和治疗计划软件）。治疗计划系统软件由于采用人机对话形式，简便易操作。该系统可根据患者的情况，因人而异地选择治疗参数，应用数字化仪将医学影像进行三维重建，从而显示解剖结构和剂量分布。可自动修正放射源的衰减，根据源位、病灶大小及形态，计算出等剂量分布曲线；该曲线可在任意三维轴上显示，以便医师选择最佳治疗计划。

（3）操作控制系统

操作控制系统接受主机的有关指令信息，通过输源管道将放射源送到指定靶点并停留相应时间，使治疗剂量曲线达到预定要求。控制系统的计算机与治疗机中的专用微机系统联网，形成分布式控制系统，并具有多种安全连锁措施。为保证患者安全，治疗过程始终开启电视监视系统。

3. 后装放疗操作方法

在治疗脑肿瘤实际工作中，一些学者遵循巴黎系统布源原则，采用多管多点，根据靶体积的几何形状确定放射源的排列方式和间距；另一些学者利用立体定向技术置入脑肿瘤单管或双管（最多3管），以免造成脑内重要血管及功能区的损伤。无论是单管还是多管插植治疗脑肿瘤都要实施两大步骤：瘤内置管和后装放疗。

（1）脑肿瘤内放疗的置管技术

1）组织间照射的巴黎系统

巴黎系统是1965年由Pirquin及Detrex创立并发展的一个剂量学系统。布源规则：要求置入的放射源均为直线源，相互平行，各源分中心接近同一平面，各源等间距，排列呈正方形或等边三角形，源的线性活度均匀等值，线源与过中心点的平面垂直。

2）置管技术

主要有开颅术中置管和立体定向手术置管两种方法。

开颅术中置管：全麻下先行肿瘤部分切除术或探查术。选择插植点后，将施源管或导源针插植到肿瘤组织中，一般用模板固定。术中置管在直视下进行，可置入瘤内确切位置，多管插植（最多可置入 9 管）相对来说较容易，但开颅手术的创伤性和危险性都较大。

立体定向手术置管：在局麻下安装脑立体定向框架，之后 CT/MRI 扫描。根据 CT/MRI 影像选择合适靶点，并测量计算出靶点的三维坐标。术前选择插入的角度及深度，定向手术穿刺至肿瘤中心。采取病变活检明确肿瘤性质后，导入施源管（特制的塑胶管）。对于肿瘤形状不规则或体积较大的肿瘤，可选 2～3 个靶点，同时置入 2～3 根施源管，以便术后行多点照射。施源管出头皮处要缝扎固定，以免脱出移位。立体定向手术置后装管，由于从颅外导入颅内，常需避开脑内一些大血管和重要功能区，因此很难附和巴黎系统要求的多管插植。目前国内多数医院神经外科施行脑肿瘤后装放疗时，采用立体定向手术脑肿瘤内置管 1～3 根，置管走向尽量与肿瘤长轴一致。

（2）近距离后装放疗的实施

脑肿瘤内置管完成后，施源管内插入带有标尺的模拟导源线，影像学检查判定施源管的位置是否合适。如果靶点位置无误，则根据肿瘤大小、形态、部位，以模拟导源线（代表施源管）为对称轴，设计参考点及源驻留位。

参考点的设计应随肿瘤的大小而不同，一般以包含肿瘤边缘（影像学所见）为度。例如将一施源管置入一个近于球形、直径约 2cm 的肿瘤中心进行单点照射，参考点范围设定为距施源管中心 1cm，那么肿瘤边缘刚好被该参考点等剂量曲线包含。如果采用多管插植，则应根据巴黎系统的布源原则及剂量学要求选择参考点。计算机治疗计划系统的应用，使得优选参考点十分方便。

对于恶性肿瘤来说，参考点以内的剂量均高于参考点剂量，这对肿瘤杀伤作用较大。参考点外的较近区域虽然影像学未见肿瘤，但可能会有一些亚临床病灶存在，此处剂量低于参考点剂量，适合治疗亚临床灶。根据距离平方反比定律，离参考点越远则放射剂量越小。

对于源驻留位可根据肿瘤的大小选择单点或多点，尽管对于单点目前放疗学界仍有争议。关于参考点放射剂量目前尚无定论，有的学者给予 6～10Gy/次，1～2 次/日，总量 40Gy；也有学者给予 5～12Gy/次，隔日一次，总剂量 10～35Gy，并配合外照射。Arizona 大学对 22 例脑肿瘤首程治疗患者，先于术后行外放疗 40～54Gy，2～4 周后再行 ^{192}Ir 放疗，剂量 26～41Gy；对 6 例复发患者则仅行后装放疗 13.9～50Gy。

临床参数确定后，将其输入计算机治疗计划系统。治疗计划系统会根据输入的参数计算出等剂量曲线，放疗医师通过计划系统中三维坐标图上所显示的等剂量曲线验证各临床参数是否恰当，同时进行必要的修正，优化单管和双管插植等剂量曲线。治疗方案优选后，计算机将治疗方案传送给控制系统；后者发出执行程序命令，使治疗方案得到正确实施。

4. 近距离后装放疗的效果

日本冈山大学应用后装放疗机治疗 52 例胶质瘤，患者 1、2、3 年的生存率分别是 79.4%、38.0%、24.2%，中位生存期为 84 周。Prados 报道术后外放疗配合后装治疗多形性胶质母细胞瘤，中位生存期 87 周，2 年生存率 29%，3 年生存率 14%。Mundinger 报道 89 例脑干低恶性星形细胞瘤，其中 26 例用 ^{192}Ir 后装治疗，29 例行 ^{125}I 肿瘤内放疗，34 例仅做活检，患者 5 年生存率分别为 26.9%、54.8%、14.7%，认为立体定向内放疗可以提高患者 5 年生存率。

综合临床治疗结果可见：对恶性程度低、体积较小的肿瘤，单纯后装放疗可取得较好疗效；对恶性程度高、体积较大的肿瘤，后装治疗也可缓解症状和体征，再配合外放疗，对于延长患者生命、控制肿瘤生长起到一定作用。值得注意的是，对于一些恶性脑胶质瘤首次治疗有效后，如果复发仍可重复治疗。根据脑肿瘤复发情况决定重复治疗的间隔时间，一般为3～14个月。

5. 后装放疗的注意事项

（1）后装放疗适应证　进行脑肿瘤近距离后装放疗，一般要求患者意识清楚，能够积极配合治疗。脑肿瘤后装治疗主要适用于下述情况：

1）病灶性质明确为肿瘤，患者体质较弱，无法耐受手术切除；

2）肿瘤部分切除术后，残留的肿瘤组织不能再次手术；

3）肿瘤位于重要功能区，手术难以全切除或风险很大；

4）颅内肿瘤已行外照射，但效果不佳，可作为外放疗的补充治疗；

5）脑转移瘤孤立病灶，或者病灶不超过3个。

（2）后装放疗反应及并发症

1）脑水肿：急性期主要表现为脑水肿，照射期间就可出现，从而使患者症状和体征加重，临床应引起足够重视。后装治疗期间应用激素和脱水剂，并且减小放射剂量，可减轻放射性脑水肿。

2）放射性脑坏死：后装治疗发生放射性脑坏死虽较普通外放疗少，但仍为主要并发症。脑坏死多发生在后装治疗后1～6个月。后装治疗时，肿瘤中心的放射剂量很大，造成中心部位坏死不可避免。影像学表现为病灶增大，伴周围水肿，酷似肿瘤复发。目前采用PETCT检查，应用糖代谢示踪剂（^{18}F-FDG），有助于鉴别肿瘤究竟是复发还是坏死。若为坏死灶，如能尽早手术去除，可有效地缓解临床症状和体征。

3）放射性头皮坏死：如果肿瘤靠近头皮，头皮区域放射剂量过大，有可能在后装治疗结束后出现头皮坏死，故应注意参考点的选择。

（3）注意要点

1）掌握适应证：后装放射治疗颅内肿瘤的适应证较广泛，无论肿瘤是原发、转移、术后复发，还是放疗后复发，均可应用本法。但要注意，脑肿瘤体积较大时，单独用本方法治疗效果不佳，应该配合手术或外放疗等方法。

2）慎重选择参考点距离及剂量：由于应用后装治疗时，肿瘤中心的靶区剂量很大，放射性坏死不可避免。临床医师应特别注意预防肿瘤周围的正常脑组织发生放射性坏死。脑肿瘤后装治疗的病理组织学研究发现，在选择适当照射剂量的情况下，参考点外5～10mm处即为正常脑组织，说明完全有可能保护参考点外的组织。在选择参考点及剂量时，神经外科医师与放疗科医师应共同讨论，在详细掌握病史、影像学资料和手术情况的基础上，根据肿瘤周围脑组织的耐受剂量、周围有无重要功能区而决定。参考点确定后，单点照射的剂量与距离关系见表9-5-5，6。

表 9-5-5 ^{192}Ir 后装治疗剂量与距离变化关系

（单点照射参考点 10mm，参考点剂量 500cGy 时）

源中心至各点距离（mm）	各对应点剂量（cGy）
5	2000
10	500
15	222
20	125
25	80
30	56
35	41
40	31

表 9-5-6 ^{192}Ir 后装治疗剂量与距离变化关系

（单点照射参考点 20mm，参考点剂量 500cGy 时）

源中心至各点距离（mm）	各对应点剂量（cGy）
5	8000
10	2000
15	888
20	500
25	320
30	222
35	163
40	125
45	99
50	80

3）优化治疗方案。放疗参数选择后，应在治疗计划系统三维坐标图上进行等剂量曲线的优选，使其形状尽可能符合肿瘤的形状。

4）配合外放疗。对于体积较大（直径>4cm）、形状不规则的脑肿瘤，单独依靠后装治疗很难达到满意的疗效，应配合外放疗。对于恶性程度较高、侵袭性较强的肿瘤，如星形细胞瘤Ⅲ～Ⅳ级、髓母细胞瘤等，即使影像学显示瘤体较小也应配合外放疗。根据放射剂量与距离平方成反比的定律，后装治疗野无法完全包括范围广泛的病灶，所以一定要应用外放疗补量照射。

5）肿瘤中心标记。在脑肿瘤中心置入标记，可作为治疗计划设计时确定靶点的标志，也是治疗后复查肿瘤所在位置的标志。CT/MRI 影像引导后装治疗时，可免去 X 线拍片定位所需的条件。

6）施源管固定。立体定向手术将施源管置入肿瘤后，其出头皮处缝扎固定应适当。因为施源管的壁较薄（约 1mm），缝扎过紧容易使管腔变小，影响放射源在施源管内的顺利通过；缝扎过松，则施源管容易发生移位或脱出。

（田增民）

参考文献

1. 段国升，朱诚主编. 神经外科手术学. 第2版. 北京：人民军医出版社，2004：533～535.
2. 田增民. 神经导航与无框架脑立体定向手术在神经外科中的应用. 中华医学杂志，2001，81：1028.
3. 田增民，刘宗惠，汪允干，等. 立体定向脑肿瘤内放疗600例临床分析. 肿瘤，1997，17：91.
4. Mundinger F，Braus DF，Krauss JK，et al. Long-term outcome of 89 low-grade brain-stem gliomas after interstitial radiation therapy. J Neurosurg，1991，75：740.
5. Taasan V，Shapiro B，Taren JA，et al. Phosphorus-32 therapy of cystic grade Ⅳ astrcytomas：technique and preliminary application. J Nucl Med，1985，26：1335.
6. Viola A，Major T，Julow J. Comparison of I-125 stereotactic brachytherapy and LINAC radiosurgery modalities based on physical dose distritution and radiobiological efficacy. Radiat Res，2006，165：695.

第 10 章　化学治疗

化学治疗是通过药物来直接杀死肿瘤细胞，或者通过遏制肿瘤细胞增殖，改变肿瘤细胞的生物学行为。化疗在治疗神经系统肿瘤方面起着重要作用，随着新药的不断出现以及对神经系统肿瘤分子生物学和分子遗传学特征的认识，化疗的重要性日益增加。目前，有较多药物可以选择，治疗的神经系统肿瘤的范围也在扩大，化疗用来治疗恶性肿瘤如间变性星形胶质瘤和多型性胶质母细胞瘤已被广泛认可，化疗现在也被考虑用在一些非常规化疗的病种上，如低级别星形细胞瘤和复发脑膜瘤。另外，越来越多的分子靶向药物被用于治疗神经系统肿瘤。化疗的给药途径也更多样化，局部给药制剂在国外已上市。在这章里，我们概括介绍化疗的一般原则以及化疗在神经系统肿瘤中的具体应用。

第一节　概　述

一、化疗目的和化疗时机

恶性神经系统肿瘤的治疗是手术、放疗和化疗等多学科的综合治疗，化疗是其中重要的组成部分之一。外科手术在胶质瘤治疗中的地位早已肯定，但由于侵袭性生长特性及解剖位置的特殊性，胶质瘤难以大范围彻底切除，残留的肿瘤细胞成为日后复发的根源。手术后辅以放疗可以提高胶质瘤的治疗效果，但由于放射剂量的限制和有相当一部分肿瘤对放疗不敏感，大多数肿瘤还是难免复发。化疗对进一步杀灭残存的肿瘤细胞、防止肿瘤复发有着重要的作用。

化疗可以单药给予，也可联合用药。单药不易克服耐药，联合用药可起到协同或相加作用，也有利于克服耐药。联合用药的原则是：各药单独使用时证明对脑肿瘤有效；尽量选择作用机制不同，作用时相各异的药物；尽可能选择不良反应类型不同的药物联合应用；所设计的联合化疗方案应经过严密的临床试验证明其有实用价值。

根据目的化疗可分为根治性化疗、辅助化疗、新辅助化疗和姑息性化疗。辅助化疗在诊断和其他治疗之后（如胶质母细胞瘤在手术和放疗后），在复发前、也即疾病还没有出现进展的时候给予。有时候，化疗也可以和其他治疗如放疗同时给予（同期放化疗）。新辅助化疗是在诊断之后但在任何别的治疗之前给予。

二、全身化疗的药理学原理

化疗药物要发挥作用需要在肿瘤局部有足够的药物浓度，而且肿瘤细胞对药物敏感。对于中枢神经系统肿瘤，由于血脑屏障（blood brain barrier，BBB）、血瘤屏障（blood tumor barrier，BTB）的存在，在一定程度上影响化疗药物的选择。

全身化疗可以通过口服或者静脉给予。口服药物必须有很好的生物利用度，在胃酸中稳定，可以通过胃肠道吸收，药物引起的呕吐可以控制。另外，制定一个合适的治疗时刻表也是至关重要的。细胞周期特异性药物只对处于细胞周期内特定阶段的肿瘤细胞有效，而在脑肿瘤中，进入细胞周期的细胞比例是很小的（<30%）。因此，对于细胞周期特异性药物，增加给药次数是合适的，这样可以使更多的肿瘤细胞进入细胞周期，增加药物暴露。理论上，持续静脉输注对细胞周期特异性药物是理想的，但是，不良反应也随之增加，从而限制了这种给药方法的应用。

中枢神经系统的血脑屏障影响肿瘤内的药物浓度。脂溶性差且大于 40 KDa 和/或蛋白紧密结合的分子不易通过血脑屏障。血脑屏障对化疗的影响不是绝对的。肿瘤的新生血管失去了正常的解剖和生理特性，以这样的血管为基础形成的血脑屏障是不完整的；另外，肿瘤细胞还可能分泌出一种弥散性物质，使局部血管容易渗漏；脑 CT 或 MRI 显示颅内肿瘤病灶通常呈现为增强的影像，这是造影剂通过不完整的“血脑屏障”漏到病灶内的结果。在脑肿瘤局部，血脑屏障有一定程度的开放，有利于化疗药物的进入。但其开放的程度在同一肿瘤或不同肿瘤之间均不一致，且侵入正常脑组织的肿瘤细胞由于血脑屏障的存在而能逃避抗癌药物的杀伤。为了提高进入脑肿瘤的药物浓度，临床上在应用化疗药前可先用甘露醇或其他药物治疗性开放血脑屏障。除了血脑屏障的因素外，药物只有能够在肿瘤和脑实质内弥散，才能保证药物能够到达足够数量的肿瘤细胞。药物在肿瘤内的弥散既依赖药物的物理特性，如分子大小、脂溶性，也依赖组织的物理特性，如血供、细胞构成、细胞外液的组分等。

非物理因素也影响脑肿瘤患者的化疗疗效。抗癫痫药如苯妥英、卡马西平、苯巴比妥诱导细胞色素酶 P450 的表达，一些通过该酶代谢的化疗药在服用诱导酶的抗癫痫药的患者中需要增大化疗剂量。脑肿瘤具有异质性，在同一肿瘤即使大多数区域对化疗敏感，另一些区域也可能对化疗明显耐药。这些耐药细胞可能很快成为占优势的群体。肿瘤耐药可能通过几个机制介导，如 P-糖蛋白（P-glycoprotein）、O^6-甲基鸟嘌呤-DNA 甲基转移酶（O^6-methylguanine-DNA methyltransferase，MGMT）等。P-糖蛋白是肿瘤细胞膜上的一种磷脂糖蛋白，在 ATP 提供能量的情况下，可将多种抗生素类和生物碱类抗癌药物泵出细胞，包括长春新碱、VP16、taxol 等，减少这些药物在细胞内的积聚，使肿瘤表现为对这些药物的耐药。MGMT 是分子量为 22kDa 的酶蛋白，在身体的各个器官组织都有 MGMT 表达，尤以肝脏和骨髓为多。MGMT 能与 DNA 鸟嘌呤六位氧上的烷基结合，将烷基转移到自身的半胱氨酸残基上，使 DNA 上烷基化的鸟嘌呤被还原，而 MGMT 则成为失活的烷基化 MGMT。MGMT 在肿瘤对烷化剂类抗癌药（亚硝脲类、替莫唑胺等）的耐药中起重要作用。

三、增加全身化疗有效性的策略

最显而易见的改善全身化疗有效性的方法是寻找更有效的药物。人们在寻找新药方面进行了相当多的努力，并且许多新的小分子生长因子传导通路抑制剂在早期临床试验中显示出有希望的前景（见本章第三节）。别的策略包括大剂量化疗和抑制耐药。大剂量化疗是基于较高的血清药物浓度将增加通过血脑屏障的药物递送。大剂量化疗需要自体造血干细胞移植来配合治疗，以避免大剂量化疗对骨髓造血的抑制作用。尽管对儿童髓母细胞瘤和生殖细胞瘤大剂量化疗显示出一定的临床效果，但对改善成人恶性胶质瘤的临床疗效作用不大。在克服耐药方面也有一些策略，如六氧苯甲基鸟嘌呤（O^6-benzylguanine，O^6-BG）和烷化剂合用以克服 MGMT 引起的耐药等（见本章第四节），如局部给药等（见本章第五节）。

四、化疗常见不良反应的处理

（一）化疗引起恶心、呕吐的处理

化疗引起的恶心、呕吐，一般可选用 5－HT_3受体拮抗剂（如恩丹西酮、格雷司琼等）、甲氧氯普胺、地塞米松、酚噻嗪类、氟哌利多等治疗。由于化疗引起的恶心、呕吐有众多的化学递质和相关受体参与恶心、呕吐反射，因此对强致吐化疗药物应用单一止吐药常不能有效或完全缓解呕吐，合用作用机制不同的止吐药常能取得较好的增强效果。

（二）化疗引起的骨髓抑制

骨髓抑制是化疗药物最常见的不良反应，也是增加化疗剂量、提高疗效的主要障碍。中性粒细胞的寿命短，易受化疗药物的影响。基因重组人粒细胞集落刺激因子（G－CSF）可用于治疗粒细胞减少，临床可用的该类药物有很多，如非格司亭、吉粒芬和格拉诺赛特等。当白细胞总数在 3.0×10^9/L 或 2.0×10^9/L 以下时（根据预计的骨髓抑制情况而定），用 G－CSF 每次约 75μg（1～2μg/kg，根据患者体重和骨髓抑制情况决定）；白细胞减少达Ⅳ度者应加倍用药，皮下注射，每日一次，7～10 次为一疗程。白细胞总数在 3.0×10^9/L 以下时开始使用 G－CSF，这是为了提高白细胞的最低值。当白细胞或中性粒细胞降至最低值，用 G－CSF 后白细胞总数逐步回升，连查 2 次在 5.0×10^9/L 以上，且 G－CSF 至少已用 5～7 次，可停用 G－CSF。若 G－CSF 用 14 日仍无效者，也应停用。需要注意的是，用 G－CSF 的时间不可太短，如只用二三次即停药，可使骨髓内成熟粒细胞向外周血释放，但不发挥促进骨髓干细胞分化增殖的作用，达不到治疗目的。另外，在化疗之前或化疗同时不要使用 G－CSF。如果在化疗前或化疗期间用药，由于 G－CSF 动员骨髓的造血细胞增殖，使造血细胞对化疗特别敏感，会导致严重的骨髓抑制。

化疗药物可导致贫血，尤其骨髓毒性药如 MTX 可影响幼红细胞发育成熟，肾毒性药如 DDP 损伤肾脏使促红细胞生成素生成减少。基因重组人促红细胞生成素（erythropoietin，EPO），如利血宝、益比奥等，和化疗同时使用可以预防贫血的发生，也可以治疗化疗后出现的贫血。EPO 的剂量为 150 U/kg 皮下注射，每周 3 次，2～4 周后起效，如果 4 周后血细胞压积增加少于 5%～6%，或血红蛋白上升小于 10g/L，应提高剂量 50%。最大剂量不超过 300 U/kg，每周 3 次。治疗过程中应每周测定血细胞压积和血红蛋白，如果血细胞压积大于 36%或血红蛋白达到 120g/L 以上，可考虑停药。当血红蛋白低于 85g/L 时，可考虑输浓缩红细胞；当低于 70g/L 时，通常需要输注浓缩红细胞，当然也应结合患者的临床表现，如有无疲劳、头晕、心动过速及心肌缺血表现而定。

化疗引起的血小板减少可导致出血。血小板低于 100×10^9/L 时，即可诊断为血小板减少症。血小板低于 50×10^9/L 时，存在出血的危险性，可有皮肤、黏膜出血。低于 20×10^9/L 时，有自发性出血的高度危险性。低于 10×10^9/L 则极高度危险。血小板减少症可用重组人血小板生成素（thrombopoietin，TPO），如特比澳治疗，剂量为 300 U/kg，每日一次，连续应用 14 天；用药过程中待血小板计数恢复至 100×10^9/L 以上，或血小板计数绝对值升高$\geq50\times10^9$/L 时即应停用。TPO 可有发热、肌肉酸痛、头晕等不良反应；严重心、脑血管疾病者，患有其他血液高凝状态疾病者，近期发生血栓者以及有严重感染者禁忌使用。重组人白细胞介素 11（interleukin－11，IL－11），如迈格尔，可刺激骨髓造血干细胞和巨核系祖细胞的增殖，诱导巨核细胞的成熟分化，增加体内血小板计数并增强其功能。IL－11 的剂量为 25～50 μg/kg，皮下注射，每日一次，一般 7～14 日为一疗程。IL－11 于每周期末次化疗后 6～24 小时开始使用，不宜在化疗前或化疗中同时使用。患者对 IL－11 的耐受性较好，大多数不良反应均为轻至中度，且停药后迅速消退。需要注意的是，由于IL-11可引起体液潴留，临床上有明显充血性心衰或有充血性心衰病史的患者慎用，对有视乳头水肿或中枢神经系统肿瘤的患者，用药有可能加重或引起水肿，也需慎用。IL-11也可出现心悸、心动过速、心房纤颤、心房扑动、贫血等不良反应，对有心房纤颤或有严重贫血者应慎用。通常情况下，血小板在 20×10^9/L以下时，有输注血小板的指征，当然也要结合患者的具体情况来决定；术后患者发生出血的危险性高于非手术患者，患者有肝功能异常等伴随疾病及凝血功能障碍时，一旦发生血小板减少时就比单纯性血小板减少者易发生出血。

（三）化疗引起的肝脏毒性

化疗药物主要在肝脏代谢，易引起直接或间接的肝脏毒性。化疗药物对肝脏损害的程度因药物种类和剂量、给药途径而不同。在肿瘤治疗过程中，常需伴随应用其他药物，如抗癫痫药、抗生素等，这些药物也会引起不同程度的肝损害，或加重化疗药物引起的肝损害。在合并肝炎病毒感染的患者，化疗药物可能引起骨髓功能抑制从而有利于肝炎病毒复制，引起病毒滴度上升，转氨酶升高，这种肝损害不是化疗药物引起的肝炎反应，而是化疗药物激活已经存在的肝炎病毒所致。

在化疗前、化疗过程中均应定期检测肝功能。对已经存在的严重肝功能异常禁用化疗药物；对轻微的肝功能异常，在必须化疗的情况下应同时应用护肝药物，或者选择对肝功能影响小的化疗药物和/或调整化疗药物剂量。对化疗过程中出现的轻度肝损害，应同时应用护肝药物，对严重肝损害尤其是发生药物性黄疸者应停止使用化疗药物。常用的护肝药物有：肝得健、肝泰乐（葡醛内酯）、强力宁、还原型谷胱甘肽（泰特）等。

（四）化疗引起的肾脏毒性

化疗药物引起的肾脏损伤有两种类型：①由于在泌尿系统形成结晶，引起尿路阻塞而损害肾脏。化疗药物治疗对其敏感的恶性淋巴瘤时，由于大量肿瘤细胞在短期内被破坏，核酸分解代谢增加，产生大量尿酸，在输尿管中形成结晶，导致尿路阻塞、尿闭、肾功能减退。又如化疗药物甲氨蝶呤大部分从肾排出，其溶解度与尿液酸碱度密切相关，在酸性条件下，饱和度大大降低，正常人尿液呈酸性，大剂量甲氨蝶呤使用后，易形成结晶，造成尿路阻塞并损伤肾小管。②化疗药物直接损害肾脏，如顺铂由肾小管分泌时，与肾小管上皮细胞中的蛋白质和DNA等大分子物质结合而损伤之，其他如链佐星、卡莫司汀和丝裂霉素等对肾脏亦有损害。

在使用肾毒性药物前，必须详细询问患者有无肾脏疾病史，检查血尿素氮、血肌酐、肌酐清除率、尿常规等。在用药过程中，测定血、尿 β_2-微球蛋白有利于早期发现潜在的肾毒性。用肾毒性化疗药物时，应避免合用其他有肾毒性的药物，如氨基糖苷类抗生素等。对有严重肾功能不全者，应避免使用该类药物；对老年人也应慎用。必须使用时，应调整化疗药物剂量。大剂量甲氨蝶呤化疗时，水化、碱化尿液（$pH\geq7.0$）可加速其排泄，并提高在尿中的溶解度，减少在肾小管的析出。水化疗法和利尿剂合用可减轻顺铂引起的肾毒性。用大剂量顺铂前的24h和以后，应大量静脉输液，用甘露醇及呋塞米利尿，使24h尿量保持在2000ml以上，以加速顺铂及其代谢物的排泄，减少其与肾脏的接触时间。除水化外，使用3%氯化钠溶液稀释顺铂静脉滴注，高 CL^- 可阻止顺铂转变为肾毒性较高的顺二羟二氨铂代谢物，从而可减轻肾脏的损害。

（张俊平　陈忠平）

参考文献

1. Brandes，R Stupp，P Hau，et al. EORTC Study 26041-22041：phase Ⅰ/Ⅱ study on concomitant and adjuvant temozolomide（TMZ）and radiotherapy（RT）with or without PTK787/ZK222584（PTK/ZK）in newly diagnosed glioblastoma-results of a phase I trial. J Clin Oncol，2007，25（18S）：2026.
2. Garrett MD，Workman P. Discovering novel chemotherapeutic drugs for the third millennium. Eur J Cancer，1999，35（14）：2010-2030.
3. Penas-Prado M，Gilbert MR. Molecularly targeted therapies for malignant gliomas：advances and challenges. Expert Rev Anticancer Ther，2007，7（5）：641-661.

第二节　常用化疗药物和化疗方案

一、细胞毒化疗药物

细胞毒化疗药物是指通过直接杀死肿瘤细胞来抑制肿瘤生长的药物，分为细胞周期非特异性药物和细胞周期特异性药物。细胞群中一般只有部分处于增殖周期，增殖周期可分为合成前期（G 1）、DNA 合成期（S）、合成后期（G 2）和有丝分裂期（M）。细胞周期非特异性药物对整个增殖周期中的细胞均有杀灭作用，如烷化剂、抗肿瘤抗生素及铂类药物。细胞周期特异性药物只对细胞周期的某一时期细胞有杀伤作用，如抗代谢药主要作用于 S 期、植物药主要作用于 M 期。另一部分细胞处于静止期（G 0），对各类药物均不敏感。有效的细胞周期非特异性药物常可使 G 0期细胞进入增殖周期，为细胞周期特异性药物创造发挥作用的条件。细胞周期特异性药物在杀灭处于对此药敏感时相的肿瘤细胞的同时，能够延缓肿瘤细胞在周期的进程，阻止细胞从某一时相进入下一时相，导致细胞暂时性蓄积。此种阻滞一旦解除，细胞将同步进入周期的下一时相，此时如给予对这一时相具有杀伤作用的药物将能明显增效。

（一）替莫唑胺、甲基苄肼和达卡巴嗪

替莫唑胺（temozolomide，TMZ）是达卡巴嗪（dacarbazine，DTIC）的咪唑四嗪衍生物，其化学名为 3，4-二氢-3-甲基-4-氧代咪唑并［5，1-d］-1，2，3，5-四嗪-8-酰胺。原料药为白色或浅棕色/淡粉色粉末，相对分子质量为 194.15。pH＜5 时稳定，pH＞7 时易分解，因此可口服给药。口服后吸收完全，有近 100%的生物利用度，血浆药物浓度约 1h 达到峰值，食物可使其吸收减少 9%。TMZ 本身无细胞毒作用，作为前体药物，无需经过肝脏代谢，在生理 PH 条件下，迅速自发降解为活性化合物 MTIC［5-（3-甲基三氮烯-1-）咪唑-4-酰胺］，这一过程不需要酶的作用，个体差异性较小。MTIC 进一步分解为 5-氨基-咪唑-4-酰胺（AIC）与重氮甲烷。AIC 为嘌呤和核酸生物合成中的中间体，而重氮甲烷是活性烷基化物质，通过对 DNA 的甲基化造成其单链或双链的断裂，阻断 DNA 的复制，使肿瘤细胞死亡。MTIC 的烷基化作用主要发生在鸟嘌呤的 O^6 位，个别的烷化作用也发生在 N^7 和 N^3 位。TMZ 是新型口服的广谱抗肿瘤烷化剂，分子量适中，具有脂溶性，易于通过血脑屏障，其脑脊液/血浆药物浓度比接近 30%～40%。TMZ 的不良反应主要表现为乏力、头痛、便秘、恶心/呕吐和骨髓抑制，与其他细胞毒药物比较而言，TMZ 不良反应较小，耐受性好。TMZ 无论在恶性胶质瘤还是低级别胶质瘤都显示出抗肿瘤活性，成为胶质

瘤辅助治疗和复发时治疗的重要治疗药物。

丙卡巴肼（Procarbazine，PCZ）和DTIC是甲基化药物，通过使单链DNA断裂发挥细胞毒作用。PCZ有较好的口服生物利用度，它的活性代谢物作为细胞周期非特异性药物抑制DNA、RNA和蛋白合成。PCZ的主要不良反应包括乏力、恶心/呕吐、骨髓抑制和皮疹。PCZ也具有单胺氧化酶抑制剂的作用，因此，在服用PCZ的时候应该避免富含酪胺的食物，例如红酒、奶酪和黄豆。PCZ可以单药给予，但是通常联合CCNU和VCR（PCV方案）用药。PCZ可用于恶性胶质瘤、低级别胶质瘤、原始神经外胚层肿瘤和原发中枢神经系统淋巴瘤。DTIC的化学名称为：5-（3，3-二甲基-1-三氮烯）-咪唑-4-甲酰胺枸橼酸盐，是一种嘌呤类生物合成的前体，能干扰嘌呤的生物合成；进入体内后由肝微粒体混合功能氧化酶去甲基形成单甲基化合物MTIC，具烷化作用。DTIC主要作用于G 2期，抑制嘌呤、RNA和蛋白质的合成，也抑制DNA的合成。DTIC口服吸收不完全，个体差异很大，只能由静脉内给药。DTIC不能通过血脑屏障。TMZ与DTIC一样，代谢为MTIC发挥其抗肿瘤活性，但与DTIC相比，TMZ口服容易吸收，毒副作用小，患者耐受性较好，同时TMZ能够通过血脑屏障。

（二）亚硝脲类药物

亚硝脲类药物是传统的脑肿瘤化疗用药，包括卡莫司汀（carmustine，BCNU）、洛莫司汀（lomustine，CCNU）、尼莫司汀（nimustine，ACNU）、司莫司汀（semustine，MeCCNU）等。BCNU和CCNU脂溶性强，可通过血脑屏障；ACNU为水溶性，其体内的活性代谢产物具有脂溶性，可通过血脑屏障。亚硝脲类药物属于细胞周期非特异性药物，通过烷化作用发挥抗肿瘤活性，主要作用位点为DNA的鸟嘌呤，也可作用于腺嘌呤和胞嘧啶。BCNU和ACNU通过静脉给药，CCNU、MeCCNU为胶囊剂，口服给药。该类药对恶性胶质瘤、低级别胶质瘤、原始神经外胚层肿瘤和室管膜瘤有抗肿瘤活性。主要的不良反应为迟发性骨髓抑制、恶心/呕吐、乏力以及与剂量相关的肺纤维化。骨髓抑制通常发生在用药后4～6周，一般6～8周后恢复。用药期间应注意随访血常规，治疗前和治疗中需检查肺功能。

（三）铂类化合物

卡铂（carboplatin，CBP）和顺铂（cisplatin，DDP）是细胞周期非特异性药物，作用于鸟嘌呤的N^7位。CBP和DDP都是水溶性的，不能通过完整的血脑屏障，但是在治疗脑肿瘤时可以看到客观反应，这可能是由于脑肿瘤的血脑屏障部分被破坏。CBP的不良反应包括乏力、恶心/呕吐和骨髓抑制。DDP骨髓抑制较轻，但是能引起耳毒性、肾功能损伤和外周神经病变。CBP和DDP可单独使用，也可与别的药物联合。可应用于恶性胶质瘤、原始神经外胚层肿瘤、室管膜瘤和生殖细胞肿瘤等。

（四）长春花生物碱和表鬼臼毒素

长春新碱（vincristine，VCR）和长春碱（vinblastine，VLB）是长春花生物碱类抗肿瘤药物，主要作用靶点是微管，抑制微管蛋白的聚合，影响纺锤体的形成，使有丝分裂中止。它们的耐药由膜糖蛋白p170介导。VCR和VLB是水溶性的，只能静脉用药，血脑屏障穿透性差。剂量限制性毒性是神经系统毒性，主要引起外周神经症状，如手指、足趾麻木，腱反射迟钝或消失，外周神经炎。腹痛、便秘、麻痹性肠梗阻偶见。骨髓抑制和恶心/呕吐较轻。VLB在神经系统肿瘤患者中很少使用。VCR通常与PCZ和CCNU联合应用（PCV方案），用于恶性胶质瘤、室管膜瘤和原发中枢神经系统淋巴瘤等。

替尼泊苷（teniposide，VM-26）和依托泊苷（etoposide，VP-16）是表鬼臼毒素的半合成衍生物，作用机理是抑制Ⅱ型拓扑异构酶（Topo Ⅱ），是周期特异性细胞毒药物，作用于细胞周期的S后期和G 2期。表鬼臼毒素的主要不良反应是恶心/呕吐、外周神经毒性和骨髓抑制。单药有抗恶性胶质瘤活性，但常与其他药物联合应用，可用于治疗恶性胶质瘤、低级别胶质瘤、室管膜瘤和原始神经外胚层肿瘤。

（五）喜树碱衍生物

拓扑替康（topotecan，TPT）和依利替康（Irinotecan，CPT－11）是半合成喜树碱衍生物，作用机理是抑制DNA拓扑异构酶Ⅰ（Topo Ⅰ），与Topo Ⅰ－DNA形成的复合物结合，稳定此复合物，从而使断裂的DNA单链不能重新接合，阻止DNA复制及抑制RNA合成，为细胞周期S期特异性药物。两者的口服生物利用度差，需要静脉用药。主要不良反应包括乏力、恶心/呕吐和骨髓抑制。腹泻是CPT－11的剂量限制性毒性，急性腹泻发生于用药后24小时之内，轻者可自行缓解，严重者予以阿托品0.25mg皮下注射；迟发性腹泻发生于给药24小时后，可危及患者生命，必须及早应用止泻药洛哌丁胺（首剂4mg口服，以后2mg，2小时一次，直至末次稀便后继续服用12小时，用药最长时间不超过48小时），并补充大量液体。中性粒细胞减少是CPT－11的另一剂量限制性毒性，严重中性粒细胞减少（3～4度）占39.6％。

拓扑替康对中枢神经系统肿瘤的治疗效果令人失望，但是CPT－11显示出良好的疗效，是治疗恶性胶质瘤的新药。CPT－11有一定毒性，应严格掌握适应证并在有经验的专科医师指导下用药。

（六）氮芥类药物

氮芥类药物可以形成带正电的离子，作用于DNA的亲电子区。氮芥类药物包括环磷酰胺、异环磷酰胺、美法兰、苯丁酸氮芥和氮芥。不良反应主要是乏力、骨髓抑制、恶心/呕吐、肺炎和肺纤维化。环磷酰胺（cyclophosphamide，CTX）和异环磷酰胺（ifosfamide，IFO）为氮芥衍生物，抗瘤谱比氮芥广，在体外无抗癌效果，需在体内经肝微粒体混合功能氧化酶活化后，产生具有烷化作用的活性代谢物。CTX和IFO可致出血性膀胱炎，系代谢产物丙烯醛刺激膀胱所致。水化、利尿、同时应用尿路保护剂Mesna，是减轻或消除出血性膀胱炎的有效措施。CTX和IFO在肝、肾功能不佳或只有一个肾脏的患者中应慎用或禁用。环磷酰胺对复发恶性脑肿瘤有抗肿瘤活性。异环磷酰胺单药抗脑肿瘤活性较小，与CBP和VP－16合用治疗恶性胶质瘤可起到协同作用。其他氮芥类药物对神经系统肿瘤作用较小。

（七）抗肿瘤抗生素

抗肿瘤抗生素是细胞周期非特异性DNA嵌入剂，通过抑制DNA、RNA和蛋白质合成发挥细胞毒作用。这类药物有阿霉素、放线菌素D、博来霉素和普卡霉素。总的来说，这类药物血脑屏障穿透力弱，容易受多药耐药表型的影响。不良反应主要是骨髓抑制、黏膜炎和心脏毒性。虽然抗肿瘤抗生素对神经系统肿瘤的作用有限，但是阿霉素联合DTIC可用于治疗恶性脑膜瘤，博来霉素（bleomycin，BLM）联合VM－26、DDP可用于治疗颅内生殖细胞瘤。

（八）抗代谢药

甲氨蝶呤（methotrexate，MTX）是叶酸类似物，通过阻断细胞内四氢叶酸的合成发挥细胞毒性，作用于细胞周期的S期，可口服或静脉给药。不良反应有骨髓抑制、中毒性肾损害、恶心/呕吐、腹泻、黏膜炎、肺炎和神经毒性。MTX用于原发中枢神经系统淋巴瘤、脑膜转移瘤和儿童原始神经外胚层瘤。

大剂量MTX（$3g/m^2$以上）化疗是原发中枢神经系统淋巴瘤的首选治疗，手术仅起到明确诊断的作用。大剂量MTX（HD－MTX）治疗可产生严重的甚至致命的毒性反应，如肾衰竭、皮肤黏膜反应、骨髓抑制、肝损害、胃肠道反应等，在 MTX 点滴结束后必须采取解救措施，使患者脱离险境。在进行 HD-MTX 化疗时，需水化、尿液碱化、甲酰四氢叶酸钙（CF）解救；定时检测血清 MTX 浓度，给 MTX 后 24 小时，其血清浓度在 10μmol/L，48 小时在 0.1～1μmol/L，72 小时在 0.1μmol/L 以下为安全值，据 MTX 血清浓度检测来调整 CF 解救剂量及时间。

阿糖胞苷（cytarabine，Ara-C）是细胞周期 S 期特异的嘧啶类似物，可以通过血脑屏障。主要不良反应有骨髓抑制、恶心/呕吐和神经毒性。Ara-C 用于治疗原发中枢神经系统淋巴瘤和脑膜转移瘤。

二、细胞增殖抑制药物

细胞增殖抑制药物是指通过影响肿瘤生物学的特定方面抑制肿瘤生长，但不直接引起肿瘤细胞死亡的药物。这些药物有较高的选择性和较好的治疗指数，在化疗方面有较大的前景。

（一）顺式维甲酸

顺式维甲酸是维生素 A 类似物，常用于痤疮的治疗。大剂量时可使胶质瘤细胞表现为较低侵袭性的表型。顺式维甲酸有很好的口服生物利用度，不良反应普遍较温和，可出现皮疹、光过敏和黏膜干燥症。单药有中度抗恶性胶质瘤活性，常见的是与许多标准的细胞毒类化疗药物联合应用。

（二）沙利度胺

沙利度胺曾经广泛地被用作镇静剂和妊娠止吐药物。该药导致高的出生缺陷率，尤其是小肢畸形。这种畸形继发于沙利度胺的抗血管生成作用，而抗血管生成可以用于抗肿瘤的治疗。该药口服有好的生物利用度。不良反应有镇静作用、便秘和外周神经病变。单药有中度抗恶性胶质瘤活性，通常是与别的药物联合应用。

（三）他莫昔芬

他莫昔芬是抗雌激素药物，广泛被应用于乳腺癌的治疗。大剂量时抑制蛋白激酶 C（protein kinase C，PKC）的活性，用于治疗恶性胶质瘤时有中度抗肿瘤活性。该药口服生物利用度佳。主要的不良反应是增加深静脉血栓形成和肺栓塞的风险。

（四）环氧化酶抑制剂

celecoxib（celebrex）是环氧化酶-2（cyclo-oxygenase-2，COX-2）的特异抑制剂，广泛被用于骨关节炎的治疗。COX-2 在许多胶质瘤细胞过表达，celecoxib 在体外抑制培养的胶质瘤细胞的生长。在用于骨关节炎的治疗时，不良反应是胃炎和血小板功能障碍。celecoxib 目前治疗恶性胶质瘤处在临床试验阶段。

三、常用化疗方案

神经系统肿瘤目前可用的化疗方案较多，按所包含的药物大致可分为三大类：① 含亚硝脲类药物的化疗方案；② 含 TMZ 的化疗方案；③ 不含亚硝脲和 TMZ 的化疗方案（表 10-2-1）。TMZ 单药化疗不良反应相对较小，但单药常规 5 天方案不易克服由 O^6-甲基鸟嘌呤-DNA 甲基转移酶（O^6-methylguanine-DNA methyltransferase，MGMT）引起的耐药，而该耐药酶在恶性胶质瘤的表达阳性率为 67.2%至 76%。联合用药可起到协同或相加的作用，并有助于克服耐药。但细胞毒类药物联合化疗大多有较大毒性，处理不当会导致严重毒副作用，甚至危及患者生命。因此，最好是在有经验的化疗专科医师指导下用药。

表 10-2-1 神经系统肿瘤常用化疗方案

类别	方案	药物	剂量	给药途径	给药时间	间隔时间
含亚硝脲类药物的化疗方案	BCNU	BCNU	200mg/m²	Ⅳ	D1	6～8 周
	BCNU	BCNU	80mg/（m²·d）	Ⅳ	D1～3	6～8 周
	ACNU	ACNU	2～3mg/kg	Ⅳ	D1	6～8 周
	CCNU	CCNU	130mg/m²	PO	D1	6～8 周
	MeCCNU	MeCCNU	150mg/m²	PO	D1	6～8 周
	BCNU+DDP*	BCNU	40mg/（m²·d）	IV	D1～3	4 周
		DDP	40mg/（m²·d）	Ⅳ	D1～3	
	MeCCNU+VM-26	MeCCNU	125mg/m²	PO	D3	6～8 周
		VM-26	100mg/（m²·d）	Ⅳ	D1～3	
	ACNU+VM-26	ACNU	2～3 mg/kg	Ⅳ	D1	6～8 周
		VM-26	80～100mg/（m²·d）	Ⅳ	D1～3	
	CCNU+DDP+VCR	CCNU	75mg/m²	PO	D1	6 周
		DDP	60mg/m²	Ⅳ	D1	
		VCR**	1.4mg/（m²·d）	Ⅳ	D1，8，15	
	CCNU+Pred+VCR	CCNU	100mg/m²	PO	D1	6 周
		Prednisone	40mg/（m²·d）	PO	D1～14	
		VCR**	1.4mg/（m²·d）	Ⅳ	D1，8，15	
	CCNU+PCZ+VCR	CCNU	110mg/m²	PO	D1	6～8 周
		PCZ	60mg/（m²·d）	PO	D8～21	
		VCR**	1.4mg/（m²·d）	Ⅳ	D8，29	
含TMZ的化疗方案	TMZ	TMZ	150～200mg/（m²·d）	PO	D1～5	4 周
	TMZ+DDP	TMZ	150～200mg/（m²·d）	PO	D2～6	4 周
		DDP	40mg/（m²·d）	Ⅳ	D1，2	
	TMZ+VM-26	TMZ	150～200mg/（m²·d）	PO	D1～5	4 周
		VM-26	100mg/（m²·d）	Ⅳ	D1～3	
不含亚硝脲和TMZ的化疗方案	VM-26+DDP	VM-26	100mg/（m²·d）	Ⅳ	D1～3	3 周
		DDP	80mg/m²	Ⅳ	D1～3	
	VM-26+CBP	VM-26	100mg/（m²·d）	Ⅳ	D1～3	3 周
		CBP	300mg/m²	Ⅳ	D1	
	IFO+VP16+CBP	IFO	750～1500mg/（m²·d）	Ⅳ	D1～3	3～4 周
		VP16	75～100mg/（m²·d）	Ⅳ	D1～3	
		CBP	75～100mg/（m²·d）	Ⅳ	D1～3	
	IFO+CBP	IFO	1500mg/（m²·d）	Ⅳ	D1～5	3 周
		CBP	400mg/m²	Ⅳ	D1	
	VP16+CBP	VP16	80～100mg/（m²·d）	Ⅳ	D1～4	3 周
		CBP	300～400 mg/m²	Ⅳ	D1	
	CTX+ADR+VCR	CTX	750～1000mg/m²	Ⅳ	D1	3 周
		ADR	50mg/m²	Ⅳ	D1	
		VCR**	1.5mg/m²	Ⅳ	D1	

注：* 用于放疗前化疗 3 个周期，**，最大剂量 2mg。

（一）含亚硝脲类药物的化疗方案

含亚硝脲类药物的化疗方案主要用于恶性胶质瘤的术后、放疗后辅助化疗和恶性胶质瘤复发时的治疗。ACNU、BCNU、CCNU、MeCCNU 均可单药给予，ACNU、BCNU 也可与 DDP 联合应用，ACNU、MeCCNU 常与 VM－26 联合用药。CCNU、PCZ 和 VCR 组成 PCV 方案，该方案对间变少突胶质瘤的有效率在 65%左右，对有 1p/19q LOH 的间变少突胶质瘤的有效率可达 100%。CCNU、DDP 和 VCR 用于治疗髓母细胞瘤和原始神经外胚层瘤。亚硝脲类药物通常每 6～8 周给药一次。亚硝脲类药物可产生严重延迟的骨髓毒性，在年龄＞60 岁的患者应注意减量；亚硝脲类累积剂量＞1200mg/m^{2}后，易出现严重的不可逆性肺纤维化，需提高警惕。

（二）含替莫唑胺的化疗方案

含替莫唑胺（temozolomide，TMZ）的化疗方案主要用于恶性胶质瘤的术后、放疗后辅助化疗和恶性胶质瘤复发时的治疗。TMZ 可单药给予，也可与其他细胞毒类药物联合应用，如 DDP、VM－26、PCZ、CPT－11。但是 TMZ 联合 BCNU 治疗复发多型性胶质母细胞瘤并不优于 TMZ 单药。TMZ 可作为手术后及放疗后复发的少突胶质细胞瘤（oligodendroglial tumors，OD）和混合性少突胶质星形细胞瘤（mixed oligoastrocytomas，OA）的一线治疗。TMZ 对 PCV 方案治疗失败的 OD 和 OA 仍然有效，是 PCV 方案治疗失败后首选的二线治疗方案。对含 TMZ 的化疗方案治疗失败的复发胶质母细胞瘤，BCNU＋CPT－11 是与含 TMZ 的化疗方案非交叉耐药的有效的二线方案。对 TMZ 与分子靶向药物的联合应用也进行了许多的临床研究，如基质金属蛋白酶抑制剂 marimastat、血管内皮生长因子受体抑制剂 PTK/ZK 等。

最近的一项由 15 个国家 85 个研究中心共 573 名新诊断的多形性胶质母细胞瘤患者的研究表明，TMZ 75mg/（m^2·d）口服和放疗同步使用 6 周，然后 TMZ 单药 150～200mg/（m^2·d）口服，每天一次，服药 5 天，每 28 天为一周期，共服用 6 个周期，与仅仅 6 周放疗组比较可延长 GBM 患者的总生存时间（14.6 个月比 12.1 个月）和无疾病进展生存时间（6.9 个月比 5.0 个月），提高 2 年生存率（26.5%比 10.4%），同步放化疗期间 Ⅲ～Ⅳ级白细胞减少为 2%，其后单用 TMZ 辅助化疗期间Ⅲ～Ⅳ级白细胞减少为 5%，总的 3～4 级白细胞减少为 7%。因此，TMZ 同期放化疗接着辅助化疗 6 周期较单纯放疗可延长 GBM 患者的生存，且没有明显增加不良反应。

（三）不含亚硝脲类药物和 TMZ 的化疗方案

脑肿瘤的化疗除含亚硝脲类的化疗方案及含替莫唑胺的化疗方案外，不含这两类药物的联合化疗方案还有：VM－26＋DDP、VM－26＋CBP、IFO＋CBP＋VP－16 等，也有较高的疾病控制率，主要不良反应为Ⅲ、Ⅳ级粒细胞减少，非血液学不良反应主要为恶心、呕吐和脱发。

VM－26＋DDP 对 MGMT 阳性肿瘤是理想的选择。VM－26＋CBP 可作为 PCV 方案化疗、TMZ 化疗后复发的少突胶质瘤患者的三线化疗方案，可以延迟有反应和疾病稳定患者的疾病进展，毒性可以耐受。IFO＋CBP＋VP－16 作为亚硝脲化疗失败的复发胶质瘤患者的挽救治疗方案是有效的，但该方案血液学毒性大，需根据患者骨髓情况调整用药剂量。BLM＋DDP＋VM－26 方案和 IFO＋VP－16＋DDP 方案主要用于生殖细胞瘤的化疗。需注意 BLM 的过敏反应及肺毒性；用 IFO 时需应用 Mesna、水化、利尿等，以防止出血性膀胱炎。CTX＋ADR＋VCR /VM－26＋DDP 方案交替用于神经母细胞瘤的诱导化疗，对治疗失败病例可用 IFO＋CBP 方案。HD－MTX（大于 3g/m^2）的联合化疗方案用于原发中枢神经系统淋巴瘤。

（张俊平　李刚　陈忠平）

参考文献

1. 张俊平，陈建文，牟永告，等. VM-26 和 DDP 联合化疗治疗恶性胶质瘤：20 例分析. 中国神经肿瘤杂志，2005，3（1）：17-20.
2. Brem H，Piantadosi S，Burger PC，et al. Placebo－controlled trial of safety and efficacy of intraoperative controlled delivery by biodegradable polymers of chemotherapy for recurrent gliomas. The Polymer－brain Tumor Treatment Group. Lancet，1995，345（8956）：1008-1012.
3. Rutkowski S，Bode U，Deinlein F，et al. Treatment of early childhood medulloblastoma by postoperative chemotherapy alone. N Engl J Med，2005，352（10）：978-986.
4. Stewart LA. Chemotherapy in adult high-grade glioma：a systematic review and meta-analysis of individual patient data from 12 randomised trials. Lancet 2002，359（9311）：1011-1018.
5. Stupp R，Mason WP，Van den bent MJ，et al. Radiotherapy plus concomitant and adjuvant temozolomide for glioblastoma. N Engl J Med，2005，352（10）：987-996.
6. Valtonen S，Timonen U，Toivanen P，et al. Interstitial chemotherapy with carmustine-loaded polymers for high-grade gliomas：a randomized double－blind study. Neurosurgery，1997，41（1）：44-48.
7. Wong ET，Hess KR，Gleason MJ，et al. Outcomes and prognostic factors in recurrent glioma patients enrolled in phase II clinical trials. J Clin Oncol，1999，17：2572-2578.

第三节　分子靶向治疗

传统细胞毒化疗药物缺乏特异性，取得疗效的同时，对正常组织和器官也有较常见甚至较严重的毒性。近年来，随着分子遗传学和分子生物学在肿瘤研究中的应用，肿瘤的分子发病机制正被逐步认识。肿瘤的恶性表型涉及癌基因的扩增和过表达、抑癌基因的缺失及一些重要的信号传导通路的异常。这些分子改变影响肿瘤细胞的增殖、凋亡、血管生成、侵袭和转移等一系列生物学行为。针对肿瘤组织或细胞在上述通路上所具有的特异或相对特异的分子为靶点的分子靶向治疗（targeted molecular therapy）近年来取得了一定进展，有望成为传统细胞毒化疗以外的肿瘤化学治疗的突破口。近几年来，许多不同机制的分子靶向药物已进入原发脑肿瘤的临床研究中，包括：酪氨酸激酶抑制剂（tyrosine kinase inhibitors）、靶向细胞表面受体的单克隆抗体（monoclonal antibodies）、法呢酰基转移酶抑制剂（farnesyl-transferase inhibitors，FTIs）、PI3K－Akt－mTOR 通道抑制剂、基质金属蛋白酶抑制剂（matrix metalloproteinase inhibitors，MMPIs）、组蛋白脱乙酰基酶抑制剂（histone deacetylase inhibitors，HDACs）、蛋白激酶 C 抑制剂（protein kinase C inhibitors）等（表 10－3－1）。

表 10-3-1 脑胶质瘤临床研究的小分子靶向药物

分类	药物
单克隆抗体	Cetuximab
	R3
毒素相关联接体	EMD55900
	TGF-PE38
	IL-13-PE38
EGFR 酪氨酸激酶抑制剂	Gefitinib（Iressa）
	Erlotinib（Tarceva）
	Imatinib mesylate（Gleevec）
PI3K 抑制剂	Wortmannin
	LY294002
西罗莫司哺乳类	Rapamycin
靶点（mTORs）抑制剂	CCI-779
	RAD001
法呢酰基转移酶抑制剂	R111577
	SCH66336
抗血管生成物质	Thalidomide
	CC-5103
	PTK787
抗肿瘤侵袭物质	Celengitide
	Marimastat
细胞生长转移抑制剂	Accutane

一、不同机制的靶向药物

（一）靶向血小板衍生的生长因子/受体

越来越多的研究表明血小板衍生的生长因子（platelet-derived growth factor，PDGF）及其受体（platelet-derived growth factor receptor，PDGFR）是影响胶质瘤恶性转化过程的重要癌基因。针对 PDGFR 的分子靶向治疗策略包括单克隆抗体、可溶性受体、反义分子和小分子抑制剂。迄今为止，PDGFR 的特异抗体还没有被应用于脑肿瘤。目前的焦点是发展抑制受体酪氨酸激酶活性的小分子抑制剂。SU101 是应用于脑肿瘤的第一个小分子 PDGFR 信号传导抑制剂，临床Ⅰ期该药可以耐受，并且有抗胶质瘤活性。但是，由于在临床Ⅲ期中出现了不成比例的早期死亡事件而终止了研究。另一个很有希望的抑制 PDGFR 的小分子酪氨酸激酶抑制剂是 imatinib（gleevec）。imatinib 通过阻断酪氨酸激酶受体的 ATP 结合位点，抑制酶活性和干扰受体介导的细胞信号传导（图 10-3-1）。临床前研究表明，imatinib 可抑制胶质瘤细胞系及裸鼠体内移植瘤的生长。北美脑肿瘤协会（North American Brain Tumor Consortium，NABTC）进行了临床Ⅰ期研究，40 例复发恶性胶质瘤患者接受治疗，剂量从 400mg/d 至 1000mg/d，还没有达到最大耐受剂量（maximum tolerated dose，MTD），31 例可评价患者中 14 例稳定（stable disease，SD）。

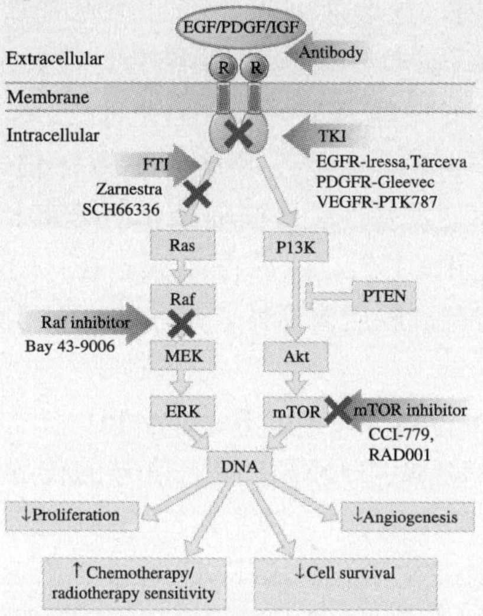

图 10-3-1 分子靶向药物作用位点示意图。打叉处为抑制部位

[引自：Wen PY，Kesari S. Curr Neurol Neurosci Rep. 2004，4 (3)]

（二）靶向表皮生长因子受体

表皮生长因子受体（epidermal growth factor receptor，EGFR）是非常吸引人的胶质瘤分子治疗靶点。30%～40%的原发性胶质母细胞瘤患者出现 EGFR 基因扩增，从而导致 EGFR 的过表达。一些有 EGFR 基因扩增的肿瘤也出现 EGFR 突变，突变使受体持续活化，进一步增加 EGFR 信号传导通路活性。EGFR 的改变引起肿瘤细胞增殖、抑制凋亡、促进细胞侵袭和迁移及肿瘤血管形成等一系列生物学行为。并且，EGFR 也和胶质瘤患者对放疗、化疗的抵抗及预后和生存密切相关。人们对靶向该分子的治疗进行了许多研究。cetuximab（IMC-C225）是抗 EGFR 人/鼠嵌合 IgG1 单克隆抗体，和 EGFR 的细胞外区域有更高亲和性（图 10-3-1），从而阻止配体和 EGFR 结合，阻断配体诱导的酪氨酸激酶活化。在过表达 EGFR 的胶质母细胞瘤细胞系和裸鼠肿瘤移植物均对 cetuximab 治疗敏感。但目前，还没有 cetuximab 治疗胶质母细胞瘤的临床研究结果。完全人源化的单抗 EMD-72000 治疗 EGFR 阳性的实体瘤的临床试验尚在进行之中。

研究最彻底的靶向 EGFR 的治疗是小分子酪氨酸激酶抑制剂，包括 gefitinib（iressa）和 erlotinib（tarceva）等。所有这些药物通过竞争性抑制 EGFR 酪氨酸激酶胞内区 ATP 结合位点而起作用（图 10-3-1）。gefitinib 治疗胶质瘤已经进行了动物模型、临床Ⅰ期和Ⅱ期研究。NABTC 进行了 gefitinib 治疗复发恶性胶质瘤的临床Ⅰ/Ⅱ期研究，治疗剂量依据有无服用诱导肝药酶的抗惊厥药（enzyme-inducing anticonvulsants，EIAED）给予，没有服用 EIAED 的患者剂量为 500mg/d；服用 EIAED 的患者起始剂量为 500mg/d，并以每 250mg 增加剂量。有 4 例胶质母细胞瘤患者和 1 例间变少枝胶质细胞瘤患者达到 PR。然而，反应持续时间很短，胶质母细胞瘤患者的中位疾病进展时间（time to progress，TTP）是 8 周，间变少枝胶质细胞瘤患者是 15 周。一项 Gefitinib 治疗（500mg—1000mg /天）首次复发的 57 例胶质母细胞瘤患者的临床Ⅱ期研究，已经有 1 例达到了至少持续 36 周的 PR，22 例 SD。

（三）靶向法呢酰基转移酶

酪氨酸激酶的受体，如 EGFR、PDGFR 活化信号的传导部分由 Ras/Raf/MAP 通路介导（图 10－3－1）。Ras 蛋白需要与细胞膜内面的磷脂结合才能发挥功能。Ras 蛋白的羧基端一般具有 CAAX 氨基酸序列，这段序列需要经过法呢酰基转移酶（farnesyltransferase，FT）加工处理后，才能使 Ras 蛋白与细胞膜内面结合。特异地抑制法呢酰基转移酶就可以阻断 Ras 蛋白的功能。两个法呢酰基转移酶抑制剂（FT inhibitors，FTIs）：tipifarnib（R115777，zarnestra）和 SCH66336 在恶性胶质瘤中被评估。研究较深入的是 zarnestra。NABTC 进行的 zarnestra 治疗复发恶性胶质瘤临床Ⅱ期研究中，42 例不服用 EIAED 的患者剂量为 300mg，一天两次，连用 21 天，然后停 7 天。在 33 例胶质母细胞瘤中，3 例 PR，11 例 SD，表明 zarnestra 单药有抗胶质瘤活性，进一步联合放疗及联合替莫唑胺的试验还在进展中。

（四）靶向 mTOR（mammalian target of Rapamycin）

酪氨酸激酶的受体，如 EGFR、PDGFR 活化信号的传导部分由 PI3K/Akt 通路介导，也由 Ras/Raf/MAP 通路介导（图 10－3－1）。PI3K/Akt 通路的信号传导使丝氨酸/苏氨酸激酶——mTOR 磷酸化。经磷酸化活化的 mTOR 通过活化下游蛋白激酶（P70 S6 kinase）和真核启动子 4E－BP1（4E－binding protein－1），进而促进细胞核糖体的生物合成和启动使细胞周期从 G1 期进入 S 期的细胞周期蛋白 D1（cyclin D1）的转录过程。用 rapamycin 抑制 mTOR 活性，可使细胞总蛋白转录减少 15%～20%，包括 cyclin D1 也减少。cyclin D1 的减少使细胞周期阻滞在 G1 期。rapamycin 通过凋亡机制引起细胞死亡，在临床前研究中，rapamycin 对鼠和人的多种肿瘤有抗增殖活性，也可和传统细胞毒药物合用增强细胞杀伤。但是，rapamycin 没有作为抗肿瘤药物在临床应用，因为它水溶性差，且在溶液里不稳定。基于此，rapamycin 的可溶性酯类似物，如 CCI－779 和 RAD－001 正被开发。NABTC 完成了 CCI－779 治疗复发恶性胶质瘤的临床Ⅰ期和Ⅱ期研究，对 EIAED 患者 MTD 是 250mg/周静脉输注，临床Ⅱ期可评价的 29 例胶质母细胞瘤患者中，2 例 PR（7%），12 例 SD（41%），但是，6 个月无疾病进展生存（progression－free survival，PFS）没有延长。RAD－001 是口服的 rapamycin 的酯类似物，在临床前研究中和 rapamycin、CCI－779 有相似的作用，可以有效地抑制细胞系和移植肿瘤。目前，该药正进入治疗全身实体瘤的临床Ⅰ期研究。

（五）靶向血管内皮生长因子/受体

肿瘤的生长依靠血管生成。血管生成因子和血管内皮细胞上的受体结合促使血管内皮增殖和移行，启动血管生成（图 10－3－1）。血管内皮生长因子（vascular endothelial growth factor，VEGF）及其受体（VEGF receptor，VEGFR）在胶质瘤中过表达，尤其在胶质母细胞瘤。PTK787/ ZK222584（PTK/ZK）是口服的 VEGFR 酪氨酸激酶抑制剂，也有较弱的阻断 PDGFR 的作用，可以干扰由 VEGFR 和 PDGFR 介导的血管生成，在治疗复发胶质母细胞瘤患者的临床Ⅰ期研究中，1200～1500mg/d 的剂量耐受性好，31 例可评价患者中 65% SD，1 例 PR。

（六）靶向整合素

整合素（integrins）是一种膜镶嵌糖蛋白，由 α 和 β 两个亚单位非共价结合形成异二聚体复合物。由于亚单位的变异使整合素形成一个庞大的家族。参与介导细胞与细胞外基质的黏附、细胞迁移、侵袭及新生血管形成。阻断整合素可以减少血管生成，启动内皮细胞凋亡。抗整合素的抗体或反义寡核苷酸可以抑制胶质瘤细胞的迁移和侵袭能力。

thalidomide 是一个谷氨酸衍生物，它的作用机制不是很清楚，推测其抗血管生成效应是通过干扰整合素的表达及抑制由碱性纤维细胞生长因子和 VEGF 诱导的血管生成。

thalidomide（800～1200 mg/d）治疗复发高级别胶质瘤的临床Ⅱ期研究中，36 例中 2 例 PR，2 例 MR（minor response），12 例 SD，总的中位 TTP 是 10 周，中位生存时间 28 周。thalidomide 联合卡铂治疗 46 例复发胶质母细胞瘤患者，thalidomide 的 MTD 是 300mg/(m^2 • d)，5 例 PR，28 例 SD，中位 TTP 和生存时间分别为 24 周和 40 周。CC-5103 是 thalidomide 的类似物，抗血管生成作用强，毒副作用少，没有镇静、便秘及周围神经损害的作用。CC-5103 的临床研究正在进行之中。cilengitide（EMD121974）是一个环肽，可以有效地拮抗整合素 $\alpha\nu\beta3$ 和 $\alpha\nu\beta5$ 的活性。临床前研究表明，cilengitide 可以抑制裸鼠移植瘤（胶质母细胞瘤 U87MG 和髓母细胞瘤 DAOY）的生长。其抑制血管生成的作用是通过阻止毛细血管内皮细胞和整合素 $\alpha\nu\beta3$ 和 $\alpha\nu\beta5$ 黏附；其诱导肿瘤细胞和毛细血管内皮细胞凋亡的作用是通过阻止细胞与细胞外基质蛋白，如纤维连接蛋白（fibronectin）和玻璃体结合蛋白（vitronectin）的相互作用。脑肿瘤治疗新方法协会（new approaches to brain tumor therapy consortium，NABTT）和儿童脑肿瘤协会（pediatric brain tumor consortium）分别正在开展 cilengitide 治疗脑肿瘤的临床Ⅰ期研究。

（七）靶向基质金属蛋白酶

基质金属蛋白酶（matrix metalloproteinases，MMPs）是依赖锌的肽链内切酶。MMPs 是一个大家族，依据结构和底物特异性被分为几大类，已经克隆的有 20 多个成员。MMPs 通过降解基底膜和细胞外基质成分，从而有利于肿瘤生长、侵袭和转移。MMPs 在胶质瘤中表达增加，其表达和胶质瘤级别及侵袭能力相关，在高级别胶质瘤有较高水平表达；且有重要预后价值，与复发风险密切相关。抑制 MMPs 的治疗是迄今为止最有希望的减少胶质瘤侵袭的靶向治疗方法。

marimastat（BB-251）属于胶原肽类似物，是一个低分子量基质金属蛋白酶抑制剂(matrix metalloproteinases inhibitors，MMPIs)。通过螯合锌离子在 MMPs 的活化位点而抑制 MMP-1、-2、-3、-7 和-9 的酶活性。在一个双盲、安慰剂对照的研究中，marimastat 与安慰剂比较并没有延长胶质母细胞瘤患者的生存（10.3 个月比 9.1 个月），但对进展患者的亚组分析中，marimastat 联合 PCV 的方案与安慰剂联合 PCV 的方案比较，能够显著延长自进展以后的中位生存时间（8.3 个月比 4.5 个月）。

由于肽类的 MMPIs 口服生物利用度差，因此，根据 MMP 活性位点的三维 X 线晶体衍射结构合成了几个非肽类的 MMPIs。这类药物可口服给药，对各种 MMP 亚型有更好的特异性。AG3340 是一个有效的 MMP-2 抑制剂，也抑制 MMP-3、-9 和-13，IC50 小于 0.13 ng/ml。AG3340 具有脂溶性，能透过血脑屏障。在临床前研究中，可以有效抑制皮下移植性胶质瘤的生长和侵袭，延长动物生存时间。遗憾的是在临床Ⅱ期研究中，AG3340 联合替莫唑胺与单独替莫唑胺比较，没有改善胶质母细胞瘤患者的一年生存率和 PFS。metastat（CMT-3，COL-3）是化学修饰的四环素类似物，能抑制 MMP-2 和 MMP-9 的活性，治疗复发高级别胶质瘤的临床Ⅰ/Ⅱ期研究正在进行中。

然而，近年的临床试验中，大多数单一靶向药物治疗恶性胶质瘤并没有达到有效控制肿瘤生长和延长生存的目的。究其原因在于：恶性胶质瘤的发生过程中牵涉到多种遗传和分子改变，肿瘤的遗传异质性、信号传导通路的错综复杂性和药物到达肿瘤的限制性均有可能导致治疗失败。因此，人们寄希望于联合靶向治疗多个信号通路或者同一信号通路上的不同靶点来改善疗效。包括联合不同的靶向药物或靶向药物与传统的细胞毒药物联合治疗。目前已有一些临床前及临床试验开始探索这种治疗策略，有些结果令人鼓舞。此外，靶向药物与放疗的联合，与生物治疗（如溶瘤病毒）、免疫治疗等的联合，也有一些探索性研究。

二、分子靶向药物的联合应用

近年来，联合不同的分子靶向药物以阻断信号传导通路上多个靶点、防止耐药的治疗方案，如抑制多个生长因子受体、抑制同一信号传导通路的上游和下游靶点或抑制旁路的靶点等，逐渐引起人们的兴趣。许多验证这种联合方案的疗效和安全性的临床试验正在进行或计划中。现已证实：GBM 主要的分子改变是 EGFR 的扩增/过表达和 PI3K－Akt－mTOR 通路的激活、继发 PTEN 抑癌基因的丢失等。因此，EGFR 抑制剂（如 gefitinib、erlotinib）和 mTOR 抑制剂（如 rapamycin 及其可溶性酯类似物 RAD001 和 CCI－779）的联合就成为一种特别吸引人的策略。

一项 gefitinib 联合 sirolimus（rapamycin）治疗复发的恶性胶质瘤的Ⅰ期临床试验中，没有服用 EIAEDs 患者的最大耐受剂量（maximum tolerated dose，MTD）是 gefitinib 每天 500mg 和 sirolimus 每天 5mg，服用 EIAEDs 患者的 MTD 是 gefitinib 每天 1000mg 和 sirolimus 每天 10mg。剂量限制性毒性（dose－limiting toxicity，DLT）包括黏膜炎、腹泻、皮疹、血小板下降和高甘油三酯血症。2 例（6%）PR，13 例（38%）SD。联合用药是安全的。然而，临床疗效还有待探讨。

三、分子靶向药物和细胞毒药物的联合

Meta 分析的结果显示：尽管恶性胶质瘤化疗（细胞毒药物）的作用比较小，但确实能延长生存时间。在乳腺癌、非小细胞肺癌、大肠癌和淋巴瘤等常见恶性肿瘤中，herceptin、bevacizumab 和 rituxmab 等单克隆抗体联合化疗已成为术后辅助（某些特殊分子亚型）或复发转移患者的标准治疗。近年来，分子靶向药物如小分子酪氨酸激酶抑制剂、血管生成抑制剂和基质金属蛋白酶抑制剂等联合细胞毒药物治疗恶性胶质瘤的临床试验，也提供了一些令人鼓舞的初步试验数据。

（一）EGFR 抑制剂（gefitinib/erlotinib）联合化疗

NABTC 的一项 gefitinib 联合 TMZ 治疗恶性胶质瘤的Ⅰ期临床试验中，26 例入组患者既往均经放疗，其中 14 例既往未经化疗，19 例为 GBM。TMZ 的起始剂量是每天 150mg/m^2，最大 200 mg/m^2，连续 5 天，每 28 天重复；gefitinib 的起始剂量是每天 500mg，连续口服。16 例服用 EIAEDs 的患者 gefitinib 的 MTD 是每天 1000mg，DLT 包括腹泻、恶心和呕吐；10 例不服用 EIAEDs 的患者 MTD 是每天 250 mg，DLT 包括转氨酶升高和轻微皮疹。2007 年 ASCO 会议报道的一项Ⅱ期临床试验中，erlotinib 联合卡铂治疗复发恶性胶质瘤或神经胶质肉瘤（不服用 EIAEDs）获得中位 TTP 15.2 周，与历史对照相比延长了 3 周；Ⅲ/Ⅳ度毒性包括疲乏、白细胞下降、血小板下降和皮疹；这项临床试验目前仍在进行中，初步结果显示有一定希望。

（二）marimastat 联合化疗

marimastat（BB－251）是一种低分子量的 MMPIs，通过螯合 Zn^{2+} 在 MMPs 的活化位点而抑制其活性。M. D. Anderson 癌症中心报道的两项 marimastat 联合 TMZ 治疗复发 GBM 或间变星形细胞瘤的Ⅱ期临床研究的结果显示：6 个月的疾病无进展生存（PFS）率分别为 39%和 54%。主要治疗相关毒性为关节和肌腱疼痛，发生率为 47%，并且关节毒性与 PFS 之间有相关性，而与是否服用 EIAEDs 无关。

PTK/ZK 联合替莫唑胺及 PTK/ZK 联合洛莫司丁的临床Ⅱ期研究也正在进行中，PTK/ZK 联合替莫唑胺的初步结果表明，PTK/ZK 的耐受性好，有抗肿瘤活性，11 例中 5

例 SD。

（三）imatinib 联合化疗

imatinib 单一治疗恶性胶质瘤的疗效令人失望，但联合 hydroxyurea（羟基脲）显示有希望。Dresemann 对 30 例复发或进展期 GBM 采用 imatinib 每天 400 mg，联合羟基脲每天 500mg，获得了 20%的有效率，中位 TTP 为 10 周，6 个月和 2 年的 PFS 率分别是 32%和 16%。Reardon 和 coworkers 的Ⅱ期临床试验也重复了上述结果，6 个月的 PFS 率 27%，中位 TTP 14 周。一项临床Ⅱ期研究中，imatinib（400mg/d）联合羟基脲（1000mg/d）治疗 14 例对尼莫司丁和替莫唑胺治疗失败的复发胶质母细胞瘤患者，尽管随访时间短，已经有 1 例 CR、4 例 PR、4 例 SD、5 例 PD。对预后较差的脑干胶质瘤和复发恶性胶质瘤的儿童患者的临床Ⅰ/Ⅱ期研究也在进行中。

（四）bevacizumab 联合 irinotecan

bevacizumab 是一种人源化的 IgG1 抗 VEGF 的单克隆抗体，与化疗联合具有协同作用，已被 FDA 批准在晚期大肠癌和非小细胞肺癌中与化疗联合应用。近期，一项 bevacizumab 联合 irinotecan（伊立替康）治疗复发的 GMB 和间变星形细胞瘤的Ⅱ期临床试验显示有效率高达 63%，6 个月的 PFS 率分别为 30%和 56%，总中位生存期 40 周。32 例患者中 8 例因出现血栓退组，无出血性事件发生。但治疗的安全性不能推广到所有胶质瘤患者，因为入组的患者是经过高度选择的，排除了既往有血栓形成病史、仍在接受抗凝治疗或影像学检查有出血征象的患者。分析本项研究有效率高的原因，是与 bevacizumab 对血脑屏障的调节有关，还是与对肿瘤细胞的直接细胞毒或细胞生长抑制效应有关，仍不十分清楚。RTOG 最近也在开展一项随机试验，比较 bevacizumab 联合 irinotecan 或 TMZ 的疗效。

（五）thalidomide 联合化疗

thalidomide 也是一种抗血管生成药物，其抗血管生成效应是干扰整合素的表达及抑制由碱性生长因子和 VEGF 诱导的血管生成。NABTC 99－04 的Ⅱ期临床试验中，TMZ 的剂量是每天 150～200mg/m^2，连续 5 天，每 28 天重复；thalidomide 每天 400mg 睡前口服，连续 28 天，如果耐受可增加至每天 1200mg。44 例手术和放、化疗后复发的 GBM 患者入组，中位年龄 53 岁，82%的患者既往未经化疗。Ⅲ级以上不良反应发生率为 57%，15 例（34%）患者出现非致死性的Ⅲ/Ⅳ级粒细胞减少。客观有效率是 7%，6 个月的 PFS 率是 24%，中位 TTP 是 15 周。单因素分析显示，血清中的血管内皮生长因子、成纤维细胞生长因子和 IL－8 水平与 6 个月的 PFS 率无关。联合用药安全性好，疗效比单用 TMZ 略有改善。而 2007 年 ASCO 会议上报道的一项Ⅱ期临床试验，采用 thalidomide 联合 procarbazine 治疗复发进展的恶性胶质瘤显示，尽管毒性小，但并无明显疗效。最近，thalidomide（800～1200 mg/d）联合卡莫司汀治疗 40 例复发恶性胶质瘤（38 例胶质母细胞瘤患者，2 例间变星形细胞瘤患者）的临床Ⅱ期研究显示，客观反应率是 24%，中位 PFS 是 3.46 个月。

四、分子靶向药物与放疗的联合

放射治疗是恶性胶质瘤的重要辅助治疗，但不可避免的是绝大多数患者放疗后疾病复发或进展。因此，能够增强或恢复胶质瘤对放射治疗敏感性的药物可能会改善预后。临床前的资料显示：放射治疗的敏感性能被生长因子、信号传导通路关键位点的激活作用和 DNA 的修复及凋亡相关蛋白所调节。多种靶向药物如 EGFR、PDGFR 抑制剂（gefitinib、erlotinib、imatinib）、FTIs（tipifarnib）、mTOR 抑制剂（sirolimus、everolimus）、血管生成抑制剂（vandetanib、lenalinomide、vatalanib、bevacizumab）等联合放射治疗恶性胶质瘤的临床试验已在进行中。

（一）EGFR 抑制剂联合放疗

临床前试验提示：EGFR 信号通路的增强可能会促进肿瘤细胞对放射的耐受性从而降低放射治疗的疗效，而 EGFR 抑制剂可通过不同的机制增强放射敏感性。RTOG 正在开展一项 gefitinib 联合放射治疗新诊断的 GBM 的Ⅰ/Ⅱ期临床研究。178 例新诊断的 GBM 患者入组，放疗的同时联合 gefitinib 每天 500mg，服用 18 个月或至疾病进展时停用。中位 PFS 是 5.1 个月，中位生存时间 11 个月。回归分组分析（recursive partitioning analysis，RPA）预后分级为Ⅳ级的患者似乎获益更大，但未达到统计学差异。接下来的研究在于寻找究竟哪类患者能从中获益，磷酸化 Akt 信号的增强似乎可产生更好的疗效。但近期一项 erlotinib 联合 TMZ 同期放射治疗新诊断的 GBM 的Ⅱ期临床试验的结果并不令人满意，中位 PFS 仅 3.6 个月，而且毒性较大，试验原计划入组 30 例，但到 27 例时即终止。作者认为 erlotinib 与放化疗同期进行时，erlotinib 对细胞的生长抑制作用可能拮抗了 TMZ 和放疗的细胞毒作用。动物试验显示：放射治疗与靶向药物之间的联合方式不同，所产生的效应有明显差异。可见，药物和放疗联合的顺序和时机很关键。

（二）血管生成抑制剂联合放疗

基础研究显示靶向血管发生的 VEGF 抗体或 VEGFR－2 抑制剂能提高肿瘤的放射敏感性。PTK787/ ZK222584（PTK/ZK）是一种口服的 VEGFR 酪氨酸激酶抑制剂，也有较弱的阻断 PDGFR 的作用。EORTC 开展的一项 TMZ 同期放疗和辅助化疗联合 PTK/ZK 治疗新诊断的恶性胶质瘤的Ⅰ期临床试验中，放疗总量 60Gy，TMZ 每天 75 mg/m^2，持续 6～7 周，PTK/ZK 750mg，一天两次，直至肿瘤进展时停药。PTK/ZK 的 MTD 是 1250 mg。随机的Ⅱ期试验已于 2007 年 1 月开始入组患者，用于比较标准的 TMZ 联合放疗单独或联合 PTK/ZK。bevacizumab 是一种人源化的单克隆抗体，直接导向血管内皮生长因子 A（VEGF－A），临床前研究显示抑制 VEGF－A 能改善胶质瘤对放疗的反应。bevacizumab 联合立体定向适形调强放疗（IMRT）治疗复发高级别胶质瘤的预试验结果在 2007 年 ASCO 年会上第一次报道。试验目的在于确定此种联合治疗的安全性。10 例 GBM 和 2 例间变星形细胞瘤患者入组，肿瘤直径小于 3.5cm，bevacizumab 10mg/kg，两周一次，28 天后评价疗效并开始放疗，IMRT 总量 30Gy，每周 5 次，共 15 次；放疗期间 bevacizumab 每周两次，持续至肿瘤进展时停药。结果：bevacizumab 中位 5.5 个疗程，10 例发生Ⅲ级不良反应，包括高血压、头痛、癫痫发作、中性白细胞减少、低钠和低磷血症，无 IV/V 级不良反应，无 DLT，无颅内出血。3 例 CR，4 例 PR，5 例 SD，2 例 PD。6 个月的 PFS 率是 76%。在第 1 个疗程 bevacizumab 治疗后磁共振灌注成像（MR perfusion imaging）的平均灌流值下降。初步结果提示该联合方案安全和耐受性好，并有一定疗效，值得进一步研究其可能的协同作用机制。

（三）蛋白酶体抑制剂联合放疗

泛素-蛋白酶体系统是生物体内进行蛋白质（包括转录因子、肿瘤抑制蛋白、原癌基因等）选择性降解的重要途径之一，体外及动物模型试验中显示蛋白酶体抑制剂具有广泛抗肿瘤作用，在临床Ⅱ/Ⅲ期试验中治疗复发的、难治的多发性骨髓瘤也显示有生存获益。临床前研究显示蛋白酶体抑制剂可增加高级别星形细胞瘤的放射敏感性。一项开放性Ⅰ期临床试验评价了蛋白酶体抑制剂 bortezomib 联合放疗和 TMZ 治疗高级别星形细胞瘤的安全性。放疗剂量为每天 1.8～3.5Gy，总量 35～66Gy，放疗期间每天口服 TMZ 75mg/m^2；bortezomib 分 3 个剂量水平（0.7、1.0、1.3 mg/m^2，第 1、4、8、11 天），每 21 天重复，最多 2 个疗程。27 例患者入组，3 个剂量级上均无 DLT 发生，Ⅰ/Ⅱ级毒性包括口腔炎、红斑和脱发。24 例可评价疗效，1 例 CR，3 例 PR，9 例 SD，11 例 PD。该联合方案毒性小，值得开展Ⅱ期临床试验进一步验证其疗效。

marimastat 联合放射外科治疗复发恶性胶质瘤患者的临床Ⅱ期研究表明，与历史对照相比，间变性星形细胞瘤患者的中位 TTP 和生存时间有微小获益，而胶质母细胞瘤患者没有改善。

五、多靶点酪氨酸抑制剂

最近几年来，新一代的多靶点小分子酪氨酸激酶抑制剂正在进入临床研究，用于调节肿瘤和肿瘤相关系统上的多个信号传导通路（表 10-3-2）。临床前试验显示其疗效优于单靶点激酶抑制剂。但由于其对多信号通道的影响，也可能产生潜在的更大的毒性。

表 10-3-2　多靶点酪氨酸激酶抑制剂

药物	作用靶点	在脑肿瘤中的应用阶段
AEE788	EGFR、VEGFR2	NCI 已完成Ⅰ/Ⅱ期临床试验
ZD6474	EGFR、VEGFR2	NCI 正在进行Ⅰ/Ⅱ期临床试验
Sunitinib *	VEGFR2、PDGFR、c-kit、FLT-3	试验在筹备中
Sorafenib *	Raf、VEGFR、PDGFR	NABTT 正在进行Ⅰ/Ⅱ期临床试验
Lapatinib	ERBB1/EGFR 和 ERBB2/HER2	NABTC 正在进行Ⅱ期临床试验
Pazopanib	VEGFR、PDGFR、c-kit	正在进行多中心的Ⅰ/Ⅱ期临床试验（联合 lapatinib）
Dasatinib *	VEGFR、PDGFR、ckit、Src、EphA2	RTOG 已筹备开展试验
MLN 518	c-kit、PDGFR、FLT-3、CNF-1R	NABTT 正在进行Ⅰ/Ⅱ期临床试验

* 美国 FDA 已批准药物：Sorafenib，进展期肾癌（2005 年）；Sunitinib，进展期肾癌和 Imatinib 治疗后进展或毒性不能耐受的 GIST（2006 年）；Dasatinib，慢性淋巴细胞白血病、耐药或不能耐受 Imatinib 治疗的急性淋巴细胞白血病（2006 年）

六、存在问题与展望

尽管分子靶向药物在某些恶性胶质瘤患者中的确具有抗肿瘤活性，但迄今为止，尚未获得如 herceptin、iressa、imatinib 和 rituxmab 等分子靶向药物治疗乳腺癌、肺癌、慢性粒细胞白血病和淋巴瘤等恶性肿瘤那样的成功经验。然而让人们看到希望的是，最近几年来分子靶向药物联合化、放疗的临床研究已提供了部分令人鼓舞的初步试验数据，如抗血管生成的单克隆抗体 bevacizumab 无论是联合化疗用于复发恶性胶质瘤，还是联合放疗用于初治恶性胶质瘤，其客观有效率及 PFS 均较高，值得进一步扩大研究。小分子的 EGFR 酪氨酸激酶抑制剂联合放、化疗的临床试验目前仍在进行中，初步结果提示联合的顺序和时机很关键，EGFR 抑制剂与放化疗同期应用时，其对细胞的生长抑制作用可能拮抗了化、放疗的细胞毒作用。

就人们目前的认识而言，限制分子靶向药物成功应用于临床的原因仍十分复杂，存在的问题与挑战主要来自两个方面。一方面，脑肿瘤内在的生物学特性限制了治疗的反应，例如：恶性胶质瘤的异质性，多个信号传导通路的缺陷以及信号网络之间的交叉重叠作用，在疾病的不同阶段肿瘤的基因及分子缺陷的不同，正常信号传导通路关键位点的抑制所产生的毒性，血脑屏障对药物的机械及生理屏障作用（如血脑屏障内皮细胞膜上存在P-糖蛋白和乳腺癌耐药蛋白等可泵出药物的载体）等。另一方面，目前临床研究的疗效评价标准可能并不完全适用于分子靶向药物。对于传统的细胞毒药物而言，Ⅰ期临床试验的终点是药物能安全使用的MTD，但MTD并不等同于最佳生物学剂量。由于许多分子靶向药物对肿瘤细胞主要产生生长抑制效应，在高剂量时其生物学效应不一定会增强。目前Ⅱ期临床试验中基于肿瘤大小改变的疗效评价标准也并不能准确反映分子靶向药物的抗肿瘤活性，某些替代终点，如PFS可能比肿瘤的缩小更有意义。Wong等分析了来自同一个医疗中心的连续的8项Ⅱ期临床试验数据，提出复发恶性胶质瘤的临床研究终点是6个月的PFS率，小于15%被认为无效。而最近来自NCCTG的27个多中心的试验数据分析也显示，对于复发GBM，6个月的PFS和12个月的总生存时间之间的关系密切。此外，人们目前所发现的各种治疗靶点是否真正针对肿瘤呢？靶点又是否真正被药物所阻断了呢？靶点是否真正操纵了肿瘤的生物学行为呢？诸如此类的问题，目前尚未能完全解答。

今后的临床前及临床研究应致力于：不断开发新的通路、靶点和药物；发展基因及蛋白质检测技术，尽可能对治疗前后肿瘤标本中预测敏感或耐药的标记物进行检测；采用多种新技术如微量渗析法（microdialysis）等来检测肿瘤细胞外实际的药物暴露浓度以代替传统的血浆及脑脊液中的药代动力学研究，确定药物的最佳生物学剂量以代替目前普遍使用的MTD；采用更合理的联合治疗策略、更有效的疗效评价方法如分子影像学检查（PET/CT及磁共振功能弥散成像等），优化试验设计方法以利于在最短的时间内获得最大的信息量，这些均应是未来发展的方向。

目前，分子靶向药物治疗脑肿瘤的初步研究，没有取得像imatinib（gleevec）治疗慢性粒细胞性白血病和胃肠间质瘤那样的显著效果，如何提高它的临床疗效还有待深入研究。然而，与传统的细胞毒化疗相比，分子靶向治疗的特异性、选择性及相对低的毒副作用，显示出了一定的优越性，有很大的发展潜力。随着分子遗传学、分子生物学及一些新技术的发展，分子靶向治疗也将不断完善。分子靶向治疗与放疗、细胞毒（传统）化疗等治疗手段有机结合，必将在恶性脑肿瘤的治疗中发挥积极作用。

（陈忠平　张俊平　杨群英）

参考文献

1. 陈忠平，张俊平. 恶性脑肿瘤化疗新动态：分子靶向治疗. 中国神经肿瘤杂志，2005，3（1）：1-6.
2. Chakravarti A，Berkey B，Robins HI，et al. An update of Phase Ⅰ/Ⅱ study of Gefitinib with radiotherapy in newly diagnosed glioblastoma. J Clin Oncol，2006，24（18S）：1527.
3. Chang SM，Kuhn J，Wen P，et al. Phase I/pharmacokinetic study of CCI-779 in patients with recurrent malignant glioma on enzyme-inducing antiepileptic drugs. Invest New Drugs，2004，22（4）：427-435.
4. Dicker，M. Werner—Wasik，M. Machtay，et al. phase I trial using the proteasome inhibitor Bortezomib and concurrent temazolomide and radiotherapy for high grade gliomas. J Clin Oncol，2007，25（18S）：2061.
5. Dresemann G. Imatinib and hydroxyurea in pretreated progressive glioblastoma multiforme：a patient series. Ann Oncol，2005，16（10）：1702-1708.
6. Dresemann G. STI571/hyroxyurea in progressive，pretreated glioblastoma（GBM）patients. Proc Am Soc Clin Oncol，2003，22：116.

7. Fine HA, Figg WD, Jaeckle K, et al. Phase II trial of the antiangiogenic agent Thalidomide in patients with recurrent high-grade gliomas. J Clin Oncol, 2000, 18 (4): 708-715.
8. Fine HA, Wen PY, Maher EA, et al. Phase II trial of Thalidomide and carmustine for patients with recurrent high-grade gliomas. J Clin Oncol, 2003, 21 (12): 2299-2304.
9. G. J Lesser, V Stieber, D Case, et al. A phase II trial of Thalidomide (Thal) and Procarbazine in adults with recurrent or progressive malignant gliomas. J Clin Oncol, 2007 , 25 (18S): 2067.
10. Groves MD, Puduvalli VK, Chang SM, et al. A North American brain tumor consortium (NABTC 99-04) phase II trial of temozolomide plus Thalidomide for recurrent glioblastoma multiforme. J Neuro oncol, 2007, 81 (3): 271-277.
11. Groves MD, Puduvalli VK, Conrad CA, et al. Phase Ⅱ trial of temozolomide plus marimastat for recurrent anaplastic gliomas: a relationship among efficacy, joint toxicity and anticonvulsant status. J Neuro oncol, 2006, 80 (1): 83-90.
12. Groves MD, Puduvalli VK, Hess KR, et al. Phase Ⅱ trial of temozolomide plus the matrix metalloproteinase inhibitor, marimastat, in recurrent and progressive glioblastoma multiforme. J Clin Oncol, 2002, 20 (5): 1383-1388.
13. J F De Groot, M R. Gilbert, K R. Hess, et al. Phase Ⅱ study of combination carboplatin and Erlotinib in patients with recurrent glioblastoma multiforme. Journal of Clinical Oncology. J Clin Oncol, 2007, 25 (18S): 2024.
14. Larson DA, Prados M, Lamborn KR, et al. Phase Ⅱ study of high central dose Gamma Knife radiosurgery and marimastat in patients with recurrent malignant glioma. Int J Radiat Oncol Biol Phys, 2002, 54 (5): 1397-1404.
15. N A. Mohile, L E. Abrey, SC Lymberis, et al. A pilot study of Bevacizumab and stereotactic intensity modulated re-irradiation for recurrent high grade gliomas. J Clin Oncol, 2007, 25 (18S): 2028.
16. Nguyen TD, Lassman AB, Lis E, et al. A pilot study to assess the tolerability and efficacy of RAD-001 (Everolimus) with Gefitinib in patients with recurrent glioblastoma multiforme. J Clin Oncol, 2006, 24 (S18): 1507.
17. Peery TS, Reardon DA, Quinn J, et al. Phase Ⅱ of ZD1839 for patients with first relapse glioblastoma. Proc Am Soc Clin Oncol, 2003, 22: 99.
18. Pereboom DM, Brewer CJ, Suh GH, et al. Phase Ⅱ trial of erlotinib with temozolomide and concurrent radiation therapy in patients with newly diagnosed glioblastoma multiforme: final results. Neuro-Oncol, 2006, 8 (4): 448.
19. Prados MD, Yung WK, Wen PY, et al. Phase Ⅰ trial of gefitinib and temozolomide in patients with malignant glioma: a north American brain tumor consortium study. Cancer Chemother Pharmacol, 2007, 8: 11.
20. Reardon DA, Egorin MJ, Quinn JA, et al. Phase Ⅱ study of imatinib mesylate plus hydroxyurea in adults with recurrent glioblastoma multiforme. J Clin Oncol, 2005, 23 (36): 9359-9368.
21. Reardon DA, Quinn JA, Vredenburgh JJ, et al. Phase Ⅰ trial of gefitinib plus sirolimus in adults with recurrent malignant glioma. Clin Cancer Res, 2006, 12 (3 Pt 1): 860-868.
22. Vredenburgh JJ, Desjardins A, Herndon JE 2nd, et al. Phase Ⅱ trial of bevacizumab and irinotecan in recurrent malignant glioma. Clin Cancer Res , 2007, 13 (4): 1253-1259.
23. Wen PY, Kesari S, Drappatz J, et al. Malignant gliomas: strategies to increase the effectiveness of targeted molecular treatment. Expert Rev Anticancer Ther, 2006, 6 (5): 733-754.
24. Wen PY, Yung WK, Hess K, et al. Phase I study of STI571 (gleevec) for patients with recurrent malignant gliomas and meningiomas (NABTC99-08). Proc Am. Soc Clin Oncol, 2002, 21: 73a.

第四节　恶性胶质瘤的个体化化疗

由于恶性脑胶质瘤的侵袭性生长特性及解剖位置的特殊性，尽管手术和放疗仍难免复发，化疗对进一步杀灭残存肿瘤细胞仍起到很重要的作用。综合12个随机对照研究进行的Meta分析表明，化疗确实可以延长胶质瘤患者的生存时间。但在以往主要以亚硝脲类药物化疗为主的临床Ⅲ期研究中，均没有证实化疗可以延长恶性胶质瘤患者的生存。直到2005年3月在新英格兰医学杂志（the New England Journal of Medicine）上发表了新药替莫唑胺（temozolomide，TMZ）同期放化疗的研究结果，这是一个由15个国家85个中心纳入573例新诊断胶质母细胞瘤（glioblastoma multiforme，GBM）患者的前瞻性临床随机Ⅲ期研究，结果表明TMZ化疗增加到放疗较单独放疗延长了GBM患者的生存（中位生存时间14.6个月比12.1个月，2年生存率26.5%比10.4%）。这在胶质瘤化疗史上具有划时代的意义，恶性脑胶质瘤的化疗重新受到医学界的重视。

尽管化疗可使恶性脑胶质瘤患者生存获益被证实，但延长生存的作用有限。如何识别出化疗获益人群，对提高化疗疗效，避免盲目/无效化疗具有重要意义。恶性脑胶质瘤的临床个体化化疗是实现这一目的的实用措施。本节结合作者的临床工作经验，介绍恶性脑胶质瘤临床个体化化疗的实施方法和策略。

一、体外药物敏感试验指导的化疗方案制订

恶性胶质瘤的异质性不仅表现在生物学行为和病理学特点上，也表现在对化疗药物的敏感性上。同一种肿瘤不同个体间的药敏谱不同。单凭经验的常规方案化疗不仅有效率低，而且使一部分耐药患者遭受无效/有害化疗。我们采用体外药敏试验指导化疗方案制订的结果表明体外药敏试验与临床治疗效果的阳性符合率为71.4%，阴性符合率为93.3%，提示体外药敏试验的作用主要在于排除无效药物，筛选敏感药物；体外药敏试验指导化疗的客观有效率（28.6%）较传统亚硝脲类药物经验化疗的有效率（不足20%）有提高。

但是，体外药敏试验方法本身及药敏试验敏感判别标准存在一定的局限性（参见体外细胞培养一章）。体外药敏试验测定的是单药的敏感性，而临床用药多为联合用药，由于体内药物作用机制较体外复杂，体外单药药敏试验不能反映联合化疗时药物之间存在的协同、相加或拮抗作用。且体外药敏试验需要具备细胞培养的实验室条件，受试验方法限制有一定的成功率，不是每个患者均能得到试验结果。因此，需要寻找新的指导临床用药的指标。肿瘤耐药基因表达的检测可弥补药敏试验的不足，为选择化疗药物提供进一步的参考。

二、耐药分子MGMT表达与化疗方案选择

O^6-甲基鸟嘌呤-DNA甲基转移酶（O^6-methylguanine-DNA methyltransferase，MGMT）能将DNA鸟嘌呤六号氧上的烷基转移到MGMT的半胱氨酸残基上，使DNA上烷基化的鸟嘌呤被还原，而MGMT则成为失活的烷基化MGMT。许多研究结果表明MGMT在肿瘤对烷化剂类抗癌药（亚硝脲类、TMZ等）的耐药中起重要作用。MGMT表达阴性的胶质瘤患者对亚硝脲类药物和TMZ化疗的有效率明显高于MGMT阳性患者。因此，对MGMT表达阳性的患者避免使用这些药物可能提高化疗疗效。

我们对恶性脑胶质瘤患者根据MGMT测定结果选择化疗方案，对MGMT表达阳性者采用不含亚硝脲类和替莫唑胺的方案进行化疗，MGMT表达阴性者可以用也可不用含亚硝

脲类和替莫唑胺的方案进行化疗，总的客观有效率（CR＋PR）为 35%，疾病控制率（CR＋PR＋SD）为 73%。说明只要合理地选择化疗药物进行化疗，花费经济的一些化疗方案，如 VM－26＋DDP、IFO＋VP－16＋CBP、VP－16＋DDP、MeCCNU＋VM－26、CCNU＋DDP＋VCR、CCNU＋PCZ＋VCR、BCNU＋DDP 等也可取得较好的疗效（图 10－4－1，2）。

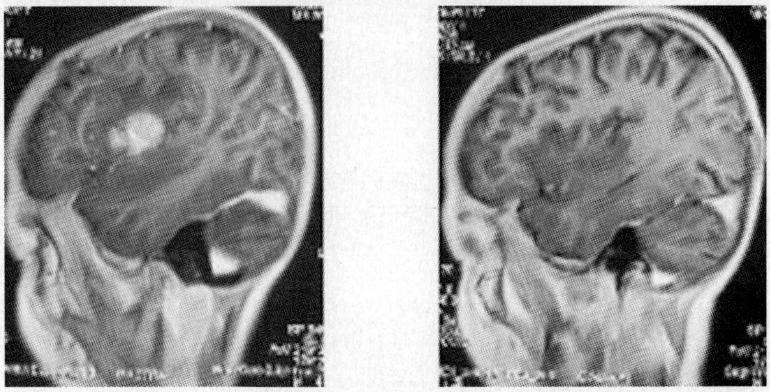

图 10－4－1　男，11 岁，复发髓母细胞瘤，IFO＋VP－16＋CBP 化疗 2 个疗程后肿瘤完全缓解

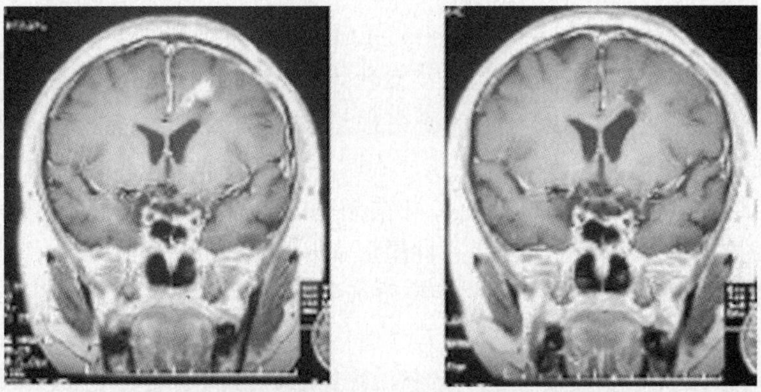

图 10－4－2　男，38 岁，间变少突胶质细胞瘤，CCNU＋PCZ＋VCR 化疗 6 个疗程后肿瘤完全缓解

三、MGMT 阳性表达患者的化疗方案

恶性胶质瘤 MGMT 表达阳性率为 67.2%～76%。对占半数以上的 MGMT 表达阳性的恶性胶质瘤患者采用什么样的化疗策略呢？如上所述选用非亚硝脲类和 TMZ 进行化疗，可避免 MGMT 导致的耐药，是一个可考虑的选择。然而，临床上烷基化类药物是恶性胶质瘤的主要化疗药物，特别是 TMZ 口服方便，不良反应轻微，耐受性好。有研究提示 TMZ 和细胞 DNA 作用形成的 O^6-甲基鸟嘌呤被 MGMT 修复，从而耗竭 MGMT 起到一定的自身克服耐药的作用。我们比较了含亚硝脲类方案、含替莫唑胺方案及不含亚硝脲和替莫唑胺三类化疗方案对 MGMT 阳性表达的恶性胶质瘤患者化疗的近期疗效和不良反应。结果显示不含亚硝脲和 TMZ 化疗组的客观有效率和疾病控制率均较含亚硝脲化疗组高（表 10－4－1），有统计学差异（$P<0.05$）。不含亚硝脲和 TMZ 化疗组避免了 MGMT 引起的耐药，有相对较高的有效率和疾病控制率（31.8%和 77.3%），是对 MGMT 阳性的恶性胶质瘤患者值得

推荐的方案。然而，含 TMZ 化疗组虽然疗效有限，但还是有一定作用，加之 TMZ 不良反应较轻，耐受性好，不应放弃该药在 MGMT 阳性患者中的应用。探索更有效克服 MGMT 耐药性的 TMZ 使用方法，是提高 TMZ 对 MGMT 阳性患者疗效的出路之一，如 TMZ 低剂量连服 7 天或 21 天方案较常规 5 天用药可能更好地耗竭 MGMT 而自身增敏、克服耐药。在 TMZ 化疗前，先给予 DDP 或 PCZ，如 DDP＋TMZ ，TMZ 在首次服用 DDP 后 24h 开始服用；PCZ＋TMZ，PCZ 在 TMZ 前 1h 给药可以耗竭 MGMT，也是克服 MGMT 耐药的措施之一。亚硝脲类药物的骨髓抑制、胃肠道反应、肺毒性等不良反应较严重，不宜像 TMZ 一样作为 MGMT 的自身耗竭剂，且常规用药多为一次应用（如 MeCCNU），耗竭作用有限。

表 10－4－1　三组化疗方案的客观有效率和疾病控制率

组别	客观有效率（CR＋PR）	疾病控制率（CR＋PR＋SD）
含亚硝脲化疗组	0	18.2％
含 TMZ 化疗组	16.7％	61.1％
不含亚硝脲和 TMZ 化疗组	31.8％＊	77.3％＊

＊与含亚硝脲化疗组比较有统计学差异，$P<0.05$。

四、染色体 1p/19q 杂合性缺失与间变性少突胶质细胞瘤对化疗的敏感性

利用杂合性缺失（loss of heterozygosity，LOH）方法检测的少突胶质细胞瘤常见的遗传学改变是 1 号染色体短臂（1p）和 19 号染色体长臂（19q）的 LOH。在一组研究中 1p LOH 发生率是 67％（14/21），而其他的研究报道发生率从 40％（6/15）到 92％（11/12）不等。不同研究中报道的 19q LOH 发生频率不同，从 50％到 80％。间变性少突胶质细胞瘤与少突胶质细胞瘤在染色体 1p 和 19q 上有相同频率的等位缺失，但在 9 和 10 号染色体短臂上缺失的频率明显提高。后两种改变在恶性星形细胞瘤的进展中也常见。

根据分子遗传学分析可将间变性少突胶质细胞瘤分为四组：组 1，有 1p 和 19q LOH；组 2，有 1p LOH，没有 19q LOH，可有其他遗传学改变如 TP53 突变；组 3，1p 完整，有 TP53 突变；组 4，1p 完整，没有 TP53 突变，常伴随 PTEN 突变、10q LOH、EGFR 扩增、CDKN2A 缺失和环状强化。组 1 到组 4，对化疗的有效率依次为 100％、100％、33％、18％；化疗有效患者的疗效持续时间依次为大于 31 个月、11 个月、7 个月、5 个月；生存时间依次为大于 123 个月、71 个月、71 个月、16 个月。有 1p 和 19q LOH 者对化疗 100％敏感，且化疗疗效持续时间长，生存期长。单有 1p LOH 者也对化疗敏感，但化疗疗效持续时间及生存期相对短。无 1p LOH，有 TP53 突变者对化疗有反应，但很快复发。无 1p LOH，也无 TP53 突变，常伴有其他基因变异者化疗敏感性差，肿瘤侵袭性强，临床过程和基因型与胶质母细胞瘤相似。

1p/19q 杂合性缺失与少突胶质瘤对化疗的敏感性相关，也是一项独立的预后指标。PCV 方案（CCNU＋PCZ＋VCR）是治疗少突胶质瘤的经典方案，总的有效率在 65％左右，而 1p/19q 杂合性缺失的患者对 PCV 方案 100％敏感。TMZ 治疗少突胶质瘤有与 PCV 方案相似的疗效，染色体 1p/19q 杂合性缺失也与 TMZ 对少突胶质瘤的敏感性相关。TMZ 和 PCV 方案都可作为少突胶质瘤的一线化疗方案，在一线化疗失败后，也可互为二线方案。但是，遗憾的是，无论 TMZ 还是 PCV 方案作为少突胶质瘤二线方案的有效率都比较差，大约在 25％左右。探索二线化疗的耐药机制及有效的化疗方案是需要解决的问题。

五、其他与化疗敏感和耐药相关的分子

除 MGMT 和染色体 1p/19q 杂合性缺失外，还有一些分子如 P－糖蛋白（P－glycoprotein，P－gp）、多药耐药相关蛋白（multidrug resistance associated protein，MRP）、拓扑异构酶Ⅱ（topoismerase Ⅱ，TOPO Ⅱ）、谷胱甘肽 S－转移酶（GST－π）、错配修复基因（mismatch repair，MMR）、核苷酸切除修复基因（nucleotide excision repair，NER）等和化疗敏感性相关。虽然这些基因表达与耐药的相关性还有待更多的临床研究确认，但也不失为脑肿瘤个体化化疗可以考虑的指标。

（陈忠平　张俊平）

参考文献

1. 陈建文，张俊平，程金建，等. 体外药敏试验指导的恶性脑胶质瘤预见性化疗. 广东医学，2005，26（9）：1183－1185.
2. 张俊平，牟永告，张湘衡，等. MGMT 指导下的恶性脑肿瘤预见性化疗近期疗效分析. 中华神经外科杂志. 2007，23（2）：96－98.
3. Chen ZP，Yarosh D，Garcia Y，et al. Relationship between O6－methylguanine－DNA methyltransferase levels and clinical response induced by chloroethylnitrosourea therapy in glioma patients. Can J Neurol Sci，1999，26（2）：104－109.
4. Ino Y，Betensky RA，Zlatescu MC，et al. Molecular subtypes of anaplastic oligodendroglioma：implications for patient management at diagnosis. Clin Cancer Res. 2001，7（4）：839－845.
5. Mischel PS，Cloughesy TF，Nelson SF. DNA－microarray analysis of brain cancer：molecular classification for therapy. Nat Rev Neurosci，2004，5（10）：782－792.
6. Tolcher AW，Gerson SL，Denis L，et al. Marked inactivation of O6－alkylguanine－DNA alkyltransferase activity with protracted temozolomide schedules. Br J Cancer，2003，88（7）：1004－1011.

第五节　局部化疗

由于神经系统的特殊性，许多药物（大分子）不易通过血脑屏障，给脑瘤的治疗增加了困难。由于神经系统肿瘤多为局部复发，并且很少有中枢神经系统外播散。理论上，局部给药有其优点，局部高剂量化疗避免了全身化疗的毒性，并且绕开了血脑屏障的影响。局部化疗可望成为控制脑瘤局部复发的有效手段。

一、局部给药治疗脑瘤的基础

局部给药治疗脑瘤有以下几点理论基础：①提高局部药物浓度而减少全身毒副作用。临床有效的抗癌药必须在肿瘤内达到足够的药物浓度而对身体其他系统无或仅有可以耐受的毒性作用。全身给药化疗使全身所有组织器官都暴露于抗癌药，特别是治疗脑肿瘤时，由于血脑屏障的存在，往往需要加大剂量才能在中枢神经系统达到有的效药物浓度。因此使得治疗剂量接近甚至超过患者的最大耐受剂量，有些因严重的全身毒副作用而使患者无法接受化疗。局部给药可以用较小的剂量在肿瘤局部达到最大治疗浓度而又使身体其他部位极少地暴露于抗癌药物，因而可以明显减少全身毒副作用。②避过血脑屏障。许多经典的对其他肿瘤

有效的抗癌药，即使体外细胞药敏试验有效，但由于不能通过血脑屏障而不能采用全身给药用于脑肿瘤治疗。目前，临床上应用于脑肿瘤化疗的药物主要还是亚硝脲类，如 BCNU、CCNU 等几种。向肿瘤部位直接给药，避开了血脑屏障，所以，大大地增加了脑瘤化疗药物的选择范围。③脑肿瘤几乎没有转移，向颅外的远方转移更是罕见。其局部的复发 80% 在原来肿瘤的 2cm 范围内。这就使得局部化疗能够达到理想的效果。

二、局部给药的化疗方式

避开血脑屏障的局部给药有多种方式，最简单的局部给药方式是通过瘤内或鞘内注射。许多化疗药物，包括 BCNU、BLM、MTX、DDP、5-Fu 和 CTX，在临床尝试了局部给药化疗。局部化疗的毒性是相对温和的，但临床疗效的确非常令人失望。稍微好一点的效果是在原发中枢神经系统淋巴瘤（鞘注 MTX）和颅咽管瘤（肿瘤内注射 BLM）上。临床上采用的方法有经预置的导管向瘤腔内直接注射（如采用 Ommaya 囊），还有经皮下埋置药泵持续给药。这些给药系统无疑能明显提高局部药物浓度，但由于感染、机械的和导管堵塞等原因限制了临床应用效果。动脉注射也是局部给药方式之一，动脉注射可提高药物在肿瘤内浓度。然而，迄今为止，大宗的临床结果显示其临床疗效并没有比静脉给药提高，加上它的有创性和费用高，目前临床上已并不推崇。多聚体药物缓释系统是以多聚体作为载体，将抗癌药物与其结合，结合在多聚体内的药物能在局部缓慢的释放，达到持续给药的目的。所以，这是理想的局部给药手段。近年来国外研究较多的还有正压对流药物递送技术（convection-enhanced drug delivery，CEDD），也显示了很好的前景。

（一）多聚体缓释技术

多聚体作为药物载体的研究始于 70 年代中期，美国波士顿麻省总医院的 Langer 和 Folkman 首先将大分子物质（如蛋白）与多聚体结合，这些大分子物质能从多聚体内以弥散的方式逐步释放。随后的研究又成功地将抗生素、生物因子、化疗药物等结合进多聚体。

最早的多聚体采用的是醋酸乙烯（ethylene-vinyl acetate，EVAc）。虽然在实验室证明它是良好的药物载体，但由于是非生物分解型多聚体，置入体内后，药物虽然能以弥散的方式逐步释出，但将留下载体异物。二对羧基苯氧基丙烷癸二酸共聚物［poly（bis-（p-carboxyphenoxy）propane-sebacic acid，PCPP-SA］则是生物分解型多聚化合物，它的优点是：①由于它在体内是从周边向内以稳定的速度被降解，所以药物的释放稳定；②生物分解型多聚体能防止药物被水解破坏，保持原有活性；③多聚体的降解速度取决于 PCPP 和 SA 的搭配比例，通常，药物释放可以持续数周、数月甚至超过一年；④由于多聚体本身被降解了，所以最终没有异物留下。脂肪酸二聚癸二酸（FAD-SA，fatty acid dimer-sebacic acid）被用于载带亲水性制剂，如顺铂。poly（lactide-co-glycolide）多聚体与化疗药物或其他大分子结合，制成微球（microspheres）更可以立体定向的方式注入脑内。用作载体的多聚体还有聚乙烯乙二醇（polyethyleneglycol）、明胶（gelatin）等。

实验证明，以多聚体作为载体局部给药，可明显延长局部脑组织与药物的暴露时间。Grossman 等将［^{3}H］标记 BCNU，比较不同给药方式局部脑组织与药物的接触情况。结果局部直接注入的 BCNU 很快被清除，24 小时后，只有 15% 的局部脑组织有 BCNU，到 72 小时时，仅剩极少的区域有可测得的［^{3}H］-BCNU 。而结合于多聚体内的药物，由于逐步释放，72 小时后 40% 的区域有［^{3}H］-BCNU，500 小时后还有 15%。Fung 等观察了多聚体局部给药后 BCNU 的动态分布，一天后血液中的 BCNU 浓度只有脑内的 20%，脑脊液（CSF）内为脑实质的 56%。二周后血液中的 BCNU 为 30%，脑脊液中将至 20%（表

10－5－1）。

表 10－5－1　多聚体局部给药后 BCNU 的分布

部位	BCNU 浓度			
	6 小时	1 天	7 天	14 天
血液	2.2μM	0.7μM	NP	0.3μM
CSF	8.1 μM	1.8 μM	NP	0.2 μM
植入部位脑组织	NP	3.2μM	1.6μM	1.0μM

NP：未测定

1. Gliadel[R]局部化疗

虽然有关多聚体局部给药的研究已有许多，但较为成熟的用于治疗脑胶质瘤的是以 PCPP－SA 为载体的 BCNU。于 1998 年，美国 FDA 正式批准 3.85％含量的 BCNU 缓释剂应用于治疗复发的恶性胶质瘤。商品名为 Gliadel[R]，是直径为 1.45cm、厚约 1mm 的圆片，每片含 7.7mg（3.85％）BCNU。此制剂被取名为 Gliadel[R]（图 10－5－1，见彩页）。

一系列的动物实验证明，PCPP－SA 多聚体有很好的组织相容性，与脑外科手术中常规用的明胶海绵比较，二者的致炎症反应相当。在猴脑中植入 PCPP－SA 对神经行为无影响，即使是含有 BCNU 的 Gliadel[R]也没有全身毒性作用发生。BCNU 静脉注射很快被清除（$T_{1/2}$ ＜20 分钟），而 Gliadel[R]释放有效药物（在兔脑）可持续 3 周。药物在脑内的弥散范围也很广，采用定量放射自显影和薄层层析技术，Gliadel[R]植入一天后，弥散距离为 4cm，一周后是 2cm，一个月后，在距手术部位 1.3 cm 的区域还有可测得的药物浓度。多聚体局部给药在脑内的药物浓度可比静脉给药高出 1 200 倍。在动物实验，多聚体局部给药明显延长荷瘤鼠的生存时间，并且没有全身毒副作用。使用 Gliadel[R]后再加放疗，也没有明显的全身和神经毒性作用。

一组 222 例双盲对照的临床研究，复发脑胶质瘤患者在二次手术时瘤腔内植入 Gliadel[R]或不含 BCNU 的空白多聚体，患者中位生存时间 Gliadel[R]组为 31 周，而对照组患者仅 23 周（$P=0.007$）。Gliadel[R]在脑胶质瘤第一次手术时就用也同样有良好效果，Valtonen 等报道了一组 32 例恶性胶质瘤患者，随访 2 年，中位生存时间在首次手术时植入 Gliadel[R]的患者为 58.1 周，而对照组患者为 39.9 周（$P=0.012$）。所以，Gliadel[R]是在临床上已经证明有效的，也是目前唯一已经商品化的用于治疗脑胶质瘤的缓释剂。目前，Gliadel[R]已在美国 NCCN 神经系统肿瘤治疗指引中列入了恶性脑胶质（包括初治和复发）手术中常规使用的选择。

临床应用 Gliadel[R]的注意点：①手术时应尽可能多地切除肿瘤组织，每个患者，每次植入 Gliadel[R]最多不超过 8 片（BCNU 总剂量 61.6 mg）。② 由于化疗药物在局部会引起脑水肿，所以，手术后要加大肾上腺糖皮质激素的用量和时间。③ 虽然使用 Gliadel[R]的患者，感染的发生没有明显增加，但建议在手术前后 24 小时使用抗生素。④ 肿瘤腔与脑室有小的交通不影响应用 Gliadel[R]，但如果植入的 Gliadel[R]有可能会进入脑室系统，引起脑脊液循环障碍以致脑积水的话，则不能使用。⑤虽然总体来讲，使用 Gliadel[R]并没有增加癫痫的发生率，但患者在手术后近期内癫痫的发生几率增加。所以，在手术前就应使用抗癫痫药以防术后短期内的癫痫，并在术后持续应用。特别是当患者接受大剂量激素时，更应监护血药浓度。

2. 其他多聚体缓释剂

除了 Gliadel^{R}外，正在进行研究的应用于治疗脑瘤的多聚体缓释剂还有许多，有些在动物实验提示有很好的治疗效果。这些多聚体缓释剂的研究主要是探讨不同的化疗药物或不同作用机制药物的联合缓释剂的疗效。

临床试验证明 taxol 对许多肿瘤有治疗作用，体外试验胶质瘤对其也很敏感。然而，Taxol 不易通过血脑屏障。Walter 等将 taxol 结合于 PCPP－SA 多聚体治疗种植有 9L 胶质瘤的大鼠，大鼠生存时间延长 3.1 倍。camptothecin 是 DNA 复制酶 topoisomerase I 的天然抑制剂，在临床前研究，camptothecin 对多种肿瘤有效。同样由于它对血脑屏障的通透性差，不适于系统给药治疗颅内肿瘤。然而，采用 EVAc 作为载体，局部给予 camptothecin，使荷瘤大鼠生存时间明显延长。治疗组 59% 的大鼠生存超过 120 天，而对照组都在 32 天内死亡。carboplatin 载于 FAD－SA 多聚体内治疗大鼠颅内 F98 胶质瘤的效果良好。四羟过氧环磷酸酰胺（4－hydroxyperoxycyclophosphamide，4－HC）是环磷酸酰胺的衍生物，它不需要经肝脏活化，因而适用于局部给药。将 4－HC 结合于 FAD－SA 多聚体内，在大鼠颅内接种 F98 胶质瘤 5 天后，局部给予 4－HC/ FAD－SA 多聚体治疗，大鼠平均生存时间从对照组的 14 天增加到 77 天（18）。甲基化类化疗药与 MGMT 活性抑制剂联合的缓释剂也在研究中。然而，这些多在临床前/临床研究阶段。

（二）对流增强的药物释放技术（convection－enhanced drug delivery，CEDD）

CEDD 是另外一种用于局部给药的技术，最早为 Oldfield 等使用，它是在局部给药的同时给予一定的压力，在不损伤脑组织结构和功能的前提下，使药物在间质内充分弥散，这也就克服了通常情况下药物简单扩散时弥散不足的缺点。CEDD 技术的设备包括一条置于脑内或瘤内的导管和与之相连的微泵。Groothuis 等利用 CEDD 技术向大鼠脑内输注^{14}C 标记的蔗糖后发现，大鼠脑内蔗糖浓度是静脉给药时浓度的 10000 倍。Oldfield 等运用 CEDD 技术对猿脑进行长时间脑间质输注的研究表明，猿脑三分之一的白质都有输注成分的分布。同期进行的脑血流灌注试验显示，CEDD 输注时所产生的压力对脑血流的干扰小于 5%。2000 年，Bruce 等建立了一个 CEDD 输注 BCNU 及拓扑替康的大鼠胶质瘤模型。他们的研究发现，CEDD 输注拓扑替康后，实验动物的生存率明显提高。目前，已有使用 CEDD 技术治疗胶质瘤的临床报道。Oldfield 等利用 CEDD 技术输注转铁蛋白－CRM107（转铁蛋白与突变型 diptheria 毒素的嵌合体）治疗 15 例恶性胶质瘤患者，取得了令人鼓舞的效果。所有 15 例患者的肿瘤体积至少缩小 50%，其中有两例患者的肿瘤在研究期间完全消失。

（陈忠平）

参考文献

1. Sawyer AJ, Piepmeier JM, Saltzman WM. New methods for direct delivery of chemotherapy for treating brain tumors. Yale J Biol Med, 2006, 79 (3-4): 141-152.
2. Lawson HC, Sampath P, Bohan E, et al. Interstitial chemotherapy for malignant gliomas: the Johns Hopkins experience. J Neurooncol, 2007, 83 (1): 61-70.
3. Wagner S, Peters O, Fels C, et al. Pegylated－liposomal doxorubicin and oral topotecan in eight children with relapsed high－grade malignant brain tumors. J Neurooncol, 2008, 86 (2): 175-181.

4. Sampath P, Rhines LD, DiMeco F, et al. Interstitial docetaxel (taxotere), carmustine and combined interstitial therapy: a novel treatment for experimental malignant glioma. J Neurooncol, 2006, 80 (1): 9-17.
5. Gallia GL, Brem S, Brem H. Local treatment of malignant brain tumors using implantable chemotherapeutic polymers. J Natl Compr Canc Netw, 2005, 3 (5): 721-728.
6. Ferguson SD, Foster K, Yamini B. Convection—enhanced delivery for treatment of brain tumors. Expert Rev Anticancer Ther, 2007, 7 (12 Suppl): S79-85.
7. Tanner PG, Holtmannspötter M, Tonn JC, Goldbrunner R. Effects of drug efflux on convection-enhanced paclitaxel delivery to malignant gliomas: technical note. Neurosurgery, 2007, 61 (4): E880-2.
8. Ferguson S, Lesniak MS. Convection enhanced drug delivery of novel therapeutic agents to malignant brain tumors. Curr Drug Deliv, 2007, 4 (2): 169-180.
9. Sampson JH, Brady ML, Petry NA, et al. Intracerebral infusate distribution by convection-enhanced delivery in humans with malignant gliomas: descriptive effects of target anatomy and catheter positioning. Neurosurgery, 2007, 60 (2 Suppl 1): ONS89-98.
10. Lopez KA, Waziri AE, Canoll PD, Bruce JN. Convection — enhanced delivery in the treatment of malignant glioma. Neurol Res, 2006, 28 (5): 542—548.
11. Thompson RC, Brem H. Treatment of gliomas using polymer—drug delivery// Berger MS and Wilson CB. The gliomas. W. B. Toronto: Saunders Company, 1999. 555-563.
12. Sampath P, Brem H. Implantable slow-release chemotherapeutic polymers for the treatment of malignant brain tumors. Cancer Control, 1998, 5: 130-137.
13. Fung LK, Ewend M, Sill A, et al. Pharmacokinetics of interstitial delivery of carmistine 4 - hydroperoxycyclophsphamide and paclitaxel from biodegradable polymer implant in the monkey brain. Cancer Res, 1998, 58: 672-684.
14. Valtonen S, Timonen U, Toivanen P, et al. Interstitial chemotherapy with carmustine -loaded polymers of high-grade gliomas: A randomized double-blind study. Neurosurgery, 1997, 41: 44-49.

第 11 章　脑胶质瘤的光动力学治疗

光动力学疗法（photodynamic therapy，PDT）是 20 世纪 70 年代发展起来的一种治疗恶性肿瘤的方法，其基本原理是机体在接受光敏剂（photosensitizer）后一定时间，光敏剂可较多地贮留在肿瘤组织中，此时用一定波长的光源照射肿瘤部位，活化光敏剂，产生光化学反应，损伤多种细胞靶点，破坏肿瘤组织和细胞，达到治疗目的。PDT 已经用于治疗多种不同类型的恶性肿瘤，包括肺部肿瘤、乳腺肿瘤、皮肤肿瘤以及膀胱和食道肿瘤，对控制局部生长的肿瘤尤其有效。PDT 对脑胶质瘤的治疗作用系光剂量允许范围内能破坏肿瘤组织，但对正常脑组织毒性较低，且对肿瘤的浸润边缘也有良好治疗作用。

一、基础理论

（一）胶质瘤对光敏剂的选择性

血卟啉衍生物（HpD）能选择性地分布于所有级别胶质瘤中，并且胶质瘤的级别与血卟啉衍生物在肿瘤中的水平直接相关。胶质母细胞瘤中血卟啉衍生物的水平最高（肿瘤与脑组织比为 30∶1），间变性星形细胞瘤中次之（12∶1），星形细胞瘤中（8∶1）较少。有研究显示血卟啉衍生物可选择性地积聚在肿瘤的边缘区域，甚至边缘区光敏剂含量还高于瘤体。

（二）胶质瘤对光敏剂的摄取

1. 血脑屏障与光敏剂的摄取

一般认为，由于正常脑组织具有完整的血脑屏障，光敏剂能选择性地进入脑肿瘤细胞而不进入正常脑组织。已经证明级别越高的胶质瘤对血脑屏障的破坏越大，如多形星形胶质母细胞瘤具有浸润周围正常脑实质的生长活跃的肿瘤细胞带，周围还有孤立的肿瘤细胞穿透血脑屏障进入正常脑实质。在肿瘤中心位置，血脑屏障已完全消失；在瘤周脑组织的水肿区域血脑屏障也已受到不同程度破坏。瘤周不完整的血脑屏障在光敏剂的摄取中起到了主要作用。动物模型表明恶性肿瘤能选择性摄取血卟啉及血卟啉衍生物，在血脑屏障缺陷的组织如垂体及最后区（postrema）也有光敏剂积聚，而血脑屏障完好的正常脑组织则未见有光敏剂。然而，正常血脑屏障经光照射后，光敏素则能穿透血脑屏障进入星形细胞、神经元和内皮细胞，提示光敏素能够通过光照后的血脑屏障到达邻近肿瘤脑组织（brain around tumor，BAT）的肿瘤细胞，以发挥其有效治疗作用。Kay 等在 C_6 胶质瘤模型中的研究发现，肿瘤边缘区的单个肿瘤细胞中能检测到血卟啉衍生物及硼卟啉（BOPP）。用共聚焦显微镜检查人胶质瘤 PDT 后的活检标本也发现，瘤周孤立的癌巢细胞有光敏剂摄取的现象。上述发现证实可能导致术后复发的边缘区肿瘤细胞可以选择性摄取光敏剂。

2. 血浆蛋白介导的光敏剂摄取

有研究者发现血浆蛋白在光敏剂的转运及细胞的摄取中起一定作用。血卟啉衍生物能连接在白蛋白和脂蛋白上（尤其是低密度脂蛋白 LDL），而 LDL 是血浆中携带胆固醇的主要物质，癌细胞需大量的胆固醇，较其他的细胞具有更多 LDL 受体，提示摄入癌细胞内的光敏剂至少部分由 LDL 受体介导。血卟啉衍生物还可能结合在白蛋白或高密度脂蛋白上进入细胞质中。

（三）PDT 的生化及病理基础

1. 生化基础

不同光敏剂的光理化特性差异很大，但是具有相似的产生光敏效应的途径。在吸收了一定波长启动光线后，光敏剂从基态跃迁为启动的单线态，单线态光敏剂或以荧光形式释放能量，从单线态衰变为基态，或衰变至中间态形成相对稳定的三线态。三线态光敏剂一部分以长时间磷光形式释放能量，另一部分参与一系列光化学反应。光化学反应分为Ⅰ型或Ⅱ型，Ⅰ型反应为三线态的光敏剂直接与细胞底物反应，释放出放射性离子对；Ⅱ型反应系光敏剂直接与氧反应产生高活性单线态氧分子（O_2），后者是 PDT 细胞受损的主要机制。Ⅰ型和Ⅱ型反应都能氧化靶点，都需要氧气故增加氧浓度可促进Ⅱ型反应。

2. 病理效应

PDT 的病理学效应包括细胞毒性损害和血管损害。实验模型中，大剂量的光敏剂及光照射后，正常大鼠脑组织的星形细胞及神经元在 24～48 小时内出现坏死。观察 PDT 治疗的患者的 CT 和 MRI 亦发现，在类似时间内有相应的影像学改变。血卟啉与结缔组织有很强的亲和力，光动力效应可以损伤进入肿瘤的血管。在实验及临床中不断有关于 PDT 导致血管损伤、引起缺血性坏死的组织学证据，均提示肿瘤损毁可能是由于微循环受损而导致肿瘤坏死。

二、光敏剂及光源

（一）光敏剂

应用于脑胶质瘤 PDT 的理想光敏剂应具有以下条件：①脑胶质瘤细胞能选择性摄取并积聚最大剂量而不进入正常细胞。②所需光敏化的光在肿瘤组织中穿透度较大，且具有高峰活性。③在光作用下能选择性地损伤肿瘤而对相邻正常脑组织的损伤小。④化学成分单一，全身无毒，能通过血脑屏障进入边缘区肿瘤细胞。⑤能迅速排泄，无延迟的皮肤光敏作用。目前常用的光敏剂为血卟啉衍生物和光敏素，研究中的其他常见光敏剂还有卟啉 C、硼化卟啉（BOPP）、氨基乙酰丙酸（5－ALA）等。

1. 血卟啉衍生物及光敏素

目前国际上广泛应用于临床脑胶质瘤治疗的光敏剂有血卟啉衍生物（HpD，又叫光敏素Ⅰ）和光敏素（二血卟啉醚 DHE，也称光敏素Ⅱ、pfⅡ）。动物体外和体内及临床试验研究均表明脑胶质瘤能选择性吸收血卟啉衍生物与光敏素。一般来说，光敏剂的剂量从每公斤体重 0.75mg 至 5 mg 不等。在行 PDT 前 24 小时给予。给药的原则：①光敏剂必须很好稀释（常用 200ml 生理盐水稀释）；②避光；③选通畅的静脉在 30～60 分钟输完；④光敏剂局部的光敏化作用可持续几个月，因此在输注过程中避免沾染皮肤及出现皮下渗漏；⑤给药后患者立即被敏化，须避免直接或间接阳光照射 6～8 周。最近报道光敏剂进入肿瘤的时间因患者而异，PDT 的给药时机需根据个人情况而定。

虽然血卟啉衍生物和光敏素已广泛应用于临床，但两者均为混合物，不能明确单一成分和确切的分子量，还不能生产出成分稳定的产品。为达到足够的组织穿透深度必须选用波长 628nm 的光源，而光敏剂吸收的最佳波长是 400nm，但 400nm 波长的组织穿透力差，同时两者均有对皮肤延迟光敏化的作用。

2. 卟啉 C

卟啉 C［SCH_2CH（NH_2）CO_2H］是一种单一成分的光敏剂，在体外及体内可被肿瘤选择性摄取，成分单一，能够制成一种纯化的产品，没有延迟的皮肤光敏化效应，较血卟啉衍生物及光敏素为优。但相同剂量下卟啉 C 的光活性低于血卟啉衍生物，为达到与血卟啉衍生物同样的杀伤作用须用 10 倍剂量的卟啉 C。

3. 硼化卟啉（BOPP）

BOPP 也是一种单一成分的光敏剂，具有卟啉成分，吸收光谱和血卟啉衍生物相似，可作为 PDT 的光敏剂，同时还含有约 30%的硼（boron）从而有可能成为硼中子俘获治疗（BNCT）的敏感剂。Hill 观察到 CBA 小鼠脑内的 C6 胶质瘤细胞能选择性摄取 BOPP，药理学研究表明，BOPP 在肿瘤与脑细胞中的吸收比高达 400∶1，比血卟啉衍生物在同样动物模型中观察到的 10∶1～50∶1 的比例要高得多，更重要的是数天后仍能维持这种高选择性比例。共聚焦激光扫描显微镜观察到，肿瘤周围水肿脑组织中的孤立癌巢也能选择性摄取 BOPP，水肿脑组织中的癌巢是复发的根源，也是临床局部治疗的目标，BOPP 的应用有望提高脑胶质瘤的治疗效果，减少复发。

4. 原卟啉Ⅸ

近年来内生性的光敏剂原卟啉Ⅸ（protoporphyrin IX，PPIX）引起了人们的兴趣。PPIX 参与血红素的生物合成，第一步（限速步）由琥珀酰辅酶 A 和甘氨酸合成 5 -氨基乙酰丙酸（5 - ALA），提供合成 PPIX 的底物，PPIX 在有 Fe^{2+} 时合成血红素。快速生长的肿瘤缺乏 Fe^{2+}，PPIX 积累下来，使组织具有感旋光性，直至 PPIX 产生感生放电而消耗或通过代谢转化为血红素。实验中给予外源性 5 - ALA 后，9L 及 C_6 胶质瘤细胞产生大量内生性的 PPIX，并且在 2～8 小时含量最高，而在 24 小时后基本消失，在肿瘤边缘的白质、脉络丛、室管膜及软脑膜中均发现有少量的 PPIX 生成。给予 5 - ALA 后肿瘤组织中生成 PPIX 的荧光效应较强，手术中应用荧光显微镜可显示肿瘤的边界，指导手术切除，结合功能核磁共振导航及术中功能定位，手术中术者可对切除的范围进行定位，在最大限度保护神经功能的基础上，尽可能多地切除肿瘤。

（二）光源

1. 红光

血卟啉衍生物及光敏素的理想光源波长是 628nm 的红光，但 628nm 光的治疗深度仅有 9mm，这是目前对 PDT 的最大限制。Kay 等的动物实验中应用血卟啉及红光的 PDT 对肿瘤的选择性破坏达 1.0cm，用 CT 及 MRI 辅助评估，PDT 的有效治疗深度可达 1.8cm。红光对脑组织有热效应，可以用与体温相当的盐水冲洗来避免，有人提出高温是 PDT 产生效果的一部分，由于现在实验室常热心于研究纯 PDT 效应，加热对 PDT 协同效应如何需进一步探索。

2. 激光

临床常用的激光源有金蒸汽脉冲激光、氩离子泵浦染料激光、He - Ne 连续激光等。目前较为理想的是倍频 Nd - YAG - KTP（钠－钇铝－石榴石－钾－钛－磷盐）激光器，能激发可调控的染料激光。KTP 激光器能传输高能光束，可根据不同的光敏剂改变其波长，占地小，很容易从实验室搬到手术室。各研究机构中应用的光剂量明显不同，一般来说，在 150～200J 之间，照光时间在 20～60 分钟之间，激光能量输出位于 300～2000mW 之间。Kay 等采用的输出功率达到 5W，他们发现，从 70J/cm^2 增至 260J/cm^2，毒性作用并没有增加，因此现在常用 240～260J/cm^2，这个剂量比其他人报道的剂量都要大。

三、PDT 用于脑胶质瘤治疗的效果

PDT 临床治疗在国外报告较多，国内少有报告，从已报道的病例资料来看，大多数是高度恶性或复发性胶质瘤，少数是转移瘤和低度恶性的胶质瘤。在澳大利亚皇家墨尔本医院的研究中，用每公斤体重 5mg 的血卟啉衍生物和由氩染料、金蒸汽或 KTP 激光器产生的 628nm 的高达 260J/cm^2的红光治疗了 116 例脑胶质瘤患者，取得了较好的疗效。36 例多形性胶质母细胞瘤患者的中位生存期为 24 个月，50%的患者存活超过 2 年，39 例复发多形性胶质母细胞瘤患者的中位生存期为 10 个月，37%的存活期超过 2 年。用作对照的 100 例多形性胶质母细胞瘤患者中，中位生存期为 8 个月，没有 1 例存活超过 3 年。高度恶性胶质瘤的生存期以前报告为术后 17 周；手术和辅助放疗后为 36 周；如果同时化疗则为 51 周。

Muller 和 Wilson 研究行 PDT 的幕上恶性肿瘤中，50 例新诊断的多形性胶质母细胞瘤的中位生存期比皇家墨尔本医院的短，这可能与使用低能量光束（8～175 J/cm^2，中位数为 27 J/cm^2）有关。Muller 和 Wilson 认为在接受总剂量超过 1400 J 的患者组和少于 1400 J 的患者组之间中位生存期没有显著差异，但在高光能组 1 年和 2 年生存者的比例较大。1996 年 Muller 和 Wilson 进一步报道用 PDT 辅助治疗后，多形性胶质母细胞瘤患者中位生存期为 37 周，其 1 年、2 年期生存率为 31%和 0%，恶性星形细胞瘤患者的中位生存期为 48 周，其 1 年和 2 年生存率分别为 44%、33%。

四、脑胶质瘤 PDT 的并发症及处理

虽然大多数的研究表明 PDT 在脑肿瘤治疗中的并发症是轻微的，但实验及临床应用中均证实 PDT 有细胞损害及血管损伤作用。其主要并发症包括：脑水肿、正常脑组织损害及皮肤光毒性。

（一）脑水肿

PDT 过程中正常脑组织产生脑水肿、脑组织缺氧、脑血管损伤，大面积脑水肿及颅内压增高均有报道，重者甚至出现脑疝。Powers 等在研究中发现，用光敏素的 PDT 致肿瘤坏死能延伸到肿瘤边缘区，所有患者在治疗后 16 小时均在治疗区周围出现水肿并表现出临床症状。不作处理，脑水肿症状常在 1 周内缓解，类固醇能缓解甚至可避免这种情况。Kay 的临床应用报道中，仅一组 PDT 治疗的恶性胶质瘤患者未出现颅内压增高症状，这组患者术后每天平均用 32mg 地塞米松，在术后 18 天逐渐减量，并且在 PDT 前均行肿瘤全切。

也有人报导虽然血卟啉衍生物在肿瘤组织中积聚得比正常脑组织中多，但在相同治疗条件下，正常组织比肿瘤组织敏感得多。因为氧在整个光动力过程中是一个限速过程，瘤周的脑组织竞争获得更多的氧从而减少 PDT 对肿瘤的毒性作用。术中组织氧分压分析证实，血管发育良好的肿瘤组织中的 PO_2远低于瘤周的脑皮质。光敏剂在肿瘤及正常脑组织细胞中的分布也可能影响肿瘤对 PDT 的敏感性，正常脑组织中完整的 BBB 使光敏素更多分布于毛细血管内皮上，引起脑组织毛细血管充血甚至内皮损伤；肿瘤中因 BBB 破坏，通透性增加，光敏剂能通过血管内皮减小血管损伤。

另外，PDT 过程中的大量坏死组织也可能引起颅内高压。少量的坏死组织，脑组织尚有能力自行吸收，而大量的坏死组织，则难以迅速吸收而又无法排出，从而导致颅内压急剧升高，甚至危及生命。因此术中光照前应最大限度地切除肿瘤以减少坏死组织的数量，留出更多的空间以缓解颅内压。

（二）神经功能损害

脑胶质瘤 PDT 的另一个并发症是对治疗区域所有结构的非特异性损害。PDT 能损害组

织的微血管系统，并通过血栓及出血性梗死损害正常组织。若治疗部位处于脑功能区，光敏剂非选择性的毒性引起瘤周损害，可导致相应神经功能的恶化。位于或邻近脑功能部位的脑胶质瘤 PDT 的安全性及损伤的减少取决于研制出肿瘤细胞特异性的光敏剂。

（三）皮肤光毒性

光敏剂在皮肤中的潴留，造成皮肤的光敏反应也不容忽视，严重者可致剥脱性皮炎。严格避光，应用激素、抗过敏药物及加快光淬灭的胡萝卜素和维生素 E 等，以减轻和避免皮肤光毒性。

五、脑胶质瘤 PDT 与其他方法的联合应用

胶质瘤多为实体肿瘤，光对组织穿透力有限，往往需要多种方法的综合应用，PDT 与其他方法的联合应用具有很大的潜力。

（一）与化疗联合使用

有人研究了 PDT 联合卡莫司汀（ACNU）或氨甲蝶呤（MTX）等抗肿瘤的药物治疗脑胶质瘤的效果，结果表明 PDT 联合应用 ACNU 对于抑制脑胶质瘤 DNA、RNA、蛋白质的合成较单独应用 PDT 要明显，而 PDT 联合应用 MTX 的研究表明，行 PDT48 小时后联合应用 MTX 的杀肿瘤作用要明显强于单独应用 PDT。还有研究发现阿霉素、长春新碱、丝裂霉素 C 等与 PDT 联用能产生协同作用，顺铂不产生协同作用。PDT 联合化疗药物治疗脑胶质瘤的效果较好的机制尚未完全清楚，可能与化疗药物促进 HpD 在肿瘤内聚积有关，也可能是因为 PDT 能引起肿瘤 BBB 进一步损害，使更多的化疗药物及免疫治疗药物透过，因而产生了协同治疗作用。

（二）与放疗联合应用

多数学者认为 PDT 与放疗有协同作用，可能是放疗抑制了 PDT 所致分子损伤的修复，也可能是 PDT 增加了肿瘤细胞对放疗的敏感性，而且离子放射在一定剂量下也能启动 HpD。放疗在 PDT 实施前 24 小时给予，协同作用最强。

（三）与热疗联合应用

PDT 与高热疗法联用可产生高热-光动力学效应。这种协同作用的机制尚不清楚，可能是高温抑制了 PDT 所致细胞膜损伤的修复，也可能是 PDT 产生的光氧化物氧化了酶蛋白活化中心的巯基，改变了酶蛋白的分子形态。

（四）与免疫疗法联合应用

PDT 与瘤单克隆抗体联合应用，增加了肿瘤治疗的选择性和肿瘤组织中 HpD 的含量，明显提高了疗效。此外，PDT 与重组人肿瘤坏死因子联用可提高疗效。

（五）与硼中子俘获治疗联合应用

硼中子俘获治疗（BNCT）是依靠肿瘤组织选择性吸收硼（boron）的一种同位素^{10}B，然后行中子照射，^{10}B 产生高线能的^{4}He 和^{7}Li 杀死局部肿瘤细胞。硼化的卟啉类，例如 BOPP 含有约 30％的硼，已显示了作为 PDT 的光敏剂的优越性，同时 BOPP 可以作为硼中子俘获治疗的敏感剂。在手术中应用 PDT 辅助治疗，几天后再使用 BNCT，BOPP 在肿瘤中滞留时间长，超热中子束的几厘米的穿透能力也将克服红光穿透能力有限的缺点，增加脑胶质瘤等肿瘤的局部治疗作用。

六、问题及展望

二十几年来，PDT 治疗脑肿瘤已积累了一定量的病例和一些临床治疗效果，但仍存在

不少问题需要解决，如：病例选择不统一；治疗中采用的光敏剂的种类、剂量、用药方法和途径还需优化；光源类型、照光条件（功率、密度、能量、照光剂量及照光间隔时间）亦有差异；疗效判断标准不一致等，使数据无可比性，不能得出有意义的结论。

近年来，人们越来越重视深入研究 PDT 作用的原理及引起肿瘤坏死的途径，寻找新的单一成分、全身无毒、能通过血脑屏障进入浸润肿瘤细胞、选择性在肿瘤中积聚最大剂量而不进入正常脑细胞、光作用下能损伤肿瘤细胞而对正常组织损伤小的光敏剂；研制适用于临床 PDT 的透入组织深、光动力作用强、光分布平均的光源、光纤及器械；探讨最佳治疗条件及减少治疗并发症的综合治疗方法。相信随着理论研究的深入和突破以及临床实践经验的积累和丰富，PDT 的治疗效果将会提高。

（冯华　李飞）

参考文献

1. Chopp M，Dereski MO，Madigan L，et al. Sensitivity of 9L gliosarcomas to photodynamic therapy. Radiation Resarch，1996，14（3）：461-465.
2. Fei L，Hua F，Xianrong W，et al. The experimental study of photodynamic therapy on implanted VX2 carcinoma in rabbit brain. Proc. SPIE，2005，5967：216-226.
3. Goetz C，Hasan A，Stummer W，et al. Experimental research photodynamic effects in perifocal, oedematous brain tissue. Acta Neurochir（Wien），2002，144（2）：173-179.
4. Karagianis G，Hill JS，Kaye AH，et al. Evaluation of porphyrin C analogues for photodynamic therapy of cerebral glioma. Br-J-Cancer，1996，73（4）：514-521.
5. Kaye AH，Popovic EA，Hill JS. Photodynamic therapy//Berger MS，Wilson CB. The Glioma. Philadelphia：W. B. Sanders Company，1999. 619-633.
6. Li F，Zhu G，Lin J，et al. Photodynamic therapy increases brain edema and intracranial pressure in a rabbit brain tumor model. Acta Neurochir，2006，96：422-425.
7. Perria C，Capuzzo T，Cavagnaro G，et al. Fast attempts at the photodynamic treatment of human gliomas. Neuroserg Sci，1980，24（3-4）：119-129.
8. Popovic EA，Kaye AH，Hill JS，et al. Photodynamic therapy of brain tumors. Semin Surg Oncol，1995，11（5）：335-345.
9. Qiu YM，Luo QZ，Xiong WH. Two cases of cerebral hernias due to photodynamic therapy of cerebral glioma. Shanghai Med，1996，19（3）：183-184.
10. Stanley SS，Andrew HK，Lachlan MG，et al. Photodynamic therapy of high grade glioma - long term survival. Journal of Clinical Neuroscience，2005，12（4）：389-398.

第 12 章 脑恶性胶质瘤的免疫治疗

免疫治疗有希望清除肿瘤细胞而不损害正常脑组织，无论是对临床医生还是对患者，都是一种理想的选择。在少数情况下，当手术切除原发性肾肿瘤后转移性肿瘤自动消失。由这种发现和其他类似的发现推定，免疫作用能影响恶性肿瘤的病程。黑色素瘤、肾细胞瘤及其他实体肿瘤免疫学治疗的研究激发了人们对抗恶性胶质瘤免疫治疗的兴趣。尽管恶性脑肿瘤的免疫学疗法没有取得像恶性黑色素瘤或肾细胞瘤那样的进展，但逐渐形成的知识体系预示了这些途径用来治疗脑胶质瘤的可行性。

一、脑的免疫隔离

对脑并非免疫豁免器官的认识是免疫治疗的重要理论基础。传统的观点认为，正常脑组织既不表达 MHC 分子，又借血脑屏障（blood brain barrier，BBB）与血循环相隔，是免疫豁免区（immunological privilege area）；而大脑缺少真正的淋巴结构及初始 T 淋巴细胞意味着免疫反应的传输缺陷，加上脑胶质瘤细胞大量分泌的或肿瘤细胞表面表达的免疫抑制因子，如 TGF－β、PG E2、IL－10、IL－6、IL－8、VEGF 等，免疫治疗难以奏效。因此推测，正是以上的这些综合因素使得恶性神经胶质瘤逃避了免疫监视。

现代观点对以上的假设提出了挑战。当给大鼠的脑室注射人的白蛋白时，会同时在血清和淋巴液中检测到特异性抗体。这些抗体大部分出现在颈部淋巴结。给兔的脑部注射放射标记的蛋白，在颈部淋巴结也会出现放射增强的现象。这些观察结果都说明：脑部的免疫效应细胞和周围免疫系统有互动。

现在有大量的资料证明神经系统的确存在免疫传输途径。事实也证明抗原递呈细胞（antigen presentation cells，APCs）在大脑中存在，小胶质细胞表达大量巨噬细胞相关表面分子和主要组织相容性抗原也说明这些细胞在脑中可能扮演了 APCs 的角色。经过基因修饰的神经胶质瘤细胞表达 IFN－γ，当这些细胞被输入脑的时候，它们会直接激活抗肿瘤小胶质细胞，在抗肿瘤的过程中伴随着 $CD4^+$、$CD8^+$ 细胞的浸润。这个例子也进一步支持了现代的观点。在 CNS，虽然 APCs 呈递的精确位置和机制都还不清楚，但大脑可能通过全部或局部的 APCs 产生抗肿瘤的免疫反应。

在恶性胶质瘤周围有淋巴细胞的浸润，说明了免疫效应细胞可能侵入这些肿瘤。有报告指出人胶质瘤周围有淋巴细胞浸润的患者存活期会长一些。GL261 鼠神经胶质瘤模型中，周围免疫效应细胞在受到骨髓树突状细胞、瘤细胞来源的 RNA 和 IL－12 的刺激后，会入侵到脑胶质瘤的周围。L261 鼠胶质瘤内发现的 $CD4^+$ 和 $CD8^+$ 的浸润也提示：周围免疫组织产生特异性的淋巴细胞，并且这些细胞可以被运输到 CNS 的肿瘤周围。大脑的抗原递呈也会随之招募 B 细胞来合成特异性的抗体。这些发现为脑肿瘤的免疫治疗提供了理论基础。

二、恶性胶质瘤与免疫治疗的关联性

致瘤性和免疫抑制可能是紧密相连的过程。清除肿瘤细胞是正常未受损害的免疫系统的常规生理功能，免疫监视功能是一种强大的机制，它受 NK 细胞调节并少部分受 T 细胞调节，可以清除基因突变或致瘤性信号产生的瘤细胞。致癌性细胞可以成功逃避这最初的免疫杀伤而增殖成为肿瘤。当他们增殖时，这些肿瘤细胞积聚另外的突变类似于达尔文的选择学说，这可能增加肿瘤细胞更多的逃避优势。因此，当肿瘤在临床上发现时，它已经具有免疫抑制功能，抑制宿主的抗肿瘤免疫。这可能特别与恶性胶质瘤患者有关联，因为他们表现明显的免疫功能缺陷。这些缺陷包括抑制外周 T 细胞反应、抑制 T 细胞受体接到的信号，并且胶质瘤可以与淋巴细胞减少症、抗体产生减少及 APC 功能不全并存。

在人类，恶性胶质瘤细胞分泌一系列的物质来抑制免疫系统的抗肿瘤作用。手术切除肿瘤后，系统的 T 细胞反应至少部分恢复。当肿瘤复发的时候，T 细胞的功能开始减低。胶质瘤细胞造成的免疫抑制主要和肿瘤分泌的 TGF－β2 有关，并伴随转化因子 β1 和 β3 的一定程度的表达。在大鼠 9L 胶质瘤细胞的模型中用反义的方法下调 TGF－β 的表达，则可增强对肿瘤细胞的免疫功能，延长大鼠生存时间，并且可以消除肿瘤。

另外，胶质母细胞瘤细胞系也产生 T 细胞抑制因子（G－TsF），这种因子在健康个体会抑制 T 细胞的增殖和 IL－2 的产生。神经胶质瘤的恶化也伴随着一些其他的系统和局部的抗肿瘤免疫缺陷。这些包括：IL－12、IFN－G、TNF－A 表达的降低，IL－4、5、6、10 表达的增高。人和鼠 MHC－Ⅱ的表达都被 IL－10 所下调。FAS 和 FAS 配体（FIG2）出现在小胶质细胞和胶质瘤细胞，这也许和免疫抑制有关。相似的，共刺激分子 CD80（B7）被胶质瘤细胞下调表达。综合起来，这些变化可能对系统和局部的细胞免疫功能都有调节作用，并且这些分子的变化也可能造成了恶性胶质瘤周围浸润的淋巴细胞的凋亡和无能。

神经胶质瘤细胞表达的免疫抑制因子可以限制对肿瘤疫苗的免疫反应，并且抑制细胞介导的免疫作用。如果 TGF－β 的水平和其他的免疫抑制因子在胶质瘤被切除后可以被降低，并且残留的微小病灶可以被压制的话，免疫疗法成功的机会就会大大增加。所以，相似于手术使得化疗和放疗更为有效一样，胶质瘤免疫疗法的成功需要伴随着肿瘤本身产生的免疫抑制因素的减少，安全的手术切除也会使得免疫疗法更为有效。

除了抑制全身抗肿瘤免疫反应外，胶质瘤还可能破坏肿瘤局部的免疫反应。胶质瘤可以降低自身 MHC 分子的表达，因此消除了浸润的免疫细胞的识别和清除信号。局部抗肿瘤免疫平衡失调也被证实，浸润的 T 细胞向 TH2 细胞分化，而介导抗肿瘤细胞免疫反应的 Th1 细胞受到抑制。有证据表明胶质瘤可以上调肿瘤相关上皮细胞表达 FasL，抑制抗肿瘤 T 细胞转移到局部。可以想象，克服肿瘤相关的免疫抑制应该是有效的胶质瘤免疫治疗策略，它可以使免疫系统完全识别和清除手术后的残余病灶，减少肿瘤复发的危险从而延长生存期。

三、主要免疫治疗方法

免疫治疗分为主动和被动两种方式，前者试图通过调节机体的免疫反应抗肿瘤，例如用非特异性炎性细胞因子、树突状细胞（dendritic cells，DC）等作为刺激物；后者则是通过传输免疫效应物，如肿瘤特异性抗体或 T 细胞等，取得直接的抗肿瘤效果。分述如下。

（一）主动非特异性免疫治疗

最早的免疫治疗尝试用卡介苗、弓形虫等非特异性免疫刺激物，但是效果令人失望，此后发展为全身或局部传输细胞因子。细胞因子是由生物有机体的免疫细胞和非免疫细胞合成和分泌的一组异质性多肽调节因子，具有广泛的生物学功能，参与机体的多种生理和病理过程。细胞因子包括由单核/巨噬细胞产生的单核因子和淋巴细胞产生的淋巴因子。按生物活性又可分 5 大类：①干扰素（interferon，IFN），包括 IFN－α、INF－β、IFN－γ；②白细胞介素（interleukin，IL），正式报道的有 18 种（IL-1～IL-18）；③肿瘤坏死因子（tumor necrosis factor，TNF）包括 TFN-α 和 TNF-β；④集落刺激因子（colony stimulating factor，CSF），包括 G-CSF、M-CSF、GM-CSF、Multi-CSF（即 IL-3）；⑤转化生长因子（transforming growth factor，TGF），包括 TGF-α、TGF-β 等。它们在肿瘤生物治疗的实验和临床研究中已不同程度地受到重视与肯定。

细胞因子的生物学特点主要有：①大多为分子量小于 20kD 的多肽或糖蛋白；②具有高活性及多功能的作用，即一种细胞因子可作用于多种靶细胞，有些细胞因子的靶细胞可多达 30 种左右；③具有交叉功能，即各种不同的细胞因子可具有相同的功能；④具有复杂的网络功能，即某些细胞因子之间有相互诱生作用及受体的相互调节作用，在功能上存在着协同与拮抗作用，由此形成一个复杂的网络；⑤具有细胞因子受体结合性，即细胞因子活性的表达都必须通过与细胞表面的特异性受体结合而发挥效应；⑥具有局部效应，即细胞因子的生理学意义在于对特定组织的作用，全身使用时将出现许多细胞因子本身不应有的病理反应；⑦具有共同的分泌形式，即细胞因子一般都在小范围内以“自分泌”形式作用于产生它们的细胞，或以“旁分泌”形式作用于附近的细胞。

细胞因子抗肿瘤的机理目前尚不十分清楚，其基本原理可概括如下：①对肿瘤细胞生长和分化的直接调节作用：细胞因子可作为恶性肿瘤细胞的直接调节剂，还可通过诱导产生细胞因子网络中的其他成员而发挥作用；②对肿瘤细胞的毒性作用：某些细胞因子可专门杀伤肿瘤细胞而不影响正常细胞；③对肿瘤血管和营养系统的作用：某些细胞因子可通过作用于肿瘤组织的血管和营养系统来影响宿主/肿瘤的关系，从而导致肿瘤细胞的死亡；④激发宿主对肿瘤的免疫作用：某些细胞因子可激发宿主对肿瘤的免疫反应，如白细胞介素-2（IL-2）可激活 LAK（lymphokines activated killer，LAK）细胞，而这些被激活的 LAK 细胞可优先杀伤许多新分离的肿瘤细胞，对正常细胞则几乎没有毒性作用；⑤刺激造血功能、促进骨髓恢复：对造血有调节作用的细胞因子可用于抗癌疗法的辅助治疗，如恢复全身照射或大剂量化疗引起的骨髓抑制。

IL-2 是已知的抗肿瘤细胞因子中最有效的细胞因子之一，它展现出广泛的生物学活性，如刺激细胞毒性 T 细胞、辅助 T 细胞和 LAK 细胞的扩增。1992 年 Merchant 等将重组白细胞介素-2（rIL-2）用于Ⅰ期临床试验，共治疗 9 例复发性脑胶质瘤患者，仔细观察了 rLL-2 的毒性反应及疗效。其中 5 例仅向肿瘤腔内注入 rIL-2，另外 4 例除向瘤腔内注入 rIL-2 外，同时皮下注射了 TFN-α。每周 3 次输注 rIL-2，共 10 周，开始每次输注 1 万 IU，随后每 2 周增加 1 次剂量，直到出现毒性反应为止，其中 1 例 rLL-2 的最大用量达 58 万 IU。联合治疗组 rIL-2 的开始用量为 1 万 IU，IFN-α 为 3×10^6IU，分别增至 5 万 IU 及 18×10^6IU。rIL-2 剂量为 1 万 IU 时，未出现毒性反应，所有患者均能耐受；当剂量增至 5 万 IU 时，CT/MRI 扫描发现 3/5 患者的肿瘤周围组织水肿增加，并出现毒性反应。联合治疗组的患者出现疲劳、乏力及恶心等症状，CT/MRI 扫描发现 2/4 患者的肿瘤周围组织水肿增加。单纯 rIL-2 治疗组及联合治疗组的有效率分别为 2/5 及 2/4，无明显差异。

在肿瘤细胞因子疗法中，IFN 仍然是应用最早、最广、最多且疗效最为肯定的一个细胞因子类群。IFN 能通过多种途径直接和间接地发挥抗癌作用，包括抑制肿瘤病毒的繁殖及其转化作用，增强肿瘤杀伤细胞的活性，抑制肿瘤细胞增殖，诱导其分化，调节其表面抗原等。Siesjo 等将 IFN-α 及半纯化的树突状细胞联合用于鼠脑胶质瘤，与对照组相比能明显延长存活时间。

临床上应用细胞因子直接注入肿瘤部位的治疗方法已证明效果有限，因而细胞因子的基因治疗吸引着众多的探索者，并进行了大量的实验研究，这一疗法的基本思路是将抗癌免疫增强因子基因导入肿瘤组织，以增强肿瘤微环境中的抗癌免疫。目前在动物实验中主要应用的细胞因子基因有 IL－1、TNF－α、IFN－α，GM－CSF 等，均收到了不同程度的治疗效果。

由于细胞因子主要属于自分泌或旁分泌性的局部递质，生物半衰期又很短，因而与临床上对外源性细胞因子全身应用的要求相矛盾；同时细胞因子的网络和作用机制十分复杂，既有相互促进的正效应，又有抑制性的负效应，某些细胞因子还具有生理和病理的双重作用。而迄今为止人们对细胞因子的生物学及生理学的知识还很欠缺。因此只有加强关于细胞因子的基础性研究，才有可能比较合理而有效地将细胞因子应用于临床。

（二）主动特异性免疫治疗

1. *肿瘤疫苗*

初始的胶质瘤疫苗接种策略采用皮下接种停止生长的完整的肿瘤细胞。通过设计能释放免疫调节细胞因子的肿瘤细胞，肿瘤疫苗的免疫原性经常被加强。

Herrlinger 等和 Yu 等描述了临床前疫苗模型，应用分泌 GM－CSF 的胶质瘤细胞作为引发抗肿瘤免疫的有效途径并保护啮齿类动物抗肿瘤的再次挑战。关于一例 GBM 患者的早期临床报道，混合照射过的自体肿瘤细胞和分泌 IL－2 的成纤维细胞的疫苗接种导致了明显的肿瘤坏死和 $CD8^+$ T 细胞介导的抗肿瘤免疫的增加。随后，在手术切除主要肿瘤肿块后复发的 15 例患者中，Holladay 等测试了一种照射的自体肿瘤疫苗。混合肿瘤细胞和 BCG 加强了疫苗的免疫原性。这种疫苗接种治疗联合静脉内注射过继性转移的数量较多的 $CD4^+$ T 细胞，15 例患者有 7 例患者对治疗有反应并且所有的疫苗接种者都发生了迟发型超敏反应。最近，Plautz 等描述了应用自体照射的肿瘤细胞疫苗混合 GM－CSF。这种联合疫苗接种和静脉注射过继的 T 细胞，12 例患者中 4 例表现为肿瘤部分消退并且治疗没有任何严重的副反应。

2. DC（dendritic cells）

虽然肿瘤细胞基础上的疫苗策略有一定的效果，但是这种方法的主要问题集中在胶质瘤细胞缺乏抗原呈递功能。现在相当多的观点支持应用专职性 APCs 激活肿瘤细胞特异性 T 细胞反应，这可能是癌症疫苗治疗更有前途的策略。尤其是包括 DCs 的治疗策略得到了越来越多的注意。理论上，DC－介导的抗原呈递应该比应用照射的肿瘤细胞更有效，因为 DCs 大量表达多种共刺激分子，它们对适当地激活原始 T 细胞是很重要的。并且，它们可联合细胞表面分子 MHC 有效地加工和呈递抗原多肽。

Liau 等描述了利用肿瘤多肽刺激的 DC 疫苗成功地治疗鼠颅内建立的胶质瘤。Yu 等描述了在Ⅰ期临床试验中应用 DC 疫苗，包括新诊断的高级别的胶质瘤患者。在体外，患者 PBMCs 来源的 DCs 用 acid－elution 法获得的自体肿瘤细胞表面多肽刺激，手术切除和放疗后的 9 例患者（2 例Ⅲ级星形胶质细胞瘤，7 例 GBM）接受了 3 次 DC 疫苗接种。研究组的中位生存期为 455 天而对照组为 257 天，表明 DC 疫苗可以提供一些生存获益。这些数据表明应用在恶性胶质瘤患者中的 DC 疫苗能安全有效地激活抗肿瘤免疫反应，免疫反应被外周细胞毒性分析和肿瘤内 T 细胞浸润所证实。Ⅱ期临床实验正在进行中。

3. DC－*融合瘤苗*

作为通过加强肿瘤和 APC 接触提高 DC 介导的抗原呈递的策略，Akasaki 等对颅内胶质瘤小鼠接种 DC－胶质瘤融合细胞，随着特异性抗肿瘤 CTL 活性的有力提高，这种治疗明显地抑制了颅内胶质瘤的生长并且显著地延长了治疗动物的生存期。后来，Kikuchi 等在临床

Ⅰ期试验中应用了这一治疗方法。8例患者（5例GBM，2例Ⅲ级星形胶质细胞瘤和1例少突胶质细胞瘤）接受了3到7次的皮下注射DC-自体胶质瘤融合细胞的治疗。没有发现明显的肿瘤特异性CTL活性，只在2例患者中有较少的暂时的治疗反应但后来病情逐渐恶化。作者推测令人失望的治疗结果可能是由于肿瘤表达的免疫原性抗原外形的改变，使它们的融合细胞在体内局部抗肿瘤无效。

总之，应用激活抗肿瘤T细胞反应的治疗策略证明是治疗胶质瘤最有效的免疫治疗方法。该法成功的关键是诱导一种具有足够潜能和特异性抗胶质瘤的免疫反应，以便清除手术、化疗和放疗后的残留肿瘤。基于DC的强烈地激活特异性原始T细胞的能力，应用专职APCs比如DCs在体内呈递肿瘤抗原可能是激活肿瘤清除T细胞反应的最适当的方式。

（三）被动免疫治疗-抗体介导的免疫治疗

应用特异性抗肿瘤抗体是一种有潜能的选择性治疗正常组织中浸润肿瘤的方法。理论上，高特异性单克隆抗体能识别特异性表达在肿瘤细胞表面的抗原。这种抗体如果被连接比如放射性同位素，这样就被选择性传到肿瘤细胞而对正常组织毒性很小。并且，可以设计抗体用来中和肿瘤特异性的控制肿瘤生长下游信号的细胞表面受体。这种方法的关键是鉴定在恶性胶质瘤细胞表达但不在正常组织中表达的细胞表面分子。很多抗原在脑肿瘤中高表达，但是没有一个在胶质瘤细胞中单独表达，因此应用它们将会危害正常脑细胞，并且任何具有这种目的的肿瘤特异性抗原必须要稳定的表达。被临床以这种方式鉴定的人胶质瘤抗原包括“胶质瘤相关抗原”、神经细胞黏附因子、硫酸软骨素蛋白多糖、细胞黏合素、野生型表皮生长因子、一种肿瘤相关EGFR的变异体EGFRvⅢ。在这些策略中，最重要的包括细胞黏合素（tenascin）和表皮生长因子受体（EGFR）。

细胞黏合是一种最广泛的靶向胶质瘤相关抗原。在恶性脑肿瘤中，细胞黏合素是一种细胞外基质蛋白，它的沉积物在90%的胶质瘤细胞发现。最近，利用^{131}Ⅰ-标记的81C6抗细胞黏合素抗体进行的临床试验已经得到了鼓舞人心的结果。34例接受了外科手术和放射治疗的复发或转移的脑肿瘤患者接受了单剂量的抗体直接进入术后肿瘤病灶，中位生存期比传统治疗（外科手术、高剂量近距离放射治疗术、立体定向放射治疗、外放射治疗和glidal植入）要明显延长。在这同样的群体中包括新诊断的没有放疗和化疗过的胶质瘤患者，追加的Ⅰ期临床试验同样得到最小的毒性和鼓舞人心的中位生存期。Ⅱ期临床研究同样出现了鼓舞人心的结果，尽管治疗并发27%的血液毒性和15%的神经毒性。这些结果说明了抗体介导的胶质瘤免疫学治疗具有潜在的治疗价值。然而，这种治疗的重要问题是人抗鼠抗体（human anti-murine，HAMA）的反应和毒性，并且，胶质瘤细胞的细胞黏合素是一种大规模的细胞表面蛋白的这一事实表明，它可能并不是最好的颅内胶质瘤特异性靶标。

抗体介导的免疫治疗的另外一个靶标是EGFR，一种跨膜糖蛋白，在体表、特别是肝上皮细胞广泛表达。关于胶质瘤，EGFR的表达随级别的增加而增加，27%到57%的低级别星形细胞瘤和90%以上的GBM能被免疫组化检测出。Crombet等报道了Ⅰ期临床实验应用一种中和性抗-EGFR抗体与早期放射性同位素连接的抗体，9例复发的胶质瘤或脑脊膜瘤患者静脉注射这种抗体，没有客观的治疗反应发生，1例患者产生严重的4级超敏反应。总体上而言，针对EGFR的实验还没有得到像抗tenascin那样的效果。并且，EGFR的广泛表达使它的应用有很多问题。然而，EGFR的变异体（命名为EGFRvⅢ）在50%胶质瘤患者中发现，这种变异体包括EGFR细胞外结构域N-末端的一个框架的缺失，导致表达在胶质瘤上的特异性变体。Sampson等描述了一种成功应用抗-EGFRvⅢ抗体治疗鼠颅内高表达EGFRvⅢ的黑色素瘤的方法。因此，抗-EGFRvⅢ特异性抗体作为一个特异方式传递肿瘤毒性到胶质瘤，是治疗颅内肿瘤的一种有前途的方法。然而，并不知道这种变异体是否对肿瘤的生存起关键作用，并且应用具有放射毒性的肿瘤表面抗原抗体仍然是具有潜在长期的CNS毒性。胶质瘤有明显的细胞异质性，仍然不清楚单个抗原是否足以作为所有胶质瘤患者的免疫治疗靶标。

（四）被动免疫治疗-过继免疫治疗

肿瘤的过继性免疫治疗（adoptive cellular immunotherapy，ACI 或 AIT）是指向肿瘤患者输注具有抗肿瘤活性的免疫细胞直接杀伤肿瘤细胞或激发机体免疫反应杀伤肿瘤细胞以达到治疗肿瘤的目的。这些肿瘤特异性 T 细胞需要在体外扩增成达到一定量的细胞毒 T 细胞（cytotoxic T cells，CTLS）和辅助 T 细胞后回输体内，这些效应细胞能会调节正常的免疫监视、免疫识别功能并最终靶向性清除肿瘤细胞。

理论上 ACI 治疗最大的优点是它能产生大量的特异性针对某一抗原或某些抗原的 T 细胞。研究表明，抗肿瘤反应的强度和循环中特异性抗肿瘤细胞的数目相关，这种特异性 T 细胞越多越好。重组细胞因子的商业产品特别是 IL-2 使得体外 T 细胞的存活和扩增成为可能。实际上，现在扩增的抗原特异性 T 细胞能达到的数量已经超过了体内免疫接种方式获得的前体细胞的数量。T 细胞前体的比率多大才能有效地抑制肿瘤呢？在动物抗病毒免疫模型保护性免疫反应的过程中，循环中的病毒特异性 T 细胞的比率通常达到 25%～70%。这种比率是达到抗肿瘤保护性免疫的 T 细胞免疫监视水平的指标，那么有可能只有过继性 T 细胞治疗才有可能达到这种水平。除了能获得大量的肿瘤特异性 T 细胞外，ACI 还能够在效应细胞输注给患者前检测其活性和表型，效应细胞的识别、活化、分泌细胞因子和/或杀伤靶细胞的能力在体外也能被检测。

合适的效应细胞是进行有效过继性免疫治疗的主要问题。目前研究者在脑胶质瘤 ACI 计划中应用的效应细胞主要有五种来源：①淋巴因子激活的杀伤细胞（lymphokine-activated killer cell，LAK 细胞）；②肿瘤浸润性淋巴细胞（tumor infiltrating lymphocytes，TILs）；③肿瘤引流淋巴结（tumor-draining lymph node，TDLN）T 细胞；④体外激活的抗原特异性 T 细胞（antigen-specific T cells）；⑤细胞因子诱导的杀伤细胞（cytokine-induced killer cells，CIK 细胞）。并且，除 TDLN T 细胞外，对其他效应细胞的研究主要集中在脑胶质瘤的局部治疗上。龚德生等总结了采用局部而不采用静脉回输治疗脑胶质瘤的理由：①多数未被切除的肿瘤细胞位于瘤腔边缘；②抗肿瘤需要的效应细胞和/或细胞因子供应不足；③肿瘤部位可获得高浓度的效应细胞和/或细胞因子；④肿瘤内及其周围，注入激活的淋巴细胞可增强肿瘤部位宿主效应细胞的募集和浸润；⑤效应细胞及细胞因子可直接到达肿瘤组织内；⑥不损伤正常脑组织，全身毒副反应低。

1. LAK 细胞

Rosenberg 等发现，LAK 细胞能裂解大范围的自体或同种异体肿瘤细胞，但是对正常组织没有细胞毒作用。在 20 世纪 80 年代早期开始了应用 LAK 细胞治疗肿瘤的尝试。然而 LAK 细胞并不特意地趋向到肿瘤部位，缺乏回归功能，因而静脉内给予无效而需要局部治疗。

1986 年，Jacobs 等局部注射 LAK 细胞进入脑肿瘤，能避免 IL-2 的全身毒性，并且，希望体外 IL-2 培养预先激活注射的淋巴细胞，从而避免体内胶质瘤细胞对淋巴细胞裂解功能的活化和诱导抑制。Ingram 等报告 51 例复发胶质瘤患者，术中将 rIL-2 及 LAK 细胞悬液植入肿瘤周围，术后几天内少数病例有低热及恶心等反应，其中 15 例对该治疗无反应或早期复发，该组病例平均生存 60 周。Yoshida 等报告一组 23 例复发胶质瘤病例，经

Ommaya 囊注入 LAK 细胞及 rIL－2，CT 扫描显示半数以上的病例肿瘤未继续增大，6 例肿瘤缩小，除 8 例低热及 3 例寒战外，没有发现严重的副作用。Hayes 等报告 28 例高级别复发性胶质瘤患者，手术后用 IL－2 和自身 LAK 细胞通过 Ommaya 囊注入瘤腔治疗，有 6 例生存超过 2 年，2 例生存超过 8 年。患者常见的反应为发热、头痛、短暂的神经刺激症状，临床都可以控制。最近 Dillman 等报告用 LAK 细胞加 IL－2 瘤腔内注入治疗 40 例复发性 GBM 的效果，LAK 细胞的平均用量为（2.0±1.0）$\times 10^9$，患者均能很好耐受，没有发现近期及远期并发症，自 LAK 细胞治疗后平均生存期为 9 个月，1 年生存率为 34％，比文献报道仅接受再手术而没有接受 LAK 细胞治疗的患者生存期长。

上述实验和其他应用 LAK 细胞的实验对治疗患者的作用是有限的，但是确实证明这种方法的安全性。LAK 细胞的来源均为患者自体外周血，最近有体外试验发现，从脐血培养得到的 LAK 细胞有更强的抗肿瘤活性，但临床应用可能很困难。LAK 治疗的主要问题是仍然不知道这些细胞识别和杀伤肿瘤细胞的机制。还有一个问题是高剂量地应用 IL－2 可引起脑水肿并且有 CNS 症状。尽管地塞米松减低了这种副反应，它同时也降低了体外 IL－2 的抗肿瘤功能，此外，10％的患者在肿瘤病灶中发生无菌性脓肿，需要外科治疗减压。

2. TILs

在 20 世纪 80 年代早期，研究发现尸解的 GBM 患者 30％肿瘤内有淋巴细胞的浸润，虽然这不能充分表明免疫系统试图清除肿瘤细胞，但有些证据显示浸润淋巴细胞的存在与生存期相关。

Quattrocchi 等从 6 例复发 GBMs 切除的肿瘤组织中提取 T 细胞并在体外用 IL－2 扩增。在大多数病例中，主要是 $CD8^+$ T 细胞。在第一天和第 14 天通过 Ommaya 回输这些细胞进入切除病灶后的残腔。每周静脉给予低剂量的 IL－2 治疗。没有严重的毒性，3 例患者对治疗具有完全或部分反应并且较没有反应的 3 例患者生存期延长。但是在治疗胶质瘤的其他研究中，TIL 的总体治疗只有少数有效。

TILs 的优点是具有较强的肿瘤特异性，肿瘤周围浸润的淋巴细胞可能会富集已经识别和应答肿瘤呈递抗原的 T 细胞。TIL 细胞比 LAK 细胞具有更强的杀伤活性，其细胞毒性是 LAK 细胞的 50～100 倍。缺点是这些胶质瘤组织中分离的 TILs 细胞生物功能具有严重的免疫缺陷，包括细胞信号转导、增殖、分泌细胞因子以及细胞毒功能的缺陷。可能由于肿瘤诱导的免疫抑制或其他逃逸机制，大部分 T 细胞还不知道是否是反应无能或是对表达的肿瘤抗原耐受，这些 T 细胞不能有效地清除肿瘤，尽管体外扩增细胞达到了一定高的数量有可能增加抗肿瘤 T 细胞的比率和效应。因此还不能确定 TIL 是否是代表 T 细胞免疫治疗的一个好的来源。

3. TDLN T 细胞

动物实验表明荷瘤鼠获得的过继性转移 T 细胞不如免疫了肿瘤抗原的非荷瘤鼠的过继性转移 T 细胞有效。但荷瘤鼠 TDLN T 细胞在过继免疫治疗中能有效清除肿瘤。这些 TDLN T 细胞能被 anti－CD3 或细菌超抗原激活，并且它们的活性与免疫的非荷瘤鼠的 T 细胞一样有效。放射后的肿瘤混合细胞因子（比如 GM－CSF）经常被用作免疫接种的抗原来源，鼠模型证明这是产生敏感的适合过继性治疗的 TDLN T 细胞的一种有效方法。

Peng 等实验证明 TDLN T 细胞能大大加强抗颅内肿瘤的过继免疫疗法的效果。Plautz 等用 TDLN T 细胞治疗 12 例脑肿瘤患者。其中 10 例是高级别的胶质瘤（4 例间变星形细胞胶质瘤，6 例 GBM）。这些患者皮内免疫接种照射后的自体肿瘤细胞混合 GM－CSF，静脉回输前对 TDLN T 淋巴细胞用细菌超抗原刺激 48 小时，IL－2 刺激 6～8 天，没有治疗相关的严重毒性，并且 2 例间变性星形细胞瘤和 2 例 GBM 残留肿瘤部分消退。

TDLN T 细胞的优点是用来扩增足量 T 细胞的来源从淋巴结获取比从切除的脑肿瘤组织更容易，可以克服应用这种自然敏感性 T 淋巴细胞的几种缺点，如长期接触肿瘤抗原的组织耐受、不完全抗原呈递等，并且可能加强肿瘤反应性 T 细胞的作用。缺点为 TDLN T 细胞的体外培育过程比较费力，对于脑肿瘤患者还不知道颈部淋巴结（推测的脑肿瘤引流淋巴结）是否有自然敏感的 T 细胞存在，并且这些淋巴结需要手术切除。加强这种方法的有效性的措施：增加肿瘤特异性细胞的数量或消除淋巴结内抑制性细胞的作用；在容易获得淋巴结的部位免疫肿瘤抗原以便获得足够量的肿瘤敏感淋巴结 T 细胞等。

4. 体外激活的抗原特异性 T 细胞

体外激活的抗原特异性 T 细胞就是由 APCs（比如 DCs）提呈的肿瘤细胞或肿瘤抗原在体外激活的 T 细胞，这是 ACI 中产生肿瘤特异性 T 细胞最成熟的方式。这种 T 细胞在临床试验中表现出了一些抗肿瘤效应。Kitahara 等证明直接注射放射后肿瘤细胞和 IL－2 共培养的淋巴细胞，5 例患者中有两例脑肿瘤明显减小。Tsurushima 等用自体肿瘤细胞和 anti－CD3 刺激扩增的淋巴细胞共培养后治疗 3 例 GBM 患者和 1 例间变性星形细胞瘤患者。这些细胞回输进术后病灶，4 例患者中有 3 例患者的肿瘤体积明显减小。Plautz 和 Shu 描述了应用 anti－CD3 和细菌超抗原直接激活 T 细胞活化联合应用自体肿瘤细胞疫苗取得了振奋人心的结果，12 例治疗患者中 4 例患者表现为肿瘤部分消退。

该疗法的优点：不需要肿瘤组织作为肿瘤抗原的来源，因为患者外周血单个核细胞可以作为异种抗原的来源；其缺陷：不能静脉应用，并且它不能提供长期的免疫。

5. CIK 细胞

由 1991 年斯坦福大学的 Schmidt Wolf 等首先报道，是将人的外周血单个核细胞在体外用多种细胞因子（如抗 CD3McAb、IL－2、IFN－γ、IL－1α 等）共同培养一段时间后获得的一群异质细胞。它主要的抗肿瘤机制：细胞（杀伤）作用；直接的细胞质颗粒穿透封闭的肿瘤细胞膜，导致肿瘤细胞裂解；通过分泌 IL－2、IL－6、IFN－γ 等多种抗肿瘤细胞因子起作用。由于 CIK 细胞同时表达 CD3 和 CD56 两种膜蛋白分子，故又称为 NK 细胞样 T 淋巴细胞，兼具 T 淋巴细胞强大的抗肿瘤活性和 NK 细胞的非 MHC 限制性杀瘤优点。它另外的特点有：增殖速度快，能大量地扩增；具有识别肿瘤的机制，杀瘤谱广，对正常细胞无毒副作用，对多种耐药细胞同样敏感；杀瘤活性高，由于是活化的自体细胞，应用安全；比 LAK 细胞杀瘤活性强。在骨髓净化和肿瘤过继治疗中的作用已在动物模型中得到证实，CIK 细胞的临床实验也已开始进行，在血液肿瘤和实体瘤上取得了不同程度的疗效。目前，CIK 细胞被认为是新一代抗肿瘤过继免疫治疗的首选效应细胞，国内牟永告等报告了 6 例胶质瘤患者（WHO 分类，Ⅲ级 4 例，Ⅳ级 2 例），通过 Ommaya 囊给予 CIK 细胞局部治疗，发现副作用主要为轻度的发热、头痛，对症治疗后好转，该方法安全，患者能够耐受，并初步显示部分病例有一定疗效，远期的疗效还在进一步观察中。

胶质瘤过继性 T 细胞疗法的早期实验证明免疫系统能够调节 CNS 高级别肿瘤的衰减，目前这些试验中虽然只有少量临床反应很好，但已能够大大提高免疫治疗方法的期望。我们已经获得了体外维持扩增 T 细胞的相当可观的经验，但只是刚刚开始理解怎样为过继免疫治疗制备一种较好的 T 细胞。因此，将来治疗恶性脑肿瘤的过继性 T 细胞治疗包括在 T 细胞激活、扩增、体内维持和效应功能的所有阶段的新进展。例如：通过基因工程加强 T 细胞功能的修饰、体外刺激前清除 $CD4^+$、$CD25^+$ T 抑制性细胞、过继转移肿瘤特异性 $CD4^+$ T 细胞等。

四、结语

尽管胶质瘤免疫治疗试验还相当有限，但是免疫治疗在其他肿瘤的进步和臼齿类动物模型的资料揭示进一步研究的合理性。将来的研究集中在临床前研究和治疗试验，包括抗特异性抗体、DNA 和多肽疫苗以及树突状细胞、防止肿瘤逃逸等策略。随着基础研究获得的关于中枢神经系统的基础免疫学机制和抗原呈递的资料的增多，免疫抗肿瘤策略的成功机会将会提高。

（牟永告　陈忠平）

参考文献

1. 龚德生，邵耐远. 腔内免疫治疗//黄强，陈忠平，兰青主编. 胶质瘤. 北京：中国科技出版社，2000：453-461.
2. 牟永告，赛克，史泓浏，等. 细胞因子诱导的杀伤细胞局部治疗脑胶质瘤的临床研究. 广东医学，2005，26（9）：1188-1190.
3. 夏建川，曾益新. 肿瘤生物和基因治疗的研究进展. 中国肿瘤临床年鉴. 中国铁道出版社，2003：15-19.
4. Akasaki Y，Kikuchi T，Homma S，et al. Antitumor effect of immunizations with fusions of dendritic and glioma cells in a mouse brain tumor model. J Immunother. 2001，24：106-113.
5. Sampson JH，Crotty LE，Lee S，et al. Unarmed，tumor-specific monoclonal antibody effectively treats brain tumors. Proc Natl Acad Sci U S A，2000，97：7503-7508.
6. Akasaki Y，Kikuchi T，Homma S，et al. Antitumor effect of immunizations with fusions of dendritic and glioma cells in a mouse brain tumor model. J Immunother，2001，24：106-113.
7. Albert ML，Sauter B，Bhardwaj N. Dendritic cells acquire antigen from apoptotic cells and induce class I-restricted CTLs. Nature，1998，392：86-89.
8. Badie B，Schartner J，Prabakaran S，et al. Expression of Fas ligand by microglia：possible role in glioma immune evasion. J Neuroimmunol，2001，120（1-2）：19-24.
9. Banchereau J，Steinman RM. Dendritic cells and the control of immunity. Nature，1998，392：245-252.
10. Blankenstein T，Schuler T. Cross-priming versus cross-tolertance：are two signals enough? Trends Immunol，2002，23：171-173.
11. Davis FG，McCarthy BJ. Epidemiology of brain tumors. Curr Opin Neurol，2000，13：635-640.
12. Dix AR，Brooks WH，Roszman TL，et al. Immune defects observed in patients with primary malignant brain tumors. J Neuroimmunol，1999，100：216-232.
13. Dudley ME. Cancer regression and autoimmunity in patients after clonal repopulation with antitumor lymphocytes. Science，2002，298：850-854.
14. Dunn GP，Bruce AT，Ikeda H，et al. Cancer immunoediting：from immunosurveillance to tumor escape. Nat Immunol，2002，3：991-998.
15. Ehtesham M，Kabos P，Gutierrez MA，et al. Intratumoral dendritic cell vaccination elicits potent tumoricidal immunity against malignant glioma in rats. J Immunother，2003，26：107-116.
16. Flieger D，Kufer P，Beier I，et al. A bispecific single-chain antibody directed against EpCAM/$CD3^+$ in combination with the cytokines interferon alpha and interleukin-2 efficiently retargets T and $CD3^+CD56^+$ natural-killer-like T lymphocytes to EpCAM- expressing tumor cells. Cancer Immunol Immunolther，2000，49（8）：441-448.

17. Gainer AL, Young ATL, Parney IF, et al. Gene gun transfection of human glioma and melanoma cell lines with genes encoding human IL-12 and GM-CSF. J Neurooncol, 2000, 47: 23-30.
18. Giese A, Westphal M. Treatment of malignant glioma: a problem beyond the margins of resection. J Cancer Res Clin Oncol, 2001, 127: 217-225.
19. Gorelik L, Flavell RA. Immune-mediated eradication of tumors through the blockade of transforming growth factor-beta signaling in T cells. Nat Med, 2001, 7: 1118-1122.
20. Graf MR, Prins RM, Hawkins WT, et al. Irradiated tumor cell vaccine for treatment of an established glioma. I. Successful treatment with combined radiotherapy and cellular vaccination. Cancer Immunol Immunother, 2002, 51: 179-189.
21. Hayes RL, Arbit E, Odaimi M, et al. Adoptive cellular immunotherapy for the reatment of malignant gliomas. Critical Reviews in Oncology/Hematology, 2001, 39: 31-42.
22. Hempel DM, Smith KA, Claussen KA, et al. Analysis of cellular immune responses in the peripheral blood of mice using real-time RTPCR. J Immunol Methods, 2002, 259: 129-138.
23. Insug O, Ku G, Ertl HC, et al. A dendritic cell vaccine induces protective immunity to intracranial growth of glioma. Anticancer Res, 2002, 22 (2A): 613-621.
24. Iwadate Y, Yamaura A, Sato Y, et al. Induction of immunity in peripheral tissues combined with intracerebral transplantation of interleukin-2-producing cells eliminates established brain tumors. Cancer Res, 2001, 61: 8769-8774.
25. Kammula US, Marincola FM, Rosenberg SA. Real-time quantitative polymerase chain reaction assessment of immune reactivity in melanoma patients after tumor peptide vaccination. J Natl Cancer Inst, 2000, 92: 1336-1344.
26. Kikuchi T, Abe T, Ohno T. Effects of glioma cells on maturation of dendritic cells. J Neurooncol, 2002, 58: 125-130.
27. Kikuchi T, Akasaki Y, Irie M, et al. Results of a phase I clinical trial of vaccination of glioma patients with fusions of dendritic and glioma cells. Cancer Immunol Immunother, 2001, 50: 337-344.
28. Kikuchi T, Akasaki Y, Abe T, et al. Intratumoral injection of dendritic and irradiated glioma cells induces anti-tumor effects in a mouse brain tumor model. Cancer Immunol Immunother, 2002, 51: 424-430.
29. Kitahara T, Osama W, Yamaura A, et al. Establishment of an IL-2 dependent cytotoxic T-cell line specific for autologous brain tumor and its intratumoral administration for therapy of the tumor. J Neurooncol, 1992, 4: 329-336.
30. Komatsu F, Masuda T, et al. Cell-cell adhesion-independent killing due to lymphokine - activated killer cells against glioblastoma cell lines. Oncol Res, 2000, 12 (9-10): 371-381.
31. Legler JM, Ries LA, Smith MA, et al. Cancer surveillance series [corrected]: brain and other central nervous system cancers. Recent trends in incidence and mortality. J Natl Cancer Inst, 1999, 91: 1382-1390.
32. Lillehei KO, Liu Y, Kong Q. Current perspectives in immunotherapy. Ann Thorac Surg, 1999, 68: S28-S33.
33. Liu Y, Ehtesham M, Samoto K, et al. In situ adenoviral interleukin12 gene transfer confers potent and long-lasting cytotoxic immunity in glioma. Cancer Gene Ther, 2002, 9: 9-15.
34. Liu Y, Ng K, Lillehei KO. Time course analysis and modulating effects of established brain tumor on active-specific immunotherapy. Neurosurg Focus, 2000, 9: 1-9.
35. McKinley BP, Michalek AM, Fenstermaker RA, et al. The impact of age and sex on the incidence of glial tumors in New York State from 1976 to 1995. J Neurosurg, 2000, 93: 932-939.

36. Merchant RE, Ellison MD, Young HF. Immunotherapy for malignant glioma using human recombinant interleukin-2 and activated autologous lymphocytes. A review of pre-clinical and clinical investigations. J Neurooncol, 1990, 8: 173-188.
37. Nagaraj S, Ziske C, Schmidt-Wolf IG, et al. Human cytokine-induced killer cells have enhanced in vitro cytolytic activity via non-viral interleukin-2 gene transfer. Genetic Vaccines and Therapy, 2004, 2: 12-17.
38. Nomura LE, Walker JM, Maecker HT. Optimization of whole blood antigen-specific cytokine assays for CD4 (+) T cells. Cytometry, 2000, 40: 60-68.
39. Okano F, Storkus WJ, Chambers WH, et al. Identification of a novel HLA-A * 0201-restricted, cytotoxic T lymphocyte epitope in a human glioma-associated antigen, interleukin 13 receptor alpha2 chain. Clin Cancer Res, 2002, 8: 2851-2855.
40. Papetti M, Herman IM. Controlling tumor-derived and vascular endothelial cell growth: role of the 4Ff2 cell surface antigen. Am J Pathol, 2001, 159: 165-178.
41. Parker JN, Gillespie GY, Love CE, et al. Engineered herpes simplex virus expressing IL-12 in the treatment of experimental murine brain tumors. Proc Natl Acad Sci USA, 2000, 97: 2208-2213.
42. Parney IF, Farr-Jones MA, Chang LJ, et al. Human glioma immunobiology in vitro: implications for immunogene therapy. Neurosurgery, 2000, 46: 1169-1178.
43. Peng L. Helper-independent, L-selectin low $CD8^{+}$ T cells with broad anti-tumor efficacy are naturally sensitized during tumor progression. J lmmunol, 2000, 165: 5738-5749.
44. Perrin G, Schnuriger V, Quiquerez AL, et al. Astrocytoma infiltrating lymphocytes include major T cell clonal expansions confined to the CD8 subset. Int Immunol, 1999, 11: 1337-1350.
45. Prins RM, Scott GP, Merchant RE, et al. Irradiated tumor cell vaccine for treatment of an established glioma. II. Expansion of myeloid suppressor cells that promote tumor progression. Cancer Immunol Immunother, 2002, 51: 190-199.
46. Proescholdt MA, Merrill MJ, Ikejiri B, et al. Site-specific immune response to implanted gliomas. J Neurosurg, 2001, 95: 1012-1019.
47. Quattrocchi KB. Pilot study of local autologous tumor infil-trating lymphocytes for the treatment of recurrent malignant gliomas. J Neurooncol, 1999, 45: 141-157.
48. Reardon DA, Akabani G, Coleman RE, et al. Phase II trial of murine (131) I-labeled antitenascin monoclonal antibody 81C6 administered into surgically created resection cavities of patients with newly diagnosed malignant gliomas. J Clin Oncol, 2002, 20: 1389-1397.
49. Riva P, Arista A, Franceschi G, et al. Local treatment of malignant gliomas by direct infusion of specific monoclonal antibodies labeled with ^{131}I: comparison of the results obtained in recurrent and newly diagnosed tumors. Cancer Res, 1995, 55: 5952s-5956s.
50. Sampson JH, Crotty LE, Lee S, et al. Unarmed, tumor-specific monoclonal antibody effectively treats brain tumors. Proc Natl Acad Sci USA, 2000, 97: 7503-7508.
51. Schmidt-Wolf IG, Fink S, Trojaneck B, et al. Phase I clinical study applying autologous immunological effector cells transfected with the interleukin-2 gene in patients with metastic renal cancer, colorectal cancer and lymphoma. Br J Cancer, 1999, 81 (6): 1009-1016.
52. Schmittel A, Keilholz U, Thiel E, et al. Quantification of tumorspecific T lymphocytes with the ELISPOT assay. J Immunother, 2000, 23: 289-295.
53. Schneider T, Gerhards R, Kirches E, et al. Preliminary results of active specific immunization with modified tumor cell vaccine in glioblastoma multiforme. J Neurooncol, 2001, 53: 39-46.

54. Speller SA, Warren AP. Ex vivo detection and enumeration of human antigen-specific $CD8^+$ T lymphocytes using antigen delivery by a recombinant vaccinia expression vector and intracellular cytokine staining. J Immunol Methods, 2002, 262: 167-180.
55. Stevens A, Kloter I, Roggendorf W. Inflammatory infilitrates and natural killer cell presence in human brain tumors. Cancer, 1988, 61: 738-743.
56. Surawicz TS, Davis F, Freels S, et al. Brain tumor survival: results from the National Cancer Data Base. J Neurooncol, 1998, 40: 151-160.
57. Tsurushima H, et al. Reduction of end-stage malignant glioma by injection with autologous cytotoxic T lymphocytes. Jpn Cancer Res, 1999, 90: 536-545.
58. Yamanaka R, Zullo SA, Tanaka R, et al. Enhancement of antitumor immune response in glioma models in mice by genetically modified dendritic cells pulsed with Semliki forest virus-mediated complementary DNA. J Neurosurg, 2001, 94: 474-481.
59. Yang T, Witham TF, Villa L, et al. Glioma-associated hyaluronan induces apoptosis in dendritic cells via inducible nitric oxide synthase: implications for the use of dendritic cells for therapy of gliomas. Cancer Res, 2002, 62: 2583-2591.
60. Yu JS, Lee PK, Ehtesham M, et al. Intratumoral T-cell subsets and endothelial fas ligand expression in brain tumors. J Neurooncol, 2003, 64: 55-61.

第 13 章 恶性胶质瘤的基因治疗

一、概述

胶质瘤本质上是一种基因疾病，因此寻求有效的基因治疗方法具有广阔的发展前景。在恶性脑胶质瘤的进展过程中，有些肿瘤抑制基因未被激活，而相当数量的癌基因却被过多表达，这是导致胶质瘤无限制增生的根本原因。基因治疗的目标就是干预肿瘤基因或替代“缺失的功能基因”。另外，分子干扰可以诱导这些具有侵袭性的胶质瘤细胞，也有望成为治疗恶性胶质瘤的有效方法。特别是对胶质瘤中重叠基因型改变或循环基因型改变的鉴定，为基因治疗提供了一个新的思路，可以通过逆转或治疗这些基因的改变从而达到基因治疗的目的。目前，基因治疗还以动物试验为主，但为人类神经胶质瘤基因治疗的临床应用奠定了基础。

二、基因治疗的策略

基因治疗是一种将基因导入到人体组织或细胞的疾病治疗手段。这一治疗方法由三部分构成：①用于治疗的目的基因的选择。②利用载体将目的基因导入目标细胞。③目的基因和基因物质在目标细胞中的表达。

三、胶质瘤基因治疗的实验研究

胶质瘤基因治疗的实验研究始于 80 年代末。目前的研究主要集中在突变补偿、遗传性免疫增强和分子化疗三方面。

（一）突变补偿

目前对肿瘤的病因学研究发现，肿瘤的发生与癌基因的激活和抑癌基因的失活有关。突变补偿就是消除激活的癌基因或增强抑癌基因的功能。

消除激活的癌基因包括反义核酸、核酶和单链抗体技术。反义核酸是指与体内某 RNA 或 DNA 序列具有互补顺序，并能通过碱基配对与互补链杂交，从而影响其转录或翻译过程的 RNA 或 DNA 片段。癌基因反义核酸的导入，抑制了癌基因编码蛋白质的合成，从而抑制癌基因的功能。胶质瘤常过度表达一些生长因子。TGF－β 是一种 T 细胞抑制因子，用反义 TGF－β 表达质粒转导 9L 胶质肉瘤细胞，可使荷瘤鼠长期生存率达 100%，12 周后肿瘤消失，淋巴结效应细胞增加了 3～4 倍。VEGF 可促进血管内皮细胞的分裂，把 VEGF/VEGFR 的通路打断，可抑制肿瘤血管的形成。Saleh 等把 C6 胶质瘤细胞用反义 VEGF 的真核表达载体转导，VEGF 的表达水平下降，组织学检查见肿瘤内血管数目减少且有很大程度的坏死。肽生长因子 bFGF 对胶质瘤的增殖、浸润有刺激作用。反义 bFGF 使 U－87 胶质瘤细胞的增殖被抑制 70%。Trogan 等发现恶性胶质瘤有 IGF－1 异常表达，此表达异常可促进肿瘤的生长；反义 IGF－1 的导入成功治疗了转基因鼠的脑内胶质瘤。

虽然反义核酸治疗恶性肿瘤有一定效果，但也有局限性，不能转运足够的反义核酸到靶细胞而达到长期逆转肿瘤的目的，现已设计了一种具有催化活性的反义 RNA，又被称为核酶（ribozyme），它不仅可与 RNA 结合，同时还能使其裂解，可反复使用。多形性胶质母细胞瘤（GBM）表达 CD44 黏附分子，设计了两种核酶来抑制 CD44 的表达。两种核酶定靶于 CD44 的外显子 2 上，对转录的 CD44S、CD44R1RNA 进行剪切，流式细胞仪（FCM）检测显示了其对 CD44 转录的裂解作用，这样降低了 CD44 的表达。而单链抗体技术是利用抗体的特异性和高亲和特征，对表达抗体的基因进行操作，使其在抗原结合区表达，又被称为内抗体（intrabody）。erb－B2 在许多肿瘤，特别是一些腺癌中过度表达，将 erb－B2 单链可变区抗体（scFV）基因导入肿瘤细胞内，可抑制 erb－B2 跨膜蛋白质的过度表达，引起明显的细胞生长抑制。这种干预（knockout）癌基因的方法很有效，也很有前途，但这方面报道较少。

在增强抑癌基因的功能方面，p53 是普遍公认的抑癌基因，是一种多功能蛋白质。它可以调节转录，监控细胞周期，激活细胞凋亡，控制 DNA 的复制与修复，也发挥着保持基因组稳定的作用。人类 p53 基因位于 17 号染色体的短臂上（17p13.1），全长 16～20 kb，有 10 个内含子和 11 个外显子。其中第 1 个外显子不编码，其上游 400 bp 处有启动子 P1，下游 1 kb 处有启动子 P2，二者为转录起始点。正常的 p53 基因又称野生型 p53 基因（wild type p53，wt－p53），其编码的蛋白质是由 393 个氨基酸（aa）组成的与细胞分裂周期相关的称为 p53 蛋白的核磷酸蛋白质 Mr53000。

DNA 损伤或缺氧后，p53 基因以序列专一的方式与 DNA 结合后起转录因子的作用，活化 CDK 抑制剂 p21WAF1/CIP1 基因的转录，其产物则可抑制 CDK 活性使 CDK 不能磷酸化 Rb，从而使细胞生长停止在 G1/S 期。p53 还可诱导 gadd45 基因表达其产物，并与细胞周期相关蛋白 Cdc2 PCNA 相互作用使细胞生长停止在 G2/M 期，有利于 DNA 的修复。wt－p53 的抗肿瘤作用主要是阻滞 G1/G0 期细胞，使细胞不能进入 S 期从而抑制细胞的增生。在 DNA 遭到破坏时，wt－p53 可与细胞核内特异的 DNA 部位结合，通过氨基酸的酸性激活区激活邻近基因的启动子，从而促进抑制细胞增生的基因的表达，起到转录激活因子的作用。wt－p53 抑制肿瘤发生的另一途径是直接对某些基因的启动子起负调控作用，受负调控的基因多数是一些与细胞增生有关的基因，其机制可能是 wt－p53 通过与这些基因的 TATA 结合蛋白（TBP）结合后使 TBP 不能与启动子的 TATA 盒结合从而抑制转录的起始。p53 能下调其下游的与凋亡相关的 bax igf－bp3 基因，并上调 bcl－2 基因从而调控细胞凋亡。原癌基因 c－myc 的表达也受 p53 的抑制。因此当 p53 突变、c－myc 过度表达时易发生肿瘤。

由于 p53 基因在调节细胞周期和生长、诱导细胞凋亡的过程中发挥着重要作用，而且在人类恶性肿瘤中 p53 基因突变率非常高，因此利用 p53 基因治疗肿瘤已成为研究的热点。目前研究最多的是以正常的野生型 p53 基因（wt－p53）替换肿瘤细胞中突变的 p53 基因，称为野生型 p53 基因的替代疗法。此方法主要是通过转基因技术将野生型 p53 基因整合到恶性肿瘤的基因组中以替换肿瘤细胞中突变的 p53 基因。大量的实验已证实野生型 p53 基因可以通过诱导肿瘤细胞凋亡而抑制肿瘤细胞的生长，从而使 p53 在肿瘤的基因治疗中具有良好的应用前景。新近又发现一种抑癌基因 P21WAF1/CIP1，为野生型 p53 基因的激活片段，也是周期依赖激酶的抑制剂。用 AdP21WAF1/CIP1 转导肿瘤细胞，可抑制其增殖和肿瘤形成。P16（CDKN2/MTS1）是一种具有许多特性的肿瘤抑制基因，在胶质瘤中缺失率高达 50％。Fueyo 等用 Ad5RSV－16 将 P16 基因导入胶质瘤细胞，可直接合成功能性的 P16，明显抑制了细胞的生长，改善了被转导细胞的恶性表型。

（二）遗传性免疫增强法

本策略是通过增强免疫反应而获得有效的抗肿瘤效应。可通过细胞因子、导入肿瘤相关抗原和其刺激分子来实现。细胞因子是调控免疫反应所必需的。把细胞因子的基因导入肿瘤细胞、抗肿瘤效应细胞（LAK、CTL、TIL）或易于移植和在体内长期存活的载体细胞，使在肿瘤局部分泌高浓度的细胞因子，从而发挥抗肿瘤效应。目前已报道的用于胶质瘤基因治疗的细胞因子很多，有 IFN－γ、IFN－β、IL－1β、IL－2、IL－4、IL－7、M－CSF 等。Wei 和 Nam 分别用 NIH3T3 和内皮细胞把 IL－4 和 IL－2 导入 C6 和 9L 肿瘤内，可见肿瘤生长明显受抑制，荷瘤鼠生存期延长。组织化学检测在注射部位有小胶质细胞、吞噬细胞、$CD8^+$ NK 细胞的浸润。Sobol 等报道了 1 例星形细胞瘤患者，用自体肿瘤细胞混合 IL－2 基因修饰的成纤维细胞，分 10 次皮下注射，患者细胞免疫反应增强，治疗 4 周后，肿瘤有明显的坏死。但是，由于细胞因子生物学作用的多样性及其与疾病发生发展的关系相当复杂，加上细胞因子在体内处于一个复杂的细胞因子网络（cytokinenet－work）之中，并受到整体调节，如何在体内充分发挥其治疗作用仍需进一步研究。

肿瘤的发生与肿瘤细胞逃避机体免疫反应有关，这是由于肿瘤细胞免疫原性比较差，不足以刺激机体产生抗肿瘤的免疫反应。导入肿瘤相关抗原，提高肿瘤细胞的免疫原性，从而达到抗肿瘤的目的。Asai 把 s－myc 基因与巨细胞病毒启动子结合转导 C6、9L 胶质瘤，抑制了肿瘤的形成。这是由于 s－myc 的表达刺激 C6、9L 肿瘤相关抗原提呈给 T－淋巴细胞，激活了宿主的免疫反应。缺陷型单纯病毒Ⅰ型（dlsptk）治疗胶质瘤有效，部分是由于病毒的感染使肿瘤细胞表面产生新抗原而诱发的免疫反应所致。B7 是激活 CTL 细胞的第二个信号，B7 分子的导入可激活 $CD8^+$CTL 细胞，引起肿瘤消退。Yang 等把 B7·2cDNA 用质粒导入 P815 细胞中，引起 P815 肿瘤的消退，而且对 P815 的再次攻击产生抵抗。Zitvogel 把 IL－12 和 B7 共同导入肿瘤细胞中，抗肿瘤效应更明显。这种联合应用两种或多种方法可能成为今后治疗肿瘤的一个方向。

（三）分子化疗

该方法是将毒素基因释放到肿瘤细胞而达到化疗“辐射”的作用。在这方面研究最多、最深入的是 HSV－TK/GCV 系统。HSV－TK 基因表达产物可使对哺乳细胞无毒或低毒的核苷类似物（GCV 或 ACV）转换成毒性的 GCV－TP，抑制 DNA 多聚酶并掺入到 DNA 链中，导致肿瘤细胞的死亡。有关这方面的报道较多，大多是采用产生 HSV－TK 的反转录病毒颗粒的包装细胞转导各种胶质瘤细胞，GCV 治疗后，发现肿瘤完全消退。也有学者对转导动力学和毒性进行了试验，发现该系统对小鼠、大鼠和猴基本是安全的，也未检测到插入突变和有复制能力的病毒产生。胶质瘤细胞处于活跃的增殖状态，易被自杀基因 TK 转导。但也存在正常细胞转导表达 TK 基因导致组织损伤的可能性，如肠上皮和骨髓细胞被转导可引起腹泻和骨髓抑制，为此，研究者们克隆了只在特异组织表达的启动子基因，用 MBP 启动子与 HSV－TK 结合就可只转导胶质瘤细胞，GCV 治疗后使肿瘤消退，避免了腹泻和骨髓抑制等副作用。

对 HSV－TK 基因的转导开始多采用反转录病毒，近几年开始尝试用其他载体，如单纯疱疹病毒本身、腺病毒及质粒 DNA 的直接注射等。对单纯疱疹病毒进行操作，保留其 TK 基因，去除那些编码神经毒性的基因如 RR（核糖核酸还原酶）基因，使之成为单纯疱疹病毒的突变体 hrR3，用此载体结合 GCV 治疗胶质瘤很有效。腺病毒以其极高的转导效率及安全性备受青睐。Maron 用腺病毒把 HSV－TK 导入 C6 胶质瘤中。GCV 治疗后，肿瘤体积缩小 28 倍，生存期延长了 4 倍。也有学者用含有 HSV-TK 的质粒直接注射来转导，这种质粒表达载体较安全，易构建。也可应用较强的启动子和脂质体包裹提高转导效率和表达时间。HSV-TK/GCV 是第一个被批准用于人恶性胶质瘤临床试验的基因治疗系统。Oldfield 报道 7 例接受 HSV-TK/GCV 治疗的患者，其中 5 例肿瘤缩小，临床效果和安全性都较好。

四、常用的基因治疗方法

（一）抑癌基因治疗

抑癌基因 p53、PTEN、p21 和 p16 等均参与调节细胞周期，并诱发肿瘤细胞凋亡。动物实验研究已初步证实，恶性脑胶质瘤细胞体外转染抑癌基因 p53、PTEN、p21 和 p16 可诱导肿瘤细胞凋亡，转染该类基因的恶性脑胶质瘤细胞在裸鼠皮下的致癌性显著下降。虽然在患者体内可检测到抗腺病毒抗体，但它不能消除 P53 蛋白的生物学活性。该治疗是研究人员在院外患者体内进行的，仅检测到非常小的毒性。

（二）抗血管生成治疗

血管生成是肿瘤生长和转移的必要条件，抑制肿瘤血管生成对肿瘤治疗来说可能是一种非常有效的策略。胶质瘤恶性程度越高，肿瘤内微血管的增生亦越明显。血管内皮细胞生长因子（VEGF）、血小板源性生长因子受体（PDGFR）、碱性成纤维细胞生长因子（bFGF）等可溶性血管形成因子在恶性脑胶质瘤中可刺激内皮细胞的增殖并形成新生血管，下调这些基因的表达无疑会抑制肿瘤的生长。恶性脑胶质瘤是富含血管的实体瘤，亦是较适于进行抗血管生成治疗的肿瘤之一。针对恶性脑胶质瘤细胞高表达 VEGF 的特点，应用 VEGF165 反义 RNA 治疗人恶性脑胶质瘤的实验研究已获得初步成功，转染反义 RNA 的 SHG44 胶质瘤细胞在裸鼠皮下的致癌性显著下降，血管生成能力亦明显减弱。此外，克隆内源性人抗血管生成基因，可获得具有抗血管生成活性的表达蛋白，且表达量较高。应用真核表达载体介导的该类基因进行的恶性脑胶质瘤系列实验性治疗研究亦获得较为理想的结果。相信在不久的将来，该类抗血管生成药物有望在临床得以应用。

（三）酶前体药物

酶前体药物治疗又被称作药物敏感基因（DSG）治疗或自杀基因治疗，系指自杀基因胞嘧啶脱氨基酶（前体药物 5-氟尿嘧啶，5-FU）与单纯疱疹病毒胸腺嘧啶核苷激酶 TK，即 HSV-TK 基因（前体药物更昔洛韦，GCV）联合应用，通过转染导入肿瘤细胞内，然后给予无毒的前体药物，在肿瘤局部酶解作用下使前体药物分解为细胞毒化疗药物，发挥其抗肿瘤作用。上述两种自杀基因的联合应用具有协同效应，可使荷瘤裸鼠肿瘤完全根除或保持长期休眠，但其治疗作用不能在荷瘤裸鼠模型上实现，说明该过程需要 T 细胞免疫反应，且伴有肿瘤坏死因子-α（TNF-α）、白细胞介素-6（IL-6）、IL-2、干扰素-γ（IFN-γ）和粒细胞/巨噬细胞集落刺激因子（GM-GSF）等细胞因子的聚集和肿瘤细胞坏死。国外研究人员发现，只有在自杀基因治疗的同时给予免疫刺激，才能延长恶性脑胶质瘤小鼠的生存期，且 $CD4^+$ 细胞去除后这种联合效果消失；但去除 $CD8^+$ 和 NK 细胞并不受影响。酶前体药物治疗可避免全身应用常规化疗药物的毒副作用，并尽可能地使药物到达瘤体靶器官，从而显示出治疗的优越性，目前已在恶性脑胶质瘤的实验性治疗研究中获得广泛应用。

（四）免疫基因治疗

近年来，随着基因克隆技术的发展，分子生物学技术与免疫疗法新技术的结合形成免疫介导的基因治疗。增强抗肿瘤免疫的基因治疗包括将具有免疫刺激作用的细胞因子基因（如 IL-2、IL-4、IL-6、IL-7、IFN、TNF-α、GM-CSF 等）直接进行活体脑肿瘤内转移，或在体外导入 TIL 或 LAK 细胞，再回输给患者，通过抗肿瘤活性物质的表达增强其杀瘤作用。IL-2 及 IFN-γ 可通过细胞介导的抗肿瘤免疫抑制颅内及皮下肿瘤的生长，表现为肿瘤内单核细胞/巨噬细胞、$CD4^+$ 和 $CD8^+$ T 淋巴细胞弥漫性浸润，$OX42^+$ 小胶质细胞活化。此外，将 IL-4 及 GM-CSF 导入体外培养获得的胶质瘤细胞，可使体外培养的瘤细胞经 100Gy 射线照射后在一段时间内产生相应的细胞因子。体外与动物体内实验均证实了肿瘤疫苗对脑肿瘤治疗的有效性。直接激活 T 细胞免疫反应对基因治疗脑肿瘤具有非常重要的作用，因为脑肿瘤细胞抗原表达能力较弱，且其表达的肿瘤生长因子-β（TGF-β）可使瘤细胞逃避免疫监视。转染同系的主要组织相容抗原复合物（MHC）Ⅱ型基因可直接将肿瘤内在编码的多肽抗原提呈给 $CD4^+$ T 辅助细胞，由此可加速激活肿瘤特异的 $CD8^+$ T 细胞毒反应。提高肿瘤细胞的抗原呈现活性可增进瘤细胞免疫反应，从而导致肿瘤细胞死亡。瘤细胞与具有同种异类基因的激活 B 细胞融合形成杂交瘤细胞是完成免疫基因治疗的有效手段。产生的杂交瘤细胞除可表达黏附和免疫刺激分子外，在动物模型中还可通过 MHCⅠ类分子将肿瘤抗原提供给 T 细胞，并通过同种异类基因的 MHCⅡ类分子有效激活 T 辅助细胞。杂交瘤细胞接种实验已在肾细胞癌和黑色素瘤患者中获得成功，对脑肿瘤患者的研究亦取得进展。

（五）反义基因治疗

反义基因治疗即基因导入与靶向治疗。依据碱基互补原理，应用可与靶基因或其 mRNA 互补的核酸，通过空间阻遏作用或诱导 RNase－H 的活性或与靶 DNA 双股螺旋形成三聚体，可在基因复制、转录、剪接、mRNA 转运与翻译水平上抑制蛋白合成的特性，抑制癌基因的表达，抑制生长因子的分泌或封闭其受体，以阻断癌细胞内的异常信号传导与自分泌和旁分泌环路，从而导致癌细胞凋亡。

（六）增加放疗或化疗的敏感性

研究发现，恶性脑胶质瘤患者中的细胞循环调节因子 waf/CIP1 经常过度表达，导致其对化疗药物耐受。阻断 waf/CIP1 表达可启动细胞凋亡，并增强其对 1，3-双氯乙基亚硝基脲所诱导的细胞凋亡的敏感性。体外试验也已证实，Bax 基因转染的瘤体细胞明显对放疗敏感。

（七）联合基因治疗

多途径结合的基因治疗是当今基因治疗研究的趋势之一，RNA 干扰技术是一种重要技术。RNA 干扰技术与传统的类似技术相比具有更多的优点，因而很快在肿瘤研究和基因治疗中得以广泛应用。

随着分子生物学技术的进步和肿瘤发病机制研究的深入，恶性肿瘤的基因治疗越来越受到重视。目前进行胶质瘤基因治疗的方法和策略很多，但都处于实验阶段。几种用于人肿瘤基因治疗的方法中，疗效满意的并不多。基因治疗的发展受限于分子生物学技术和肿瘤病因学的研究进展，根据肿瘤是一种多基因遗传病的理论推测，随着胶质瘤所涉及恶性转化的所有异常基因表达的阐明，这种针对肿瘤发生的基因治疗一定会有美好前景。

（李世亭　仲骏）

参考文献

1. Akbasak A，Oldfield EH，Saris SC. Expression and modulation of major histocompatibility antigens on murine primary brain tumor in vitro. J Neurosurg，1991，75：922-929.

2. Alavi JB, Eck SL. Gene therapy for high grade gliomas. Expert Opin Biol Ther, 2001, 1: 239-252.
3. Alavi JB, Eck SL. Gene therapy for malignant gliomas. Hematol Oncol Clin North Am, 1998, 12: 617-629.
4. Chung RY, Chiocca EA. Gene therapy for tumors of the central nervous system. Surg Oncol Clin N Am, 1998, 7: 589-602.
5. Fueyo J, Gomez-Manzano C, Yung WK, Kyritsis AP. Targeting in gene therapy for gliomas. Arch Neurol, 1999, 56: 445-448.
6. Gomez-Manzano C, Fueyo J, Alameda F, et al. Gene therapy for gliomas: P53 and e2f-1 proteins and the target of apoptosis. Int J Mol Med, 1999, 3: 81-85.
7. Hamel W, Westphal M. Gene therapy of gliomas. Acta Neurochir Suppl, 2003, 88: 125-135.
8. Lang FF, Bruner JM, Fuller GN, et al. Phase I trial of adenovirus -mediated p53 gene therapy for recurrent glioma: biological and clinical results. J Clin Oncol, 2003, 21: 2508-2518.
9. Lou E. Oncolytic viral therapy and immunotherapy of malignant brain tumors: two potential new approaches of translational research. Ann Med, 2004, 36: 2-8.
10. Maron A, Gustin T, Le Roux A, et al. Gene therapy of rat c6 glioma using adenovirus-mediated transfer of the herpes simplex virus thymidine kinase gene: Long-term follow-up by magnetic resonance imaging. Gene Ther, 1996, 3: 315-322.
11. Matsuno A, Nagashima T. Specific gene suppression using antisense strategy for growth suppression of glioma. Med Electron Microsc, 2004, 37: 158-161
12. Nam M, Johnston P, Lal B, et al. Endothelial cell-based cytokine gene delivery inhibits 9L glioma growth in vivo. Brain Res, 1996, 731: 161-170.
13. Newton HB. Molecular neuro-oncology and the development of targeted therapeutic strategies for brain tumors. Part 4: p53 signaling pathway. Expert Rev Anticancer Ther, 2005, 5: 177-191.
14. Saleh M, Stacker SA, Wilks AF. Inhibition of growth of c6 glioma cells in vivo by expression of antisense vascular endothelial growth factor sequence. Cancer Res, 1996, 56: 393-401.
15. Shah AC, Benos D, Gillespie GY, Markert JM. Oncolytic viruses: clinical applications as vectors for the treatment of malignant gliomas. J Neurooncol, 2003, 65: 203-226.
16. Sobol RE, Fakhrai H, Shawler D, et al. Interleukin-2 gene therapy in a patient with glioblastoma. Gene Ther, 1995, 2: 164-167.
17. Stander M, Naumann U, Wick W, Weller M. Transforming growth factor-beta and p-21: multiple molecular targets of decorin-mediated suppression of neoplastic growth. Cell Tissue Res, 1999, 296: 221-227.
18. Stratmann A, Machein MR, Plate KH. Anti-angiogenic gene therapy of malignant glioma. Acta Neurochir Suppl, 1997, 68: 105-110.
19. Terzis AJ, Niclou SP, Rajcevic U, et al. Cell therapies for glioblastoma. Expert Opin Biol Ther, 2006, 6: 739-749.
20. Wei Q, Clarke L, Scheidenhelm DK, et al. High-grade glioma formation results from postnatal pten loss or mutant epidermal growth factor receptor expression in a transgenic mouse glioma model. Cancer Res, 2006, 66: 7429-7437.
21. Yang L, Ng KY, Lillehei KO. Cell-mediated immunotherapy: a new approach to the treatment of malignant glioma. Cancer Control, 2003, 10: 138-147.
22. Yip S, Aboody KS, Burns M, et al. Neural stem cell biology may be well suited for improving brain tumor therapies. Cancer J, 2003, 9: 189-204.
23. Zitvogel L, Casares N, Pequignot MO, et al. Immune response against dying tumor cells. Adv Immunol, 2004, 84: 131-179.

第 14 章 患者生活质量

第一节 脑肿瘤患者的对症治疗

对于脑肿瘤患者，对症治疗是一个不应被忽视的重要问题。因为手术、放疗和化疗等针对肿瘤的直接治疗当然是极其重要的，但患者是一个有机的整体，其基础状态的优劣和肿瘤伴随症状的严重程度无疑会直接影响最终的疗效和生活质量。合理的对症处理有助于提高脑肿瘤的疗效，延长患者的生存时间，保持或提高生活质量。脑肿瘤患者的对症治疗主要有脑水肿、癫痫、消化道出血以及深静脉血栓等方面的问题。

一、脑水肿的处理

恶性脑肿瘤所引起的脑水肿，目前认为是由于肿瘤和瘤周区域的血脑屏障破坏所致。有报道指出瘤周水肿与血管活性因子（如 VEGF 等）有关，这些因子起到促肿瘤血管生成的作用。脑肿瘤患者，特别是恶性肿瘤存在不同程度的脑水肿，对脑水肿积极治疗在脑肿瘤的整个治疗过程中十分重要。皮质类固醇激素、过度通气、高渗物质和利尿药等是目前常用的治疗脑水肿的有效手段。

（一）高渗脱水

甘露醇是目前应用最广的治疗脑水肿的药物。其特点为：脱水降压快，在短时间内可重复使用。用药后多在 10～15min 内发挥脱水、降压作用，在 30～50min 时脱水效果达到高峰（持续约 1h），利尿作用可持续 4h。可根据病情间隔 6～12h 重复使用。使用甘露醇时须注意：适当限制液体的入量，补液种类与数量应根据血电解质、渗透压和尿量而定；对严重脑水肿，最好要在颅内压力监护下使用脱水剂；输入过快可引起头痛、视力模糊、眩晕等副作用；长期使用该药会损害肾功能，甚至出现急性肾衰；肾功能不全、重症肝病、心力衰竭者禁用。

甘油果糖溶液一般在静滴后 10～20min 开始起脱水、降压作用，持续约 4～6h，可根据病情间隔 6～12h 重复使用。该药可较长时间使用，一般无反跳现象，对血压和电解质影响较小，还能补充热量，副作用少。缺点是脱水效果相对较弱。

（二）利尿剂

如呋塞米等，其优点是不需大量输液，可口服、肌注或静注，用法简便。缺点是脱水作用相对较弱，并易引起电解质紊乱。

（三）皮质类固醇药物

目前，类固醇药物治疗脑水肿的确切作用机制还未完全明了。这类药可能在稳定血脑屏障，促使细胞膜稳定，减少水溶性因子和蛋白质向脑内转运等方面起作用。

地塞米松是此类药物中较常用的。在治疗脑水肿时，应当注意药物的个体剂量存在较大的差异。“地塞米松 16mg/d”的方案是目前国外较常用的一个标准治疗方案：剂量从

"16mg/d"开始，在能够缓解症状的前提下，以每 4～5 天 2mg 的速度递减。如果 16mg/d 的剂量不能在 48～72 小时内起效，可考虑在 48～72 小时后将原先剂量加倍。

在使用皮质醇类药物时，一定要注意其副反应，包括体重增加、肌病、骨质疏松、骨质缺血性坏死、高血糖、血压升高、消化道出血和影响手术伤口的愈合等等。有报道指出：绝大多数用药超过 2 周的患者，都可能出现不同程度的类固醇性肌病。由于呼吸肌可受累，症状严重的病例可损害呼吸功能。此病的机制目前还不清楚，除停药外，无其他有效的治疗方法。为预防骨质疏松，建议在服用激素的同时补充维生素 D 和钙剂。另一种由激素导致的骨疾病是髋部缺血性骨坏死，最快者可在用药后数周内出现缺血性骨坏死。虽然目前还无充分的证据显示单独服用激素可导致消化道出血。但医生在使用激素时，必须慎重考虑消化道出血的风险。另一方面，在使用预防性的药物时，可能会引发新的问题：如 H_2 阻滞剂和质子泵抑制剂会增高胃肠道 pH 值，可能导致局部细菌群落数量大增，并增加吸入性肺炎的机会。皮质醇类药物还可导致高血糖，而高血糖及皮质醇本身都对神经元具有毒性，所以进行血糖监察是十分必要的。抑制机体的免疫功能和炎症的反应能力是另一种由皮质醇类药物引发的重要副作用。这对治疗某些疾病是有益的，但也会增加患者对机会性感染病原体的易感性。另外，皮质醇类药物在稳定血脑屏障的同时，也减少水溶性化疗药物通过血脑屏障，从而削弱了一些化疗药物的效果。

（四）乙酰唑胺

乙酰唑胺属于碳酸酐酶抑制剂。碳酸酐酶抑制剂除了减少脉络丛分泌脑脊液外，还可以抑制肾小球对水的再吸收而起利尿的作用。本药可用于治疗各种原因的脑积水，但不宜用于紧急降压与脱水治疗。与高渗性脱水剂和利尿剂联合应用，可提高降颅内压的效果，并减少反跳现象。

二、癫痫的处理

对于绝大多数幕上肿瘤患者，由于并发癫痫的可能性很大，如手术后因脑损伤、脑缺氧、脑水肿等因素而诱发癫痫，所以预防或治疗性使用抗癫痫药物已成为常规。经过正规药物治疗，大部分患者的发作可得到控制。正确的药物治疗，对于控制癫痫发作、减轻继发性脑损害和提高患者的生活质量具有重要意义。

（一）癫痫发作的分类

癫痫发作的分类方法有多种，1981 年国际抗癫痫联盟将癫痫发作分为全面性发作、部分性发作和不能分类的发作。为便于临床实用，国内常用大发作、小发作、局限性发作和精神运动性发作等来描述和分类。

（二）癫痫发作间隙期的药物治疗原则

1. 按癫痫的发作类型选择抗癫痫药物　一般原则是：大发作、局限性发作选用苯妥英、卡马西平等；肌阵挛性发作选用氯硝西泮、丙戊酸钠；精神运动性发作选用卡马西平、丙戊酸钠和苯妥英；小发作选用乙琥胺、丙戊酸钠、三甲双酮和氯硝西泮。目前，在神经外科最常用的是苯妥英，它有对临床多种类型的癫痫适用、抗癫痫疗效好、可以快速静脉给药和并发症少等优点。

2. 早期预防用药　对于发生于幕上的肿瘤，建议早期预防性使用抗癫痫药物。

3. 单药治疗原则　药物在体内吸收、转运与分解代谢的过程中，可互相影响。在多种抗癫痫药物联合应用时，相互之间易产生复杂的作用，影响疗效，甚至引起或加重不良反应。目前主张尽量单药治疗，根据发作类型选择 1 种合适的药物。

4. 剂量个体化 一般按照体重计算抗癫痫药物的剂量。抗癫痫药物的使用应从小剂量开始，逐渐增量至控制发作又不出现不良反应为宜，这样可减少或避免发生不良反应。在给予有效剂量后大约5～7个半衰期时，一般可达到稳态血药浓度。

5. 合理安排服药时间 部分患者癫痫发作有一定规律，而不同抗癫痫药物又具有不同的药物动力学特点，即使同一种抗癫痫药物还存在是否为控释剂型之分。不合理安排服药时间将直接影响治疗效果。原则上服药时间和服药次数的安排，应该使得血药浓度在24小时中基本达到稳态为宜。给药时间一般不要超过该药物的1个半衰期，必要时应监测血药浓度。

6. 换药与停药要逐步减量 当患者发生了严重不良反应（如严重的骨髓抑制）时，应立即停药。而发生在一般常规治疗中的换药行为，切忌骤停原药。通常需在加用的药物达到稳态血药浓度后，再递减原药。原药逐步减量至停药至少需10～15天，不宜一增一减同时进行。当癫痫发作完全控制后，可考虑停药。此过程也应逐步减量。

7. 注意不良反应 脑肿瘤患者的抗癫痫用药一般均需长期用药，期间可发生各种毒性反应。有些反应与剂量有关，如神经系统与消化系统症状（呕吐、食欲缺乏、头晕、嗜睡、眼球震颤、共济失调等），往往与起始剂量过大有关，适当调整剂量可缓解；另一些则与个体特异质有关，如白细胞、血小板减少，再生障碍性贫血和剥脱性皮炎等，与药物剂量无关，难以预测，严重者可导致死亡，故一旦发生应立即停药。故临床上应始终密切观察，定期测定血药浓度、血常规和肝功能等，及时发现、及当处理。

三、消化道出血的预防

在神经肿瘤外科治疗过程中，消化道出血是一种严重并发症，此类出血多为应激性溃疡。在使用皮质类固醇激素的患者中，更易发生此并发症。

（一）易感因素和发病机理

Chan等报道在神经外科术后患者中，以下情况易发生消化道出血：手术前昏迷，中枢神经系统感染，年龄超过60岁，抗利尿激素分泌异常综合征，二次手术的患者。发病机制与下列因素有关：脑组织受压、移位及广泛破坏和颅内压明显增高，导致胃酸分泌增多；下丘脑受损导致迷走神经活动度增强，使胃酸、胃蛋白酶增高，促使胃酸及胃蛋白酶分泌增加；病情危重时常伴有多器官功能不全、酸中毒，胃黏膜血流量减少，削弱对H^+及胃蛋白酶的抵抗能力。

（二）预防用药

Chan、Cook等报道H_2受体阻滞剂预防用药能够显著降低危重患者消化道出血的发生率。西咪替丁等H_2受体阻滞剂，能强有力地抑制胃酸分泌，提高胃内pH值，减少H^+反弥散的作用，从而起到保护胃黏膜，预防应激性溃疡发生的作用。同时可减轻已发生应激性溃疡的临床症状，并促进溃疡愈合。对于使用皮质类固醇激素等高危患者，应当预防性使用西咪替丁等H_2受体阻滞剂或质子泵抑制剂，能够有效预防应激性溃疡的发生。

四、深静脉血栓的预防

（一）易感因素

深静脉血栓形成有三大因素：血流缓慢、静脉壁损伤和血液高凝状态。部分脑肿瘤患者由于肢体活动障碍、血流缓慢、血液淤滞，易发生深静脉血栓，并且深静脉血栓在急性期可并发致命性的肺栓塞，而在后期可遗留慢性血栓形成后遗症，降低患者生活质量。

（二）预防

由于深静脉血栓一旦发生，有上述危害，可明显降低患者生活质量，所以采取合理的措施进行预防是十分必要的。加强对功能障碍侧肢体的护理，早期被动和主动活动患肢能够起到非常有效的预防作用；除非患者存在明确的血液高凝状态，一般尽可能不使用抗凝药物（如肝素等）来预防深静脉血栓形成。

五、结语

脑肿瘤患者的对症治疗是一个容易被忽视，但对于最终的治疗结果又十分重要的问题。在临床实践中，我们体会到：在对脑水肿、癫痫、消化道出血和深静脉血栓等伴随症状进行积极、有效的干预、防治后，有助于患者临床症状的改善、痛苦的减轻、基础状态的提高、KPS 评分的升高，从而争取到较理想的治疗时机和提高患者对肿瘤治疗（手术、放/化疗）的信心和耐受性，达到提高治疗效果的目的。由于许多脑瘤，特别是恶性脑瘤，临床达到真正治愈十分困难，因此，保持/提高患者的生活质量显得尤为重要。所以，在临床工作中，我们除了要不断提高手术、放疗和化疗等针对肿瘤治疗的技术水平外，还必须重视对患者的支持治疗、对症治疗，这样才能最终达到既延长患者的生存时间又保持或提高生活质量的目的。

（陈忠平　张湘衡）

参考文献

1. 黄新天．深静脉血栓形成//张培华主编．临床血管外科学．北京：科学出版社，2003：494.
2. Andrews BT. The intensive care management of patients with head injury//Andrews BT. Neurosurgical intensive care . New York：McGraw-Hill，1993：227.
3. Betchor TT，Taylor LP，Thaler HT，et al. Steroids myopathy in cancer patients. Neurology，1997，48 (4)：1234.
4. Chan LP，Lai EC，Tuen H，et al. Prospective double-blind placebo contralled randomized trail on the use of ranitidine in preventing postoperative gastroduodenal complications in high-risk neurosurgical patients. J Neurosurg，1995，82 (2)：13.
5. Cook DJ，Witt LG，Cook RJ. Stress ulcer prophylaxis in the critically ill：a Meta-Analysis. A M J Med，1991，91 (5)：519.
6. De Quervain DJF，Henke K ，Aerni A，et al. Glucocorticoid-induced impairment of declarative memory retrieval is associated with reduced blood flow in the medial temporal lobe. Eur Neurosci，2003，17 (5)：1296.
7. DiGiovanni S，Molon A，Broccolini A，et al. Constitutive activation of MAPK cascacade in acute quadriplegic myopathy. Ann Neurol，2004，55 (1)：195.
8. Dougherty JA. Risedronate for the preventionand treatment of corticosteroid-induced osteoporosis. Ann Pharmacother，2002，36 (2)：512.
9. Heiss JD，Papavassilious E，Merrill MJ，et al. Mechanism dexamethasone suppression of brain tumor-associated vascular permeability in rats-involvement of glycocorticoids receptor and vascular permeability factor. J Clin Invest，1996，98 (5)：1400.
10. Lieberman A，LeBrun Y，Glass P，et al. Use of high-dose corticosteroids in patients with inoperable brain tumors. J Neurol Neurosurg Psychiatry，1977，40 (2)：678.

11. Lu S，Ahn D，Johnson G，et al. Peritumoral diffusion tensor imaging of high-gradegliomas and metastatic brain tumors. AJNR Am J Neuroradiol，2003，24（4）：937.
12. Machein MR，Plate，KH. VEGF in brain tumors. J Neurooncol，2000，50（1）：109.
13. Metz LM，Sabuda D，Hielsen RJ，et al. Gastic tolerance of high-dose pulse oral prednisone in multiple sclerosis. Neurology，1999，531（7）：2093.
14. Morita M，Andrews BT，Gutin PH. The intensive care management of patients with brain tumors//Andrews BT，ed. Neurosurgical intensive care. New York：McGraw-Hill，1993：375-389.
15. Nielsen GL，Soresen HT，Mellemkjoer L，et al. Risk of hospitaliztion resulting from upper gastrointestinal bleeding among patients taking corticosteroids：a register-based cohort study. Am J Med，2001，111（2）：541.
16. Schiff D. Pneumocystis pneumonia in brain tumor patients：risk factors and clinical feature. J Neurooncol，1996，27（1）：235.

第二节　功能康复

一、影响功能康复质量的症候群

脑肿瘤造成许多不利的临床症状，如认知损害、神经系统症状和体征、疲劳、情绪紊乱、睡眠障碍和性功能下降等。这些症候群的存在，对患者的工作、日常生活和社会活动造成负面影响。这些损害除了少数为首发症状外，多数发生于脑肿瘤患者积极治疗的过程中，即使在治疗结束后这些损害性症候群常持续存在。多数脑肿瘤患者都存在认知损害，包括记忆力下降、注意力分散、多任务处理困难，这使得他们在日常活动中需付出更多的努力。疾病本身和治疗所带来的疲劳感常伴随认知损害，这种疲劳感较为特殊且持久，休息后也不能缓解，对患者的功能康复造成很大的影响。美国得克萨斯大学 MD Anderson 癌症中心最新的一项研究表明，因颅外肿瘤而接受化疗的门诊患者中，超过 40%有严重的疲劳感，这对其日常工作造成巨大影响。对于治疗中和治疗后的肿瘤患者，疲劳是其中断治疗的主要原因之一。

超过半数的胶质瘤长期生存患者存在明显的认知功能障碍和严重的近事记忆障碍。脑肿瘤治疗时发生大脑功能损害的病理生理机制包括血管和免疫等多方面，而神经化学和神经递质上的改变是神经认知损害的发生基础。有学者通过 MRS 证实胶质瘤患者大脑内的神经化学成分改变发生在大脑白质放射性改变的远隔部位。在这些远离肿瘤和放疗范围的白质区域看似正常，但是其脑组织胆碱成分减少表明神经细胞膜也遭到损害。这种远离肿瘤原发部位的大脑神经化学成分的改变对脑功能的影响程度目前仍知之甚少。

其他因素也可导致认知障碍和疲劳。比如贫血，通过纠正贫血，神经功能损害症状可得到改善。许多抗肿瘤药物可促进或抑制炎性细胞因子的产生，后者的上下波动可造成认知障碍和疲劳。

脑肿瘤通常会引起不同程度、不同特征的神经功能改变，在治疗前患者的认知功能方面表现为记忆力（工作记忆除外）、运动灵巧性、大脑执行功能（由额叶皮层下结构主导）同时受到损害，而注意力、理性思维和精神活动无影响。认知损害是大脑器质性损害的神经心理缺陷的核心。近年来，不少研究指出，抑郁症患者存在中等程度的认知损害。认知损害和其他的神经功能损害症状也可使颅外肿瘤患者出现抑郁，不过干扰素免疫治疗慢性白血病的患者出现认知障碍时不伴有抑郁，这表明免疫治疗诱导的抑郁症和认知障碍是由不同的机制介导。

脑肿瘤患者出现影响功能康复的症候群的原因包括肿瘤因素、治疗因素、患者本身因素以及与脑肿瘤本身无关联的因素。只有缓解甚至消除这些损害性症状，脑肿瘤的治疗才算得上真正意义的成功，因此，症状评估指南现当作常规治疗效果的参考标准。然而，由于缺乏对影响神经功能康复的症候群发生机制的认识，显著改善症状的努力遇到不少的困难，因此确切的更为有效的干预策略亟待探索。

（一）肿瘤因素

根据建立完好的大脑-行为关系的准则，脑肿瘤生长部位是认知障碍类型的主要决定因素。然而，许多脑肿瘤的发生比较隐匿，浸润性而非破坏性生长，患者常出现较为轻微的、表现多样的认知损害，这仅仅通过生长部位难以完全预判。目前功能神经影像学广泛用于脑肿瘤术前计划的制订，借此可以明显地发现，通常的大脑功能定位模式在相当比例的患者中发生改变和调整，这表明大脑的可塑性和功能区的重组能力在某种程度上超过了我们以前的想象。肿瘤生长速度是影响认知损害程度的另一个重要因素。

（二）患者因素

众所周知，患者年龄是神经功能康复结局的决定因素之一。不论肿瘤是什么病理性质，老年患者都承受更大的功能损害。对于其他人口统计学因素的影响却知之甚少，比如种族和性别。但是，也有证据表明，一些个体，不论其年龄和其他人口统计学因素如何，都更易出现由治疗带来的神经毒性影响。相似的人口统计学特征并接受相同治疗方案的患者（比如接受全脑放疗），功能康复结局却差异很大。目前，评估可能的危险因素包括潜在的易损害基因型的工作正在进行中，但是迄今尚无满意结论。

（三）治疗因素

放射治疗可损伤大脑白质，造成额叶皮层下结构功能障碍而出现认知损害，同时，也可出现明显的疲劳感。这是在炎性细胞因子的诱导、下丘脑-垂体-肾上腺轴的中断和神经递质的改变三者共同作用下的结果。

化疗也可导致某些神经功能损害。在某种程度上化疗对患者的影响程度取决于化疗药物本身，不过，化疗药物副作用主要通过自诉和生活质量问卷调查的形式反映出来，实际上是很片面的，而多数药物副作用的真实情况并不清楚。尽管多数认知方面的影响无特殊性且在中断治疗后能可逆性恢复，一些化疗药物却可能导致特殊的与行动相关的认知损害。

免疫治疗正越来越广泛地运用于脑肿瘤。干扰素 α（IFN－α）的神经毒性发生的病理生理机制由神经内分泌、神经递质和细胞因子通路介导。其神经毒性为轻、中度额叶皮层下脑功能障碍，表现为认知障碍、行为迟缓、执行功能损害和记忆力减退。这种认知和行为异常和帕金森病有一定区别。细胞因子如白介素 1β（IL－1β）、肿瘤坏死因子 α（TNF－α）和白介素 6（IL－6）等，是免疫治疗诱导神经毒性的主要发生机制。IL－1 及其受体存在于大脑许多区域，而 IL－1 mRNA 在人体主要记忆结构海马中大量存在。IL－1 可阻止钙离子内流入海马神经元细胞内，从而影响记忆通路，患者即出现记忆障碍。TNF－α 也具有神经毒性，表现为脱髓鞘变性。TNF－α 和 IL－1 具有协同毒性反应，可导致多结节硬化和神经胶质增生。老年性痴呆患者的 IL－6 水平明显升高。以上这些细胞因子不但对大脑功能产生直接影响，而且可触发激素的级联反应，从而影响情绪和认知能力。另外，它们对神经递质系统也有一定的影响。

抗肿瘤激素类药物的使用如他莫昔芬，也可导致认知损害。在下丘脑和海马等许多大脑区均存在雌激素受体。动物实验表明，雌激素通过若干机制影响记忆，包括增强海马某些细胞内的胆碱能活性、保持树突一定的密度，后两者是记忆编码的关键所在。他莫昔芬也可刺激炎性细胞因子的产生，如 IL－1 和 IL－6，如前所述，这都对脑功能产生深远影响。

二、功能损害

脑肿瘤患者神经损害对其日常生活影响巨大。这类患者难以完成多任务工作，多个事件同时发生时常不知所措。他们易注意力分散，缺乏一贯性思维。综合思维缓慢，交流中抓不住要点，不能如期完成工作。总而言之，所有的任务，甚至在之前可自动完成的工作，也需要付出更大的努力。

神经功能损害症状对患者的影响和许多个体因素有关，包括患者年龄段、正常工作和日常生活的类型、步调。神经认知障碍和其他神经系统症状对患者的影响并非一成不变；劳动力患者和退休后可自由安排活动的患者相比，前者承受更大的功能损害的问题。因此对这些损害的干预性治疗有必要做到个体化。

三、改进功能预后

（一）内科治疗

人们常过于重视针对肿瘤的治疗而忽视了机体基本状况出现偏差时的纠正。然而，许多机体状况本可轻松纠正却因忽视而损害了脑功能。比如临界贫血本身并不太严重，但得到纠正后能极大改善生活质量。另外，许多脑肿瘤患者都存在伴随治疗的内分泌功能缺陷。甲状腺素和其他激素水平异常的纠正能改进认知功能，提高性欲、情绪控制力和整个生活质量。

（二）药物干预

药物干预对患者神经功能和一般状况的改善有极大的帮助。临床医生经常使用精神兴奋剂来治疗脑肿瘤患者普遍存在的认知和情感功能下降。精神兴奋剂能对抗肿瘤本身和治疗对额叶-脑干网状结构系统的单胺通路的影响。哌甲酯、右旋安非他明和匹莫林均报道能改善肿瘤患者的抑郁和疲劳。哌甲酯起效迅速，被认为是治疗脑肿瘤人群神经认知功能下降的唯一一种可取方法。有些研究表明，急性淋巴细胞性白血病和恶性脑肿瘤患儿使用哌甲酯后注意力持久集中。成人脑肿瘤患者因放疗和化疗出现注意力集中困难，给予哌甲酯治疗后也取得了满意疗效。一项临床Ⅰ期试验（单治疗、开放式、剂量递增方案）中对 30 例胶质瘤患者给予相对低剂量的哌甲酯，每日两次，每次 10mg。结果表明哌甲酯可以改进患者的认知能力、情绪控制和其他大脑功能。即使是胶质瘤进展病例（占 23%）和严重的放射性损伤病例（27%），其认知功能和情绪紊乱状况也得到改善，而治疗期间患者发生癫痫的次数并无增加。更重要的是，治疗剂量和计划很容易根据特殊个体做出调整。

尽管哌甲酯的副作用相当轻微且持续短暂，但是也有其相对禁忌证。在某些病例中，临床医师可选择其他药物。中枢兴奋药莫达非尼为一种新型的促醒药，常用于治疗发作性睡眠和有特发性睡眠增多症表现的白天睡眠过多症（excessive daytime sleepiness，EDS），现也用于治疗肿瘤相关的认知功能损害，不过迄今尚无这方面的研究报道。

老年性痴呆患者的胆碱能缺乏可导致记忆力下降和其他认知损害。某些益智药常用于治疗诸如老年性痴呆等神经系统疾病，比如多奈哌齐，它可以抑制中枢乙酰胆碱酯酶的活性以减少神经冲动突触传递时乙酰胆碱（Ach）的水解，从而改善老年性痴呆的症状。乙酰胆碱缺乏对脑肿瘤患者认知功能的影响可能比我们过去理解的更大，所以它可作为改善认知损害的一个治疗靶点。

药物靶点治疗对抗神经毒性的特殊机制是当前的研究热点。比如，放射治疗产生的炎性细胞因子的释放可导致更广泛的脑损伤。细胞因子拮抗剂如重组可溶性人 TNF 受体- Fc 结合蛋白（依那西普）用于治疗 TNF－α 介导的疾病包括类风湿性关节炎、Crohn 病和银屑病而获得成功。骨髓纤维化症也是一种 TNF－α 介导的疾病，表现为夜间盗汗、严重疲劳、发热和体重减轻，细胞因子拮抗剂对改善其症状效果显著。尽管只有 20％的患者使用依那西普后出现客观反应，如血红蛋白上升；不过，有 60％的患者的主观症状得到改善：夜间盗汗停止、体重回升和体力恢复等。

消炎药也对治疗神经损害症状有帮助。最常见的消炎药物包括阿司匹林、对乙酰氨基酚、布洛芬和选择性环氧化酶抑制剂。有研究表明这类药物具有抗肿瘤特性，然而，它是否具有减轻神经损害症状的作用还有待观察。

神经保护剂是一个值得期待的潜在的令人激动的干预治疗领域。红细胞生成素（erythrogenin，EPO）可减少脑肿瘤治疗带来的全脑损伤。动物试验表明，EPO 能通过血脑屏障，大脑局灶性缺血缺氧、脑卒中、创伤、神经元过度兴奋和免疫介导炎症的实验动物模型制作的前 24 小时至后 6 小时内给予 EPO，能起到神经保护的作用。目前尚没有研究资料表明 EPO 能作为神经保护剂适用于临床，不过，有研究提示 EPO 可以改善贫血导致的功能损害，提高生活质量。另外，一些精神生理学方面的研究表明患者在给予 EPO 治疗后的诱发电位发生改变，特别是 P300 段波幅增宽，而潜伏期缩短。诱发电位后组部分的电生理参数的变化表明 EPO 对神经行为功能的影响，反映工作记忆和处理速度的改善。

（三）行为治疗

正规康复治疗包括物理治疗、作业疗法、认知康复和职业康复，但其作用在脑肿瘤人群中并未得到充分认识。医疗保健的提供者和患者家庭可能认为这些治疗对预后差的病患没有益处。然而，正规康复治疗可使脑肿瘤患者的功能达到可能最长时间的最高水平，其成本效益高。

许多行为治疗也能增强脑肿瘤患者的功能。文献表明锻炼有益于改善肿瘤相关症状。行为干预如放松疗法、自我催眠也能缓解诸如疼痛、恶心、疲劳等症状，使患者得到放松，注意力更加集中。而生活方式的改变也有帮助。

四、结语

脑肿瘤患者功能损害症状的评价和治疗是患者整体医疗保健的重要组成部分。客观的评价和描绘认知损害能更好地贯彻一些措施来保护患者免受疾病或治疗对认知功能的不利影响。这些措施包括对疲劳和神经行为迟缓的刺激疗法；阿片拮抗剂治疗认知缺损，并能增加细胞因子水平或降低特殊神经元回路的兴奋性；抗抑郁药治疗情绪紊乱；抗细胞因子疗法（如近来上市的 TNF 拮抗剂）；改善神经功能的药剂（如 dopamine 拮抗剂）。这些新的治疗虽然存在一定的风险，但患者获得的利益更大。比如，最近的研究发现，非小细胞肺癌脑转移的患者中，接受全脑放疗加放疗增敏剂的患者和仅行全脑放疗患者之间相比较，前者的神经认知损害进展期明显减慢。今后可能有更多类似的研究将在改善脑肿瘤功能康复方面发挥重要作用。

（陈忠平　王涤宇）

参考文献

1. Cerami A, Brines ML, Ghezzi P, et al. Effects of epoetin alfa on the central nervous system. Semin

Oncol，2001，28：66-70.

2. Christian K，Ruben C，Charlie LS，et al. Depression in schizophrenia：association with neuropsychological deficits. Society of Biological Psychiatry，1998，43（3）：165.
3. Cleeland CS，Mendoza TR，Wang XS，et al. Assessing symtom distress in cancer：the M. D. Anderson symptom inventory. Cancer，2000，89：1634-1646.
4. Dantzer R，Wollman EE，Yirmiya R. Cytokines and depression：an undate. Brain Behav Immun，2002，16：501-502.
5. Larson S，Dunn AJ. Bahavioral effects of cytokines. Brain Behav Immun，2001，15：371-387.
6. Laz A. Is inhibition of cyclooxygenase required for the antitumorigenic effects of nonsteroidal，nti-inflammatory drugs（NSAIDs）in vitro versus in vivo results and the relevance for the prevention and treatment of cancer. Biochem Pharmacol，2002，63：343-347.
7. Meryers CA，Smith JA，Bezjak A，et al. Neurocognitive function and progression in patentis with brain metastases treated with whole-brain radiation and motexafin gadolinium：results of a randomized phase Ⅲ trial. J Clin Oncol，2004，22：157-165.
8. Meyers CA，Weitzner MA，Valentine AD，et al. Methylphenidate therapy improves cognition，mood，and funciton of brain tumor patients. J Clin Oncol，1998，16：2522-2527.
9. Mitler MM，Harsh J，Hirshkowitz M，et al. Long-term efficacy and safety of modafinil for the treatment of excessive daytime sleepiness associated with narcolepsy. Sleep Medicine，2000，1：231-243.
10. Nissenson AR. Epoetin and cognitive funcition. Am J Kidney Dis，1992，20：21-24.
11. Philippe F，Anne-Marie E，Jean-Frangois A，et al. Problem-solving abilities in unipolar depressed patients：comparison of performance on the modified version of the wisconsin and the California sorting tests. Psychiatry Research，2001，104（2）：145.
12. Scheibel RS，Meyers CA，Levin VA. Cognitive dysfunction following surgery for intracerebral glioma：influence of histopathology，lesion location，and treatment. J Neurooncol，1996，30：61-69.
13. Scheibel RS，Valentine AD，O'Brien S，et al. Cognitive dysfunction and depression during treatment with interferon-alpha and chemotherapy. J Neruopsychiatry Clin Neurosci，2004，16：1-7.
14. Sherer M，Meyers CA，Bergloff P. Efficacy of post acute brain injury rehabilitation for patients with primary malignant brain tumors. Cancer，1997，80：250-257.
15. Steensma DP，Mesa RA，Li CY，Gray L，et al. Etanercept，a soluble tumor necrosis factor receptor，palliates constitutional symptoms in patients with myelofibrosis with myeloid metaplasia：results of a pilot study. Blood，2002，99：2252-2254.
16. Thompson SJ，Leigh L，Christensen R，et al. Immediate neurocognitive effects of methylphenidate on learning-impaired survivors of childhood cancer. J Clin Oncol，2001，19：1802-1808.
17. Valentine AD，Meyers CA，Kling MA，et al. Mood and cognitive side effects of interferon-alpha therapy. Sem Oncol，1998，25（suppl）：39-47.
18. Virta A，Patronas N，Raman R，et al. Spectroscopic imaging of radiation-induced effects in the white matter of glioma patients. Magn Reson Imaging，2000，18：851-857.
19. Weitzner MA，Meyers CA，Valentine AD. Methylphenidate in the treatment of neurobehavioral slowing associated with cancer and cancer treatment. J Neuropsychiatry Clin Neurosci，1995，7：347-350.

第 15 章 实验治疗学

第一节 脑肿瘤细胞培养技术

1925 年，Fish 等培养人恶性胶质瘤细胞获得成功，开创了体外研究胶质瘤的先河。Manuelidis 于 1959 年建立第一个人胶质瘤细胞系 TC178，使体外长期连续培养胶质瘤细胞成为可能。随着 70 年代以后细胞培养技术的飞速发展，脑肿瘤的体外细胞培养技术日趋成熟，并广泛应用于脑肿瘤的发生和演变等相关分子机制的研究、新药筛选以及新治疗方案和模式的临床前研究中。国内杜子威等于 1982 年建立了第一个人脑胶质瘤细胞系 SHG-44，随后有不同特性的多种脑肿瘤细胞系建成。本节介绍近年来有关脑肿瘤体外培养技术的研究概况。

一、培养的脑肿瘤细胞生物学特性

肿瘤细胞与体内正常细胞相比，不论在体内或在体外，在形态、生长增殖、遗传性状等方面都有显著的不同。生长在体内的肿瘤细胞和在体外培养的肿瘤细胞，其差异较小，但也并非完全相同。培养中的肿瘤细胞具有以下特点：

（一）形态和性状

人胶质瘤细胞体外培养时形态多样，但常见形态为成纤维细胞形或长梭形，如 U87MG、U251MG 等（图 15-1-1，见彩页）。培养中肿瘤细胞无光学显微镜下的特异形态，大多数肿瘤细胞镜下观察比二倍体细胞清晰，核膜、核仁轮廓明显，核糖体颗粒丰富。电镜观察癌细胞表面的微绒毛多而细密，微丝走行不如正常细胞规则，这可能与肿瘤细胞具有不定向运动和锚着不依赖性有关。

（二）生长增殖

肿瘤细胞在体内具有不受控增殖性，在体外培养中仍如此。正常二倍体细胞在体外培养中不加血清不能增殖，是因血清中含有促使细胞增殖生长的因子，而肿瘤细胞在低血清中（2%～5%）仍能生长。已证明肿瘤细胞有自泌或内泌性产生促增殖因子的能力。正常细胞发生转化后，出现能在低血清培养基中生长的现象，已成为检测细胞恶变的一个指标。癌细胞或培养中发生恶性转化后的单个细胞培养时，形成集落（克隆）的能力比正常细胞强。另外癌细胞增殖、数量增多扩展时，接触抑制消除，细胞能相互重叠向三维空间发展，形成堆积物。

（三）永生性

永生性也称不死性。在体外培养中表现为细胞可无限传代而不凋亡。体外培养中的肿瘤细胞系或细胞株都表现有这种性状。体外肿瘤细胞的永生性是否能反证它在体内也同样如此？还尚难肯定。从近年建立细胞系或株的过程说明，如果永生性是体内肿瘤细胞所固有的，肿瘤细胞应易于培养。事实上，多数肿瘤细胞初代培养时并不那么容易。生长增殖并不旺盛；经过纯化成单一化瘤细胞后，也大多增殖若干代后，便出现类似二倍体细胞培养中的停滞期。过此阶段后才获得永生性，顺利传代生长下去。说明体外肿瘤细胞的永生性有可能是体外培养后获得的。

（四）浸润性

浸润性是肿瘤细胞扩张性增殖行为，体外培养的胶质瘤细胞仍保持有这种性状。在与正常组织混合培养时，能浸润入其他组织细胞中，并有穿透人工隔膜生长的能力。

（五）异质性

所有肿瘤都是由增殖能力、遗传性、起源、周期状态等性状不同的细胞组成。异质性构成同一肿瘤内细胞活力有差别的瘤组织；处于瘤体周边区和微血管周围的肿瘤细胞获得血液供应多，增殖旺盛，中心区有的细胞衰老退化，有的处于周期阻滞状态。肿瘤干细胞对肿瘤的发生和发展起关键作用，其数量较少，且大部分处于静止期，而体外培养时易于生长增殖。

（六）细胞遗传

大多数肿瘤细胞有遗传学改变，如失去二倍体核型、呈异倍体或多倍体等。肿瘤细胞群常由多个细胞群组成，有干细胞系和数个亚系，并不断进行着适应性演变。

（七）其他

肿瘤细胞在体外不易生长的原因可能由于：①依赖性：肿瘤细胞虽有较强克隆生长力，但仍有一定的群体性或与其他细胞相依存。一是肿瘤细胞与肿瘤细胞的相互依存，二是肿瘤细胞与基质成纤维细胞的相互依赖。体外分散培养和排除成纤维细胞后也会同时消除或减弱这些依存关系，可能影响癌细胞增殖生长的活性；②肿瘤细胞的自泌也会因分散培养而被稀释，达不到肿瘤生长的需求，降低肿瘤细胞的生长增殖力；③并非所有肿瘤细胞都有强的生长活力和长的寿命，只有干细胞才有强的增殖生长能力，但这些细胞数量很少；④离体培养肿瘤细胞可能需求与体内相似的特殊生存条件，即所谓的肿瘤微环境（niche）。

各种已被命名和经过细胞生物学鉴定的细胞系或细胞株，都是一些形态比较均一、生长增殖比较稳定的、生物性状清楚的细胞群。原代培养，即直接从体内取出的细胞、组织和器官进行的第一次的培养物。一旦已进行传代培养（subculture），便不再称为原代培养，而称为细胞系。肿瘤细胞系多由肿瘤组织建成，常已传几十代或百代以上，并具有不死性和异体接种致瘤性。而通过克隆纯化的传代细胞就称为细胞株。

二、原代脑肿瘤培养方法

脑肿瘤细胞培养成功的关键在于：取材、瘤组织分散、选用适宜的培养液和培养底物等几个方面。原代培养应用组织块和消化培养法均可。

（一）取材

人脑肿瘤培养取材非常重要，是培养能否成功的前提条件。首先，手术时对要切取的肿瘤组织不用电凝等影响肿瘤活力的方法；其次，体积较大的肿瘤组织中有蜕变或坏死区，取材时尽量避免用坏死、血凝块、脂肪和纤维化严重的组织，要挑选活力较好的部位。取材后宜尽快进行标本处理和培养，如因故不能立即培养，可贮存于4℃培养基中，但不宜超过24小时。如系组织块培养，需将组织块切成1mm^{3}大的小块，然后将组织块接种入培养器皿底部，几个小时后组织块可贴牢在底部，再加入培养基。一般而言，低级别胶质瘤不易培养成功，而高级别胶质瘤较易体外培养和建系。

（二）肿瘤组织的分散

脑肿瘤细胞培养首先需要将肿瘤组织经过处理分散成细胞悬液。常用于瘤组织消化的酶有胶原酶、胰蛋白酶和透明质酸酶等。一般而言，髓母细胞瘤组织较为松散，使用吸管反复吹打可以使大量瘤细胞游离，而胶母细胞瘤间质成分较多，除了反复吹打以外，还需要进行酶消化，常常使用恒温振荡器混摇增加消化效率。

（三）培养基

脑肿瘤细胞培养常用的培养基为 RPMI-1640、DMEM、McCoy 5A 等，原代培养常常补充适量的血清、生长因子和激素。肿瘤细胞对培养环境适应性较大，因为肿瘤细胞有自泌性能产生促生长物质。一般而言，脑肿瘤原代培养时添加表皮生长因子（EGF）、碱性成纤维细胞生长因子（bFGF）、胰岛素和转铁蛋白等可以促进细胞生长，增加培养的成功率。

（四）脑肿瘤细胞培养方式

目前，脑肿瘤细胞的培养方式可以分为单层培养（monolayer culture）、三维立体培养（three-dimensional culture）、微载体培养（microcarrier culture）和类球体悬浮培养（cell spheroid culture），而肿瘤干细胞通常采用悬浮神经球培养（neurosphere culture）。单层培养是目前应用较为广泛的培养方法，细胞贴壁生长于经过处理的培养器皿表面，培养的细胞没有细胞间质。大部分已建系的脑肿瘤细胞系采用该方法进行培养。正在培养中的细胞应每隔一定时间观察一次，观察的内容包括细胞是否生长良好、形态是否正常、有无污染、培养基的 PH 是否太酸或太碱（由酚红指示剂指示），此外对培养温度和 CO_2 浓度也要定时检查。

当细胞增殖达到一定密度后，则需要分离出一部分细胞并更新营养液，否则将影响细胞的继续生存，这一过程叫传代（passage）。传代时一般使用 0.25% 的胰酶和 0.2% EDTA 分散细胞。每次传代以后，细胞的生长和增殖过程都会受一定的影响。原代脑肿瘤细胞接种和传代应该遵循高接高传的原则，即以较高细胞密度接种，一般为（1～3）$\times 10^5$ 细胞/ml 的密度进行接种。传代时不能稀释细胞过大，一般建议按 1/2～1/3 比例进行传代稀释。培养换液为 2 天一次，可采取半量换液。

（五）细胞冻存及复苏

为了保存细胞，特别是不易获得的突变型细胞或细胞株，要将细胞冻存。冻存的温度一般用液氮的温度（-196℃），将细胞收集至冻存管中加入含保护剂（一般为二甲亚砜或甘油）的培养基，以一定的冷却速度冻存，最终保存于液氮中。在极低的温度下，细胞保存的时间几乎是无限的。复苏一般采用快融方法，即从液氮中取出冻存管后，立即放入 37℃ 水中，使之在一分钟内迅速融解。然后将细胞转入培养器皿中进行培养。冻存过程中保护剂的选用、细胞密度、降温速度及复苏时温度、融化速度等都对细胞活力有影响。

三、提高脑肿瘤细胞培养成功率的措施

脑肿瘤细胞在体外不易长期培养，建立能传代的肿瘤细胞系更为困难。当肿瘤组织或细胞初代接种培养后，常出现以下几种情况：完全无细胞游出或移动；有细胞移动和游出，但无细胞增殖，细胞长时间处于停滞状态以致难以传代；有细胞增殖，传若干代后停止生长或衰退死亡；传数代后细胞增殖缓慢，经过一段停滞期后，才又呈旺盛生长状态，形成稳定生长的肿瘤传代细胞系。以上现象说明肿瘤细胞对体外生存条件有较高的要求，并需经过对新环境的适应才能生长，因此欲获得好的培养效果，不能局限于一般培养法，必须采用一些特殊的措施。

（一）适宜底物

把经过纯化的细胞接种在不同的底物上，如鼠尾胶原底层、饲细胞层等。

（二）生长因子

应用促细胞生长因子，向培养液中增加一种或几种促细胞生长因子。根据细胞种类不同

选用不同的促生长物，常用的有胰岛素、氢化可的松、雌激素以及其他促生长因子。为提高肿瘤细胞对体外培养环境的适应力和增加有活力癌细胞（干细胞）的数量，可采用裸小鼠接种成瘤后，再从动物体内取出进行培养，能提高体外培养的成功率。

四、体外培养脑肿瘤细胞生物学检测

一旦培养的脑肿瘤细胞生长成形态上单一的细胞群体后，不论用于实验研究还是建立细胞系，都需要做一系列的细胞生物学测定；主要的目的在于证明所培养的细胞系的确来源于原体内具有恶性的细胞，而非正常细胞或其他细胞，均具有瘤种特异性。阐明其一般生物学性状。测定项目数量无明确规定，根据需要而定，以下为常做的项目和要点。

形态观察：主要观察细胞的一般形态，如大体形态、核浆比例、染色质和核仁大小、多少等以及细胞骨架微丝微管的排列状态等。

细胞生长增殖：检测细胞生长曲线、细胞分裂指数、倍增时间、细胞周期时间。

细胞核型分析：检测核型特点，染色体数量，标记染色体的有无、带型等。

凝集试验：检测凝集力。

软琼脂培养：检测集落形成能力。

异体动物接种：向异体动物体内（皮下）接种细胞悬液，观察成瘤能力。

五、脑肿瘤干细胞分离和培养

自从 Reynolds 提出了神经干细胞（neural stem cell，NSC）的概念以来，NSC 的研究已成为神经科学的一个重要领域，从 NSC 的分离、体外培养、分化调控到移植治疗神经系统疾病，各方面均有很大进展。在 NSC 的研究取得了一定成果的基础上，一些神经肿瘤学者提出了脑肿瘤干细胞（brain tumor stem cells，BTSCs）的概念，BTSCs 不只是在分离、扩增、分化和鉴定指标等方面与 NSC 类同，两者在发生学上可能存在渊源关系。近年来，国外研究者认为，BTSCs 是脑胶质瘤的起源细胞，也是高级别脑胶质瘤对放/化疗产生耐受的根源。在功能方面，BTSCs 是胶质瘤的“种子”细胞，在肿瘤的发生、发展过程中起决定性作用。目前针对 BTSCs 放/化疗产生耐受的机制研究甚少，但前景看好，随着研究的深入，必将对提高脑胶质瘤的放射治疗和化疗疗效有着十分重要的意义。

（一）培养的 BTSCs 的生物学特性

目前研究显示，在体外培养条件下，BTSCs 在无血清的培养基中能自我更新、增殖并形成肿瘤球，表达标志物 Nestin、CD133、Sox2 和 Musashi，但不表达分化的神经元、星形胶质细胞和少突胶质细胞的标志物（图 15－1－2、3，见彩页）。对肿瘤球进行细胞组成分析发现除 BTSCs 外，尚有非 BTSCs 细胞。说明 BTSCs 同样具有细胞的不对称分裂属性，在自我更新过程中同时产生 BTSCs 和非 BTSCs 细胞。在含血清的培养基中，上述方法获得的肿瘤球于接种后 4 h 左右即贴壁，并开始有细胞从肿瘤球中迁出，迁出的细胞贴壁生长，胞体和突起扁平；24 h 后肿瘤球变扁，形状不规则，迁出的细胞增多；4～6d 时贴壁细胞明显增加诱导分化；8 d 后肿瘤球内部细胞仍呈未分化状态，而迁移出的细胞形成单细胞层，形态多样，异质性明显，不具有成熟神经元或胶质细胞的典型形态特征，但细胞形态、种类及比例均与亲本肿瘤类似，并表达分化神经元、星形胶质细胞和少突胶质细胞的标志物如微管相关蛋白 2（MAP2）、β－tubulin、胶质纤维酸性蛋白（GFAP）、血小板源性生长因子受体（PDGFR）等。异种系列移植实验表明：BGSCs 经多代反复移植均能在裸鼠脑内或皮下增殖分化形成与亲本肿瘤形态和分子表型相同的肿瘤，且能侵犯周围组织并向远处转移。

（二）BTSCs 分离和培养

目前，BTSCs 分离通常采用流式细胞仪或免疫磁珠分选 $CD133^+$ 的细胞亚群，然后在无血清特殊培养基中进行培养。培养基为 neurabasal 或 DMEM/F12，补充一些添加剂如 B27、N2。生长因子如 EGF、bFGF 为培养肿瘤干细胞所必需的添加物，能够促进肿瘤干细胞自我更新和增殖。2006 年，Lee 等利用添加 EGF 和 bFGF 的无血清体系从新鲜多形性胶质母细胞瘤（GBM）标本中分离培养出 BTSCs。无血清培养时 BTSCs 形成的肿瘤球结构较松散，机械吹打时较易散开，而 NSCs 形成的神经球结构相对紧密，机械吹打时不易散开；有血清培养时二者均发生分化。BTSCs 很容易并且可以无限扩增，且生长对外环境的依赖相对要小，具有更强的适应环境、继续生长的潜能。

（付军　陈忠平）

参考文献

1. 邵文钊，郑玉书，历俊华. 人脑多形性胶质母细胞瘤细胞系“BT325”的建立及其生物学特性. 中华神经外科杂志，1988，2：103-105.
2. 陈自强，卞修武. 人脑胶质细胞系 CHG-5 的建立及其生物学特性的分析. 第三军医大学学报. 1999，12：880-883.
3. Du ZW. Establishment of human malignant glioma cell line（SHG-44）and observation on its characteristics. Zhonghua Zhong Liu Za Zhi，1984，6（4）：241-243.
4. Galli R，Binda E，Orfanelli U，et a1. Isolation and characterization of tumorigenic，stem-like neural precursors from human glioblastoma. Cancer Res，2004，64（19）：7011-7021.
5. Lee JW，Kotliarova S，Kotliarov Y，et al. Tumor stem cells derived from glioblastomas cultured in bFGF and EGF more closely mirror the phenotype and genotype of primary tumors than do serum-cultured cell lines. Cancer Cell，2006，9：391-403.
6. Singh SK，Hawkins C，Clarke ID，et al. Identification of human brain tumor initiating cells. Nature，2004，432（7015）：396-401.

第二节　动物模型及其应用

在生命科学中，作为生命中枢的脑的研究越来越受到重视，尤其是发生胶质瘤时，由于识别肿瘤早期病变困难和有效的治疗方法不多，因此胶质瘤对临床医师来说是个独特的挑战。胶质瘤约占原发性脑肿瘤的一半，不但因其浸润性生长等恶性生物学行为而难以治愈，而且因肿瘤位置深而难以早期筛查。人脑胶质瘤动物模型的研制，对于我们迎接上述挑战，探讨脑肿瘤发生和发展机制，促进临床研究深入发展是必不可少的。从其研究发展过程来看，人们通过近百年的努力，已从动物自发、诱发脑肿瘤模型的建立和应用，发展到多种人脑肿瘤动物模型实验平台建成，目前正处在不断改进以提高模拟性的阶段。就人脑胶质瘤而言，早期的模型是用体外已建系或建株的肿瘤细胞直接接种到动物体内形成的实体瘤，随后又用人脑胶质瘤组织直接接种动物成功。近年来，随着肿瘤分子生物学技术的进步，又用转基因或基因敲除的方法建成了基因工程鼠脑肿瘤动物模型，基本上达到了特定的分子遗传改变能代表人类肿瘤中常见的分子遗传改变的要求。尽管还存在许多不尽如人意之处，但毕竟实验性脑肿瘤动物模型的模拟性已从整体-细胞水平发展到了整体-细胞-分子水平。

一、脑肿瘤实验动物模型的建立

（一）鼠脑肿瘤同种异体移植瘤模型

在早期研究中虽有哺乳动物的自发肿瘤同种异体移植成功的报告，但因其发生率低、隐匿性和荷瘤动物生存期短等模拟性差的特点而被弃用。代之的是动物诱发脑肿瘤模型的研制，最常用的是化学诱发或病毒诱发。早在 1939 年 Seligman 把多环芳香烃类的甲基胆蒽制成丸剂植入小鼠脑内，诱发胶质瘤和肉瘤。20 世纪中叶起，利用亲神经的烷化剂全身给药诱发神经系统肿瘤，使多环芳香烃类诱发法逐渐淘汰，继而代之的是亚硝基脲衍生物，尤其甲基亚硝基脲和乙基亚硝基脲有很高的中枢神经系统肿瘤诱发率。甲基亚硝基脲对成年鼠致瘤很有效果，可诱发星形细胞瘤、少突胶质细胞瘤或室管膜细胞瘤，以混合性胶质瘤最常见。乙基亚硝脲给受孕 20 天的大鼠一次性静脉注射后，所有子代鼠全部发生中枢神经系统肿瘤，至今还在运用的 P494、C6、9L 和 G422 等胶质瘤动物模型都是用上述类似的方法制作成功的。鼠中枢神经系统对诱发剂的敏感性在出生前 10 天开始形成，至出生时达到最高峰（敏感性是成年鼠的 50 倍），生后 1 个月，敏感性降至成年鼠水平。

能诱发脑肿瘤的病毒有两类，一是核糖核酸病毒，如 RSV 肉瘤病毒；二是脱氧核糖核酸病毒，如腺病毒。Bigner 等把浓缩的 RSV 病毒（0.01ml）注射到新生犬的脑内，经过一段潜伏期后全部发生脑胶质瘤。也有人将 AD12 病毒直接注入生后 24 小时的鼠脑内，经过数个月的潜伏期就能发生脑肿瘤，其中大部分是髓母细胞瘤。新生鼠一般在病毒转染后 9～100 天就有肿瘤形成，最长的可在一年左右致瘤。Tabuchi 则把感染 RSV 病毒的成纤维细胞接种到猴的右额脑内，大多数动物发生了脑瘤，主要是肉瘤。还有人把从多灶性脑白质病患者脑组织中分离到的病毒接种到仓鼠或猴的脑内，能诱发小脑髓母细胞瘤、丘脑胶质瘤、松果体瘤和脑室内室管膜瘤等多部位、多类型脑瘤。病毒诱发的脑肿瘤需经过克隆才能制作成生物学特性稳定的模型，目前已有用鸡肉瘤病毒诱发大鼠得到了 RT2 胶质瘤模型。

上述的化学致癌物质和致瘤病毒在人的周围环境中普遍存在，对模拟人脑胶质瘤的发生与客观实际相接近。诱发的肿瘤可在同种动物体内连续传代，肿瘤的生物学特性相对较稳定，在脑肿瘤的发生与防治方面起到积极的作用。但诱发的脑肿瘤动物模型往往存在致瘤周期不一、诱发肿瘤性质不一的缺陷，并且动物脑瘤与人脑瘤相比，无论在遗传学、细胞动力学和生物学等多方面均存在着显著的差异。从改善模拟性出发，人们更寄希望于人脑原发肿瘤动物体内异种移植模型的开发。

（二）人脑肿瘤异种异体移植瘤模型

20 世纪 60 年代，由于先天性免疫缺陷动物的问世，掀起了人类肿瘤异种移植的热潮。国际上，目前除了已培育出遗传背景明确的 30 余种单纯 T 细胞缺陷的裸小鼠外，还有 T 细胞和 B 细胞联合缺陷的 Lasat SCID（severe combined immunodeficiency）小鼠、CBA/I 小鼠、T 和 NK 细胞联合缺陷的 Beige 小鼠等。我国目前用的裸小鼠都是上世纪 80 年代初从国外引进，有 Balb/C、Swiss 和 NC 品系等，其中 NC 品系是黄强教授 1981 年从日本国引进，为非近交系裸小鼠，具有抗病原体能力强、繁殖率高和易管理等特点。

用于接种的标本通常采用体外培养的肿瘤细胞系、肿瘤组织块及肿瘤组织块经消化后的细胞悬液。其中，肿瘤培养细胞系更易建立移植瘤模型，因为经长期体外培养筛选，其生物学特性稳定，增殖力更加旺盛。接种部位通常有皮下、足底、腹腔、肾包膜下和颅内的脑实质、脑室及脊髓蛛网膜下腔等，可根据实验需要而选择。我们早先建立的是人脑恶性星形细胞瘤体外细胞系裸小鼠皮下实体瘤模型 NHG－1、人脑室管膜母细胞瘤组织块裸小鼠皮下移植瘤模型 NHE－2 和转输人外周血单个核细胞的 SCID 小鼠人脑胶质瘤人-鼠免疫嵌合模型。最近我们又用可移植性人脑肿瘤组织经套管针，定量植入裸小鼠皮下或经事先钻孔的颅骨直接推入脑纹状体，建立了人脑胶质瘤异位（皮下）及原位（脑内）移植模型（图 15－2－1，见彩页）。

移植高成功率和稳定的亲本肿瘤特征是衡量所建模型质量必不可少的指标。根据我们的经验，脑肿瘤移植的成功率受如下因素影响：①皮下接种时，越靠头端越易成功。②体外培养肿瘤细胞系比临床标本组织块接种容易。肿瘤培养细胞系经长期体外培养筛选，生物学特性稳定，增殖力更加旺盛，因此更易建立移植瘤模型；肿瘤组织块在血供、间质结构、生长特性等方面良好地保持原肿瘤特性，模拟性好。③肿瘤组织块接种比经胰酶消化的肿瘤细胞悬液接种的成功率高，后者的细胞间质结构等已遭破坏，但细胞悬液中细胞数量定量确切。④接种的细胞数量越多，成瘤的潜伏期越短（初代接种的量不应小于 1×10^7 个细胞）。但从 Singh 的研究来看，起决定作用的不是总体细胞的数量，而是与能直接生成肿瘤细胞的干细胞数量相关，他称 10^2 个肿瘤干细胞足以致瘤，而 10^5 个非肿瘤干细胞不致瘤。⑤免疫力相对低下的肾周脂肪囊内和脑内接种成功率高于皮下和腹腔，前者用于快速药敏实验，后者是胶质瘤的原位移植处，是模拟性最佳的一种方法。早先采用颅骨尚未发育完全的新生鼠直接穿刺植入细胞悬液或微量组织；也有报道开颅埋入组织块的方法，缺点是创伤大，有一定的手术死亡率，并且因植入的细胞数量少而成功率低和肿瘤容易向颅外生长等缺点而未能普遍采用。近年采用钻颅立体定向和缓慢泵注细胞悬液于脑内的方法虽是能提高移植成功率、减少手术死亡率的有效方法，但操作时间太长，仍有较大的改良空间。

从以下几个生物学特征出发，对所建的模型必须用以下指标作出鉴定：①动物间传代移植的瘤细胞染色体与初代接种的人肿瘤细胞染色体一致，即保持遗传学特征不变。②光镜和电镜下各代移植瘤与初代接种用的人肿瘤细胞的形态、核分裂状况、肿瘤间质和血管等结构基本相同，即保持形态学特征不变。③在某些特有的生化指标的定性或定量方面，移植瘤与人脑瘤一致，即肿瘤标志物不变。④经过动物间若干代连续传代移植后移植成功率达100%，无自发消退，移植瘤大小、荷瘤动物生存期等个体差异越小越好，即保持荷瘤动物的生物学特性稳定。⑤各代移植瘤细胞分裂指数、时相比率、细胞周期和倍增时间等数据非常接近，即保持肿瘤细胞增殖动力学特征不变。

（三）基因工程鼠脑肿瘤模型

Brinster（1984 年）将多瘤病毒 SV40 基因和启动子（MK）基因融合，经酶切后获得 DNA 片断，显微注入受精卵雄性原核中，建成的转基因小鼠可发生多种肿瘤，如脉络膜丛乳头状瘤、胸腺瘤和内分泌系统肿瘤。接着，Reynold（1988 年）将调控基因改为 H－2kb 后再与 SV40 融合，制成的转基因小鼠与 Bringster 的结果相似。后来，Vogel 将 HTIV－LTR 与 tat 基因融合，建成的转基因小鼠能自发产生神经纤维瘤。进入 20 世纪 90 年代，才见到神经系统胶质瘤转基因动物模型的建立。有研究表明，胶质瘤模型的制作，与上述的其他肿瘤模型的制作有许多相似之处，如一些重要的 DNA 成分——启动子和强化子调控着转染的目的基因的表达，插入的外源基因中，只有融合着启动子和强化子的 DNA 片断，才能使目的基因有较强的表达。启动子和强化子可位于基因组的上段或下段，或插在非转录的 DNA 片断（内含子）中。根据这种模式，已有星形细胞瘤、髓母细胞瘤、少突胶质细胞瘤及多形性胶质母细胞瘤转基因小鼠模型建成，分别做如下叙述。

1. 星形细胞瘤基因工程鼠

Bachoo 等用携带表达 EGFR 的活化等位基因的反转录病毒体外感染星形细胞的方法研

制成小鼠胶质瘤模型。他们证实表达 EGFR 的 Ink4a/Arf$^{-/-}$的星形细胞形成的神经细胞球体注入动物的脑内，形成侵袭性高的星形细胞瘤。在侵袭性胶质瘤中，为了模拟 RB 通路突变，Terry Van Dyke 用结合 RB 及 RB 家族成员 P^{107}及 P^{130}的 SV40T 抗原（T_{121}）片段，在星形细胞特异性标志物 GFAP 启动子控制下制作成小鼠星形细胞瘤模型。Andrew Danks（1995 年）报告低恶性星形细胞瘤的 GFAP/SV40 TAg 转基因小鼠模型，其中的胶质纤维酸性蛋白（GFAP）是鉴别肿瘤是否起源于星形细胞的最主要标志蛋白，而 SV40 TAg 可结合并抑制 p53 抑癌基因蛋白活性。两者重组后，前者起调控 SV40 TAg 致癌后向星形细胞源性肿瘤方向发展；后者在前者的调控下，使野生型 p53 失去活性而致癌。其细胞形态和免疫组化提示，GFAP/SV40 TAg 转基因小鼠形成的瘤性星形细胞主要围绕着室管膜下区。也有在脑实质围绕神经元和血管生长，且有 GFAP 表达，符合星形细胞瘤的特点。国内学者李厚达等报告，转染 SV40TAg 和 myc 基因则产生小脑髓母细胞瘤和胰腺癌。

目前已经建立了几个能形成低级别弥漫性星形胶质细胞瘤的转基因鼠系。在其中的一个体系中，将含有 GFAP 启动子/增强子的 v12H－Ras 基因转染到小鼠胚胎后，当转基因鼠处于杂合子状态时，80％的转基因鼠形成类似低级别星形细胞瘤的实体肿瘤，而 20％的动物则形成类似间变性星形细胞瘤的多个肿瘤。当转基因鼠是纯合子时，动物形成有多个病灶的类似于间变性星形细胞瘤的肿瘤。与纯合子鼠中高级别肿瘤相一致，其生存时间与杂合鼠相比明显缩短，杂合鼠的平均生存期为 3 个月而纯合子鼠仅为 4 周。

在另一个模型中，在 GFAP 调节元件控制下用 v－src 激酶产生转基因鼠。14.4％的鼠大脑和脊髓中形成小的星形细胞瘤样增殖病灶。早期的病灶与低级别星形细胞瘤类似，而在晚期肿瘤则表现出胶质母细胞瘤和间变性星形细胞瘤的组织学特征。

2. 少突胶质细胞瘤基因工程鼠

髓磷脂碱性蛋白（myelin basic protein，MBP）是神经髓鞘形成过程中大量表达的蛋白，在中枢神经中存在于少突胶质细胞中，在外周神经存在于 Schwann 细胞中。neu 致癌基因，目前已知在人的大多数胶质瘤中高表达。1992 年 Hayes 将 PSV2neu NT 质粒中的 neu 基因与 Cosmid（cos138）克隆中分离出的 MBP 基因重组后植入 C57BL/6×DBA/2 F2 受精卵，在 93 个注射成功的受精卵中产仔 14 只。其中 4 只鼠出现了脑肿瘤，几乎都位于大脑底面、丘脑区和后颅窝，且压迫脑干。在光镜下，三只鼠肿瘤形态符合多形性胶母细胞瘤，并见软脑膜广泛浸润。在电镜下则仅见到未分化细胞的一些特性，为了识别肿瘤细胞的起源，进行了相关免疫组化检测，如代表神经元的 NF、星形细胞的 GFAP、髓鞘形成的 MBP 和少突胶质细胞的 Leu 7。结果在相对分化好的多数肿瘤细胞中，出现了 GFAP、MBP 和 Leu 7 抗原抗体阳性反应。在分化很差的肿瘤细胞中，只有少数细胞出现 GFAP、MBP 和 LEU 7 抗原抗体阳性反应，而 NF 无论细胞分化程度如何，均为阴性。从形态学上分析，Hayes 的实验没有诱导出典型的少突胶质细胞瘤，但从相关的标志物检测情况来看，有 MBP 和 Leu 7 的表达，提示着少突胶质细胞的存在。为了进一步阐明其起源问题，用 neu 基因探针进行杂交分析，除了证明 neu 基因大量存在于肿瘤细胞中而不存在于正常脑细胞中，还发现髓鞘特异性蛋白 MBP、PLP、MAG 和 CNP 在 RNA 水平上比对照组高 5～10 倍，提示肿瘤富含髓鞘形成细胞。在肿瘤中没有检测到外周神经髓鞘形成蛋白 Po，表明肿瘤细胞是少突胶质细胞源性，而并非来自 Schwann 细胞。脑瘤细胞中同样没有检测到 NF mRNA，表明肿瘤中很少甚至没有神经元的存在。从实体瘤肿瘤标志物角度分析，Hayes 建立的转基因小鼠形成的是少突胶质细胞瘤。

将编码 PDGFB 的基因转染 Ntv－α 鼠（携带一个失活的 INK4A－ARF 等位基因）将产

生高级别的少突胶质细胞瘤。在通过 MoMULV 转染 PDGFB 基因到新生鼠诱导的肿瘤中也发现具有少突胶质细胞瘤的特征。另一个利用转基因鼠产生类似的少突胶质细胞瘤的实验是转染具有 S－100b 启动子（在星形胶质细胞和胶质前体细胞中有活性）的病毒致癌基因 v－ErbB（EGFR 的活性同源物）。因此，激活 RTK 生长因子的异位表达可能导致少突胶质细胞瘤形成。携带 p19ARF 缺失的小鼠有时也能形成少突胶质细胞瘤，而 p16INK4A / p19ARF 缺乏鼠则不发生胶质瘤，但这种差异的原因还不清楚。最后用表达 PDGFB 链的有复制能力的病毒感染新生鼠脑能导致多种高级别胶质瘤，除了与原始神经外胚层类似的肿瘤外，还包括胶质母细胞瘤和少突胶质细胞瘤。

3. 多形性胶质母细胞瘤基因工程鼠

把激活的 Ras 和 AKT 联合转入 Ntv－α 转基因小鼠可诱导产生胶质母细瘤。当 Ras 和 AKT 联合转入带有失活的等位基因 NK4α－ARF 的 Ntv－α 小鼠能加速胶质母细胞瘤的形成。Ras 和 Akt 相互作用于几个生长因子受体信号传导通路的下游，且在大多数的多形性胶质母细胞瘤（GBMs）中同时被激活。已证明 Ras 的异常表达能抑制 p53/RVB 通路，并使星形胶质细胞转变为类似间变性星形胶质细胞瘤的细胞，在进一步转入 AKT 之后这些细胞就获得了 GBMs 的特征。上述结果证实了 Ras 和 AKT 共同作用是产生高恶性胶质瘤的重要分子原因。另一个 GBMs 模型是通过把 p53 敲除鼠和那些神经纤维素 1（neurofibromin1，NF1）以及 Cis 杂合子敲除鼠交配而产生 NF1 和 p53 双沉默的鼠模型，由这种鼠的细胞移植的小鼠可形成星形胶质细胞瘤或 GBMs。这是一种由抑癌基因缺失而不是致癌基因过度表达而形成肿瘤的方式。以上两种 GBMs 模型尽管存在启动分子的差异，但也有关联之处。NF1 是 Ras 活动的抑制子，NF1 的敲除将导致抑制作用下调，从而活化 Ras 信号系统。仅 NF1 单一因素对形成肿瘤是不充分的，NF1 需要 p53 丢失和细胞周期调控的下调一起作用才能形成肿瘤。

在 GFAP/v－src 和 GFAP/v12H－Ras 转基因鼠中都观察到有胶质母细胞瘤形成。GFAP/v12H－Ras 转基因鼠中，高级别星形细胞瘤细胞系具有明显的核型异常，表达参与凋亡和细胞周期更替的蛋白，包括 MDM2、p16INK4A、PTEN 和 EGFR。这些实验还不能明确这些基因的哪一个联合 v12H－Ras 能诱发胶质瘤。目前还未在基因或核型水平对 GFAP/v－src 诱导的胶质母细胞瘤进行研究。

4. 混合的星形细胞瘤-少突胶质细胞瘤基因工程鼠

多瘤病毒中 T 抗原能激活 Shc（激活 Ras）、PI3 激酶（激活 Akt）以及 Src。通过 RCAS 载体将多瘤病毒中 T 抗原转染到 Gtv－α 鼠中能诱导产生混合性星形-少突胶质细胞瘤。9 周后在 9/33 个鼠中见到肿瘤。这些肿瘤的组织学特征与人间变性星形细胞瘤、间变性少突胶质细胞瘤和间变性混合星形-少突细胞瘤类似。在这些病灶中都未见其他原发性 CNS 肿瘤的特征，如原始神经外胚层肿瘤或室管膜瘤。多瘤病毒中 T 抗原不需要其他基因改变参与诱导肿瘤，就像 EGFR 能单独诱导胶质瘤和 K－Ras/Akt 诱导胶质母细胞瘤一样，这与单用多瘤病毒中 T 抗原诱导肿瘤能激活多种通路是一致的。第二种产生混合胶质瘤的方法是将 PDGF 转移至 Gtv－α 鼠中。这些肿瘤与用多瘤病毒中 T 抗原产生的肿瘤相比具有非常相似的组织学表型。

5. 髓母细胞瘤基因工程鼠

通过与人类 PTCH 相似的 Ptch 杂合鼠制作模型是建立髓母细胞瘤转基因小鼠模型的主要方法。已知受体 Ptch 通过 SHH/GLI 信号传导通路抑制增殖信号。在机体中，此受体的灭活提高了髓母细胞瘤发生的风险，约 14％～19％的 Ptch＋/- 鼠在 12 个月内生成髓母细胞瘤，保留下来的Ptch基因仍具有功能，当这些鼠和p53缺陷鼠交配后，其后代的肿瘤发生率上升到95%，所有鼠在12周内全部死亡。可见p53从中起到了重要作用。由反转录病毒模型和RCAS/tv-a研究系统实验得出SHH通路和髓母细胞瘤的形成有关，在超声成像系统的指导下于子宫内直接向鼠小脑注射带有反转录病毒载体的SHH能使髓母细胞瘤有很高的发生率。Fults用RCAS/tv-a系统使新生鼠的小脑过度表达SHH，也能导致髓母细胞瘤有很高的发生率。CMYC的过度表达提高了这种作用的效果。SHH的活动需要Ptch的参与。p53和RB基因在小脑外颗粒细胞层中的神经祖细胞中被灭活就产生了肿瘤，这可能与RB家族蛋白质的功能有关。具上述两个条件基因敲除的鼠都能产生具有髓母细胞瘤组织学特征的肿瘤，单一灭活p53或RB基因都不能产生肿瘤。还有一些研究表明，腺苷二磷酸核糖聚合酶是DNA破坏早期的应答分子，通过把缺少腺苷二磷酸核糖聚合酶和缺失p53的鼠交配产生两种基因缺陷鼠，其中半数鼠发生具有髓母细胞瘤特征的肿瘤，几乎所有的肿瘤都位于小脑。

6. 未分类的胶质瘤基因工程鼠

当鼠在INK4A-ARF位点（编码p16INK4A / p19ARF）也有缺失时，将编码具有组成性活性的EGFR基因转染Ntv-α或Gtv-α鼠中能导致胶质瘤产生，Ntv-α鼠中肿瘤产生的效率比Gtv-α鼠更高。体细胞转染活性EGFR进入携带野生型INK4A-ARF位点等位基因的鼠脑内则不产生肿瘤。而且缺少INK4A-ARF位点的鼠还能形成淋巴瘤和肉瘤，平均潜伏期为34周。因此，激活的EGFR受体需要INK4A-ARF位点失活以产生胶质瘤。确定两种基因产物（由INK4A-ARF位点p16INK4A和p19ARF编码）中哪一个或两者同时失活与EGFR联合产生胶质瘤仍需进一步的研究。

建立胶质瘤鼠模型能更深入地洞察胶质瘤发生的复杂过程。它们为进行精确的基因操作和研究基因改变效应提供了前所未有的方法。通过确定参与胶质瘤发生的关键事件，新的胶质瘤鼠模型为改善胶质瘤治疗提供了机会。

二、脑肿瘤动物模型应用

建立实验动物模型的目的之一是人体内不能做的实验通过动物体内研究得到佐证，为进一步评估所研究项目的临床价值做前期准备，通常称临床前研究。就脑肿瘤而言，抗肿瘤新药的开发、新治疗方案的制定、新诊断方法的建立、发病机制的研究，甚至肿瘤预防等都离不开实验动物模型。本文仅简要介绍下列四方面的应用。

（一）在抗肿瘤化学药物方面的应用

回顾历史，所有已用于临床抗癌药的临床前研究，无一不通过动物实验证明其疗效和毒副作用后才进入临床。一般是先体外，后体内；先动物诱发肿瘤模型，后人类肿瘤动物模型；先异位移植模型，后原位移植模型。我们已经建立了^{3}H-TdR参入肾脂肪囊或皮下移植人脑肿瘤的快速个体化药敏试验和抗癌新药筛选流程（图15-2-2），从9种市售抗癌药中，筛选出3种对人脑胶质瘤相对高效低毒的药物。此外，还对开发中的新化疗药SurCNU的抗胶质瘤活性进行研究。

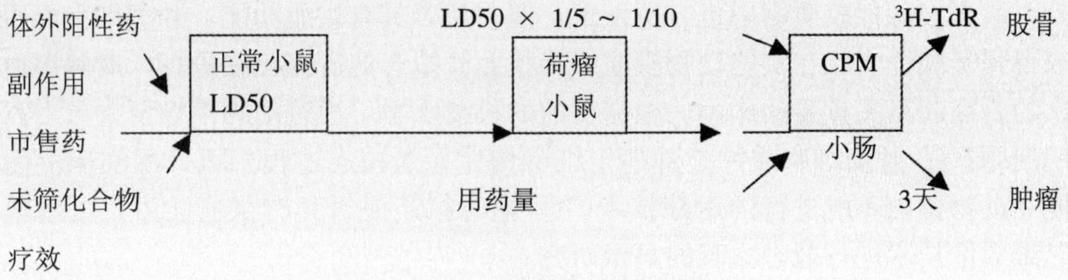

图 15－2－2　抗癌药物筛选流程

（二）在抗肿瘤生物制剂方面的应用

肿瘤生物治疗是继手术、放疗和化疗后的第四大治疗手段，是目前认为在肿瘤综合治疗中不可或缺的一项新的治疗策略。现状是临床上取得实效的少，处在临床前研究阶段的多。刚开发的也不少，这特别需要用与临床模拟性高的动物模型进行验证。已经开展的有用免疫核素制剂和化学偶联（桥联）制剂在荷瘤动物体的生物导向治疗，提呈肿瘤抗原和外源性超级抗原激活肿瘤杀伤细胞治疗，还有基因治疗等。特别要提出的是，在实验动物体内确切判断疗效尚有困难，除了免疫制剂本身的原因，还受动物品系及其饲养环境、观察指标等诸多因素的影响。不仅如此，动物与人的免疫系统的差异是不得不考虑的另一个重要因素，正在开展的转输人外周血单个核细胞于荷人肿瘤动物体内建立的人肿瘤、人淋巴细胞嵌合的人肿瘤模型是值得推荐的一种模型。

（三）在肿瘤显像研究方面的应用

荷人脑肿瘤的动物显像较早的研究是利用亲肿瘤载体标记核素显像。用碘核素标记肿瘤单抗对位于荷瘤鼠皮下的肿瘤在 γ 相机和 SPECT（单光子发射计算机辅助断层）机上进行了生物导向显像，获得了定性诊断效果，也可用与肿瘤细胞代谢相关的葡萄糖核素 ^{18}F 示踪法研究肿瘤增殖活性。较为困难的是荷瘤动物一般都是大鼠和小鼠，对原位接种的脑肿瘤分辨力低，只能用于皮下移植瘤。由于科学技术的进步，近年国外已用高磁场动物专用的 MR（3～15.6T）对大鼠和小鼠颅内肿瘤进行了显像研究，受条件限制国内大多用临床上常用的普通磁场 MR（1.5T）对大鼠颅内肿瘤进行显像研究。最近我们用配有大、小鼠专用的微小线圈的 1.5T 临床用 MR 机对原位接种的人脑胶质瘤的裸小鼠进行了显像研究，达到了较为满意的效果（图 15－2－3），基本上能看清肿瘤邻近结构和计算肿瘤体积，但与临床患者的图像比较尚存在很大差距。

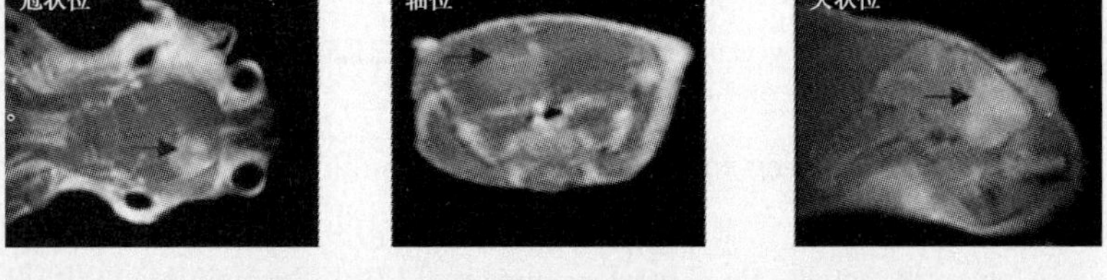

图 15－2－3　裸小鼠颅内原位接种人脑胶质移植瘤的 MR 显像（箭头所示）

（四）在肿瘤血管拟态（vasculargenic mimicry，VM）方面的研究

肿瘤血管拟态是指肿瘤在恶性增殖过程中需要更多的供血血管供血的情况下，源于肿瘤细胞参与构建的管道系统。VM 与肿瘤血管形成（angiogenesis）的最大不同是前者管道系

统中没有血管内皮细胞，而后者管道内衬有血管内皮细胞。最早在视网膜恶性黑色素瘤的组织中见到，最近在恶性胶质瘤中也有所发现，但它是否具有供血功能，肿瘤细胞能否生成血管等尚未得到实验证实。在实验动物模型中寻找血管拟态的研究正在进行，对肿瘤血管拟态更深层次的研究起至关重要的作用。根据目前的科技水平，通过动物模型至少可以探讨如下两方面的问题：① 肿瘤细胞或许是肿瘤干细胞构建血管拟态过程，可采用临床上无法开展的、只能在动物体内才能进行的示踪技术。② 血管拟态是否具有供血能力，可用单抗标记的血管三维成像技术进行拟态血管的显像研究。

（刁艺　黄强　兰青）

参考文献

1. 黄强，杜子威．人脑室管膜母细胞瘤组织——裸小鼠移植模型 NHE-2 的研究．中华神经外科杂志，1989，5（1）：27-30.
2. 黄强，陈忠平，兰青主编．胶质瘤．北京：中国科学技术出版社，2000：489-492.
3. 黄强，杜子威．人脑胶质瘤细胞系裸小鼠实体瘤模型 NHG-1 的建立及其特征的研究．中华肿瘤杂志，1987，9（4）：269-271.
4. 黄强，谈琪云，许期年，等．抗恶性胶质瘤药物筛选的方法学研究．中华神经外科杂志，1990，6（4）：276-278.
5. 兰青，黄强，孙志方．S-35 标记 SZ-39 导向治疗胶质瘤的实验研究．中华核医学杂志，1999，19（1）：19-21.
6. 衣服新，黄强，董军等．人淋巴细胞转输 SCID 小鼠抗人脑胶质瘤特性分析．江苏医药，2001，27（5）：338-340.
7. 岳伟英，陈忠平．血管生成拟态——肿瘤治疗的新靶点．癌症，2006，25（7），914-916.
8. 朱剑虹，杜子威，黄强，等．单克隆抗体——阿霉素免疫交联物在脑胶质瘤裸鼠模型体内导向治疗的初步研究．苏州医学院学报，1988，8（4）：264-266.
9. Gutmann DH，Baker J，Giovannini M. Mouse models of human cancer consortium symposium on nervous system tumors. Cancer Res，2003，63（1）：3001-3004.
10. Bachoo RM，Maher EA，Ligon KL，et al. Epidermal growth factor receptor and Ink4a/Arf：convergent mechanisms governing terminal differentiation and transformation along the neural stem cell to astrocyte axis. Cancer Cell，2002，1：269-277.
11. Beck B，Plant DH，Grant SC，et al. Progress in high field MRI at the University of Florida. MAGMA，2002，13：152-157.
12. Haubner R，Wester HJ，Weber WA，et al. Non-invasive imaging of alpha（v）beta3 integrin expression using 18F-labeled RGD-containing glycopeptide and positron emission tomography. Cancer Res，001，61（5）：1781-1785.
13. Herschman HR. Micro-PET imaging and small animal models of disease. Curr Opin Immunol，2003，15（4）：378-384.
14. Lan Q，Huang Q，Bao SR，et al. Preclinical evaluation of SPECT imaging with ^{131}I-labelled monoclonal antibody SZ39 in nude mice. Journal of Neuroimaging，1996，6（2）：131-135.
15. Lewis JS，Achilefu S，Garbow JR，et al. Small animal imaging current technology and perspectives for oncological imaging. Eur J Cancer，2002，38：2173-2188.
16. Maddison K，Clarke AR. New approaches for modelling cancer mechanisms in the mouse. J Pathol，2005，205：181-193.

17. Maher EA, Furnari FB, Bachoo RM, et al. Malignant glioma: genetics and biology of a grave matter. Genes Dev, 2001. 15: 1311-1333.

18. Massoud TF, Gambhir SS. Molecular imaging in living subjects, seeing fundamental biological processes in a new light. Genes Dev, 2003, 17 (5), 545-580.

19. Peiper RO. Defined human cellular systems in the study of glioma development. Front Biosci, 2003, 8: S19-S27.

20. Reilly KM, Lo isel DA, B ronson RT, et al. Nf1, Trp53 mutant mice develop glioblastoma with evidence of strain-specific effects. Nat Genet, 2000, 26 (1) : 109- 113.

21. Singh SK, Hawkins C, Clare ID, et al. Identification of human brain tumor initiating cell. Nature, 2004, 432 (18): 396-401.

22. Singh SK, Ian DC, Mizuhiko T, et al. Identification of a cancer stem cell in human brain tumors. Cancer Res, 2003, 63 (18): 5821- 5828.

23. Taillandier L, Antunes L, Angioi-Duprez KS. Models for neuro-oncological preclinical studies: solid orthotopic and heterotopic grafts of human gliomas into nude mice. Journal of Neuroscience Methods, 2003, 125 : 147-157.

24. Tong WM, Cortes U, Wang ZQ. Poly (ADP-ribose) polymerase: a guardian angel protecting the genome and suppressing tumorigenesis. Bioch im Biophys Acta, 2001, 20 (57): 8167- 8174.

25. Weiner HL, Bakst R, Hurlbert M S, et al. Induction of medulloblastomas in mice by sonic hedgehog, independent of Glil. Cancer Res, 2002, 62 (22): 6385- 6389.

26. Wetmore C, Eberhart DE, Curran T. Loss of p53 but not ARF accelerates medulloblastoma in mice heterozygous for patched. Cancer Res, 2001, 61 (2): 513- 516.

27. Xiao A, Wu H, Pandolfi PP, et al. Astrocyte inactivation of the pRb pathway predisposes micetomalignant astrocytoma developmentthat is accelerated by PTEN mutation. Cancer Cell, 2002, 1: 157-168.

28. Yue WY, Chen ZP. Does Vasculogenic Mimicry Exist in Astrocytoma? Journal of Histochemistry & Cytochemistry, 2005, 53 (8): 997-1002.

29. Zhang S, Guo H, Zhang D, et al. Microcirculation patterns in different stages of melanoma. Oncol Rep, 2006, 15 (1): 15-20.

30. Zurawel RH, Allen C, Wechsler-Reya R, et al. Evidence that haplo insufficiency of Ptch leads to medulloblastoma in mice. Genes Chromosomes Cancer, 2000, 28 (1): 77-81.

第三节 恶性脑胶质瘤个体化化疗实验室技术及临床应用

近年来，大量临床研究结果表明，术后化疗具有一定的疗效，能在一定程度上延长患者的生存时间。然而，由于脑胶质瘤属于化疗不敏感肿瘤，传统的经验化疗难以获得满意的临床疗效，常规化疗药物如顺铂、VM－26 和 CCNU 等，客观有效率均不超过 20%。新药替莫唑胺（temozolomide，TMZ）虽然获得了相对较好的临床反应，但不加选择地用药总有效率也只有 50%左右。大量研究证实，个体肿瘤具有较大的化疗敏感性差异，从而导致肿瘤对同样的化疗方案出现不同的疗效。因此，如何在化疗前了解具体肿瘤对化疗的敏感性，从而制定出合理的个体化治疗方案已经成为临床医师极为关注的问题。

一、药敏预测技术的发展和趋势

目前，体外预测胶质瘤对化疗药物敏感性的方法主要有：①体外培养药敏试验，如软琼脂克隆形成实验（colony formation assay，CFA）和四唑蓝比色法（MTT）等；②基于细胞遗传学的检测方法，如荧光原位杂交技术（fluorescence in situ hybridization，FISH），检测染色体/基因的异常改变如扩增、缺失；③免疫组织化学方法（immunohistochemistry，IHC），检测耐药相关基因蛋白产物的表达。

传统的应用新鲜肿瘤组织进行体外培养的药敏试验研究已经有数十年的历史，相关的技术研究和临床应用较为成熟，至2006年与临床有关的类似报道已逾5000篇。大量国外临床研究表明肿瘤体外培养药敏检测与临床疗效存在一定的相关性，能够较好地指导临床用药、提高临床疗效。

近年来，大量研究表明，肿瘤的发生是一个多阶段的过程，由于肿瘤发生过程中各种因素的种类、数量和时机组合不同，存在多种肿瘤遗传学途径，这就使同一病理类型的肿瘤可能具有个体独特的遗传学途径。以胶质瘤分子遗传学标志物为指导而进行的个体化化疗是近年来国际神经肿瘤学界提出的先进理念，对脑胶质瘤的治疗具有深远意义。国外大量研究表明，应用FISH技术分析恶性胶质瘤的分子遗传学特征可以用于指导胶质瘤用药方案的制订。目前研究最为确切的是少枝胶质瘤1p和19q染色体缺失是少枝胶质瘤对PCV化疗方案敏感的特征性标志，与其良好预后相关；9p和10q染色体缺失的胶质母细胞瘤患者替莫唑胺化疗的疗效较好。

另外，多种耐药基因表达而引起的耐药机制也是造成脑胶质瘤疗效不理想的一个重要因素。临床相关性分析表明，这些基因能够很大程度上影响化疗药物的效果。研究表明，约一半以上的脑胶质瘤为六氧甲基鸟嘌呤DNA甲基转移酶（O^6-methylguanine-DNA methyltransferase，MGMT）阳性，能够对亚硝脲类药物如BCNU、CCNU以及替莫唑胺产生耐受；P-gp和DNA拓扑异构酶（Topo Ⅱ）阳性的脑胶质瘤则会对VCR和VM-26治疗不敏感；顺铂对GST-π和肺抗拒相关蛋白（lung resistance-related protein，LRP）过表达的肿瘤疗效较差。因此，制定化疗方案前应用免疫组化技术进行检测可以了解这些耐药基因的表达情况，从而避免使用无效药物化疗。

二、现有的药敏检测技术及临床应用

理想的肿瘤体外药敏预测体系的目标是筛选对肿瘤患者敏感的高疗效药物，避免传统化疗方案设计的盲目性，从而降低无效药物对患者身体损害的风险，提高药物治疗指数，降低医疗花费。具体在技术层面上应该满足如下条件：① 需要的肿瘤组织较少，不影响其他病理检查对肿瘤标本的需求；② 技术简便，具有可推广性；③ 试验成功评价率高于90%；④ 具有较好的结果重复性；⑤ 体外实验结果与药物体内疗效有较好的符合率。为了建立上述理想的药敏检测体系，人们对此进行了长期的实验探讨。本文将对各种常用的实验室技术结合临床应用进行介绍。

（一）脑胶质瘤体外药敏实验的常用方法

1. 克隆形成实验（CFA）

CFA法是最为经典的体外培养药敏检测方法，Mcallister等较早开展了这方面的研究，Hamburger等将该技术运用于肿瘤体外药敏检测。1980年，Rosenblum等报道该技术在脑肿瘤中的应用研究，结果表明，BCNU体外药敏检测结果和临床疗效具有相关性。随后，欧洲、美国和日本进行了大量的临床相关性研究。Yung等的研究表明，该方法的评价成功率为45%～64%，实验指导化疗方案治疗转移癌的有效率为25%，而同期经验选择方案的有效率为14%。此种方法由于需要活细胞的数量较大、培养要求高、克隆形成率较低，难以获得理想的单细胞悬液，现已很少使用。

技术原理　肿瘤组织中存在 3 种具有不同生物学特征的细胞群：①肿瘤干细胞群，含量为 1%以下，该细胞群具有无限的自我更新能力，经过培养能够形成细胞集落；②过渡细胞群，具有分裂能力，但分裂次数有限，对肿瘤的长期存活不如干细胞重要；③终末细胞，为高度分化细胞，已失去自我更新潜力。将肿瘤单细胞悬液接种到含软琼脂的培养基中，培养一段时间以后一部分肿瘤细胞能够形成集落，正常细胞则不能。Giemsa 染色以后通过显微镜计数集落数，并将药物处理组和对照组进行比较。处理药物浓度一般用药物在人体内血浆峰值浓度的 1/10，常以该浓度下肿瘤细胞生长低于 50%或 30%作为体外敏感标准。

2. 甲基噻唑基四唑（MTT）药敏实验

从 1983 年 Mosmann 等将 MTT 比色法用于检测 IL－2 对小鼠 T 细胞的生长促进作用以来，国内外学者尝试将该技术应用于肿瘤体外药敏检测，并对其可行性进行了深入的探讨。1990 年，Nikkhah 等报道该技术在恶性胶质瘤体外药敏检测中的应用，并和 CFA 法进行比较，结果表明，两种技术的检测结果具有良好的一致性。我国学者徐建明较早进行了该方面的研究，非随机的结果显示该方法评价成功率为 88%。我们的体外药敏试验结果与临床治疗效果的总符合率为 82.8%，阳性符合率为 71.4%，阴性符合率为 93.3%。体外药敏试验预示的敏感性为 90.9%，特异性为 77.8%。根据药敏试验结果进行化疗的临床客观有效率（CR＋PR）为 28.6%，疾病控制率（CR＋PR＋SD）为 71.4%。尽管该实验方法已引起人们较大的关注，但也同样存在着肿瘤原代细胞培养困难、间质细胞干扰较大等缺点。实验结果的重复性和稳定性还需要进一步探讨。该方法由于需要细胞数量较大，实验结果受酶标仪检测条件、肿瘤细胞的代谢和 pH 值的影响，检测结果与临床疗效符合率不高，不少学者在探讨对此技术的改良。

技术原理　MTT 方法是利用细胞线粒体中的琥珀酸脱氢酶可以将 MTT 分子还原成蓝紫色的 Formazan，通过体外细胞培养中的线粒体琥珀酸脱氢酶的活力测定，来判断肿瘤细胞对化疗药物的敏感性。该技术在 96 孔板上完成检测。在药物处理组内，设定 6 个不同浓度的药物进行处理，另设不加药对照和无细胞空白对照。细胞经药物处理 72h 以后，加入 MTT，然后继续培养 2～4 小时，最后用 DMSO 溶解还原的 Formazan，利用酶标仪在 570nm 波长测定每孔吸光值（OD），然后计算药物浓度对应的抑制率和药物半数抑制浓度 IC_{50}，一般以 IC_{50}＜50%PPC 作为体外药物敏感标准。

（二）荧光原位杂交技术（FISH）检测染色体/基因的异常改变

随着分子生物学技术的发展和人类基因组计划的实施，从分子遗传学和基因水平上阐述药物敏感性及其机制成为未来药敏检测技术发展的方向。FISH 是一种先进的分子生物学检测技术，能够在染色体/基因水平上检测异常遗传学改变如扩增、缺失等。以胶质瘤分子遗传学标志物为指导而进行的个体化放化疗是近年来国际神经肿瘤学界提出的先进理念，对脑胶质瘤的治疗具有深远意义。国外大量研究表明，恶性胶质瘤的分子遗传学特征可以用于指导胶质瘤用药方案的制订。1998 年，Cairncross 等研究表明，少枝胶质瘤的一些分子遗传学特征如染色体 1p 和 19q 缺失和 PCV 方案敏感性相关，1p 和 19q 合并缺失的患者具有较长的生存期。该研究首次证实个体肿瘤分子遗传学标记能够预测疗效、指导化疗方案的制订。Fortin 等人的研究证实了上述结论。由于高级别星形胶质瘤和少枝胶质瘤生物学行为类似，因此 Kraus、Ino 等推测 1p 的缺失亦能作为星形胶质瘤 PCV 方案的分子遗传学特征。Perry 等收集 287 例少枝胶质瘤进行回顾性分析表明，1p/19q 缺失是具有较好生存预后的遗传学标志。2006 年，Walker 等研究显示，1p/19q 缺失是 PCV 方案预后的独立预测标志（PFS and OS，$P<0.001$）。2005 年，Silke 等报道染色体 9p 和 10q 缺失的患者能从替莫唑胺的治疗中获益，生存期较同期患者能够显著延长（$P=0.00063$）。该研究结果强烈推荐将个体肿瘤分子遗传学标志物作为肿瘤化疗的评价模型，筛选和指导临床治疗方案的依据。目前，美国 NCCN 肿瘤学临床实践指南亦推荐化疗前检测少枝胶质瘤 1p/19q 是否缺失作为 PCV 方案应用的依据（图 15-3-1，见彩页）。

技术原理　荧光原位杂交技术（FISH）是将荧光化学与分子生物学技术相结合来检测和定位核酸的技术。它是用已知碱基顺序并带有荧光标记的核酸片段作为探针（probe），与组织细胞中待检测的基因组 DNA 按碱基配对的原则进行特异性结合，形成杂交体，然后再应用与标记物相应的检测系统，通过显微镜荧光成像技术，在核酸原有位置把它显示出来。FISH 能够检测一些药敏相关的分子遗传标记染色体/基因的异常改变如扩增、缺失，从而确定肿瘤对化疗方案的个体敏感性。

原位杂交程序的主要步骤包括：组织样本的制备 → 杂交前样本的预处理 →杂交 → 杂交后洗涤 → 显微镜荧光成像。

（三）免疫组织化学技术（IHC）检测耐药基因的表达

胶质瘤化疗效果不佳，除了血-脑屏障对药物进入脑组织的阻止作用外，肿瘤细胞本身对抗癌药物的耐药性也是化疗失败的重要原因。体内外研究发现肿瘤耐药的分子机制很复杂，包括靶基因突变、靶基因扩增、DNA 损伤修复能力差异、药物进入肿瘤细胞内浓度减少等。近年来，分子生物学研究发现，肿瘤细胞内某些基因如 MDR、MGMT、核苷酸切除修复（NER）、谷光苷肽-S-转移酶（GST）、蛋白激酶 C（PKC）、错配修复（MMR）等的表达与否跟耐药密切相关。临床相关性分析表明，肿瘤组织中耐药基因高表达能够很大程度上影响化疗药物的效果。MGMT 与肿瘤对甲基化类药物耐药是目前研究发现较为肯定的。MGMT 是分子量为 22KDa 的酶蛋白，能与 DNA 鸟嘌呤六号氧上的烷基化合物结合，将烷基转移到 MGMT 的第 145 号半胱氨酸活性位上，使 DNA 上烷基化的鸟嘌呤被还原，而 MGMT 则成为失活的烷基化 MGMT。所以，MGMT 阳性的肿瘤细胞将表现为对亚硝脲类和 TMZ 耐药。有研究表明 67.2%至 76%的胶质瘤 MGMT 表达阳性，提示至少半数以上胶质瘤对亚硝脲类和 TMZ 耐药，这也解释了临床上如果不加选择地使用这些药物有效率低甚至无效的原因。我们采用免疫组织化学方法检测患者肿瘤组织 MGMT 蛋白表达，据 MGMT 测定结果选择化疗方案，对 MGMT 表达阳性者采用不含亚硝脲类和替莫唑胺的方案进行化疗，MGMT 表达阴性者可以用也可不用含亚硝脲类和替莫唑胺的方案进行化疗。结果客观有效率（CR+PR）为 35%，疾病控制率（CR+PR+SD）达到 73%。Levin 等研究表明，MGMT 低表达的少枝胶质瘤患者疗效较好，有效率为 61%，中位 TTP 为 31 个月（图 15-3-2，见彩页）。

技术原理　IHC 是将组织化学与免疫学技术相结合来检测和定位目的蛋白的技术。它是用特异性抗体作为探针与组织细胞中待检测的蛋白进行特异性结合，然后再应用与标记物相应的检测系统，通过组织化学方法，在组织切片原位显示出来。

原位杂交程序的主要步骤包括：组织切片的制备→脱蜡和抗原修复 →一抗孵育→酶标二抗孵育→组织化学显色→复染封片→镜检。

三、结语

对胶质瘤进行体外化疗药物敏感性预测的各项检查，指导恶性脑肿瘤的临床化疗方案的个体化设计，对临床化疗效果的提高具有重要意义。通过神经肿瘤学工作者的共同努力，随着对胶质细胞瘤分子特征的深入了解，特别是对与药物敏感性相关基因的充分认识，以及有效新药的研究开发和临床应用，对具体患者进行系统的优化组合的个体化治疗，胶质瘤患者的化疗必定会取得令人满意的效果。

（付军　陈忠平）

参考文献

1. 胡苹，左焕琮，马雄君，等. O^6-甲基鸟嘌呤 DNA 转移酶在神经胶质瘤中的表达及其与亚硝脲耐药的关系. 中日友好医院学报，2003，17：216-218.
2. 邵翠杰，史泓浏，陈忠平. 胶质瘤耐药分子机制. 中国肿瘤，2006，15（3）：163-167.
3. 陈建文，张俊平，程金建，等. 体外药敏试验指导的恶性脑胶质瘤预见性化疗. 广东医学，2005，26（9）：1183-1185.
4. 陈忠平. 重视胶质瘤的化学治疗. 中国神经肿瘤杂志，2003，1（2）：65-68.
5. Chen ZP，Malapetsa A，McQuillan A，et al. Evidence for nucleotide excision repair as a modifying factor of MGMT mediated innate chloroethylnitrosourea resistance in human tumor cell lines. Mol Pharmacol，1997，52：815-820.
6. Fortin D，Cairncross GJ，Hammond RR. Oligodendroglioma：an appraisal of recent data pertaining to diagnosis and treatment. Neurosurgery，1999，45（6）：1279-1291.
7. Ino Y，Zlatescu MC，Sasaki H，et al. Long survival and therapeutic responses in patients with histologically disparate high-grade gliomas demonstrating chromosome 1p loss. J Neurosurg，2000，92（6）：983-990.
8. Jeuken JW，von Deimling A，Wesseling P. Molecular pathogenesis of oligodendroglial tumors. J Neurooncol，2004，70（2）：161-181.
9. Leuraud P，Taillandier L，Medioni J，et al. Distinct responses of xenografted gliomas to different alkylating agents are related to histology and genetic alterations. Cancer Res，2004，64（13）：4648-4653.
10. Levin N，Lavon I，Zelikovitsh B，et al. Progressive low-grade oligodendrogliomas：response to temozolomide and correlation between genetic profile and O^6-methylguanine DNA methyltransferase protein expression. Cancer，2006，106（8）：1759-1765.
11. Michotte A，Neyns B，Chaskis C，et al. Neuropathological and molecular aspects of low-grade and high-grade gliomas. Acta Neurol Belg，2004，104（4）：148-153.
12. Silber JR，Bobola MS，Ghatan S，et al. O^6-methylguanine-DNA methyltransferase activity in adult gliomas：relation to patient and tumor characteristics. Cancer Res，1998，58：1068-1073.
13. Walker C，Haylock B，Husband D，et al. Clinical use of genotype to predict chemosensitivity in oligodendroglial tumors. Neurology，2006，66（11）：1661-1667.
14. Wemmert S，Ketter R，Rahnenfuhrer J，et al. Patients with high-grade gliomas harboring deletions of chromosomes 9p and 10q benefit from temozolomide treatment. Neoplasia，2005，7（10）：883-893.

各论

第 16 章　毛细胞型星形细胞瘤

世界卫生组织（WHO）将毛细胞型星形细胞瘤列为神经系统原发性、低分化性星形细胞肿瘤中单独的一种类型。该型肿瘤属星形细胞瘤Ⅰ级，组织学上呈良性病灶表现，很少恶变。好发于儿童和青年，也常见于神经纤维瘤病Ⅰ型（NF1）的患者。此类胶质瘤的影像学表现、组织学特性、预后同其他星形细胞瘤相比均有显著的不同。

一、发病情况

（一）流行病学

关于毛细胞型星形细胞瘤的发病率国内尚无确切的统计数据，天津医科大学总医院报道其收治的 829 例颅内胶质细胞瘤中，有 31 例毛细胞型星形细胞瘤，约占 3.7%，平均发病年龄为 17 岁。孙汉功等报道 45 例毛细胞型星形细胞瘤，占中枢神经系统肿瘤的 1.3%，平均年龄 16.1 岁。华山医院报道 47 例毛细胞型星形细胞瘤，平均发病年龄为 21 岁，男女之比例为 1.1∶1。

美国脑肿瘤登记中心汇集和分析了 6150 万人（约占美国人口的 23%）的资料。1992 年到 1997 年，共报道了 719 例毛细胞型星形细胞瘤，约占脑肿瘤的 1.9%，平均发病年龄为 17 岁。按美国人口核算，毛细胞型星形细胞瘤的发病率为每年 0.23/10 万，即每年大约有 700 人患毛细胞型星形细胞瘤。毛细胞型星形细胞瘤更常见于儿童（<20 岁），发病率为每年 0.57/10 万。诊断小脑毛细胞型星形细胞瘤的年龄（9～10 岁）比诊断大脑毛细胞型星形细胞瘤的年龄（平均为 22 岁）要早。

最近一份 340 例儿童原发性中枢神经系统肿瘤总结表明，毛细胞型星形细胞瘤占 23.5%，为最常见的肿瘤。毛细胞型星形细胞瘤的发病率男女大致相同，但同多数胶质瘤一样，毛细胞型星形细胞瘤更多见于男性，约为 62%。

虽然大多数毛细胞型星形细胞瘤为散发，但其与 NF1 明显相关。有报道称 5%～19% NF1 的患者合并视神经胶质瘤（几乎都为毛细胞型星形细胞瘤），最近一项回顾性分析表明这一比例有可能更高。同时，约有 20%的视神经胶质瘤的患者合并 NF1，所以对视神经胶质瘤的患者进行 NF1 筛查很有必要。

（二）发病部位

虽然毛细胞型星形细胞瘤在脑内的某几个部位有易发倾向，但它可发生于脑的各个部位，常见的发病部位是在脑中线或近中线区域，包括视觉通路、第三脑室、中脑脑桥的顶盖、颈髓延髓延接部、脊髓和小脑。毛细胞型星形细胞瘤最常见于小脑，病变既可位于中线部位的第四脑室的顶部，也可位于小脑半球。华山医院报道的 47 例毛细胞型星形细胞瘤中位于小脑半球的有 20 例，位于小脑蚓部的有 8 例。天津医科大学总医院报道，31 例毛细胞型星形细胞瘤中，9 例位于小脑半球，14 例位于小脑蚓部。国外一项研究表明，78 例儿童小脑星形细胞瘤中 62 例为毛细胞型星形细胞瘤。多数小脑毛细胞型星形细胞瘤病变局限于小脑，但也有通过小脑脚侵及脑干者。

1. 脑干和脊髓

毛细胞型星形细胞瘤常见于脑干的三个部位：中脑顶盖、脑桥、颈髓延髓延接部。在脑干的最头端是相对常见的顶盖胶质瘤，此类病灶累及顶盖、导水管周围区域，常呈脑积水表现。一组报道4例顶盖病灶的活检都是毛细胞型星形细胞瘤。脑桥部胶质瘤按部位可再分为两类。一类呈弥漫性生长，发生在脑桥腹侧，常见于幼儿，呈典型的颅神经麻痹和长传导束损害表现。此类肿瘤呈持续性恶变表现，也较脑桥毛细胞型星形细胞瘤多见。另一类呈外向型生长，发生在脑桥的背侧，此类胶质瘤几乎全是毛细胞型星形细胞瘤。有研究表明，76例患者中，脑桥腹侧外面的肿瘤和背侧外向性生长的肿瘤与毛细胞型星形细胞瘤的病理表现在统计学上有显著的相关性。另外一组研究也表明，12例脑桥背侧外向性生长的肿瘤中有11例为毛细胞型星形细胞瘤。

国内报道47例毛细胞型星形细胞瘤中，有5例发生在脊髓。而另一组报道45例毛细胞型星形细胞瘤，有1例发生在椎管内。颈髓延髓延接部胶质瘤类型较为多样。一组39例该部位胶质瘤中，只有3例为毛细胞型星形细胞瘤。而另外一组报道，11例该部位肿瘤大多数为毛细胞型星形细胞瘤。尽管颈髓延髓延接部胶质瘤的组织学表现较为多样，该部位呈外向型生长的病灶大多数为毛细胞型星形细胞瘤。

2. 幕上

与脑其他部位毛细胞型星形细胞瘤不同，累及视神经或视交叉的肿瘤通常会沿神经生长，呈现多脑叶损害表现。幕上毛细胞型星形细胞瘤也可累及第三脑室边界，即下丘脑和丘脑，而幕上半球病灶相对少见，通常位于颞叶和顶叶的内侧部。天津医大总医院报道的31例毛细胞型星形细胞瘤发生在幕上的只有6例，分布在额、颞及鞍区和三脑室。华山医院报道的47例毛细胞型星形细胞瘤中大脑半球占8例。国外一组20例毛细胞型星形细胞瘤中只有3例发生在大脑半球，且研究表明，此区域病变与脑其他部位毛细胞型星形细胞瘤不能完全区分开。

二、病理学

毛细胞型星形细胞瘤的组织学和分子遗传学特性的研究已相当深入。目前人们更为关注的是，其典型的良性临床过程和影像学、组织学显示为侵袭性的生物学特征并不相符。另外，毛细胞型星形细胞瘤与NF1发病的关系，也成为判断肿瘤生物学特性的一种方法。

（一）大体观察

毛细胞型星形细胞瘤一般为暗红色或灰红色，瘤组织内常常有一个大的囊肿或有多个囊肿，囊内有橘黄色或淡红色液体，病灶内可有出血。其囊壁结节常有钙化表现。

（二）镜下观察

毛细胞型星形细胞瘤有两种组织学亚型：青少年型和成人型。青少年型更为常见，其特征性表现为瘤细胞多细长，细胞核呈卵圆形或梭形。胞浆淡红色，细胞具有特征性的毛发丝样的胞浆突起，并常在血管周围聚集成簇，周围有特征性的嗜酸性纤维存在（图16－1～3，见彩页）。电镜下可见瘤细胞呈梭形，核细长或卵圆形，胞质疏松，呈阔带状突起，突起内有大量胶质丝，胞质中有少量线粒体和粗面内质网。此外，青少年型瘤组织内还可见充满嗜酸性物质的囊性瘤细胞。成人型除不具备囊性区域外，其他细胞形态特征与青少年型基本一致。此外，成人型还常见钙化和肥胖型星形细胞。

解释毛细胞型星形细胞瘤的病理学表现比较困难，因为其病理特征常提示恶性病变表现，如血管增生、坏死都提示为浸润性肿瘤，但临床预后并不一定不好。

三、分子遗传学

鉴于目前仍然无法对毛细胞型星形细胞瘤的一些组织学特性进行合理的解释，人们开始进行了多方面的尝试，以求阐明其生物学特性。一种办法是研究 NF1 与毛细胞型星形细胞瘤的相关性，并进行染色体分析。一项与散发的与 NF1 有关的毛细胞型星形细胞瘤的研究表明，20 个病例中的 4 例有 17 号染色体长臂丢失现象，已知该区域是 NF1 肿瘤抑制基因所在区域。另外一份报告表明，8 例合并 NF1 的毛细胞型星形细胞瘤患者全部存在 NF1 基因表达缺失。虽然我们可以假设 NF1 基因功能的缺失促使了毛细胞型星形细胞瘤的形成，但另外一方面我们又很难解释，在散发的星形细胞瘤中也发现了 NF1 基因的过度表达，有的甚至高于正常脑组织 4 倍之多。另外，一系列的对比研究也表明，与 NF1 有关的毛细胞型星形细胞瘤其 NF1 基因的丢失率达 92%，这与散发性毛细胞型星形细胞瘤呈鲜明的对照，它们的 NF1 基因丢失率仅为 4%。

毛细胞型星形细胞瘤的其他遗传学异常包括第 7、8、9 和 11 号染色体在内的变异率增加。将与 NF1 有关的毛细胞型星形细胞瘤、散发的毛细胞型星形细胞瘤与其他多种细胞系的基因表达谱进行比较分析显示，毛细胞型星形细胞瘤是遗传学上的特异性的胶质瘤，相似于胎儿星形细胞瘤，也更像是少突胶质细胞瘤的前体。与 NF1 相关的毛细胞型星形细胞瘤和散发的毛细胞型星形细胞瘤其增殖指数通常很低，常常低于 5%，但其凋亡率较高。很多标记物，如 Ki-67、MIB-1 主要提示增殖特性，并不能有效地提示预后。虽然研究十分广泛，标记物也很多，包括 MDM2、P21、P16、P53、PTEN 等，但目前还没有一种标记物能被确定为毛细胞型星形细胞瘤的遗传学的或作为预后判定的标记物。

有证据表明，毛细胞型星形细胞瘤显著的血管增生现象与血管内皮生长因子（VEGF）表达增高有关，同时伴有 VEGF 相关受体活性的增加。有个例报道，血管周围细胞形成与肿瘤的间变性有关。

四、临床表现

与颅内其他肿瘤一样，毛细胞型星形细胞瘤的诊断也是根据临床症状或体征，而它们是由以下三种机制所产生的：①神经组织的局部浸润或破坏；②局部占位效应；③颅内压的升高。肿瘤的特异性表现通常与其发生部位相关。国内报道术前病程 1 个月至 11 年，平均为 7 个月，也有报道平均 6 个月的。

（一）小脑

小脑毛细胞型星形细胞瘤通常呈颅内压增高的表现，包括头痛、嗜睡、呕吐，当引起梗阻性脑积水时，表现更为明显。此外，位于一侧小脑半球的病变通常表现为同侧肢体的共济失调和辨距不良，与位于中线部位病灶造成的躯体共济失调通过步态检查不难鉴别。在一组 102 例儿童小脑星形细胞瘤病例中，病史平均 5.8 个月，主要为颅内压增高的表现，也包括慢性呕吐（晨起时明显）、体重下降、视乳头水肿。急性自发性瘤卒中较为少见。

（二）脑干

大多数脑干肿瘤呈长传导束损害（如痉挛性四肢瘫痪和感觉障碍）、颅神经麻痹、小脑功能损害等表现。上述表现对于脑干毛细胞型星形细胞瘤并不常见，但却是弥漫性纤维型脑桥胶质瘤的特征性表现。顶盖区毛细胞型星形细胞瘤通常阻塞导水管而呈脑积水表现。弥漫性纤维型脑桥腹侧胶质瘤通常呈展神经麻痹表现，但脑桥背侧的毛细胞型星形细胞瘤通常并无这样的表现。此外，脑桥部毛细胞型星形细胞瘤的前驱症状期较脑桥部其他高侵袭性肿瘤的更长。在一组 12 例病例中，有 11 例为脑桥毛细胞型星形细胞瘤，其与颅内压增高有关的前驱症状期为 7 个月。该组患者呈轻微的颅神经损害表现（包括几乎正常的脑干听觉诱发电位），也未发现任何锥体束受损表现。

颈髓延髓延接部毛细胞型星形细胞瘤的临床表现类似脑桥部毛细胞型星形细胞瘤。在一组 17 例儿童颈髓延髓延接部毛细胞型星形细胞瘤中，确诊前平均症状期为 2.1 年，且 80％的患者至少为 1 年。

（三）幕上

毛细胞型星形细胞瘤累及视觉系统时常表现为视力、视野损害或眼球突出。肿瘤累及视交叉、第三脑室或下丘脑可导致内分泌障碍，表现为尿崩症（由于抗利尿激素分泌不足所致）或性早熟等。此区域较大的中线部肿瘤也可引起梗阻性脑积水。此区域也有脑室内多结节状毛细胞型星形细胞瘤的报道，可能来源于室管膜下胶质细胞。对于累及视觉系统或第三脑室的毛细胞型星形细胞瘤患者，常规应行眼科学或内分泌功能评价。幕上半球毛细胞型星形细胞瘤可呈癫痫发作、头痛或局灶性神经功能损害表现。这些症状可能在确诊前已存在相当长的时间，也说明该肿瘤生长缓慢。幕上毛细胞型星形细胞瘤在确诊前的症状期超过 1 年。毛细胞型星形细胞瘤造成的软脑膜损害少见，约占 3％，一旦出现，则对预后判断有意义。可遗留明显的并发症，如偏瘫、括约肌功能障碍、脑积水、共济失调、癫痫、认知功能障碍等。由于软脑膜疾病与间脑肿瘤相关，故对于该部位的毛细胞型星形细胞瘤患者要警惕其经软脑膜扩散的可能。

五、影像学检查

毛细胞型星形细胞瘤有其特征性的影像学表现，除累及视神经后沿神经扩展或呈多叶状生长外，毛细胞型星形细胞瘤常呈边界清晰的局限性病灶。CT 平扫呈等或稍低密度表现（图 16－4，7），MRI 呈 T1WI 低信号（图 16－8），T2WI 高信号表现（图 16－5，9），CT 与 MR 均呈明显强化表现（图 16－6，10）。肿瘤以其囊性成分伴囊壁强化性结节为其特征。造影检查发现 30％有“血管丰富”的表现，70％呈无血管或正常表现。PET 检查时，毛细胞型星形细胞瘤会显示局部葡萄糖代谢增加，部位与 MRI 强化区域一致。目前对于可疑毛细胞型星形细胞瘤患者的影像学诊断首选 MRI 平扫，强化检查可有可无。有趣的是，一项研究显示在这些肿瘤中，囊壁未发现瘤细胞，然而，如果囊壁增强的话，肿瘤细胞存在于囊内壁的可能性明显增加。与其他有增强的星形细胞瘤不同，毛细胞型星形细胞瘤的强化表现并不代表其预后不良。有证据表明，毛细胞型星形细胞瘤的强化是由于血管的慢性球样玻璃样变所导致，而并不像其他高侵袭性胶质瘤，后者的强化是由于血管内皮细胞增生所导致。毛细胞型星形细胞瘤引起的水肿轻微，占位效应也非常不明显。虽然影像学显示病灶边界清楚，肿瘤仍可侵及周围脑实质。肿瘤常为单发，但也有播散包括软脑膜播散的报道。脑干顶盖部毛细胞型星形细胞瘤在 CT 上呈等密度，MRI 呈 T2WI 高信号表现，强化不确定。脑桥背侧外向型毛细胞型星形细胞瘤影像学表现相似。颈髓延髓延接部毛细胞型星形细胞瘤也表现为 T1WI 低信号 T2WI 高信号，且向两端扩展。由于 MRI 能清晰显示此类病灶，故可以用来评估病程，并对可疑颅内占位进行检查。

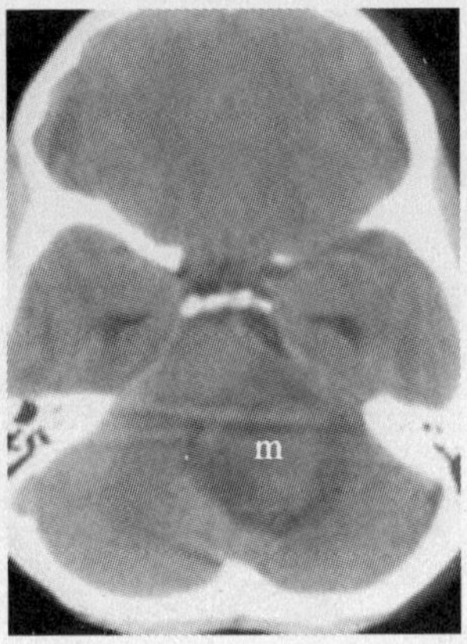

图 16-4　男性，15 岁。以头疼、恶心 2 个月就诊。来源于脑干的外生型毛细胞星形细胞瘤。轴位 CT 显示位于左小脑半球和脑桥中部后缘的低密度肿物

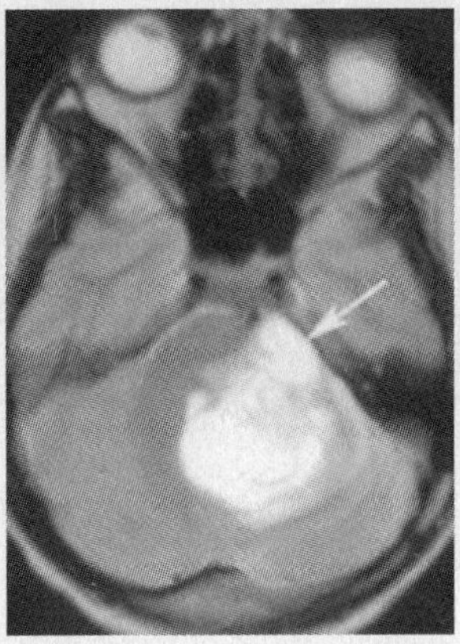

图 16-5　轴位 T2WI 可见不均一高信号肿物，累及周围脑池间隙

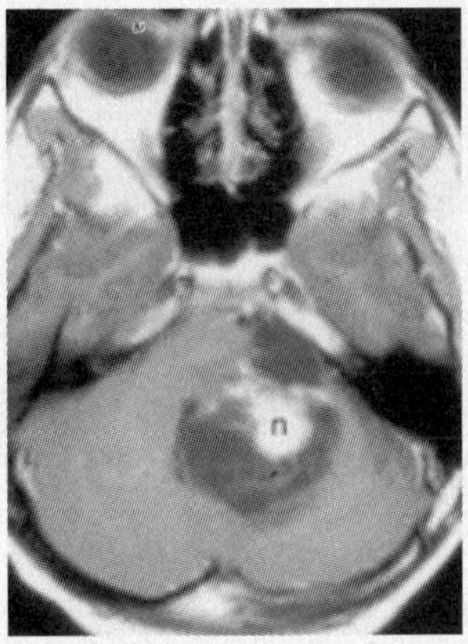

图 16-6　强化 T1WI 可见一明显强化的结节，周围的囊性部分则未强化。同时累及小脑脑桥池

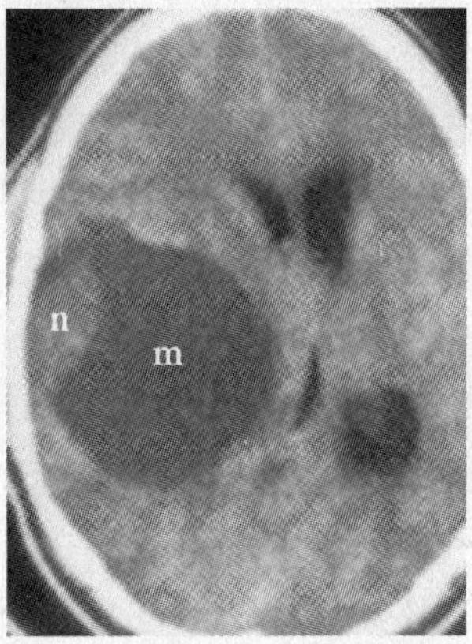

图 16-7　女性，25 岁。左侧肢体活动不利 2 个月就诊。位于颞叶的幕上毛细胞型星形细胞瘤。轴位 CT 可见右颞叶低密度肿物，其外侧可见一软组织结节

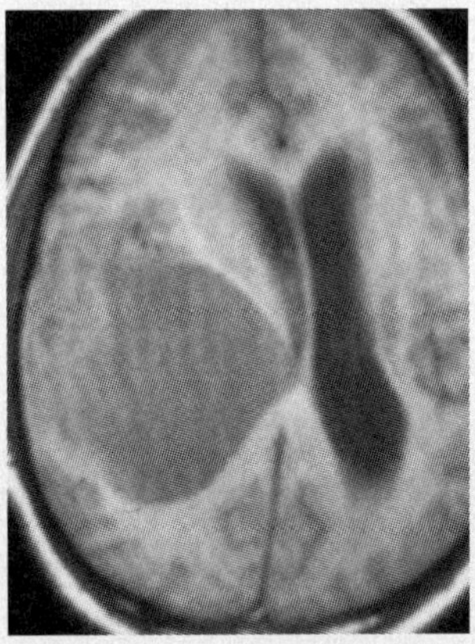

图 16-8　轴位 T1WI 上肿物呈低信号，附壁结节呈稍高信号

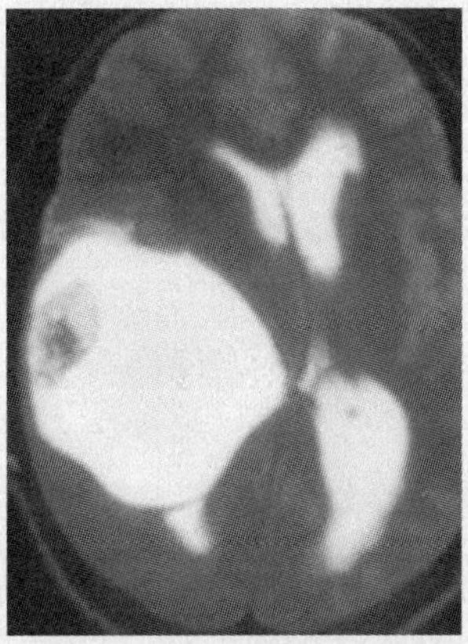

图 16-9　T2WI 上肿物呈明显高信号，附壁结节呈低信号影

六、诊断和鉴别诊断

毛细胞星形细胞瘤多见于20岁左右的青年人，无明显性别差异。起病缓慢，持续时间可为数月或几年，甚至长达10年。症状以神经功能缺失及局部占位效应引起的高颅内压为主要症状。常见部位为小脑，影像上肿瘤以其囊性成分伴囊壁强化性结节为其特征，此时要和血管母细胞瘤进行鉴别，后者在30岁成年人较常见。发生于视神经的毛细胞星形细胞瘤可以发生视力、视野的改变以及闭经、性功能异常、多饮、多尿等内分泌紊乱的表现，应注意和鞍区肿瘤进行鉴别。

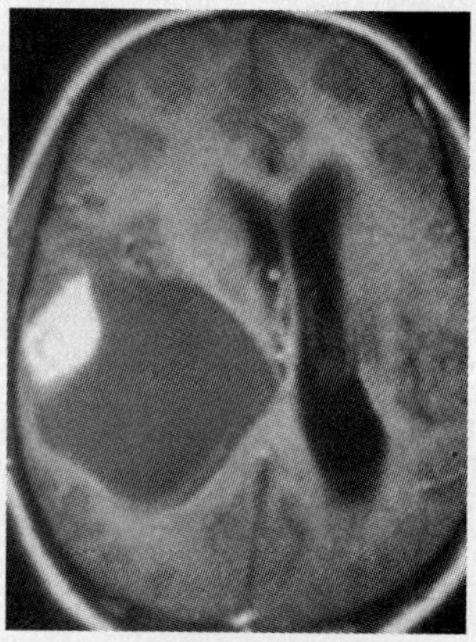

图16-10　经强化后的T1WI，附壁结节明显强化。囊内的信号强度高于侧脑室的脑脊液的强度，提示可有出血或含有蛋白成分

七、治疗

（一）手术治疗

如肿瘤能够手术，对于毛细胞型星形细胞瘤首选手术治疗。一组平均随访14.9年的报告称，行肉眼全切或近全切的病例，10年生存率为100%，行部分切除或活检的病例10年生存率为74%。这些数据与其他的报道类似，如Haapasalo报告一组行手术全切的患者5年生存率为100%。因为毛细胞型星形细胞瘤全切后复发率非常低，所以除非发现了明显的复发，术后一般不用做辅助性放疗。

对于部分手术切除者，建议通过一系列的影像学检查密切随访。毛细胞型星形细胞瘤能长期保持稳定，有些甚至能自发性地消退。有多家报道，肿瘤部分切除后行影像学检查示肿瘤消失。如发生复发，还能进行手术的话，仍然首选手术切除治疗。尤其是肿瘤位于大脑半球或小脑，更应当考虑再次手术。

对位于中线部敏感区域，如视器、脑干等处的病灶，手术治疗的作用存在争议。如病灶位于视器，由于病灶可与视神经紧密相连，使得手术技术难度大大增加。虽然保守性手术如视神经管减压术或肿瘤减容术也可能是有效的，但也有证据支持使用放射疗法。如顶盖区肿瘤病变进行性生长，可于术后辅以放疗或直接进行放疗。如果为脑干背侧外向型生长的肿瘤，可在部分切除后进行随访或辅以放疗。值得注意的是，NF1患者如合并脑干型毛细胞型星形细胞瘤，则与其他散发型肿瘤相比，更具良性的生物学行为。对于这类患者，进行观察是更为安全的举措，因为此类肿瘤可能会自行消失或长期保持稳定状态。

对于脑干毛细胞型星形细胞瘤（尤其是病灶位于顶盖和脑桥者）除了考虑手术切除、活检或观察之外，也要评估是否行脑脊液分流术。传统的术式是脑室腹腔分流术，目前内窥镜下第三脑室脑池造漏术更受到大家的青睐，有可能作为替代方法。

对于颈髓延髓延接部毛细胞型星形细胞瘤，由于手术的有效性和安全性报道差异较大，故是否行手术治疗需仔细斟酌。一组39例此部位毛细胞型星形细胞瘤，其中12例肉眼全切，1例死亡。另外一组虽然没有死亡报告，但5%的患者术后出现新的神经功能损害表现。术前放疗和术后并发症的出现似乎有一定关系。一组17例此部位毛细胞型星形细胞瘤，5例出现术后并发症，其中4例术前曾行放疗。所以，对于颈髓延髓延接部毛细胞型星形细胞瘤，需权衡术者经验和病灶的特点以决定是否行手术治疗。

对于任何毛细胞型星形细胞瘤患者行手术切除的目的都是尽可能多地切除病灶同时尽量减少对患者的损害，如果安全的话，理想的目标是对病灶进行全切。对于囊性病灶应当对囊壁行术中活检，以决定是否切除囊壁。如肿瘤较难准确定位，可借助立体定向或术中 MRI 行手术切除或活检。术后 24 小时内应对患者行 MRI 检查以评价手术切除的程度，并以此为基础，作为以后随访观察的参照。术后影像学表现比术者主观估计肿瘤的切除程度更为可靠，对于评价患者是否需行进一步手术处理有重要的参考价值。也有人认为残余肿瘤并不总是增强，瘤周水肿和外科操作引起的水肿掩盖了残余肿瘤，或与残余肿瘤混淆，早期术后 MRI 在区分残余毛细胞型星形细胞瘤与残余肿瘤方面是不精确的。建议术后 4～6 周的 MRI 检查作为以后 MRI 检查的对比参照。

（二）放疗

由于手术治疗效果相当满意，毛细胞型星形细胞瘤的放疗作用有限。放疗主要用于手术难以到达部位的肿瘤，如位于视觉通路或下丘脑，也用于术后肿瘤残存较多的情况。如前所述，术后毛细胞型星形细胞瘤有显著的维持残存肿瘤体积或自行消失的倾向，部分切除后复发也可以通过再次手术进行有效的治疗。然而，如果毛细胞型星形细胞瘤复发且位于手术难以到达部位，伴有明显的临床症状，放疗即为有效的治疗方法。在一组 37 例复发或不能切除的毛细胞型星形细胞瘤中，联合其他治疗措施，采用立体定向放疗，肿瘤边缘的平均放射剂量为 15Gy，其中 10 例肿瘤完全消失，15 例病灶稳定或肿瘤体积减小，12 例迟发肿瘤增长。放疗后 28 个月，89%的患者仍然存活。放疗后一般需要一段时间才能从 MRI 检查中发现病灶的变化，尤其对于分割放疗的患者。

间质放疗也可采用，如植入低放射剂量率（≤10 cGy/h）的碘^{125}，其到肿瘤边缘的参考放射剂量为 60～100Gy。一组 9 例病例报告，其 5 年和 10 年的存活率分别为 84.9%和 83%。

对于不能行手术切除的视神经胶质瘤建议行分割放疗。一组 24 例病例，患者视力下降，临床或影像学表现为病情进展。对他们行分次放疗，放射剂量为 4500～5600cGy（平均 5400cGy），平均随访 6 年，88%的患者病情未见进展且全部患者存活。尽管 91%的患者视力损害未见加重或临床症状减轻，18 例患者中 15 例出现放疗后内分泌异常（主要是生长激素分泌不足）。分次放疗还可用来作为软脑膜型毛细胞型星形细胞瘤的辅助治疗。

总之，虽然有报道放疗后肿瘤减小或完全消失，放疗主要还是对肿瘤生长起抑制作用。放疗后，这些肿瘤可能最初时生长，随后体积变小。通常很难解释肿瘤体积和 MRI 特点的这些早期变化，应用新的影像技术，如磁共振波谱（MRS）、PET 有望能区分肿瘤组织的增殖和放疗导致的组织损伤。放疗后发生强烈的、症状性的放疗坏死也有报道，但十分少见。

（三）化疗

化疗主要针对不能接受手术或进展中的复发幼年儿童病例。对于不能接受手术或进展中的毛细胞型星形细胞瘤的年长患者，我们常规应用放疗，但由于颅脑照射对神经认知、神经内分泌功能的潜在性损害，使得它并不适用于幼年儿童。目前已有几种有效的化疗方案，使得这些患者避免放疗或推迟放疗。也有报道，将化疗作为多发毛细胞型星形细胞瘤或软脑膜型毛细胞型星形细胞瘤的补救治疗。有些化疗方案已经显示出临床疗效，最显著的是 Packer 采用的长春新碱联合低剂量卡铂和 Prados 联合使用丙卡巴肼、CCNU、长春新碱和 6-硫基嘌呤。这两种方案都能使肿瘤患儿在第一个 5 至 10 年内推迟使用放疗约 2 到 3 年。一项多中心联合研究表明，Packer 及其同事采用长春新碱联合低剂量卡铂的方案，对 78 例进展性低级别星形细胞瘤幼年患儿进行了治疗，每 6 周给药 4 周，共 18 个月。56%病例达到了治疗目的，2 年和 5 年病情无进展存活率分别为 75%和 68%。Prados 小组报告了类似的结果，他们采用 6-硫基嘌呤、甲基卞肼、CCNU 和长春新碱，给药超过 12 个月。该方案治疗 41 例病例，随访发现，除 3 例外，其余患者（92.7%）肿瘤稳定或缩小，平均病程稳定期为 30 个月。一项由北美肿瘤协作组儿童肿瘤组（Chidren's Oncology Group，COG）资助的研究，目前正对以上两种化疗方案进行随机比较。化疗的副作用包括血液毒性、骨髓抑制以及耳、肾脏损害。

值得注意的是，与 NF1 有关的毛细胞型星形细胞瘤和散发的毛细胞型星形细胞瘤对化疗的反应并无差别。然而，小于 5 岁的儿童似乎较年长儿童对化疗有更好的疾病无进展存活率。Packer 的研究表明，小于 5 岁的儿童 3 年的疾病无进展存活率为 74%，相比之下，大于 5 岁的儿童其比率为 39%。此类化疗方案，有时可产生持久的稳定肿瘤作用，但多数产生暂时性的作用，故对于低于 7～10 岁的病情进展患者可推迟放疗而采取化疗。

八、肿瘤复发与自然消退

如前所述，很多肿瘤能保持长期稳定或自行消失。不过也有迟发复发的可能。

术后肿瘤的体积与疾病的进展关系最为密切。一组 23 例行肉眼全切病例报道，2～5 年内有 3 例出现了复发，并均行二次手术切除，随访 4～10 年未发现病灶。对 103 例部分切除毛细胞型星形细胞瘤患者研究发现，33 例患者病情进展在术后平均 39 个月左右需要再次治疗。用 MRI 观察肿瘤的复发有良好的影像学优势，毛细胞型星形细胞瘤虽然复发很少，但仍有可能向脑实质浸润性生长，尤其向脑白质。复发的临床表现需要很长时间才能观察到。有可能存在一些特殊的调节机制，使肿瘤的生长被肿瘤细胞的凋亡所抵消，肿瘤长期保持静止或以极慢的速度生长，细胞的调节达到新的平衡。有些病例术后出现迟发影像学增强，但经随访，病变并未增大，甚或缩小，其原因不明，但这些患者不需要立即手术，定期随访即可。虽然有人报道过脑膜复发，但常见的是病灶局部复发，特别是下丘脑毛细胞型星形细胞瘤易于复发。有报道，下丘脑毛细胞型星形细胞瘤的软脑膜复发率为 11%，如前所述，软脑膜型毛细胞型星形细胞瘤自行消退可能性小，一般均需要行放疗或化疗。

毛细胞型星形细胞瘤不仅可能生长，也可能消退，或稳定很长一段时间没有变化，这些肿瘤退变的报道多见于儿童，并且多伴有 NF1。Balkhoyor 等报道了 2 个不伴有 NF1 的成人病例发生了自行性消退。关于消退的机制目前还不清楚，但已发现有些消退发生在手术以后，术后小肿瘤比大肿瘤更易消退。另外还有一些影响肿瘤生长的因素，如激素、遗传等因素，以及细胞的修复机制、宿主免疫反应的增强、肿瘤细胞凋亡的诱导、肿瘤部分切除后微环境的改变、血供的减少等。Ito 等认为随着年龄的增加，肿瘤的生长潜力进行性下降，且在 20 岁时肿瘤的生长潜力下降最大。

九、预后

总的来说，毛细胞型星形细胞瘤的远期预后很好，复发率非常低，30 年以上的随访结果显示全切后存活率达 90%。即使部分切除预后也良好。特别是小脑或大脑半球型毛细胞型星形细胞瘤较其他部位病灶有更长的无进展生存期。而且，除合并 NF1 外，治疗后绝大多数患者可望有一个正常或几乎正常的神经功能状态。

一项 51 例毛细胞型星形细胞瘤患者的研究表明，平均随访 15 年，82%患者存活 10～20 年。那些长期存活者中，89%是完全健康的。也有报道肉眼全切或近全切 10 年存活率为 100%，部分切除 10 年存活率为 74%。就部位而言，有报道脑干毛细胞型星形细胞瘤 5 年存活率为 95%，小脑毛细胞型星形细胞瘤肉眼全切后 5 年存活率为 100%，其总体存活率为 93%。视神经胶质瘤放疗后经过 6 年随访，存活率为 100%，88%的患者痊愈。有报道顶盖病灶毛细胞型星形细胞瘤患者4年随访存活率为100%。一项针对所有中线部胶质瘤的研究表明，毛细胞型星形细胞瘤长期生存率高，1年生存率为96%，5年为91%，10年为80%。这些报道证明了此类肿瘤显著的惰性生长行为。相比之下，比起较大的儿童，年龄小于5岁的儿童似乎预后较差，这与组织学或部位无关。合并NF1的毛细胞型星形细胞瘤患者预后更难估计，这是因为其神经遗传学紊乱可造成更高的发病率。

总而言之，毛细胞型星形细胞瘤以缓慢生长和良好的长期预后为特点。虽然化疗和放疗有了不少进展，手术治疗仍然是首选的治疗措施，并且，病灶的切除程度直接关系到患者的预后。

（王金环）

参考文献

1. 娄晓辉，张亚卓. 毛细胞型星形细胞瘤. 中国微侵袭神经外科杂志，2002，7（3）：180-182.
2. 罗泽斌，潘恒. 囊性毛细胞型星形细胞瘤的MRI诊断. 实用放射学杂志，2006，22（1）：24-26.
3. 马景鑑，洪国良，于士柱，等. 毛细胞型星形细胞瘤的诊断与治疗. 中华神经外科杂志，2003，19（6）：425-428.
4. 孙汉功，刘耀虹，黄文清，等. 31例小脑毛细胞型星形细胞瘤形态学观察. 肿瘤防治研究，1995，22（4）：212-213.
5. 徐宏治，陈衔城，顾宇翔. 毛细胞型星形细胞瘤的诊断和治疗. 中国神经精神疾病杂志，2002，28（6）：404-406.
6. Berger MS，Prados MD. Textbook of neuro-oncology. Elsevier，Saunders. 2004.
7. Balkhoyor KB，Bemstein . Involution of diencephalic pilocytic astrocytoma after partial resection：report of two cases in adults. J Neurosurg，2000，93：484-486.
8. Bowers DC，Krause TP，Aronson LJ，et al. Second surgery for recurrent pilocytic astrocytoma in children. Pediatr Neurosurg，2001，34（5）：229-234.
9. Gutmann DH，Donahoe J，Brown T，et al. Loss of neurofibromatosis 1（NF1）gene expression in NF1-associated pilocytic astrocytomas. Neuropathol Appl Neurobiol，2000，26（4）：361-367.
10. Gutmann DH，Hedrick NM，Li J，et al. Comparative gene expression profile analysis of neurofibromatosis 1-associated and sporadic pilocytic astrocytomas. Cancer Res，2002，62（7）：2085-2091.
11. Haapasalo H，Sallinen S，Sallinen P，et al. Clinicopathological correlation of cell proliferation，apoptosis and p53 in cerebellar pilocytic astrocytomas. Neuropathol Appl Neurobiol，1999，25（2）：134-142.
12. Hadjipanayis CG，Kondziolka D，Gardner P，et al. Stereotactic radiosurgery for pilocytic astrocytomas when multimodal therapy is necessary. J Neurosurg，2002，97（1）：56-64.
13. Hukin J，Siffert J，Velasquez L，et al. Leptomeningeal dissemination in children with progressive low-grade neuroepithelial tumors. Neuro-oncol，2002，4（4）：253-260.
14. Klein O，Grignon Y，Civit T，et al. Childhood diencephalic pilocytic astrocytoma. A review of seven observations. Neurochirurgie，2006，52（1）：3-14.
15. Kluwe L，. Hagel C，Tatagiba M，et al. Loss of NF1 alleles distinguish sporadic from NF1 -associated pilocytic astrocytomas. J Neuropathol Exp Neurol，2001，60（9），917-920.
16. Nakamizo A，Inamura T，Ikezaki K，et al. Enhanced apoptosis in pilocytic astrocytoma：a comparative study of apoptosis and proliferation in astrocytic tumors. J Neurooncol，2002，57（2）：105-114.
17. Rickert CH，Paulus W. Epidemiology of central nervous system tumors in childhood and adolescence based on the new WHO classification. Childs Nerv Syst，2001，17（9）：503-511.

18. Sanoudou D，Tingby O，Ferguson-Smith MA，et al. Analysis of pilocytic astrocytoma by comparative genomic hybridization. Br J Cancer.，2000，82（6）：1218-1222.

19. Sgouros S，Fineron PW，Hockley AD. Cerebellar astrocytoma of children：Long-term follow-up. Chids Nerv Syst，1995，11（2）：89-96.

20. Singhal S，Birch JM，Kerr B，et al. Neurofibromatosis type 1 and sporadic optic gliomas. Arch Dis Child，2002，87（1）：65-70.

21. Smoots DW，Geyer JR，Lieberman DM，et al. Predicting disease progression in childhood cerebellar astrocytoma. Childs Nerv Syst.，1998，14（11）：636-648.

第 17 章 弥漫性星形细胞瘤

一、概述

弥漫性星形细胞瘤按 WHO 分类属于Ⅱ级肿瘤。WHO 分类中的Ⅱ级肿瘤在 Kernohan 分级中属于Ⅰ级和Ⅱ级，在 St. Anne - Mayo 分类中也属于Ⅱ级。弥漫性星形细胞瘤包括纤维型、原浆型和肥胖细胞型三种亚型，这些组织学类型在文献中通常被并在一起并归为低级别胶质瘤，虽然此命名法有助于区分与这些肿瘤预后有明显不同的高级别胶质瘤，但是把这些具有不同自然进程的组织学亚型归在一起显然不利于各亚型预后的判断。

最近几年，在胶质瘤研究领域的一些重要进展使我们能够区分局限型和浸润性星形细胞瘤。局限型和浸润性星形细胞瘤在形态学、临床表现、放射学和遗传学特性上有其独有的特征。目前在脑肿瘤疾病分类学上把浸润性星形细胞瘤归为弥散性和进展性胶质瘤，它们逐渐表现出越来越多的侵袭性肿瘤的组织学和分子生物学特征。虽然浸润性星形细胞瘤（infiltrating astrocytoma）这个词可用于所有从Ⅱ到Ⅳ级的星形细胞肿瘤，但无特指时仍指 WHO Ⅱ级肿瘤。WHO Ⅱ级星形细胞肿瘤一般只指低级别的浸润性星形细胞瘤（low grade infiltrating astrocytoma，LGIA）。在没有特定的情况下，“星形细胞瘤（astrocytoma）”是个较含糊和易混淆的词，它不应该被当作一个特定的诊断。“分化良好的星形细胞瘤（well - differentiated astrocytoma）”也是个含糊的词，亦应避免作为一个最终的诊断。

大约 50％新诊断的脑肿瘤是起源于神经胶质的原发性肿瘤。在北美每年就有 1500～1800 例诊断为低级别胶质瘤的新病例。按年龄分组统计，低级别星形细胞瘤占成人脑肿瘤的 15％，占儿童脑肿瘤的 25％。儿童低级别胶质瘤包括小脑星形细胞瘤、视觉通路和下丘脑的胶质瘤、脑干胶质瘤和大脑半球的低级别胶质瘤。

二、病理学

病理学评估仍是弥漫性星形细胞瘤诊断和分级的标准方法。然而其病理学评估所面临的挑战也是公认的，它们分别是：① 主观判断的标准不同；② 组织取样的误差；③ 缺乏特异性的肿瘤标志物进行评估。一般来说，由 CT 和 MR 扫描提示的肿瘤区域取样即可。立体定向技术或无框架定向技术（即神经导航）活检的应用目前仅限于可疑的低级别胶质肿瘤，且取决于病灶的特征（如深度、体积、弥漫性程度和患者的一般情况）。在神经胶质源性肿瘤中不正确的病理诊断并不少见，包括将高级别的肿瘤误诊为低级别的胶质瘤。虽然在不同的病例分析中误诊发生率不同，但是通过沿肿瘤中心到外周的连续采样，可以明显降低误诊率。与一位经验丰富的病理学家密切合作对于提高立体定向活检的诊断率至关重要。

（一）手术中评估

术中评估或冰冻切片的主要目的是为外科医生提供选择手术方案的重要信息。在术中评估的病例中，以下一些重要的步骤有利于浸润性星形细胞瘤的正确判断。第一步，应有足够的样本，并具备进行细胞学和组织学检查所需的条件。标准的 HE 染色可满足一般评估需要，应常规进行。第二步，必须准确地得到术中病灶标本的涂片/切片，以便能够较精确地进行细胞学检查。最后，应保留足够的标本术后做永久切片，术中评估永远不能代替最后诊断。需要强调的是，冰冻切片需要较多的组织，标本太少，可不必行冰冻切片检查。

LGIA 冰冻切片的判读特别具有挑战性，因为其冰冻组织常出现冰晶现象并产生气泡，而且冰冻切片严重改变细胞核的大小和形态，难以评估细胞的构成和细胞之间的关系，空泡假象与由弱嗜碱性染料填充的小囊不易鉴别。由于这些问题的存在使得术中涂片成为非常有价值的检查。

术中评估浸润性星形细胞瘤的级别在外科神经病理学中是一个值得探讨的问题，随着越来越复杂的处理方案需要在术中决定，这样就对病理标本做一个初步的分级带来相当大的压力。对于 LGIA 的病理诊断应该将组织学特征和临床资料、影像学资料结合起来。因此，为了更好地对 LGIA 术中标本进行评估，病理医生最好能够到手术室并和神经外科医生进行良好的沟通。

（二）外观特点

LGIA 外观的改变取决于其累及表浅结构的程度。位于大脑半球深部的 LGIA 的外观可无变化或只有轻微异常。肿瘤累及皮层时，其脑回水肿、扩大和轻度变色。浸润性星形细胞瘤常与脑实质混在一起，边界难以确定。在术中或尸检标本中，LGIA 可使白质呈暗灰色，局部囊性变，质地软或呈冻胶状。在手术中有时可以看到小囊，但往往很小，在病理标本的切面上有时也可以看到。肿瘤常破坏正常解剖结构，白质和灰质的界限难以区分。脑干的 LGIA 可以累及脑桥和延髓，并侵犯桥小脑角或脚间窝。肿瘤可以使第四脑室受压变形甚至包绕基底动脉。

（三）镜下特点

星形细胞瘤以往常被描述为类似正常星形胶质细胞的肿瘤。但是星形胶质细胞的镜下特征不同于星形细胞瘤的镜下表现。尽管如此，纤维型或原浆型星形胶质细胞的形态学表现构成了界定星形细胞瘤的标准（图 17－1，见彩页）。

典型 LGIA 对比正常白质有细胞增多现象。细胞过多和组织结构的破坏是诊断的首要依据。但有时偶见细胞的密度仅略微超过正常白质，在这些病例中正确的诊断有赖于对细胞学特征的准确判读。浸润性星形细胞瘤的镜下特点是它们能穿透脑实质并渗透到神经胶质、神经元细胞和轴突节段之间。

浸润性星形细胞瘤有细胞核过度染色和核多形性的现象。细胞核常为显著的不规则形伴有核内陷、核边缘锐利等表现。核染色质较正常星形细胞粗糙。大部分星形细胞的核仁不明显或在显著固缩的核染色质中显示不清。在不同个体的肿瘤中，甚至在同一标本中核仁的大小和形态的差别很大。肿瘤细胞偶有表现为原纤维型嗜酸性的细胞质，而在细胞较少区域细胞的细胞质显得更不清楚，难以把细胞核与背景中的原纤维相鉴别。另外核周晕轮或者所谓的“煎蛋”样胞浆可见于星形细胞瘤细胞，而不应该被认为只见于少突胶质细胞。

浸润性星形细胞瘤镜下最常见的结构是微小囊，后者是浸润性低级别胶质瘤的可靠指征，因为微小囊极少出现于反应性改变。然而微小囊结构并不是 LGIA 所特有的，也可见于少突胶质瘤和神经元胶质肿瘤。

LGIA 的其他镜下表现包括肿瘤细胞在神经细胞周围的卫星状分布和沿软脑膜扩散。虽然这些特征有助于界定低级别的神经胶质肿瘤，但它们不是 LGIA 所特有，在 LGIA 中也不常见。有时在 LGIA 中还可以看到无一定形态或同心圆样的矿化作用（mineralization），这种矿化作用常发生在灰质中且在少突神经胶质瘤中更加典型。

LGIA 出现软骨化生或软骨样改变非常罕见。星形细胞瘤产生的软骨源于其分泌的基底膜和黏多糖类似物凝结而成的软骨样物质。在肿瘤区的软骨样细胞呈胶质原纤维酸性蛋白阳性。

在 LGIA 中很少出现坏死细胞或血管增生。但是可偶见血管局部受压或缺血引起的局灶性缺血性改变。少数 LGIA 放射治疗后也可出现坏死。

1. 颗粒细胞星形细胞瘤

颗粒细胞星形细胞瘤是最近报道的一种独特而罕见的浸润性星形细胞瘤。该肿瘤为一种浸润性胶质瘤，包含着单个或呈片状填充着嗜酸性 PAS 染色阳性颗粒的圆形细胞。颗粒细胞星形细胞瘤可能为Ⅱ级肿瘤，但是许多病例报告认为它属于更高级别的肿瘤。

2. 肥胖细胞型星形细胞瘤（图 17－2，见彩页）

某些 LGIA 由含大量嗜酸性透明细胞质的肥胖细胞组成。这种肿瘤被命名为肥胖细胞型星形细胞瘤。肥胖细胞型星形细胞瘤很少单独存在，而是常和一些典型的浸润性星形细胞瘤共存。肿瘤的血管周围常有淋巴细胞浸润。肥胖细胞型星形细胞瘤在其高纤维性细胞质中有类似 Rosenthal 纤维的强嗜酸性小体。但在这种肿瘤中难以见到典型的 Rosenthal 纤维。肥胖细胞型星形细胞瘤中也包含有小星形细胞，相对于肥胖细胞它们有核深染、核分裂象、MIB－1（Ki－67 抗体）标记指数较高的特征。这些都被认为是这种变异型星形细胞瘤增殖的指标。Krouwer 等认为在神经胶质肿瘤中，只要有 20％肥胖型星形细胞存在，不论其他病理学特征如何，即提示预后不良。他们也提出肥胖细胞型星形细胞瘤应归类为间变性星形细胞瘤并予以相应的治疗。目前的 WHO 分级并没有将肥胖细胞型星形细胞瘤指定为Ⅲ级。目前认为，存在于浸润性星形细胞瘤中的肥胖型细胞属于肿瘤细胞，而不是反应性增生的细胞。肥胖细胞型星形细胞瘤 p53 基因突变率明显高于其他星形细胞瘤的亚型（几乎 2 倍）。进一步的细胞遗传学研究也证实大多数浸润性星形细胞瘤中肥胖细胞是肿瘤细胞。

识别肥胖细胞型星形细胞瘤的关键就是要与少突胶质瘤区别，因为后者包含有称为“微小肥胖细胞”的肥大细胞。这些微小肥胖细胞具有椭圆状呈 GFAP 阳性的细胞质，且 GFAP 染色较典型星形细胞更加明显。而在星形细胞瘤中真正的肥胖星形细胞形态更大，嗜酸性染色更深，带有短突触的细胞质更不明显。相对于微小肥胖细胞，肥胖星形细胞的细胞质 GFAP 阳性染色主要在外周部分，而核周部分呈弱阳性。肥胖细胞和微小肥胖细胞有很多相似之处，它们二者都不能作为病理诊断的绝对指标。

（四）免疫组织化学特征

LGIA 的诊断主要根据常规 HE 染色。许多免疫组织化学染色也有助于 LGIA 的诊断，但要求标本取样要好，否则会影响诊断结果。如常用的神经微丝蛋白质（NF）的抗体有助于明确轴突，同时还能证明肿瘤具有浸润的性质。另外一些染色提示预后的指标是一些增殖相关性核标志物，如 Ki－67、MIB－1 等。Ki－67 的组织染色目前已经被认为是独立的肿瘤组织学分级和定位判别因素。低级别星形细胞瘤中单纯 MIB－1 染色阳性细胞的比例通常少于 2％。含有 MIB－1 染色比例大于 5％的肿瘤提示为较高级别的肿瘤。另外一些研究提示在弥漫性星形细胞瘤的 Ki－67/MIB－1 的染色比例通常为 1％～2％，而 WHOⅣ级的胶质瘤为 15％～20％。虽然已有许多探讨这些染色指标以及它与肿瘤级别、患者生存率关系的研究，但是目前 WHO 的分类中并没有将其作为肿瘤分级的判断指标。

（五）超微结构特点

LGIA 的超微结构检查除了用于解释少见的组织学特征外，很少用于诊断。LGIA 细胞的胞体和突触的超微结构与正常或正在发育的星形细胞相类似。通常，细胞核呈现为明显的染色体皱缩和不规则性。星形细胞瘤在其发育不良的细胞连接和较少形成的外周突起上变异较大。突起常含有微小绒毛或伪足样突出。星形细胞瘤细胞细胞质除了一些细胞器的增加，常很少或不含有中间丝。肥胖细胞的细胞质中都含有细胞器和稀少的中间丝。而颗粒细胞型星形细胞瘤包含有局部薄膜的致密体并伴有二级溶酶体。颗粒细胞也含有 GFAP 阳性的中间丝，从而证实了它的神经胶质细胞源性。

三、临床特点

详尽了解病史和体格检查特别是术前全面的神经系统检查对了解患者的病情非常重要。随着良好的保健制度的建立和先进诊疗技术的应用，患者能够在疾病的早期被诊断。低级别星形细胞瘤患者的中位年龄约为 35 岁，明显低于高级别胶质瘤患者，6～12 岁和 26～46 岁是两个高发病率的年龄段。大多数研究显示在低级别星形细胞瘤患者中男性的发病率占 55%～65%，男女性别比约为 1.5∶1。额叶是最常发生的部位，其后是颞叶、顶叶。低级别星形细胞瘤可以局限于脑叶，边界较清；也可位于深部，呈弥漫性浸润。

低级别星形细胞瘤最常见的症状是癫痫，约 1/2 的患者有癫痫发作，约 50%的患者出现头痛。在一些大宗病例研究中，有 8%～30%局灶性癫痫发作患者被查出患有脑肿瘤，并且随着年龄的增长，脑肿瘤引起癫痫的几率也随之增加。弥漫性星形细胞瘤和神经节胶质瘤最常引起顽固性癫痫，这是由于肿瘤的生长特性所致，生长相对缓慢的肿瘤伴随着较高的癫痫发病率。在国外统计的 230 例星形细胞瘤病例中，癫痫的发病率是胶质母细胞瘤的 2 倍。

头痛、嗜睡、性格变化可能由于颅内压增高引起，也可能出现视乳头水肿。肿瘤浸润或局部占位可导致局灶的神经功能损害。根据低级别胶质瘤发生的位置，可能产生释放症状、易激惹、认知障碍、意志缺失、情感淡漠、运动和感觉障碍、言语困难、失语和感觉缺失等。发生在顶枕区的肿瘤可能出现视觉失认症。

四、影像学

MR 和 CT 是两种有价值的神经放射诊断方法。其中，MR 是首选的诊断手段，其灵敏度高，能够区分肿瘤与正常的脑组织。虽然低级别星形细胞瘤很少有严重的占位效应，但是对周围的脑室和脑沟、脑回的占位效应还是较普遍。某些病例，由于肿瘤生长缓慢，明显的占位效应并不引起神经功能损害。典型的 CT 表现为不强化的、等密度或低密度占位。在 15%～20%病例中可有钙化，并在高达 40%病例中有轻度到中度的不均一增强。囊性改变并不少见。MR 中 T1 加权像呈白质为主的等信号或低信号的不强化占位，在 T2 加权像呈高信号影。病灶边界不清，有占位效应，脑组织可呈轻微至明显的肿胀，脑沟、脑裂、脑池变浅，脑室变小，水肿通常较轻。弥漫性星形细胞瘤特征性地定位在白质，也可能侵及灰质。应用 MR 的 FLAIR 序列可以在正常脑组织和浸润性肿瘤的边界做很好的对比。增强扫描通常无明显强化，如有强化，其程度往往较弱，而结节状强化部分则代表肿瘤的间变区，这与Ⅱ级星形细胞瘤有局部恶变成为Ⅲ级和Ⅳ级胶质瘤的倾向也是符合的。这些强化的肿瘤往往是相对浸润性的，并且可以认为肿瘤细胞常侵及影像学指示的病灶之外。Pirzkall 等认为代谢活跃的低级别胶质瘤主要局限在 T2 高信号的区域，但可能侵及其边界以外 2cm。完全呈弥漫性生长而没有形成明确肿块时，低级别胶质瘤的诊断较困难。早期的研究认为低级别胶质瘤的强化与预后无关。与之相反，目前许多研究认为，肿瘤的增强与预后呈负相关（图 17-3）。

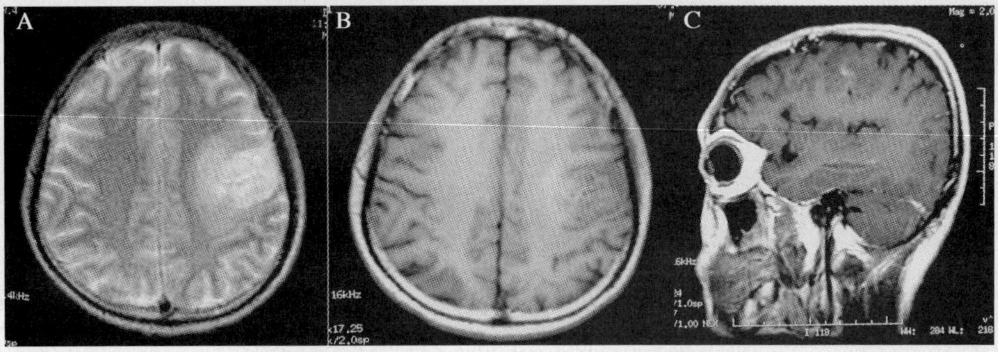

图 17－3 左额叶弥漫性星形细胞瘤 MR 表现：A：T1 加权像呈白质为主的等信号或低信号影；B：在 T2 加权像呈高信号影，病灶边界不清；C：T1 增强像示强化不明显

单凭以上表现，即使对于经验丰富的放射影像学专家也往往难以做出明确诊断。Bernstein 对 48 例患者进行活检，发现有 31.3％病例与影像学诊断不符。Kindgiolka 对 20 例患者进行活检的结果显示有 50％的病例与影像学诊断不符。

MRS（磁共振波谱分析）是常规神经影像技术的一个补充，在 MR 检查中即可进行，无需花费更多时间。该技术检测肿瘤中和肿瘤周围的代谢物水平，从而提供形态学之外的代谢信息。另外通过功能 MR 和 MSI（磁源成像）可以在术前得到更多的功能信息。以上检查结果与传统的 MR 中得到的解剖学信息和术中监测数据相结合，可以帮助外科医生更精确而完整地切除肿瘤，并在功能区手术时将致残率降到最低。

五、治疗

对于低级别胶质瘤的治疗方式目前仍存在争议。由于此类患者往往较年轻，很少或没有神经系统症状，且肿瘤生长较缓慢和具有相对不同的生物学行为，因而以往国外的治疗策略是“观察和等待（watch and wait）”。当然该策略也是基于一些回顾性的临床研究，这些研究认为当患者得到影像学诊断后，延迟治疗对他们的预后（包括生存期和生存质量）影响不大。然而近期大量的研究提出了异议，主要是认为大部分的低级别胶质瘤随着时间的推移会演变为恶性胶质瘤。显然更好地了解肿瘤的生物学进程有助于该类肿瘤的早期治疗。

初次诊断的弥漫性星形细胞瘤患者的治疗方法有：观察、外科治疗（包括活检和手术切除）、放疗和化疗。选择何种治疗方式，应注意考虑相关影响因素，包括患者的年龄、一般情况、肿瘤的位置以及患者自己的选择倾向。

（一）外科治疗

弥漫性星形细胞瘤的手术治疗依照患者的临床状况和外科医生的经验可有多种不同的方法。外科干预可以从简单的用于肿瘤诊断的立体定向活检到肿瘤的广泛切除，包括对有顽固性癫痫的患者同时行癫痫外科手术。外科手术是低级别胶质瘤最重要的治疗方法。其主要目的是行组织学诊断、切除肿瘤以降低颅内压、改善神经功能障碍、防止其恶性转化和控制癫痫。

弥漫性星形细胞瘤手术切除的时间选择和切除程度一直存有争议。许多文献报告中对于影像学提示的低级别胶质瘤早期治疗的价值提出了疑问。目前，虽然没有确凿的证据支持早期干预治疗，但是也没有任何研究显示推迟治疗更有利于患者。而且在治疗推迟后，患者可能会面临几种潜在的风险，包括肿瘤向恶性演变、不可逆的进行性神经功能损害和持续发作的难治性癫痫。

随着时间的推移，星形细胞瘤可以出现肿瘤分化或恶性转化。在文献中记载，13%～86%初次诊断的低级别胶质瘤在复发时却是高级别肿瘤。与其相类似，其恶性转化的时间跨度也很大，从28个月到60个月。导致肿瘤恶性变的因素仍不清楚，在最近的一项研究中发现，患者的初诊年龄大小与肿瘤转化为恶性胶质瘤的时间长短呈负相关。目前，治疗对于肿瘤向恶性转化的影响还存有争议。在Recht等的一组病例中，在影像学诊断为低级别胶质瘤且未行活检术和干预治疗的患者中，有58%的病例在平均29个月后仍需要手术治疗，并有50%的肿瘤病理提示为间变性肿瘤。虽然推迟治疗组病例呈更高的恶性转化率，且肿瘤转化的时间间隔更短，但是与那些早期做过手术的患者相比，作者认为两者的生存率并无不同。在根据复发后以肿瘤容积分析的53例大脑半球低级别胶质瘤的研究中却发现相反的情况。当术后残留肿瘤体积较小时，低级别肿瘤复发或向高级别肿瘤转化的风险也明显降低。在预测复发肿瘤的组织学类型上，残余肿瘤的体积比肿瘤切除的比例更重要。肿瘤切除越广泛，残留肿瘤的体积就越小，肿瘤进展所需的时间就越长。但是在讨论残留肿瘤的体积对生存率的影响的研究中，没有得到结论性的结果。

部分前瞻性随机研究认为，在成人弥漫性星形细胞瘤患者中，年龄、组织学类型和肿瘤大小是影响预后的因素。外科治疗对预后的影响是有争议的。大部分成人低级别胶质瘤位于大脑半球，其自然病程明显不同于小儿患者。遗憾的是，多数文献中没有考虑年龄组和肿瘤部位的差别，使得所有低级别胶质瘤患者的资料不能很好地加以利用。回顾1970—2000年的文献，可以发现在90年代主张广泛切除术的研究数目增多了，而认为患者结局上没有差异的研究数目减少了。所有这些研究除了2个以外都是非随机性的，并且其切除的范围主要依据外科医生的术中评估，而未采用量化方法。

研究发现肉眼下全切肿瘤的患者，其切除程度对生存率的影响有显著的统计学意义。全切患者和次全切除患者与经历过扩大切除的患者有较高的生存率。虽然接受扩大切除术的患者可有大于5年的生存几率，但是相对于全切除患者其在生存方面并没有更显著的改善。2001年来，有5项研究对弥漫性星形细胞瘤的切除程度与预后的关系进行了探讨，其中2项是前瞻性和随机性的。虽然它们没有对切除程度进行明确评估，但都将其作为参数变量进行统计学分析。在这2项研究中发现，在单变量分析中切除程度对预后的影响有显著的统计学意义，在多变量分析中则不然。在剩下的3项回顾性研究中认为切除程度对低级别肿瘤的预后有显著影响。

弥漫性星形细胞瘤在治疗中还需考虑的是手术时机的把握。一般认为，尽可能早地切除肿瘤可以有效地降低肿瘤细胞的恶性转化可能。由于大部分的临床报道都认为患者生存率与术后肿瘤复发并向恶性转化有关，因此多数神经外科医师都提倡早期手术，但是这些临床报道都是回顾性的，并且及时手术组和推迟手术组的患者是非随机选择的，比如及时手术组患者往往是较年轻患者、病灶处于非优势大脑半球并且手术中病灶切除也较彻底，这样得出的结论常常是年轻的患者、病灶引起神经系统损害小的患者预后好。

计算机辅助立体定向手术对于某些部位肿瘤的切除非常有帮助，这些特定部位的手术原先由于伴有较高的手术致残率而具有挑战性。现今该项技术通过提供病灶三维图像，并为立体定向框架和患者表面解剖提供精确的参数，使得神经外科医生能设计精确的手术入路，最大限度地减少对重要神经结构的损害。例如：应用现代技术，切除丘脑肿瘤的围手术期死亡率接近于零。不必要的脑组织的切除和牵拉也得以减至最少。

现代的一些神经外科手段，包括超声波显像、功能成像、无框架神经导航系统和手术中的成像技术，使得神经外科医生能够更广泛地切除肿瘤，并降低术后致残率。

目前较认同的外科治疗方式还是在技术可能达到的范围内尽可能尽早全切肿瘤。当然由于外科手术本身可能导致患者临时或永久的神经功能损害，因此术前要认真权衡手术风险和手术治疗可能带来的益处。对于进行性颅内压增高、占位效应导致神经功能损害的或是难以控制的癫痫患者，建议早期手术。另外必须向患者说明全切肿瘤并不意味着肿瘤被完全去除。如前叙述，低级别胶质瘤边界不清，且常侵及影像学边界之外。术后定期进行临床和影像学复查非常重要，在绝大部分病例中，肿瘤切除的区域常常稳定数年，直到从症状和影像学上明确其已经复发。

（二）放射治疗

几十年来，放射治疗的作用备受争议，诊断得出后即应用放射治疗，或者推迟到肿瘤有进展或更多症状出现，需要马上治疗时才采取此疗法。对于低级别胶质瘤放射治疗要考虑几个关键的问题：① 放疗时机的选择；② 有效放疗剂量的制定；③ 如何在治疗效益和放疗副作用中进行权衡。回顾性的研究似乎都表明放射治疗在诊断后早期使用有益。

一般来说，放疗适合于通过合理手术切除而肿瘤确有残余或具有高危特征的患者。高危特征的定义需要进一步的研究确立，目前指的是 40 岁以上并有肿瘤残余的患者。这些患者的及早治疗应该加以重视。这些建议是基于过去 10 年中所做的三次前瞻性研究而作出的。这些研究主要是用来解决两个具体问题：是否有可以提高生存率的放射剂量？较早地使用放射治疗与单纯观察相比其结果是否更好？而另外一项研究则试着评估在放疗基础上进行化疗对生存的影响。

欧洲癌症治疗研究组织（European Organization for Research on Treatment of Cancer，EORTC）在低级别胶质瘤的成人患者中进行了两次前瞻性研究，其中包括了星形细胞瘤、少突胶质瘤和混合性少突星形细胞瘤。EORTC 随机抽取 311 例患者进行术后观察与剂量为 54Gy 放疗的比较研究，另外随机抽取 379 例患者进行高剂量（59.4Gy）与低剂量（45Gy）放疗的比较。以上两个研究是在相似的条件和因素中同时进行的。结果显示，与低剂量放射治疗相比，高剂量放射治疗并没有提高存活率；更为重要的是，与仅仅使用单纯观察的患者相比，术后放疗并没有增加存活率。单纯观察患者的 5 年生存率是 66%，54Gy 放疗患者为 63%，45Gy（低剂量）患者为 58%，59.4Gy（高剂量）放疗患者为 59%。低剂量放疗组 5 年无进展生存率（47%）与高剂量放疗组（50%）没有多大区别。然而放疗组 5 年无进展生存率（44%）高于观察组（37%）。这两项大宗的临床研究提示成人低级别胶质瘤的早期放疗相对于单纯观察虽然在肿瘤无进展生存率上有所不同，但在生存率上没有差异。

美国中北部癌症治疗组（North Central Cancer Treatment Group，NCCTG）、肿瘤放射治疗研究组（Radiation Therapy Oncology Group，RTOG）和东部肿瘤合作组（Eastern Cooperative Oncology Group，ECOG）在成年患者中进行了大规模的Ⅲ期临床研究，这些患者都是新近诊断的低级别胶质瘤（包括星形细胞瘤、少突胶质瘤和混合性少突星形细胞瘤）患者。在研究中，患者被随机采用高剂量（64.8Gy）放射，并与低剂量（50.4Gy）放射对比。同 EORTC 的研究结果一样，它们都认为更高的的放射剂量对提高生存率并无益处。更高放射剂量的 5 年神经毒性发生率更高（10%），而低剂量放疗为 2%。低剂量放疗和较高剂量放疗的 5 年总体存活率分别为 72%和 65%。

美国西南肿瘤学组（Southwest Oncology Group，SWOG）进行了小规模的前瞻性随机研究，他们将单纯使用 55Gy 放疗与放疗加辅助化疗药物 CCNU（洛莫司丁）治疗进行对照。该研究包括了次全切除或活检为星形细胞瘤、少突胶质瘤和混合性少突星形细胞瘤的成年患者。其中只有 60 名的患者是随机选择的。结果提示合并化疗组的中位生存期更长，为

7.4年，而单独放疗组为4.45年。但在10年生存率方面，单独放疗组为40%，放疗与CCNU相结合组为20%。因此该研究认为联合疗法并不一定更好。

2006年公布的肿瘤放射治疗研究组（RTOG）进行了一个大规模随机Ⅲ期临床试验，其中比较了单独放疗和放疗辅以化疗（PCV）在具有高危特征患者中的使用情况。高危特征指40岁以上或任何年龄未行全切除。40岁以下并行肿瘤全切除的患者为观察组。该研究包括251位患者，在单独放疗组5年生存率和5年肿瘤无进展生存率分别为61%和42%，而联合治疗组分别为71%和61%，在高危患者中两组无统计学意义，而在观察组5年生存率和5年肿瘤无进展生存率分别为93%和48%。在该试验中其中位随访时间仅有4年，这仅是一些初步的结果。

一般来说，放疗是在超过肿瘤边缘2cm的照射野上采用以1.8～2.0Gy为分次剂量时总量为50～54Gy的照射剂量。通常很少采用全脑放射，因为随着时间的推移会出现严重的认知障碍，特别是对放射性损伤耐受性差的老年患者。年轻的患者也同样存在晚期放疗损害的巨大风险。受到照射的大脑体积、所给予的总剂量和肿瘤的位置决定了晚期放疗效应。遗憾的是在放疗后的长期生存患者中，关于放射引起的神经毒性的范围和程度的前瞻性研究很少。目前先进技术的应用大大减少了正常脑组织在高剂量的放射线中的暴露。我们希望这些进步可以将放射性损伤的潜在负面影响降到最低程度。

根据迄今为止的文献，低级别胶质瘤患者的治疗应考虑预后的相关因素，根据年龄、肿瘤切除程度、肿瘤位置和残余肿瘤相关症状做出具体的选择。对全切除术后患者可考虑暂时观察，特别是一些全切除术后较为年轻的患者。观察法也适用于全切除术后的年长患者，虽然与年轻患者相比，他们有可能更快出现肿瘤复发和恶性变。在这种情况下应该行更为频繁的扫描检查。对于非完全切除或未行手术的患者，建议患者行放疗，因为较早使用放疗可能减缓肿瘤的生长。但考虑到早期放疗对提高生存率的作用并未证实，对于行部分切除术后并且没有明显症状的较年轻的患者也可以采用观察疗法。在这种情况下，也需要权衡放疗的风险和这种治疗所能带来的益处。在非功能区的较小病灶因远期风险小，放射治疗可以作为一个较合理的方法。术后仍有症状的年轻患者可选择放疗或化疗。有肿瘤残余的年长患者，不论是否具有症状，都是早期恶化的高危人群，因此要考虑放射治疗。

（三）化学疗法

在现有的阐述化学疗法治疗低级别星形细胞瘤成人患者的文献里，不同的试验方法导致不同的结论。大多数的研究是回顾性的，并且未区分低级别肿瘤的组织学类型。患者在接受化疗之前可能已接受其他不同的治疗，例如放疗。化疗最常作为低级别星形细胞瘤行放疗后恶化的补救治疗。然而，由于无法直接得到组织病理标本，常无法判定病情进展时是否仍为低级别肿瘤。

目前，只有一份已公开发表的随机试验评估了化疗在低级别星形细胞瘤治疗中的作用。在西南肿瘤组（SWOG）的前瞻性随机研究中评价了CCNU和放射治疗对低级别胶质瘤的治疗作用。该研究包括了Ⅰ级和Ⅱ级的星形细胞瘤患者，这些星形细胞瘤分别是毛细胞型星形细胞瘤、肥胖型星形细胞瘤、轻度间变性胶质瘤、混合性胶质瘤、少突胶质瘤以及神经节胶质瘤。54例行不全切除术后的患者被随机给予放射治疗或放疗结合CCNU化疗。这两组患者的存活时间无显著统计学差别。单独放疗患者的中位生存期为4.5年，而综合治疗患者为7.4年。在这份报告中影响生存率的因素包括年龄、神经功能受损情况和手术切除程度。

低级别胶质瘤中化疗药物的应用一直有争议。目前的一些研究证实它可能在低级别胶质瘤的治疗中发挥重要作用。在Brada等进行的Ⅱ期临床研究中，对30位术后病理证实为

WHOⅡ级肿瘤应用替莫唑胺化疗，这些肿瘤在 MR 上都没有强化表现。在该项研究中发现，用药后患者 2 年肿瘤无进展生存率为 76%。Frenay 等报道他们对 10 位未行手术切除也未行任何放疗的患者应用硝基脲类药物化疗，结果其中有 8 位临床症状得到改善，有 4 位在影像学上得到改善。

口服烷化剂替莫唑胺正被研究用于进展性的低级别星形细胞瘤。在 Quinn 等发表的一份研究中，对 46 位进展性的低级别星形细胞瘤患者按 200mg/（m^2·d）连续服用 5 天。肿瘤的组织学类型分别是星形细胞瘤、少突胶质瘤、混合性胶质瘤和毛细胞型星形细胞瘤，其中有 35%为星形细胞瘤。随访中位期为 11.2 个月。15%患者先前曾行放疗，22%患者有其他药物化疗。所有组织学类型的客观有效率是 61%，另有 35%患者病情稳定。肿瘤无进展中位生存期是 22 个月。在 16 位星形细胞瘤患者中，总体客观有效率是 69%（其中包括 31%完全反应和 38%部分反应）。

Pace 等也观察了替莫唑胺在 43 位进展性的低级别星形细胞瘤患者中的作用。肿瘤的组织学类型包括Ⅱ级星形细胞瘤、少突胶质瘤和混合性胶质瘤。患者在影像学上证实为肿瘤进展时开始治疗。有 30 位患者先前接受过放射治疗，有 16 位患者已经接受过 PCV 化疗。给予替莫唑胺 200mg/（m^2·d）的剂量，连续服用 5 天。他们发现 4 例完全反应和 16 例部分反应，客观有效率 47%。17 例患者病情稳定，使得总体有效率达到 86%。反应中位时间为 10 个月，12 个月肿瘤无进展生存率为 39.6%。

Viviers 等评估了替莫唑胺在稳定性或进展性低级别胶质瘤患者中的疗效。进入该项研究的患者除了手术切除外尚未给予其他抗肿瘤治疗。共 25 位患者进入该试验，其中 18 位是Ⅱ级星形细胞瘤，7 位是少突胶质瘤患者。所有患者都有影像学肿瘤残余。该研究总体客观有效率为 67%。

根据这些研究，替莫唑胺的应用对于复发或进展的低级别胶质瘤患者是有效的治疗方法。这引起了人们对替莫唑胺治疗新近诊断的低级别胶质瘤患者疗效的关注。

已被研究的其他用于成人的化疗药物还包括卡铂和 PCV。Christima 等人用卡铂治疗进展性的 22 位低级别胶质瘤患者。卡铂使用量为每四星期 560mg/m^2。最好的疗效是使 12 位患者病情趋于稳定。3 年肿瘤无进展生存率是 20%。中位随访时间是 28 个月。卡铂和长春新碱经常被联合用来治疗儿童低级别胶质瘤。

可以明确化疗药在低级别胶质瘤中的作用后，那么化疗能不能够替代放疗？目前 EORTC 已经在做这方面的前瞻性随机试验，在该试验中低级别胶质瘤患者被随机分为2 组，其中一组患者接受 50.4Gy 的放疗，另一组接受替莫唑胺的化疗（75mg/（m^2·d)，连续 21 天，28 天为 1 疗程，共 12 疗程）。此项研究结果尚未公布。

成人低级别胶质瘤在目前尚无最佳治疗方案。化疗对成人低级别星形细胞瘤放疗后肿瘤进展患者有一定的疗效。那些肿瘤完全切除的患者也可选择术后随访观察，等到肿瘤进展时再给予进一步的治疗。这时可以考虑放疗和化疗。术后复查肿瘤情况稳定的高危患者（那些 40 岁以上和那些有明显肿瘤残余者）可以接受放疗或化疗。

六、结论

尽管比起高级别的胶质瘤，低级别的胶质瘤预后较好，然而低级别胶质瘤患者中位生存期仍只有 5～10 年，其 10 年生存率在 5%～50%之间，50%～75%的患者最终死于原发病。近 10 年的分析肿瘤切除对预后影响的研究认为，积极切除肿瘤可以降低复发率和提高总体生存率，也有助于提高诊断的准确率，同时缓解占位效应引起的症状，如脑梗死、脑积水和神经功能障碍等。因此，在可能的情况下应尽可能全切肿瘤。这种方法需要精确地了解肿瘤的边缘、涉及的功能区和相邻脑组织。通过术中导航技术、术中超声和皮层、皮层下功能成像等方法的组合，可以将手术致残率降到最低。术后残留极少或无残留的局灶性低级别胶质瘤患者，术后往往无需辅助治疗。该类患者需要定期影像学复查，如肿瘤复发给予二次手术和放疗、化疗或联合化疗和放疗。总之，治疗低级别胶质瘤的方法仍存在争议，并且一些操作规范有待确定。这主要是由于目前对该类疾病自然病程的认识还有限，对各种不同的治疗方法的选择也缺少循证医学依据。

（石松生）

参考文献

1. Bauman G. Lote K，Larson D，et al. Pretreatment factors predict overall survival for patients with low-grade glioma：a recursive partitioning analysis. lnt J Radiat Oncol Biol Phys，1999，45：923-929.
2. Berger MS，Keles GE. lntraoperative image update by interface with ultrasound // Germano IM. Advanced techniques in image-guided blain and spine surgery. New York：Thieme Medical Publishers，2002.
3. Brat DJ，Scheithauer BW，Medina-Floras R，et al. Infiltrative astocytomas with granular cell features (granular cell astrocy-tomas)：a study of histopathologic features，grading，and outcome. Am J Surg Pathol，2002，26：750-757.
4. Buckner JC，Gesme D，Jr，O′ Fallon JR. Phase Ⅱ trial of procar-bazine，lomustine，and vincristine as initial therapy for patients with low-grade oligodendroglioma or oligoastrocytoma：efficacy，and associations with chromosomal abnormalities. J Clin Oncol，2003，21：251-255.
5. Castellano-Sanchez AA，Ohgaki H，Yokoo H，et al. Granular cell astrocytomas show a high frequency of allelic loss but are not a genetically defined subset. Brain Pathol，2003，13：185-194.
6. Duffau H. New concepts in surgery of WHO grade Ⅱ gliomas：functional brain mapping，connectionism and plasticity—a review. J Neurooncol，2006，79 (1)：77- 115.
7. Fisher PG，Breiter SN，Carson BS，et al. A clinicopathologic reappraisal of brain stem tumor classification. Identification of pilocystic astrocytoma and fibrillary astrocytoma as distinct entities. Cancer，2000，89：1569-1576.
8. Grier JT，Batchelor T. Low-grade gliomas in adults. Oncologist，2006，11 (6)：681-693.
9. Hanzely Z. Polgar C，Fodor J，et al. Role of early radiotherapy in the treatment of supratentorial WHO Grade Ⅱ astrocytomas：long-term results of 97 patients J Neurooncol，2003，63：305-312.
10. Jeremic B，Milicic B，Grujicic D，et al. Hyperfractionated radiation therapy for incompletely resected supratentorial low-grade glioma：a 10-year update of a phase Ⅱ study. Int J Radiat Oncol Biol Phys，2003，57 (2)：465-171.
11. Johannessen AL，Torp SH. The clinical value of Ki-67/MIB-1 labeling index in human astrocytomas. Pathol Oncol Res，2006，12 (3)：143-147.
12. Karim ABMF，Afra D，Cornu P，et al. Randomized trial on the efficacy of radiotherapy for cerebral low-grade glioma in the adult：European Organization for Research and Treatment of Cancer Study 22845 with the Medical Research Council Study. BRO4：an interim analysis. Int J Radiat Oncol Biol Phys，2002，52：316-324.
13. Keles GE，Lambom KR，Berger MS. Low-grade hemispheric gliomas in adults：a critical review of extent of resection as a factor influencing outcome. J Neurosurg，2001，95：735-745.
14. Keles GE，Lamborn KR，Berger MS. Coregistration accuracy and detection of brain shift using intraoperative sononavigation during resection of hemispheric tumors. Neurosurgery，2003，53：556-562.

15. Keles GE, Tihan T, Burton EC, et al. Diffuse astrocytoma // Berger MS, Prados MD. Textbook of Neuro-Oncology. Philadelphia: Elsevier Saunders, 2004. 751-757.
16. Kosel S, Scheithauer BW, Graeber MB. Genotype-phenotype correlation in gemistocytic astrocytomas. Neurosurgery, 2001, 4: 187-193.
17. Lo SS, Hall WA, Cho KH, et al. Radiation dose response for supratentorial low-grade glioma-institutional experience and literature review. J Neurol Sci, 2003, 214: 43-48.
18. Neyns B, Sadones J, Chaskis C, et al. The role of chemotherapy in the treatment of low-grade glioma. A review of the literature. J Neurooncol, 2006, 79 (1): 77-115.
19. Pace A, Maschio M, Carosi MA, et al. Temozolomide chemotherapy for progressive low grade glioma. Proc Am Soc Clin Oncol, 2003, 22: 107.
20. Paleologos NA. Chemotherapy for low-grade gliomas. Expert Rev Neurother, 2006, 5: S21-4.
21. Pignatti F, van den Bent M, Curran D, et al. Prognostic factors for survival in adult patients with cerebral low-grade glioma. J Clin Oncol, 2002, 20: 2076- 2084.
22. Quinn JA, Reardon DA, Friedman AH, et al. Phase Ⅱ trial of temozolomide in patients with progressive low-grade glioma. J Clin Oncol, 2003, 21: 646-651.
23. Schuurman PR, Troost D, Verbeeten B Jr, Bosch DA. 5-year survival and clinical prognostic factors in progressive supratentorial diffuse "low grade" astrocytoma: a retrospective analysis of 46 cases. Acta Neurochir, 1997, 139: 2-7 .
24. Van den Bent MJ, Stupp R, Brandes AA, Lacombe D. Current and future trials of the EORTC brain tumor group. Onkologie, 2004, 27 (3): 246-250.
25. Wessels PH, Weber WE, Raven G, et al. Supratentorial grade Ⅱ astrocytoma: biological features and clinical course. Lancet Neurol, 2003, 2 (7): 395-403.
26. Yamini B, Sikorski CW. Surgery for low-grade gliomas: current evidence and controversies. Expert Rev Neurother, 2005, 5 (6 Suppl): S13-9.

第 18 章　间变性星形细胞瘤

一、概述

间变性星形细胞瘤是起源于神经上皮组织的恶性星形细胞瘤，生长较活跃，有时可侵犯几个脑叶或越过中线侵犯到对侧大脑半球。其恶性程度介于星形细胞瘤（WHO Ⅱ级）和胶质母细胞瘤（Ⅳ级）之间，与间变性少突胶质细胞瘤、间变性少突星形细胞瘤同属 WHO Ⅲ级，组织学上可表现为大量的多形性星形细胞，并可见有丝分裂象，具有明显潜在的增殖能力。间变性星形细胞瘤可能原始即为间变性星形细胞瘤，也可能继发于低级别星形细胞瘤。此外，间变性星形细胞瘤也可进展为胶质母细胞瘤。间变性星形细胞瘤手术后局部复发率较高，常发生在手术边缘，即使肉眼全切也有复发的可能，但间变性星形细胞瘤治疗效果和预后比胶质母细胞瘤要好。对于胶质母细胞瘤，早期文献报道比近年来报道的预后要好、生存期长，这可能与最初常把间变性星形细胞瘤归为胶质母细胞瘤有关。随着治疗手段的不断改进，综合治疗间变性星形细胞瘤的治疗效果有了一定的改善。美国国家癌症协作网络（National Comprehensive Cancer Network，NCCN）已制定了治疗间变性星形细胞瘤指南，目前认为间变性星形细胞瘤患者在最大限度切除肿瘤后，还要接受 30×2Gy 的外照射放疗，然后辅助化疗。尽管治疗效果有一定的改善，但大多数患者还是在数年以后复发，对复发的肿瘤的进一步治疗有一定的困难，效果差。

二、流行病学

间变性星形细胞瘤好发生于中年，35～60 岁多见。男性发病高于女性，男女比例报道不同，分别为 1.22∶1、1.4∶1 和 2.3∶1。国外报道间变性星形细胞瘤约占全部胶质瘤的 8.3%，约占全部神经系统恶性肿瘤的 4%。另有资料报道间变性星形细胞瘤和多形性胶质母细胞瘤几乎占儿童中枢神经系统肿瘤的 10%。65%的间变性星形细胞瘤和胶质母细胞瘤发生在大脑半球，20%发生在丘脑、丘脑下部和间脑，15%发生在小脑和脑干。在大脑半球，好发部位依次为额叶、顶叶、颞叶、枕叶。间变性星形细胞肿瘤的中位生存期为 2.5 年到 3 年，据欧洲一项研究统计 1990 年至 1994 年的 1064 例成人间变性星形细胞瘤患者，1 年生存率为 44%，2 年生存率为 22%，5 年生存率为 16%。一个重要的预后因素是年龄，45 岁以下的患者 5 年生存率为 33%，而 65 岁以上的患者 5 年生存率为 2%。预后主要取决于如下因素：① 年龄；② KPS 评分；③ 症状持续时间；④ 精神智力状态；⑤ 肿瘤切除程度；⑥ 放疗。

三、病理学

间变性星形细胞瘤的组织学表现十分复杂，其组织学诊断并不容易，不同的病理学家对同一个病例可能得出不同的诊断。另外肿瘤的不同区域其肿瘤的分化程度亦有不同，故立体定向针吸活检有其局限性，往往产生错误的诊断，开颅肿瘤切除可提供更准确的病理诊断。

当肿瘤弥漫浸润、或位于重要功能区、或患者身体状态难以通过开颅手术获得足够标本时，立体定向穿刺活检应当将肿瘤中恶性程度最高的部位作为活检靶点。在操作上，可以将MRI 强化最明显的部位作为靶点，缺乏强化时可以将肿瘤中心作为靶点，这样可最大限度地作出相对正确的诊断。

决定星形细胞肿瘤级别的组织学标准是细胞的多形性现象、有丝分裂活性、血管的增殖和坏死。低级别的肿瘤细胞可以呈现胞核形态、大小、染色过深的差异性和核浆比率改变，出现典型的相同的有丝分裂象的肿瘤应归为间变性肿瘤，即 WHO Ⅲ级（图 18－1，见彩页）。有关作出这种诊断所需要有丝分裂的数目仍存在一些争议。在多形现象和有丝分裂基础上，出现局部坏死或多层血管（血管小球）增殖，应诊断为多形性胶质母细胞瘤。有些将肿瘤处于两种组织学级别之间的命名为Ⅱ～Ⅲ级或Ⅲ～Ⅳ级。

胶质纤维酸性蛋白（GFAP）的免疫组化染色在所有的胶质瘤中均为阳性，主要用于间变性星形细胞瘤和上皮来源的肿瘤如脑转移瘤和淋巴瘤的鉴别，用 MIB－1 蛋白的抗体测定增殖序列在决定星形细胞瘤分级的过程中有一定的意义。基因组和分子学分类可以区分间变性星形细胞瘤患者的亚群，基因组亚型可以判断间变性星形细胞瘤患者的预后。有人对间变性星形细胞瘤患者进行基因组杂交的研究表明，特殊染色体异常（＋7p/q，－9p，－10q，－13q，＋19q）通常在Ⅳ级星形细胞瘤患者中出现，而其他染色体异常（＋10p，－11q，＋11p，－Xq）通常在Ⅲ级星形细胞瘤患者中出现。＋7p，＋19，－4q 的异常通常在年老患者中常见，－11p 异常通常在年轻患者中出现。7p、7q 异常同时出现意味着患者预后不良，与年龄无关。这些发现表明基因因素是解释年龄对间变性星形细胞瘤预后影响的基础，表明了星形细胞肿瘤的分子学分类的重要性。

间变性星形细胞瘤患者合并 PTEN 基因的突变意味着患者生存期更短，PTEN 基因突变可以激活信号传导通路促进血管生成，包括血管内皮生长因子 VEGF。肿瘤坏死因子过表达可以提供阻止间变性星形细胞瘤恶性演变的分子学靶向，并阻止间变性星形细胞瘤向胶质母细胞瘤转化。

用 cDNA 微阵列技术可以鉴定以前难以区分的临床相关的肿瘤亚群，预测他们对放化疗的反应，在未来，可能对胶质瘤的诊断和治疗具有重要的临床价值。

四、临床表现

间变性星形细胞瘤最初的症状和体征与其他类型胶质瘤相似，不同部位的肿瘤其临床表现也不同，主要表现为癫痫、神经功能障碍（偏瘫、失语、偏盲和偏身感觉障碍等）和颅内压增高症状（头痛、恶心、视物模糊、嗜睡、人格改变），头痛和癫痫最为常见。因为不同级别胶质瘤的症状、体征和影像学表现有许多类似，所以最终诊断仍依赖于组织学诊断。

五、影像学

（一）CT

间变性星形细胞瘤头部 CT 表现为低密度或不均匀低密度与高密度混杂病灶，占位效应明显，伴有瘤周水肿，部分患者有囊变和钙化。

（二）MRI 成像

1．强化 MRI

强化 MRI 检查是目前最常用的检查手段，与强化 CT 相比，可以一定程度上提供解剖关系和肿瘤特性，并为手术或活检提供指导。高质量的MRI轴位像特征可提示肿瘤级别，低级别良性星形细胞瘤边界清楚，轻度的肿瘤占位效应强化不明显（主要是血管生成差），无明显坏死。胶质母细胞瘤在MRI上肿瘤占位效应明显，有明显强化和坏死，偶有出血。通常间变性星形细胞瘤在MRI上表现为T1等或低信号、T2高信号的团块影，通常伴有强化，但很少有类似胶质母细胞瘤的环形强化和坏死、出血，但也有部分间变性星形细胞瘤无明显强化，这些肿瘤可能是处于肿瘤发展的早期阶段，还没有充分刺激血管生成而造成血脑屏障的破坏产生强化（图18-2）。

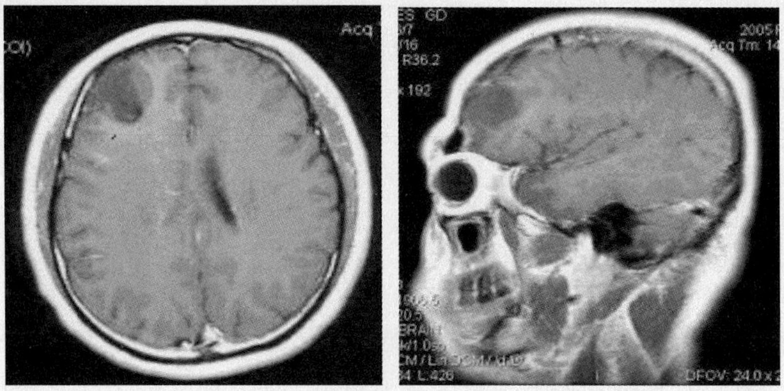

图18-2　右额叶间变性星形细胞瘤，无明显强化

2. 磁共振波谱（MRS）

磁共振波谱（MRS）对神经上皮性肿瘤有一定的意义，多表现为对乙酰氨基酚天冬氨酸（NAA）水平降低、胆碱/肌酐（Cho/Cr）升高、乳酸和脂肪升高。MRS对胶质瘤分级有一定的价值，高级别胶质瘤Cho水平很高，NAA水平很低或没有，因此Cho/Cr和Cho/NAA明显增高，而低度恶性的肿瘤胆碱/肌酐（Cho/Cr）水平一般不增高，所以Cho/Cr水平在MRS上代表肿瘤的恶性程度。但不同级别的胶质瘤MRS表现存在着一定的重叠现象。

MRS还有助于判断生存期和放疗效果，间变性星形细胞瘤患者的生存期与肿瘤的级别和患者的年龄有很大关系。但乳酸盐与乙酰天冬氨酸（NAA）的比率对判断预后意义更大。NAA比率高的（>2）预后较差，NAA比率低的（<2）预后较好。高乳酸盐的患者，1年生存率只有20%，乳酸盐与乙酰天冬氨酸比值低的患者，1年生存率可达85%，乳酸盐水平可以标志坏死的水平，同时胆碱/肌酐（Cho/Cr）比率增加是判断胶质瘤恶性进展的可靠的指标，对区分胶质母细胞瘤和间变性星形细胞瘤有一定的意义。此外短回波时间（TE）也是确定肿瘤级别的好的指标。

3. MRI灌注成像

由于在胶质瘤恶性进展过程中的血管生成的作用，MRI灌注成像还可补充组织学诊断，与间变性星形细胞瘤比较，胶质母细胞瘤脑血流量明显增高（$P<0.05$），而胶质母细胞瘤和间变性星形细胞瘤两种恶性胶质瘤脑血流量比低级别胶质瘤（WHO Ⅲ级）高得更多（$P<0.01$）。

（三）PET

PET可以提供脑肿瘤代谢活性的情况，利用^{18}F-脱氧葡萄糖（^{18}F-FDG）作为相关代谢的标志物，胶质瘤恶性程度越高，对^{18}F-FDG摄取就越多，但在不同级别胶质瘤中有着明显的重叠。

总之，MRI能识别出大多数低级别的星形细胞瘤和高级别星形细胞瘤（胶质母细胞瘤），但当两者的特异性征象都不明显时，术前诊断应首先考虑间变性星形细胞瘤。尽管现在出现了很多影像学新技术，但大多数患者最终诊断还是要依靠组织学诊断。

六、治疗

目前治疗间变性星细胞瘤的基本原则可参照 NCCN 指南。临床影像（MRI）可确定能否最大限度地安全地切除肿瘤，间变性星细胞瘤和其他组织学类型的肿瘤一样，肿瘤能否做到全切是判定患者治疗效果的最主要因素，最大限度切除肿瘤还可提供更准确的组织学诊断，对指导治疗和判断预后有重要意义。手术一般应达到切除肿瘤的 90%以上，切除肿瘤的程度取决于肿瘤的位置、外科医生的经验、手术团队的协作和肿瘤的生长方式等。如位于额叶、边界清楚的肿瘤容易被全切，而深在的、多发的、或侵犯到脑室系统、或延伸到间脑或脑干的颞叶肿瘤不易被全切。

间变性星形细胞瘤手术的目的主要在于改善生存质量，延长生存期。最大限度地切除肿瘤能明显延缓肿瘤进展并延长生存时间。通常在术后 72 小时内进行强化 MRI 检查来判断肿瘤的切除程度，即在修复性血管形成（手术疤痕）之前。肿瘤切除后紧接着应行放射治疗，由于在肿瘤周围水肿带常可发现肿瘤细胞，所以常把肿瘤和周围的水肿带作为放射治疗的照射范围（放射野），水肿带在 MRI 表现为长 T2。胶质母细胞瘤的化疗效果还不确切，但间变性星形细胞瘤对化疗还是相对敏感。近来，FDA 已批准 BCNU 缓释剂用于间变性星形细胞瘤的初始治疗，替莫唑胺用于复发间变性星形细胞瘤的治疗。目前多采用丙卡巴肼（PCB）、CCNU 和长春新碱（VCR）联合化疗（即 PCV 方案）治疗间变性星形细胞瘤，全身 BCNU 化疗治疗胶质母细胞瘤。对于手术的间变性星形细胞瘤，一般状态良好、年龄小的患者化疗效果可能相对较好。相反，对一般状态差、年龄大的病人化疗效果较差。

间变性星形细胞瘤的治疗流程主要参见 2006 年 NCCN 适用指南，具体如下：

（一）手术

手术仍是治疗间变性星形细胞瘤的重要而不可忽视的治疗手段，由于它的生长特性，真正做到肿瘤的全切是很困难的，原则是在保留功能的前提下尽可能最大限度地切除肿瘤，这也是决定患者预后非常关键的因素。对位于非功能区的肿瘤（非优势半球的额叶、颞叶等），可连同周围部分脑组织一并切除，以达到真正的肿瘤全切。对功能区的肿瘤不宜行扩大切除，应在保留功能的前提下尽可能最大限度地切除肿瘤，而不应以永久牺牲功能为代价来达到真正的肿瘤全切。随着神经导航系统的应用和技术的不断改进，胶质瘤手术的效果、安全性大大提高。

在有条件的医院，对位于大脑功能区的肿瘤还可术中采用皮层脑电图监测、清醒开颅切除肿瘤。

对于间变性星形细胞瘤和其他恶性胶质瘤，手术受肿瘤的空间分布的影响；对于在 MR 影像上表现为散在的肿瘤，立体定向切除可能更为可取；对于弥漫性间变性星形细胞瘤、多病灶肿瘤或波及胼胝体、脑室室管膜下、间脑、下丘脑和脑干的肿瘤或那些占位效应不明显、但有显著浸润的肿瘤，立体定向活检较手术切除更适宜。无论立体定向活检还是开颅手术都应注意避免肿瘤细胞种植，因为间变性星形细胞瘤具有医源性播散的可能，这种医源性播散是能够避免的。

对复发性胶质母细胞瘤或间变性星形细胞瘤二次手术的选择取决于预期的生存时间和生存质量。在一组大宗资料中，复发性间变性星形细胞瘤再手术后的中位生存期是 88 周，而高质量生存（KPS＞70）时间平均是 83 周，再手术的患者比未再手术的患者高质量生存时间要明显延长。随着辅助治疗手段的改进，再手术在复发间变性星形细胞瘤的治疗方面起着越来越重要的作用。

（二）放疗

对于间变性星形细胞瘤，放射治疗是标准化治疗的一部分，对于所有高级别胶质瘤，关于放射剂量和放射范围设计的整体治疗基本相同。最初，放射范围包括 T2 加权像的肿瘤及其周围 1～3cm 的范围。这个范围的放射剂量大约是 45～46.8Gy，单次剂量是 1.8Gy。另一种方案是将 T1 加权像肿瘤强化区及周围 1～3cm 区域的射线分布形成倒锥字形，强化部分连续累积总剂量接近 59.4Gy，单次剂量为 1.8Gy，整个病灶的各个边缘都应是三维的。由于间变性星形细胞瘤的生存期比胶质母细胞瘤明显长，所以间变性星形细胞瘤出现迟发放射并发症的潜在可能性更大。当放射涉及照射野的边缘时，它可以影响到视觉结构，而视觉结构对射线的耐受性较低，故应引起重视。放疗是手术后的补充治疗，对于绝大多数患者放疗后肿瘤仍有复发的可能。

为了改善放射治疗间变性肿瘤患者的效果，一些人曾采用增加肿瘤的射线剂量，如增加治疗天数或调整每天的治疗次数，调整每天次数为每天 2 次或每天 3 次，但实际效果并不理想。相反，有报道随着有效剂量的增加，预后反而更差。还有人报道同期放化疗没有明显改善间变性星形细胞瘤的治疗效果。化疗和放疗增敏剂的采用也没有明显延长生存期。但是根据肿瘤的特异性制定个体化的治疗计划以及新的放疗增敏剂的出现可能对改善放疗效果有一定的帮助。

（三）化疗

间变性星形细胞瘤对化疗比胶质母细胞瘤相对敏感，故间变性星形细胞瘤的化疗还是非常重要的，应给予重视。临床试验中，间变性星形细胞瘤的病例有 55%显示完全缓解和部分缓解。

通常采用的化疗方案有 BCNU、PCV、BCNU（ACNU）- DDP 等，有报道对于间变性星形细胞瘤患者，PCV 方案优于单用 BCNU。另外，有资料表明对于间变性星形细胞瘤，化疗和放疗联合治疗比单独放疗更有效，化疗加放疗治疗的间变性星形细胞瘤的患者平均生存时间是 38.8 个月。近来，Levin 等报道用 PCV 联合鸟氨酸脱羧酶抑制剂 A -双氟甲基鸟氨酸、艾氟鸟氨酸（DFMO）作为放疗后辅助化疗治疗间变性胶质瘤，生存期明显延长，从患者生存期的分析发现 DFMO - PCV 中位生存期为 6.3 年，而单纯 PCV 治疗生存期是 5.1 年。当间变性星形细胞瘤含有少突胶质细胞瘤成分时 PCV 治疗效果更好。

治疗复发间变性星形细胞瘤最重要的新药物是替莫唑胺（TMZ），它是第二代烷化药物，可穿透中枢神经系统和通过血脑屏障，脑脊液/血浆比率为 30%～40%。TMZ 被证明具有良好的单药效能，是一种即安全又可靠的较为理想的药物，有效率可达到 61%，被证明可以提高复发间变性星细胞瘤患者的生存质量（HQL）。具体 TMZ 治疗为 200mg/（m^2·d），连续 5 天，两个周期间隔 28 天。已证明 TMZ 在成年和儿童患者中均是安全的和容易耐受的。

目前人们正在尝试 TMZ 与其他药物联合应用，如与生物反应修饰剂——顺式维甲酸或 α - 2a干扰素配伍使用，与环氧化酶- 2（COX - 2）抑制剂塞来考昔配伍应用，与抗血管生成药物沙利度胺配伍使用，其疗效不尽相同，有待进一步观察。对于稳定的间变性星形细胞瘤的患者，采用 TMZ 化疗究竟什么时候停药仍未明确，一些神经肿瘤学专家认为一年后可停止治疗，但是至今仍没有资料确定最佳的停止治疗的时间。

总之，目前对于间变性星形细胞瘤的治疗仍主张采用综合治疗，即多学科治疗，许多治疗上存在的问题仍有待于进一步深入的研究。

（李文良　刘群）

参考文献

1. Bourg V, Lebrun C, Chichmanian RM, et al. Nitroso-urea-cisplatin-based chemotherapy associated with valproate: increase of haematologic toxicity. Ann Oncol, 2001, 12: 217-219.
2. Chamberlain MC, Jaeckle KA. Medical research council adjuvant trial in high-grade gliomas. J Clin Oncol, 2001, 19: 3997-3999.
3. Curran WJ, Scott CB, Horton J, et al. Recursive partitioning analysis of prognostic factors in three radiation therapy oncology group malignant glioma trials. J Natl Cancer Inst, 1993, 85: 704-710.
4. Davis FG, Freels S. Grutsch J, et al. Survival rates in patients with primary malignant brain tumors stratified by patient age and tumor histological type: an analysis based on surveillance. Epidemiology, and End Results (SEER) data, 1973-1991. Neurosurg, 1998, 88: 1-10.
5. Gilbar RJ, Brodribb TR. Phenytoin and fluorouracil interaction. Ann Pharmacother, 2001, 35: 1367-1370.
6. Grossman SA, Hochberg F, Fisher J, et al. Increased 9-aminocamptothecin dose requirements in patients on anticonvulsants. NABTT CNS Consortium. The new approaches to brain tumor therapy. Cancer Chemother Pharmacol, 1998, 42: 118-126.
7. Harsh GR, Levin VA, Gutin PH, et al. Reoperation for recurrent glioblastoma and anaplastic astrocytoma. Neurosurgery, 1987, 21: 615-621.
8. Hildebrand J, De Witte O, Sahmoud T. Response of recurrent glioblastoma and anaplastic astrocytoma to dibromodulcitol. BCNU and procarbazine-A phase-Ⅱ study. J Neurooncol, 1998, 37: 155-160.
9. Howe FA, Barton SJ, Cudlip SA, et al. Metabolic profiles of human brain tumors using quantitative in vivo 1H magnetic resonance spectroscopy. Magn Reson Med, 2003, 49: 223-232.
10. Janus TJ, Kim EE, Tilbury R, et al. Use of [18F] fluorodeoxyglucose positron emission tomography in patients with primary malignant brain tumors. Ann Neurol, 1993, 33: 540-548.
11. Kleihus P, Davis RL, Coons SW, et al. Anaplastic astrocytoma// Kleihues P, Cavenee WK. Pathology and genetics of tumors of the nervous system, World Health Organization classification of tumors, Lyon: IARC Press. 2000.
12. Korshunov A, Golanov A, Sycheva R. Immunohistochemical markers for prognosis of anaplastic astrocytomas. J Neurooncol, 2002, 58: 203-215.
13. Kristof RA, Neuloh G, Hans V, et al. Combined surgery, radiation, and PCV chemotherapy for astrocytomas compared to oligodendrogliomas and oligoastrocytomas WHO Grade Ⅲ. J Neurooncol, 2002, 59: 231-237.
14. Kuhn JG. Influence of anticonvulsants on the metabolism and elimination of irinotecan. A North American Brain Tumor Consortium preliminary report. Oncology, 2002, 16: 33-40.
15. Kunwar S, Mohapatra G, Bollen A, et al. Genetic subgroups of anaplastic astrocytomas correlate with patient age and survival. Cancer Res, 2001, 61: 7683-7688.
16. Levin VA, Hess KR, Choucair A, et al. Phase Ⅲ randomized study of postradiotherapy chemotherapy with combination alpha-difluotomethylornithine-PCV versus PCV for anaplastic gliomas. Clin Cancer Res, 2003, 9: 981-990.
17. Levin VA, Prados MR, Wara WM, et al. Radiation therapy with bromodeoxyuridine followed by CCNU, procarbazine, and vincristine (PCV) chemotherapy for the treatment of anaplastic gliomas. Int J Radiat Oncol Biol Phys, 1995, 32: 75.
18. Levin VA, Silver R, Hannigan J. et al. Superiority of post radiotherapy adjuvant chemotherapy with CCNU, procarbazine and vincristine (PCV) over BCNU for anaplastic gliomas: NCOG 6G61 final report.

Int J Radiat Oncol Biol Phys，1990，18：321.

19. Luyten PR，Marien AJ，Heindel W，et al. Metabolic imaging of patients with intracranial tumors：H-1 MR spectroscopic imaging and PET. Radiology，1990，176：791-799.
20. Mathijssen RH，Spaerboom A，Dumez H，et al. Altered irinotecan metabolism in a patient receiving phenytoin. Anticancer Drugs，2002，13：139-140.
21. Nelson SJ，McKnight TR，Henry RG. Characterization of untreated gliomas by magnetic resonance spectroscopic imaging. Neuro-oncol，1999，1：124-137.
22. Patel M，McCully C，Godwin K，et al. Plasma and cerebrospinal fluid pharmacokinetics of intravenous temozolomide in non-human primates. J Neurooncol，2003，61：203-207.
23. Physicians Desk Reference，55th ed. Montvale NJ，Medical Economics Company，2001.
24. Prados MD，Gutin PH，Phillips TL，et al. highly anaplastic astrocytoma：a review of 357 patients treated between 1977 and 1989. Int J Radiat Oncol Biol Phys，1992，23：3-8.
25. Prados MD，Scott C，Curran WJ Jr，et al. Procarbazine，lomustine，and vincristine（PCV）chemotherapy for anaplastic astrocytoma：a retrospective review of radiation therapy oncology group protocols comparing survival with carmustine or PCV adjuvant chemotherapy. J Clin Oncol，1999，17：3389-3395.
26. Prados MD，Scott C，Sandler H，et al. A phase 3 randomized study of radiotherapy plus procarbazine，CCNU，and vincristine（PCV）with or without BUdR for the treatment of anaplastic astrocytoma：a preliminary report of RTOG 9404. Int J Radiat Oncol Biol Phys，1999，45：1109-1115.
27. Ron IG，Gal O，Vishne TH，et al. Long-term follow-up in managing anaplastic astrocytoma by multimodality approach with surgery followed by postoperative radiotherapy and PCV-chemotherapy：phase Ⅱ trial. Am J Clin Oncol，2002，25：296-302
28. Saxman S，Dancey J：Overview of specific molecular targeted agents for combined modality therapy. In Choy H（ed）：Chemoradiation in Cancer Therapy . Totawa，NJ，Human Press，2003.
29. Silvani A，Salmaggi A，Pozzi A，et al. Effectiveness of early chemotherapy treatment in anaplastic astrocytoma patients. Tumori，1995，81：424-428.
30. Smith JS，Tachibana I，Passe SM，et al. PTEN mutation，EGFR amplification，and outcome in patients with anaplastic astrocytoma and glioblastoma multiforme. J Natl Cancer Inst，2001，93（16）：1246-1256.
31. Tarnawski R，Sokol M，Pieniazek P. et al. 1H-MRS in vivo predicts the early treatment outcome of postoperative radiotherapy for malignant gliomas. Int J Radiat Oncol Biol Phys，2002，52：1271-1276.（See comment in Int J Radiat Oncol Biol Phys，2002，54：1576.）
32. Tortosa A，Vinolas N，Villa S，et al. Prognostic implication of clinical，radiologic，and pathologic features in patients with anaplastic gliomas. Cancer，2003，97：1063-1071.
33. Walker MD，Green SB，Byar DP，et al. Randomized comparisons of radiotherapy and nitrosoureas for the treatment of malignant glioma after surgery. N Engl J Med，1980，303：1323-1329.

第 19 章　多形性胶质母细胞瘤

多形性胶质母细胞瘤（glioblastoma multiforme，GBM）是一种高侵袭性、高度恶性的脑内肿瘤，在WHO分级中属Ⅳ级，在神经上皮性肿瘤中占50%～55%，占颅内肿瘤的20%～25%。临床上将胶质母细胞瘤分为两型：原发性和继发性。原发性胶质母细胞瘤是指患者首次发病即病理诊断为GBM，且临床病史通常不超过3个月；继发性胶质母细胞瘤是指患者既往有1次或1次以上的手术治疗史，且病理证实为其他低级别（Ⅱ～Ⅲ级）胶质瘤，而本次复发肿瘤术后病理证实为GBM。本病主要发生于成人，尤其以55～75岁多见，其中原发性胶质母细胞瘤发病年龄较继发性胶质母细胞瘤大。男性明显多于女性，男女比例约（2～3）：1。种族和地理因素影响该病的流行病学特点，根据北美地区流行病学调查，多形性胶质母细胞瘤的高发年龄段是65～74岁，男女比例约1.4：1，白种人发病率高于北美其他人种。日本的发病率低于北美。

胶质母细胞瘤的致瘤高危因素尚未确定，少数病例存在家族集中趋势，或者与某些遗传性疾病（如神经纤维瘤病、Li－Fraumeni综合征等）相关，提示其发病可能与遗传有关。部分环境因素，如离子辐射、硝酸盐、杀虫剂、合成橡胶、石化物质、聚氯乙烯和甲醛等，与胶质母细胞瘤发病呈弱相关。尚无证据表明移动通讯设备产生的电磁辐射与胶质母细胞瘤有关。

胶质母细胞瘤主要位于皮质下，呈浸润性生长，常侵犯几个脑叶，并侵犯深部结构，还可经胼胝体波及对侧大脑半球。发生部位以额叶、颞叶最多见，其次为额叶/顶叶，少数可见于枕叶/丘脑和基底节等。肿瘤位于后颅窝者较罕见。

一、分子遗传学

胶质母细胞瘤的分子遗传学特点包括两大类：①原癌基因的突变和过度表达，包括表皮生长因子受体（epidermal growth factor receptor，EGFR）、血小板源性生长因子（platelet－derived growth factor，PDGF）及其受体PDGFR、Ras等基因。②抑癌基因的缺失和下调，包括p16 INK4a、p14 ARF、p53、Rb、cyclinD、cyclinE、CDK4/6和PTEN。其中最突出的特点是10号染色体的缺失、EGFR过度表达以及PTEN缺失。细胞染色体核型分析检测到约40%～50%GBM存在10号染色体的丢失，比较基因组杂交（CGH）检测到的10号染色体丢失率更高，大约为80%。将10号染色体重新导入缺失其中一个拷贝的人类胶质母细胞瘤细胞，可以抑制肿瘤细胞的体外生长及其致瘤性，所以多方面研究都提示在10号染色体上可能存在重要的抑癌基因。1997年两个研究小组几乎同时发现，在10号染色体缺失的区带中存在一个新的抑癌基因PTEN。PTEN基因定位于人类染色体10q23.3，由9个外显子组成，编码一个由403个氨基酸残基组成的蛋白质，其分子量为47kD。PTEN主要通过其氨基端的蛋白磷酸酶活性来行使抑癌基因的功能。已知许多原癌基因都是蛋白激酶或者可以激活蛋白激酶级联反应，所以拮抗性的磷酸酶反应就可以成为肿瘤抑制的一个合理机制。

PTEN 是迄今发现的唯一具有磷酸酶活性的抑癌基因。

原发性和继发性胶质母细胞瘤的分子遗传学特点不同。前者存在 EGFR、MDM2 高表达和 PTEN、p16^{INK4a}低表达。而继发性胶质母细胞瘤早期出现 p53 失活和 PDGF 过度表达，随之出现 Rb 和 CDK4/6 失活。此外，无论是原发性或继发性胶质母细胞瘤都存在其他基因表达异常，与血管生成、抗凋亡、免疫耐受等现象有关。

二、病理学

（一）大体观察

胶质母细胞瘤好发于大脑半球白质内，浸润性生长，大多数肿瘤境界不清，少数肿瘤因生长迅速而使周围组织受压出现软化和水肿，表现“假包膜”现象，可被误以为境界清楚，其实肿瘤已超出边界浸润生长。肿瘤可侵犯皮层并可与硬膜粘连，或可突入脑室及深部结构。肿瘤的硬度因继发性改变而异，一般软硬相间，质地不均。肿瘤内可呈多种颜色，典型肿瘤切面可见灰色的瘤体、红色的新鲜出血、紫色的出血块、黄色的陈旧出血和白色的间质增生，肿瘤亦可有大小不一的坏死灶和囊性变，囊内液体可呈血性、褐色或黄色。肿瘤血运丰富，周围脑水肿明显。突出到脑表面和脑室者，肿瘤细胞可随脑脊液播散，个别的可向脑外转移至肺、肝、骨或淋巴结。

（二）光镜观察

该肿瘤光镜下有以下特点：①肿瘤结构为多形性，细胞形态大小不一，胞浆多少不等。核可为圆形、梭形、肾形及不规则形，核染色浓集、粗糙，部分可见明显的核仁。②肿瘤组织内常有大小、形态不一的各种坏死灶。坏死灶周围细胞呈放射状排列，似假菊形团，周边可见到分化的星形细胞。③肿瘤内血管增生，小血管和毛细血管数目增多，血管内皮细胞增生活跃，管腔内血栓形成，伴有瘤组织出血和坏死（图 19-1A、B，见彩页）。

从病理学角度分类，胶质母细胞瘤又可分为巨细胞型胶质母细胞瘤和胶质肉瘤。除了具有上述共性特征以外，前者瘤组织内有大量异型多核巨细胞及较多网状纤维和坏死区。后者指瘤组织含有肉瘤成分，例如纤维肉瘤、恶性纤维组织细胞瘤或骨肉瘤成分；GFAP 阴性的肉瘤成分与 GFAP 阳性的胶质瘤成分交杂分布，然而肉瘤成分与胶质瘤成分的分子遗传学特征相近，提示可能来源于同一先祖细胞。

（三）电镜检查

细胞形态呈原始低分化，核大而细胞质及细胞器稀少，核糖体丰富。多核巨细胞的细胞膜常有折叠，细胞质丰富，充满大量胶质丝，细胞核畸形，高度不规则，常见有核内假包涵体。

三、临床表现

因肿瘤为高度恶性、生长快、病程短，自出现症状到就诊多数在 3 个月之内。个别病例因肿瘤出血可呈卒中样发病。偶尔可见病程较长者，可能与肿瘤早期恶性程度较低，随肿瘤生长而发生恶性转化有关。由于肿瘤生长迅速，脑水肿广泛，颅内压增高症状明显，几乎大部分患者都有头痛、呕吐、视乳头水肿，严重者则可出现意识障碍，甚至脑疝等。

约 1/3 的患者有癫痫发作，但癫痫发生率较星形细胞瘤和少突胶质细胞瘤少见。约 20%的患者可出现淡漠、痴呆、智力减退等精神症状，以发生于额叶者多见。肿瘤浸润性破坏脑组织，可造成一系列的局灶症状，如不同程度的偏瘫、偏身感觉障碍、失语和偏盲等。此外，患者可因肿瘤出血而出现脑膜刺激症状。

四、影像学

(一) CT

平扫：肿瘤多呈低密度或低、等混杂密度灶。形态多不规则，少数呈圆形或椭圆形。边缘不整，边界不清。肿瘤跨越中线侵犯两侧大脑半球时呈“蝴蝶状”生长，具有一定的特征性，但也可见于其他肿瘤。95%的病例肿瘤中心呈低密度，为瘤内坏死或囊变。瘤内出血很常见，表现为高密度。钙化少见，出现钙化一般代表肿瘤是由低度星形细胞瘤恶变而来。肿瘤周围水肿和占位表现常较为明显，使中线结构移位，邻近的脑室、脑池受压变形，可出现不同程度的脑积水。增强：肿瘤实体部分强化明显但不均一，常为厚的、不规则的环状或斑块状强化。

(二) MRI

平扫：T1 加权像，肿瘤实体部分呈等信号或低、等混杂信号，与肿瘤周围水肿的低信号往往不能区分。坏死和囊变也呈低信号，其信号强度常低于肿瘤实体部分。T2 加权像显示肿瘤及其相关变化优于 T1 加权像，肿瘤实体部分呈高或高、等混杂信号。坏死和囊变呈高信号，肿瘤周围水肿也呈高信号。亚急性出血在 T1 和 T2 像均呈高信号。增强：呈不规则的边缘环状强化，实体部分强化明显，囊变坏死区及肿瘤周围水肿均无强化（图 19-2)。肿瘤的增强程度与恶性程度呈正相关，尽管这种相关性不是绝对的。

MRI 检查通常对胶质母细胞瘤的初步诊断有决定性意义。然而在肿瘤经过治疗以后，MRI 影像的解释需要考虑到治疗因素的影响。例如：手术本身可以导致无菌性炎症，MRI 影像上显示病灶周围增强，通常在术后 2 天到 4 周比较明显，与肿瘤难以区别；糖皮质激素的应用和剂量变化亦可改变瘤周水肿，但并不意味着肿瘤浸润程度的改善；此外，术后放疗导致的组织变性和坏死也可表现为水肿带增大，普通 MRI 显像不能有效鉴别。近年发展起来的磁共振波谱分析（magnetic resonance spectroscopy，MRS）技术可以提供代谢和生化方面的信息，有利于肿瘤的鉴别诊断。利用 MRS 可以检测胆碱（Cho)、肌酸（Cr)、N-乙酰天冬氨酸（NAA)、乳酸（Lac）和脂质信号。与正常脑组织相比，增生活跃的肿瘤通常表现为 Cho 信号增强而 NAA 信号减弱。坏死组织表现为各种代谢物信号普遍性降低，而脂质信号增强。此外，MRI 灌注成像可以提供肿瘤血管生成方面的信息。侵袭性肿瘤通常表现出高血流灌注，而坏死组织相反。

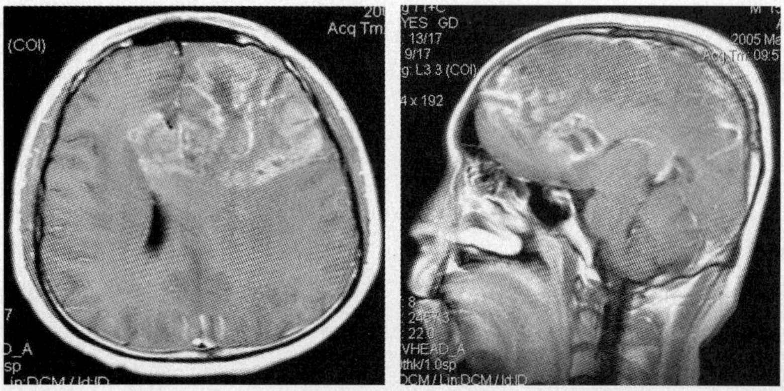

图 19-2　左额叶原发性胶质母细胞瘤 MRI 影像

（三）其他

正电子发射断层扫描（PET）被称为“活体生化实验室”，是真正意义上的分子影像技术。PET 不仅可以探测局部葡萄糖代谢（^{18}F－FDG PET），而且可以进行受体显像、抗体显像和基因显像；理论上可以设计适当的特异性显像剂，对各类肿瘤进行可靠的定性诊断。但是，目前显像剂的开发仍然是 PET 技术的瓶颈，已经开发成功的显像剂还达不到理论上可以获得的数目的千分之一。对于胶质母细胞瘤，目前可以通过 PET 检测胆碱和蛋氨酸代谢借以鉴别诊断，但并非特异。此外，PET 显像要求利用回旋加速器实时生产正电子显像剂，因此不可能如磁共振一样普及。一般实验室化验不能提供特异性的诊断信息，X 线头颅平片通常正常或只能发现钙化等非特异性信息。

五、诊断和鉴别诊断

根据发病年龄较大、病史短、肿瘤较大、位于脑白质、肿瘤周围水肿和占位表现明显、颅内高压表现严重的特点，结合 CT 密度不均、MRI 呈混杂信号、增强后肿瘤呈不规则环状强化等可作出诊断。主要应和下列病变鉴别：

星形细胞瘤或间变性星形细胞瘤：主要区别为肿瘤内坏死、囊变、出血较少见，可有钙化。肿瘤周围水肿和占位表现较轻，肿瘤强化程度低于胶质母细胞瘤。但更多情况下，术前不能鉴别星形细胞瘤和胶质母细胞瘤，确切诊断依赖于术后病理检查。

脑转移瘤：转移瘤患者的年龄多在中年以上，病史短，高颅压表现重，肿瘤如为多发则容易鉴别。单发的转移瘤与胶质母细胞瘤鉴别较困难，CT 和 MRI 显示肿瘤呈等信号或混杂信号，瘤周水肿严重，注药后肿瘤呈均一或环状强化。全身 ECT 检查和胸片、腹部 B 超有时可以发现隐匿的原发肿瘤。

脑脓肿：脑脓肿一般起病急，高颅压反应重。患者多有中耳炎、乳突炎等头面部组织感染病史，在颅内高压发生以前或同时，患者常伴有体温升高或白细胞增高等炎症表现。CT 多表现为边界模糊的低密度区，灶周水肿明显，增强扫描见环状强化，形状较规则，脓肿壁厚度较为均一，如不均一，则皮质侧壁略厚，髓质侧壁较薄。

原发中枢神经系统淋巴瘤：近年原发中枢神经系统淋巴瘤发病率明显升高，虽然与 AIDS 及器官移植等引起的免疫抑制有关，但免疫功能正常者发病率也有升高。原发中枢神经系统淋巴瘤的好发部位为脑室周围白质、胼胝体、皮质和基底节，较少累及皮髓质交界区和小脑。影像学特点为：CT 呈等、高密度；MRI T1 加权像、T2 加权像均呈低、等信号，边界较清，水肿轻，坏死、出血少，增强后明显均匀强化，有明显的向脑室周围扩展、“包埋脑室”的倾向。

六、治疗

多形性胶质母细胞瘤的治疗是以手术切除为主的综合疗法。

（一）一般治疗

一般治疗的目的在于控制症状以及为手术作准备。由于血管源性脑水肿通常比较明显，需要给予地塞米松和渗透性脱水剂。幕上肿瘤患者出现继发性癫痫的可能性较大，术前可给予预防性抗癫痫治疗（如丙戊酸钠、苯妥英钠）。根据病情还可给予对乙酰氨基酚等药物以缓解头痛。手术以后，除了放疗、化疗、补液和加强营养支持，还需要适当的对症治疗。如果术前使用了大剂量糖皮质激素，术后应减量或停止。对于存在继发性癫痫的患者，多数专家认为术后应继续服用抗癫痫药；否则，应停用抗癫痫药。某些抗癫痫药物（如苯妥英钠、卡马西平、苯巴比妥）可以诱导肝细胞色素酶 p450 系统，后者将影响肿瘤化疗药物的代谢，因此需要调整剂量。卡马西平由于有骨髓毒性，应尽量避免使用。

（二）手术

手术治疗是最主要的疗法。手术目的包括：病理学确诊，减少肿瘤负荷，缓解占位效应，置入局部用药或间质内放疗，脑脊液分流等。根据病情可选择肿瘤全切除术、立体定向活检、开颅活检、减压术或脑脊液分流术等。鉴于胶质母细胞瘤浸润性生长的生物学特性，事实上不可能做到生物学意义上的完全切除。不过大量研究表明，肉眼全切除术可以改善患者的预后。这些研究大多是回顾性，由于缺乏大规模、前瞻性、随机研究，因此肿瘤全切除术是否优于部分切除长期存在争议。近期两项前瞻性多中心研究发现，开颅肿瘤切除以后，53%的患者神经功能改善，只有 8%的患者出现神经功能恶化，而接受肿瘤活检的患者无任何改善。相应的肿瘤切除术的风险也较高，接受肿瘤切除术的患者有 24%出现术后并发症，而活检术只有 6%的并发症，两组死亡率相近。多数专家主张，只要条件许可并且不至于增加严重的神经功能损害时，应尽量采用肿瘤全切除术，手术的原则是尽量多切除肿瘤，并同时作内外减压术。如果肿瘤相对局限于额叶前部、颞叶前部或枕叶者，可将肿瘤连同脑叶一并切除。如果肿瘤位于重要功能区（语言中枢或运动中枢）或累及基底节、丘脑、脑干等深部结构，为了不加重脑功能障碍，多数仅能做部分切除。术后要进一步行放疗、化疗等。

（三）放疗

传统的分次放射治疗对于大多数术后胶质母细胞瘤患者都是有利的。多中心随机临床试验表明，术后接受放疗的胶质母细胞瘤患者的预后优于单纯手术治疗的患者。同等剂量下，肿瘤局部小范围照射比全脑照射更安全。通常每疗程总剂量为 60Gy。每星期照射 5 天，每次 1.8（或 2.0）Gy，持续 6（或 6.5）星期。迄今为止尚无证据表明其他放疗方案或增加放敏剂能提高疗效。立体定向放射外科（stereotactic radiosurgery，SRS）适合治疗体积较小的复发胶质母细胞瘤。

（四）化疗

尽管从大样本统计结果来看，化疗的疗效并不满意，但是对于个体而言，有时会获得很好的疗效，因此化疗是治疗胶质母细胞瘤的重要手段。一线的化疗药物包括：替莫唑胺（TMZ）、亚硝脲类（如 BCNU、ACNU）和 PCV 方案（丙卡巴肼＋CCNU＋长春新碱）。其中替莫唑胺的使用日趋广泛，因为替莫唑胺的疗效与 BCNU、PCV 相近，但是毒副作用较轻，耐受性好，口服用药较方便。二线药物包括：VP16、CPT－11、铂类。新的抗肿瘤药物正在研发并相继进入临床。另外，针对耐药性的药物已进入临床试验，可能与化疗药物存在一定的协同作用。例如：O^6－MGMT 是 DNA 修复酶，具有对抗烷化剂的作用；O^6－BG 是该酶的特异性拮抗剂，目前正在研究它与 TMZ 或 BCNU 的协同性。除了上述细胞毒性化疗药之外，抑制细胞生长的药物也颇受关注。例如：视黄酸（RA）可以促进低分化的肿瘤细胞继续分化成恶性程度较低的细胞，增殖能力下降，从而抑制肿瘤生长。某些镇静剂可能抑制肿瘤的血管生成。这些药物都是 FDA 批准的，虽然并未标示用于胶质母细胞瘤的治疗。抑制血管生成将是胶质母细胞瘤的重要治疗靶点，近期文献报道，诱导凋亡的 DR 配体 TRAIL 也表现出抑制肿瘤血管生成的作用。另外，若干小分子生长因子抑制剂正在进入胶质母细胞瘤治疗的临床试验阶段，如针对 EGFR 的 ZD1839、OS1774，针对 PDGFR 的 ST1571，针对 Ras 的 R115777。局部化疗也是研究热点。利用生物可降解材料制备薄膜包埋 BCNU，将该薄膜包被在瘤腔后，可缓慢释放 BCNU，据报道可以改善复发胶质母细胞瘤的预后。

总而言之，当前手术和非手术治疗的效果均欠佳。近年基因治疗、免疫疗法治疗胶质母细胞瘤的研究正在蓬勃开展，有理由相信这代表了将来肿瘤治疗领域的方向。

七、复发

在当前的条件下，我们不得不承认，所有的胶质母细胞瘤都会复发，区别只是时间迟早而已。复发的中位时间是7个月。复发患者的临床表现与初次相似，如果随访比较频繁，在影像学上有时可以发现病灶突然发生与症状不一致的进展。当然，如前所述，分析MRI影像时应充分考虑术后炎症反应、糖皮质激素、放疗等因素的影响。

一旦复发的诊断确立，应迅速给予处理，包括一般治疗。手术往往是必要的，但是再次手术的风险更高，神经功能恶化的几率增加到18%（首次手术为8%）。鉴于不可耐受的毒性反应，不推荐总剂量超过60Gy的传统分次放疗。而立体定向放射外科更适用于复发胶质母细胞瘤，特别是直径<3cm的。复发肿瘤仍然可以考虑化疗，如果肿瘤复发是在化疗期间发生的，则有必要调整用药方案。

八、预后

尽管治疗手段在进步，当前多形性胶质母细胞瘤患者的中位生存期仅有1年左右，而复发胶质母细胞瘤的中位生存期仅有4个月左右。但也有极少数患者生存期可达5年。无法准确预测某个患者的生存期，年龄<45岁、较好的神经功能状态、肿瘤全切除等因素可能提示预后稍好，但决定预后的关键因素是肿瘤的分子遗传背景。

（刘伟国　郑学胜）

参考文献

1. 赵继宗主编. 颅脑肿瘤外科学. 北京：人民卫生出版社，2004：246-248.
2. Andersen PB，Blinkenberg M，Lassen U，et al. A prospective PET study of patients with glioblastoma multiforme. Acta Neurol Scand，2006，113 (6)：412-418.
3. Boiardi A，Eoli M，Salmaggi A，et al. New approach in delivering chemotherapy：locoregional treatment for recurrent glioblastoma (rGBM). Exp Clin Cancer Res，2003，22 (4)：123-127.
4. Cantarella G，Risuglia N，Dell'eva R，et al. TRAIL inhibits angiogenesis stimulated by VEGF expression in human glioblastoma cells. Br J Cancer，2006，94 (10)：1428-1435.
5. Castro MG. Current and future strategies for the treatment of malignant brain tumors. Pharmacol Ther，2003，98 (1)：71-108.
6. Fischer I，Gagner JP，Law M，et al. Angiogenesis in gliomas：biology and molecular pathophysiology. Brain Pathol，2005，15 (4)：297-310.
7. Lefranc F，Sadeghi N，Camby I，et al. Present and potential future issues in glioblastoma treatment. Expert Rev Anticancer Ther，2006，6 (5)：719-732.
8. Levin VA，Giglio P，Puduvalli VK，et al. Combination chemotherapy with 13-cis-retinoic acid and celecoxib in the treatment of glioblastoma multiforme. Neurooncol，2006，78 (1)：85-90.
9. Maehama T，Dixon JE. The tumor suppressor，PTEN/MMAC1，dephosphorylates the lipid second messenger，phosphatidylinositol 3，4，5-trisphosphate. Biol Chem，1998，273：13375 -13378.
10. Mathieu D，Fortin D. The role of chemotherapy in the treatment of malignant astrocytomas. Can J Neurol Sci，2006，33 (2)：127-140.
11. Berger MS，Prados MD. Textbook of Neuro-Oncology. Philadelphia：Elsevier，Sounders，2004：

143-148.

12. Myers MP，Pass I，Batty IH，et al. The lipid phosphatase activity of PTEN is critical for its tumor supressor function. Proc Natl Acad Sci USA，1998，95：13513-13518.
13. Nwokedi EC. Gamma knife stereotactic radiosurgery for patients with glioblastoma multiforme. Neurosurgery，2002，50（1）：41 - 47.
14. Tian XX，Zhang YG，Du J，et al. Effects of cotransfection of antisense-EGFR and wild-type PTEN cDNA on human glioblastoma cells. Neuropathology，2006，26（3）：178-187.
15. Wei Zhang 等编著，浦佩玉等译. 基因组和分子神经肿瘤学. 天津：天津科技翻译出版公司，2005：41-51.

第 20 章　多形性黄色星形细胞瘤

多形性黄色星形细胞瘤（pleomorphic xanthoastrocytoma，PXA）在中枢神经系统中相对少见，在全部星形细胞肿瘤中所占比例不到 1%。Kepes 于 1973 年首先以“脑膜和脑的纤维黄色瘤和纤维黄色肉瘤”为题报道，后来发现是个错误，因为瘤细胞 GFAP 为阳性，而且瘤细胞外包绕一层清晰的基底膜，故在 1979 年再次报道时，改变纤维黄色瘤的观点，认为是起源于脑表面软脑膜下星形细胞的一型特殊的星形细胞瘤。

一、发病情况

（一）流行病学

多形性黄色星形细胞瘤是一种少见的胶质瘤，在全部星形胶质瘤中所占比例不到 1%，但因为缺少针对多形性黄色星形细胞瘤精确的流行病学统计，所以真正的发病率难以估计。

多形性黄色星形细胞瘤好发于少年和青壮年，多数在 30 岁以前发病，最初 Kepes 报道发病年龄在 7～25 岁之间，近年报道的平均年龄也在 22 岁左右，但是也有见于 2 岁和 82 岁的报道。PXA 肿瘤发病无明显性别差异。

有报道多形性黄色星形细胞瘤患者可以合并有少突胶质细胞瘤和神经节神经胶质瘤。

由于该病少见，流行病学特征如地域、危险因素等均不明确。

（二）好发部位

PXA 肿瘤多发于大脑半球表浅部位，尤以颞叶居多。在近年的 71 例大宗报道中，发现最常好发于颞叶，此外，也有报道发于小脑、松果体区、脊髓、甚至是视网膜及蝶鞍内。

PXA 肿瘤典型的位置多位于软脑膜附近的皮质或皮质-髓质的交界区，极少位于脑实质深部而不与软脑膜有明显联系。

二、病理学

PXA 的最终定性诊断必须依靠病理学检测结果。

（一）肉眼观察

肿瘤多位于大脑表浅部位，外观呈结节状或斑块状，边界清楚，常倾向软脑膜生长，与之紧密粘连，但不常累及硬膜，肿瘤深部与脑实质间也常有界限，但是复发性肿瘤多无明显界限。肿瘤质地较硬或弹性较大。切面灰黄色或有囊腔形成，囊可很大，内含淡黄色清澈液体或血性液体，瘤体常附着于囊肿的上方，形成瘤壁结节。

（二）光镜观察（图 20－1、2，见彩页）

肿瘤实质部由致密排列的多形性瘤细胞构成，瘤细胞的大小和形状极不一致，多形性瘤细胞由卵圆形至长梭形的多核巨细胞组成。胞浆丰富或含有嗜酸性蛋白颗粒小体或呈毛玻璃状的嗜酸红染物。核深染，类圆形，染色质聚集于核膜下，使核浆套叠其间。偶见几个大圆形或双核或多核瘤细胞的胞核呈空泡状，并有突出的核仁。有时见奇异的核分叶状的多核瘤巨细胞。含脂质的星形细胞细胞质显示大小不等的脂滴空泡，似如黄色瘤样细胞，这些细胞常分散于多形性瘤细胞之间。细胞间有丰富的网状纤维，嗜银染色的网状纤维自血管外围伸入瘤组织内，包绕个别的瘤细胞。此外，典型表现可见淋巴细胞浸润间质血管周围，并且同时伴随 T-细胞表型的浆细胞浸润。PXA 极少有钙化，但是有时可在邻近脑皮质发现钙球体。网硬蛋白（reticulin）纤维普遍存在于肿瘤的实体部分，位于单个细胞或细胞群周围；如果缺乏网硬蛋白，PXA 的诊断一般不能确定。瘤组织内很少见核分裂和坏死灶及肾小球样增生的血管。当个别病例呈现大量毛细血管及瘤样纤维组织增生时，则称为血管瘤型多形性黄色星形细胞瘤。此外，PXA 有时合并神经节胶质瘤或瘤性神经节细胞或灶状神经元的生长。极个别情况下，核分裂较多时（约 4/10HPF），可在几年后转变成胶质母细胞瘤。

（三）电镜观察

含有脂滴的瘤细胞细胞质或突起内可见大量胶质纤维。星形胶质细胞突起和致密束状的原纤维混杂交错。最突出的特征是瘤细胞外包绕一层清晰的基底膜，其突起错综复杂，似反折入胞浆内，借此可解释该瘤组织的发生。正常只有脑表浅部位的软脑膜下星形细胞才有基底膜，深部的星形细胞不包裹基底膜。在光镜下所见的嗜酸性小体或毛玻璃样红染显示为不同形状的 Rosenthal 纤维结构。另一类瘤细胞细胞质内可能不能见到中间细丝，但见少许微管及核糖核蛋白体堆积，亦可见不常见的致密的核心小泡。

（四）免疫组织化学（图 20-3～4，见彩页）

一般情况下，GFAP 及 S-100 蛋白均为阳性反应。但有时候弱阳性，呈斑点状反应，以致有些梭形瘤细胞对 GFAP 为阴性反应。大部分瘤细胞对 VIM 反应阳性。有些瘤细胞或双核瘤细胞显示突触素（synaptophysin）和嗜铬颗粒 A 弱阳性表达或 NSE 阳性表达。偶见神经元中间细丝蛋白（200KDa）（neurofilamentprotein，NFP）表达，表明为变性的轴索。有少数瘤细胞对 α-1-AT 呈阳性反应。甚至同一瘤细胞对 GFAP、VIM 和 α-1-AT 都为阳性反应。在几乎所有的病例中，较大的多形性肿瘤细胞中神经标志物呈阳性染色。

综上所述，形态学、免疫组化和超微结构都证实 PXA 由软脑膜下的星形细胞发生。PXA 的病理学特征总结如下：①瘤细胞的大小和形状极不一致；②含脂质的星形细胞细胞质，显示大小不等的脂滴空泡；③血管周围淋巴细胞浸润；④单个或成群瘤细胞网硬蛋白染色；⑤嗜酸性蛋白颗粒小体；⑥几乎无浸润的致密结构。PXA 起源于神经外胚叶及软脑膜下的具有双相分化潜能的前细胞（precursor cells）。WHO 分类属Ⅱ级，少数 PXA 可能进展到间变性星形细胞瘤（Ⅲ级）或胶质母细胞瘤（Ⅳ级）。

三、分子遗传学

近年来，随着分子生物学的飞速发展，对胶质瘤的病因及发病学研究有了一定的进展，但是本病分子遗传学研究甚少。PTEN 突变等因素虽然可能与典型的浸润性胶质瘤有关，但是以前的研究未能证实其与 PXA 相关。Yin 等在三例 PXA 病例中发现多基因变化可能与肿瘤的不良预后有关，而且其中两例表明与 7 号染色体增加及 8 号染色体短臂缺失有关，由此推测这一区域附近的候选基因可能影响 PXA 病情的发展。同时，最新研究发现，PXA 相关的染色体及基因的畸变与典型的弥漫浸润性星形胶质细胞瘤及少突胶质细胞瘤不同。有关 PXA 的肿瘤基因仍然需要进一步的深入研究。

四、临床表现

由于病变多位于幕上颞叶，大多数患者可以癫痫为首发症状或主要症状，其中 80%以上的患者有局限性或全身性癫痫发作，追溯癫痫史甚至可长达几十年，而在若干年后才出现颅内压增高及局灶症状，如头痛、视觉障碍、偏瘫等。肿瘤位于中央前后回时常出现病灶对侧不同程度的偏瘫和偏身感觉障碍。在优势半球运动或感觉性语言中枢损害时，可相应出现运动或感觉性失语。顶叶下部角回和缘上回受累者可有失算、失读、失用及命名障碍。由于大脑半球所谓的“哑区”存在，也可能使得该部位（主要指额、颞叶前部）的肿瘤无局部症状。

五、影像学

大多数 PXA 的典型影像学表现是实体-囊性占位，但是肿瘤在 CT 及 MRI 上并没有特征性表现。

CT 检查：病变多位于脑皮质及皮-髓质交界区，可沿软脑膜扩展。囊性约占 50%～60%，平扫常显示有明确边界，呈局限性低密度，边界清，无水肿，多位于颞叶表浅部位，钙化、出血罕见。增强扫描，壁不强化，可见强化壁结节。实体性约占 40%，平扫多为低密度，边界清，多无水肿，增强后病灶有不同程度强化，部分患者邻近软脑膜也可见强化，有助于诊断。极少数病例可见侵蚀颅骨内板，引起骨侵蚀征象。

MRI 检查（图 20－5）：囊性者 T1WI 呈低信号，可不均匀，T2WI 呈均匀高信号，边界清，无水肿，注射 Gd－DTPA 后病灶不强化，有壁结节者可见强化。实体性，T1WI 呈等或低信号，T2WI 呈中等高信号，注射 Gd－DTPA 后病灶明显强化，少部分表现为软脑膜和脑回样强化。增强扫描还可显示邻近软脑膜的强化，这有助于本病诊断。MRI 能显示肿瘤周围的轻微水肿。病变为实体性时均匀明显强化，极少数有脑膜尾征表现，与脑膜瘤不易鉴别，诊断较难。

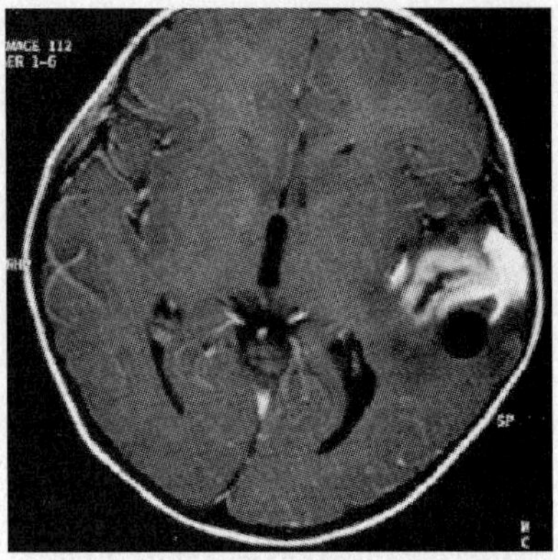

图 20－5　PXA MRI（注射 Gd－DTPA 后病灶明显强化，可表现为软脑膜和脑回样强化）

脑血管造影显示肿瘤部位为相对缺血管的占位病变，但是其壁结节可呈轻度染色。脑电图（EEG）可显示肿瘤对脑组织的刺激或压迫，病变周围的脑组织可能是致癫痫灶。

现在有少数 PET 的报道，对于术后评估复发、肿瘤浸润性及治疗效果有用。

六、诊断和鉴别诊断

临床见到 30 岁以前发病、以长期癫痫为主要症状、影像学检查有颞叶囊性病变时应考虑多型性黄色星形细胞瘤的可能。

1. 毛细胞性星形细胞瘤：与 PXA 相似，毛细胞性星形细胞瘤的瘤组织也生长缓慢，在镜下也可见透明滴状颗粒及 Rosenthal 纤维结构，但 PXA 瘤细胞所具有的大小和形状极不一致的致密瘤细胞，血管周围淋巴细胞浸润及含脂滴空泡等病理学特征可以鉴别。

2. 富脂质性胶质母细胞瘤：由于 PXA 与之相比几乎处于相反的状态，所以一般情况下易于鉴别。富脂质性胶质母细胞瘤瘤细胞生长活跃，增殖性细胞核抗原（PCNA）表达指数高，坏死和血管增生明显，核分裂多见。但是当 PXA 发生恶变时则较难以区别。

3. 脑膜恶性纤维组织细胞瘤：本瘤与 PXA 有相似点，如常与脑膜粘连，瘤内亦见多核瘤巨细胞及丰富的嗜银纤维，对 α－1－AT 阳性反应等，可能在诊断上易混淆，但 PXA 的

GFAP 阳性，瘤体外周区常见分化好的星形细胞成分。

七、治疗

PXA 的治疗以手术切除为主，外科治疗的目标是完整切除肿瘤。肿瘤的位置大多表浅，大脑半球肿瘤一般可手术切除，但是由于肿瘤大多在语言中枢附近，所以完整切除仍然存在难度。近年来，随着功能 MRI、皮层功能分布图技术及清醒开颅技术的发展，使局部浸润肿瘤的完全切除成为可能。此外，PXA 患者由于大多存在皮层刺激，多有癫痫症状，所以术中通过监测，记录癫痫源可以有助于完整切除致癫痫灶。

多型性黄色星形细胞瘤虽然临床表现偏于良性，但病理上瘤细胞多型性明显，核分裂象多见，因此术后是否需要辅助放疗和化疗还存在争议。就目前资料显示术后给予放疗无论对初治还是复发的多型性黄色星形细胞瘤都没有显示出明显的效果。由于该肿瘤临床少见，目前化疗经验仍存在不足，可以尝试使用 PCV 方案（丙卡巴肼、洛莫司汀、长春新碱）、替莫唑胺及其他胶质瘤相关化疗药物，特别是长春新碱和卡铂可以减少肿瘤血管，对肿瘤手术切除有利。

八、预后

总的来说，PXA 是一种预后较好的星形胶质细胞瘤。整体上 5 年生存期可达 72%，10 年生存期 70%，15 年生存期可达 50%～70%。但是部分 PXA 可能复发并进展为胶质母细胞瘤，因此患者需要终身影像学随访，特别是对于细胞密度高、分裂象明显、内皮细胞过度增生的 PXA。其他影响复发的重要因素是切除范围。一项研究显示肿瘤全切和次全切后的 5 年无疾病生存率分别为 95%和 68%。在复发病例中 5 年无疾病生存率 72%，10 年无疾病生存率 61%。

（孙晓川　江涌）

参考文献

1. 武忠弼主编. 中华外科病理学. 北京：人民卫生出版社，2002：1981-1983.
2. Arita K，Kurisu K，Tominaga A，et al. Intrasellar pleomorphic xanthoastrocytoma：case report. Neurosurgery，2002，51：1079-1082.
3. Cartmill M，Hewitt M，Walker D，et al. The use of chemotherapy to facilitate surgical resection in pleomorphic xanthoastrocytoma：experience in a single case. Childs Nerv Syst，2001，17：563-566.
4. Duerr EM，Rollbrocher B，Hayashi Y，et al. PTEN mutations in gliomas and glioneuronal tumors. Oncogene，1998，16：2259-2264.
5. Evans AJ，Fayaz I，Cusimano MD，et al. Combined pleomorphic xanthoastrocytoma ganglioglioma of the cerebellum. Arch Pathol Lab Med，2000，124：1707-1709.
6. Fouladi M，Jenkins J，Burger P，et al. Pleomorphic xanthoastrocytoma：favorable outcome after complete surgical resection. Neuro-oncol，2001，3：184-192.
7. Giannini C，Scheithauer BW，Burger PC，et al. Pleomorphic xanthoastrocytoma：what do we really know about it? Cancer，1999，85：2033-2045.
8. Herpers MJ，Freling G，Beuls EA. pleomorphic xanthoastrocytoma in the spinal cord. Case report. J Neurosurg，1994，80：564-569.
9. Kaulich K，Blaschke B，Numann A，et al. Genetic alterations commonly found in diffusely infiltration cerebral gliomas are rare or absent in pleomorphic xanthoastrocytoma. J Neuropathol Exp Neurol，2002，

61：1092-1099.

10. Kepes JJ，Rubinstein LJ，Eng LF. Pleomorphic xanthoastrocytoma：a distinctive meningocerebral glioma of young subjects with relatively favorable prognosis. a study of 12 cases. Cancer，1979，44：1839-1852.
11. Kros JM，Vecht CJ，Stefanko SZ. The pleomorphic xanthoastrocytoma and its differential diagnosis：a study of five cases. Hum Pathol，1991，22：1128-1135.
12. MacKenzie JM. pleomorphic xanthoastrocytoma in a 62-year-old male. Neuropathol Appl Neurobiol，1987，13：481-487.
13. Berger MS，Prados MD. Textbook of neuro-oncology. Philadelphia：Elsevier Saunders，2004. 156-159.
14. Perry A，Giannini C，Scheithauer BW，et al. Composite oligodendroglioma/ pleomorphic xanthoastrocytoma：a probable collision tumor-case report. Neurosurgery，2001，48：1358-1361.
15. Wasdahl DA，Scheithauer BW，Andrews BT，et al. Cerebellar pleomorphic xanthoastrocytoma：case report. Neurosurgery，1994，35：947-951.
16. Yin XL，Hui AB，Liong EC，et al. Genetic imbalances in pleomorphic xanthoastrocytoma detected by comparative genomic hybridization and literature review. Cancer Genet Cytogenet，2002，132：14-19.
17. Zarate JO，Sampaolesi R. Pleomorphic xanthoastrocytoma of the retina. J Surg Pathol，1999，23：79-81.

第 21 章 室管膜下巨细胞型星形细胞瘤

第一节 概 述

结节性硬化症（tuberous sclerosis complex，TSC）是一种家族遗传性多系统病变，而室管膜下巨细胞型星形细胞瘤（subependymal giant cell astrocytoma，SGCA）属于其中的一种常见类型。尽管在临床处理上两者有所区别，但两者在病理学上具有一致性，因此将两者作为一个整体进行介绍有助于对 SGCA 的认识。

1835 年，Rayer 在一本皮肤病图谱中描绘了一位脸上长满了类似面部血管纤维瘤的红斑丘疹男性患者。1862 年，Recklinghausen 在尸解中发现了一名生后不久即死亡的新生儿存在心肌和脑组织的硬化。1880 年，Bourneville 描述了一位智能低下、伴发癫痫并且存在面部血管纤维瘤的女孩。这位女孩 15 岁死亡，在尸检中他发现死者的脑回上存在白色斑片样硬化区域，并且在纹状体与侧脑室附近发现了一个结节性肿瘤，为了表述这些马铃薯样变性与皮层脑回改变的相关性，他命名了一个名词“tuberous sclerosis complex，结节性硬化”。由于是 Bourneville 首次详细描述并使结节性硬化真正成为一种疾病的名称，故结节性硬化症又称为 Bourneville 病。1890 年，Pringle 报道智能低下患者经常并发腺瘤，最终发现腺瘤是和结节性硬化症相关的。1905 年，Perusini 于显微镜下描述了一种皮层结节，并且阐明了在结节性硬化症患者中它和心脏、肾脏以及真皮病变的相关性。1908 年，Vogt 在总结前人研究成果的基础上，提出了结节性硬化症三个传统的临床表现，即癫痫发作、反应迟钝及皮脂腺瘤，并作为结节性硬化症的诊断依据。但是，随着临床病例的积累，结节性硬化症的表现类型逐渐增多。1914 年，Schuster 报道了一位不具有智能低下的 TSC 患者。1920 年，Hoeve 又阐述了一种视网膜星形细胞瘤作为本病的新表型，并且提出了新的名词“斑痣性错构瘤病”。尤其是随着新的影像学检查手段不断出现，TSC 的表现仍在增多。1992 年，国际结节性硬化联合会制定的诊断标准中按照临床表现进行了分类。1993 年，欧洲 16 号染色体协会定义并且对 TSC2 基因进行了分类。

一、流行病学

由于 TSC 在临床表现上并不典型，很容易被漏诊，因此有关的流行病学资料差异较大。一般认为其人群发病率为 1/1000～1/170 000，在儿童中的发病率为 1/6800，无性别及种族差异。TSC 是一种常染色体基因遗传病，具有 80％外显率，对大部分患者而言基因突变是主要原因。在家族性疾病中，TSC1 与 TSC2 基因具有同等的效应。大多数散发的病例是由于 TSC2 基因突变引起的。智能低下在 TSC2 基因突变中较 TSC1 基因突变多见。最近，基因连锁分析表明在没有出现明显临床表现的 TSC 患者中胚系镶嵌现象很常见。大约 6％～15％的 TSC 患者会伴发室管膜下巨细胞型星形细胞瘤（SGCA），但是仅仅 20％的患者直到成年后才明确诊断。在老年人中，也有报道非 TSC 患者发生 SGCA。在非 TSC 患者同胞中也有报道发生 SGCA。

二、结节性硬化症的遗传学

最近研究表明，TSC1 与 TSC2 基因突变是导致结节性硬化的根本原因。

TSC1 基因位于 9 号染色体短臂 3 区 4 带，包含 23 个外显子。没有发现它和任何已知脊椎动物的基因具有同源性。有关 TSC1 基因的突变已有大量报道，包括缺失、重排或者错义突变等。TSC1 基因有一段长 8.6kb 的转录子编码一种称为“hamartin”的蛋白质，其包括 1164 个氨基酸，分子量为 130k Da。

TSC2 基因位于 16 号染色体长臂 1 区 3 带。该基因包含 41 个外显子。它在进化过程中相对比较保守，人类与河豚和龋齿动物的 TSC2 基因在结构上具有同源性。同 TSC1 基因相似，缺失、重排或者错义突变等在 TSC1 基因中也很常见。TSC2 基因定位距离 PKD1 基因（多囊肾疾病）非常近，在一些多囊肾婴儿中发现有此基因的突变，有报道称这是由于邻近的基因缺失影响了 TSC2 基因及 PKD1 基因的缘故。TSC2 基因有一段长 5.5kb 的转录子，编码一种称为“tuberin”的蛋白质，其包括 1807 个氨基酸，分子量为 200k Da。

Tuberin 及 hamartin 在雌性和雄性机体大脑、肝脏、心肌、肾脏以及肾上腺皮质中都普遍存在。有证据表明两种 TSC 基因都属于抑癌基因，他们所产生的蛋白质在细胞中表现相同的生物学行为，因此两种基因的突变所导致的临床表现相同。Tuberin 定位于高尔基体，它有 Rap1 和 Rap5 的 GAP 活力。Rap1 和 Rap5 都是 Ras 超家族的成员。Rap1 途径的激活导致细胞增生加速和不全性细胞分化。Rap5 途径的激活导致细胞吞噬作用的增加。Tuberin 也能通过类固醇受体超家族作为中介调整基因转录。从抑制肿瘤基因的 Eker 大鼠培养的细胞可以观察正常 Tuberin 的功能。两种 TSC 基因的杂合现象缺失已经在多种病变中阐述，如肾的血管脂肪瘤、心横纹肌瘤、肾细胞癌、纤维瘤以及室管膜下巨细胞型星形细胞瘤等。这些表明 TSC 在细胞水平是隐性的，并且在一个细胞中需要经过一种“二次打击”才能产生病变。

第二节　结节性硬化症

一、概述

结节性硬化症（tuberous sclerosis complex，TSC）又称 Bournerille 病，是一种常染色体显性遗传的神经皮肤综合征，其临床特征为可发生于人体任何器官的错构瘤，但常出现在大脑、肾脏、皮肤、眼、心脏等部位，发病率大约在 1/6000～1/15400 之间。少有高龄患者。据日本统计，全国 336 例结节性硬化症患者生存到 20 岁者占 60%，生存到 61 岁以上者仅有 2 例。

大脑为 TSC 最常累及的器官，所以癫痫发作和智力低下为本病的最常见表现，这与大脑皮层的结节病变有关。皮层结节多位于额叶及顶叶的灰白质交界处，由异常的巨细胞构成。室管膜下结节多位于侧脑室，由异常的神经元及神经胶质细胞组成，与神经系统的症状无直接关系。两种结节随年龄增长均可出现钙化，但后者多见且发生年龄早。室管膜下结节钙化为 TSC 的特征性表现，可在 80%的患者中出现。颅脑 CT 扫描是诊断结节性硬化的首选检查方法，对于这种钙化结节敏感性极高，但对于小的、尤其是皮层结节 CT 的检出率不如MRI，两种检查可互为补充。肾脏也是TSC最常累及的器官之一，可表现为5种肾脏病变：错构瘤、囊肿、潜在恶性的错构瘤、肾细胞癌及嗜酸细胞瘤。其中肾血管平滑肌脂肪瘤（angiomyolipoma，AML）最为常见，约占70%～80%，多在5岁后开始出现。与一般的肾AML相比，伴TSC者发病年龄轻，肿瘤大，平均直径9cm，且常为双侧发病。TSC伴肾囊肿约占20%，囊肿出现的时间早于AML，部分患者的囊肿可随年龄增长而消失，但肾AML不会变小或消失。囊肿一般双侧、多发，约5%的患者表现为成人型多囊肾。这是因为TSC2基因与多囊肾基因都位于16号染色体上且位置毗邻。TSC患者还可能发生潜在恶性的AML（即上皮样变性的肾AML），肾细胞癌、嗜酸细胞瘤等肾脏病变较少见。TSC除损害脑、肾两大器官外还常累及其他器官，主要依据临床具有癫痫、智力低下和面部对称性血管纤维瘤三联征，伴有影像学提示脑、肾、肝、脾等实质性器官错构瘤、室管膜下结节性钙化等特征性表现，TSC的诊断并不难，但常因本病罕见和认识不足而致误诊。

二、病因和发病机理

现认为1/3的TSC患者属常染色体显性遗传。另外，本病表现为胚胎细胞瘤，可能在胚胎期或其后的发育关键时刻缺乏某种抑制生长因子，因而使分化良好的细胞增生和肥大，属于先天性细胞组织发育异常。近几年的研究发现：由结节性硬化症患者的结节中培养的成纤维细胞，对X射线的敏感性比对照组高，这个高敏感性和DNA合成障碍有关，其临床意义有待探讨。在本病面部丘疹（皮脂腺瘤）的非上皮性细胞中，可见到中到大型的树枝状细胞，常可见细胞分裂延迟退化现象，有的分裂成大小不同的子细胞，也有的分裂成多核细胞，因此可以推测其染色体分配机制遭到破坏。

三、病理学

神经系统的病理改变表现为脑皮质可见一些硬的结节，颜色苍白，脑回表面隆起。显微镜下结节显示为神经胶质，由一些巨大的多核星形细胞构成。这些结节把正常的脑皮质压薄。另外一种病变是小的、多发的结节，好发于室管膜下，可伸入到脑室内。显微镜下是一些过度增生的大星形细胞。当这些小结节长大时，可阻塞室间孔导致梗阻性脑积水。类似的病变还可见于中央灰质、脑干或小脑。在神经胶质增生的区域可见钙盐沉着。皮肤的皮脂腺瘤是由扩张的毛细血管和过度增生的结缔组织组成，而皮脂腺往往萎缩。尸体解剖在80%的病例可见胚胎型肾肿瘤，常为多发性，位于皮质下，属良性肿瘤。先天性横纹肌瘤是一种异常的胚胎性心肌，并过早分化成不典型的Purkinje细胞。

四、临床表现

本病症状的出现频率和严重程度随发病年龄而不同，主要有四个方面的表现：智力低下、惊厥、皮肤损害和包括脑在内的各器官肿瘤。

智力低下：大约有90%的患儿智力低于正常水平。智力低下的程度可轻可重，一般3岁左右才表现出来，随着年龄增长而逐渐明显，语言发育也相应迟缓。智力低下的小儿几乎都伴有惊厥。

惊厥：惊厥是本病的一个突出症状，80%～90%的患儿有此表视。惊厥多在2岁以内发病，其形式开始时常为婴儿痉挛样发作或小运动型发作，随着年龄增长，逐渐变成局限性发作或大发作。有时惊厥发作可停止一段时间，但结节性硬化症的惊厥用抗癫痫药很难控制，有时可死于癫痫持续状态。

皮肤表现：皮肤症状可在初生时发现，但多在3～10岁时才出现，并逐渐增多，以青春期最为明显。临床上有四种表现，即皮脂腺瘤、白斑、甲周纤维瘤及颗粒状斑。①皮脂腺瘤：是本病最常见的皮肤损害，见于80%～90%的患者。表现为坚韧、散在的红褐色毛细血管扩张性丘疹，直径0.1～1cm。皮脂腺瘤在鼻唇沟附近最多，向双颊、前额、下颌等部位扩展，左右对称性为其特点，无自觉症状。②白斑（色素脱失斑）：也为皮肤常见的体征。Watson（1978）曾指出，85%的患儿早期有此损害，且比其他皮肤征出现早，表现为卵圆形、分叶状或叶状色素减退斑，大小不等，直径一般为1～3cm左右。多见于腹部、背部、下肢外侧或其他部位。患儿常在出现白斑的数年内出现癫痫发作，所以出现这种白斑有重要诊断价值。③甲周纤维瘤（Kdnen瘤）：多在生后或青春发育期出现。自甲沟或甲板下长出乳头状瘤样坚硬的鲜红色赘生物，多0.5～1cm长，常为多发性。④颗粒状斑：为一种稍隆起于皮肤表面的颗粒状斑块，微带绿色、质稍软、大小不等，常分布于腰骶部，有时呈鲨鱼皮状，故称鲨鱼斑（shagreen patch）。

各器官肿瘤、颅内肿瘤不常发生。约半数患儿发生视网膜晶状体瘤，视网膜透明性或囊性结节也较常见。皮肤、肺、肾、骨和心脏也可出现肿瘤。横纹肌肌瘤是引起患儿死亡的一个重要原因，大多数有心脏病变的儿童在青春期前即死亡。此外，还发现本病患者中有多种内分泌异常。

五、辅助检查

（一）影像学

约75%的患儿颅骨X线片可见钙化结节，尤其在基底节区。常见到钙化区向脑室壁扩展，呈“蜡滴状”影像。掌骨、指骨和跖骨有广泛的骨质疏松及骨皮质内小囊肿样缺损。CT扫描可见脑室扩大及皮质萎缩，其周围皮质发现密度增高区域，这种表现比颅骨X线平片钙化点出现要早。

（二）脑电图

脑电图多不正常，随病程发展而变化甚大，婴儿时脑电图常呈高峰节律紊乱。其他异常脑电图还可表现为持续的局限性或弥漫性异常，可为棘波、尖波、棘慢波或慢波。

六、诊断

对具有特征性皮肤损害、惊厥和智力低下的典型病例不难诊断。婴儿有色素脱失斑、婴儿痉挛症和发育迟缓者也有助于诊断。此外，阳性家族史、头颅X线及CT检查对诊断亦有重要意义。

七、治疗

目前无特殊治疗。有惊厥者可用抗癫痫药物治疗。手术切除有病变的大脑皮质及皮质下结节可使癫痫停止，但仅适用于单个病灶且智力较好者。

八、预后

患儿预后优劣相差悬殊。严重智能障碍者完全需要他人照顾。部分患儿因癫痫持续状态、脑瘤、肾衰竭或心脏肿瘤而夭折。

第三节 室管膜下巨细胞型星形细胞瘤

一、病理学

（一）大体观察

室管膜下巨细胞型星形细胞瘤颜色为粉红色或灰白色，质地较硬，呈沙砾样，血供丰富。在膨出的区域可见血管瘤性改变。一些 SGCA 表现为大小不一的囊性结节，常有局灶性钙化。

（二）显微镜观察

瘤组织由较大的神经节样（大锥体神经元）或具有短粗形突起的瓜子形细胞构成，其中包括肥胖型的同质嗜酸性胞浆和巨细胞核，后者常有偏位的小囊性核仁。这些细胞有的表现为肥胖星形细胞，有的则为假性星形细胞（图 21－3－1，见彩页）。局灶性钙化和假菊形团结构常见。有丝分裂象及坏死区域罕见。很少发现有助于诊断的预见性特征，不应当和多形性胶质母细胞瘤混淆。

（三）免疫组化

研究发现，一些细胞具有神经胶质起源特征，一些细胞具有神经元起源特征。神经胶质起源的细胞以下分子表达特征显示阳性：神经胶质原纤维酸性蛋白（GFAP）、房肽素（vimentin）、S－100 蛋白以及 CD44。神经元起源的细胞以下分子表达特征显示阳性：神经元特异烯醇化酶（NSE）、微管蛋白（tubulin）、微管相关蛋白质（MAPs）、神经肽 Y、蛋氨酸-脑啡肽以及 β-内啡肽。

（四）电镜观察

超微结构可见微管、致密核心颗粒以及突触等结构。这些表明 SGCA 可能是一种来源于多潜能祖细胞的新生物，不能移行，也不能融合成一个分化体系。一些细胞完全移行到大脑皮层产生皮层结节；一些并不完全移行到大脑皮层者会形成白色病变；一些可能根本不移行而产生室管膜下小结节或 SGCA。

二、临床表现

室管膜下巨细胞型星形细胞瘤（SGCA）的临床表现因人而异，随着病变的增大，SGCA 可以阻塞 Monro 孔，产生阻塞性脑积水或一系列颅内压增高的表现。很少出现脑室内出血。由于 6%～15%的结节性硬化症（TSC）患者可以合并 SGCA，是室管膜下小结节的进展性增大导致了 SGCA 的产生。所以，很多室管膜下巨细胞型星形细胞瘤患者的临床表现不仅仅局限于颅内压增高的症状，可以出现各种病变脏器的功能异常。本病多发生于青少年或年龄较轻的成年人，尽管有些报道 SGCA 来自于新生儿，但是这些病例实际上和散发的 TSC 高度相关。大多数 SGCA 位于脑室内，极少数可发生于脑实质。

三、影像学

SGCA 患者行 CT 扫描可见较高密度、不同程度强化的脑室内肿瘤，部分可见钙化，由于室间孔阻塞可伴有单侧或双侧脑室扩大（图 21－3－2）。MRI 表现为：T1 像等信号或低信号（图 21－3－3），T2 像呈高信号（图 21－3－4），增强明显的脑室内占位（图 21－3－5）。肿瘤周边水肿少见。脑血管造影在动脉后期可见肿瘤影。这些影像学特征可以将 SGCA 和相同部位的其他肿瘤区分开来，如中枢神经细胞瘤、脑膜瘤、少突神经胶质细胞瘤、肥胖型星形细胞瘤、脉络丛乳头状细胞瘤等。

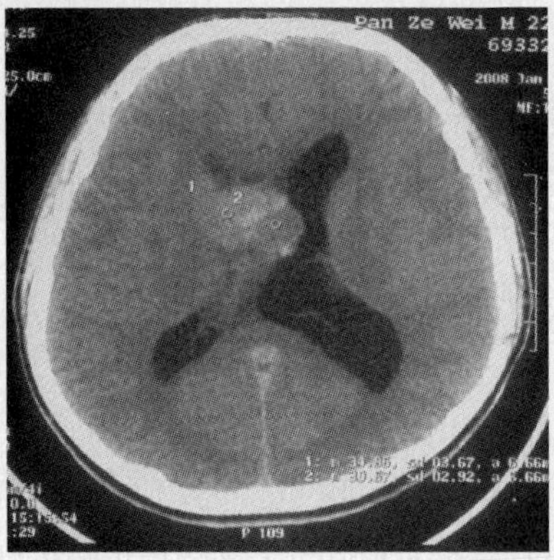

图 21-3-2 CT 扫描可见较高密度的脑室内肿瘤

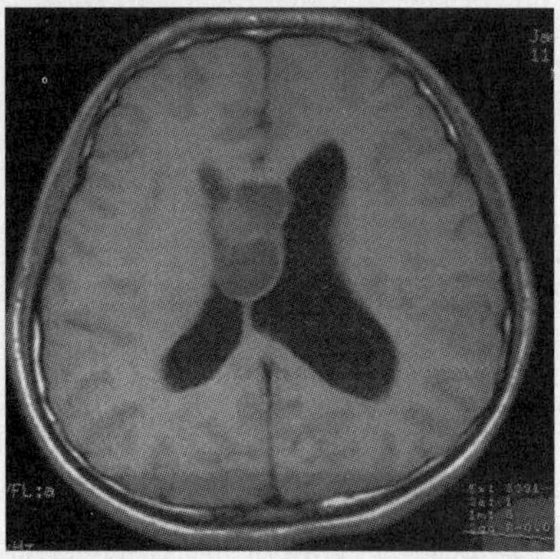

图 21-3-3 T1 像低信号

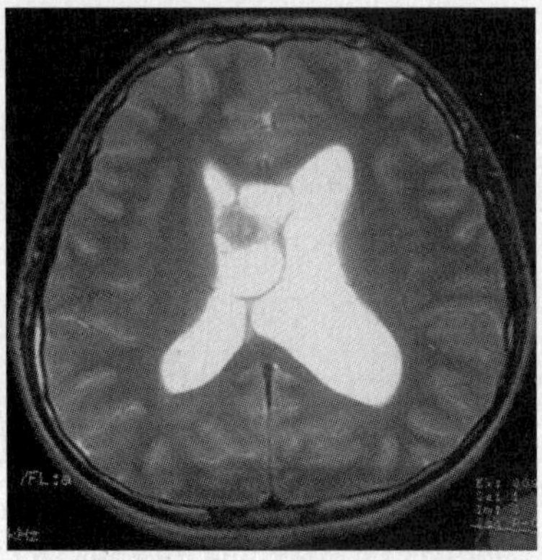

图 21-3-4 T2 像呈高信号

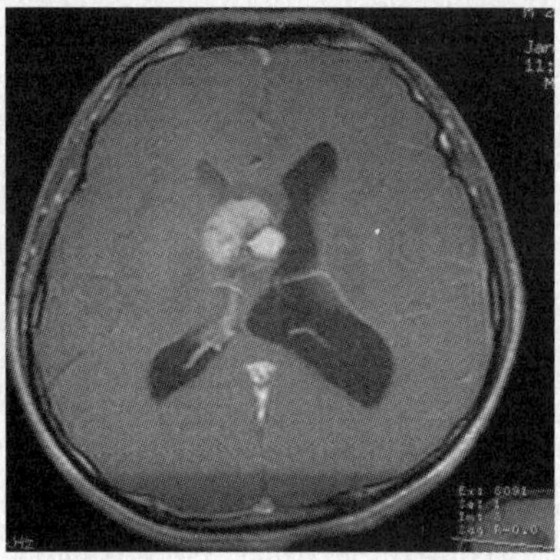

图 21-3-5 实质部分增强明显

四、治疗

随着肿瘤生长出现梗阻性脑积水和颅内压升高症状时应当积极采用手术治疗。有时，对于一些内科保守治疗效果不佳的癫痫发作患者也可以考虑手术干预。外科手术的目的是获得肉眼下肿瘤大部分切除。对于一些没有手术指征的患者如全身情况欠佳、肿瘤切除困难以及脑积水难以通过手术切除肿瘤改善的，可以采用脑脊液分流术。手术入路取决于肿瘤部位及肿瘤大小。经皮层-脑室入路或者经胼胝体入路适用于大部分患者。最近，也有报道在内窥镜下切除肿瘤。手术效果大多数是令人满意的，但是对于新生儿效果却很差，因为可导致心律失常、心衰、甚至死亡。因此，对于影响多系统的结节性硬化症患者，术前充分评估心肺功能、肾功能等尤其重要。这些病变组织学上是良性，复发率很低，但是术后长期随访也会出现复发。放射治疗的效果和优越性目前还有待进一步研究。年轻儿童采用亚硝基脲等细胞毒性药物进行化疗已初见成效。但迄今为止，显微外科手术依然是治疗室管膜下巨细胞型星形细胞瘤的主要方法。展望未来，本病的治疗有可能从基因研究的成果中获得新的突破。

（李世亭）

参考文献

1. 董群. 病理学. 第2版. 北京：人民卫生出版社，1996：864-865.
2. 方松华，杨风云，金梅，等. 室管膜下室管膜瘤的影像学诊断. 中华放射学杂志，2000，34（6）：383-385.
3. 李青. WHO肿瘤新分类WHO神经系统肿瘤分型（2000）. 诊断病理学杂志，2001，8（4）：250-251.
4. 卢勇田，高胜旗. 结节性硬化症18例临床分析. 临床及实验研究，2002，31（11）：689-691.
5. 史玉泉. 实用神经病学. 第2版. 上海：上海科学技术出版社，1994：852-854.
6. 孙新芬，方丽. 结节性硬化症20例分析. 中华皮肤科杂志，1997，30（6）：380-382.
7. 陶琨，张福林，周范民，等. 9例室管膜下巨细胞型星形细胞瘤临床病理观察. 临床与实验病理学杂志，2002，18（3）：291-294.
8. 杨国亮. 皮肤病学. 上海：上海医科大学出版社，1992：742-743.
9. 杨少青，王延平. 结节性硬化致癫痫发作的临床特点及治疗观察. 临床神经病学杂志，2002，15（4）：215-217.
10. 易文中，耿道颖，沈天真. CT和MRI对结节性硬化的诊断价值. 医学影像学杂志，2003，13（3）：149-151.
11. 张晓凡，王芳. 小儿结节性硬化症的临床及颅脑CT表现. 中国CT和MRI杂志，2005，7（3）22-24.
12. 赵希鹏，李绍林. 先天性结节性硬化合并胶质瘤2例报告. 第二军医大学学报，1997，17：313.
13. Burger PC，Scheithauer BW，Vogel FS. Subependymal giant cell astrocytoma // Burger PC，Scheithauer BW，Vogel FS. Surgical pathology of the nervous system and its coverings. 4th ed. Philadelphia：Churchill Livingstone，2002：220-223.
14. Erg Un R，Okten AI，Yaman M，et al. Subependymal giant cell astrocytoma associated with tuberous sclerosis. Neurosurg Rev，1998，21（2-3）：185-188.
15. Gillis D，Picard E，Her LA，et al. Tuberous sclerosis with polycystic kidneysi in an infant. Clin Pediatr，1997，36：603.
16. Guerrero MM，Andermann F，Andermann E，et al. Surgical treatment of epilepsy in 18 patients. Neurology，1998，51：1263.
17. Kim SK，Wang KC，Cho BK，et al. Biological behavior and tumorigenesis of subependymal giant cell astrocytomas. J Neurooncol，2001，52：217-225.
18. Nishio S，Morioka T，Suzuki S，et al. Subependymal giant cell astrocytoma：clinical and neuroimaging features of four cases. J Clin Neurosci，2001，8（1）：31-34.
19. Sharma MC，Ralte AM，Gaekwad S，et al. Subependymal giant cell astrocytoma--a clinicopathological study of 23 cases with special emphasis on histogenesis. Pathol Oncol Res，2004，10：219-224.
20. Wiestler OD，Lopes BS，Green AJ，et al. Tuberous sclerosis complex and subependymal giant cell astrocytoma// Kleihues P，Cavenee WK. World Health Organization classification of tumors. Pathology and genetics of tumors of the nervous system. 3rd ed. Lyon：IARC Press，2000. 227-230.
21. Yamamoto K，Yamada K，Nakahara T，et al. Rapid regrowth of solitary subependymal giant cell astrocytoma-case report. Neurol Med Chir（Tokyo），2002，42：224-227.
22. You H，Kim YI，Im SY，et al. Immunohistochemical study of central neurocytoma，subependymoma，and subependymal giant cell astrocytoma. J Neurooncol，2005，74：1-8.

第 22 章 少突胶质细胞肿瘤

少突胶质细胞肿瘤起源于颅内少突胶质细胞，包括低级别少突胶质细胞肿瘤、间变性少突胶质细胞肿瘤和混合性少突-星形细胞肿瘤（也称混合性胶质细胞肿瘤）。世界卫生组织（WHO）对少突胶质细胞肿瘤的定义为“一种常见于成年人大脑半球的，分化良好，广泛浸润，主要由形态学相似的少突胶质细胞构成的肿瘤”，对间变少突胶质细胞肿瘤的定义为“具有恶性肿瘤的组织学特性和不良预后的少突胶质细胞肿瘤”。在向胶质细胞分化的肿瘤中，其发生率排第三位。

一、发病情况

少突胶质细胞瘤占所有中枢神经系统原发肿瘤的 5%～18%。男性多于女性，中年人多见，在 35 岁和 55 岁左右存在两个发病高峰，也可见于儿童。肿瘤绝大多数居于幕上，额叶最多见，其次为顶叶和颞叶，也有幕下和脊髓的病例报道。虽然肿瘤在脑组织中呈浸润性生长，但与星形细胞肿瘤相比，少突胶质细胞瘤存在较明显的边界。

二、病因学

少突胶质细胞肿瘤的病因不明。目前尚不能确定放射线或特殊药物毒物能够导致该肿瘤发生。尽管有 SV－40 病毒与肿瘤相关的报道，但尚无足够的证据能够证实肿瘤是病毒源性的。近来对干细胞研究的深入，学者们开始关注干细胞分化为少突胶质细胞过程中的先导细胞。A2B5 抗体能够标记少突胶质细胞，对少突胶质肿瘤细胞也具有免疫活性，但对星形胶质细胞则无活性。因此通过免疫组化研究认为少突胶质细胞肿瘤可能源于 A2B5 阳性的先导细胞，但该实验尚未得到进一步验证。

三、病理学

（一）大体病理

少突胶质细胞肿瘤多在白质内呈广泛性浸润生长，有时可形成瘤结节突出皮质表面或突入脑室内。颅内任何有白质轴索的地方均可发生少突胶质细胞肿瘤。肿瘤生长缓慢，与脑组织之间界限较清，大体常呈灰红色鱼肉状肿块，若肿瘤黏液变，则呈凝胶状。部分肿瘤可见假性包膜。其质地可软可硬，囊性变、砂粒体样钙化、富血管区或瘤内出血都可见到。瘤周水肿不常见。少突胶质细胞肿瘤好侵犯软脑膜，引起明显的结缔组织反应。钙化是其一大特点。肿瘤内的钙化以微小的钙化颗粒或大的钙化团块的形式存在，其钙化机制不清，有学者认为与肿瘤长期生长过程中出现的营养障碍有关。

（二）组织病理学检查

组织学上，少突胶质细胞肿瘤由相同的肿瘤细胞组成，表现为圆形或椭圆形细胞核，周围是边界清楚的细胞质。肿瘤组织经甲醛溶液固定后，细胞镜下呈特征样的“煎蛋样”

(fried-egg appearance) 肿瘤细胞改变(图22-1,见彩页)和"蜂巢状" (honeycomb appearance) 组织结构,尽管这种结构是人为的,但对少突胶质瘤却很特异。另外少突胶质瘤还常见微钙化、黏液囊性变以及由密集的分支状毛细血管组成的"鸡爪状"(chicken-wire pattern) 血管网。微小钙化也很有诊断意义。常见的继发改变包括神经元周围卫星现象、血管周围积聚和软膜下积聚等。

WHO 2007 年分类将少突胶质瘤分为低级别(Ⅱ级)和间变性(Ⅲ级)。两者的差别在于后者常见核分裂、血管增生或者坏死。在间变性的少突胶质细胞肿瘤的病理中可以见到细胞坏死、非典型增生和有丝分裂。通过对复发患者的研究,肿瘤常常处在由低度恶性少突胶质细胞肿瘤向间变性少突胶质细胞肿瘤转变的过程当中。

(三)电镜特点

少突胶质瘤细胞超微结构特点是形态单一,圆形或椭圆形核,没有核凹痕,胞浆电子密度低于星形胶质瘤细胞,胞质突起细而短。可见内质网和 Golgi 器,有时会肿胀,胞浆内富含核糖体、微管和糖原颗粒及其他一些常见的亚细胞器;血管通常正常。少突胶质瘤细胞最具特征性的电镜特点是它包含同心排列的膜片、膜旋或膜卷。

(四)病理学鉴别诊断

少突胶质瘤内常可观察到一种微小肥胖细胞 (microgemistocytes 或 minigemistocytes),有明显胞质和突起,GFAP 染色阳性,以往均认为是星形细胞,但研究发现这些细胞 Vimemtin 染色阴性,它们出现 1p 或 19q 杂合子缺失 (LOH),而无 17p 丢失和 TP53 蛋白的阳性表达,因此众多学者认为微小肥胖细胞为少突胶质源性,可能为少突胶质发育的过渡期,含微小肥胖细胞的肿瘤多半为间变性少突胶质瘤。少突胶质细胞肿瘤中还可出现多核巨细胞,过去也认为是星形细胞源性。因为这些细胞胞质和突起明显,而少突胶质细胞的胞质少而空、突起细而短,且这些细胞也常有 GFAP 的部分阳性表达。然而近期分子生物学研究认为这些巨细胞无 TP53 蛋白的阳性表达,而与少突胶质瘤细胞有过渡形态,并认为它们是间变的少突胶质细胞,凡其出现多半应诊断为少突胶质瘤Ⅲ级。应当注意的是,少突胶质瘤内可以出现不同比例的星形细胞,这些细胞可能是被肿瘤侵袭、包裹的反应性星形细胞,也可能是少突胶质细胞的过渡形式,或者是已分化的肿瘤性星形细胞。尽管少突胶质瘤细胞尚无特异的免疫标记物,但 GFAP 和 TP53 蛋白对星形细胞相对特异,而少突胶质细胞则很少阳性表达。其他要鉴别的肿瘤包括透明细胞室管膜瘤、中枢神经细胞瘤和胚胎发育不良性神经上皮瘤以及透明细胞型脑膜瘤等。这些肿瘤细胞均可表现为"少突样细胞",但有各自的超微结构特点和免疫组化标记物。如透明细胞室管膜瘤 GFAP 阳性,中枢神经细胞瘤 Syn 阳性,透明细胞型脑膜瘤富含 PAS 阳性的淀粉酶、EMA 阳性染色有助于鉴别诊断。

四、分子遗传学

在上世纪 90 年代初,学者发现少突胶质细胞肿瘤存在特定的基因型畸变,其基因型特点为染色体 1p 短臂和 19q 长臂缺失。因为少突胶质细胞肿瘤和胶质瘤的其他亚型在组织病理学诊断中有较多相似之处,所以少突胶质细胞瘤的基因型特点能为其诊断提供客观标准。

少突胶质瘤最常见的基因改变是 19 号染色体长臂 (19q) LOH,其发生率为 50%~80%,其常见缺失区位于 19q13.3;第二常见的是 1 号染色体短臂 (1p) LOH,发生率为 40%~92%,研究表明少突胶质瘤在形成过程中 1p 上不止一个肿瘤抑制基因受累,多数位于 1p36.3 附近,但与之相关的肿瘤抑制基因已确定的并不多。Ⅲ级少突胶质瘤虽然与Ⅱ级在 1p 和 19q 上 LOH 的几率几乎相同,但 9p 和/或 10 号染色体缺失的几率却高得多(大约

25%)。另外间变性少突胶质瘤除 10 号染色体丢失外，还可以同时出现 7 号染色体的获得，而 1p 和 19q 完好无损，这些肿瘤被认为是间变性少突胶质瘤的另一亚群，预后较 1p 和 19q 缺失亚群差。

五、临床表现

少突胶质细胞瘤多生长缓慢，病程较长。癫痫常为本病的首发症状，颅内压升高引起的症状和体征（如头痛和视乳头水肿）也较常见，通常是由于肿瘤本身较大或引起脑脊液循环障碍所致。肿瘤侵犯运动、感觉区可相应地产生偏瘫、偏身感觉障碍及运动性或感觉性失语等。颅外转移的报道较少。出现颅内压增高和局灶性神经功能缺损症状的患者预后一般要差于以癫痫起病的患者。

六、影像学

头颅平片上可以看到钙化灶。CT 平扫多呈低密度占位影像，部分病例显示肿瘤内有结节样钙化和周围组织水肿，约 60%的病例增强扫描后有不均匀强化。少突胶质细胞肿瘤在 MRI 上表现为 Tl 加权像低、等信号和 T2 像上高信号病变，边界较清，周围水肿易与肿瘤相区分。静脉注射磁显葡胺后出现不均匀增强（图 22－2A，B，C）。间变少突胶质细胞瘤增强时出现较明显的均匀强化，与血脑屏障的破坏有关。肿瘤钙化部分，MRI 呈低信号区。无明显钙化的少突胶质细胞瘤需与星形细胞瘤相鉴别；有钙化的肿瘤则要与动静脉畸形相鉴别。

一些学者最近研究发现 PET 可以通过检测肿瘤葡萄糖、氨基酸代谢率来区分低级别星形细胞瘤和少突胶质细胞瘤。Derlon 等对 22 例少突胶质细胞瘤和低级别星形细胞瘤患者进行检测显示葡萄糖代谢率在两者之间没有差别（后者稍高），但标记的^{11}C－L－甲硫氨基酸吸收率在少突胶质细胞瘤中明显升高，而在低级别星形细胞瘤中则减少、不变或稍增高。另外的一项研究显示，间变性少突胶质细胞瘤中^{18}F－双脱氧葡萄糖和^{11}C－L－甲硫氨基酸的吸收率均明显高于少突胶质细胞瘤。这对少突胶质细胞瘤的诊断、分级以及肿瘤残余和复发的诊断具有很好的参考价值。

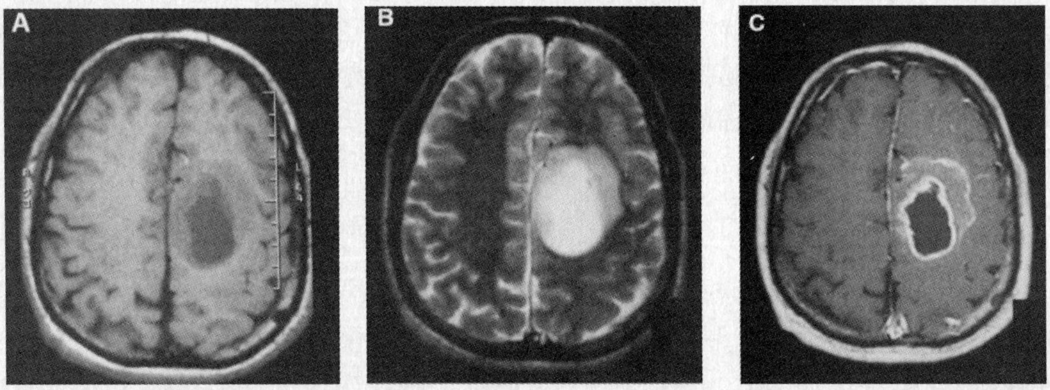

图 22－2　A：MRI 轴位扫描 T_1 加权像；B：MRI 轴位扫描 T_2 加权像；C：MRI 轴位扫描增强 T_1 加权像

七、诊断与鉴别诊断

对于成年人，以癫痫或高颅压症状起病，可考虑此病，需行进一步神经影像学检查。对于影像学高度可疑该病的患者可行染色体检查以确诊。

少突胶质细胞瘤主要与星形细胞瘤、动静脉畸形相鉴别，详见相关章节。

八、治疗及预后

本病仍以手术治疗为主，肿瘤不能全切者可辅以放射治疗和化疗。手术操作时，对于边界清楚、甚至有假包膜的肿瘤应做到全切，对浸润广泛、已累及重要结构者，则应在保留功能的前提下，尽可能多地切除肿瘤，并做充分的脑内外减压。对复发的肿瘤，在患者一般情况允许时，应争取再次手术，术后辅以放射治疗。

少突胶质细胞瘤对放射治疗中度敏感，过去观点认为肿瘤全切者辅以放化疗可延长肿瘤复发的时间，肿瘤未能全切者，放化疗则可延长患者的生存时间，对复发肿瘤再次手术比较困难者，则可考虑再次放射治疗。近年来大多数的临床研究显示放射治疗并不能有效地延长患者的生存期，尤其是部分切除的患者。因此，术后是否应该常规辅以放射治疗有待探讨。

目前许多学者主张术后少突胶质细胞瘤患者在放疗前后给予丙卡巴肼、CCNU 和长春新碱（PCV）联合化疗方案进行化疗，尤其是对伴有 1p 和 19q 染色体丢失的高级别少突胶质细胞瘤患者化疗敏感，完全缓解或部分缓解的患者占 70％左右。与同级别的星形细胞瘤相比，化疗对少突胶质细胞瘤的效果更好。但也有研究证明放疗＋PCV 化疗不能延长患者的生存期，虽然无进展生存时间较单独放疗组有所延长，但毒性反应大，患者较难耐受。常见有骨髓抑制、恶心、呕吐、体重减轻等。所以有学者开始研究其他化疗药物是否可以取代 PCV 方案，其中最为突出的就是替莫唑胺（temozolomide），它不像 PCV 方案具有累积性的骨髓抑制效应，患者也能很好的耐受，初步的研究已经显示它对治疗少突胶质细胞瘤是有效的，于 PCV 治疗期间或治疗后复发的患者，口服烷化剂替莫唑胺可使部分患者的病情得到缓解。

少突胶质细胞瘤的临床治疗效果比较理想。5 年生存率在 34％～83％，通常在 50％～65％，低级别少突胶质细胞瘤的中位生存期一般为 7～10 年，而高级别少突胶质细胞瘤的中位生存期一般为 3～5 年，间变少突-星型胶质细胞混合瘤预后较差，平均中位生存期为 1～2 年。众多研究表明，除了和肿瘤本身的组织学级别以及肿瘤部位手术切除范围等因素有关外，少突胶质细胞瘤的预后还和年龄有关，年龄越大肿瘤恶性程度越高，预后越差。在临床表现上，以癫痫为唯一症状的患者比那些具有神经功能缺陷或者颅内高压的患者预后好。同时肿瘤具有染色体 1p 和 19q 上的 LOH，不伴有 PTEN 基因突变、CD－KN2A 的纯合性缺失、EGFR 的扩增等基因改变的少突胶质细胞瘤对放化疗敏感，预后较好。lp/19q 的 LOH 是一项独立的具有显著意义的预后影响因子，和患者的预后密切相关。

（罗毅男　付双林　陈儇）

参考文献

1. 王忠诚主编. 神经外科学. 武汉：湖北科学技术出版社，1998. 430-432.
2. Berger MS, Deliganis AV, Dobbons J, et al. The effect of extent of resection on recurrence in patients with low grade cerebral hemisphere gliomas. Cancer，1994，74：1784-1791.

3. Burger PC. What is an oligodendroglioma? Brain Pathol，2002，12：257-259.
4. Cairncross G，Macdonald D，Ludwin S，et al. Chemotherapy for anaplastic oligodendroglioma. National Cancer Institute of Canada Clinical Trials Group. J Clin Oncol，1994，12：2013-2021.
5. Cairncross JG，Ueki K，Zlatescu MC，et al. Specific genetic predictors of chemotherapeutic response and survival in patients with anaplastic oligodendrogliomas. J Natl Cancer Inst，1998，90：1473-1479.
6. Daumas-Duport C，Varlet P，Tucker ML，et al. Oligodendrogliomas. Part I：Patterns of growth，histological diagnosis，clinical and imaging correlations：a study of 153 cases. J Neurooncol，1997，34：27-59.
7. De la Monte SM. Uniform lineage of oligodendrogliomas. Am J Pathol，1989，135：529-540.
8. Giannini C，Scheithauer BW，Weaver AL，et al. Oligodendrogliomas：reproducibility and prognosis value of histologic diagnosis and grading. J Neuropathol Exp Neurol，2001，60：248-262.
9. Lacroix M，Abi-Said D，Fourney DR，et al. A multivariate analysis of 416 patients with glioblastoma multiform：prognosis，extent of resection and survival. J Neurosurg，2001，95：190-198.
10. Lu QR，Park JK，Noll E，et al. Oligodendrocyte lineage genes（OLIG）as molecular markers for human glial brain tumors. PNAS，1998，11：10851-10856，
11. Mason WP，Krol GS，DeAngelis LM. Low-grade oligodendroglioma responds to chemotherapy. Neurology，1996，46：203-207.
12. Mueller W，Hartmann C，Hoffmann A，et al. Genetic signature of oligoastrocytomas correlates with tumor location and denotes distinct molecular subsets. Am J Pathol，2002，161：313-319.
13. Puduvalli VK，Hashimi M，McAllister LD，et al. Anaplastic oligodendrogliomas：prognostic factors for tumor recurrence and survival. Oncology，2003，65：259-266.
14. Reifenberger J，Reifenberger G，Liu L，et al. Molecular genetic analysis of oligodendroglial tumors shows preferential allelic deletions on 19q and 1p. Am J Pathol，1994，145：1175-1190.
15. Soffietti R，Ruda R，Bradac GB，et al. PCV chemotherapy for recurrent oligodendrogliomas and oligoastrocytomas. Neurosurgery，1998，43：1066-4073.
16. Yates AJ，Comas T，Scheithauer BW，et al. Glycolipid marker of astrocytomas and oligodendrogliomas. J Neuropathol Exp Neurol，1999，58：1250-1262.

第 23 章 混合性胶质瘤

一、概述

混合性胶质瘤（mixed glioma）是指含有不同胶质瘤成分的一类恶性神经上皮肿瘤。组织学上可以含有少突胶质瘤细胞、星形胶质瘤细胞、室管膜胶质瘤细胞等不同成分。病理类型包括有少突-星形细胞瘤（oligoastrocytoma，OA）、少突-室管膜瘤（oligoependymoma）、星形-室管膜瘤（astroependymoma）、少突-室管膜-星形细胞瘤（oligependymoastrocytoma）等。最常见的类型是OA。按恶性程度分为混合性胶质瘤（WHO Ⅱ级）和间变性混合性胶质瘤（anaplastic mixed glioma）（WHO Ⅲ级）。由于诊断标准不完全统一，文献所报道的发病率也不相同。在所报道的诊断标准中，星形细胞胶质瘤成分所占比例可以从1%到50%，甚至有学者认为只要肿瘤中发现有两种不同成分即为混合性胶质瘤，而也有学者认为不同成分要达到一定比例才能诊断为混合性胶质瘤。最近还有学者建议：在放大100倍的显微镜下如果单一视野少突胶质瘤背景中有一个星形细胞即可诊断为混合性胶质瘤。相信随着分子病理学的进展，将会有更合理的诊断标准。国内还没有混合性胶质瘤准确的发病率，按照美国和欧洲的2004年资料显示，在原发性脑肿瘤中，纯少突胶质细胞瘤（oligodendroglioma，OD）占2.7%，间变性少突胶质瘤（anaplastic oligodendroglioma，AOD）占1.3%，混合性胶质瘤占1.1%，发病率分别为0.37/10万、0.17/10万、0.15/10万。

二、病理学

混合性胶质瘤的发生机理可能有：①致癌物质同时使不同胶质细胞恶性变。②开始是单一胶质细胞肿瘤，通过刺激周围其他类型胶质细胞发生恶性转化成为混合性胶质瘤。③各种胶质瘤细胞都有最终转变为星形细胞胶质瘤的倾向，混合性胶质瘤是转变过程的中间阶段。

混合性胶质瘤可以发生在脑内任何部位，但以幕上为主，常见部位依次为额叶、颞叶、顶叶和枕叶，脑干也较常见，很少发生在脊髓和小脑。有文献报道，低级别胶质瘤包括混合性胶质瘤比高级别胶质瘤（GBM）更容易发生在辅助运动区（supplementary motor area，SMA）。

OA大体上为灰红色，质较韧，与正常组织间界限较清楚，切面呈鱼肉样，常见钙化，可有囊性变。间变性少突-星形细胞瘤（anaplastic oligoastrocytoma，AOA）瘤体和正常脑组织间分界不清，常伴有坏死或出血。

显微镜下根据细胞成分可分为两种混合形式：一种是同一类型胶质瘤的混合，如纤维型弥漫性星形细胞瘤和肥胖型弥漫性星形细胞瘤的混合。另一种是不同类型胶质肿瘤细胞的混合，如少突胶质瘤细胞和星形胶质瘤细胞的混合（图23-1，见彩页）。一般所指的混合性胶质瘤是后者。按照组织结构世界卫生组织提出两种分型：镶嵌型和混合型，前者在组织学上表现为不同分化的少突和星形胶质肿瘤细胞独立生长，相互之间有明确的界限，有时肉眼即可区分。后者是指两种肿瘤细胞成分混合在一起生长，没有组织结构上的界限。前者较容易诊断，后者诊断较困难。

在级别判定上，间变性改变（如核异性、核分裂、坏死）可以出现在混合性胶质瘤的少突成分或星形成分中，或者两种成分同时存在，在大多情况下是后者。无论哪种成分出现间变性改变都应诊断为间变性混合性胶质瘤（WHO Ⅲ级）。

目前还没有确切的分子生物学判断标准来区分 OA 和 OD，也没有比较专一的标记物能够将两者加以区别。染色体 1p 和 19q 的缺失在 OD 中较常见。有报道，在 OD 中 1p 缺失、19q 缺失、1p 和 19q 同时缺失分别占 100%、88%、88%。在 OA 中 1p 缺失占 19%～100%，19q 缺失占 14%～75%，同时缺失的占将近半数。也有人报道，在 OD 中以上缺失所占比例分别为：83%、66%、66%，而在 OA 中仅有 20%存在 1p 和 19q 同时缺失。总之，1p 和 19q 的同时缺失在混合性胶质瘤中没有像在 OD 中那么常见，可以作为两者相鉴别的参考。另外，有人发现在颞叶 OA 中这种 1p 和 19q 缺失更加少见，而 TP53 突变较多（TP53 突变在 OD 中少见，而在星形细胞胶质瘤中较常见）。有些标记物可以用来估计混合性胶质瘤的预后。胸腺嘧啶类似物 BrdU（bromodeoxyuridine）已经证明和肿瘤级别、肿瘤预后有明显相关性。还有 Ki－67，它是细胞增殖的标记物，在细胞增殖期（G1、S、G2、M 期）出现，在细胞休眠期（G0 期）消失，体现了肿瘤细胞的增生活跃程度。在混合性胶质瘤中如果 BrdU、Ki－67 表达阳性将提示肿瘤恶性度较高，复发的可能性较大。另外，TP53 变异、17p 缺失、EGFR 过表达、CDK4 扩增、22q 缺失等分子遗传学改变和染色体 1p、19q 缺失呈负相关，提示肿瘤有间变性，预后差。而 PDGF 过表达、MGMT 下调和 1p、19q 的缺失提示对治疗反应较敏感，预后较好。

混合性胶质瘤最终可以进展为间变性混合性胶质瘤、间变性星形细胞胶质瘤（anaplastic astrocytoma，AA），甚至为胶质母细胞瘤（glioblastoma multiforme，GBM）。

三、临床表现

混合性胶质瘤常见于成人，30～40 岁高发，男性多于女性。低级别时发病较缓，高级别时病史相对较短。

常见临床症状有癫痫、头痛、精神异常、神经功能障碍等。

癫痫是最常见的首发症状，约 50%患者因此就诊。发生于额叶或颞叶的接近皮层的肿瘤易出现癫痫，顶叶和枕叶癫痫发生率较低。包括全身性大发作和局限性发作。临床上患者和家属常描述为“神志不清”的症状要考虑为癫痫发作。

头痛是另一个最常见的症状。肿瘤因生长较慢，患者常有长期间断性头痛病史，如果一旦出现头痛明显加重伴有呕吐时，往往肿瘤已经很大或伴有出血、阻塞脑脊液通路造成脑积水形成急性颅高压。

肿瘤位于额叶和颞叶时会有精神症状。混合性胶质瘤由于级别较低，不像胶质母细胞瘤易通过胼胝体侵犯双侧额叶，所以精神症状往往较轻。额叶和颞叶精神症状也有所不同。额叶症状主要有人格、行为、情感等改变，患者异常兴奋，自我控制力差，具有攻击性，生活习惯改变，懒散，反应迟钝。颞叶症状常为记忆力下降、幻觉等，精神症状不如额叶病变常见，特点是突然发作和停止。

不同部位的肿瘤有不同的神经功能障碍。由于肿瘤生长相对较慢，侵袭性不如高级别恶性胶质瘤，因此神经功能障碍出现较晚且轻。

四、影像学

(一) 颅骨 X 线检查

可以发现肿瘤钙化斑，但目前已不作为常规检查。

(二) 头颅 CT

由于 CT 广泛应用，脑肿瘤的确诊率明显提高。CT 对于钙化和出血非常敏感，混合性胶质瘤富有血管，容易合并出血，常有钙化，术前进行 CT 检查很有价值。肿瘤组织在 CT 上表现为低密度，周围伴有中度水肿，增强不明显，如果出现明显增强说明肿瘤级别较高(图 23-2)。

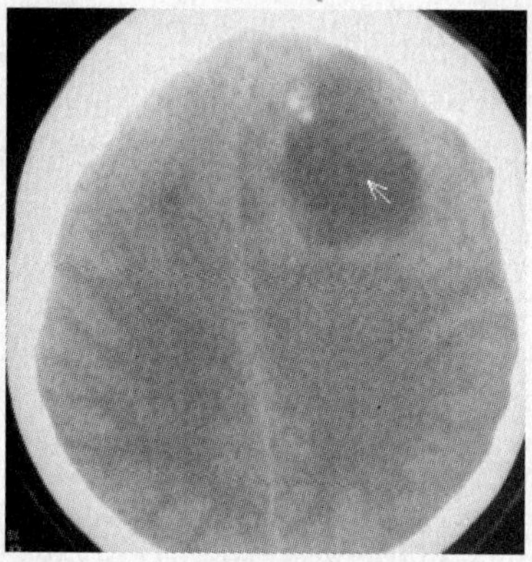

图 23-2 肿瘤组织在 CT 上表现为低密度，周围伴有中度水肿，可见钙化

(三) 头颅 MRI

在 MR 上，OA 所见与少突神经胶质瘤相似，两者难以区别。肿瘤组织延长纵向和横向弛豫时间，典型的病变表现为 T1 低信号，T2 稍高信号，由于存在囊变、钙化和坏死，信号常不均匀，特别是在 T2 加权图像上常见瘤内多个更高和更低的信号。约 8%～15%的患者出现增强表现，主要见于 AOA。影像上要同 OD 进行鉴别。

灌注成像（perfusion weighted imging，PWI）可以测定颅内不同部位的血液灌注情况，由于胶质瘤血供丰富，所以可以和正常脑组织区别出来，而且灌注越强说明肿瘤级别越高。

弥散张量成像（diffusion tensor imaging，DTI）利用测定组织内水分子的弥散运动成像。肿瘤破坏正常组织结构，改变弥散特性，级别越高破坏性越强，因此 DTI 检查可以帮助诊断肿瘤侵犯白质纤维的情况和肿瘤级别。

正电子发射计算机断层扫描（PET）反映脑的生物代谢情况，是目前唯一可以定量和定位评价体内生化改变信息的影像设备。脑肿瘤具有不同于正常脑组织的生物学特点，PET 能够区别出不同的代谢过程，如葡萄糖代谢、耗氧量、蛋白质合成、特定抗原或受体含量等，可以提供特有的信息，在鉴别肿瘤和非肿瘤病变、良性和恶性肿瘤、肿瘤级别判断、治疗后复发还是坏死等方面具有重要价值。目前对脑肿瘤检查有意义的主要是氟脱氧葡萄糖（18F-FDG）和 C-11-蛋氨酸（11C-MET）PET 检查。混合性胶质瘤糖的摄取和代谢高于正常脑组织而低于Ⅲ到Ⅳ级的高级别胶质瘤，因此 PET 不仅可以帮助诊断混合性胶质瘤，还可以判断肿瘤的级别。混合性胶质瘤内少突成分对放化疗相对敏感，PET 可用于观察治疗反应。研究还显示如果肿瘤部位的糖代谢率由低到高发生变化，提示肿瘤的性质可能由低级向高级发展，标志预后不好。

五、诊断和鉴别诊断

对成人出现长期进行性头痛、癫痫症状、头颅影像学检查发现伴有出血或钙化表现的颅内占位病变要考虑混合性胶质瘤的可能。星形细胞胶质瘤一般没有钙化。出现钙化和出血时要排除血管畸形。血管畸形 CT 上可见蜿蜒状血管高密度影，MRI 上为蜿蜒状血管流空信号，MRA 对诊断更有价值。混合性胶质瘤在取得病理前很难和 OD 相鉴别，最终需要病理诊断确诊。

六、治疗

（一）常规治疗

1. 高颅压　患者出现头痛、恶心、呕吐等高颅压表现时应给予 20％甘露醇脱水。甘露醇主要减轻血管性水肿，起效快，降颅压效果明显，但持续时间短，需间隔 6～8 小时重复应用，期间应注意查肾功能。如果出现肾功能障碍要减少用量甚至停用甘露醇，可改用甘油果糖或白蛋白。糖皮质激素和甘露醇高渗性脱水的作用不同，具有稳定细胞膜的作用，可以减轻细胞毒性水肿，两者联合应用能起到协同降颅压的效果。可以加入甘露醇或单独使用，用量为 5～20mg，一般 24～48 小时内起效，效果约持续一周。由于脱水治疗时的用量较大，所以要注意激素的副作用（消化道出血、骨质疏松、诱发癫痫、升高血糖、股骨头坏死等）。一般这些副作用在术后较容易发生，关键在于有效预防。

2. 癫痫　癫痫常是 OA 的首发症状，即使术前没有癫痫发作，也最好预防性给予抗癫痫药。

（二）外科治疗

手术仍是目前治疗胶质瘤的第一选择。任何针对肿瘤的治疗都需要外科手术来明确病理诊断和减少肿瘤负荷，而且手术能最有效地控制癫痫并缓解不断进展的高颅压和神经功能障碍等症状。目前的观点是对于临床怀疑胶质瘤的病变应该尽早手术。手术原则是在不加重神经功能障碍的前提下尽量彻底地切除肿瘤。

如果肿瘤位置深，又位于重要功能区，手术风险很大时可以行立体定向活检。活检的目的是获得病理诊断，因此定位要准。混合性胶质瘤（特别是镶嵌型）组织成分不均一，要保证取得全部成分的标本并不容易，需要多点取材。另外，近年影像学的发展也为我们准确定位提供了帮助。灌注成像是利用 MR 无创性检测瘤内的血流动力学改变的技术，可以反映肿瘤血管生成的情况，在脑胶质肿瘤的分型、分级诊断中有较大价值，利用它指导立体定向活检可以获得比常规增强 MR 更可靠的病理标本。

有足够多的研究证实，无论是低级别还是高级别胶质瘤肿瘤全切的患者比单纯活检和部分切除肿瘤的患者预后和生活质量要好。Bauman 通过回顾性研究多因素分析显示肿瘤的切除程度在少突或混合性胶质瘤治疗中是一个独立的预后因素。因此，对于位于非重要功能区的混合性胶质瘤应该尽量行全切除，对位于重要功能区的要利用一定的辅助手段（如导航、皮层神经电刺激等）最大可能地切除肿瘤，这样可以减少肿瘤负荷，提高后续放化疗的效果，同时减轻肿瘤占位引起的神经症状。

外科手术还是复发性胶质瘤再治疗的基石。胶质瘤患者经过手术、放疗、化疗后仍然会复发。混合性胶质瘤复发时由于各种肿瘤成分的相互转化和对治疗的敏感性不同，其病理类型和级别可能发生变化。一般星形胶质瘤细胞比例会升高，或完全转变为星形细胞胶质瘤，也可能转变为胶质母细胞瘤，因此，手术除了再次切除肿瘤外还能重新明确病理诊断，这是制定下一步治疗方案的依据。

(三)放疗

从 1980 年至今，手术后放疗一直是恶性胶质瘤的标准治疗模式。放疗对于低级别胶质瘤的作用目前还不能确定，因此，放疗对混合性胶质瘤的作用还有待观察。

放疗方式包括：常规放疗、适形放疗、调强放疗、间质内放疗、立体定向放疗等。

常规体外放疗一般在术后 2～4 周开始，放疗剂量一般为 45～60Gy，分割剂量每次 1.5～2.0Gy。全脑放疗不能提高生存率，而增加了神经功能障碍的发生率，因此已经不被用于 OA 和其他低级别胶质瘤的治疗。

胶质瘤具有局部复发性的特点，间质内放疗和立体定向放疗可以提高肿瘤的局部控制率。但间变性胶质瘤具有浸润性生长的特性，放射刀治疗范围较局限，因此目前仅作为常规放疗的补充和混合性胶质瘤复发时的治疗。

放疗的副反应主要是放射性脑病和坏死、骨髓抑制、脑水肿等，这与放疗的总剂量、分割剂量相关。一般总剂量不超过 60Gy 短期内不会产生严重的副反应，大剂量常规放疗对高、低级别的胶质瘤都没能提高生存率，甚至加重了副反应而降低了生存率。为了减轻放疗副作用，还有一种方法是调整分割剂量，如超分割（hyperfractionatio）和加速分割（accelerated delivery）。

(四)化疗

辅助性化疗对间变性胶质瘤特别是 AOD 是有效的，但对混合性胶质瘤的效果还较难准确评价，因为几乎所有的文献都没有将混合性胶质瘤从 OD 中单独区分开进行讨论。但基本可以肯定化疗对混合性胶质瘤的效果介于纯星形细胞瘤和 OD 之间。目前常用的化疗方案有 PCV（丙卡巴肼 procarbazine，洛莫司汀 lomustine，长春新碱 vincristine）和替莫唑胺（temozolomide）。

PCV 方案是 Levin 在 1980 年首先提出的，至今这仍是原发和复发间变性星形、少突、混合性胶质瘤最常用的化疗方案。有两种用药方案：① 第 1 天给予 CCNU（110 mg/m^2），第 8 到 14 天给予 procarbazine（60 mg/m^2），第 8 和 29 天给予 vincristine（1.4 mg/m^2）。②第1 天给予 CCNU（100mg/m^2），第 1～14 天给予 procarbazine（60mg/m^2），第1～8天给予 vincristine（1.4 mg/m^2）。Jeremic 用第二种 PVC 方案治疗 23 例 AOD 和混合性胶质瘤，结果显示中位生存期为 118 个月，5 年和 10 年生存率分别为 57%和 47%，另外也显示出纯少突比混合性胶质瘤对 PCV 更敏感。Kirby 的研究显示有效率为 3/7，2 年生存率为 58%。混合性胶质瘤虽然经过综合治疗，但是最终复发还是不可避免的。对复发性混合性胶质瘤还没有标准的治疗方案，除了必要时选择手术外，化疗也能有效延长患者生存期。Soffietti 报道了用 PCV 方案治疗的 26 例术后和手术加放疗后复发的低级别 OD 和 OA，16（62%）例患者对此方案有反应，其中 3 例（12%）肿瘤完全消失（complete response，CR），13 例（50%）部分缓解（partial response，PR），8 例（31%）稳定（stable disease，SD），只有 2 例（8%）肿瘤进展（progressive disease，PD），但只有 OD 表现 CR，OA 仅显示 PR。

替莫唑胺是一种相对较新的烷化剂，口服迅速吸收，可以通过血脑屏障。它已经在各种肿瘤的 1～2 期临床试验中显示了良好的效果和较小的副反应。治疗混合性胶质瘤一般用量为 150～200mg/（m^2·d），口服，连服 5 天，28 天一个疗程，常用 4～6 个疗程。在 Yung 所做的一项多中心 2 期临床试验中，共入组 162 例患者，111 例经病理确诊为 AA 或混合性胶质瘤。6 个月无进展生存（progression free survival，PFS）率为 46%，12 个月 PFS 率为 24%，6 个月和 12 个月总生存（overall survival，OS）率分别为 75%和 56%。多中心研究的反应率为35%（其中8%CR，27%PR），26%SD，SD患者6个月时PFS率为33%。而且替莫唑胺的副反应轻微，仅10%的患者出现血液学副反应。研究的结论认为替莫唑胺单药治疗有效，副反应小，患者生活质量较好。另外研究还显示出星形细胞胶质瘤和OA的治疗效果没有明显不同，这一点很有意义，因为这说明替莫唑胺对化疗不敏感的星形细胞胶质瘤也有效。因此替莫唑胺是一个治疗原发和复发性混合性胶质瘤的有效药物。

Brandes报道卡铂（carboplatin）联合替尼泊苷（teniposide）可以作为PVC和替膜唑胺治疗失败后的3线化疗方案治疗复发性少突和混合性胶质瘤。第1天用carboplatin 350mg/m^2，第1～3天用teniposide 50mg/m^2，4周一个疗程。23例患者中2例PR（8.6%，$P<0.05$），12例SD（52.17%，$P<0.05$）。中位PFS为19周，34.8%的患者PFS期为6个月，总的中位生存期为60.7周，51%的患者生存超过12个月。化疗的副反应轻微。结论认为carboplatin联合teniposide虽然延长生存期有限，但对稳定肿瘤进展有一定临床价值。

七、预后

患者的生存期取决于很多因素，包括年龄、性别、肿瘤大小、部位、影像上是否增强、病理级别、分子表达特征、手术切除程度以及放化疗敏感性等。最主要的预后因素是病理级别，混合性胶质瘤比间变性混合性胶质瘤预后要好。长期生存的相关因素包括：手术全切、术前没有神经功能障碍、病情进展缓慢、仅有癫痫症状等，年龄小于40岁比年龄大于40岁预后好。

混合性胶质瘤的预后在整体上介于WHO Ⅲ级星形细胞胶质瘤和OD之间。

混合性胶质瘤中的少突成分越多预示着预后越好，这可能是跟少突胶质瘤成分对放疗和化疗较敏感有关。另外，据文献报道，镶嵌型和混合型混合性胶质瘤的预后没有明显区别。

OA总的中位生存期约6～8年，其中低级别混合性胶质瘤中位生存期约为6～7年，5年和10年生存率分别约为60%、35%，高级别混合性胶质瘤中位生存期约为3～5年、5年和10年生存率分别约为55%、30%。

（陈忠平　魏大年）

参考文献

1. Baehring JM. An update on oligodendroglial neoplasms. Curr Opin Neurol，2005，18（6）：639-644.
2. Bauman GS，Cairncross JG. Multidisciplinary management of adult anaplastic oligodendrogliomas and anaplastic mixed oligo-astrocytomas. Semin Radiat Oncol，2001，11（2）：170-180.
3. Brandes AA，Basso U，Vastola F，et al. Carboplatin and teniposide as third-line chemotherapy in patients with recurrent oligodendroglioma or oligoastrocytoma：a phase Ⅱ study. Ann Oncol，2003，14（12）：1727-1731.
4. Duffau H，Capelle L. Preferential brain locations of low-grade gliomas. Cancer，2004，1100（12）：2622-2626.
5. Huang H，Okamoto Y，Yokoo H，et al. Gene expression profiling and subgroup identification of oligodendrogliomas. Oncogene，2004，23：6012-6022.
6. Ino Y，Betensky RA，Zlatescu MC，et al. Molecular subtypes of anaplastic oligodendroglioma：implications for patient management at diagnosis. Clin Cancer Res，2001，7：839-845.
7. Jeremic B，Milicic B，Grujicic D，et al. Combined treatment modality for anaplastic oligodendroglioma and

oligoastrocytoma：a 10-year update of a phase Ⅱ study Int J Radiat Oncol Biol Phys，2004，59（2）：509-514.

8. Jeuken JW，von Deimling A，Wesseling P. Molecular pathogenesis of oligodendroglial tumors. J Neurooncol，2004，70（2）：161-181.
9. Laigle-Donadey F，Crinière E，Benouaich A，et al. Loss of 22q chromosome is related to glioma progression and loss of 10q. J Neurooncol，2006，76（3）：265-268.
10. Levin VA，Edwards MS，Wright DC，et al. Modified procarbazine，CCNU，and vincristine（PCV 3）combination chemotherapy in the treatment of malignant brain tumors. Cancer Treat Rep，1980，64（2-3）：237-244.
11. Mollemann M，Wolter M，Felsberg J，et al. Frequent promoter hypermethylation and low expression of the MGMT gene in oligodendroglial tumors. Int J Cancer，2005，113：379-385.
12. Okamoto Y，Di Patre PL，Burkhard C，et al. Population-based study on incidence，survival rates，and genetic alterations of low-grade diffuse astrocytomas and oligodendrogliomas. Acta Neuropathol（Berl），2004，108：4 -56.
13. Soffietti R，Ruda R，Bradac GB，Schiffer D. PCV chemotherapy for recurrent oligodendrogliomas and oligoastrocytomas. Neurosurgery，1998，43（5）：1066-1073.
14. Yung WK，Prados MD，Yaya-Tur R，et al. Multicenter phase Ⅱ trial of temozolomide in patients with anaplastic astrocytoma or anaplastic oligoastrocytoma at first relapse. J Clin Oncol，1999，17（9）：2762-2771.

第 24 章 室管膜肿瘤

室管膜肿瘤是来源于脑室与脊髓中央管的室管膜细胞或脑内白质室管膜细胞巢的中枢神经系统肿瘤，由 Virshow 于 1863 年首先发现。按照 2007 年 WHO 对中枢神经系统肿瘤的新分类，室管膜肿瘤分为室管膜下室管膜瘤（subependymoma）、黏液乳头状室管膜瘤（myxopapillary ependymoma）、室管膜瘤（ependymoma）、间变性室管膜瘤（anaplastic ependymoma）四类。

一、流行病学

室管膜瘤占所有颅内肿瘤的 2%～9%。好发于儿童，占儿童原发脑肿瘤的 6%～10%。为年龄小于 5 岁的儿童中最常见的脑肿瘤，在年龄小于 20 岁的患者中为第三位最常见脑肿瘤，室管膜瘤占所有年龄段儿童发生脑肿瘤的 10%～12%。一般为偶发，但有研究显示室管膜瘤的发生与神经纤维瘤病Ⅱ型有关。

儿童患者中 90%的室管膜瘤位于颅内，70%颅内室管膜瘤位于幕下，男性稍多见。后颅窝室管膜细胞肿瘤好发于 1～5 岁的儿童及 30～40 岁的成人。在年龄小于 3 岁的儿童，肿瘤常位于后颅窝。幕上肿瘤所占比例随年龄增长而增加，在 10 岁以上的儿童中，幕上肿瘤占到全部室管膜瘤的 40%。在成人室管膜瘤幕上和幕下发生的比例各占一半。少部分肿瘤可位于桥小脑角。儿童患者平均诊断年龄为 3～6 岁。其中 3 岁以下的儿童患者占全部儿童患者的 1/4。60%的幕上肿瘤来源于侧脑室或三脑室，40%来源于远离脑室外的脑实质。幕下室管膜瘤来源于四脑室的三个区域：60%来源于脑室底，30%来源于脑室侧壁，10%来源于脑室顶。10%的室管膜瘤位于脊髓。脊髓内室管膜瘤最常见的部位为颈髓，其次为胸髓和终丝，室管膜瘤发生的性别比例国外报道男女无差异。国内李联忠等报道室管膜瘤发病率男性多于女性，男性约为女性的 1.5 倍。

二、病理学

（一）大体观察

肿瘤肉眼下为浅红色的结节状肿瘤。

四脑室肿瘤大多数起源于四脑室底的后部，向上生长进入脑室，极少来源于脑室外侧壁。肿瘤塑形性生长并填充第四脑室。肿瘤结节质地软，呈乳突状向外突起。也可来源于 Luschka 孔，向外生长进入脑桥小脑角。甚至可从双侧 Luschka 孔向外生长包绕脑干。血管及后组颅神经可被肿瘤包绕。但在血管和颅神经与包绕的肿瘤之间有一层蛛网膜，手术时可沿此间隙分离。

约 75%～85%幕上室管膜瘤发生在脑实质内。肿瘤通常紧贴脑室面长入脑实质内，也可能来源于脑实质内的室管膜残余。幕上室管膜瘤手术时分离肿瘤与周围的脑组织的边界相对容易。肿瘤常常伴有囊性变，约 50%有钙化。

室管膜下室管膜瘤常表现为突起于脑室壁的分散的多个肿块，可来源于脑室的任何一个地方，但以四脑室的外侧壁、四脑室顶和透明隔为多见。这些肿瘤质地较室管膜瘤硬，呈多个小叶状突入脑室，室管膜下室管膜瘤常伴有钙化。

对于颈、胸髓室管膜瘤，由于肿瘤来源于脊髓中央管表面的室管膜上皮细胞，所以肿瘤常位于中央，呈中心性纵行生长，一般无椎间孔的扩大，但终丝起源的室管膜瘤由于其组织学类型（大多为黏液乳头型）与颈、胸髓室管膜瘤不同（乳头型或多细胞型），前者好发于圆锥和马尾部位，可沿终丝进入神经孔向髓外和硬膜外生长，常导致椎间孔扩大。

大约有 10%～20%的患者发生脊髓种植播散，有不低于 5%的患者在最初得到诊断的时候就已经发生了脊髓播散。种植播散多见于四脑室内肿瘤或间变性室管膜瘤。儿童患者更容易发生播散。Horn 报道 13%的患儿（61 例）在得到确诊时就已经发生播散。Pollock 报道 22%的患儿在得到诊断时就有软脑膜播散。

（二）光镜观察

室管膜细胞为起源于神经外胚层的纤毛样排列的柱状上皮细胞，沿脑室及脊髓中央管分布。这些细胞从胚胎学上讲与星形细胞和少突神经胶质细胞有一定关联，但在成熟后可表现出上皮样特征。

世界卫生组织（WHO）将室管膜肿瘤分为室管膜瘤（WHO 分级 Ⅱ级）、间变性（不典型）室管膜瘤（WHO 分级 Ⅲ级）、黏液乳头状室管膜瘤（WHO 分级 Ⅰ级）以及室管膜下室管膜瘤（WHO 分级 Ⅰ级）四类。WHO 分级为Ⅱ级的室管膜瘤有四种组织学类型：细胞型（cellular）、乳头型（papillary）、透明细胞型（clear cell）、伸长细胞型（tanycytic）。

室管膜瘤通常由单一的细胞构成，核分裂象少见，极少有坏死。细胞核呈卵圆形，含有致密的染色质团簇。显微镜下在大片具有胶质特性的细胞中间可见成簇的具有上皮样特征的细胞团，据此可作出室管膜瘤的诊断。假菊形团是最常见的上皮样特征，表现为围绕血管的嗜伊红带，由按突起方向围绕血管排列细胞的细胞突和沿细胞质外周环形分布的细胞核被染色后形成（图 24－1，见彩页）。沿着血管的长轴做冠状切片，可以发现这些假菊形团呈嗜伊红裂隙（室管膜样腔隙状结构）。只有极少的真菊形团是由真正围绕血管管腔的立方细胞构成。在高倍镜下，立方细胞围绕血管形成真菊形团，管腔边缘可见有毛基体，即被磷钨酸苏木精染色的纤毛的基体。尽管纤毛体的出现要考虑室管膜瘤的诊断，但毛基体只是对通过其他特征而明确的室管膜瘤的诊断予以证实，缺乏对室管膜瘤诊断的特异性。由于室管膜肿瘤极具侵袭性，因此可出现大面积的坏死、核异形、血管增殖和常见核分裂象，这些组织学特点在幕上肿瘤更为多见。

伸长细胞是一种未成熟的、胶质细胞原纤维酸性蛋白染色（GFAP）阳性的单极或双极细胞，是室管膜细胞发育过程中的中间阶段细胞。伸长细胞性室管膜瘤主要由伸长细胞组成，呈束状交错状、车辐状排列，围绕血管分布形成假菊形团。瘤细胞呈单极或双极，突起细长，分化好，核分裂象罕见，未见坏死。免疫组化标记瘤细胞 vimentin 强阳性，GFAP、S－100 蛋白、EMA 阳性，Syn 和 HHF35 阴性。超微结构观察见较多的中间细丝和发育好的桥粒，细胞间腔隙内有微绒毛。

乳头型室管膜瘤很难与脉络丛乳头状瘤相鉴别。乳头型或黏液乳头型室管膜瘤瘤细胞立方形或低柱形，常呈多层，排列成乳头状，乳头中心为纤维血管束。若瘤组织中心的间质大都发生黏液变，则称黏液乳头型。脉络丛乳头状瘤光镜下肿瘤形态如正常脉络丛组织，表现为在基底层间质上整齐排列的单层矩状或柱状上皮细胞，间质由小血管和结缔组织构成，此为与乳头状室管膜瘤相鉴别的要点。

透明细胞型室管膜瘤具有与少突神经胶质细胞瘤一样的“煎鸡蛋”样表现。光镜下可以观察到小的圆形细胞核被细胞质“晕”包绕。仔细观察可发现肿瘤表面有上皮组织。

室管膜下室管膜瘤具有室管膜与星形细胞分化的混合特征，可见细胞核团被大量的细胞质突起分隔开。瘤细胞核异型性不明显，核分裂象少见。由于大量的纤维突起存在于细胞质内，组织学染色显示细胞质密度低。围绕 Monro 氏孔周边的肿瘤病变常常出现微小囊泡，常见有钙化，尤其在位于四脑室的室管膜瘤可见到透明样化血管和 Rosenthal 纤维。

属于 WHO 分级Ⅲ级的间变性室管膜瘤，约占儿童室管膜瘤的 25%。表现为染色质丰富、易变的核异形、显著增加的核分裂象、大量的血管增殖。但是目前还没有量化的标准。

组织学分级与预后之间缺乏相关性。其原因主要是由于缺乏一个使用一致的分级系统。即使使用 WHO 分级系统，一些学者仍然没有发现Ⅱ和Ⅲ级室管膜瘤的预后有任何差异。但有文献报道出现坏死和高增殖指数（高倍镜下超过 10 个以上核分裂象）的肿瘤患者预后不佳。WHO 对 13 个组织学特征进行了多变量分析，发现高倍镜下：超过 4 个核分裂象、坏死、内皮增殖坏死、细胞染色质增加几个指标对判断预后不佳具有显著意义。如果出现 2 个以上上述指征，则表明患者预后不佳。也有学者观察到 GFAP 染色水平增高、波形蛋白表达降低，则预后尚可。

（三）电镜

电镜下可见纤毛、基体、细胞间的紧密连接和胞浆内的中间丝。在室管膜细胞内中间丝的数量较少，但在室管膜肿瘤细胞内中间丝的数量极其丰富。

（四）免疫组化

室管膜瘤 GFAP 染色常为阳性，波形蛋白染色也常为阳性。但是细胞角蛋白、S-100 蛋白、Vimentin、亮氨酸、上皮细胞膜抗原（EMA）偶尔会呈阳性表达。

三、分子遗传学

室管膜瘤报道最多的遗传学异常表现为染色体 6q、22q、X 染色体缺失和 1q 或 9q 的增加。脊髓室管膜瘤更多见于Ⅱ型神经纤维瘤病表明室管膜瘤很可能出现 22q 变异。文献报道，依照肿瘤大小和患者年龄不同，22q 的变异发生率在 16%～60%之间。22q 的变异发生率在脊髓室管膜瘤中更高。22q 上等位基因缺失的患者以及 NF2 基因突变的患者几乎都有脊髓室管膜瘤的存在。

儿童肿瘤的系统分析表明：用比较基因组杂交的方法，只有 40%的病例没有染色体不平衡。在染色体不平衡的病例中，常常会发现有 6q 的缺失。这种异常情况也出现在其他肿瘤中。出现 1q 增加的儿童间变性室管膜瘤一般都是后颅窝肿瘤。微卫星分析法分析肿瘤基因后发现 50%的病例出现 17p 的缺失。

DNA 流式细胞测量术对室管膜瘤患者的预后判断价值不大。Kotylo 报道若出现 DNA 含量双倍体，则预后不佳。

在新生的仓鼠脑内种植猴空泡病毒-40（SV-40）可以诱导生成室管膜瘤和脉络丛肿瘤。已经发现这种猴空泡病毒可以由 1955—1963 年使用的脊髓灰质炎疫苗和腺病毒疫苗传染。大规模的流行病学调查并没有显示脊髓灰质炎病毒疫苗和肿瘤之间有一定相关性。使用聚合酶链反应（PCR），研究者发现 0～90%室管膜瘤标本中有 SV-40 基因的存在。但在正常人群和其他肿瘤患者中同样可以测到这种病毒基因的存在。目前病毒在肿瘤诱导中的作用还不清楚。推测 SV-40 病毒很可能只是室管膜瘤形成过程中的一个中间环节。

四、临床表现

室管膜肿瘤表现的症状主要是由于脑脊液循环梗阻形成颅内压增高所造成，也可能来源于脑干受压、局部脑组织的侵蚀以及受压移位等因素。

最常见的症状为头痛。通常为自发性的，晨起时加剧。有时患者会在熟睡状态下头痛而醒。头痛特征不明显，多发生于后枕部，可能与颈部僵硬有关。常有发作性恶心、呕吐，与时间和体位无关。其他症状有步态不稳、眩晕、言语障碍。四脑室室管膜瘤最常见症状为步态异常。幕上室管膜瘤主要症状为头痛、呕吐、嗜睡、厌食及复视等，并可有癫痫发作。小于 2 岁的儿童有嗜睡、食欲缺乏、头围增大、前囟饱满、发育迟缓、体重不增，年龄稍大的儿童则有性格的改变，表现为行为退缩、意志淡漠。

最常见的体征由脑脊液循环梗阻引起，如视乳头水肿、幼儿头围扩大。共济失调、眼球震颤、展神经麻痹等体征在后颅窝肿瘤也比较常见。亦可见到后组颅神经麻痹和斜颈，提示小脑扁桃体疝。位于幕上的肿瘤可出现局灶性神经功能缺失或癫痫发作，提示脑组织受侵犯和压迫的部位。

若已发生脊髓播散，则可出现假性脑膜炎和神经根受累症状。

五、影像学

头颅 CT 和 MRI 对室管膜瘤有诊断价值。室管膜瘤的影像学表现为肿瘤质地不均，可以出现坏死、囊变、钙化。80%的室管膜瘤可出现坏死或囊变。约 60%的幕下肿瘤可出现钙化。常有瘤周水肿。来源于四脑室壁的肿瘤性质不定，影像学特征难以描述。肿瘤可突破 Luschka 孔向外生长甚至包绕脑干。可出现明显的脑积水。幕上肿瘤多位于脑实质内，常有囊性变，近一半可出现钙化，出血较少见。

CT 扫描显示肿瘤质地不均，坏死和囊变为低密度，钙化和出血为高密度。肿瘤实质与脑实质比较呈等或略高密度，部分伴小斑点状钙化。注射造影剂后不均一强化，如肿瘤中心出现坏死，则肿瘤周边可有环形强化。CT 上可见肿瘤周围有环形线状脑脊液密度影包绕。

观察四脑室室管膜瘤解剖结构的最佳方法是矢状位核磁共振（MRI）扫描。与常见的髓母细胞瘤不同，在 MRI 图像上，周围或一侧尤其是肿瘤上部与四脑室顶之间可见有含脑脊液的间隙（残留脑脊液袋）。在 T1 像上肿瘤呈现低信号或等信号（图 24－2），出血或囊变则为高信号，钙化为低信号。增强后中度均一强化（图 24－3）。T2 像上肿瘤常呈高或稍高信号（图 24－4）。

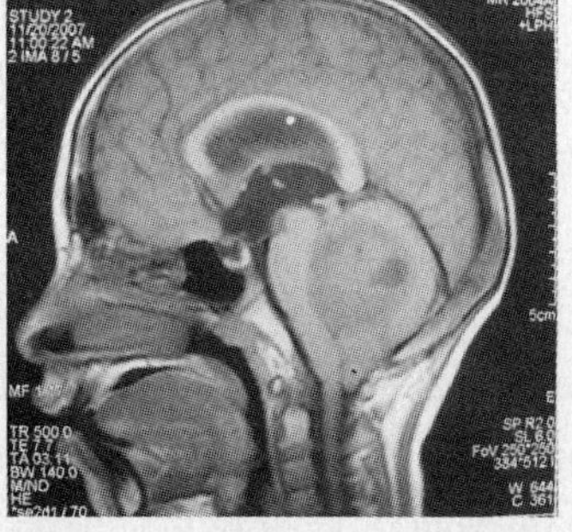

图 24－2　T1 像上肿瘤呈现低信号

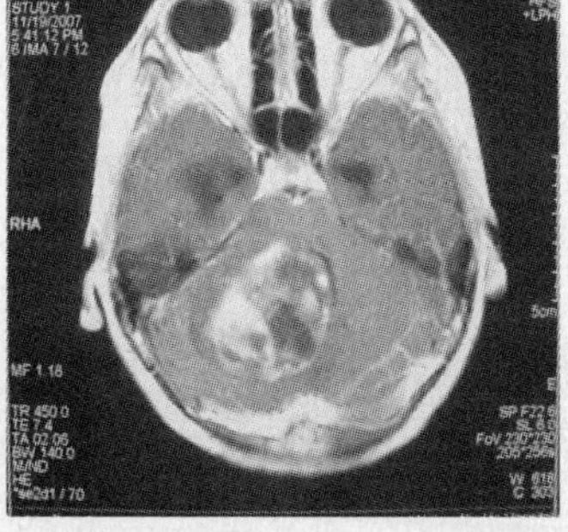

图 24－3　肿瘤增强后中度均一强化

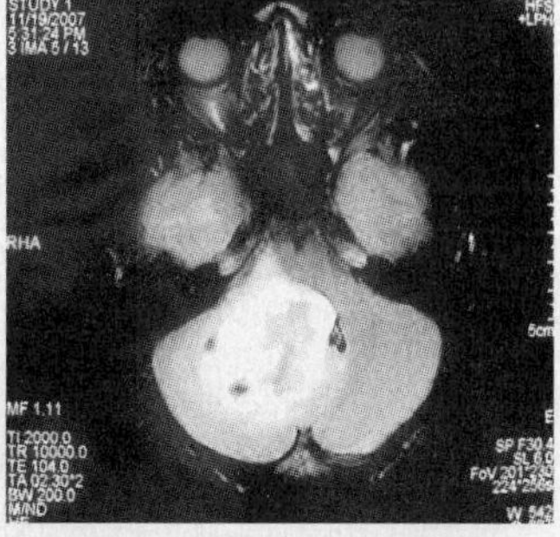

图 24－4　T2 像上肿瘤呈高信号

室管膜下室管膜瘤的瘤结节突入脑室，瘤结节可来源于任何一个脑室壁，但更多见于Monro孔和四脑室。常有钙化和囊性变，总的来说肿瘤增强不明显，但在四脑室内的室管膜下室管膜瘤则有明显强化。

脊髓室管膜瘤的MRI特征性表现：MRI平扫常显示肿瘤为位于脊髓中央的长圆柱形占位，脊髓增宽。髓内等T1或稍长T1、稍长T2异常信号，部分伴长T1、长T2囊性改变。强化扫描，肿瘤实体均有强化（明显均匀强化占56%，明显不均匀强化39%），大多数肿瘤轮廓清晰（89%），肿瘤近端和远端较细而圆，多伴囊性变，囊腔壁增强后能明显强化。肿瘤囊腔的上方和下方常有脊髓空洞形成。约18.2%肿瘤内可见囊性成分，但45.5%脊髓室管膜瘤可见脊髓本身继发性囊变，此种囊变并非肿瘤的组成成分，而是周围脊髓对肿瘤的反应性改变，可见于任何组织学类型的髓内肿瘤，对脊髓室管膜瘤的鉴别无任何特异价值。

六、治疗

（一）手术

手术全切除肿瘤是室管膜瘤的首选治疗方法。手术治疗的目的是作出组织学诊断、消除对脑脊液循环的梗阻、获得对肿瘤的完全切除。充分的术前准备、熟练的手术技巧和掌握一些重要的手术细节有助于提高手术的成功率。如患者有脑积水并出现嗜睡，就需要脑室引流术，但应尽量避免脑脊液过度外引流，因为这将会导致小脑幕裂孔小脑上疝和中脑受压。文献报道有近50%的患者手术前存在脑脊液梗阻的放射学征象。肿瘤切除后由于解除了脑脊液循环梗阻，从而避免了施行永久性脑室分流手术。

幕上脑实质室管膜瘤的治疗应立足于全切除。幕上脑实质室管膜瘤呈膨胀性生长，形似胎盘样表面，但不具有包膜，呈囊性变者具有脆嫩的囊壁，与正常脑组织间往往有清楚分界，这就为手术全切除肿瘤提供了基础。幕上脑实质室管膜瘤一般能做到全切除，位于深部功能区的肿瘤和间变性室管膜瘤有时只能做到次全切除。文献报道：全切除率幕上室管膜瘤为64%，幕下室管膜瘤为38%。影响肿瘤全切除的主要因素是肿瘤的起源及与四脑室底和延髓的关系。

切开小脑下蚓部是切除四脑室肿瘤的标准入路，但该入路常因对小脑蚓部及两侧脑组织的损伤而导致术后神经功能损害，增加了手术并发症如缄默症的风险。经膜髓帆入路可以较大的视野进入四脑室并可打开双侧侧边孔（Luschka孔）。小脑延髓裂是小脑与延髓间的自然裂隙，打开此间隙，剪开脉络膜和下髓帆可以充分显露四脑室，处理四脑室内病变，从而避免切开小脑蚓部，减少对小脑的创伤及术后并发症的发生。术前应掌握小脑下蚓部和扁桃体精细的解剖知识。手术选择标准枕下正中开颅术，同时需做颈椎锥板切除术，这样可以暴露突入椎管内的肿瘤。“Y”形剪开硬膜，向两侧及上方悬吊。剪开枕大池蛛网膜，分开两侧小脑扁桃体，探查Magendie孔，一般可看到肿瘤突出。侧方剪开小脑延髓侧池，了解椎动脉、小脑后下动脉及其分支的走向并尽量将其游离。松解蛛网膜，分离小脑扁桃体及蚓垂体、蚓小结间隙，自下方及侧方抬起小脑扁桃体，根据肿瘤大小及部位依次锐性剪开脉络膜、膜髓帆结合部或下髓帆，以自动牵开器向所需要的方向牵开小脑和小脑扁桃体，显露切除病变所需要的空间。切除病变时，根据肿瘤大小、性质、血供情况制订手术策略。原则是：①肿瘤较大时，先行肿瘤内切除减压，腾出空间后分离周围界面，如肿瘤血供丰富，可分离界面阻断血供并分块切除肿瘤。②瘤内减压后先分离与小脑的界面，后分离与脑干的界面，以减少对脑干面的损伤。后组颅神经常常被肿瘤包裹，但在被推移挤压的颅神经和肿瘤组织间存在一层蛛网膜，切除肿瘤时应有足够的耐心并注意这层蛛网膜，通过解剖蛛网膜使得后组颅神经得以保护。多数恶性肿瘤侵犯这些神经，故只能做部分切除。术前使用地塞米松可能有助于减少口咽运动不能的发生。处理病变之前，以棉片阻断蛛网膜下腔，防止病变播散。病变切除后，探查中脑导水管，确定脑脊液循环通畅。

文献报道 20 世纪 80 年代后期术后死亡率接近 8%，主要原因有手术本身存在的问题和手术操作对肿瘤周围神经结构的破坏。手术技术上的问题包括感染、无菌性脑膜炎、脑脊液漏、假性脑膜膨出、空气栓塞、应激性溃疡以及由于手术体位导致的压力性损伤。四脑室室管膜瘤的手术操作常造成四脑室底部、供应脑干的动脉血管和颅神经损伤。室管膜瘤没有包膜，常常侵犯四脑室的闩，这个区域受到损伤会出现声带麻痹、周期性的抽吸发作、肺炎、吞咽困难、共济失调，或者应对二氧化碳潴留的中枢呼吸驱动反应性消失。损伤四脑室底的脑桥延髓交界处可以导致面神经或展神经的麻痹，并可出现一过性的假性球麻痹。表现为构音障碍、眼球震颤、嗜睡、情绪不稳、缄默症、两侧面瘫。小脑中线结构损伤可导致一过性缄默症伴永久性的断续言语。脊髓小脑束或小脑脚受损可出现共济失调、辨距不良。尽管国内外很多外科医生使用电生理手段监测某些颅神经功能来防止神经功能紊乱，但这些手段的效果有待验证。

回顾性的病例分析证实，手术后影像学检查残余肿瘤的大小是最重要的负面预后因素。采用影像学技术测量术后肿瘤残留大小来判断预后要优于手术医师对肿瘤切除多少的估计。全切除肿瘤是神经外科医师的终极目标，但文献报道仅仅只有 27%～62%的患者进行了颅内肿瘤全切除。幕上室管膜瘤实施的全切除率要比四脑室内的室管膜瘤全切除率高。二次切除有时会达到全切除的效果。Foreman 报道 5 例患者中的 4 例通过 2 次手术达到对肿瘤全切除。Osterdoch 尝试对 16 例残余肿瘤患者中的 12 人进行 2 次手术。10 例获得肿瘤全切，其中 1 人死亡，1 人气管切开和胃造口术。有学者指出放射治疗使再次手术变得更为容易，但这些报道仍有待验证。

（二）放射治疗

决定患者手术切除肿瘤后是否需要放疗还没有确定的标准。历史对照研究表明，相当一部分患者采用放射治疗后的存活时间得到明显提高。放射治疗剂量越大，预防肿瘤再生长的效果就越好。但是高剂量的放射治疗更容易导致正常脑组织的放射坏死。理想的治疗剂量在 45～50Gy 之间，可以在 50 天内以 1.6～1.8Gy 的分割剂量治疗。

Goldwein 肯定放疗对恶性及复发室管膜瘤的意义。单纯手术组与手术＋放疗组的 5 年生存率分别为 20%、70%。作者认为放疗有助于改善恶性及复发室管膜瘤患者的预后。

有<15%的肿瘤发生播散，更多的肿瘤局部复发。Merchant 研究 104 例放疗前无肿瘤播散征象的患者，17 个月后有 6 例放射治疗失败，其中 5 例在照射野外出现肿瘤播散。Paulino 注意到在 17 例进展性颅后窝室管膜瘤经放射治疗后肿瘤局限的患者中，有 3 例出现远隔转移，但在肿瘤局部没有发现肿瘤发展的征象。Robertson 同样观察到没有远处肿瘤种植的患者就不会出现远隔部位的肿瘤复发。Rousseau 注意到 43 例只接受局部放射治疗的患者中有 4 例出现了远隔部位的脊髓转移。因此有学者提出需加预防性全脑脊髓放疗。全脑照射耐受量为 35～40Gy/6 周，全脊髓照射 30Gy/6 周较为安全。

对没有出现远隔转移病灶的患者，一般认为与局部照射相比，全脑脊髓照射并无优势（表 24－1）。另有文献指出与采用全脑脊髓照射的患者相比，采用局部放射治疗后的患者具有更好的智力和语言能力，肌肉骨骼系统反应迟缓和垂体功能紊乱等副作用更少。采用三维调强和适形放疗技术，将使正常脑组织、垂体下丘脑轴以及耳蜗接受的照射更少。

表 24-1　局部和全脑脊髓放疗的比较

作者（时间）	放疗类型	随访时间	结果
Salazar（1983）	局部	5 年生存期	10%
	全脑脊髓	同上	50%
Goldwein（1991）	局部	2 年生存期	40%
	全脑脊髓	同上	52%
Healey（1991）	局部	10 年无进展生存时间	31%
	全脑脊髓	同上	44%
Vanuytsel（1992）	局部	10 年无进展生存时间	31%
	全脑脊髓	同上	44%
Pollack（1995）	局部	10 年无进展生存时间	70%
	全脑脊髓	同上	39%
Perilongo（1997）	局部	10 年无进展生存时间	37%
	全脑脊髓	同上	32%
Schild（1998）	局部	脊髓种植	9%
	全脑脊髓	同上	24%
H（1999）	局部	5 年无进展生存时间	67%
	全脑脊髓	同上	40%

对已有脊髓转移的室管膜瘤患者采用全脑脊髓放射治疗目前已经在实践中，但是否比局部放射治疗更有效率仍未有肯定的结论。

适形放疗的风险在于照射野之外的肿瘤复发。Merchant 采用 56～60Gy 对 36 例患者手术切除后残余肿瘤 1.5cm 以内的范围进行照射。平均随访时间为 14 个月，2 例复发，都在照射野以内，复发肿瘤边界不清。

立体定向放射治疗对于肿瘤没有完全切除或者再次复发的患者来说是一种良好的辅助治疗手段。Aggrawal 等报道 5 例肿瘤部分切除患者立体定向放射治疗后有 4 例随访无进展生存时间为 14～40 个月。Jawahar 采用立体定向放射治疗 22 例间变性室管膜瘤，周边剂量 32Gy。68%的病例肿瘤变小或保持不变，5 年局部控制率为 52%。Stafford 采用周边剂量 12.24Gy 治疗了 12 个患者中的 17 个复发灶，3 例治疗无效，其中 2 例在照射野内，1 例在照射野外。Grabb 等注意到为数不多的患者立体定向放射治疗后取得了良好的治疗效果。

已有多个治疗中心提出分割放射治疗，但目前采用这种技术治疗室管膜瘤还处在一种资料的积累阶段，效果有待核实。分割治疗的最常见的剂量为每天 1.6～1.8Gy。其依据是后期不良反应取决于剂量分割的大小。甚至有人提出超分割治疗理论。Kovnar 报道采用超分割治疗技术治疗儿童室管膜瘤取得了令人鼓舞的效果。但也有不同意见。Massimino 等报道与传统的放射治疗相比，超分割技术治疗儿童室管膜瘤并不能提高儿童室管膜瘤的预后。

对已全切的非黏液乳头型的低级别脊髓室管膜瘤是否进行放疗仍有争论。一是缺乏大宗病例，有的报道没有区别手术切除的程度；二是还不清楚术后放疗是否会提高生存率或是改变局部肿瘤的复发率。

不能切除的低级别或病变范围弥散的脊髓室管膜瘤，放射治疗可能有帮助。

高级别的脊髓室管膜瘤，即使肿瘤已行全切除术，术后放疗仍可能有助于改善预后。

（三）化疗

室管膜瘤同髓母细胞瘤相比更像胶质细胞肿瘤，具有化疗药物抵抗性。在幼儿患者使用长春新碱和环磷酰胺加或不加依托泊苷治疗平均反应率为 50%。有学者报道使用铂制剂治疗室管膜瘤反应率可升高到 65%。反应率低下多见于亚硝基脲类为主的化疗。对照研究显示放疗加洛莫司汀、长春新碱、泼尼松或者丙卡巴肼治疗室管膜瘤并不比单纯采用放射治疗有优势。化疗同时进行干细胞移植并不能提高存活率。有研究证实每日小剂量口服替莫唑胺、依托泊苷对复发的室管膜瘤有积极效果。

关于儿童复发髓内室管膜瘤，化疗方案不统一。有人用塞替哌（thiotepa）[500mg/（m^2·d）×3d]＋鬼臼乙叉甙（etoposide）[250～500mg/（m^2·d）×3d]；也有用大剂量美法仑（melphalan）[60mg/（m^2·d）×3d] 与环磷酰胺 [750～1500mg/（m^2·d）×4d] 或卡铂 [700mg/（m^2·d）×3d] 与鬼臼乙叉甙 [500mg/（m^2·d）×3d] 联合化疗。大宗儿童复发髓内室管膜瘤化疗病例组回顾分析表明 2 年生存率仅为 25%。Siffert 等也指出复发髓内室管膜瘤化疗药物毒性太大，疗效不稳定。

总的来说，采用化疗手段治疗室管膜瘤的作用仍有待确认。

七、预后

颅内室管膜瘤患者预后与肿瘤切除程度、术后放疗剂量、肿瘤生长部位及患者发病年龄有关。颅内室管膜瘤总的预后不佳。据报道 5 年存活率为 40%～80%，而 5 年无进展存活率仅仅只有 25%～50%。50%～60%的肿瘤全切除患者 5 年内未见复发，而次全切除者仅为 21%。幕上室管膜瘤较幕下室管膜瘤预后要好。幕上肿瘤与幕下肿瘤的 5 年生存率分别为 59%与 35%。聚集在 Luschka 孔的幕下室管膜瘤较聚集在四脑室中间部分的室管膜瘤预后要差。手术＋放疗后，低级别的室管膜瘤的 5 年和 10 年实际存活率分别为 87%和 79%。高级别的室管膜瘤则要差得多，5 年存活率仅仅 27%，5 年内 80%局部复发，41%蛛网膜复发。Guyotat 等报道 17 例间变性室管膜瘤的存活时间没有 1 例超过 5 年。90%四脑室肿瘤患者（分级Ⅱ级）的存活时间超过 10 年，侧脑室肿瘤的 10 年存活率为 60%，而三脑室肿瘤 10 年存活率为 35%。

10 岁以下患者平均生存期为 2 年，15 岁以上患者平均生存期达 4.3～6.0 年。文献报道如患儿年龄范围在 2～5 岁之间，则预后极差。其糟糕的预后可能与肿瘤组织极强的侵袭性、肿瘤部位不佳或者需要延迟放射治疗等有关。由于幼儿患者放射治疗后出现很多副反应，因此放射治疗仍未用于年龄小于 3 岁的室管膜瘤幼儿患者。Timmerman 发现治疗 55 例室管膜瘤患者，不论采用手术后放疗、化疗后放疗还是手术后化疗，均无差异。Robertson 认为在化疗前和化疗后进行全脑脊髓放疗，两者效果并无差异。Duffner、Pollack 和 Horn 注意到 3 岁以下诊断为室管膜瘤的患儿预后不佳。糟糕的存活率归结于未能行放疗、诊断上的延误、肿瘤组织的侵袭性。

组织学检查和预后之间的关系仍未明确。目前还不清楚 WHO 分级Ⅲ级肿瘤是否要比 WHO 分级Ⅱ级的肿瘤预后要差。焦点主要在于 WHO 分级标准的病理学解释，而这种解释是主观的和非量化的。大多数文献认为出现坏死、高倍镜下 5 个以上核分裂象、Ki－67 染色超过 1%、出现内皮增殖预示预后极度不佳。其他可以显示预后不佳的组织学特征有 erb－B2 或者 erb－B4 受体表达上调，低水平表达 GFAP，波形蛋白表达，DNA 双倍体的出现等。

与预后最相关的因素仍然是肿瘤切除的范围。如高清晰度的MRI扫描证实肿瘤已被全切除则预示着预后较好。

（赵洪洋　符荣）

参考文献

1. 李联忠，戴建平，赵斌，等. 颅脑MRI诊断与鉴别诊断. 北京：人民卫生出版社，2000：189-190.
2. Carter M，Nicholson J，Ross F，et al. Genetic abnormalities detected in ependymomas by comparative genomic hybridisation. Br J Cancer，2002，86：929-939.
3. Deshmukh VR，Figueiredo EG，Deshmukh P，et al. Quantification and comparison of telovelar and transvermian approaches to the fourth ventricle. Neurosurgery，2006，58：ONS-202-6.
4. Duffner PK，Krischer JP，Sanford RA，et al. Prognostic factors in infants and very young children with intracranial ependymomas. Pediatr Neurosurg，1998，28：215-222.
5. El-Bahy K. Telovelar approach to the fourth ventricle：operative findings and results in 16 cases. Acta Neurochir（Wien），2005，147：137-142.
6. Epstein FJ，Farmer JP，Freed D. Adult intramedullary spinal cord ependymomas：the result of surgery in 38 patients. J Neurosurg，1993，79：204-209.
7. Foreman NK，Love S，Gill SS，et al. Second-look surgery for incompletely resected fourth ventricle ependymomas：technical case report. Neurosurgery，1997，40：856-860.
8. Fouladi M，Helton K，Dalton J，et al. Clear cell ependymoma：a clinicopathologic and radiographic analysis of 10 patients. Cancer，2003，98：2232-2244.
9. Goldwein JW，Corn BW，Finlay JL，et al. Is craniospinal irradiation required to cure children with malignant（anaplastic）intracranial ependymomas? Cancer，1991，67：2766-2771.
10. Grabb PA，Lunsford LD，Albright AL，et al. Stereotactic radiosurgery for glial neoplasms of childhood. Neurosurgery，1996，38：696-701.
11. Guyotat J，Signorelli F，Desme S，et al. Intracranial ependymomas in adult patients：analyses of prognostic factors. J Neurooncol，2002，60：255-268.
12. Ho DM，Hsu CY，Wong TT，et al. A clinicopathologic study of 81 patients with ependymomas and proposal of diagnostic criteria for anaplastic ependymoma. J Neurooncol，2001，54（1）：77-85.
13. Horn B，Heideman R，Geyer R，et al. A multi-institutional retrospective study of intracranial ependymoma in children：identification of risk factors. J Pediatr Hematol Oncol，1999，21：203-211.
14. Lieberman KA，Wasenko JJ，Schelper R，et al. Tanycytomas：a newly characterized hypothalamic-suprasellar and ventricular tumor. AJNR Am J Neuroradiol，2003，24：1999-2004.
15. Massimino M，Gandola L，Giangaspero F. Hyperfractionated radiotherapy and chemotherapy for childhood ependymoma：final results of the first prospective AIEOP（Associazione Italiana di Ematologia-Oncologia Pediatrica）study. Int J Radiat Oncol Biol Phys，2004，58：1336-1345.
16. Merchant TE，Zhu Y，Thompson SJ，et al. Preliminary results from a Phase II trail of conformal radiation therapy for pediatric patients with localised low-grade astrocytoma and ependymoma. Int J Radiat Oncol Biol Phys，2002，52：325-332.
17. Merchant TE. Current management of childhood ependymoma. Oncology（Williston Park）. 2002，16：629-642.
18. Moynihan TJ. Ependymal tumors. Curr Treat Options Oncol，2003，4：517-523.
19. Mussi AC，Rhoton AL Jr. Telovelar approach to the fourth ventricle：microsurgical anatomy. J Neurosurg，2000，92：812-823.
20. Nishio S，Morioka T，Mihara F，et al. Subependymoma of the lateral ventricles. Neurosurg Rev，2000，

23：98-103.

21. Osterdoch RJ，Sanford RA，Merchant TE. Pediatric ependymomas presented at pediatric section Neurosurgical Surgery（AANS/CNS），2000，Dec 5-9，Coronado，California.
22. Oya N，Shibamoto Y，Nagata Y，et al. Postoperative radiotherapy for intracranial ependymoma：analysis of prognostic factors and patterns of failure. J Neurooncol，2002，56：87-94.
23. Paulino AC. Radiotherapeutic management of intracranial ependymoma. Pediatr Hematol Oncol，2002，19：295-308.
24. Pollack IF，Gerszten PC，Martinez AJ，et al. Intracranial ependymomas of childhood：long-term outcome and prognostic factors. Neurosurgery，1995，37：655-66.
25. Robertson PL，Zeltzer PM，Boyett JM，et al. Survival and prognostic factors following radiation therapy and chemotherapy for ependymomas in children：a report of the Children's Cancer Group. J Neurosurg，1998，88：695-703.
26. Rousseau P，Habrand JL，Sarrazin D，et al. Treatment of intracranial ependymomas of children：review of a 15-year experience. Int J Radiat Oncol Biol Phys，1994，28：381-386.
27. Rutka JT，Kuo JS，Carter M，et al. Advances in the treatment of pediatric brain tumors. Expert Rev Neurother，2004，4：879-893.
28. Siffert J，Allen J C. Chemotherapy in recurrent of ependymomas. Pediatr Neurosurg，1998，28：314-319.
29. Spagnoli D，Tomei G，Ceccarelli G，et al. Combined treatment of fourth ventricle ependymomas：report of 26 cases. Surg Neurol，2000，54：19-26.
30. Balmaceda C. Chemotherapy for intramedullary spinal cord tumors. J Neurooncol，2000，47：293-307.
31. Tanriover N，Ulm AJ，Rhoton AL Jr，et al. Comparison of the transvermian and telovelar approaches to the fourth ventricle. J Neurosurg，2004，101：484-498.

第 25 章 脉络丛肿瘤

脉络丛肿瘤是起源于脑室系统内脉络丛上皮的乳头状瘤，它主要分为两种类型：一型为良性乳头状瘤，按世界卫生组织（WHO）分级为Ⅰ级；二型为脉络丛癌，按 WHO 分级为Ⅲ级。介于两组之间有一个中间型，称为非典型脉络丛肿瘤，但良性乳头状瘤转变成癌极为罕见。1883 年，有人首先在文献上描写了脉络丛肿瘤。1906 年，有人报道了首次采用外科手术切除脉络丛肿瘤。以后，有人对这些肿瘤做了更加详细的报道。

在解剖上，脉络丛是脑室系统内软脑膜和室管膜的结合处。在胚胎学上，脉络丛起源于脑室的神经上皮，后者来源于一些神经管的节段。在脉络丛上皮和胶原细胞之间具有相同的发生个体，这可能是偶尔造成病理检查误诊的原因。在生理上，脉络丛主要产生脑脊液。

一、流行病学

脉络丛肿瘤见于各年龄组，占所有脑瘤总数的 0.5%～0.6%（婴儿占 10%～20%）。但在小儿人群中，脉络丛肿瘤是幼儿的主要肿瘤，发病率较高，达 1.8%～2.9%。有人报道，脉络丛肿瘤占婴儿所有肿瘤的 12.8%～14%。脉络丛肿瘤发生在生命的头一年占 45%，发生在生命的头 10 年占 74%。脉络丛肿瘤有 50%位于侧脑室，37%位于第四脑室，9%位于第三脑室，其余位于其他部位。其两性发病率无差异，常为单发，多发罕见。脉络丛癌占全部脉络丛肿瘤的 29%～39%。成人脉络丛肿瘤更常见于第四脑室。

二、发病机理

脉络丛肿瘤的发病机理迄今未明。对小儿年龄组脉络丛肿瘤的较高发病率尚无满意的解释。有人报道同一家庭有 2 个人患脉络丛肿瘤。某些综合征如 Aicardi 综合征，与脉络丛肿瘤有关，但它们的因果关系仍未明了。细胞发生分析显示，在核型、病理诊断与结果之间没有一个可预期的关系。

一些研究显示，脉络丛肿瘤存在于导入外来基因的动物中。大 T 抗原是一种猴病毒 40（SV-40）的已故病毒基因产物的主要调整者，在老鼠表达时可诱发脉络丛肿瘤。大 T 抗原仅在脉络丛里表达，并在与 p53 基因产物互相作用时出现。病毒的肿瘤蛋白 E6 和 E7 来自人类乳头状瘤病毒，其导入外来基因的表达也已显示，在 71%幼兽中产生肿瘤，其中 26%肿瘤是脉络丛肿瘤。

脉络丛肿瘤并发的脑积水是由于脑脊液产生过多或脑脊液通路阻塞所引起。但是，尽管将肿瘤全切除，消除了这两种产生脑积水的因素，仍然有大于 78%患者依赖脑脊液分流术。蛛网膜结疤、脑室内出血及手术后脑膜炎都可导致脑脊液循环或吸收障碍，从而引起阻塞性或交通性脑积水，可采用脑室腹腔分流术治疗。

三、病理学

脉络丛乳头状瘤外表类似菜花状，有人将其描述为显微镜下像正常脉络丛过度扩张的叶状物，肉眼观呈球形，其表面不规则，高低不一，质地柔软，有时可见陈旧的出血区。脉络丛乳头状瘤倾向于向脑室系统扩张，而不是侵入室管膜。

组织学上，脉络丛乳头状瘤与正常脉络丛相似。但脉络丛乳头状瘤可见到许多乳头上覆盖单层、假复层或复层排列的立方或矮柱状上皮细胞，具有包含结缔组织和小血管的纤维血管基质（图 25－1，见彩页）。这个基质特征可用来鉴别脉络丛乳头状瘤与毛细血管型室管膜瘤。

脉络丛癌基本上类似于脉络丛乳头状瘤，但也有一些明显的不同。粗看它倾向于比脉络丛乳头状瘤的质地更软，具有更多的纤维。脉络丛癌以脑实质被入侵及细胞学变异为特征。脑实质被入侵是指室管膜正常排列被肿瘤细胞破坏，以及肿瘤入侵脑室周围的脑实质。恶性细胞学标准是核的变异、核与细胞质比率增加、显著增多的有丝分裂象及正常毛细血管结构的丧失。

某些脉络丛癌的上皮性质可使得它与一些疾病的鉴别诊断产生困难，例如极为罕见的转移性腺癌与神经上皮瘤，两者看似均与脉络丛癌非常相同。在这种情况下电子显微镜起到了关键性作用，它可显示超显微结构诸如纤毛和生毛体的详情，两者均非脉络丛肿瘤所具有的特征。

四、临床表现

颅内压增高是最常见的表现。这是由于阻塞性脑积水或脑脊液产生过多所致的巨大脑室而引起。有 78％～95％脉络丛肿瘤患者并发脑积水。脉络丛肿瘤患者可有头痛、恶心、呕吐、兴奋、视觉障碍及抽搐等症状。常出现的神经系统阳性体征包括巨颅征、眼底水肿，约有 25％的患者表现意识水平下降。有人根据症状出现的时间，将患者分成两组：第一组患者出现症状的年龄小于 2 岁，表现为确诊前病程短，不到 2 个月；第二组患者出现症状的年龄是大龄儿童，其确诊前病程较长。虽然脉络丛乳头状瘤是缓慢生长的肿瘤，但它因继发脑积水或肿瘤内出血而使神经功能障碍迅速恶化。少数病例因继发不对称性脑室扩大而出现单侧体征。

五、影像学

多数病例影像学检查可显示脑室肿瘤。头颅平片可显示颅缝分离、小点状肿瘤钙化。脑血管造影检查显示这些肿瘤血管极为丰富。在脉络丛癌，脑血管造影可显示动静脉分流和新的血管增生。脉络膜后动脉增粗是常见特征。三脑室病变由脉络膜后内动脉供血，四脑室病变接受小脑后下动脉延髓支或蚓部支供血。

计算机断层扫描（CT）和核磁共振成像（MRI）是影像诊断学上首选的方法。脑血管造影有助于考虑是否做术前栓塞。此外，核磁共振血管造影与静脉造影已在某种程度上能取代普通的血管造影。在 CT 上，脉络丛肿瘤增强前扫描表现为高密度病变。脉络丛乳头状瘤为均匀增强，而脉络丛癌为不均匀增强。在 MRI 上，脉络丛肿瘤在 T1 加权像上表现为等信号至低信号病变，而 T2 加权像为等信号、略低信号或高信号病变。脉络丛癌的影像学特征包括信号不均匀增强、肿瘤坏死、囊肿形成、嵌入脑室、沿室管膜下与蛛网膜下腔播种以及提示脑受累的脑水肿。脉络丛乳头状瘤和脉络丛癌的影像学特征为：脉络丛被肿瘤包裹而不是移位、点状钙化、蛛网膜下腔出血、血管缺乏以及叶状病变。当怀疑脉络丛癌时，术前应做脊髓 MRI 检查，以除外肿瘤向椎管内转移。

六、治疗

良性乳头状瘤手术切除可以获得痊愈，因此治疗以手术为主。而脉络丛癌具有侵袭性生长的特点，即使达到显微镜下全切，肿瘤的局部复发率仍然很高，因此术后需给予辅助治疗。

（一）手术

脉络丛肿瘤患者的处理应首先缓解最常见的临床症状，即颅内压增高症。如病情因脑积水而急剧恶化，应紧急做脑脊液分流或引流手术，是否要行脑脊液持续分流取决于如前所说的因素和病情。

脉络丛肿瘤因其血管极为丰富，术中易引起出血，而婴儿或小儿患者的血容量少，所以有时切除困难。肿瘤血管常形成树枝状，以致动脉出血有时难以止血。脉络丛乳头状瘤的手术方法是先暴露并处理肿瘤供应血管，再将肿瘤整块切除。

对于侧脑室脉络丛肿瘤，颞顶皮瓣是首选入路，此入路可及颞极和角回后部。手术步骤包括先引流脑脊液减压，再在角回后部做脑皮质及白质切开，由此可进入整个三角区，暴露肿瘤蒂，必须争取先电凝肿瘤蒂。但如肿瘤向前生长达孟氏孔，应扩大暴露，切开额叶脑回皮层，从前外侧入路达脑室。由于此部位肿瘤的供应血管来自后下，隐藏在术者视野后面，这必将对术者提出较大的挑战。当然，另有经颞上回或颞中回入路可供选择。

对位于四脑室的脉络丛肿瘤，可采用标准的后颅中线入路来暴露蚓部及两侧扁桃体。四脑室脉络丛肿瘤常伴发阻塞性脑积水。常用的方法是先处理脑积水，然后施行二期手术切除肿瘤。与解剖标志有关的几个肿瘤特点应加以注意：①这些肿瘤起源于第四脑室顶的尾部；②前髓帆可能与肿瘤粘连；③肿瘤可延伸至外侧隐窝或枕骨大孔；④从内侧角度观察，可见血供来自小脑后下动脉的分支。一旦从外侧阻断肿瘤的血供，出血即明显减少，肿瘤与两侧小脑间的界面即显现。最后，将附着于四脑室底的肿瘤切除。

对位于第三脑室的脉络丛肿瘤，从两大脑半球间中线经胼胝体入路是首选的方法。位于三脑室的脉络丛肿瘤罕见。通过切开从嘴部至视上隐窝的胼胝体可进入三脑室前面，这使肿瘤与脉络膜组织的粘连易分离，并易识别和分离桥静脉。但是，这个手术入路可继发脑积水，也可因脑脊液分流引起较大的硬膜下积液。有人对此并发症提出假设，这可能与持续的脑室- 硬膜下瘘有关，并建议采用软膜连续缝合，关闭皮层切口，再用医用胶水加固的方法来预防这种并发症的发生。

就手术入路而言，脉络丛癌的处理与脉络丛乳头状瘤相同。但它们可根据以下特征加以区别：①脉络丛癌的血管丰富；②脉络丛癌与脑之间缺乏清晰的界面；③脉络丛癌组织过分脆弱易碎，这使得手术更具有挑战性。

（二）放疗

对于脉络丛癌仅仅进行手术切除是不够的，术后要给予积极的辅助治疗。虽然放射治疗的作用还存在争论，但是大部分文献报道认为脉络丛癌是属于放疗敏感性肿瘤，并且观察到曾经接受过放疗的患者生存期较长。由于放疗的迟发性放射反应使其不适合用于小于 3 岁儿童的治疗，因此对于发病年龄往往小于 3 岁的脉络丛癌来说，化疗就成了手术后首选的治疗手段。

（三）化疗

近年有较大宗的病例 Meta 分析认为，对于脉络丛癌，化疗是比放疗更有效的独立预后因素。对于手术部分切除而又无法接受放射治疗的脉络丛癌患儿，化疗可以有效延长总生存期。顺铂（cisplatin）＋VP－16 是最常见的辅助性化疗方案，文献报道对脉络丛癌有延缓复发的效果。还有人尝试利用干细胞支持下的大剂量化疗，但是没能取得明显的效果。至今还没有足够的证据能够确定一种最佳化疗方案。

因此，对于大于 3 岁的儿童术后无论是否全切都建议给予放化疗联合治疗，对小于 3 岁的儿童建议术后给予化疗。

七、预后

文献报道，脉络丛肿瘤的平均手术死亡率为 8%～9.5%。脉络丛乳头状瘤患者，经手术肿瘤全切除后基本上可获痊愈。但是，脉络丛癌患者的预后较差，其 5 年生存率为 30%～50% 。除个别病例报道外，此数据的确并不十分令人鼓舞，但临床研究证明，适时采用综合及辅助治疗对这种患者的生存极为重要。据统计，部分切除的脉络丛癌术后接受放疗联合化疗的 2 年生存率可以达到 63%，单独化疗为 45%，单独放疗为 32%，而不接受任何辅助治疗的 2 年生存率只有 15%。

用 MIB－1 所测定的脉络丛肿瘤增生潜力，已被证明是脉络丛肿瘤有用的诊断标准及预后指针。临床病理相关分析显示，儿童脉络丛癌表现为 MIB－1 标记指数比脉络丛乳头状瘤的更高，细胞周期失调亦更大。有人报道，化疗对减少脉络丛癌的增生潜力及细胞周期调节蛋白的表达起到部分的作用。

（郭欢欢）

参考文献

1. Ang LC，Taylor AR，Bergin D，Kaufmann JC. An immunohistochemical study of papillary tumors in the central nervous system. Cancer，1990，65：2712-2719.
2. Berger C，Thiesse P，Lellouch TA，et al. Choroid plexus carcinomas in childhood：Clinical features and prognostic factors. Neurosurgery，1998，42：470- 475.
3. Boyd MC. problems in diagnosis and management. Neurosurg，1987，66：800-805.
4. Buxton N，Punt J. Choroid plexus papilloma producing symptoms by secretion of cerebrospinal fluid. Pediatr Nerosurg，1997，27：108-111.
5. Chow E，Jenkins JJ，Burger PC，et al. Malignant evolution of choroid plexus papilloma. Pediatr Nerosurg，1999，31：127-130.
6. Do HM，Marx WF，Khanam H，Jensen ME. Choroid plexus papilloma of the third ventricle：angiography，preoperative embolization，and histology. Neuroradiology，2001，43：503-506.
7. Fitzpatrick LK. Is there a requirement for adjuvant therapy for choroid plexus carcinoma that has been completely resected? J Neurooncol，2002，57：123-126.
8. Haddad SF，Menezes AH，Bell WE，et al. Brain tumors occurring before 1 year of age：a retrospective review of 22 cases in an 11-year period (1977-1987). Neurosurgery，1991，29：8.
9. MacDonald JV. Persistent hydrocephalus following the removal of papillomas of the choroid plexus of the lateral ventricles. Neurosurg，1969，30：736.
10. McComb RD，Burger PC. Choroid plexus carcinoma. Report of a case with immunohistochemical and ultrastructural observations. Cancer，1983，51：470.
11. Sarkar C，Sharma MC，Gaikwad S，et al. Choroid plexus papilloma：a clinicopathological study of 23 cases. Surg Neurol，1999，52：37-39.
12. St Clair SK，Humphreys RP，Pillay PK，et al. Current management of choroid plexus carcinoma in

children. Pediatr Neurosurg，1991-1992，17：225.

13. Taggard DA，Menezes AH. Three choroid plexus papillomas in a patient with Aicardi Syndrome. A case report. Pediatr Neurosurg，2000，33：219-223.
14. Uchiyama CM，Carey CM，Cherny WB，et al. Choroid plexus papilloma and cysts in the Aicardi syndrome：case reports. Pediatr Neurosurg，1997，27：100-104.
15. Wagle V，Melanson D，Ethier R，et al. Choroid plexus papilloma：magnetic resonance，computed tomography，and angiographic observations. Surg Neurol，1987，27：466-468.
16. Wrede B，Liu P，Wolff JE. Chemotherapy improves the survival of patients with choroid plexus carcinoma：a meta-analysis of individual cases with choroid plexus tumors. J Neurooncol，2007，85（3）：345-351.

第 26 章 星形母细胞瘤

一、概述

1930 年，Bailey 与 Cushing 首先描述了星形母细胞瘤（astroblastoma）的特点。既往曾一度认为其属于星形细胞系胶质瘤。但以后研究表明，在神经胶质细胞分化过程中并不存在星形母细胞，星形母细胞瘤应归属另一类神经上皮肿瘤。对星形母细胞瘤细胞的超微结构及免疫组化染色研究表明，肿瘤细胞与一类可向星形细胞及室管膜细胞分化的胶质细胞前身相似。该类细胞在正常胚胎发育过程中曾短暂出现，因此星形母细胞瘤可能由胚胎残留细胞演变而成。临床亦发现部分星形母细胞瘤为先天性。星形母细胞瘤具有独特的病理特征，其恶性程度介于间变性星形细胞瘤与多形性胶质母细胞瘤之间。Jay 和 Brat 对星形母细胞瘤的遗传学研究发现，肿瘤存在染色体异常。多数肿瘤发生染色体臂 20q 及染色体 19 改变，个别肿瘤可发生 9q、10、21、22 及 X 染色体基因改变，这些基因突变与经典的室管膜瘤或浸润性星形细胞肿瘤不同，提示该肿瘤具有特征性细胞发生机制。

星形母细胞瘤少见，占神经上皮源性肿瘤的 0.45%～2.8%，好发于青少年（平均 14 岁），少数可为婴幼儿，女性发病率高于男性。星形母细胞瘤以大脑半球额顶叶多见，并以接近皮质区为主，也可发生在皮质区，另外可见于胼胝体、视神经、脑干及小脑等部位。

二、病理学

星形母细胞瘤多为包膜不完整、与周围脑组织分界清楚的肿瘤，大小不等。肿瘤呈灰红色，质软或较实，可见中央坏死或出血灶，多数肿瘤伴有囊性变。

光镜下瘤细胞围绕血管呈乳头状或假菊形团状排列；血管周围菊形团的细胞具有典型的低黏着力。瘤细胞短梭形或长形，胞核类圆形、大小较一致，深染，核仁不明显，核分裂一般少见。肿瘤内小血管丰富，管壁增厚，易见透明变性，与周围脑组织有明显的推挤式边缘。根据星形母细胞瘤的组织学表现，可将其分为低度恶性和高度恶性。低度恶性星形母细胞瘤具有典型的血管周假菊形团结构，低～中等的细胞分裂活性，细胞异型性小，血管内皮细胞无明显增生及明显的血管壁硬化；高度恶性星形母细胞瘤则表现为血管周瘤细胞增生成多层，细胞异型性明显，核分裂易见，血管内皮细胞增生、肥大且不伴有血管壁透明变性，又称为间变性星形母细胞瘤（图 26－1，见彩页）。多数肿瘤可见坏死灶，但与肿瘤分化程度无关。免疫组化显示瘤细胞 GFAP 反应阳性，多见于小血管周围呈假菊形团的瘤组织，此外瘤细胞对 S－100 蛋白、vimentin 及 CD44 也可呈阳性反应。

在鉴别诊断方面，星形母细胞瘤主要与以下肿瘤鉴别：室管膜瘤的菊形团由胶质原纤维构成，瘤细胞核较淡染，染色质多呈微尘状；乳头状脑膜瘤与硬膜有关，有典型的脑膜瘤组织结构，且对 GFAP 反应阴性。其他一些胶质瘤也可有局灶性星形母细胞瘤改变（该现象较多见于肥胖细胞性星形细胞瘤），但病变均有各自明显的组织学特征和临床表现，明确诊断并不困难。

三、临床表现

星形母细胞瘤生长速度较快，平均病程在1～20个月，较间变性星形细胞瘤短。主要症状为颅内压增高与局灶性神经功能障碍。婴幼儿患者可表现为易激惹、食欲缺乏、头围增大。病灶位于小脑者主要表现为脑积水，发病更快。

四、影像学

星形母细胞瘤在CT与MRI上可表现为占位效应明显的肿瘤影，肿瘤内发生钙化是该肿瘤的一个特征，虽然钙化的形态可以多种多样，但以小斑点状钙化最为常见，钙化也可为团块状或不定型钙化，肿瘤虽为恶性肿瘤，但瘤周可无明显水肿形成，肿瘤CT平扫密度高于正常脑实质密度，MRI显示肿瘤于T1和T2加权像似正常脑实质呈等信号，肿瘤内有小的囊变或坏死区，增强后肿瘤强化比较明显（图26-2，3）。

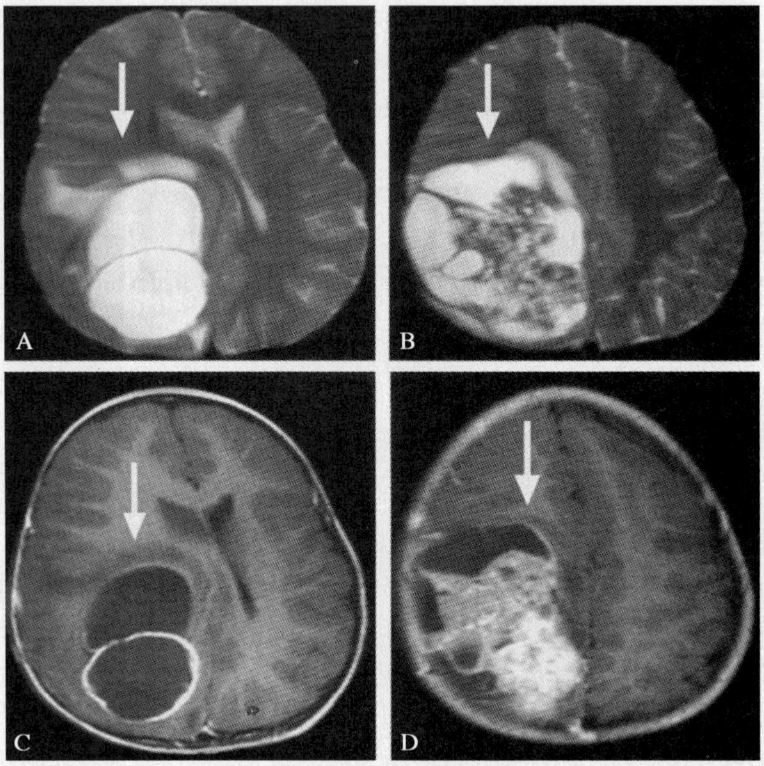

图26-2　右顶枕叶星形母细胞瘤，实体以及囊壁明显强化

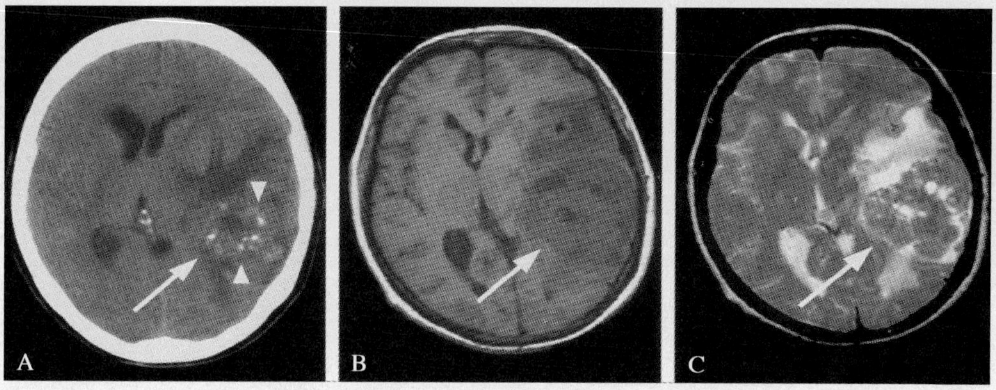

图 26 - 3　CT、MRI 扫描见左颞叶肿瘤，内有点状钙化

五、治疗原则

星形母细胞瘤最佳治疗方案尚未定，但手术切除加术后放疗对患者的治疗效果较为肯定，低度恶性星形母细胞瘤的预后要好于高度恶性星形母细胞瘤。对部分无条件手术或手术未能切除肿瘤者，放疗或化疗也能在一定程度上控制肿瘤生长。

六、预后和进展

星形母细胞瘤的自然病程未明确。Bonnin 与 Rubinstein 提出星形母细胞瘤在病理上可分为两类，即分化好者与间变程度高者。分化良好的星形母细胞瘤治疗后平均生存期可达 3～20年，而间变程度高者生存期多在 2.5 年内。

（洪涛　江志群）

参考文献

1. Brat DJ，Hirose Y，Cohon KJ，et al. Astroblastoma：clinicopathologic features and chromosomal abnormalities defined by comparative genomic. hybridization. Brain Pathol，2000，10 (2)：342-352.
2. Pizer BL，Moss T，Oakhill A，el al. Congenital astroblastoma：an immunohistohemical study. J Neurosurg，1995，83 (3)：550-555.

第 27 章　大脑胶质瘤病

一、概述

大脑胶质瘤病（gliomatosis cerebri，GC）是弥漫性侵袭中枢神经系统的神经胶质瘤，较为罕见。它的最显著特点是整个中枢神经系统的大部分被弥漫的恶性细胞浸润，Nevin 等于 1938 年命名本病为大脑胶质瘤病。自此，文献上报道了将近 200 例病例，国内仅见 10 余例报道。WHO 1993 年在脑肿瘤分类中，大脑胶质瘤病的定义是在起源不明的神经上皮肿瘤中。2007 年新的病理分类中将它归到了“星形细胞肿瘤”中。大脑胶质瘤病一词的含义是病变至少累及 2 个脑叶，常常累及 3 个脑叶，有时侵袭到幕下乃至脊髓。故大脑胶质瘤病是指发生在大脑、脑干、小脑乃至脊髓的弥漫性增生的神经胶质瘤。因本病临床症状与体征缺乏特异性，在 1987 年前均靠尸检确诊，20 世纪 90 年代后随着影像学的迅猛发展，使该病生前确诊成为可能。

对 GC 的起源目前尚无定论。概括起来有三种学说：①脑神经胶质细胞胚胎发育障碍，导致瘤细胞样畸变，并最终形成离心样弥漫分布的肿瘤；②GC 细胞的基因分析表明 mRNA 中 FGFR - 1、FGFR - 2 阳性，其中 β 型 FGFR - 1 显性，这与多形性胶质母细胞瘤的最终基因表达相似，所以 GC 有可能由单发肿瘤经内在广泛扩散或区域性转移扩散，逐渐形成巨大瘤体；③多中心肿瘤分布，即肿瘤有多中心起源，瘤细胞经进一步扩散乃至弥漫浸润连成瘤体。近年通过对肿瘤克隆的分析推测也倾向于 GC 可能来源于一种寡克隆过程中多个脑胶质瘤的不和谐组合。

报道的 GC 几乎每例都在中枢神经系统。1994 年 Jennings 总结文献报道统计了 GC 的发病部位，资料主要来自尸检而不是磁共振成像和外科活检。常见部位包括大脑半球 76%、中脑 52%、脑桥 52%、丘脑 43%、基底节 34%、小脑 29%和胼胝体 25%，少见的部位包括延髓 13%、丘脑下部 9%和视交叉 9%。累及软脑膜的和脊髓的分别为 17%和 9%。

Vates 等报道了 22 个磁共振成像和外科活检的 GC 病例。好发部位包括大脑半球 100%、丘脑和基底神经节 95%、中脑 36%、脑桥 27%。77%的患者累及双侧大脑半球，23%的患者累及单侧大脑半球，其中 80%在右侧、20%在左侧，这种不对称性的原因尚不清楚。

二、病理学

肉眼观察病变的大脑，没有特异性改变。可见病变的大脑或脑干肿大，基底节或胼胝体的体积增加，脑回增宽、脑沟变浅、大脑外侧裂模糊，病灶边界不清，呈弥漫性。镜下见白质中大部被肿瘤细胞浸润，肿瘤细胞呈卵圆形或短梭形，细胞在神经束间、神经细胞及血管周围浸润生长，即肿瘤生长依赖于正常的神经结构，肿瘤浸润区域脑实质结构破坏不明显，少有坏死、囊变及出血（图 27 - 1，见彩页）。GC 在病理组织学上表现为各种类型的星形细胞瘤。其中最多为纤维型星形细胞瘤，其次还有肥胖细胞型星形细胞瘤、少突胶质细胞瘤及混合胶质细胞瘤。GC 的病灶主要累及白质，很少累及大脑灰质。免疫组化检查：有学者对 GC 的组织进行神经胶质纤维酸性蛋白（GFAP）组化染色，结果部分病例呈阳性，然而，GFAP 染色阳性对 GC 来说并无特异性。

三、临床表现

本病可发生于任何年龄（11～80 岁），以 20～50 岁多见。新生儿发病也有报道。性别无明显差异。

由于 GC 的病理特征为浸润性生长而非破坏性生长，因此局灶性神经功能缺损症状少见。其主要的临床表现为精神改变（包括记忆力减退、性格改变甚至痴呆）、癫痫发作（可表现为癫痫大发作、癫痫持续状态及混合性癫痫）、头痛。其次有恶心、步态改变、失眠、视物模糊、优势半球功能减退等。GC 的病程长短不一，有的自发病至死亡可长达 20 年，有的仅数月。

四、影像学

在 CT、MRI 出现之前，GC 患者的辅助检查仅限于脑电图，主要表现为随着时间推移扩散缓慢的慢波运动。

脑脊液分析对排除炎症性的疾病有帮助，但对 GC 的诊断却没有帮助。

MRI 是诊断本病的最佳影像学手段，与其他影像学方法（如 CT）比较，MRI 对该病变具有较高的敏感性，特别是 T2WI 和 FLAIR 成像能清晰地显示出病变蔓延的范围和形态。本病在 MRI 上显示病变位于大脑白质、脑干、基底节、灰白质交界处、视交叉、透明隔、胼胝体，少数波及小脑和脊髓（图 27－2）。病变接近中线结构呈对称性弥漫而连续的异常信号，在 T2 加权像及质子密度像，肿瘤弥漫性浸润呈现高信号，T1 加权像呈现等信号或低信号，其占位效应不明显，增强 MRI 有 3 种表现：①无增强或稍增强；②肿瘤进展期出现强化。Schwartz 等认为如果出现局灶结节性强化，提示该区域恶性变；③软脑膜增强。本病影像学特点为病变广泛，灰白质交界不清，基底节胼胝体最常受累，占位效应不明显。

CT 表现病变呈浸润性生长，受累脑结构扩大，通常没有结构破坏，病灶边界不清，呈低密度或等密度改变。范围比 MRI T2 像缩小。

五、诊断及鉴别诊断

诊断标准：①病史多数较长，病情反复并进行性恶化，各种临床表现繁杂，体征相对较轻，无明显的局限性脑损害表现；②影像学检查显示病变范围广泛，通常侵犯两个以上脑叶，临床表现与病变范围不成比例，病变主要浸润白质，可同时累及胼胝体、基底节、视交叉、脑干或小脑等部位，境界不清，占位表现较轻；③CT 呈低密度病灶，MRI 显示为长 T1、长 T2 异常信号，额叶、胼胝体受侵多见，以胼胝体膝部变肥厚最常见。若病灶有结节样强化，则高度怀疑该区域已恶变。由于 MRI 具有多方位、多层面及高组织对比度等优点，可将其作为诊断该病的首选检查方法；④必要时可取活检，GC 病理类型以低级别星形细胞瘤多见，以浸润性而非破坏性生长为主，无明显核分裂象，无明显坏死及瘤结节形成。

GC 因其临床表现不特异，故需与多种疾患相鉴别。

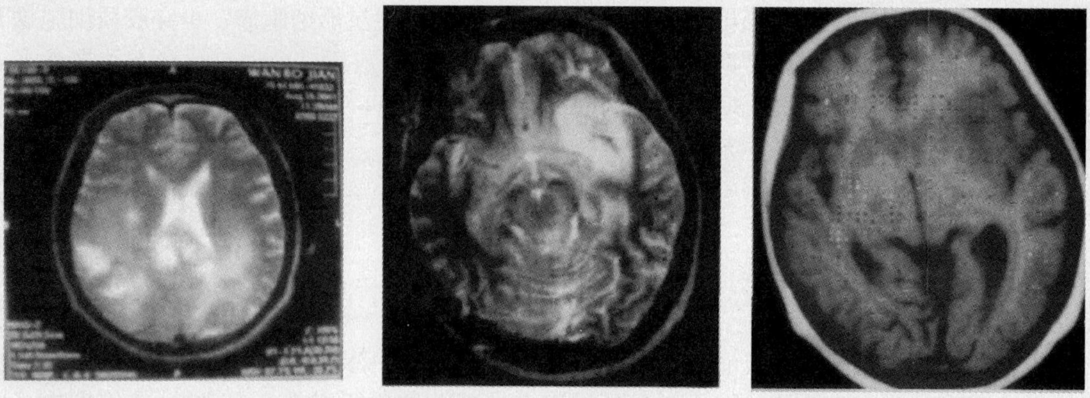

图 27－2　头部 MRI 示两侧脑室、胼胝体、颞叶、顶叶、枕叶、基底节区多发占位

（1）非肿瘤类：多发性硬化、移行性硬化、脑白质病、脑炎、脑膜型脑囊虫病、脑梗死、神经白塞病等。GC 是肿瘤性质的疾病，随着病变不断增大，占位效应会逐渐突出，出现高颅压表现，而且应用大量抗生素、维生素、神经营养类药物后病情仍进行性加重，据此可与以上疾病区分。

（2）肿瘤类：中枢神经系统淋巴瘤、多发性胶质瘤、恶性胶质瘤颅内播散等，这些肿瘤多有囊变、坏死，占位效应显著，周围水肿严重，增强扫描有不同形式的明显强化，且解剖结构上各瘤体间彼此分离，亦无组织学联系，可与鉴别。

六、治疗

（一）外科治疗

外科治疗主要局限于诊断和减压，采用手术活检，靶点选择额叶、颞叶非功能区，采用多靶点穿刺法，以弥漫性病变中心及周边为靶点，选择 3～4 个靶点行活检，活检后可选择额叶或颞叶切除加去骨瓣减压术。

（二）放射治疗

放射治疗是 GC 的主要治疗方法。可以选择局部放射治疗，也可选择全脑放射治疗。对于 GC 患者预测一个合适的放射剂量和病变的形态是很困难的，鉴于病变可能是高级别的也可能存在样本偏差，建议采用高剂量、大范围的治疗或全脑放射治疗更合适。有文献报道在某些 GC 的患者，放射治疗可以稳定临床状态，改善神经症状。是否能延长生存期，有关研究表明有效治疗是不明显的。因为所观察的患者数量有限并且缺乏长期随访。

（三）化学治疗

化疗治疗 GC 的报道很少，有效的报道更少见。可采用 PCV 治疗方案，详细化疗方案建议参考化疗章节。

（程彦）

参考文献

1. 方黎明，耿道颖，陈星荣. 大脑胶质瘤病的 MRI 病理对照研究-附 8 例分析. 肿瘤，1998，18（4）：255-257.
2. 孙康健，谭启富，孙克华. 立体定向治疗脑深部病变. 医学研究生学报，2001，14（3）：221.
3. 张义，吴劲松，张福林，等. 脑胶质瘤病. 中华神经外科杂志，2001，17（1）：1-9.

4. Essig M, Schlemmer HP, Tronnier V, et al. Fluid-attenuated inversion recovery MR imaging of gliomatosis cerebri. Eur-Radiol, 2002, 11 (2): 303-308.
5. Fang LM, Geng DY, Chen XR. Comparision of MRI and pathologic features of gliomatosis cerebral 8 cases analysis. Tumor, 1998, 18 (4): 255-257.
6. Felsberg GJ, Silver SA, Brown MT, et al. Gliomatosis cerebri radiologic correlation. AJNR, 1995, 15 (9): 1745.
7. Galanaud D, Chinot O, Nicoli F, et al. Use of proton magnetic resonance spectroscopy of the brain to differetiate gliomatosis cerebri from low grade glioma. J Neurosurg, 2003, 98 (2): 269-276.
8. Jennings MT, Frenchman M, Shenmab T, et al. Gliomatosis cerebri presenting as ingtractable epilepsy during childhood. J Child Neurol, 1995, 10 (1): 37245.
9. Kim DG, Yang HJ, Park IA et al. Gliomatosis cerebri: clinical feature, treatment, and prognosis. Acta Neurochri (Wien), 1998, 140 (7): 755-762.
10. Kleihues P, Cavenee WK. Pathology and genetics tumors of the nervous system. 2ed. Lyon: IARC Press, 2000: 92.
11. Kleihurs P, Burger PC, Scheithauer BW. Tumors of neuroepithelial tissue // Kleihurs P, Burger PC, Scheithauer BW . Histological typing of tumors of the central nervous system. Heidelberg: Springer Verlag, 1993: 21- 22.
12. Ponce P, Alvarez Santullano MV, Otermin E, et al. Gliomatosis cerebri: findings with computed tomography and magnetic resonance imaging. EJR, 1998, 28 (12): 226-229.
13. Ross IB, Robitaille Y, Villemure JG, et al. Diagnosis and management of gliomatosis cerebri: recent trends. Surg Neurol, 1991, 36 (8): 431-440.
14. Weinberg JS, Rhines LD, Cohen ZR, et al. Posterior fossa decompression For life-threatening tonsillar herniation in patients with gliomatosis cerebri: report of three cases. Neurosurgery, 2003, 52 (1): 216-223.
15. Yang S, Wetzel S, Law M. Dynamic contrast enchanced T2 weighted MR imaging of gliomatosis cerebri. AJNR, 2002, 23 (3): 350-355.

第 28 章 神经元及神经元-神经胶质混合性肿瘤

第一节 神经节细胞瘤

神经元及神经元-神经胶质混合型肿瘤是一组神经细胞和胶质细胞混合组成的肿瘤，两种细胞各自的性质和数量大不一样，色谱很广。一个极端，肿瘤只具有成熟的神经节细胞，没有胶质细胞或只有间叶性结缔组织，或胶质细胞稀少，发育良好，没有增生，非新生物性质，此时被称为神经节细胞瘤。另一个极端，神经节细胞和胶质细胞均很明显，两种细胞均被看成肿瘤成分，此时被称为神经节细胞胶质瘤。如果发生间变，则称为间变性或恶性神经节细胞瘤和间变性或恶性神经节细胞胶质瘤。由于间变部分总是发生在胶质细胞，所以1990 年 WHO 新分类中废除了间变性神经节细胞瘤一词。

一、发病情况

神经节细胞瘤是一种罕见的肿瘤，约占所有脑肿瘤的 0.1%～0.5%，男女发病率无明显差异。60%的神经节细胞瘤发生于儿童和青少年，临床上出现症状一般在 30 岁以内，平均为 25 岁。相反，发生于鞍内的神经节细胞瘤大多数为成年人，大于 30 岁。神经节细胞瘤可以发生在整个脑-脊髓神经轴，包括小脑、邻近三脑室底部的下丘脑、鞍区、松果体区、脑干和颈胸段脊髓。位于大脑半球的神经节细胞瘤，相对好发位置一般是颞叶，可为颞叶单发病灶，也可在额叶或顶叶同时发生。Russell 与 Rubinstein 指出，颞叶和第三脑室底部是这类肿瘤最好发的部位。

神经节细胞瘤的组织发生不十分明确，多为推测。一种学说认为肿瘤起源于胚胎残存的神经节细胞的前身细胞，即神经母细胞，后者在出生后仍不消失，继续发育，如颞叶的齿状回和脑室附近等处均可残存这种细胞。另有一种学说认为肿瘤可能与局部发育异常或错构瘤性的病变有关，例如错构瘤、半球巨脑畸形、脑组织异位均含有分化良好的但为不典型的神经元细胞，如双核或增大的异常神经元细胞。另有人认为中枢神经系统神经节细胞瘤的部分病例，可能是周围或自主神经系统的神经母细胞瘤转移灶的成熟分化，其理由如下：①交感神经母细胞瘤有原位消退以及原位转移灶成熟分化的倾向；②交感神经母细胞瘤的瘤细胞，已在组胚中证实能分化成熟为神经节细胞；③电镜下除胶质细胞外，中枢神经系统内的神经节细胞瘤与交感神经节细胞瘤的超微结构一致；④免疫组化，中枢神经系统内的神经节细胞瘤的表达与交感神经节细胞瘤相吻合；⑤颅脑部位是交感神经母细胞瘤的转移倾向部位；⑥病程符合，小儿尤其幼儿起病，迁延病史（癫痫）至大龄儿童到青少年；⑦光镜下的退变状态，如神经元的退变、钙化和囊性变等。

二、病理学

（一）大体观察

肿瘤大体标本为灰红色呈分叶状或结节状，可以有坏死及囊性变。

（二）光镜观察

光学显微镜下可见大小不一、但分化较好的神经节细胞。神经节细胞的排列不像正常那样疏密有致和极性不紊，而是疏密不匀、极性紊乱，常密集成团。肿瘤性神经元细胞胞体大，常有较大的有小泡的细胞核，核仁明显，核内染色质呈细小颗粒状，胞浆丰富内有尼氏小体形成。尼氏小体可通过尼氏染色方法显示，神经节细胞随分化程度呈现不同的阳性反应，分化好者出现尼氏小体，中等分化者仅有尼氏颗粒，分化极差者仅示胞体和突起的淡蓝色。细胞核不规则，出现多核和双核，尤其出现双核对诊断更有意义（图 28-1-1，见彩页）。神经节细胞瘤的神经胶质基质不明显，相反神经节细胞胶质瘤的神经胶质成分是肿瘤性的，非常明显。神经节细胞瘤可有钙化灶和血管壁的钙化，有时神经元干细胞在血管周围形成单核细胞簇。

（三）电镜观察

电镜下超微结构显示瘤细胞有成熟神经元分化的特征，瘤细胞胞浆内细胞器丰富，有脂褐素、多聚核糖体、粗面内质网、线粒体、神经丝和微管等。其中微管量总是突出的，有时成束集聚，直径 20nm，容易辨认。最具诊断价值的是神经分泌颗粒和突触复合体。前者常常是大量的，分为两种，一种较大，直径通常在 200nm 左右，有一大的密电子中心，并总有清晰的界膜下空晕，称为密心小泡。另一种较小，通常在 35～40nm 之间，没有密电子心，叫空心小泡。突触复合体的胞体间、突起间或胞体与突起间的质膜间的连接装置，在附近多半有成群的空心小泡和密心小泡，前者多，后者少或没有。

（四）免疫组织化学

免疫组化显示神经节细胞胞体有很多抗体表达，如：突触素（synaptophysin）（图 28-1-1，见彩页），神经微丝蛋白表位（neurofilament protein epitopes M/H）和不同的神经肽和生物胺，如免疫活性生长抑素、甲硫胺酸脑啡肽、亮氨酸脑啡肽、促肾上腺皮质素释放激素、血管源性肠肽、β-内啡肽、降钙素和 5-羟色胺。有时仅凭 HE 染色区别非典型的神经节细胞和肥胖性多型性胶质母细胞比较困难，利用神经烯醇化酶（neuron specific enolase，NSE）、神经微丝（neurofilament，NF）蛋白、胶质纤维酸性蛋白（glial fibrillary acidic protein，GFAP）和波纹蛋白（Vimentin）免疫组化染色的不同结果加以区分。其中神经节细胞呈 NSE（+）、NF（+）、GFAP（-）、Vimentin（-），而肥胖性多型性胶质母细胞呈 NSE（-）、NF（-）、GFAP（+）、Vimentin（+）。

三、临床表现

神经节细胞瘤表现为一个偏良性的生长过程，出现临床症状到接受手术治疗的时间可以从 6 周到 18 年之久，一般是 3～4 年。颅内的神经节细胞瘤最常见的症状是癫痫和头痛，而且癫痫发作后常伴随颅内压增高、非特异性头痛和局灶神经功能缺失症状。非特异性头痛特点是没有恶心呕吐、视乳头水肿，腰椎穿刺检查脑脊液起始压和终末压都不高，说明非特异性头痛与颅内压增高无关。患者常在幼儿时开始癫痫发作，迁延长时间，有时长达 10～20 年之久，后期常因囊性变、囊肿的膨胀而症状加重。当肿瘤位于中线结构，如三脑室底部、松果体区时，因脑脊液循环障碍可出现梗阻性脑积水。脑积水、嗜睡和进食障碍与三脑室底部的神经节细胞瘤有关。

鞍内或称垂体节细胞瘤是最为少见的，发生于鞍内的神经节细胞瘤大多合并垂体瘤。多数鞍内神经节细胞瘤有内分泌症状，肢端肥大症最常见，其他症状有闭经-溢乳综合征和库欣综合征。有趣的是许多与垂体瘤无关的神经节细胞瘤也有内分泌症状，这些神经节细胞瘤可以产生垂体激素释放因子，刺激腺垂体过度分泌。有些非垂体瘤性神经节细胞瘤产生的症状有垂体功能减退、糖尿病。

脊髓神经节细胞瘤占神经节细胞瘤总数的比例不到10%，虽然脊髓神经节细胞瘤可因为肿瘤位置和占位效应产生不同的临床症状，事实上大部分患者是没有症状的，而是因为偶然的影像学检查才被发现的。根据肿瘤的位置，脊髓神经节细胞瘤可出现神经根病、肢体无力、痉挛、瘫痪（单瘫甚至四肢轻瘫）、多汗或马尾综合征，胸髓哑铃型神经节细胞瘤常出现脊柱侧凸，另外神经节细胞瘤常和多发性神经纤维瘤病关系密切，其原因仍未知。

四、影像学

神经放射学检查对此类肿瘤为非特异性的，术前定性诊断甚难。CT平扫肿瘤呈等密度或略低密度，多为类圆形，少数呈弥漫性，边界多清楚，可见囊变、钙化，病灶周围没有水肿，占位效应多较轻，增强后无强化。MRI的T1WI肿瘤呈等或略低信号，发生钙化时，钙化部分可呈现低或高信号区。T2WI上呈等或高信号，有时与正常脑组织无法分辨，增强后无强化或局部有轻微强化，T2WI上常见点状钙化，可表现为低或高的信号强度，但在质子加权序列上常为高信号（图28-1-2A～D）。

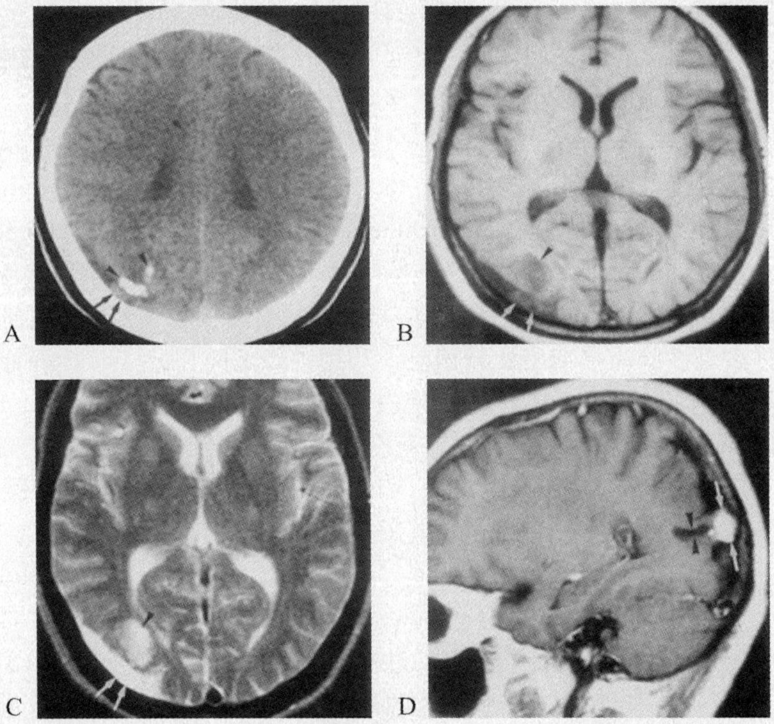

图28-1-2　A：CT平扫显示右侧顶枕局灶性钙化病变（箭头），肿瘤在大脑皮层凸面外生性生长（箭头），呈等或略低密度。B：磁共振T1加权轴位片示肿瘤（箭头）外生性生长，为低信号，并有一囊变（箭头），也呈低信号。C：磁共振T2加权示高信号病灶，但外生性肿瘤和周围的脑脊液在T2加权上难以区分。D：磁共振T1加权矢状位片示肿瘤位于皮层（箭头），呈外生性生长，并且均匀强化，囊变位于肿瘤内侧（箭头）

发生于鞍内的节细胞瘤 60%伴有垂体腺瘤，影像学上与鞍内神经节细胞瘤的表现相仿，往往无法区别。

五、诊断和鉴别诊断

儿童和青少年患者，有长期顽固性癫痫病史，影像检查示颞叶或额叶病灶，应考虑神经节细胞瘤。但该病罕见，主要应和神经节细胞胶质瘤鉴别，在病理上神经节细胞瘤主要由肿瘤性神经元细胞构成，一般不含或仅含少量胶质成分。在影像上神经节细胞瘤与神经节细胞胶质瘤相似，可见囊变和钙化，增强后多无变化。此外发生在颞叶者应和星形细胞瘤、胚胎发育不良性神经上皮肿瘤鉴别；发生在额叶者，应和少突胶质细胞瘤鉴别；发生在鞍区者，应和垂体腺瘤鉴别，但多数情况下鉴别困难。

六、治疗及预后

神经节细胞瘤属于 WHO Ⅰ级肿瘤，治疗首选手术切除肿瘤。肿瘤常很小、界限清、细胞分化水平高、生长部位允许外科切除等因素决定其预后大都良好，完全切除可治愈。所以预后的好坏都取决于生长部位和手术切除程度。术后肿瘤的复发极少，若复发，病灶一般在原肿瘤部位，复发与肿瘤的不完全切除有关。

鞍区神经节细胞瘤生物学行为温和，偶可见有局部破坏现象。治疗以经蝶手术切除肿瘤为首选。手术缓解率及血 GH 水平是否恢复与肿瘤的大小、侵袭性和术前 GH 激素水平有关，合并垂体微腺瘤手术缓解率达 80%，症状体征可完全缓解，垂体功能得以保留。切除节细胞瘤后，GH 水平会自动降低。部分学者经过长期随访发现，肿瘤没有复发，说明它是良性的，外科手术治疗效果好，不必进行其他辅助治疗，局部有侵袭者预后相对较差。

（杨伊林　邵耐远）

参考文献

1. Altman N. MR and CT of gangliocytoma. AJNR，1998，9：917-920.
2. Araki M，Fan J，Haraoka S，et al. Extracranial metastasis of anaplastic ganglioglioma through a ventriculoperitoneal shunt：a case report. Pathol Int，1999，49：258-263.
3. Beal MF，Kleinman GM，Pjemann RG，et al. Gangliocytoma of third ventricle：hyperphagia，somnolence，and dementia. Neurology，1981，31：1224-1228.
4. Choi Y，Kim I，Cheon J，et al. Gangliocytoma of the spinal cord：a case report. Pediatr Radiol，2001，31：377-380.
5. Cote P，Cassidy J，Dzus A，et al. Ganglioneuroma of the thoracic spine presenting as adolescent idiopathic scoliosis：a case report. J Spinal Disord，1994，7：528-532.
6. Duchowny MS，Resnick TJ，Alvarez L. Dysplastic gangliocytoma and intractable partial seizures in childhoods. Neurology，1989，39：602-604.
7. Ebina K，Suzuki S，Takahashi T，et al. Gangliocytoma of the pineal body. A case report and review of the literature. Acta Neuropathol (Berl)，1985，74：134-140.
8. Fagan C，Swischuk L. Dumbbell neuroblastoma or ganglioneuroma of the spinal canal. Am J Roentgenol，1974，120：453-460.
9. Felix I，Bilbao JM，Asa SL，et al. Cerebral and cerebellum gangliocytomas：a morphological study of nine cases. Acta Neuropathol (Berl)，1994，88：246-451.

10. Kulkantrakorn K, Awad EE, Levy B, et al. MRI in Lhermitte-Duclos disease. Neurology, 1997, 48: 725-731.

11. Ng T, Fung C, Goh W, et al. Ganglioneuroma of the spinal cord. Surg Neurol, 1991, 35: 147-151.

12. Puchner MJA, Ludecke DK, SaegerW, et al. Gangliocytoma of the sellar region-a review. Esp Clin Endocrinol, 1995, 103: 129-149.

13. Smith RR, Grossman RI, Goldberg HI, et al. MR imaging of Lhermitte-Duclos disease: a case report. AJNR, 1989, 10: 187-189.

14. Takahashi H, Wakabayashi K, Kawai K, et al. Neuroendocrine markers in central nervous system neuronal tumors (gangliocytoma and ganglioglioma). Acta Neuropathol (Berl), 1989, 77: 237-243.

15. Towfighi J, Salam MM, Mclendon KE. Ganglion cell-containing tumors of the pituitary gland. Arch Pathol Lab Med, 1996, 120: 369-377.

第二节 神经节细胞胶质瘤

神经节细胞胶质瘤（ganglioglioma）由神经节细胞、少数正常的星形细胞和少枝胶质细胞、数量众多的肿瘤性星形细胞和少枝胶质细胞组成。有时星形细胞成分可能远远超过节细胞。在胶质成分未肯定时可应用神经节细胞肿瘤（ganglion cell tumor）之称。根据其胶质细胞和神经元细胞所占比例不同，分为两种类型：神经节胶质瘤和神经节神经胶质瘤。神经节胶质瘤以胶质瘤细胞为主，神经节神经胶质瘤以神经元细胞为主。

一、病理学

肉眼：肿瘤为局限性肿块，境界清楚，质地较韧。近一半病灶有囊性变，20%～35%的病灶有大而致密的钙化灶。镜下：瘤细胞数量差异很大，细胞稀少，含有成簇状分布的异常神经元（含双核细胞）、小神经元、淋巴细胞和纤维性间质，构成错构瘤的图像。其间均有不等量的胶质细胞存在，若肿瘤发生间变，则神经节细胞可呈多形性改变，而更多更显著的变化可能发生在胶质细胞，可发展成多形性黄色瘤性星形细胞瘤样图像或多形性胶质母细胞瘤的图像（图 28-2-1A～F，见彩页）。

二、临床表现

此病极为罕见，文献报道发病率为 0.3%～0.6%。有一组报道占颅内肿瘤的（包括转移瘤）1.3%，或原发颅内瘤的 3%。主要见于儿童和青少年，占儿童及青少年颅内肿瘤的 1.2%～7.6%。无性别差异。发病高峰年龄为 11 岁。

神经节细胞胶质瘤可发生于中枢神经系统任何部位，包括脑、脊髓的整个神经轴，但以幕上最常见，尤其是颞叶、额叶和第三脑室壁为好发部位。

首发症状多以癫痫发作为主，或原癫痫类型发生改变，通常药物治疗难以控制。部分患者以头痛为主要表现，局灶性定位体征不常见，少数病变位于功能区可有相应表现。

三、影像学

神经节细胞胶质瘤的影像学表现无特异性。

颅脑 X 线：部分病例可见钙化。近颅骨的肿瘤可存在颅骨的压迫性骨质吸收。

CT 检查：大多表现为低密度或等密度病灶，肿瘤可有轻到中度强化。部分可见到钙化，钙化为该肿瘤的重要 CT 征象。

MRI 检查：通常表现为长 T1、长 T2 囊性病灶。部分病例 T2WI 病灶中心显示不均匀略高信号影，外周见环状长 T2 高信号（图 28－2－2），FLAIR 序列病变为高信号（图 28－2－3）。若有壁结节，可呈等信号突入囊腔内，其囊内为黏液样基质，肿瘤边界清楚，无水肿带或有轻微水肿，占位效应轻，少数肿瘤可有钙化。注药后可出现混杂性增强（图 28－2－4，5），MRI 显像有增强效应。

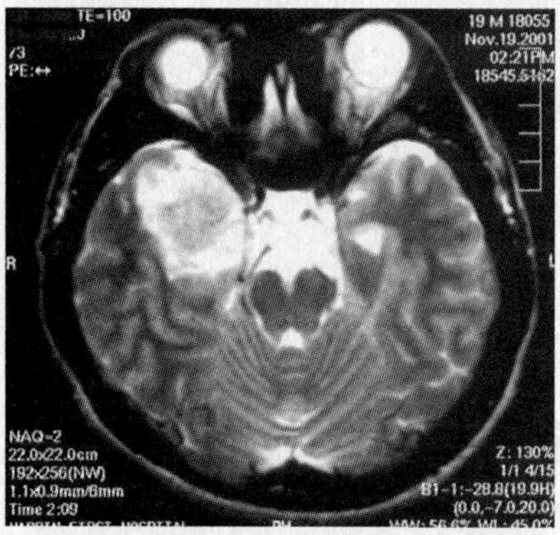

图 28－2－2　神经节细胞胶质瘤（T2WI 轴位）

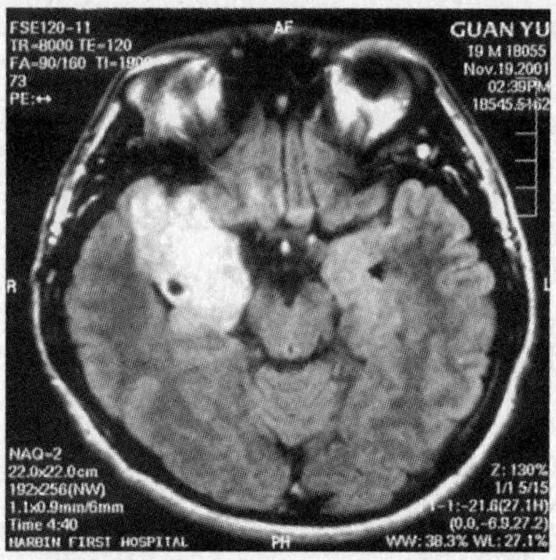

图 28－2－3　神经节细胞胶质瘤（FLAIR 序列轴位）

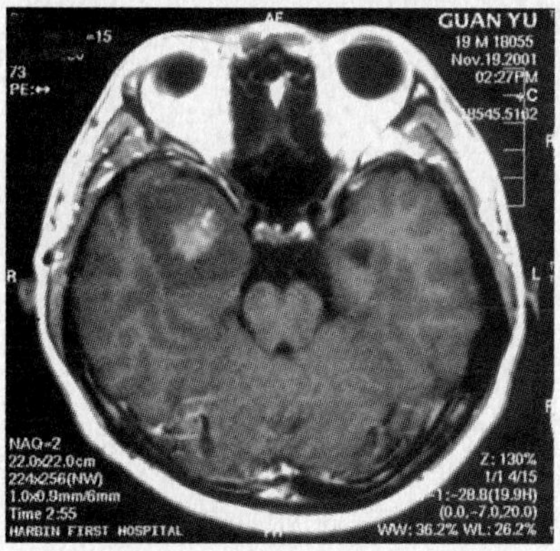

图 28－2－4　神经节细胞胶质瘤（T1WI 轴位增强）

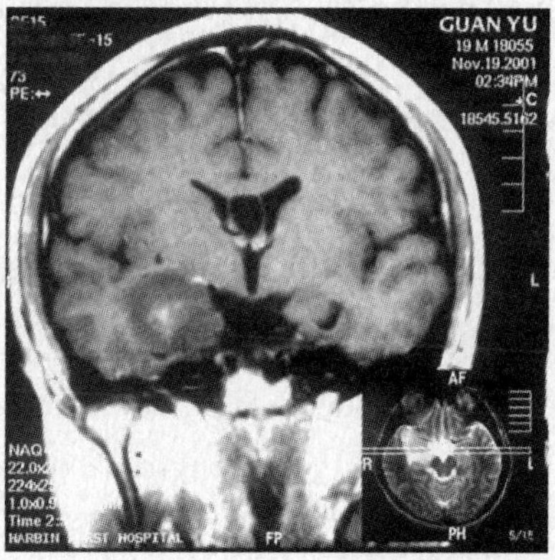

图 28－2－5　神经节细胞胶质瘤（T1WI 冠状增强）

血管造影检查：显示为无血管或轻微血管染色肿瘤。

PET 检查：在 FDG PET 显像中，肿瘤都呈低代谢。

四、诊断和鉴别诊断

根据发病年龄、临床表现和辅助检查可以诊断本病。但需与以下疾病鉴别：

（一）三叉神经瘤：是起源于三叉神经节或三叉神经根的良性肿瘤，常见囊变、出血和坏死。起源于三叉神经根的肿瘤通常位于岩骨尖，跨越中、后颅窝，此时肿瘤可呈哑铃状。而起源于三叉神经节者可向海绵窦及眶上裂扩展。肿瘤周围多无水肿带。肿瘤多为实体性，部分可囊变。注射 Gd－DTPA 后肿瘤均匀强化。

（二）畸胎瘤：MRI 表现为不均匀混杂信号的肿块，常伴有钙化、脂肪和囊变。

五、治疗及预后

治疗原则：以手术为主，结合放疗、化疗的综合治疗。

神经节细胞胶质瘤大多属于良性病变，首选手术切除。肿瘤如在囊壁上则可采用瘤结节切除即可治愈；如为无囊变的实性肿瘤，也可沿周围的胶质增生带行全切除；在功能区的肿瘤则要尽可能在保留其神经功能下行肿瘤部分切除。如手术切除后病理证实恶变为胶质母细胞瘤时，术后则需考虑进行放射治疗。但大多数肿瘤对放疗和化疗均不敏感，可长期随诊观察。

本病预后好，5 年生存率在 90%以上。大多数患者手术切除后无任何症状，反应良好，部分病例术后可发生脑水肿等并发症。近来有文献报道神经节细胞胶质瘤有软脑（脊）膜和蛛网膜下腔播散。

（王智）

参考文献

1. Demierre B，Stichnoth F A，Hori A，et al. Intracerebral ganglioglioma. Neurosurgery，1986，65：177-182.
2. Kalyan-Raman U P，Olivero W C. Ganglioglioma：a correlative cliniocpathological and radiological study of ten surgically treated cases with follow-up. Neurosurgery，1987，20：428-433.
3. Tampieri D，Moumdjian R，McLanson D，et al. Intracerebral gangliogliomas in patients with partial complex seizures：CT and MR imaging findings. AJR，1991，157：843-849.
4. Zentner J，Wolf HK，Ostertun B，et al. Gangliomas：clinical radiological and histopathological findings in 51 patients. Neurol Neurosurgery Psychiatry，1994，57：1497-1502.

第三节 Lhermitte－Duclos 病

Lhermitte－Duclos 病（Lhermitte－Duclos disease，LDD）又称小脑发育不良性神经节细胞瘤（dysplastic gangliocytoma of cerebellum），是一种罕见的起自小脑皮层的病变，以单侧小脑皮质缓慢进展的占位性病变为特征，有发育不良性神经节细胞瘤、小脑皮质弥漫性神经节瘤、小脑皮质弥漫性节细胞髓鞘增生、小脑良性增生、小脑颗粒细胞增生、小脑弥漫性节细胞瘤、小脑错构瘤或错构胚细胞瘤等不同名称，反映肿瘤有发育畸形和良性肿瘤的特性。2007 年 WHO 的神经系统肿瘤分类中将之仍归属于神经上皮组织肿瘤中的“神经元和混合神经元-神经胶质肿瘤”，其恶性度分级为Ⅰ级。病因尚未明确。诊断依赖于病理学特征性表现：小脑皮质增生，白质减少，分子层苍白、增厚并间有有髓纤维，浦肯野细胞层缺如，颗粒细胞层增宽并含有大量异常颗粒细胞。手术切除为唯一有效的治疗方法，并且疗效显著。

一、发病机制

至今其发病机制仍不明确。Lhermitte 和 Duclos 认为病变是由节细胞肿瘤和畸变的浦肯野细胞的前体细胞组成。Bielschoesky 和 Simons 认为病变源自无增殖能力的局部小脑皮质，并与其他先天性畸形相关，如多趾畸形、脊髓空洞症、小脑异位。Duncon 和 Snodgrass 提出肿瘤细胞为增生的颗粒细胞，因其发现源自于软膜的异常细胞的轴突呈特征性垂直排列，而只有典型的正常颗粒细胞才有这种轴突排列。这就是颗粒细胞增生学说的组织病理基础，该学说认为 LDD 是由增生的颗粒细胞组成，这些有缺陷的颗粒细胞从外颗粒细胞层移行而来，其轴突如同在分子层样的发散均表明其高分化性。细胞核抗原的单克隆抗体染色、脱氧核糖核酸增殖指数检测的结果显示缺乏有丝分裂或增生活性，均提示 LDD 的良性特征。

1991 年，Padberg 等首先提出 LDD 与多发性错构瘤-肿瘤综合征（Cowden 综合征）相关的观点。Cowden 综合征是常染色体显性遗传的癌综合征，以黏膜病变、系统性错构瘤、高发乳腺、甲状腺和泌尿生殖器的恶性变为特征。近来研究表明，LDD 与 Cowden 综合征之间具有相关性。有人提出 LDD 是以中枢神经系统为主要表现的 Cowden 综合征的观点。Vinchon 等回顾性研究 72 例 LDD 病例，其中近 50%符合 Cowden 综合征的诊断。此外，在 5 个 Cowden 综合征家系中发现有 4 个存在 PTEN/MMAC1 抑瘤基因（10q23）的种系突变，其中就有一个家系表现有 LDD。近年来研究发现，部分 LDD 患者存在 10 号染色体上的 PTEN/MMAC1 抑癌基因的 5 号外显子缺失，提出了本病的种系突变学说，并得到动物试验支持。

二、病理学

Burger 等把 LDD 定义为“增生的内颗粒层神经元形成的非肿瘤性小脑叶片肿大”。大体上，多数病例小脑叶片显著增厚，病变区较之周围正常小脑组织更显苍白。切面上看，小脑皮质扩大，有时扩张至蚓部，中央白质缩小甚至消失（图 28-3-1，见彩页）。镜下见内颗粒细胞层扩张，其中正常颗粒细胞间夹杂部分巨大神经元，甚至正常颗粒细胞完全被巨大神经元所取代（图 28-3-2，见彩页）。这些巨大神经元细胞较之正常浦肯野细胞小，但比颗粒细胞大。神经元内含泡状核，核仁突起，胞浆丰富且 PAS 染色阳性。分子层增宽，充满大量不规则增大的有髓轴突（图 28-3-3，见彩页）。这些轴突属于占据内颗粒层的异常增生神经元。异常神经元未见有丝分裂或坏死。多数学者认为，光镜和电镜下见到的神经元是增生的颗粒细胞。神经元密度增高处可见新生血管。可有钙化，常见于病变周边，沿增厚的分子层中丰富的毛细血管分布。

正常和病变的小脑皮质是逐渐移行的，其间的浦肯野细胞和中央白质消失。近来，随着细胞核抗原单克隆抗体染色、脱氧核苷酸增殖指数测定等方法的运用，认识到 LDD 没有增殖活性。患者的长病程和切除术后长期存活，也表明了 LDD 缓慢生长甚或无生长性。

总结本病的五个组织病理学特征如下：①弥漫或局限性小脑皮质增生，累及一侧或两侧小脑半球甚至小脑蚓部；②病变小脑半球中央白质有一定程度的减少；③大体见分子层苍白、增厚，间有有髓纤维；④浦肯野细胞层缺如，颗粒细胞层增宽并含有大量异常颗粒细胞，其轴突伸入分子层；⑤常见钙质沉积于分子层的毛细血管壁。

三、临床表现

LDD 是源于小脑皮质的罕见肿瘤，从新生儿到 60 余岁老人均可患病。但高发于 30～50 岁，无明显性别差异。临床上出现进行性加重的后颅窝占位效应，通常伴有小脑功能障碍、非交通性脑积水及颅内压增高。典型临床症状为后颅窝占位性病变造成的头痛、小脑共济失调、视觉损害及颅神经麻痹，可持续数月至 10 余年。其中颅内压增高的症状和体征随着肿瘤的生长、占位效应的加剧于病程的晚期出现，如头痛、恶心、呕吐、视乳头水肿、精神及意识障碍等。较少见的症状有：感觉、运动障碍，眩晕，复视，神经精神障碍，体位性低血压和耳鸣等。患者偶可表现为自发性或在术后出现的突发性神经功能丧失，考虑可能系慢性梗阻性脑积水的急性失代偿所致。

四、影像学

20 世纪 70 年代末期之前，对 LDD 术前神经影像学的检查包括：头颅 X 线平片、椎管造影、脑室造影、脑血管造影等。之后，CT 成为有力的诊断手段，直接显示病变与周围小脑实质、神经结构及蛛网膜下腔的关系。CT 表现为：后颅窝低密度肿块，注射对比剂不强化，压迫第四脑室造成梗阻性脑积水，可见钙化（图 28－3－4）。但由于 CT 本身固有的在后颅窝成像上的衰减伪影，使得 MRI 成为目前诊断本病的首选检查。MRI 可发现本病特征性的小脑半球增大，呈条纹状且不伴环形增强。T1 加权呈低信号，T2 加权见平行排列的条纹状高信号。无明显占位效应。MRI 既有助于术前 LDD 诊断，也有助于手术入路及切除范围的确定（图 28－3－5）。但至今尚无术前诊断 LDD 的影像学标准。

近来，一些功能影像学方法，如 PET、SPECT、MR 波谱学检查，可提供 LDD 的病理生理方面的信息。比如，PET 发现病变处脑血流量增加。将来，这些功能性影像学检查会对本病自然病程的预测有帮助，进而拓宽外科手术指征。

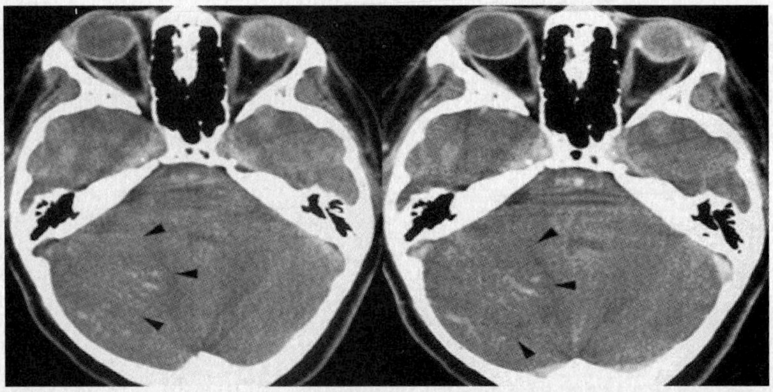

图 28－3－4　CT 表现后颅窝低密度肿块，注射对比剂不强化，可见钙化

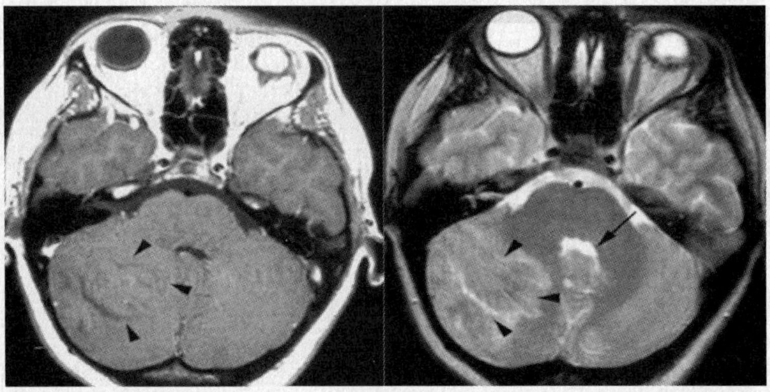

图 28－3－5　MRI 表现小脑半球增大，呈条纹状且不伴环形增强。T1 加权呈低信号，T2 加权见平行排列的条纹状高信号。无明显占位效应

五、诊断及鉴别诊断

本病术前诊断主要依据 MRI 显示小脑半球异常增大，表面有平行排列的条纹；术后明确诊断靠组织病理学及免疫组化标记检查，且需与以下疾病鉴别：①神经节细胞胶质瘤：多出现于 30 岁以下的年轻人，其本质是错构瘤，由神经节细胞和胶质细胞构成瘤块；光镜下含有较多胶质细胞，大多是肥大细胞型星形细胞瘤细胞，免疫组化标记瘤组织内胶质细胞 GFAP 标记阳性，可与本病鉴别；②婴儿型促纤维增生性神经节细胞胶质瘤：本病多发于 1

岁以内的婴幼儿，由成纤维细胞和神经上皮细胞混杂而成，间有致密的胶原纤维，网织染色显示多量网状纤维；其神经上皮细胞成分可以表现为星形细胞和神经元的分化，且 NF、Syn 和 GFAP 均阳性；而 LDD 不出现胶质细胞增生，GFAP 阴性；③胚胎发育障碍的神经上皮肿瘤：十分少见，常与皮层发育不良有关，可能属于错构瘤而非真性肿瘤，年轻人多发；肿瘤可由较大的成熟神经元组成，这些神经元分布在嗜碱性的黏液样基质中，其 MIB-1 增殖指数低，肿瘤组织形态分化良好，伴有皮层结构不良的表现；肿瘤细胞邻近毛细血管形成线状排列，这些毛细血管互相平行，一些细胞有短的胞浆突起并形成血管周围的假菊形团。

六、治疗及预后

手术切除是唯一有效的治疗方法。早期报道的未行手术治疗的 LDD 患者随着肿瘤生长，预后很差。在 1955 年以前手术治疗本病，仅有 3 例存活。近年来，随着麻醉和神经外科技术的发展，LDD 患者术后情况大大改善，患者术后长期存活率增高。通常采用枕下入路，也可根据肿瘤位置采用其他入路。偶于肿瘤切除后辅以永久性脑室分流。病变通常与正常小脑组织混杂，致使病变定位成为手术的主要困难。这就需要借助 MRI 明确病变范围、计划手术。

放射治疗的疗效尚有争议。鉴于本病的良性性质和弱潜在生长性特征，手术全切可治愈，在肿瘤全切的情况下不应行放疗。目前，γ-刀对 LDD 的治疗未被广泛研究，尚不能对其治疗指征和效果作评价。

由于本病缓慢生长，即便是部分切除的患者也能较长期生存。术后复发考虑有以下原因：①由于病变与正常小脑组织之间界限不清，常无法彻底切除，以致残瘤再长；②部分 LDD 病例存在 10 号染色体上 PTEN/MMAC1 抑癌基因突变，由于 PTEN 基因的缺陷致肿瘤复发。

（庞琦）

参考文献

1. 金行藻，李南云，石群立，等. 新近认识的良性神经元和混合性神经元一胶质肿瘤. 诊断病理学杂志，2003，10（1）：1-4.
2. 林欣，潘隆盛，余新光. 小脑发育不良性神经节细胞瘤. 中国临床神经外科杂志，2005，10（2）：150-152，156.
3. Baisden BL，Brat DJ，Melhem ER et al. Dysembryoplastic neuroepithelial tumor-like neoplasm of the septum pellucidum：a lesion often misdiagnosed as glioma：report of 10 cases. Am J Surg Pathol，2001，25：494.
4. Joachim K，Freimut J，Joachim S. Lhermitte-Duclos disease：assessment with MR imaging，positron emission tomography，single-photon emission CT，and MR spectroscopy. AJNR，2001，22（5）：824-830.
5. Nowak DA，Trost HA，Porr A，et al . Dysplastic gangliocytoma of the cerebellum（Lhermitte-Duclos disease）. Clin Neurol Neurosurg，2001，103：105-110.
6. Rainov NG，Holzhausen HJ，Burkert W. Dysplastic gangliocytoma of the cerebellum（Lhermitte-Duclos disease）. Clin Neurol Neurosurg，1995，97：175-180.
7. Robinson S，Cohen AR. Cowden disease and Lhermitte-Duclos disease：characterization of a new phakomatosis. Neurosurgery，2000，46：371-383.

第四节　胚胎发育不良性神经上皮肿瘤

一、概论

胚胎发育不良性神经上皮肿瘤（dysembryoplastic neuroepithelial Tumor，DNT）属于良性胶质神经元肿瘤。1988 年，法国病理学家 Daumas－Duport 和 Scheithauer 等首次描述并命名。DNT 为一半错构瘤性的多结节性的皮质内肿块，是罕见的神经系统肿瘤。

DNT 多见于青少年患者，绝大多数于 20 岁以前发病，男性患者稍多于女性。Daumas－Dupor 等报告 39 例患者中男女之比为 1.44∶1，发病年龄为 1～19 岁（平均为 9 岁），小于 15 岁者占 85%。Honavar 等报告 74 例，男女之比为 1.06∶1，发病年龄为出生～45 岁（平均为 7 岁），90%的患者在 20 岁前发病。Lee 等报告 20 例中男女之比为 3∶2，发病年龄为 2～53岁（平均为 19.7 岁），75%患者年龄小于 20 岁。

DNT 可见于颅内各个部位，但以幕上皮质内为多见。好发部位除颞叶外（占 62%），其次就是额叶（占 31%），但其他部位如顶枕叶、透明隔、脑桥、基底节、小脑、第三脑室也有报道。

二、病理学

大体观察：DNT 大体上常呈灰白色，半透明或胶冻状。受累皮层增厚，呈脑回或地图样形状，与正常脑组织边界清楚。

光镜观察：脑皮质过度增厚，与白质的界限变模糊。病变区的细胞密度增高，皮层的正常层次消失。皮层内见单个或多个瘤结节散在分布。瘤结节由形态规则的多系列异源性神经上皮细胞混合组成，包括肿瘤性少突胶质样细胞（oligodendroilar like cells，OLC）、神经元和少量星形胶质细胞，比例不一，以 OLC 为主（图 28－4－1，见彩页）。部分结节内含有丰富的嗜碱性黏液样基质，伴大量微囊变形成。黏液基质内有许多 OLC 分布，其间散在成熟的貌似正常的神经元的纤维星形胶质细胞漂浮其中（图 28－4－2，见彩页）。结节周边皮层结构层次紊乱。Daumas 根据病变内组织成分将 DNT 分为单纯型和混合型，单纯型仅含瘤结节成分，而混合型包含有瘤结节及其他成分。

电镜观察：肿瘤包括 3 种主要成分：肿瘤细胞（OLC）发出突起形成神经毡样结构，伸入黏液样细胞外间隙，胞核圆形或卵圆形，核仁不明显，胞浆较少，有些胞核不规则，胞浆内有囊泡；第二种成分包括大量细胞突起，有些伸长成束并彼此相连；第三种成分带有短颈，内含微管，肿瘤细胞的胞浆和突起内偶见致密囊泡，有些细胞的胞浆内可见核糖体板层状复合物，高倍镜下管壁呈层状结构，层间有核糖体样结构。

免疫组化：主要是一类细胞大小呈中型、形态一致、无多核分裂象的胶质细胞，瘤细胞 S－100 阳性；散在的星形细胞 GFAP 阳性；少突胶质样细胞 GFAP 阴性；神经细胞呈突触素（Syn）阳性；Vim 阴性和少量 A2B5 阳性。

三、临床表现

多表现为长期、难以治愈的癫痫，绝大多数呈部分复杂性发作，个别患者呈部分单纯性发作，一般没有神经功能缺损。最常见发生部位为颞叶，其次为额叶、顶叶、枕叶。发生癫痫的年龄从刚出生至 45 岁不等（平均 7 岁），绝大多数的 DNT 患者是在癫痫药物治疗无效而采用外科治疗时被发现。少数患者可有头痛，病灶内可有出血，而以急性颅内出血起病。

四、影像学

DNT 的 CT 检查显示为低密度病变，无明显强化，边界清，肿瘤周围水肿不明显，病灶以皮层为主可累及白质，占位效应轻微，可有自发性出血灶或钙化。MRI 和 CT 相比更具典型表现，皮层和皮层下边界清楚的病变，T1 加权为低信号，T2 加权为高信号，类似脑脊液，质子加权像上信号略高于脑脊液信号（图 28－4－3）。边缘部分可以不均匀，部分病变呈典型的地图状或脑回状，增强扫描无明显强化。肿瘤周边无明显水肿带，占位效应轻微。DNT 与低度恶性星形细胞瘤、神经节细胞胶质瘤难以鉴别。DNT 可有邻近骨质改变，少数病例可出现强化、钙化和囊变。单光子放射计算机断层显像术（SPECT）有助于诊断，其中 TC－99m－HMPAO－SPECT 扫描病变表现为低灌注，Thallium－SPECT 则无吸收，SIS－COM（the subtraction of ictal and interictal SPECT coregistered to MRI）技术在明确病变范围方面具有一定价值。

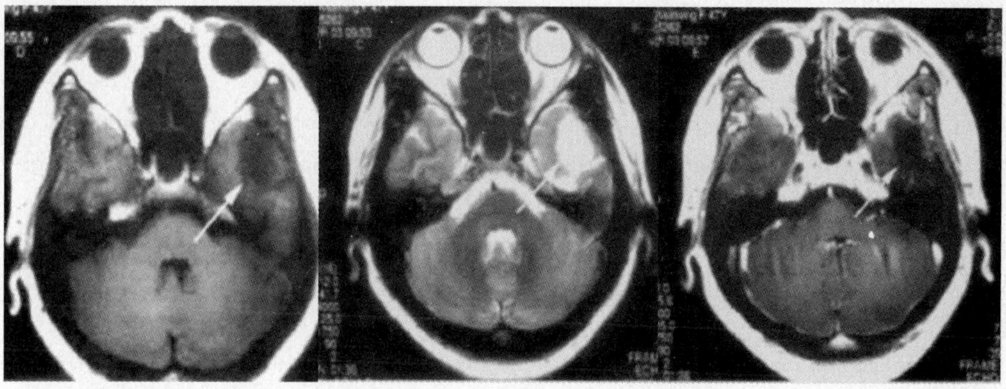

图 28－4－3　DNT 患者 MRI 检查图像

五、鉴别诊断

少突胶质瘤：因瘤细胞小而圆形、核周透亮和黏液变性等与少突胶质细胞相似而需鉴别。后者有以下特点：①多为白质起源，早期累及皮层；②病灶较大，有占位效应，伴明显水肿；③瘤细胞分布弥漫；④常有篱笆样血管；⑤少数皮层内形成瘤结节，很像 DNT，但常早期侵入蛛网膜下腔，肿瘤包绕脑膜血管；⑥残留神经元周围常有瘤细胞围绕成卫星状，而不是神经元漂浮在黏液湖上；⑦免疫组化：S－100 蛋白阳性，Syn 和 GFAP 阴性。

神经节细胞胶质瘤：节细胞胶质瘤常位于皮层及有关灰质，好发于颞叶，可有异常和双核节细胞、囊变和淋巴细胞浸润等特点，而 DNT 中无此特点，可据此鉴别。

六、治疗

DNT 以手术治疗为主，切除肿瘤的同时仍需控制癫痫发作。切除肿瘤的同时切除可能引起癫痫的病灶，如发育不良的非功能区脑皮质和瘢痕。为控制癫痫术中皮层脑电图有助于提高手术疗效，但也有学者提出，无论是否采用术中皮层脑电图，术后癫痫的控制效果无明显差异。因此，是仅做病灶切除还是在皮层脑电图指导下行扩大的病灶切除，目前仍有争议。

七、预后

DNT 为良性肿瘤，预后良好，手术切除后不需要辅助化疗和放射治疗。Fernandez 等报道 14 例的 10 年随访出现 1 例肿瘤复发，提示不完全切除的病例仍有复发的可能。

（俞苏寰）

参考文献

1. 常秀青，徐庆中，卢德宏．胚胎发育不良性神经上皮瘤．中华病理学杂志，2002，4：363-364.
2. 高翔，汪寅，江澄川，等．胚胎发育不良性神经上皮瘤的诊断与治疗．中华神经外科疾病研究杂志，2004，3：1145-1148.
3. 黄权，石忠松，杨李轩，等．胚胎发育不良性神经上皮瘤的诊断和显微手术治疗．中华显微外科杂志，2005，2：112-115.
4. 张福林，汪寅，陈宏，等．胚胎发育不良性神经上皮瘤 9 例临床病理分析．临床与实验病理学杂志，2003，2：118-121.
5. 周幽心，杜子威．胚胎发育不良神经上皮肿瘤中的胶质细胞特性的研究．中华肿瘤杂志，2000，5：409.
6. Daumas Duport C，Scheithauer BW，Chodkiewicz JP，et al. Dysembryopladtic neuroepithelial tumor：a surgically curable tumor of young patients with intractable partial seizures. Report of thirty－nine cases. Neurosurgery. 1988，23（5）：545-556.
7. Femandez C，Girard N，Paz Paredes A，et al. The usefulness of MR imaging in the diagnosis of dysembryopladtic neuroepithelial tumor in children：a study of 14 cases. AJNR Am J Neuroradiol，2003，24：829-834.
8. Kannuki S，Bando K，Soga T，et al. A case report of dysembryoplastic neuroepithelial tumor associated with neurofibromatosis type 1. No Shinkei Geka，1996，24（2）：183.
9. Kordek R，Biemat W，Zakrzewski K，et al. Dysembryopladtic neuroepithelial tumor（DNT）：an ultrastructural study of six cases. Folia Neuropathol，1999，37（3）：167.

第五节　中枢神经细胞瘤

一、概论

中枢神经细胞瘤（central neurocytoma，CNC）是一种较少见的中枢神经系统肿瘤，由于其发生率不高，而且又是近 20 年才被明确定义，因此其发生率并不明确。自 1982 年 Hassoun 首次报道，迄今为止，国内外文献报道将近 500 例。其中三个手术组的病例报道中，中枢神经细胞瘤占所有中枢神经系统肿瘤的 0.1%～0.5%。中枢神经细胞瘤的发生无性别差异，主要发病年龄在 20～40 岁（平均 29 岁）。中枢神经细胞瘤最常发生在侧脑室壁或透明隔，超过半数的病例发生于室间孔周围的侧脑室壁，第三脑室很少受累。尽管 Ashkan 报道收集了六年的病例，指出肿瘤好发于第四脑室，但实际发生于四脑室的中枢神经细胞瘤并不常见。有报道表明，由于一些肿瘤与中枢神经细胞瘤具有许多组织学的相似性，发生于脑室系统外区域，包括脊髓以及顶叶脑实质内，而称为非典型中枢神经细胞瘤。这些非典型的肿瘤不应被看作是具有中枢神经细胞瘤临床病理特征的实体瘤。

中枢神经细胞瘤的自然病程很短（平均三个月），大部分患者因为脑积水症状或肿瘤的占位效应而就医，如头痛、视力障碍、额叶综合征以及激素分泌障碍（对下丘脑压迫后引起）等。临床亦可见肿瘤卒中或完全的脑室循环系统阻塞促使临床症状的突发恶化甚至死亡。

二、发病机理

中枢神经细胞瘤的组织发生尚不清楚，大部分肿瘤的优势表型为神经元型，而且肿瘤有不同的成熟程度。肿瘤内有分化和有丝分裂活性的神经元细胞，少部分肿瘤细胞的 GFAP 阳性，在肿瘤细胞培养实验中发现肿瘤细胞具有向神经元和神经胶质双向分化的潜能，这些证明肿瘤发源于室管膜下区（subventricular zone，SVZ）神经元祖细胞。这些原始的神经元祖细胞保留了不同程度的在 SVZ 双向分化潜能的表型。肿瘤中的神经递质光谱分析表明，这些神经递质也是 SVZ 正常脑组织的组成成分。尽管肿瘤表现出惰性生长和低浸润潜能，但它们仍可原位复发并且很快复发。是什么导致了复发仍待进一步的研究。

三、病理学

中枢神经细胞肿瘤由大小一致的圆形细胞所组成，胞浆少，核深染，无核分裂象，细胞核周围有明显空晕，部分区域毛细血管丰富，钙化灶多见，偶见灶性坏死和菊花团样结构。组织学特征标记物显示，它在不规则的微血管基质方面，与肿瘤细胞家族具有相关同种性。这些小圆形的细胞具有分叶状的核和小斑点状的染色质，从而形成明显的原纤维基质，但细胞界限不清。细软的微脉管系统形成一个开放的分支状网状结构，从而看起来像是少突神经胶质细胞瘤。这些均匀的小圆形细胞、纤维基质以及典型微管在新鲜组织切片上都能看见，有别于少突神经胶质细胞瘤和松果体细胞瘤。各种大小的纤维基质构成的无核区域，中间夹杂着更多的有核区域是这些肿瘤的组成特征。一部分神经细胞瘤显示低水平的有丝分裂、核不典型性以及少量的细胞坏死。然而，显著的细胞核多形性或内皮细胞的增生并不常见，这一点与非典型中枢神经细胞瘤不同（图 28－5－1，见彩页）。

免疫组化显示，突触素（SYN）（图 28－5－2，见彩页）、MAP2、神经元细胞支架蛋白(NF)、神经元抗原表位以及神经元相关性黏附分子都证实了这些肿瘤的神经元表型。在一些肿瘤中，视黄醛抗原、亮氨酸脑磷脂、神经脂蛋白和促生长素抑制素也可见。对部分肿瘤通过应用气相色谱质谱仪（GC－MS）和高效液相色谱法（HPLC）检测发现肿瘤内含有高水平的既是神经递质又是神经元标记物的 r－氨基丁酸（GABA）。Ng TH 的研究表明，肿瘤细胞能产生神经元黑色素，也含有致密核心小囊，从而认为肿瘤能产生生物源性胺。几乎100％的病例具有原始的神经元谱系（包括：Ⅲ级 β 微管蛋白，胚胎免疫球蛋白超家族神经元细胞黏附分子 NCAM）表达，14％～60％的病例具有分化的神经元谱系（包括：Tau 和 NF－H/M）表达，证实了这些肿瘤由未成熟的及分化的神经元细胞组成。尽管中枢神经细胞瘤的神经元特异性烯醇酶（NSE）表达阳性，但嗜铬粒蛋白呈阴性，同时这些肿瘤也不具有像嗅神经母细胞瘤或神经节肿瘤那样的肿瘤所具有的神经分泌表型。大约 10％～12％的病例在显微镜下仔细观察可在反应的间质星形细胞中找到少量的 GFAP 阳性和有分化性的星形细胞（图 28－5－3，见彩页）。

超微结构特征，包括清晰和有致密核的小囊、平行的微管细胞内容物以及突触，均明确证实了中枢神经细胞瘤的诊断。

非典型中枢神经细胞瘤具有不断间变的组织病理学特征，这些间变包括微血管的超常增生、坏死和不断的分裂。肿瘤细胞增殖活性（增殖指数 MIB－1）与这些病例的高复发率密切相关，MIB－1指数＞2%，肿瘤常易复发，同时 MIB－1指数与微血管密度高的病理特征相关。

四、临床表现

中枢神经细胞瘤以进行性颅内压增高为主要表现。最常见的是头痛、呕吐、视力下降、视乳头水肿，部分患者出现意识障碍、站立不稳、耳鸣、共济失调、感觉异常、轻偏瘫、记忆力下降，极少部分患者有癫痫发作。

五、影像学

中枢神经细胞瘤典型的头颅 CT 扫描图像显示在侧脑室内有一非均匀的、多囊性的高密度占位（图 28－5－4），大约 50%的病例有簇状、非结晶的钙化。脑室扩大较常见，偶见肿瘤出血。

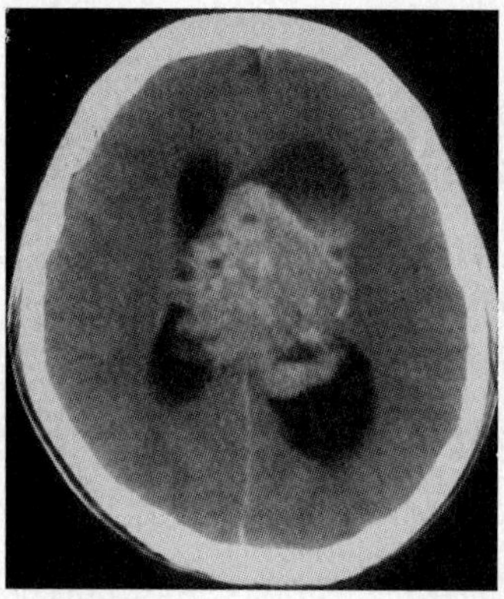

图 28－5－4　双侧脑室内密度不均匀的多囊性高密度占位

中枢神经细胞瘤的 MRI 影像显示以透明隔或脑室壁为基底的脑室内占位，典型表现为中线部位向双侧侧脑室局限性生长的肿物。T1 加权像呈混杂等低信号，T2 加权像呈高低不均信号，肿瘤强化较明显，可见增强的血管影。（图 28－5－5 A，B，C）。中枢神经细胞瘤的神经影像生物学参数的应用有一定的局限性。颅内几种肿瘤质谱磁共振成像（H－MRS）和砣^{201}SPECT（TI－SPECT）影像，均含有 N－乙酰天冬氨酸和肌酸磷酸盐峰以及对铊的高吸收性，与 MIB－1 增殖指数无相关性。在中枢神经细胞瘤中只有胆碱的含量很高，这一点与其他肿瘤形成了区别。在冰冻组织中，高压液相层析仪也能证实中枢神经细胞瘤的胆碱含量高。PET 方法证实中枢神经细胞瘤的 18F－脱氧葡萄糖（18F－FDG）吸收很少，但在非典型的中枢神经细胞瘤中，则显示对 18F－FDG 的吸收增加。

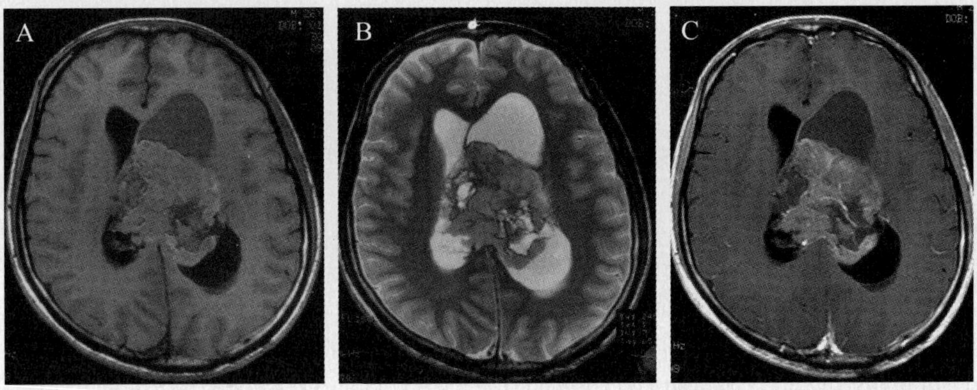

图 28-5-5 A: T1 加权像呈混杂等、低信号；B: T2 加权像呈高低不均信号；C: 增强扫描，肿瘤强化较明显，可见增强的血管影

六、诊断和鉴别诊断

中枢神经细胞瘤（CNC）有其特征性的临床表现、影像学特征及组织免疫病理学特性，诊断并不困难，其诊断依据为：①多见于 30～40 岁的青壮年；②肿瘤常位于侧脑室；③典型的影像学特征；④光镜下类似于少突胶质瘤室管膜瘤的小圆形细胞；⑤免疫组化检查发现 NSE、NF 和 SYN 阳性的神经元细胞。

尽管 CNC 诊断并不困难，但仍应和脑室内的少突胶质瘤、室管膜瘤相鉴别。前者极少生长在脑室，其免疫组化 NSE、SYN 与 NF 均为阴性，GFAP 大部分阳性，后者虽然在脑室内多见，但肿瘤细胞常呈角状和富有极性，GFAP 阳性，NSE、SYN、NF 均为阴性。

七、治疗

大多数学者认为中枢神经细胞瘤为良性病变，手术预后好，因此治疗以手术为主，对无法手术切除或复发者，给予放疗或化疗。

手术治疗是治疗中枢神经细胞瘤的首选方法，经胼胝体入路或经额皮层造瘘行肿瘤切除，全切率可达 60%～100%。

尽管中枢神经细胞瘤（CNC）对放疗极为敏感，但大多数患者在经肿瘤全切后可获得长期治愈，因此许多学者认为肿瘤全切术后不需放疗。但对于术后有肿瘤残留和肿瘤复发时应及时放疗，放射剂量 60Gy。部分学者认为如果 MIB-1>2%的中枢神经细胞瘤，即使手术全切肿瘤，也应给予放疗。

中枢神经细胞瘤化疗的研究少见，只有个案报道，故还有待进一步积累经验。

八、预后

外科手术是中枢神经细胞瘤首选治疗方法，全切后预后良好。已有的文献报道中枢神经细胞瘤五年生存率可达到 80%，肿瘤全切后无瘤生存时间可达 17 年。由于肿瘤切除的程度不同以及个体肿瘤的分化特性不同，肿瘤复发率很难统计。文献报道：即使全切除，仍有 22%左右的复发率。大部分的肿瘤复发发生于 25 个月内（9～25 个月），平均 17.5 个月。大多数学者认为肿瘤复发主要与肿瘤细胞的增殖指数 MIB-1 相关。

（周幽心）

参考文献

1. Hassoun J, Soylemezoglu F, Gambarelli D, et al. Central neurocytoma: a synopsis of clinical and histological features. Brain Pathol, 1993, 3: 297-306.
2. Ishiuchi S, Nakazato Y, Lino M, et al. In vitro neuronal and glial production and differentiation of human central neurocytoma cells. Neurosci Res, 1998, 51: 526-535.
3. Jamshidi J, Izumoto S, Yoshimine T, Maruno M. Central neurocytoma presenting with intratumoral hemorrhage. Neurosurg Rev, 2001, 24: 48-52.
4. Kanamori M, Kumabe T, Shimizu H, Yoshimoto T. (201) TISPECT, (1) H-MRS, and MIB-1 labeling index of central neurocytomas: three case reports. Acta Neurochir, 2002, 144: 157-163.
5. Kleihues P, Louis DN, Scheithauer BW, et al. The WHO classification of tumors of the nervous system. Neuropathol Exp Neurol , 2002, 61: 215-225.
6. Kuchiki H, Kayama T, Sakurada K, et al. Two cases of atypical central neurocytomas. Brain Tumor Pathol , 2002, 19: 105-110.
7. Kulkarni V, Rajshekhar V, Haran RP, Chandi SM. Long-term outcome in patients with central neurocytoma following stereotactic biopsy and radiation therapy. Br J Neurosurg, 2002, 16: 126-132.
8. Martin AJ, Sharr MM, Teddy PJ, et al. Neurocytoma of the thoracic spinal cord. Acta Neurochir , 2002, 144: 823-828.
9. Mena H, Morrison AL, Jones RV, Gyure KA. Central neurocytomas express photoreceptor differentiation. Cancer, 2001, 91: 136-143.
10. Metellus P, Alliez JR, Dodero F, et al. Central neurocytoma: 2 case reports and review of the literature. Acta Neurochir, 2000, 142: 1417-1422.
11. Ng TH, Fung CF, Goh W, Wong VCN. Ganglioneuroma of the spinal cord. Surg Neurol, 1991, 147-151.
12. Ng TH, Wong AY, Boadle R, Compton JS. Pigmented central neurocytoma: case report and literature review. Am J Surg Pathol , 1999, 23: 1136-1140.
13. Ogasawara K, Yasuda S, Beppu T, et al. Brain PET and technetium-99m-ECD SPECT imaging in Lhermitte-Duclos disease. Neuroradiology, 2001, 43 (11): 993-996.
14. Ohtani T, Takahashi A, Honda F , et al. Central neurocytoma with unusually intense FDG uptake : case report. Ann Nucl Med, 2001, 15: 161-165.
15. Pritchett PS, King TI. Dysplastic gangliocytoma of the cerebellum: an ultrastructural study. Acta Neuropatho, 1978, l42: 1-5.
16. Rades D, Schild SE, Fehlauer F. Prognostic Value of the MIB-1 labeling index for central neurocytomas. Neurology, 2004, 62: 987-989.
17. Schild SE. Benign central neurocytoma: a double misnomer? Cancer, 2002, 94: 284.
18. Shin JH, Lee HK, Khang SK, et al. Neuronal tumors of the central nervous system: radiologic findings and pathologic correlation. Radiographics, 2002, 22: 1177-1189.
19. Soylemezoglu F, Scheithauer BW, Esteve J, Kleihues P. A typical central neurocytoma. J Neuropathol Exp Neurol , 1997, 56: 551-556.
20. Sugita Y, Yamada S, Sugita S, et al. The biochemical analysis of neurotransmitters in central neurocytomas. Int J Mol Med , 2001, 7: 521-525.
21. Sutphen R, Diamond TM, Minton SE, et al. Severe Lhermitte Duclos disease with unique germline mutation of PTEN. Am J Med Genet, 1999, 82: 290-293.

第 29 章 嗅神经母细胞瘤

一、概述

嗅神经母细胞瘤（olfactory neuroblastoma，esthesioneuroblastmoa，EB）是一种少见的来源于鼻腔神经外胚层的恶性肿瘤，源自嗅神经基板、嗅神经膜或神经外胚层的神经上皮，发病率约占鼻腔恶性肿瘤的 3%，发病多在 10～20 岁和 50～60 岁，男女性别无明显差异。病变侵犯鼻腔和前颅底，随着病变的发展，肿瘤破坏骨质，侵入邻近鼻旁窦、眼眶、颅内等。手术是主要治疗手段，对放疗中度敏感，化疗作为辅助手段。预后与肿瘤分级和分期密切相关。

二、病理学

病变大体形态多呈菜花状、息肉状或胶冻样，色暗红，表面光滑或糜烂不平，切面呈灰红或灰白色，质地脆软，血管丰富，触之易出血。文献中曾将这一肿瘤分两个亚型即嗅神经上皮瘤和嗅神经母细胞瘤，嗅神经上皮瘤恶性度低于嗅神经母细胞瘤。光镜下，嗅神经母细胞瘤由大量形态一致的小圆形或卵圆形瘤细胞构成，被神经原纤维分隔成形状大小不一的团块（图 29-1，见彩页）；瘤细胞胞浆稀少，核染色质浓染，可见分裂象，胞浆中含有直径在 300～600nm 之间的小圆形神经内分泌颗粒；瘤细胞形成具有诊断意义菊形团及假菊形团样结构。嗅神经上皮瘤的瘤细胞呈柱状，形成内缘整齐、外周无基膜的空心菊形团。免疫组化染色神经源性标记及上皮源性标记可有不同程度的阳性表达，如神经元特异烯醇化酶(NSE)、S-100 蛋白、嗜铬粒素 A（CgA)、突触素（Syn)、神经丝蛋白（NF）等。电镜下胞质内线粒体欠丰富，可见神经微丝及神经内分泌颗粒。

Hyams 按照不同的细胞分化水平将嗅神经母细胞瘤分为 4 级（表 29-1)。高分级嗅神经母细胞瘤提示病变进展较快，预后不良。

表 29-1 Hyams 嗅神经母细胞瘤组织的病理分级

细胞分化水平	Ⅰ	Ⅱ	Ⅲ	Ⅳ
小叶细胞结构	有	有	部分有	部分有
分裂指数	无	低	中等	高
坏死	无	无	中度	广泛
细胞核多型性	无	少见	中等	明显
菊形团	Homer-Wright	Homer-Wright	Flexner-Wintersteiner	无
纤维基质	明显	明显	稀少	无

三、临床特点

嗅神经母细胞瘤可发生于任何年龄，报道最小 1 岁，最大 83 岁，两个发病高峰分别在 10～20 岁和 50～60 岁，无明显性别差异。肿瘤生长缓慢，早期常无症状，肿瘤增大后常引起鼻腔占位及破坏症状，常见鼻塞和鼻出血，其他有头痛、溢泪、嗅觉丧失、眼球突出、视力障碍、颈部肿块等。极少数病例出现内分泌异常，主要为抗利尿激素分泌增加和库欣综合征。当肿瘤破坏颅底、侵犯颅内结构时，常引起相应的症状，如额叶刺激症状、颅内压增高症状等。临床检查常于鼻顶、上鼻甲或鼻中隔后上方见息肉样肿物，部分肿物呈结节状，质地偏脆，触之易出血。患者就诊时病变常已累及筛窦，并可侵犯颅底及颅内脑组织、上颌窦、眼眶、视神经等，约 1/5 的患者伴有颈部淋巴结转移，部分患者出现远处转移，最常见于骨和肺，乳腺、大动脉、脾脏、前列腺等部位的转移也有报道。

四、影像学

（一）CT 平扫和增强

肿瘤较小局限于鼻腔时密度多均匀，肿瘤较大时中央常有小点状坏死、钙化和骨化，使肿瘤密度不均匀，肿瘤可以出现钙化，转移的淋巴结与原发瘤表现类似，也可出现点状的钙化，增强后强化明显，提示肿瘤血供丰富；主要表现为鼻腔顶部和筛窦密度较均匀的大片状软组织肿块，增强后轻度强化，并侵犯眼眶、颅内等邻近结构，破坏筛板及眼眶内侧壁（图 29－2）。

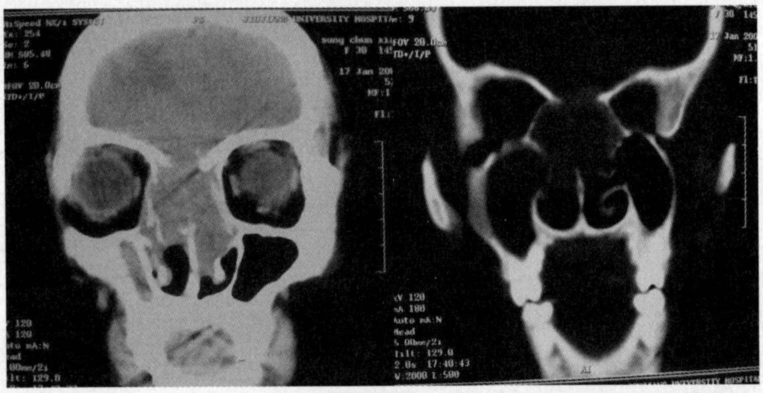

图 29－2　冠状位 CT 扫描。骨窗和软组织窗均显示筛板被肿瘤侵蚀破坏

（二）MRI 平扫和增强

肿瘤较小时，信号多均匀，较大时信号可不均匀。T1 加权像上，肿瘤表现为低于脑灰质的长 T1 低信号病灶，但其信号强度不如肌肉和感染性黏膜病变那样均匀一致；在 T2 加权像上，其信号强度高于肌肉而低于炎性黏膜病变。由于肿瘤有小片状坏死、钙化、甚至成骨，其信号不均，可夹杂斑片状更高信号或点状、条状低信号。静脉注入 Gd－DTPA 后肿瘤不均匀强化，增强扫描还可发现有无脑膜的浸润。

MRI 能清楚地显示肿瘤侵犯的范围，尤其肿瘤与周围重要器官如眼眶、视神经、颅内脑组织的关系（图 29－3）。MRI 可多方位扫描，没有骨的伪影，对鼻腔、鼻窦内肿瘤的显示及对颅内和脑实质的显示较 CT 有一定的优势，但是 CT 在显示肿瘤的钙化、骨化和骨质破坏方面比 MRI 敏感。

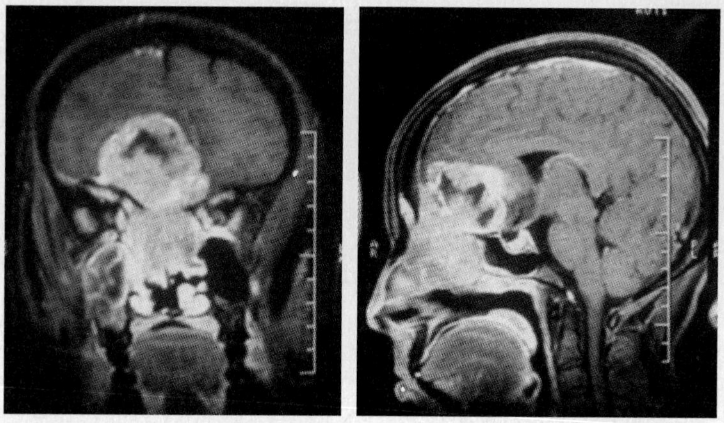

图 29－3　磁共振增强扫描。冠状位和矢状位均显示肿瘤侵蚀鼻腔、鼻旁窦腔，前颅底骨质已被破坏，肿瘤颅内侵袭生长。增强后肿瘤明显强化

五、诊断与鉴别诊断

前颅窝颅鼻沟通性病变是特征性影像学表现，结合临床表现，本病获得诊断并不困难，必要时可以辅助鼻内镜活检。

本病早期需与嗅沟脑膜瘤、筛窦癌、内翻性乳头状瘤等进行鉴别。嗅沟脑膜瘤多导致颅底骨质增生，少有骨质破坏、颅外侵袭生长，增强多均匀强化，亦有特征性的脑膜尾征。筛窦癌血供相对较差，呈轻-中度强化，且多无嗅觉功能改变，侵犯眼眶的程度较本病明显。乳头状瘤虽然鼻腔肿物中也有钙化，但侵袭性较低，且最先侵犯上颌窦，眼眶较少受侵，增强后强化不明显。因此，对病变来源于鼻腔顶部近中线的，破坏鼻中隔上部，侵犯筛窦、蝶窦及眼眶等邻近结构，侵蚀性及/或膨胀性破坏骨质者，应首先考虑嗅神经母细胞瘤，但最终需依靠病理诊断。

六、治疗

嗅神经母细胞瘤的治疗争论较大，焦点集中在手术方式、放射治疗的价值、颈部淋巴结的预防治疗。Morita 等提出了一个临床分期标准：A 期，肿瘤仅限于鼻腔内；B 期，肿瘤已侵及鼻窦腔；C 期，肿瘤超出鼻腔和鼻窦腔；D 期，有转移发生。Dulguerov 和 Calcaterra 提出以 TNM 分期为基础的新分期方法（表 29－2），这一分期系统依赖于高分辨率的影像学检查，对于病程的评价更加可靠，它不仅考虑到病变早期侵犯筛板，而且顾及到肿瘤原发于筛板以下者可以用更加保守的方式治疗，同时注意到肿瘤是否侵破硬脑膜对预后的影响，并可根据其分期制订治疗方案：T1 和 T2：在保证全切肿瘤的前提下可以单纯手术治疗，但一般建议术后加放疗；T3 和 T4：手术后必须放疗，并建议辅助化疗。

表 29－2　嗅神经母细胞瘤的 TNM 分期

原发肿瘤（T）	
T1	肿瘤侵及鼻腔和/或鼻窦（蝶窦除外）
T2	肿瘤侵及鼻腔和/或鼻窦（包括蝶窦），并有筛板破坏
T3	肿瘤侵入眶内或前颅凹，但没有硬脑膜破坏
T4	肿瘤侵入脑内
局部淋巴结转移（N）	
N0	无颈部淋巴结转移
N1	有任何形式的颈部淋巴结转移
远处转移（M）	
M0	无远处转移
M1	有远处转移

引自 Dulguerov P，Calcaterra T. Esthesioneuroblastoma：The UCLA experience 1970-1990. Laryngoscope 102：843-849，1992

（一）手术治疗

目前采用的手术方式有面部（鼻侧切开等）、颅内及颅面联合入路切除肿瘤，由于解剖部位的局限性，除早期病变外，面部、颅内入路难以做到完整根治切除肿瘤。颅面联合入路由 Smith 等于 1954 年首次描述，Doyle 等在 1971 年首次运用，该术式可以充分暴露手术野、显露肿瘤，达到整块切除肿瘤并能获得足够的切除范围。该术式存在一定的缺点，除了面部遗留瘢痕和可能导致畸形外，在 26%的病例尚可引起以下围手术期及术后并发症：持续的脑脊液漏、额部脓肿、颅腔积气、硬膜下血肿并感染、前额骨瓣坏死、额窦黏液囊肿、泪道狭窄或单侧失明等。

为了尽量减少上述并发症，我们提倡经额硬脑膜外入路联合鼻内镜显微手术或联合应用显微镜、鼻内镜经鼻内径路手术。神经外科提倡经颅发际内冠状皮瓣-骨瓣开颅，经额部硬膜外入路分期切除肿瘤或同期联合耳鼻喉科切除鼻内肿瘤。经鼻内径路具有以下优点：①能窥视整个筛窦区域，尤其是前筛区和蝶窦；②避免了对年轻患者面部、颅骨发育的影响；③自额窦后壁下部至蝶骨平面中部、侧面至纸板的脑膜缺损均可经此径路于显微镜和/或内镜下进行修复；④避免了面部瘢痕与畸形。对那些已广泛侵及眼眶和/或整个额窦、穿透硬脑膜侵入颅内、向侧面侵入翼腭窝的前颅底肿瘤应选择经鼻外径路如颅面联合入路手术。对于早期病例（MoritaA、B 期或 Dulguerov 和 CalcaterraT1、T2 期）、手术切缘干净者，可以考虑单纯手术。对 Morita 临床分期 C、D 期患者，如术前影像学检查提示无明显的眶受累，则推荐采用经头皮冠状切口的额下径路，以避免面部正中及前额部瘢痕；若肿瘤明显侵入翼腭窝，则应采用面正中掀翻径路，以获得开阔的视野，保证病变组织的彻底清除；对肿瘤组织已广泛侵入眶内而必须同期行眶内容物剜除的病例则须采用鼻侧切开径路；如已有颈淋巴结转移则应同期行颈廓清术。

（二）放疗

嗅神经母细胞瘤对放疗中度敏感，因此放疗是重要辅助治疗手段。为提高疗效，减少复发，所有患者术后均应辅以放射治疗，特别对局部晚期病例（如 MoritaC、D 期）或切缘阳性病例，加用术后放射治疗可以明显提高疗效。Polin 等认为术前放射治疗可以减少肿瘤负荷，提高手术切除率。以前主张放射治疗的剂量一般为 40～45Gy，但有研究发现增大剂量可以获得更好的效果，因此目前建议放射剂量应不小于 60Gy。对做了硬脑膜成形术的患者，至少应于术后 8 周才开始放射治疗，以避免颅内并发症。

单纯放射治疗在嗅神经母细胞瘤的治疗中亦占有重要地位，Broich 等复习文献发现 165 例单纯放射治疗者 5 年生存率为 53.9%。单纯放射治疗适用于年老体弱、合并器官功能障碍不能耐受手术或不愿意接受手术治疗者。

肿瘤颈部淋巴结转移是一个明显的预后不良因素，据报道发生率约 10%～20%。Dulguerov 等复习文献报道的 390 例嗅神经母细胞瘤后发现，有颈部淋巴结转移和无颈部淋巴结转移 5 年生存率分别为 29%和 64%。鉴于嗅神经母细胞瘤有较高的颈部淋巴结转移率，故对于局部晚期病例，颈部应做预防性放射治疗，剂量一般给予 46～50Gy。

有报道显示手术联合术后放疗，Morita A 期嗅神经母细胞瘤 5 年生存率可达 100%，Morita B 期达 75%，而 C～D 期局部复发和远处转移率均较高。因此对局部晚期病例（如 MoritaC、D 期）还需要联合化疗等其他治疗。

（三）化疗

化疗在嗅神经母细胞瘤的治疗中多作为辅助治疗，以前主要用于无法切除的、复发的或有远处转移的嗅母细胞瘤，目前逐渐成为综合治疗的一部分用于进展期（MoritaC、D 期或 Dulguerov 和 CalcaterraT3、T4 期）嗅神经母细胞瘤。以铂类药物（如顺铂、卡铂）为基础的化疗方案被证明效果较好。

七、预后

嗅神经母细胞瘤的预后与其病理分级和分期有明显的相关性。Elkon 等报道 Morita A、B、C 期的 5 年生存率分别为 75%、68%和 28%。局部复发率约为 50%～75%，远处转移为 20%～30%。远处转移主要发生在颈部淋巴结、肺和骨。

八、进展

通过电子显微镜超微结构、免疫组织化学和基因研究发现，Ewing 氏肉瘤（Ewing's sarcoma，ES）和原始神经外胚层肿瘤（primitive neuroectodermal tumor，PNET）可能是一种病变（肿瘤）的两种不同表现类型。虽然还存在争论，但是近来的分子基因研究还发现至少有部分嗅神经母细胞瘤属于 ES/PNET 这一肿瘤家族。

（雷霆　舒凯）

参考文献

1. 同济医科大学病理教研室，中山医科大学病理教研室. 外科病理学. 第 2 版. 武汉：湖北科学技术出版社，1999. 341.
2. 游学俊，Wolfgang D，Ulrike B. 鼻腔鼻窦嗅神经母细胞瘤的手术径路探讨. 中华耳鼻咽喉科杂志，2003，38（3）：206-210.
3. Argiris A，Dutra J，Tseke P，et al. K. Esthesioneuroblastoma：the Northwestern University experience. Laryngoscope，2003，113：155-160.
4. Broich G，Pagliari A，Ottaviani F. Esthesioneuroblastoma：a general review of the cases published since the discovery of the tumor in 1934. Anticancer Res，1997，17：2683-2706.
5. Doyle PJ，Payton HD. Combined surgical approach to esthesioneuroblastoma. Trans Pa Acad Ophthalmol

Otolaryngol, 1971, 75: 526-531.

6. Dulguerov P, Calcaterra T. Esthesioneuroblastoma: the UCLA experience 1970-1990. Laryngoscope, 1992, 102: 843-849.
7. Gursan N, Sutbeyaz Y, Karakok M, et al. Olfactory neuroblastoma with facial metastasis. Eastern Journal of Medicine, 2002, 7 (2) : 41-42.
8. Laforest C, Selva D, Crompton J, et al. Orbital invasion by esthesioneuroblastoma. Ophthal Plast Reconstr Surg, 2005, 21 (6): 435-440.
9. Levine PA, Gallagher R, Canntrell RW. Esthesioneuroblastoma: reflections of a 21 years experience. Laryngoscope, 1999, 109: 1539-1543.
10. Miyagami M, Katayama Y, Kinukawa N, et al. An ultra-structural and immunohistochemical study on olfactory neuroepithelioma with rhabdomyoblasts. Med Eletron Microsc, 2002, 35: 160-166.
11. Morita A, Ebersold MJ, Oslen KD, et al. Esthesioneuroblastoma: prognosis and management. Neurosurgery, 1993, 32: 706-715.
12. Polin RS, Sheehan JP, Chenelle AG, et al. The role of preoperative adjuvant treatment in the management of esthesioneuroblastoma: the university of Virginia experience. Neurosurgery, 1998, 42: 1029-1037.
13. Rod J, Oskouian, John A, et al. Esthesioneuroblastoma: clinical presentation, radiological, and pathological features, treatment, review of the literature, and the university of Virginia experience. Neurosurg Focus, 2002, 12 (5): 1-11.
14. Smith RR, Klopp CT, Williams JM. Surgical treatment of cancer of the frontal sinus and adjacent areas. Cancer, 1954, 7: 991-994.
15. Spaulding CA, Kranyak MS, Constable WC, et al. Esthesioneuroblastoma: a comparison of two treatment eras. Int J Radiat Oncol Biol Phys, 1988, 15: 581-590.
16. Stasolla A, D'Aprile MR, Guerrisi R, et al. Esthesioneuroblastom description of a case investigated with CT and MRI. ClinTer (Italian), 2002, 153: 347-349.
17. Walch C, Stammberger H, Unger F, et al. Ein neues therapiekonzept bei aesthesioneuroblastom. Laryngol Rhinol Otol, 2000, 79: 743-748.

第 30 章　松果体细胞肿瘤

一、流行病学

松果体区肿瘤病理组织学类型达十多种，常见的有生殖细胞瘤、畸胎瘤、松果体细胞瘤、松果体母细胞瘤、表皮样囊肿、胶质瘤及转移瘤等。欧美文献报告松果体区肿瘤占脑瘤总数的0.4%～1%。在日本及中国台湾地区的发病率较高，占2.1%～9.4%。起源于松果体实质细胞的肿瘤约占松果体区肿瘤的15%～20%，包括松果体细胞瘤（占45%）、松果体母细胞瘤（占45%）和两者的混合瘤（占10%）。松果体细胞瘤可见于任何年龄组，但大多发生于25～35岁，无性别差异。松果体母细胞瘤可发病于任何年龄，通常20岁以前发病多见，尤其是10岁以下儿童约占50%，男性略多，男女发病比例为1.8∶1。

作为第三脑室间脑顶部的憩室，松果体腺在妊娠第2个月开始发育。位于胼胝体正下方和中脑起始部，两侧为松果体缰部和后部。松果体腺嘴部和背部发现有插入的缘膜，并且其内含有汇入并形成Galen静脉的大脑内静脉。松果体腺的主要构成细胞为松果体实质细胞，这种细胞是与视杆细胞、视锥细胞相似的特殊分化的神经元。纤维星形细胞作为基质围绕松果体细胞，并黏附血管形成部分血-腺屏障。

松果体腺由丰富的去甲肾上腺素能交感神经支配，其通路为起源于视网膜并经过下丘脑的视交叉上核和颈上神经节。受到刺激后，松果体腺通过产生褪黑激素将输入的交感刺激转化为输出激素，随即对激素进行调节，如调节促黄体激素和促滤泡激素。松果体腺可以被认为是神经内分泌换能器，通过输入交感神经刺激合成调控昼夜周期的激素。可是，松果体腺和人体昼夜节律的直接关系尚不清楚，是目前研究的热点。

二、病理学

松果体细胞瘤（pinealoma）来自构成松果体腺的松果体细胞。大体检查：肿瘤边缘清楚，有灰色颗粒状均质切面，也可见退行性变，如囊变、出血，偶有报道瘤内有坏死，但大多数情况提示诊断有误。光镜下：瘤细胞小而圆，大小一致，弥散或巢状分布，分化良好，核分裂象少见，形态与正常松果体细胞相似（图30-1A，见彩页）。间质经常以薄壁而扩张充血的血管为主，瘤细胞多半朝向这些血管排列，围绕成血管性假菊形团或乳头状，类似正常松果体细胞的排列方式。另外可有被Borit（1980）称为松果体细胞瘤性菊形团（pinealocytomatous rosette）的大菊形团出现，构成细胞为较成熟的分化性神经元（图30-1B，见彩页）。如果出现Homer-Wright菊形团则意味着瘤细胞向神经母细胞分化，Flexner-Wintersteiner菊形团出现意味着向视网膜母细胞分化。另外，瘤细胞还可能出现向星形细胞和神经节细胞分化的表现。

松果体母细胞瘤（pinealoblastoma）来源于松果体区的神经外胚叶髓上皮。大体检查：质软，边界不清，瘤内常见出血或坏死，钙化少见。常浸润邻近结构（包括脑膜），并都可循脑脊液远处播散，但很少有中枢神经系统外转移。光镜下：富于细胞性，瘤细胞较小，圆形或卵圆形，肿瘤细胞核质比例高，核分裂象多见，并可见颗粒状染色质。形态学上与其他神经外胚层肿瘤如髓母细胞瘤难以鉴别，都可出现 Homer - Wright 菊形团，即围绕原纤维中心瘤细胞核呈菊花样排列。部分肿瘤还可呈现神经母细胞瘤样分化，出现 Flexner - Wintersteiner 菊形团，表现为柱状上皮细胞呈环状分布，并有独特的尖顶状细胞膜，提示细胞分化更加原始，松果体母细胞瘤呈视神经母细胞瘤样分化，提示松果体腺分化来源于神经光感受器。

松果体细胞瘤和松果体母细胞混合瘤也称中间分化的松果体实质细胞肿瘤（pineal parenchymal tumor with intermediate differentiation），是介于松果体细胞瘤和松果体母细胞瘤之间的类型。瘤细胞呈分叶状分布，并有边界清楚的细胞膜突起指向血管壁，分裂象可有可无。脑脊液播散机会较恶性松果体母细胞瘤少。

肿瘤标记物及免疫组化检测松果体细胞瘤，神经突触素和 NSE 常呈强阳性反应。也有报道其他神经标记物阳性反应不一，包括 NFP、Ⅲ型碱性管蛋白、Tau 蛋白、PGP9.5 和嗜铬粒蛋白以及神经肽血清素。近年研究发现松果体可以产生以下几种生物活性因子：褪黑素、促性腺激素抑制素、促性腺激素释放素、促甲状腺激素释放素、促肾上腺皮质激素抑制素、醛固酮排出调节因子等。此外，s 抗原（s - antigen），一种分子量为 48kDa 的蛋白质也可在一些松果体实质细胞肿瘤、视神经母细胞和髓母细胞瘤中检出。

三、分子遗传学

分子遗传学方面的报道不多。

有 2 例松果体细胞瘤的细胞遗传学研究报道，1 例有 X、5、8、11、14 和 22 号染色体的数目异常，同时有 1、3、12 和 22 号染色体的结构异常。另 1 例出现 Y、10、18、21、22 号染色体的数目异常和 2、6、1、12 号染色体的结构异常。22 号染色体的单体缺失、12q 远端的缺失和 11 号染色体的部分缺失可能与肿瘤的进展有关。

松果体具有类似视网膜细胞的光感受器样细胞，因此，松果体母细胞瘤与视网膜母细胞瘤之间有密切关系。所谓“三侧视网膜母细胞瘤（trilateral retinoblastoma）”即是指松果体母细胞瘤伴双侧视网膜母细胞瘤而言，这其中显然有遗传因素，致癌因子同时作用于感光源组织的靶细胞导致肿瘤发生，但具体基因基础还不清楚。家族性 Rb 基因突变和松果体实质肿瘤发生的关系文献有所报道，但散发的松果体实质肿瘤和 Rb 基因的关系还没有得到充分的研究。

四、临床表现

松果体区（pineal region）位于颅腔正中，前部为第三脑室后壁，包括松果体上隐窝、后连合、松果体和松果体隐窝等结构，上部达胼胝体压部，后部为小脑幕切迹游离缘、大脑镰和小脑幕接合处，下部为中脑四叠体和中脑水管。松果体细胞肿瘤同其他松果体区肿瘤在临床表现上既有相似性又有不同，其临床表现与松果体区解剖结构和肿瘤组织学密切相关，主要有颅内压增高症状、神经系统症状和内分泌系统症状。具体如下：

（一）颅内压增高

肿瘤压迫或侵犯中脑导水管和第三脑室后部，引起梗阻性脑积水和颅内压增高的临床表现，如头痛、呕吐、眼底水肿和意识状态改变等。

（二）神经系统症状

肿瘤压迫或浸润松果体区及其邻近结构，可引起相应的神经系统损害：

1. 四叠体上丘综合征（Parinaud 综合征）和 Sylvian 综合征：肿瘤破坏上丘和顶盖区引起眼球活动障碍，两眼上视不能，瞳孔光反射障碍。Parinaud 综合征通常只有两眼上视不能，由皮质顶盖束受到肿瘤压迫或破坏引起；如上丘后半部受损，则两眼下视不能。Sylvian 导水管综合征除了眼球上视不能外，还伴有瞳孔光反应改变、眼球会聚功能麻痹或痉挛。眼球震颤，提示导水管周围（包括导水管前部和第三脑室后下部）受损。

2. 四叠体下丘损害：听力障碍。

3. 小脑功能损害：肿瘤压迫或侵犯小脑，引起辨距不良、共济失调、肌张力降低和意向性震颤。

4. 意识障碍：颅内压增高或肿瘤直接侵犯脑干还可引起意识障碍。下丘脑后半部或中脑前半部与腹侧受损，可引起嗜睡。

5. 脊髓和马尾神经损害：恶性松果体肿瘤可发生远处转移，常见肿瘤转移至脊髓蛛网膜下腔，甚至转移至中枢神经系统以外的结构。曾行脑室分流术的患者，瘤细胞沿分流管向远处转移。脊髓播散可引起神经根痛或感觉障碍。

（三）内分泌系统紊乱症状

1. 性发育异常：在儿童和青少年，正常松果体所分泌的褪黑激素（melatonin）抑制了垂体前叶中促性腺激素的分泌，在青春发育期松果体逐渐退化，这种抑制被解除而使性征能够得到发育。由于松果体细胞肿瘤可以持续分泌褪黑激素，导致患者性征发育迟缓。

2. 糖尿病和尿崩症：儿童多见，常伴有脑积水或鞍上肿瘤。

五、辅助检查

（一）影像学检查

1. CT 确定病变部位和大小，明确钙化、囊变或出血以及脑积水的程度，判断病变累及区域如侧脑室、室管膜下或鞍上，但 CT 不能定性病变。

2. MRI 能更清楚地显示病灶位置、与邻近结构的关系、脑脊液循环通畅情况以及大脑大静脉系统解剖结构。MRI 能发现肿瘤的远处播散病灶，且比 CT 检查敏感。目前增强 MRI 已作为判断有无脊髓转移等远处播散的首选手段，但应在手术前检查，以免术中出血影响 MRI 检查的准确性，但 MRI 显示钙化不如 CT 敏感。松果体细胞瘤 T1 加权图像为低信号，T2 加权图像为高信号。松果体母细胞瘤 T1 加权图像为低或等信号，可不均匀强化。

值得注意的是由于正常松果体腺缺乏血脑屏障，能被造影剂强化，因此强化的松果体结构并不一定异常。

3. 脑血管造影主要用于手术前了解松果体肿瘤的供血和周围血管结构，特别是静脉回流包括大脑大静脉、Rosenthal 基底静脉、大脑内静脉以及小脑中央静脉等，有利于手术入路的选择。一般松果体肿瘤的供血在造影片上较少显影，如有明显肿瘤新生血管，提示肿瘤有恶性倾向。

（二）脑脊液检查

恶性松果体母细胞瘤有可能沿脑脊液播散。采用微孔过滤脑脊液组织培养技术，瘤细胞检出率明显提高。

（三）内分泌功能检查

血浆和脑脊液中检查黄体激素、促卵泡激素、睾酮、泌乳素、生长激素和褪黑激素，对肿瘤性质、治疗后疗效判断和随访有重要参考价值。

六、诊断和鉴别诊断

松果体肿瘤的定位诊断主要依赖于临床表现和影像学检查。Parinaud 综合征和 Sylvian 导水管综合征以及内分泌功能障碍的出现，应考虑该部位病变的可能。头颅 CT 和 MRI 检查是明确肿瘤位置的有效方法。结合临床表现和辅助检查，特别是脑脊液、血清中肿瘤标记物的检测，可对松果体肿瘤的性质作出初步诊断。

七、治疗

（一）一般原则

由于现代影像学检查常不能准确定性诊断松果体肿瘤，各种病理学检查有其利弊，长期以来对松果体肿瘤的处理一直有争论，概括起来有以下几种不同的治疗方案。

1. 试验性肿瘤局部放疗 20Gy，然后复查 MRI 或 CT，如果肿瘤体积缩小者，可继续全脑和脊髓放疗 30Gy，否则改外科手术切除肿瘤，术后化疗。

反对意见认为，无病理学诊断者治疗后难以判断疗效。而且，放疗后复发率较高，复发后处理将更困难。混合性肿瘤中，对放疗敏感部分可缩小，对放疗不敏感部分仍存在，不仅造成放疗有效的假象，而且因延误有效治疗而发生复发、远处转移等。

2. 立体定向穿刺活检，明确诊断后给予相应治疗。认为此法损伤性小、较安全。法国 Regis（1996）总结了 20 年法国 15 个医疗中心 370 例松果体区立体定向活检的结果，发现诊断有效性占 94%，不能确诊的病例有 19 例，占 5%。同时有 1.3%（5/370）患者因活检死亡，另有 3 例患者出现严重神经功能障碍（昏迷、缄默），7%患者（27/370）有一过性神经功能障碍，其中有 11 例为松果体区出血。由活检引起肿瘤远处播散的占 0.27%（1/370）。因此认为松果体区活检的危险性与颅内其他部位活检相似，对确诊肿瘤性质有价值，值得进行。避免立体定向并发症的关键在于穿刺针道的设计（选择经额—脑室—大脑大静脉下/第三脑室顶入路），避免松果体区的静脉结构；还在决于肿瘤的质地，肿瘤坚韧，操作后出血机会增多。但是，穿刺活检取材量太少，加之松果体区肿瘤变异较大，许多肿瘤内多种细胞成分混杂，可同时有生殖细胞肿瘤成分、松果体实质细胞和胶质细胞成分，单靠活检所得到的病理组织有时难以作出准确病理诊断。同时松果体区肿瘤常血供丰富，盲目穿刺可增加瘤内出血的机会。

3. 开颅手术切除，术后放疗和/或化疗。认为开颅手术不仅可切除肿瘤，而且可获得足够多的标本，是较全面的病理学诊断。但是，由于松果体区肿瘤位置深在，手术切除难度较大，除了畸胎瘤外，能做到彻底切除的机会较少，而且有与手术有关的死亡和病残率。

4. 松果体母细胞瘤与髓母细胞瘤同属原始神经外胚层肿瘤（primitive neuroectodernal tumors，PNETs），治疗方法相似。治疗前关键在于明确肿瘤性质。不主张立体定向活检，以免误诊、肿瘤播散和术中出血。多先采用开颅手术切除肿瘤，尽量缩小肿瘤体积，但全切除困难。

5. 合并脑积水和颅内压增高者，应在治疗肿瘤时辅以脱水、脑脊液分流或开颅减压等治疗。应注意肿瘤细胞可沿分流管转移的可能性。

（二）手术

1970 年以前，手术死亡率高达 30%～70%，病残率 65%。随着显微外科手术技术的应用，手术死亡率和病残率目前已下降到 5%～10%，手术疗效明显改善。目前大多数学者主张直接做肿瘤切除，除非病变已有远处播散，患者不能耐受手术，理由是：①如预计能切除肿瘤，一期手术最佳；②开颅手术较活检容易控制术中出血；③手术能获得较大肿瘤标本，对病灶性质了解更全面；④手术能最大限度缩小肿瘤体积，利于术后其他辅助治疗。

1. *手术入路*

松果体肿瘤常见手术入路有以下几种，幕下小脑上入路、枕叶下经天幕入路、经纵裂胼胝体后部入路。

(1) 幕下小脑上入路（infratentorial supracerebellar approach） 又称 Krause 入路，1926 年 Krause 首先采用。从中线接近肿瘤，手术显露较好。由于深静脉系统位于肿瘤的上方，故不影响肿瘤的显露，因此本入路适用于各种松果体肿瘤的手术。但是不适用于肿瘤向背侧生长且向上包裹静脉系统者，也不适用于肿瘤向侧方生长、累及侧脑室三角区者。

(2) 枕叶下经天幕入路（occipital transtentorial approach） 又称 Poppen 入路，1966 年 Poppen 首先应用，能较好地显露松果体区而不损伤正常脑组织和静脉系统，能较大范围地游离肿瘤和直视第三脑室。术中可以打开第三脑室使其与四叠体池相通，解除脑脊液梗阻，而且可灵活地转移为其他手术入路或用多种视角暴露和切除肿瘤。适用于松果体区肿瘤，特别适用于小脑幕平面或其上方、且主体偏向一侧的肿瘤，亦适用于小脑上蚓部、第四脑室上部和胼胝体压部的肿瘤。但如肿瘤较大，向对侧生长，采用此入路切除对侧肿瘤困难。

(3) 经纵裂胼胝体压部入路（posterior transcal - iosal approach）又称 Dandy 入路，适用于第三脑室后部、在胼胝体压部前面或肿瘤向第三脑室中部生长者。

当松果体肿瘤向上侵犯鞍上、第三脑室时，可选用下列手术入路：

(4) 额下硬膜内入路 包括视交叉下入路、经蝶骨平板入路和经终板入路。适用于肿瘤位于第三脑室前部。

(5) 经侧脑室前角室间孔入路 适用于第三脑室前上部的肿瘤，特别是肿瘤长入一侧侧脑室前部，并引起该侧脑室扩大。

(6) 侧脑室前角脉络膜体下入路 适用于位于第三脑室前中部、第三脑室顶下方、室间孔后方的肿瘤。

(7) 经胼胝体前入路 适用于第三脑室前中部、第三脑室顶部下方、室间孔后方的肿瘤，特别是影响双侧室间孔、脑室不扩大者。

可根据肿瘤性质、位置、扩展方向和术者对入路的熟悉程度采取相应入路。

2. *手术并发症*

(1) 颅内出血 是影响患者预后的重要原因。特别是松果体瘤和松果体母细胞瘤瘤体质软，血供丰富，止血困难。此外，立体定向术后瘤内出血也不少见。

(2) 手术体位相关的并发症 如坐位引起的静脉空气栓塞、低血压、脑积水解除后脑皮质塌陷引起的硬膜下出血或积液甚至硬膜外血肿；手术头位不当，如过伸或过屈引起颈椎损伤。

(3) 与手术入路有关的并发症 枕叶下经天幕入路因需牵拉枕叶、胼胝体压部或影响枕叶引流静脉，可引起视野缺损或分裂脑综合征（split-brain syndrome）。经纵裂胼胝体入路因牵拉顶叶，引起对侧肢体皮质感觉一过性障碍。

(4) 视觉功能障碍（眼外肌麻痹、瞳孔调节功能障碍、上视不能等） 可见于四叠体区手术后，一般经数月至一年逐渐恢复。滑车神经细小，与肿瘤毗邻，术中分辨困难，损伤可能性较大。神经功能损伤严重程度与肿瘤的良恶性、术前曾放疗、术前已有神经功能损害以及肿瘤的浸润程度有关。

（三）放疗

放射治疗是松果体母细胞瘤的主要治疗手段。对年龄较大的儿童，明确诊断后应尽快放疗。因本病极易循脑脊液通路远处播散，除做全脑照射外，还应做预防性脊髓照射。常规放疗剂量为全中枢 24～36Gy，松果体区再加量至 54～60Gy。常见副反应包括认知功能障碍、发育迟缓、神经内分泌功能异常等。超分割放疗等新技术虽然有所探索，但由于病例数量的限制，效果还难以确定。3 岁以下儿童由于放疗将严重影响大脑发育，因此不主张大剂量放疗。一种新的尝试是先给予大剂量化疗，然后行小剂量局部放疗，效果有待观察。

近年来，γ-刀、x-刀或粒子刀等立体定向放射外科技术发展迅速。它们都是应用立体定向方法对颅内靶点进行三维定位，使用大剂量窄束电离射线精确聚焦于靶点，产生局灶性破坏作用。如同手术切除，放射外科也是一种局部治疗手段。考虑到松果体母细胞瘤术前不宜确诊，又属于恶性度很高的肿瘤，患者往往死于复发和肿瘤播散转移，因此单纯放射刀治疗不作为首选，一般仅适用于术后残留或治疗后复发且直径小于 3cm 而且没有远隔转移灶的肿瘤。

（四）化疗

松果体细胞瘤属于良性病变，不需要化疗。松果体母细胞瘤曾被划分为 PNET，因其病理上瘤细胞属于原始未分化状态，因此对化疗敏感。有报道儿童松果体母细胞瘤放疗后再行化学治疗的 3 年生存率为 74%左右，而手术后单纯放疗的生存率为 25%。常用的化疗药物有顺铂（cisplatin）、洛莫司汀（lomustine）、长春新碱（vincristine）等。此外，近来用于 PNET 治疗的环磷酰胺（cyclophosphamide）、卡铂（carboplatin）、亚硝基脲（nitrosourea）和 VP-26 等也可用来治疗松果体母细胞瘤。虽然松果体母细胞瘤对多种药物敏感，但目前还没有确定最有效方案，主要是作为放疗后的辅助性化疗，而且由于患者化疗前往往已经接受了全中枢放疗，因此大大增加了化疗的副反应发生率。骨髓干细胞支持下的大剂量化疗还在临床评价中。

八、预后

在松果体实质性肿瘤中，除松果体细胞瘤外，其他类型肿瘤均有潜在的侵袭性，表现为循脑脊液播散，甚至颅外转移。病变的脑脊液播散直接影响松果体母细胞瘤患者的生存时间。Chang 报道治疗前有远处播散的 5 例成年松果体母细胞瘤在治疗后平均 10 个月内复发，并在 1～20 个月内死亡。而同期 5 例未有远处播散的患者在平均 26 个月的随访中未见肿瘤复发。松果体细胞瘤复发和远处转移一般在诊断后 5 年内出现。伴有“三侧视神经母细胞瘤”的患者预后较差，生存期不到 1 年。中枢神经系统转移是松果体实质肿瘤患者死亡的最常见原因。目前，经各种治疗松果体母细胞瘤术后中位存活时间在 24～30 个月之间，1、3、5 年的生存率分别为 88%、78%和 58%。

（杨卫忠）

参考文献

1. 陈炳桓. 立体定向放射神经外科学. 北京：北京出版社，1994.
2. 甲戈，罗世祺，李春德，等. 联合化疗和放射治疗颅内生殖细胞瘤的远期疗效观察. 中华医学杂志，2003，19（3）：3-5.
3. 刘太福. 现代放射肿瘤学. 上海：复旦大学出版社，2001：464-476.
4. 张福泉，胡克，邱杰，等. 儿童及青少年鞍上肿瘤放射治疗. 中华临床医学实践杂志，2005，4（1）

3-5.
5. Blasco A, Dominguez R, Ballestin C, et al. Peritoneal implantation of pineal germinoma via a ventricul operitonal shunt. Acta Cytol, 1993, 37: 637-638.
6. Brada M. Radiosurgery for brain tumors. Eur J Cancer, 1991, 27: 1545-1548.
7. Chiechi MV, Smirniotopoupouds JG, Mena H. Pineal parenchymal tumors: CT and MR features. J Comput Assist To-mogr, 1995, 19 (4): 509-517.
8. Choi JU, Kim DS, Chung SS, et al. Treatment of germ cell tumors in the pineal region. Childs New Syst, 1998, 14: 41-48.
9. Cranston PE, Hatten MT, Smith EE. Metastatic pineoblastoma via a ventricul operitoneal shunt: CT demonstration. Comput Meal Imaging Graph, 1992, 16: 349-351.
10. Dempsey PK, Kondziolka D, Lunsford LD. Stereotactic diagnosis and treatment of pineal region tumors and vascular malfor-mations. Acta Neurochir, 1992, 116: 14-22.
11. Ellenbogen RG, Moores LE. Endoscopic management of a pineal and suprasellar germinoma with associated hydro-cephalus: technical case report. Minim Invasive Neurosurg, 1997, 40: 13-15.
12. Endo H, Kumabe T, Jokura H, et al. Stereotactic radiosurgery followed by whole ventricular irradiation for primary intracranial germinoma of the pineal region. Minim Invasive Neurosurg, 2005, 48 (3): 186-190.
13. Fuller BG, Kapp DS, Cox R. Radiation therapy of pineal region tumors: 25 new cases and a review of 208 previously reported cases. Int J Radiat Oncol Biol Phys, 1994, 28: 229-245.
14. Gururangan S, Heideman RL, Kovnar EH, et al. Peritoneal metastases in two patients with pineoblastoma and ventriculo-peritoneal shunts. Med Pediatr Oncol, 1994, 22: 417-420.
15. Joseph AP, Venkat RC, Winston-Salem. Neoplasm of the pineal region. Southen Medical Journal, 1996, 89 (11): 1081-1085.
16. Kang JK. Jeun SS, Hong YK, et al. Experience with pineal region tumors. Childs Nerv Syst, 1998, 14: 63-68.
17. Merchani TE, Davis BJ, Sheldow JM, et al. Radiation therapy for relapsed CNS germinoma after primary chemotheraphy. J Clin On-col, 1998, 16 (12): 204.
18. Moon WK, Chang KH, Han MH, et al. Intracranial germinomas: correlation of imaging findings with tumor response to radiation therapy. Am J Roentgeno, 1996, 172 (3): 713-716.
19. Nomura K. Epidemiology of germ cell tumors in Aisa of pineal re-gion tumor. J Neurooncology, 2001, 54 (3): 211-217.
20. Oka H, Kawan N, Tanaka T, et al. Long term functional outcome of suprasellar germinomas: usefulness and limitations of radiotherapy. J Neurooncо, 1998, 40 (2): 185-190.
21. Robert DT, Burkovich AJ, Ewards MS. MR imaging of the pineal tumors. A-JNR, 1990, 11 (5): 557-565.
22. Suzuki K, Sonobe M, Matsutani M, et al. Suprasellar cystic germinoma. Childs Nerv Syst, 1999, 15 (2-3): 134-136.

第 31 章 髓母细胞瘤

一、概述

髓母细胞瘤（medulloblastoma）是儿童最常见的一种颅内肿瘤，约占儿童颅内肿瘤的18%，占儿童后颅窝肿瘤的29%，占所有年龄段颅内肿瘤的3%～4%。儿童髓母细胞瘤占髓母细胞瘤总数的94%，成人只占6%。髓母细胞瘤的发病率约为每年6人/100万，按照我国13亿人口计算，我国每年新增儿童髓母细胞瘤约7300例。成人髓母细胞瘤比较少见，约占成人颅内肿瘤的1%。

髓母细胞瘤的发病年龄高峰在6～10岁，且有明显的性别优势，男孩发病多于女孩。国外统计了2456例儿童髓母细胞瘤的资料，5岁以下发病占37%，6～10岁发病占43%，11～15岁发病占20%；男孩发病占60%，女孩发病占40%。我们统计了174例儿童髓母细胞瘤，男孩占61%，女孩占39%；5岁以下发病占26%（最小年龄9个月），6～10岁发病占45%，11～15岁发病占29%。

二、病理

传统上讲髓母细胞瘤为第四脑室肿瘤，实际上髓母细胞瘤的起源部位在小脑的下蚓部，肿瘤呈膨胀性生长，由于肿瘤后方硬膜和颅骨的抵抗，肿瘤主要向前方的第四脑室生长。这就是我们在影像学上看到肿瘤位于（实为长入）“第四脑室”的缘故。瘤体压迫第四脑室底，约1/3的肿瘤与脑室底有粘连。瘤体向下生长进入枕大池，少数可以长入椎管内，到达C1水平。绝大多数肿瘤位于后颅窝的中线部位，约有5%～9%的肿瘤位于小脑半球，极少数位于小脑-脑桥角（CPA）。

髓母细胞瘤是中枢神经系统恶性程度最高的神经上皮性肿瘤之一，属于原始神经外胚层肿瘤（PNET）的一种，在WHO的神经系统肿瘤分级中属于Ⅳ级。显微镜下可见具有多能性分化的细胞成分，包括神经元、星形、室管膜、肌肉和黑色素细胞等。髓母细胞瘤来源于胚胎残余组织，一种可能是起源于胚胎时期小脑的外颗粒细胞层，这些细胞正常约在出生后半年内逐渐消失；另一种可能起源于后髓帆室管膜增殖中心的原始细胞，这些细胞可能在出生后数年仍然存在。

在2007年WHO神经系统肿瘤分类中，髓母细胞瘤有5种组织学类型：经典型（classic medulloblastoma）、促结缔组织（纤维）增生型（desmoplastic medulloblastoma）、大细胞型（large cell medulloblastoma）、肌母型（medullomyoblastoma）、黑色素型（melanotic medulloblastoma）。

（一）经典型髓母细胞瘤

质地均匀、脆、软。肿瘤外表面无包膜，暗灰色或暗红色，与肿瘤富含毛细血管有关。肿瘤的内部可有小的灶性坏死，可有小的囊变。在显微镜下，肿瘤细胞丰富，少有结缔组织成分。肿瘤由胞浆很少、呈裸核状、核深染的小篮细胞组成，细胞密集生长，核圆形或卵圆形，染色质丰富，核分裂多见。典型的成团肿瘤细胞排列成玫瑰花瓣形（Homer－Wright 花瓣形）的病例约 40%（图 31－1，见彩页）。

（二）促结缔组织（纤维）增生型髓母细胞瘤

以中心硬结节为特点，肿瘤的外周质地软、脆，中心的肿瘤结节质地韧、硬，黄灰色，多纤维组织。在显微镜下，有小结节状的孤立岛，为纤维结缔组织成分，肿瘤细胞呈散在分布。由于肿瘤质地脆弱，表面的肿瘤细胞易于脱落造成蛛网膜下腔内播散。播散的肿瘤细胞可在蛛网膜表面、脑沟内和鞍区种植生长。3%～5%的病例有肿瘤出血。

（三）大细胞型髓母细胞瘤

大约占 4%。显微镜下肿瘤细胞的细胞核巨大，核仁明显，胞浆较其他类型髓母细胞瘤丰富。有丝分裂象和坏死明显。此肿瘤预后比经典型髓母细胞瘤差。

（四）肌母型髓母细胞瘤

1930 年报道至今仅有数十例报道，儿童常见。肉眼观和经典髓母细胞瘤相似：肿瘤呈胶冻状，灰白色，内部见小灶状坏死。显微镜下：髓母肿瘤细胞小而排列紧密，胞浆稀疏，免疫组化显示肿瘤细胞表达突触酶和 GFAP。瘤细胞周围有嗜酸性横纹肌细胞围绕。横纹肌细胞有两种类型：一种体积较大，形态不一，可呈梭形或带状；另一种体积较小，与典型髓母细胞瘤的细胞相似。横纹肌细胞无明显细胞分裂表现，而肿瘤细胞 Ki－67/MIB－1 指标表达很高，提示预后不佳。

（五）黑色素型髓母细胞瘤

这种类型非常少见，预后很差。肉眼观肿瘤具有同黑色素瘤相似的黑色外观，可沿脑表面播散性转移形成覆盖脑表面的黑色斑点。显微镜下见典型髓母细胞瘤中混杂有黑色素肿瘤细胞，后者构成腺管状样结构的上皮。这种肿瘤细胞可能来源于神经嵴、神经管或视网膜色素层细胞。

三、分子遗传学

通过对髓母细胞瘤分子生物学和基因学的研究发现，约 40%～50%的病例有等臂染色体 17p 缺失。另外还发现 6q、9q、11p 和 16q 等染色体的等位缺失。代表细胞增殖性的癌基因 C－MYC 在髓母细胞瘤中的表达非常常见。由于以上变异在其他类型的肿瘤中也有发现，因此有人认为是继发性变异，但多数学者认为是髓母细胞瘤的原发性变异。

四、临床表现

髓母细胞瘤的病程较短，一般 4～6 个月左右。患者在肿瘤的早期多没有临床表现，或轻微的头痛没有引起患者家长的注意，当患者出现临床表现时，影像学发现肿瘤已经非常大。80%以上患者的首发表现是高颅压的症状：头痛和呕吐，精神萎靡。高颅压的主要原因是肿瘤阻塞第四脑室和大脑导水管后引起的幕上脑积水。

主要的体征有：视乳头水肿、躯体性共济失调、步态异常、强迫头位、眼球震颤等。患者可有视力模糊或视力下降。当肿瘤主要侵犯上蚓部，患者多向前倾倒；肿瘤位于下蚓部时，患者向后倾倒。如肿瘤侵犯一侧的小脑半球，患者表现为肢体性共济失调，如手持物不稳、指鼻困难等。患者多有水平性眼球震颤，这是由于眼肌的共济失调所致。复视是由于高颅压引起展神经麻痹所致。当肿瘤侵犯第四脑室底时，由于面丘受侵犯可导致面瘫。长入椎管内的肿瘤侵犯了脊神经，患者可表现有强迫头位。

约22.4%的患者身高明显地超过正常儿童，因此怀疑髓母细胞瘤是分泌型的肿瘤，可能分泌生长激素或生长因子等。

五、影像学

成人和儿童髓母细胞瘤在影像表现上有明显不同。一般头颅CT和MRI检查对儿童髓母细胞瘤的正确诊断率在95%以上，而成人容易误诊。

（一）儿童影像学表现

头颅CT扫描可发现后颅窝中线部位圆形占位，边界比较清楚，瘤体周围可有脑水肿带，平扫为等密度或稍高密度（图31-2），增强表现比较均匀，瘤体巨大占据了第四脑室。部分肿瘤有瘤内坏死和小囊变（图31-3）。头颅CT的血管造影像（CTA）可显示肿瘤的供血血管。

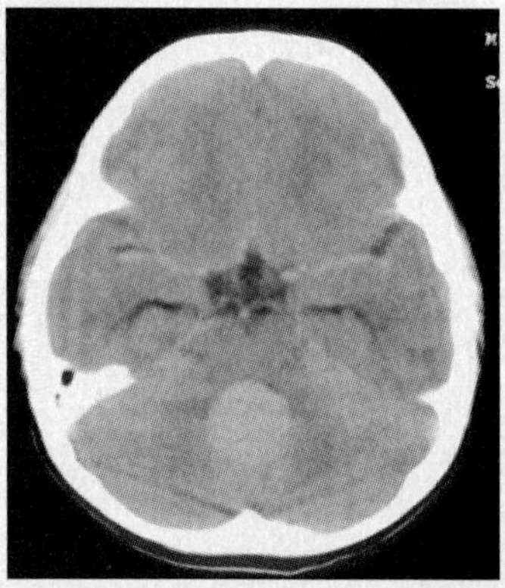

图31-2　CT平扫可见后颅窝中线部位有稍高密度的圆形占位，边界比较清楚，瘤体周围伴有脑水肿带

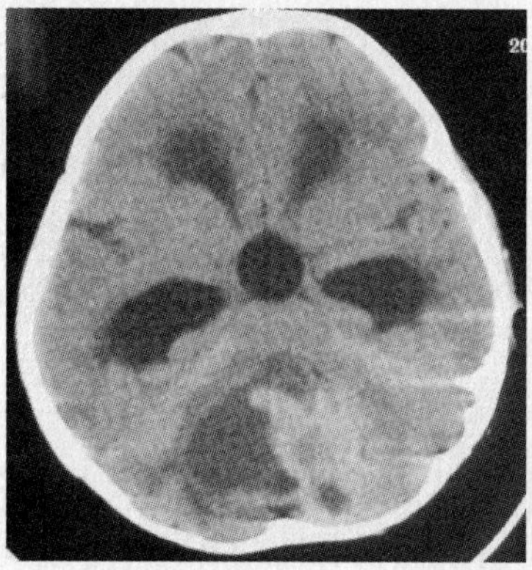

图31-3　CT增强扫描可见肿瘤有瘤内坏死和囊变

头颅MRI扫描能确定肿瘤的大小和精确的解剖关系。绝大多数肿瘤位于小脑下蚓部，边界清楚，质地均匀，髓母细胞瘤增强扫描后呈比较均匀的信号，提示瘤体质地软，在T1相肿瘤呈低信号（图31-4），有明显的均匀增强，肿瘤向第四脑室生长，向前方压迫第四脑室底（图31-5）。瘤体在增强后为混杂信号，提示髓母细胞瘤可能为硬纤维型（图31-6）。由于阻塞了第四脑室，大脑导水管扩张，并有幕上脑积水引起的脑室对称性扩大。另外，MRI扫描可以发现沿蛛网膜下腔散播的转移灶（图31-7），这有助于确定肿瘤的分期，是制订治疗方案和估计预后的重要依据。

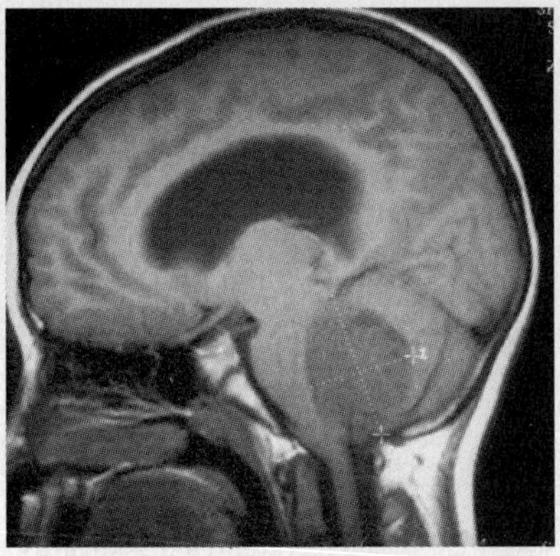

图 31－4　小脑下蚓部，T1 加权像肿瘤呈低信号

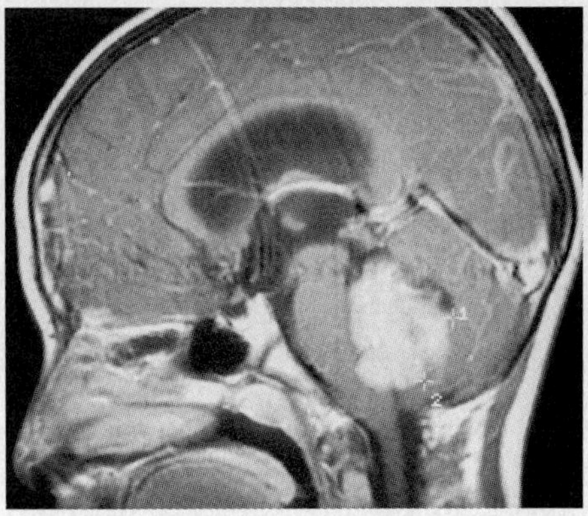

图 31－5　T1 增强见肿瘤均匀强化，向第四脑室生长，向前方压迫第四脑室底

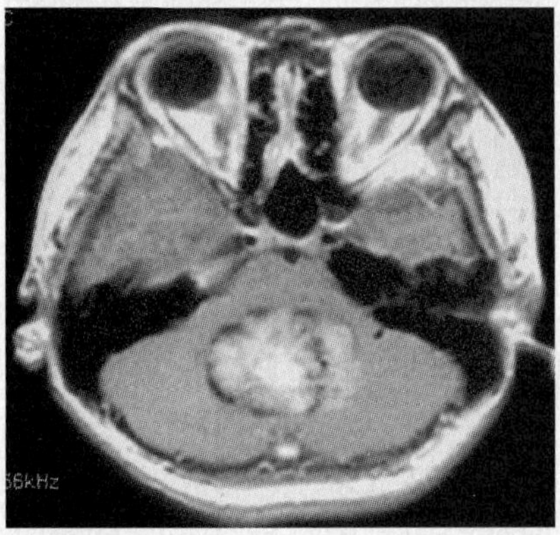

图 31－6　瘤体在增强后为混杂信号，提示髓母细胞瘤可能为硬纤维型

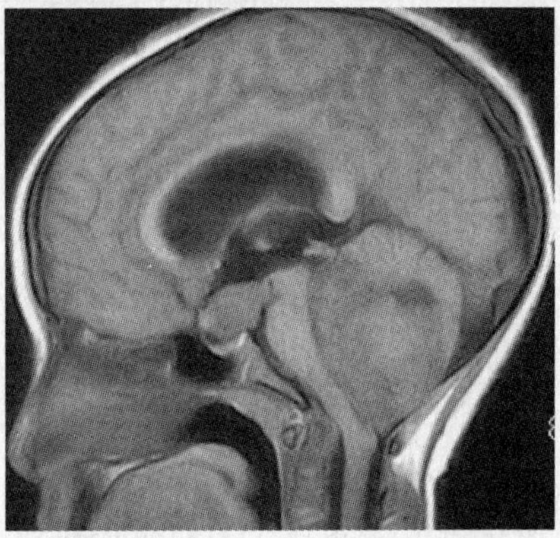

图 31－7　MRI 扫描可以发现沿蛛网膜下腔散播的鞍区转移灶

根据影像学肿瘤的变化，并结合脑脊液的细胞学检查，可以将髓母细胞瘤进行分期（表 31－1）。结合手术切除肿瘤的结果，可以对儿童髓母细胞瘤进行病情分级（表 31－2）。在 Choux 的分级中，肿瘤侵犯脑干是一个因素。但在我们的临床实践中发现：髓母细胞瘤极少侵入脑干内部，多数是与第四脑室底粘连。因此，我们认为肿瘤细胞的蛛网膜下腔播散应是一个重要因素。此肿瘤分期和病情分级对于判定患者的预后有一定的帮助，分期越高和高危因素越多，患者的预后越差。

表 31－1　后颅窝髓母细胞瘤的分期

肿瘤位于原位的分期	
T1	肿瘤直径＜3cm；局限于蚓部、四脑室顶或者部分侵入小脑半球
T2	肿瘤直径≥3cm；进一步侵犯临近结构或者部分填塞四脑室
T3	肿瘤侵入两个以上临近结构或者完全填塞四脑室（延伸至导水管、四脑室后正中孔或两侧孔）并伴随明显的脑积水
T4	肿瘤进一步通过导水管延伸至三脑室或向下延伸至上段颈髓

续表

肿瘤播散转移的分期	
M0	无蛛网膜下腔转移的证据
M1	脑脊液细胞学检查发现肿瘤细胞
M2	在脑蛛网膜下腔或侧脑室、三脑室发现结节性转移灶
M3	在脊髓蛛网膜下腔发现结节性转移灶
M4	中枢神经系统外转移

表 31－2　儿童髓母细胞瘤的临床病情分级

高危因素	低危因素
年龄小于 3 岁	年龄大于 3 岁
大部切除肿瘤	全切或近全切除肿瘤
肿瘤侵犯脑干或转移	无脑干侵犯或转移

（二）成人影像学表现

儿童髓母细胞瘤典型表现：常见于小脑蚓部、均质、增强均匀，这些在成人髓母细胞瘤却不常见。

估计仅有一半的成人髓母细胞瘤位于小脑蚓部，其他大部分位于一侧小脑半球。另外有少数可位于桥小脑角区，容易被误诊为听神经瘤或脑膜瘤。也有报道多发的髓母细胞瘤，但极为罕见。

位于小脑蚓部的成人髓母细胞瘤 CT 检查表现为密度均一、均匀增强的肿块。而位于小脑半球部位的常呈非均一的混杂密度肿块，增强表现不均匀。MR 检查，肿瘤 T1 加权像为低信号，T2 加权像为高信号，T1 增强表现同样不均匀。小的囊变常见，大的囊变罕见。另外要引起注意，有一种少见的黑色素性髓母细胞瘤 MR 表现很有特点，为 T1 加权高信号、T2 加权低信号，与典型病变正好相反，容易和出血相混淆。

六、诊断和鉴别诊断

对于 3～10 岁的儿童，如果短期内（4～6 个月）出现头痛、呕吐、走路不稳、眼球震颤等临床表现时要考虑髓母细胞瘤的可能，及时行影像学检查可以明确诊断。由于成人髓母细胞瘤影像学表现不像儿童那么典型，临床容易误诊，而术前正确的诊断和分期对制订治疗方案和估计预后有非常重要的意义；因此，对成人后颅窝脑实质内的占位要提高警惕。无论是儿童还是成人怀疑髓母细胞瘤时，要加全脊髓扫描确定有无转移灶。

主要应和以下病变进行鉴别：

（1）室管膜瘤　为第四脑室内发生的肿瘤，主要见于 20 岁以下的儿童和青年人，特别多见于 5 岁以下儿童。特点是四脑室底神经核团受压症状明显，小脑症状相对较轻：如耳蜗前庭核受累引起耳鸣、听力减退等症状；展神经核受累引起眼球外展障碍；迷走、舌下神经核受累引起声音嘶哑、吞咽困难、恶心、呕吐等。影像上肿瘤信号不均匀，常见钙化和较大的囊性变。

（2）小脑星形细胞瘤　典型的小脑星形细胞瘤多位于小脑半球，由于肿瘤生长较慢，小脑半球代偿能力较强，因此患者的病史很长。影像检查上有显著的囊性变，钙化也较常见。

其他还要和血管网织细胞瘤、脉络丛乳头状瘤、转移瘤等相鉴别。

七、治疗

（一）手术治疗

手术切除肿瘤是治疗髓母细胞瘤的首选方法，在影像学诊断后，应尽早手术治疗。约70%～80%的患者合并有脑积水，现在不主张肿瘤手术前做分流术。可以在手术前 2～3 天做侧脑室持续外引流，待手术切除肿瘤后再去除脑室外引流。如肿瘤手术后 1～2 周头颅 CT 或 MRI 显示脑室没有明显缩小，可以做脑室-腹腔分流术。对于脑室-腹腔分流术是否造成肿瘤的腹腔转移，目前仍有争论。当肿瘤有广泛的蛛网膜下腔转移或种植、不能首先进行肿瘤切除时，可做分流术。

肿瘤的手术全切除是治疗髓母细胞瘤的根本目标。一般讲，几乎所有原位生长的髓母细胞瘤都能做到全切除或近全切除，我们的 172 例儿童髓母细胞瘤手术近全切除率达 97%。做常规后颅窝枕下正中切口：上端在粗隆上 2cm，下端到 C3 棘突水平。一般儿童没有明显的枕外粗隆，确定的方法是：枕大孔向上 5cm 处，即枕外粗隆（窦汇）的位置。用铣刀取下骨瓣（术后骨瓣要复位），一般无须咬除 C1 后弓。硬膜做 H 形切开，用丝线结扎上、下枕窦，此方法避免了 Y 形切开枕窦引起的大量出血和硬膜不能缝合的缺陷。肿瘤位于小脑蚓部的前方，部分瘤体长入枕大池内。切开小脑下蚓部约 2～3cm，前方即可看到暗红色的肿瘤（图 31－8，见彩页）。多数肿瘤质地软、脆，用粗吸引器快速吸除瘤体，肿瘤内有粗细不等的血管，应边吸除肿瘤边电凝血管，不可只强求止血。快速吸除肿瘤是止血的最好方法，当瘤体被大部吸除后，肿瘤出血自然减少或停止。切除肿瘤的范围：上界到达导水管，两侧到达小脑半球。肿瘤与小脑半球无明确的边界，但有胶质增生层。全切除肿瘤后应看到导水管的开口（图 31－9，见彩页）。多数肿瘤与第四脑室底无粘连，第四脑室底表面光滑。如瘤体与第四脑室底有粘连，可残留粘连的少许瘤体，不可损伤第四脑室底。用止血纱布（如美国强生公司产品）覆盖手术创面止血，止血纱布与有轻微渗血的创面紧密粘连。不用止血海绵片止血，因其易于脱落。关颅时应将硬膜缝合或修补缝合，骨瓣复位、固定。

术后常见的并发症有皮下积液、缄默症（mutism）、颅内感染等。以往文献报告髓母细胞瘤的手术死亡率约 10%，由于现代影像技术和显微手术技术的发展，现在的手术死亡率几乎为零。术后 2～3 天时应检查切口情况，如发现有皮下积液应及时做抽液后加压包扎，一般每天穿刺抽液并加压包扎 2～3 次，枕部软组织与颅骨贴合后积液即可消失。如积液不能消失，可做皮下积液持续外引流，并局部加压包扎。如皮下积液仍然不消失，可做皮下积液-腹腔分流术。

缄默症的发生率较低，主要发生在巨大的髓母细胞瘤手术后。Hirsch 最早报告后颅窝手术后出现这种现象。患者有两种不同的临床表现类型：多数患者表情呆滞、不说话、不回答问题；有极少数患者表现为哭闹，但无眼泪，在床上翻动，不说话。缄默症发生的时间可在术后即刻出现，也可在术后数天才出现。几乎所有的缄默症都能在半年以内恢复到正常状态。术后即刻出现的缄默症的恢复时间较长，一般要数周到半年。而术后数天才出现的缄默症的恢复较快，数天或数周即可恢复。发生缄默症的确切原因不十分清楚，可能与损伤小脑的齿状核有关系，齿状核的损伤原因可能因手术直接损伤和静脉循环损伤有关系。

（二）放射治疗

髓母细胞瘤的恶性程度很高，单纯手术治疗的效果很差，因此术后放疗是治疗髓母细胞瘤必不可少的治疗措施，可以明显地延长患儿的生存期。

但是早期实施的手术加局部放疗的效果也不理想。1936 年，Cutler 开始采用全中枢（craniospinal irradiation，CSI）放疗，1969 年 Bloom 报道了 71 例进行 CSI 的病例，5 年和 10 年生存率分别为 40%和 30%。之后，大量的研究证明，无论儿童还是成人髓母细胞瘤，采用手术加 CSI 均可以显著提高生存期。

髓母细胞瘤对放疗很敏感，而且由于患者多为儿童，大剂量放疗将增加明显的副反应，特别是引起患儿的神经系统发育障碍，因此目前已经不主张进行大剂量放疗。有较可靠研究显示，采用低剂量全中枢照射加后颅窝局部高剂量照射能够在不降低疗效的情况下减少放疗并发症。一般要求全脑＋全脊髓为 30～40Gy，后颅窝总剂量不低于 50Gy，近来的标准剂量为 50～58.8Gy，每次的分割剂量为 1.75Gy 或 1.8Gy。没有可靠证据显示提高剂量能够提高疗效。术后开始放疗的时间越早越好，一般患者要在术后 3 周内接受放疗。对于高危病情的患者，尚需要在放疗后进行药物化疗，以提高患者的生存率。

放疗副反应包括短期的和远期的。短期副反应主要有：恶心、呕吐、疲劳、脱发、骨髓抑制和咽喉疼痛等。远期副反应主要是记忆力、计算力等认知功能下降，特别在儿童比较明显，其他较少见的还有垂体功能低下、引起第二肿瘤等。

（三）化疗

化疗一直是儿童髓母细胞瘤手术及放疗后的重要辅助治疗手段。一般不主张在放疗前做化疗，应在放疗后再化疗。自 1990 年以来，由 Packer 等提出的 CCNU＋顺铂＋长春新碱方案在美国已经作为标准方案用于治疗髓母细胞瘤。这一方案的应用将儿童髓母细胞瘤的平均 5 年生存期从 1973—1989 年的 50%左右提高到 1990—1999 年的 70%左右。化疗的主要副反应包括：外周神经炎、听觉损伤、肾脏损害、骨髓抑制等。

由于放疗加化疗将大大增加不良反应，人们开始尝试在化疗辅助下减少放疗剂量的方案。初步的研究显示，对儿童髓母细胞瘤患者，这一方案可以在不降低长期生存率的情况下明显降低放射治疗造成的儿童认知功能障碍。但是这一方案在成人髓母细胞瘤治疗中的作用还存在争议，因为：① 成人单纯接受手术加放疗的 5 年无病生存率（PFS）可以达到 60%；② 放疗对成人神经认知功能的影响远没有儿童那么严重；③ 目前还没有可靠证据证明在手术＋放疗后加用化疗可以有效提高成人髓母细胞瘤的疗效；④ Packer 方案可能引起的化疗不良反应（如恶心、呕吐、周围神经炎、骨髓抑制、肾脏损害等）在成人更容易出现。因此，对于成人髓母细胞瘤的治疗方案目前的共识是手术加术后放疗，化疗的作用和最佳方案以及何时开始化疗等问题还需要进一步的研究。

八、预后

影响髓母细胞瘤的预后因素很多，如肿瘤的基因改变、肿瘤细胞蛛网膜下腔转移程度、肿瘤局部侵犯的范围、患者的年龄、性别、手术切除肿瘤的程度、术后放疗剂量、药物化疗的应用等等。一般来讲，女孩的预后明显好于男孩，年龄小的患者预后差于年龄大的患者。

由于显微手术技术的提高、放射设备和方法的改进及化疗药物的应用，使得儿童髓母细胞瘤的治疗效果达到了非常理想的水平。个别报道患者 5 年生存率甚至可以达到 95%以上。

所有髓母细胞瘤的患者都应做长期的随访，定期做头颅 CT 或 MRI 扫描是早期发现肿瘤复发的根本措施。多数髓母细胞瘤的复发在手术后 3 年内，因此，在术后的 4 年内，每 6 个月做一次头颅 CT 或 MRI 扫描检查，4 年以后每一年做一次 CT 或 MRI 扫描。定期做脑脊液的细胞学检查也是随访髓母细胞瘤的重要方法，其发现肿瘤复发可能会在影像学发现复发的肿瘤占位之前。髓母细胞瘤复发后的生存时间很短，有临床症状的患者平均生存 5 个月，有影像学占位而没有临床症状的患者平均生存 20 个月。

肿瘤的复发部位根据手术的切除程度有所不同。肿瘤大部切除的病例几乎都是在原位复发；而全切除或近全切除的髓母细胞瘤很少有原位复发，肿瘤的复发多在前颅窝（如鞍区、额叶纵裂处）和脊髓等部位。可能是这些部位位于放射野的边缘，已经有蛛网膜下腔播散的肿瘤细胞残存在这些部位引起肿瘤的复发。应根据颅内复发肿瘤的大小决定治疗方法，如再次手术、放疗或化疗。

髓母细胞瘤在中枢神经系统外的复发（转移）率约 5.6%，主要部位：骨（82%）、淋巴结（28.7%）和内脏器官（23.5%），治疗的方法为化疗和放疗，一般不适合手术治疗。

（张玉琪）

参考文献

1. 孙宇，张玉琪. 儿童髓母细胞瘤的综合治疗. 中华神经外科杂志，2002，18：405-408.
2. Allen JC，Donahue B，DaRosso R，et al. Hyperfractionated craniospinal radiotherapy and adjuvant chemotherapy for children with newly diagnosed medulloblastoma and other primitive neurectodermal tumors. Int J Radiat Oncol Biol Phys，1996，36：1155-1161.
3. Duetsch M，Thomas PRM，Krischer J. Results of a prospective randomized trial comparing standard dose neuraxis irradiation（3，600cGy/20）with reduced neuraxis irradiation（2，340cGy/13）in patients weth low-stage medulloblastoma. Pediatr Neurosurg，1996，24：167-177.
4. Ironside JW，Moss TH，Louis DN，et al. Diagnostic pathology of nervous system tumors. London，Churchill livingstone，2002，191-204.
5. Packer RJ，Goldwein J，Nicholson HS，et al. Treatment of children with medulloblastomas with reduced-dose craniospinal radiation therapy and adjuvant chemotherapy. A Children's Cancer Group study. Clin Oncol，1999，17：2127-2136.
6. Packer RJ，Sutton LN，Goldwein JW，et al. Improved survival with the use of adjuvant chemotherapy in the treatment of medulloblastoma. Neurosurg，1991，74：433-440.
7. Park TS，Hoffman HJ，Hendrick EB，et al. Medulloblastoma，clinical presentation and management：experience at the Hospital for Sick Children，Toronto，1950-1980. J Neurosurgery，1983，58：543-552.
8. Prados MD，Edwards MS，Chang SM，et al. Hyperfractionated craniospinal radiation therapy for primitive neuroectodermal tumors：results of a phase II study. Int Radiat Oncol Biol Phys，1999，43：279-285.
9. Robertson SC，Ackerman LL，Traynelis VC，et al. Increased height in patients with medulloblastomas. Neurosurgery，1997，3：561-566.
10. Torres CV，Rebsamen S，Silver JH，et al. Surveillance scanning of children weith medulloblastoma. N Engl J Med，1994，330：892-895.
11. Weil MD，Lamborn K，Edwards MS，et al. Influence of a child's sex on medulloblastoma outcome. JAMA，1998，279：1474-1476.
12. Zelter PM，Boyett JM，Finlay JL，et al. Metastasis stage，adjuvant treatment，and residual tumor are prognostic factors for medulloblastoma in children：conclusions from the Children's Cancer Group 921 randomized phase Ⅲ study. J Clin Oncol，1999，17：832-845.

第 32 章 原发性神经外胚层肿瘤

自 1973 年 Hart 和 Earle 首先命名原始神经外胚层肿瘤（primitive neuroectodermal tumor，PNET）以来，其名称和含义不断发生着变化。应该说至今对这一类型肿瘤还没有统一的认识，相信随着研究的不断深入对其本质的认识会越来越明确。

PNET 曾有过其他一些名称，如原始神经上皮瘤（primite neuroepithelioma）、大脑或幕上髓母细胞瘤（cerebral or supratentoral medulloblastoma）、未分化小细胞性瘤（undifferentiated small cell tumor）、未分化成胶质母细胞瘤（undifferentiated spongioblastoma）和蓝瘤（blue tumor）等。对 PNET 的定义为：由未分化或低分化的神经上皮构成的高度恶性的肿瘤，肿瘤细胞可以向神经元细胞、星形细胞、室管膜细胞、肌细胞以及黑色素细胞谱系分化。这一定义显示了其最大特点是瘤细胞具有多向分化潜能，即不仅能够向神经细胞分化，还可以向胶质细胞分化，更难以理解的是还具有向间叶细胞分化的能力。因此 PNET 实际上是包括了一组可发生于中枢神经系统任何部位、组织学相似的肿瘤的总称。1978 年 WHO 在脑肿瘤分类中把所有中枢神经系统原发性神经外胚层肿瘤无论发生部位均归类为 PNET。但由于尽管其组织学特征相似，PNET 与其他胚胎性神经上皮性肿瘤（如视网膜母细胞瘤、嗅神经母细胞瘤、松果体母细胞瘤等）无论是在生物学上还是临床行为上均有明显不同，因此 1990 年 WHO 把 PNET 仅限于小脑髓母细胞瘤和大脑和脊髓发生的原始神经上皮性肿瘤。2000 年的 WHO 神经系统肿瘤分类中再次进行了调整，将胚胎性肿瘤分为以下 4 类：髓上皮瘤、室管膜母细胞瘤、髓母细胞瘤以及幕上原始神经外胚层肿瘤（supratentorial PNET，sPNET），将后者进一步限定在只包括大脑神经母细胞瘤（cerebral neuroblastoma）和大脑节细胞神经母细胞瘤（cerebral ganglioneuroblastoma）两个亚型。2007 年的分类中将髓上皮瘤、室管膜母细胞瘤也归为 PNET，为了把发生在脑干和脊髓的类似肿瘤包括在内，同时避免与中枢神经系统以外的 PNET 相混淆而称为 CNS PNET，因此现在 PNET 实际上包括了 4 种亚型。但是这一定义为国内外学者普遍接受仍需要一段时间。

一、研究概况

Hart 和 Earle 在 1973 年首次描述 PNET 之后，关于 PNET 的定义和细胞起源就一直在争论中不断发展。但是迄今为止尚无神经胚胎学和细胞发生学所能完全证明的一种理论在国际上达成统一认识。

本肿瘤的突出特点是 90%以上的瘤细胞呈原始未分化状态，但表现出向神经细胞、神经胶质细胞及间质成分（所谓的“第三个方向”）多向分化的趋势。在肿瘤起源问题上主要有以下两种具有代表性的学说：

Rubinstein 将儿童原发中枢神经上皮肿瘤按其大体观和组织特点分为六种类型：髓上皮瘤、大脑神经母细胞瘤、极性神经胶质母细胞瘤、室管膜母细胞瘤、松果体母细胞瘤、小脑神经母细胞瘤。他认为幕上每一种 PNET 都有其对应的原始细胞起源，恶性脑肿瘤发生于脑细胞发生的胚胎期，因此理论上如果某种原始细胞发生恶变就可能形成相应的 PNET。例如：分化差的、高度恶性的髓上皮瘤是由极早祖细胞恶变而来；有一定分化的大脑神经母细胞瘤由早期祖细胞恶变而来。

尽管 Rubinstein 分类能够包括儿童 90%以上的原发胚胎性肿瘤，但是 Hart 和 Earle 在回顾分析了 23 例原发幕上肿瘤后，强调仍然存在一组未分化的新生物并不适合 Rubinstein 的分类。他们认为这一类型含有 90%～95%的未分化细胞，应该属于一个独立的病理类型，即典型的 PNET。其起源细胞可能是一种未知的原始神经上皮细胞，这种细胞具有向神经节、胶质和室管膜细胞系分化的潜力。从一定程度上讲，这一定义已经暗合了 WHO2000 年以后的中枢神经系统肿瘤分类中 PNET 的概念，但是 Hart 和 Earle 当时没有说明肿瘤的定位特点。

Rorke 认为 PNET 主要是由未分化神经上皮细胞组成，可能包含一些可以清楚辨认的亚群细胞如星形细胞、室管膜细胞、神经元和其他分化细胞，多见于婴幼儿而不论其定位的一组肿瘤。他强调这些肿瘤不管其初发部位如何，其病理学上都基本相似，按其组织特点可分为：①PNET，NOS（not otherwise specitied，NOS）：全部由未分化的细胞组成；②可辨细胞的 PNET：可见一个或多个细胞系分化；③髓上皮细胞瘤：有或无可辨认的细胞。

Rubinstein 假说认为无论肿瘤发生于何处都有其单一起源细胞，Rorke 则认为肿瘤可起源于中枢神经系统任何部位细胞的原始未分化干细胞，如同胚胎发生和婴儿早期存在于室管膜下的胚基细胞。目前对该观点仍有争论。

按照 2000 年 WHO 的分类，sPNET（supratentorial PNET）仅包括两个亚类：大脑神经母细胞瘤以及大脑神经节神经母细胞瘤。诊断这两类肿瘤必须要有向神经细胞系分化的证据，这种证据是肿瘤细胞要表达胶质蛋白（glial proteins）和神经元蛋白（neuronal proteins），如 GFAP、神经突触素、神经微丝蛋白。

2007 年 WHO 的重新分类中将这一类肿瘤进行了重新定义，命名为中枢神经系统原始神经外胚层肿瘤（CNS primitive neuroectodermal tumor，CNS PNET）。这是为了把发生在脑干和脊髓的类似肿瘤包括在内，同时避免与发生于中枢神经系统以外的 PNET 相混淆，加上了 CNS 前缀，这同 2000 年的 sPNET 是同义词，但 2007 年的分类已经将髓上皮瘤（medulloepithelioma）和室管膜母细胞瘤（ependymoblastoma）也包括在 CNS PNET 之内。本章按 2007 年 WHO 神经系统肿瘤分类中的 CNS PNET 及其亚型加以论述，内容基本上是参考 2007 之前针对 sPNET 研究的文献报道。

二、流行病学

由于一直以来，关于 PNET 的概念和分类不断发生着改变，因此还没有可靠而准确的流行病学统计资料。

CNS PNET 是一组临床非常少见的恶性颅内肿瘤，在儿童颅内肿瘤中仅占 2.5%～6%。根据 Swedish 的研究数据，sPNET 年发病率为每百万人口发病 2 例。在大多数回顾性研究报告中，儿童首次发病的平均年龄在出生到 10 岁之间，在 1.5～3 岁、3～4 岁、5～9 岁的发病率分别约为 28%、30%、30%。发生于成人的 sPNET 就更为少见，在成人所有原发性大脑肿瘤中 sPNET 发生率仅约为 0.5%，且绝大部分患者为青年人（20～30 岁），偶有老年患者的病例报道。

与髓母细胞瘤好发于男性不同，sPNET 似乎没有表现出明显的性别偏好，这也从一个侧面反映 sPNET 和髓母细胞瘤潜在的生物学上的区别。

国内仅有少量文献报道，病例组数量无法满足统计学意义，但是综合各家报道其临床特点基本与国外报道相符。

三、病理学

CNS PNET 大体上一般表现为红褐色、质软、可呈分叶状的肿块，常与周围脑实质有明确分界。典型病例可有囊性变、坏死、出血及钙化灶出现。光镜下 90%～95%的细胞呈形态不同的未分化状态，但可见细胞分化迹象。细胞呈强嗜苏木素染色，胞浆稀少不易见，核卵圆或不规则，浓染，核浆比高，核分裂象常见，故曾有蓝瘤之称。在光镜、电镜及免疫组织化学研究中均可见神经元、胶质细胞、室管膜细胞系分化区。间质有纤维细丝形成的间质网状结构。血管丰富，并且常有内皮增殖，紧邻内皮增殖区可出现 GFAP 阳性细胞区。

中枢神经系统神经母细胞瘤可见于半数 CNS PNET 病例。镜下典型特征：Homer - Wright 菊形团样和局部神经元细胞分化表现，包括超微结构特点如微管、中间丝、致密颗粒和突触囊泡等均提示肿瘤细胞向神经元方向分化，免疫组化可为 NSE（+）、GFAP（-）。Horten 和 Rubinstein 根据大脑神经母细胞瘤内结缔组织的多寡将其分为三类：①经典的神经母细胞瘤，富于细胞，只存在极少的结缔组织间质；②促纤维增生型，有较为显著的网状纤维；③过渡型，上述二者之间的一种组织形态。经典型占 50%。

大脑神经母细胞瘤的瘤细胞主要是趋向成熟的神经元方向分化，如果此分化进一步演变为向神经节细胞方向分化，即称为中枢神经系统神经节神经母细胞瘤。

髓上皮瘤是最为原始的 CNS PNET，临床上极为罕见。发生部位多贴近侧脑室脑室壁的室管膜，这一点支持本瘤起源于原始脑室壁髓上皮板的假说。大体上肿瘤出血、坏死、囊变均常见，晚期常有蛛网膜下腔播散转移。显微镜下，以纤维血管为中心，单层或假复层上皮细胞排列成卷曲的带状，上皮细胞呈柱状，其顶端和基底端分别有一层膜样结构构成带状结构的内界膜和外界膜，再以这一特征性结构为基础形成乳头状或腺管状结构。肿瘤细胞趋异化倾向为本瘤的另一特征，可以向胶质母细胞、星形细胞、少突胶质细胞、室管膜细胞等方向分化，分化程度跨越原始到成熟的各个阶段。

室管膜母细胞瘤更加罕见，至今只有少量文献报道。大体标本显示边界清，无包膜，可有囊变、坏死和出血。显微镜下本瘤的最大特征是具有一种室管膜细胞性菊形团（ependymoblastic tosette），或称为室管膜小管（ependymoblaslomatous tubule）的结构，这种类似 FW（Flexner - Wintersteiner）菊形团结构的瘤细胞呈长形，排成数层或假复层围绕成环状，尖端朝向中心的空腔。背景是由密集排列的原始未分化细胞组成的小叶结构。由于免疫组化和电镜显示肿瘤细胞有向不同方向分化的潜能，证明其为胚胎性肿瘤。

基因水平上 CNS PNET 和髓母细胞瘤有很明显不同。髓母细胞瘤中有 30%～50%的患者表现为 17q 等臂染色体的扩增，并且预示预后不良。而这一拷贝数量上的异常几乎不出现在 CNS PNET 的基因分析中。20%的髓母细胞瘤有 PTCH 突变异常。另外当髓母细胞瘤表达 c - MYCC（存在于 10%～50%的髓母细胞瘤）、Trk - C、Erb - B2 时提示预后不良。约 40%的 CNS PNET 有 14q 染色体和 19q 染色体的丢失，而这一现象在髓母细胞瘤中很少见到。14q 和 19q 染色体的丢失可能提示定位于这些染色体上的肿瘤抑制基因丢失导致了 CNS PNET 的发生。另外还有 p53 基因突变、Neuro D1/D3 表达在 CNS PNET 常见，而在髓母细胞瘤罕见。

国内张庆慧等在 1993 年 WHO 肿瘤分类指导原则下从病理形态特征、免疫组织化学标记物及生物学行为角度比较二者在统计学上无显著差异，但文中指出髓母细胞瘤平均生存22个月，一年生存率为34.63%，而非髓母胚胎性肿瘤平均生存期和一年生存率分别仅为6个月和25.65%。因此，2000年以后WHO的肿瘤分类中已将两者明确区分开来。

四、临床表现

肿瘤快速生长的生物学性状决定了病程相对短暂。不仅如此，一旦症状引起临床注意时，原发肿瘤通常已经长大。Horten和Rubinstein等观察到，原发性大脑神经母细胞瘤明确诊断前持续时间平均为六周。Korea在28例sPNETs的回顾性研究报告中指出儿童从症状出现到外科治疗的平均时间为4.9个月。国内石浩军等报道发病到就诊时间从10余天到1年不等，傅军等报道的时间仅为21天。尽管以上样本数均偏小，仍足以说明sPNET临床进展速度。

CNS PNET的临床表现并无特异性，主要与肿瘤累及的部位有关。婴幼儿多见，最初的临床表现通常是呕吐、嗜睡、厌食、易于激惹等非特异性的颅内压增高表现，查体可见大头畸形、囟门饱满、颅缝分离及落日征，偶可见局灶性神经缺损症状。青少年和成年人则表现为新近发作并迅速进展的头痛、恶心、呕吐、复视、偏瘫、视野缺损、或癫痫等症状。

无论其年龄和部位均可能出现CSF散播转移，导致颅神经病变、脑炎、脑膜炎或脊髓症状等表现。发生率低于髓母细胞瘤，约为15%～20%。应该引起注意的是有些患者可能是以转移灶为首发症状而就诊的，不要忽视CNS PNET的可能。现有文献大多数证实一旦发生转移，预后往往不良。

五、影像学

CNS PNET没有特异性表现来区别于其他恶性脑肿瘤。尽管如此，仍然有一些影像学特征有助于CNS PNET的诊断。

由于CNS PNET的概念一直存在变化，各家报道发病部位不一。儿童CNS PNET通常位于额顶叶深部，而成人CNS PNET更多被发现于视觉皮层区（约50%）和颞叶（约30%），较少见于额叶。其他少见部位有丘脑，多发性并不少见。

CT平扫下，这些肿瘤表现为等密度或高密度，后者提示肿瘤细胞增生。瘤内钙化（球形或多发斑点状）可见于大约一半的CNS PNET，瘤周水肿明显。增强CT扫描可显示匀质或不匀增强。囊变、坏死或出血不常见。

在MRI平扫时，肿瘤信号在T1W可以因出血时间改变而不同，T2W一般为高信号，囊内信号高于CSF提示囊内含有高蛋白成分。在增强MRI时，肿瘤实质部分匀质增强从而与正常脑组织有良好分界（图32-1）。FLAIR图像上病变实性部分为高信号。DWI上表现为高信号可能与肿瘤细胞密集、胞外间隙狭小、水分子扩散减弱有关。MRS显示非特殊的原发脑肿瘤波谱，即Cho、Lac峰上升、NAA峰下降。Majos等报道sPNET的Lip信号缺乏或较低，与多形性胶质母细胞瘤及转移瘤不同，这可能是因为sPNET坏死较少的缘故。

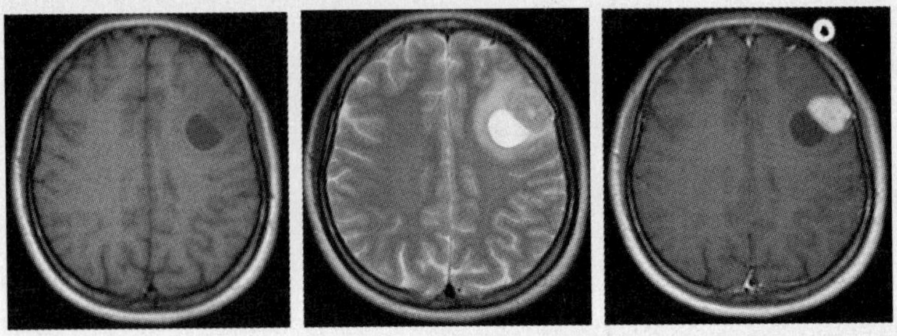

图 32－1　左额 PNET。A：T1W 像肿瘤实质部分等信号，囊性部分低信号。B：T2W 像实质部分为较高信号，囊性部分信号高于 CSF 提示囊内含有高蛋白成分。C：增强 MRI 显示实质部分匀质增强，与正常脑组织有良好分界

全脊髓增强 MRI 可以明确是否存在脊髓或脑内转移，是确定治疗方案和估计预后的依据。软脊膜增强和蛛网膜下腔强化小结节提示已有转移。理想状态下，椎管内是否有转移应在术前确诊，但本病术前诊断常不明确，因此常在术后才进行全面检查，而由于术后血液流入脊髓蛛网膜下腔会出现假阳性，所以建议术后两到三周再行脊髓 MRI 扫描和脑脊液细胞学检查，这样有助于排除血液干扰。

六、诊断

由于 CNS PNET 发病率低，而且临床症状、影像表现缺乏特异性，因此术前确诊 CNS PNET 比较困难，最终确诊依靠病理诊断。

任何新近诊断的 CNS PNET 患者都应该接受增强 MRI 进行全中枢扫描以明确是否存在转移，以评价肿瘤分级。CSF 细胞学检查则应在术后进行，以防止术前医源性种植转移发生的可能。

我们认为 Chang 分级系统也可应用于 CNS PNET 的分级，从 M0 到 M4 其分级定义与髓母细胞瘤基本相同：

M0　没有蛛网膜下腔或血行转移

M1　蛛网膜下腔脑脊液可见肿瘤细胞

M2　幕上或者幕下蛛网膜下可见肿瘤结节

M3　肿瘤结节在脊髓蛛网膜下腔出现

M4　出现神经系统以外的转移灶

其中 M2、M3 可利用增强 MRI 评价。无论是初次诊断还是复发病例，经 CSF 和蛛网膜下腔播散的确切发生率尚不得而知，因为现有文献关于 CNS PNET 的分类和完整分级评价的标准尚未统一。文献报道大约在 15％～20％之间。

七、治疗

目前治疗是采用以手术为基础包括放疗、化疗在内的综合治疗模式。由于 PNET 一度包括髓母细胞瘤，而且两者具有很多的相似之处，因此大多数诊疗计划直接源自髓母细胞瘤的治疗方案。

（一）外科治疗

积极的外科治疗被认为是当前多种治疗方案的基础，尽管切除程度和预后之间的关系还不十分肯定，但目前多数作者主张尽可能全切肿瘤。

CNS PNET 质软，灰紫色或粉红色，血供丰富，且常呈小叶状。常易与正常脑组织区分，而与其他胶质瘤不同。一旦肿瘤被定位，只要小心切开位于功能哑区的皮质，用双极电凝灼烧肿瘤与大脑正常组织之间的肿瘤组织使之形成假性包膜，仔细分离切除肿瘤，即使肿瘤位于大脑重要功能区，术后神经功能缺失的危险性并不是很大，因此原则上都应该积极手术全切。如果术前有足够证据（MRI、功能性 MRI）表明肿瘤位于大脑重要功能区，提倡神经导航、术中电生理监测结合显微神经外科技术进行肿瘤切除，或在清醒状态下手术，行语言和运动功能测试，在保护神经功能的前提下尽量切除肿瘤。

Albright 等报道的 27 例 sPNETs 治疗采用积极的外科切除、放疗和化疗，术后影像学上残留肿瘤少于 1.5cm^2 的患者预后稍优于残余肿瘤大于 1.5 cm^2 的患者，前后两组四年生存率分别为 40%±22%、13%±8%（p=0.19）。Reddy 等有相似的研究结果，他指出 5 年无进展生存率在全切或近似全切组与部分切除或活检组分别是 53%和 25%（$P=0.22$）。Korea 的回顾性分析中指出，切除范围是仅有的两个与生存相关变量之一。Dirk 的回顾分析也提示肿块全切有较好的预后趋势。

（二）放射治疗

放疗是中枢神经系统恶性肿瘤治疗的基础。但儿童易致神经系统放射后遗症，产生了在标准或减量放疗方案中增加化疗的策略，以及改变放射线传递方式如超分割、加速分割等新技术的应用。

放疗在治疗 CNS PNET 时，在低龄儿童与高龄儿童由于其吸收放射线衰减量的不同，照射会损伤处于发育阶段的神经系统并引起严重的神经认知后遗症。在最近发表的评价放疗在治疗 sPNET 中的作用的前瞻性研究中，术后立即放疗再行化疗与接受放疗前先进行化疗相比有较好的预后，并且疾病恶化大部分发生在那些接受放疗前先进行化疗的儿童。作者认为这一差异原因在于放疗前先进行化疗组延迟了首次放疗时间而不在于化疗方案上有何区别，因此作者认为放疗应该在术后立即进行。此外有关放疗方案的任何改变，包括总剂量的减少、全中枢照射范围的减少或限定照射区域，都会影响 3 年肿瘤无进展生存率（progress - free survive，PFS）。按标准放疗方案照射，3 年 PFS 为 49.3%，而减量的放疗方案其3 年无进展生存率仅为 6.7%。

目前 CNS PNET 治疗中放疗的最佳剂量尚未确定，在一些研究中，放疗仅被作为术后单独的辅助治疗，而在其他研究中，放疗又与大量的不同化疗方案联合使用。目前建议方案为：术后 4～6 周即开始放疗，不管诊断时的转移级别（M 分期）如何，都主张进行全中枢照射（craniospinal irradiation，CSI），分全脑及全脊髓放疗两部分进行。全脑采用头盔形照射野，脊髓采用源皮距照射。可采用接野方式覆盖所有照射野，同时利用移动照射技术，每照射 10Gy，每野上移 1cm。全中枢照射剂量为 23.4～36Gy，肿瘤局部剂量为 54～56Gy，使用常规分割技术。

（三）化学治疗

CNS PNET 因其富血性、高生长分数和内在的化疗敏感生物学特性使其对化疗相对敏感。但是，由于针对 PNET 的化疗方案很多，还没有某个方案被大量使用和报道，因此化疗的作用还不是十分明确。虽然有一些回顾性研究报道患者接受化疗与否同其生存率并无区别，然而，更多的报道显示，无论哪一种化疗方案，辅助化疗的长期生存率明显高于未接受化疗组，提示化疗在 CNS PNET 的治疗中有确定的作用。但是目前还不能确定一个标准的化疗方案。

有报道，ICHT 方案（长春新碱、顺铂、环磷酰胺、依托泊苷）的效果较好。洛杉矶儿童医院 1991 年至 2002 年采用 ICHT 方案治疗了 43 例儿童 sPNET，5 年无进展生存率（progress - free survival，PFS）和总体生存率（overall survival，OS）分别可以达到 39%～49%。

大剂量化疗配合支持疗法可能对 CNS PNET 治疗带来新的生机。Strother 等研究建议手术和放疗后大剂量环磷酰胺＋长春新碱＋顺铂化疗联合自体外周干细胞移植治疗髓母细胞瘤和 sPNET 这一方案是安全可行的，因其血液系统并发症和感染明显减少，并且没有毒性死亡。Pilot 在儿童 sPNET 中也有类似研究结果。2005 年美国临床肿瘤学年会（ASCO）在儿童肿瘤诊治进展中报告一组初发 sPNET 患者，术后先按危险度调整放射剂量进行放疗，随后行 4 个疗程造血干细胞支持下的大剂量化疗，结果 19 例患者的 3 年 PFS 为 63%，OS 为 79%。结果虽然令人鼓舞，但仍需要大量实验研究予以证实。

八、预后

CNS PNET 的预后与诸多因素有关，不同的肿瘤分型对预后的影响并无明显差异，肿瘤是否有远处转移及患者年龄是影响预后的关键因素之一，是否手术切除或者全切及术后的辅助治疗也至关重要。

CNS PNET 在胶质瘤分级中属于 WHO Ⅳ级，虽然相对来说对放疗和化疗敏感，但尽管采用了积极的综合治疗模式，其预后仍然不佳，绝大多数患者在诊断明确 2 年内死亡，5 年生存率约 37%，主要原因在于肿瘤的易复发性，肿瘤复发可以在原发部位或者中枢神经系统任何部位。

（王之敏）

参考文献

1. 傅军，周幽心，徐峰，等. 大脑原始神经外胚层肿瘤的临床与病理分析. 苏州大学学报（医学版）2004，24（1），71-72.
2. 顾晓丽，周林江，梁宗辉，等. 成人幕上原始神经外胚层肿瘤的 MRI 表现. 医学影像学杂志. 2006，16（1），25-27.
3. 刘梅丽，崔世民，秦进喜，等. 幕上及椎管内原始神经外胚层肿瘤的 MRI 的诊断. 2004，38（2）：149-151.
4. 沈天真，陈星荣. 神经影像学. 上海：上海科学技术出版社，2004.
5. 石浩军，孙祥泉，徐海波，等. 成人颅内原始神经外胚层肿瘤的 MRI 表现和病理对照. 中华放射学杂志，2004，38（2）：152-155.
6. 武忠弼，杨光华. 中华外科病理学. 北京：人民卫生出版社，2002.
7. 杨学军. 解读《世界卫生组织中枢神经系统肿瘤分类（2007 年）》. 中国神经精神疾病杂志. 2007，33（9），513－517.
8. 张俊，郑建民，马大烈，等. 中枢性原始神经外胚层肿瘤 16 例临床病理分析. 肿瘤学杂志，2003，9（6），334-336.
9. 张庆慧，苏晓萍，梁思泰，等. 中枢性原始神经外胚层肿瘤的临床病理分析. 中华病理学杂志，1998，27（4），282-285.
10. 赵海欧，石群立，孙桂勤，等. 大脑和脊髓原始神经外胚叶肿瘤临床病理学. 临床与实验病理学杂志，2000，16（5）：364-366.
11. Cohen BH，Zeltzer PM，Boyett JM，et al. Prognostic factors and treatment results for supratentorial primitive neuroectodermal tumors in chidren using radiation and chemotherapy：a Childre's Cancer Group

randomized trial. J Clin Oncol, 1995, 13: 1687-1693.

12. Dirks PB, Harris L, Hoffman H, et al. Supratentorial primitive neuroectodermal tumors in children. J Neurooncol, 1996, 29: 75.
13. Duffner PK, Horowitz ME, Krischer JP, et al. Postoperative chemotherapy and delayed radiation in children less than three years of age with malignant tumors. N Engl J Med, 1993, 328: 1725-1731.
14. Geyer JR, Zeltzer PM, Boyett JM, et al. Survival of infants with primitive neuroectodermal tumors or malignant ependymomas of the CNS treated with eight drugs in 1 day: a report from the Children's Cancer Group. J Clin Oncol, 1994, 12: 1607-1615.
15. Lannering B, Marky I, Nordborg C. Brian tumors in childhood and adolescence in West Sweden 1970-1984. Epidemiology and Survival. Cancer, 1990, 66: 604-609.
16. Majos C, Alonso J, Aguilera C, et al. Adult primitive neuroectodermal tumor: proton MR spectroscopic findings with possible application for differential diagnosis. Radiology, 2002, 225: 556-566.
17. Peter M, Jay Loeffler. Cancer of the nervous system. 2nd ed. Philadelphia: Lippincott Williams & Wilkins, 2004: 543-561.
18. Pollack IF. Brain tumors in children. N Engl J Med, 1994, 331: 1500-1507.
19. Reddy AT, Janss AJ, Phillips PC, et al. Outcome for children with supratentorial primitive neuroectodermal tumors treated with surgery, radiation, and chemotherapy. Cancer, 2000, 88: 2189-2193.
20. Rorke LB. The cerebellar medulloblastoma and its relationship to primitive neuroectodermal tumors. Neuropath and Experimental Neuro, 1983, 42: 1-15.
21. Strother D, Ashley D, Kellie SJ, et al. Feasibility of four consecutive high-dose chemotherapy cycles with stem-cell rescue for patients with newly diagnosed medulloblastoma or supratentorial primitive neuroectodermal tumors after craniospinal radiotherapy: results of a collaborative study. J Clin Oncol, 2001, 19: 2696-2704.
22. Sung KW, Yoo KH, Cho EJ, et al. High-dose chemotherapy and autologous stem cell rescue in children with newly diagnosed high-risk or relapsed medulloblastoma or supratentorial primitive neuroectodermal tumor. Pediatr Blood Cancer, 2007, 48 (4): 408-415.

第 33 章　施万细胞瘤

第一节　动眼神经鞘瘤

一、发病情况

动眼神经鞘瘤起源于动眼神经鞘膜细胞，非常罕见。1978 年 HeBer 首先报道。以后国内外报道逐渐增加，但多为个案报道，未见到大宗病例。动眼神经鞘瘤可发生于任何年龄，在已经报道的病例中，绝大多数患者年龄分布在 6～54 岁，以青年人多见，男女均可以发生，无明显性别差异。

二、病理

绝大多数动眼神经鞘瘤位于鞍旁至上斜坡、天幕下，部分可以侵入海绵窦及鞍内。动眼神经鞘瘤绝大多数为单发的实质性肿瘤，少数可以为囊性；多为良性肿瘤，少数可以为恶性，有时可与其他肿瘤合并发生。其病理特点为肿瘤与正常组织分界清楚，起源于动眼神经鞘膜细胞。

三、临床表现

动眼神经鞘瘤生长缓慢，病程可达数月至数年不等。其临床表现为：

1. 动眼神经麻痹症状：表现为进行性眼睑下垂，眼裂变小，眼球活动受限，在病程后期可出现眼球固定、复视，也可伴有视力下降；若肿瘤位于眶内可有突眼症状。

2. 占位效应及颅内压增高症状：首先出现头痛、头昏等症状，随着肿瘤的不断长大，会逐渐出现颅内压增高的临床表现，如恶心、呕吐等。颅内压增高的程度与肿瘤的具体部位有关，如肿瘤位于上斜坡部位，向上后生长，可出现脑干受压的表现。

3. 眼静脉压增高的临床表现症状：肿瘤压迫海绵窦，引起静脉回流不畅，可以引起眼静脉回流受阻，静脉压增高。表现为眼眶部位胀痛、眼睑和结膜充血等症状。

4. 其他症状：肿瘤在生长过程中，若累及其他颅神经如Ⅱ、Ⅳ、Ⅴ、Ⅵ颅神经时，还会出现相应的临床表现，可以表现为眶尖综合征、海绵窦综合征、球后综合征等。

四、辅助检查

CT 和 MRI 是主要的检查手段。

1. 头颅 CT 表现为肿瘤多位于鞍旁、眶内或眶后，可以突入脚间池及桥前池内。根据肿瘤的性质不同而有所差异，实质性肿瘤表现为中等偏高的实质性占位病变，与周围组织分界清晰，肿瘤周围水肿不明显。囊性肿瘤表现为边界清楚的低密度占位。CT 增强扫描可见中度强化影像，边界清晰。

2. 头颅 MRI 表现为鞍旁或脚间池、桥前池内的占位病灶，病灶呈长 T1、长 T2 信号，注射造影剂后，有明显强化征象。

3. 眼科检查：表现为患侧视力下降，眼球固定，活动受限；眼睑下垂、眼裂变小，睑结膜和球结膜正常或轻度淤血、水肿；患侧瞳孔散大，直接和间接对光反射均明显减弱或完全消失，但角膜反射存在。眼压检查可正常或轻度增高。

五、治疗原则

动眼神经鞘瘤的治疗以手术切除为主。因其位置深，周围有重要的神经、血管，所以手术入路的选择非常重要，手术方式的选择应该根据其生长部位而定。

1. 位于鞍旁累及海绵窦者，在采用改良翼点入路时，宜结合眶颧入路，必要时也可行颧弓下入路。

2. 对肿瘤长入后颅窝者，可采用联合入路或者岩骨前入路。

手术过程中一定要注意保护好重要的神经、血管，以确保动眼神经功能的完好。

六、预后及进展

动眼神经鞘瘤为良性肿瘤，手术效果好。但遗留的相关颅神经功能障碍恢复比较困难。

第二节 滑车神经鞘瘤

一、发病情况

滑车神经鞘瘤起源于滑车神经鞘膜细胞。其发病率低，2002 年 Ture 等分析公开文献，表明仅有 25 例滑车神经鞘瘤为非神经纤维瘤病型，其中 15 例经外科手术证实。

二、病理

与其他颅神经鞘瘤一样，滑车神经鞘瘤是起源于滑车神经鞘膜细胞的肿瘤，属于 Antoni A 型，其特点是细长双极细胞构成肿瘤的主要成分，细胞彼此界线不清，细胞核呈长杆状，相互排列成与细胞长轴垂直的栅栏状结构，称之为“维罗凯体”。免疫组化显示肿瘤细胞一致性 S-100 蛋白、Leu-7 和波形蛋白强阳性反应。该肿瘤多为实体性，但也有个别囊性病变报告。滑车神经离开脑干至胶质-施万细胞鞘连接处的距离约 0.6mm，较其他颅神经短。肿瘤多生长在滑车神经离开脑干后胶质-施万细胞鞘连接处远端，如池部和鞍旁。

三、临床表现

在临床上接近 50% 的患者有滑车神经麻痹，常表现为复视。有些患者可出现展神经损害症状，部分患者可有头痛。文献中有报道多条颅神经鞘瘤，如滑车神经合并展神经鞘瘤等。一般滑车神经鞘瘤比较小，很少引起高颅压症。如肿瘤体积较大，可压迫脑干和相邻神经结构，出现相应临床症状。

四、辅助检查

CT 和 MRI 是主要的检查手段，其影像学特点同其他神经鞘瘤。CT 表现为圆形、类圆形或梭状的中等偏高的实质性肿物，与周围组织分界清晰，肿瘤周围水肿不明显；囊性肿瘤表现为边界清楚的低密度占位；增强后有明显的强化效应。在 MRI 上病灶呈长 T1 长 T2 信号，注射造影剂后，有明显强化征象。其部位在小脑幕处或鞍旁。

五、治疗原则

滑车神经鞘瘤的治疗以手术和立体定向放射外科为主。其治疗原则是临床有神经损害症状、能够耐受并愿意接受手术者，可考虑手术。若肿瘤体积较小，不能耐受手术者可行立体定向放射外科治疗及观察。

根据滑车神经鞘瘤生长部位可将其分成三型：①脑池段滑车神经鞘瘤，即肿瘤生长在滑车神经脑池走行段；②脑池-海绵窦段滑车神经鞘瘤，即肿瘤同时累及滑车神经的脑池段和海绵窦段；③海绵窦段滑车神经鞘瘤，即肿瘤生长在滑车神经海绵窦段。

1. 手术入路选择：①脑池段滑车神经鞘瘤，可采用患侧幕下小脑上入路、经颞骨岩部乙状窦前入路、颞下经小脑幕入路；②脑池-海绵窦段滑车神经鞘瘤，可采用颞下经岩入路、翼点入路；③海绵窦段滑车神经鞘瘤，可采用翼点入路、眶颧入路。

2. 术中注意事项：肿瘤无论生长在脑池段、脑池-海绵窦段或海绵窦段，都有相邻的重要神经结构和血管。术中要保护好脑干、基底动脉及其分支、动眼神经和展神经。采用显微外科手术，一般采取分块切除肿瘤的方法。

六、预后及进展

滑车神经鞘瘤多属于良性，为实体性生长，极个别病例可以为囊性生长或呈恶性。一般瘤体较小，可手术切除。其预后取决于肿瘤的大小、部位和手术操作。脑池段滑车神经鞘瘤容易鉴别神经和肿瘤，多可全切病变；而脑池-海绵窦段和海绵窦滑车神经鞘瘤很难辨认神经和肿瘤的关系，全切率在 50%。对于不能完全切除或体积小的滑车神经鞘瘤，可用立体定向放射外科（X-刀、γ-刀）进行治疗，对控制肿瘤生长会有益处。

第三节　三叉神经鞘瘤

一、发病情况

三叉神经鞘瘤又称三叉神经施万细胞瘤，该肿瘤起源于三叉神经的颅内段，发生率较低，约占颅内肿瘤的 0.07%～0.33%，占颅内神经鞘瘤的 0.8%～8%。1846 年 Dixon 首次报告。1952 年 Cuneo 和 Rand 对该病的诊治历史和方法做了详细描述。

二、病理

三叉神经鞘瘤可起源于三叉神经根部，但更多是发生于三叉神经半月节部，部分病例肿瘤可同时累及三叉神经根和三叉神经半月节，形成“哑铃”状，跨越中后颅窝。极个别患者的肿瘤可破坏颅中窝，向颅外生长。该肿瘤切面常呈灰白色，如合并瘤内出血时肿瘤可呈黄褐色和暗红色，极少数病例可出现囊性变。在组织学上，三叉神经鞘瘤多为 Antoni B 型结构，细胞为不规则星芒形，星状细胞突起连成网状，网眼中为透明的胞浆基质。在电镜下观察，三叉神经鞘瘤的特点是细胞突起呈网状交织在一起，胞浆内含有多量的细胞器，如溶酶体、线粒体及一些无界膜的嗜锇小体等。

三、临床表现

三叉神经鞘瘤的病程较长，以三叉神经损害为主要表现，常出现一侧面部麻木或阵发性疼痛，并可出现病变侧咀嚼肌无力及萎缩。肿瘤在发生发展过程中，由于肿瘤的生长方向不同，可引起不同邻近颅神经和结构受损。如肿瘤位于中颅窝，可损害视神经和动眼神经，导致视力、视野障碍，眼球活动受限，还可使眼球突出。肿瘤可以压迫颞叶内侧面使患者出现幻嗅和颞叶癫痫等症状。如肿瘤位于后颅窝，可使Ⅵ、Ⅶ、Ⅷ以及后组颅神经受损，出现相应的诸如眼球运动障碍、面瘫、听力下降或丧失等症状。肿瘤生长中可压迫、损害小脑引起共济和协调运动障碍。在晚期肿瘤推挤脑干，引起对侧或双侧锥体束征，还可引起脑积水。如肿瘤骑跨中后颅窝，除引起三叉神经和相关颅神经症状外，由于肿瘤内侧面紧贴大脑脚并对其造成压迫，还可影响颈内动脉，引起对侧轻偏瘫、高颅压症和小脑损害等症状。

四、辅助检查

1. X 线摄影检查：在 X 线头颅平片中可见典型的岩尖前内部的骨质破坏，边缘整齐，是肿瘤进入颅后凹的特征。在颅中凹型中可见鞍背及后床突的骨质破坏。在颅底片中可见圆孔及卵圆孔的扩大，提示肿瘤向前扩展。

2. CT 检查：依据肿瘤部位不同，其表现有所差异。如肿瘤位于岩尖部 Meckel 囊处，可见病变侧鞍上池处肿块影有均匀的强化效应；如肿瘤中心发生坏死，可出现周边环状强化及瘤内不规则片状或条索状强化影，并可见岩尖部骨质破坏。如肿瘤向后颅窝发展或起源于后颅窝，可在 C－P 角处见到肿块影，肿瘤可呈尖圆形，特征同上。此外可见小脑及脑干受压、四脑室变形等间接特征。肿瘤位于中颅窝者，有时可见肿瘤侵入眶内、使眼球外凸等 CT 征象。

3. MRI 检查：常见岩骨尖高强度信号消失、肿块呈长 T1 和长 T2 信号影，T2WI 显示信号强度较脑膜瘤高，如静注造影剂后其强化效应较脑膜瘤弱（图 33－3－1，2）。

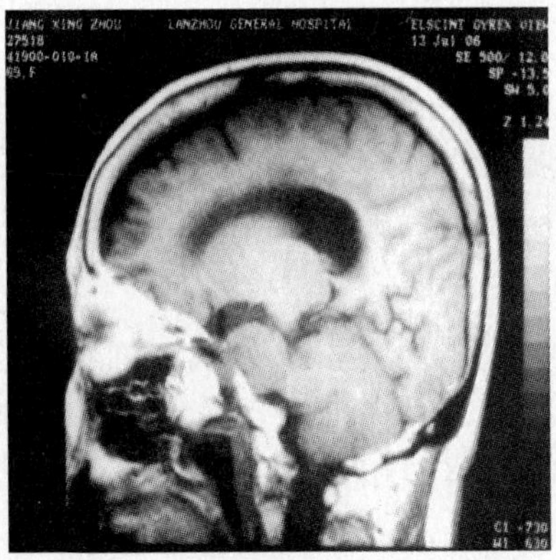

图 33－3－1　肿瘤呈等信号

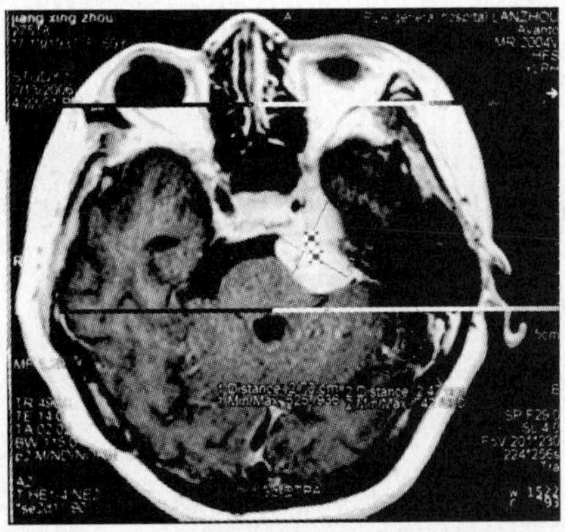

图 33－3－2　注入造影剂后其强化效应较脑膜瘤弱

五、治疗原则

三叉神经鞘瘤属于良性肿瘤，进行病变切除是根除该肿瘤的最佳手段。应根据患者年龄、全身状况、肿瘤大小、生长部位选择最佳的治疗方法。

（一）开颅手术切除

如患者能够耐受全麻和手术，且肿瘤直径大于 3.5cm 以上者，应选择开颅手术进行切除。这对解除肿瘤压迫、维护神经功能非常重要。手术入路的选择原则是最易接近肿瘤、而又不对重要神经和血管造成严重损害。根据肿瘤的主要生长部位，以下几种入路较为常用。①经颅眶颧或经颞下入路：主要用于切除生长在中颅窝部的神经鞘瘤，还适用于肿瘤累及海绵窦或颞下窝患者。②经岩骨入路和扩大经岩骨入路：适于切除肿瘤位于海绵窦后部、体积小到中等的肿瘤。③枕下乙状窦后入路：适用于切除起源于三叉神经根部的神经鞘瘤。④小脑幕上下联合、经颞下经乙状窦前入路：适用于跨越中、后颅窝“哑铃”状大型三叉神经鞘瘤的切除。

（二）立体定向放射外科

患者不能耐受全麻手术、或不愿接受开颅手术、且肿瘤直径小于 3.5cm 以下者，可采用 γ-刀或 X-刀进行治疗。这也是控制肿瘤生长、使肿瘤体积缩小或消失的一种方法。此外，对开颅手术未能全切的残余肿瘤，也可采用该法进行治疗。适应证：①有人主张小、中型三叉神经鞘瘤的治疗首选立体定向放射外科（γ-刀）进行治疗，如 Huang 等报告随访治疗后的患者 44 个月，肿瘤缩小为 56%，稳定为 44%，无其他神经功能缺失；②但多数学者主张先行开颅手术切除肿瘤，对残余瘤体行立体定向放射外科治疗。

六、预后及进展

三叉神经鞘瘤多为良性肿瘤，部分可发生恶性变。由于神经影像学技术的发展，术前即可了解肿瘤的大小、生长部位及发展以及肿瘤的血供，加之应用显微手术切除肿瘤，其全切率已达 50%～88%、死亡率为 0～2.9%，近年文献报告多数无死亡，症状改善及神经功能缺失恢复率达 38%～100%。如肿瘤与重要血管和神经粘连不易全切者，经立体定向放射外科治疗可使病变缩小或保持长期稳定。总之，三叉神经鞘瘤总体治疗效果是满意的，需要探索的问题是最大程度地保留和恢复颅神经的功能。

第四节　展神经鞘瘤

一、发病情况

展神经属于运动神经，发生神经鞘瘤非常罕见。展神经鞘瘤病因尚不完全清楚。综合公开文献报道，截至目前不足 20 例。其年龄分布在 10～58 岁，男女均可发病。

二、病理

展神经起源于脑桥，由桥延沟经脑池和小脑幕切迹从后床突进入海绵窦。根据肿瘤在展神经的起源，可将其分成二型：Ⅰ型，肿瘤主要影响海绵窦和鞍旁区域；Ⅱ型，肿瘤主要在脑桥前方。这对决定手术入路具有意义。展神经鞘瘤术前确诊有一定困难，因为许多肿瘤均可造成展神经损害，Ceasho 等报告 2 例三叉神经鞘瘤，其首发症状为展神经麻痹，而无明显三叉神经症状。Suetake 报道 1 例展神经鞘瘤，酷似听神经瘤表现，在术中才明确病变起源于展神经。文献报道展神经鞘瘤直径在 2～7cm 不等。

三、临床表现

主要为患侧展神经麻痹，并有复视。部分患者可出现头痛。瘤体大时，特别是Ⅱ型肿瘤患者，肿瘤压迫导水管，可引起脑积水，造成高颅压。患者还可出现其他颅神经损害症状。

四、辅助检查

神经影像学为主要的检查手段，常用 CT 和 MRI 进行检查。根据肿瘤起源不同，可在海绵窦区、鞍旁、脑桥前或靠近 C－P 角处发现病变。如为实体性包块，CT 扫描可见周边清晰、等密度或略低密度影包块，有较强增强效应。MRI 表示为长 T1W 和长 T2W，注射 Gadolinium 时可显示增强。此外，在脑桥前的病变，还可见到脑干受压移位、基底动脉移位以及脑积水征象。如为囊性病变，可见上述区域为囊性病变特征，但包膜厚并有强化效应。

五、治疗原则

对引起颅神经损害、锥体束征和高颅压的展神经鞘瘤应进行外科手术切除。单纯表现为颅神经损害、肿瘤体积小于 2cm 者，也可行立体定向放射外科治疗。

1. 手术入路选择：Ⅰ型展神经鞘瘤，可采用额颞入路、颞下入路或改良翼点入路。Ⅱ型展神经鞘瘤，可采用病变侧经小脑幕入路、颞下入路、经岩经小脑幕入路、经颞入路。

2. 立体定向放射外科治疗：对瘤体在 2cm 左右或术后残留的瘤体，可行 γ－刀或 X－刀治疗，其计划原则和处方量可参考听神经瘤。

六、预后及进展

展神经鞘瘤与颅内其他神经鞘瘤一样，从生物学上多属于良性范畴，极少发生恶性变。Ⅰ型肿瘤由于生长位置特殊，累及颅神经多，完全切除比较困难。如对残留瘤体不予处理，复发几率大。而Ⅱ型肿瘤多可全切，预后好。随着科学技术发展，立体定向放射外科对控制残余肿瘤起到了非常重要的作用，这无疑大大提高了治疗效果、改善了患者生存质量。然而，展神经或其他颅神经损害造成功能缺失仍是一个带有挑战性的问题，根据患者具体情况，采用相关颅神经重建对恢复颅神经功能会有帮助，但有时是非常困难的，这一问题还需不断探索和研究。

第五节　面神经鞘瘤

一、发病情况

1930 年 Schmidt 首次报告面神经瘤，截至 1990 年，已有 250 例的公开报道。面神经鞘瘤发生率较其他常见的听神经瘤和三叉神经鞘瘤低，发病的高峰年龄为 26～35 岁，比听神经瘤大约早 10～15 年，男女比率约为 1∶3 ～ 2∶3。

二、病理

面神经瘤多起源于面神经主干内的感觉纤维，属于 Antoni A 型施万细胞瘤，与其他颅神经鞘瘤病理形态学和肿瘤生物学相同，属于良性肿瘤范畴。面神经鞘瘤可生长在面神经多个部位，如迷路段、垂直段、水平段、膝部等。根据其病理生物行为学特征，可将颞骨内面神经鞘瘤分成内生型和外生型两类，这具有重要的临床意义。

三、临床表现

面神经与听神经在一段距离内伴行，因此临床常见的症状为面瘫和听力障碍。有作者指出，面瘫并非面神经鞘瘤的主要症状，并且神经症状出现与肿瘤大小关系不大。此外，面神经鞘瘤的症状特点和程度与肿瘤生长部位有关。O'Donoghue 报道 48 例面神经鞘瘤，面瘫为 46%，听力减退为 69%。在骨管里内生性面神经鞘瘤压迫神经主干易引起面瘫，而外生性面神经鞘瘤从管裂处向阻力小的中耳腔生长，由于空间较大，即便瘤体较大时神经损害症状也可能较轻。鼓室段外生性面神经鞘瘤增大时使镫骨运动障碍，首先出现的症状是传导性耳聋，面神经损害症状甚微，患者自诉耳闷胀感、波动性耳鸣、耳聋等。耳镜检查时可见后上象限有灰白色肿物接触到鼓膜内侧。个别面神经鞘瘤体积大，可破坏颅底骨质造成颅内外沟通。生长在乳突处的面神经鞘瘤有时可触及包块。

四、辅助检查

1. 听觉诱发电位、电测听、肌电图，以了解听力及面神经功能。
2. 应用 CT 和 MRI 进行特殊部位扫描，了解病变大小、部位和发展。

五、治疗原则

对微小面神经鞘瘤，特别是外生型者，如神经损害症状不明显，可行观察；对内生型或瘤体大于 2cm，神经功能损害严重，特别是影响到听力者，应行手术治疗。

六、预后及进展

面神经鞘瘤的预后取决于瘤体的大小、生长部位、生长类型和手术技巧。如就诊时已有明显面神经功能障碍，手术后一般面神经功能难以恢复。其所累及的其他颅神经损害也与神经和肿瘤的关系以及手术操作有关。对面神经鞘瘤患者，要综合分析临床征象、电生理学资料和影像学特点以供考虑选择手术治疗或保守治疗。特别是保守治疗者要定期随访，以作出评价。

第六节　迷走神经鞘瘤

一、发病情况

迷走神经鞘瘤发生率低，但近年来文献已有较多报道。王弘士等报告病例数已达 10 例。与迷走神经鞘瘤相比，迷走神经纤维瘤发生率更低。

二、病理

迷走神经鞘瘤属于良性肿瘤，极个别可发生恶性变。其病理特点与一般神经鞘瘤相同。肿瘤与正常组织分界清楚，起源于迷走神经鞘膜细胞。迷走神经行程比较长，在颅内段、颈段和胸段均可生长神经鞘瘤，其中以颈、胸段迷走神经鞘瘤发生率高。

三、临床表现

大多数迷走神经鞘瘤在早期迷走神经损害症状不明显。按照迷走神经鞘瘤的生长部位，可分成颅内迷走神经鞘瘤，肿瘤生长在迷走神经由脑干发出到颈静脉孔部；颈段迷走神经鞘瘤，指迷走神经出颅后到进入胸腔前迷走神经干或分支生长的神经鞘瘤；胸段迷走神经鞘瘤，指迷走神经在胸段部位生长的肿瘤。

1. 颅内迷走神经鞘瘤　易产生迷走神经和舌咽神经损害症状，引起颈静脉孔综合征。患者可表现为饮水呛咳，声音嘶哑。如肿瘤压迫脑干，还可出现锥体束征。

2. 颈段迷走神经鞘瘤　早期无临床症状，随着肿瘤增大，可出现颈部一侧无痛性包块。这些患者常到耳鼻喉科和普通外科就诊，易造成误诊。

3. 胸段迷走神经鞘瘤　一般生长在纵隔里，早期不易确诊。患者可出现咳嗽和声音嘶哑。部分患者可表现为胸痛。其原因是肿瘤压迫刺激气管或支气管以及损害喉返神经的缘故。

四、辅助检查

1. 根据临床表现确定病变部位，选择胸部 X 线片、CT 或 MRI 以及 B 超进行检查，可了解病变的性状、大小以及和重要结构的关系。Eldevik 等对颈静脉孔区神经鞘瘤神经影像学特点进行研究，发现其特点为病变周围分界清楚、增强效应明显，颈静脉孔增大，周边可见一硬化缘。Gilmer－Hill 等总结的 4 例颈部迷走神经鞘瘤影像学特征为颈动脉鞘内包膜完整包块。胸部迷走神经鞘瘤的影像学特点是，在纵隔内可见周边清晰的包块，可对邻近结构如气管和支气管造成压迫，但不侵入肺组织内。

2. 咽喉部检查：可采用喉镜或纤维喉镜检查会厌和声带，了解咽部功能。

五、治疗原则

对于临床诊断疑似迷走神经鞘瘤者应行外科手术切除。如术中神经离断，可行吻合，以期恢复其功能。对残留神经纤维要给予保留，这有助于随时间推移在一定程度保留迷走神经功能。如迷走神经部分损伤，应采取积极措施促进神经再生以代偿其功能。

六、预后及进展

迷走神经鞘瘤术前确诊有一定困难，特别是颈静脉孔区者。颈部和胸部者也常误诊为别的肿瘤。因此，要提高对迷走神经鞘瘤的警惕性。迷走神经鞘瘤多能全切，复发率低，但迷走神经完全损伤后神经吻合重建是带有挑战性的问题，需积极研究和探索予以解决。因此，保护迷走神经，在颈、胸段迷走神经鞘瘤手术中保护喉返束是一关键问题。有关颅神经的基础研究和神经重建方法可能对迷走神经损伤后的重建有借鉴作用。

第七节　副神经鞘瘤

一、发病情况

副神经鞘瘤非常罕见，Tatebayashi 等在 2003 年 Surg Neurol 杂志上报告，根据副神经鞘瘤的起源可分成两型，一型是起源于颈静脉孔处副神经，另一型是起源于副神经的脊髓根。两型中以后者更为罕见，公开文献报告不足 10 例。

二、病理

颅内的副神经鞘瘤术前确诊比较困难，因此一般习惯与该部其他肿瘤统称为颈静脉孔区肿瘤。作为颈静脉区副神经鞘瘤可以生长在颅内，也可以呈哑铃状生长穿到颅外，这种生长方式更为罕见，Shearman 等于 1986 年公开报告了 1 例。虽然副神经鞘瘤比较罕见，但作为神经鞘瘤也有其临床特点。在病理形态学上，多为 Antoni A 型，也可为 B 型。

三、临床表现

依据副神经鞘瘤的起源及生长部位，其临床表现也各具特点。

1. 颅内副神经鞘瘤　由于副神经在颅内紧贴舌咽神经和迷走神经，离舌下神经距离很近。因此，多影响舌咽、迷走神经出现呛咳和声音嘶哑，典型的表现为颈静脉孔区综合征。当肿瘤增大累及舌下神经时，还可出现一侧舌肌麻痹。如果肿瘤压迫脑干和小脑时，可出现脑干和小脑受损症状。此外，副神经鞘瘤可同时与脑膜瘤一起生长，文献中仅有一例报告。

2. 颅外副神经鞘瘤　起源于副神经脊髓根，生长在枕大池里，也有个别瘤体可向颈 2 水平发展。临床表现为同侧提肩胛肌、斜方肌和胸锁乳突肌无力及萎缩，个别患者肿瘤压迫脊髓，可出现脊髓损害症状。有极个别报告副神经鞘瘤引起的症状没有副神经损害，而是出现脑积水和蛛网膜下腔出血。

四、辅助检查

CT 和 MRI 是常用的检查手段，其中以 MRI 最有诊断价值，它可以三维显示病变，了解肿瘤与周围神经结构的关系。X 线片对了解局部骨质改变有帮助。DSA 可显示相关血管移位以及了解肿瘤血供情况。

五、治疗原则

行显微手术切除病变为主要和首选的治疗方法。对瘤体小者也可采用立体定向放射外科（X-刀和 γ-刀）进行治疗。

（一）颅内副神经鞘瘤

可采用患侧枕下入路、经岩经乙状窦入路、改良的经髁入路等方式。如为哑铃状肿瘤，需磨开颈静脉孔，将颅内外肿瘤一并切除。术中主要是保护颅神经、静脉球等重要结构。术毕缝合要严密，以防脑脊液漏。

（二）颅外副神经鞘瘤

该型肿瘤多生长在枕大池内，一般采用枕下正中入路切除枕骨下部加 C_1 后弓，多能非常清晰地显露肿瘤，给予全切。术中注意保护残留副神经根和脊髓。

（三）副神经吻合重建

在术中副神经离断，如有可能可行神经吻合重建，以修复神经和恢复功能。

（四）其他治疗

如产生严重的舌咽和迷走神经损害症状，可参阅舌咽神经和迷走神经损伤章节中有关处理方法，减少并发症。

六、预后及进展

副神经鞘瘤属于良性肿瘤，手术效果好。在手术切除中，颈段副神经鞘瘤手术难度小，便于全切。而颈静脉孔区副神经鞘瘤生长较大时，特别是长入颈静脉孔内者，手术难度较大，并易加重舌咽和迷走神经损害症状。因此，保护相关颅神经，减轻副神经损害及恢复副神经的功能是副神经鞘瘤治疗中的难点。

第八节 舌下神经鞘瘤

一、发病情况

舌下神经鞘瘤比较罕见，其发病率尚无准确统计，笔者曾遇到 3 例，约占同期颅内肿瘤的 0.25%。有人报告占颅底肿瘤的 1.9%。多为个案报道，最多组报道 9 例。

二、病理

舌下神经鞘瘤的病理学及生物学特征与颅内其他神经鞘瘤相同，区别主要是由于该瘤起源于舌下神经，造成舌下神经损害、影响其功能。随着瘤体增大，可压迫邻近神经结构，引起相应神经功能缺失。舌下神经鞘瘤为良性肿瘤，多为单侧发病，可生长在舌下神经的颅内段、颅外段或同时累及颅内和颅外段。因此，患者一般病史较长，临床诊治有一定困难。

三、临床表现

早期症状不明显，随着瘤体增大可损害同侧舌下神经，出现病变侧舌肌震颤和舌肌萎缩，检查时可见舌体偏向病变侧，以伸舌时明显，可见舌肌纤维震颤以及病变侧舌肌肌力减弱。作者在临床所见三例舌下神经鞘瘤，均有比较明显的病变侧舌肌萎缩。根据肿瘤部位及发展，可引起相邻神经损害：①颅内段舌下神经鞘瘤，随着瘤体增大，多引起Ⅸ、Ⅹ、Ⅺ颅神经损害，患者可出现饮水呛咳、声音嘶哑、同侧胸锁乳突肌肌力减弱等症状。如肿瘤向上生长，累及面听神经和三叉神经，可出现 C－P 角综合征。若肿瘤压迫脑干可出现脑干损害症状，由于延脑最易受累，可出现延脑损害表现。如肿瘤压迫小脑多出现小脑半球损害症状，如同侧共济运动障碍、肌张力减退、眼球震颤等。严重时可发生吞咽困难；②颅外段舌下神经鞘瘤，主要表现舌肌萎缩和舌肌震颤，早期不累及Ⅸ、Ⅹ、Ⅺ颅神经，如瘤体增大，上述神经可受累，并可引起 Horner 征。检查时可在上颈部前方或咽部触及肿块；③哑铃型舌下神经鞘瘤，即肿瘤经舌下神经孔生长于颅内外，其临床表现既有颅内段病变症状，又有颅外段病变症状；④舌体下舌下神经鞘瘤（sublingal hypoglossal neurilemmoma），瘤体生长在舌体下腔内，非常罕见。1998 年 Drevelengas 等报告 1 例（Aust Dent J 1998；43（5）：311－314）。绝大多数舌下神经鞘瘤都有舌肌萎缩或舌肌震颤，但也有文献报道确诊为舌下神经鞘瘤但无舌肌萎缩表现。

四、辅助检查

可采用拍摄头颅 X 线平片，特别是颅底平片，以及 CT、MRI 和 DSA 帮助诊断。颅底 X 线平片可显示舌下神经孔处骨质改变、神经孔扩大或破坏；CT 扫描常显示肿瘤为类圆形、边界清楚、增强比较明显的团块影，位于延脑旁。如采用薄层扫描，可清楚辨别肿瘤与脑干及小脑的关系。在骨窗位可显示舌下神经孔是否扩大以及肿瘤向颅外生长情况。MRI 扫描，能更清晰显示肿瘤的大小、形状及肿瘤瘤体内的信号，有助于判定肿瘤与重要神经结构的关系。由于三维成像，可清楚确定肿瘤的生长方式。一般在 T1W 为等信号或略低信号，在 T2W 为稍高信号。瘤体周围边界清楚、光滑。如脑干和小脑受压，可发现变形移位，有时可见水肿。DSA 主要是了解肿瘤供血、颈动脉颅外段和椎基底动脉与瘤体的关系及受压情况。有报道对轻度舌肌萎缩者可用肌电图检查舌肌，以区别肌源性肌萎缩和神经源性肌萎缩。

五、治疗原则

采用外科方法是治疗舌下神经鞘瘤的主要手段，其方式包括：①直接开颅手术切除，手术指征是确诊为舌咽神经鞘瘤的患者，且有较明显的颅神经损害和/或伴有小脑和脑干损害症状，愿意接受并能耐受手术者；②立体定向放射神经外科（X-刀，γ-刀），适应于瘤体直径在 3cm 以下，或开颅手术未能切除的残余肿瘤。

六、预后及进展

虽然其生长部位特殊，手术处理困难，舌下神经鞘瘤多为良性肿瘤。但现在神经影像学的发展使神经外科医生在术前即能比较清楚地了解瘤体大小、生长特点和发展方向以及肿瘤与重要神经结构和血管的关系。这对选择手术入路和采取切除方式均有帮助。同时现代神经外科显微手术已非常娴熟，又有神经导航、术中脑干和颅神经电生理监测以及新近问世的术中 MRI 的引入。这无疑使舌下神经鞘瘤的全切率会明显提高，并发症大大减少。加之立体定向放射神经外科的广泛应用，已在量效关系研究中取得一定成果。这些均对舌下神经鞘瘤的诊断和治疗带来益处。

（雷鹏）

参考文献

1. 黄红光，万曙，周永庆，等. 颅内外沟通性面神经瘤一例. 中华神经外科杂志，2003，19（1）：78.
2. 雷鹏，LD 朗斯佛，D. 康兹欧卡，等. γ-刀治疗海绵窦区脑膜瘤的疗效评价. 中国耳鼻喉颅底外科杂志，1999，8：16-18.
3. 雷鹏，白洪涛，荔志云，等. 前中颅窝部大型颅内外沟通瘤的显微手术治疗. 中国神经精神疾病杂志，1997，23：103-104.
4. 雷鹏，暴连喜，孙文海. 侵犯视神经、海绵窦和下丘脑的颅底脑膜瘤. 中国神经精神疾病杂志，1994，20：332-334.
5. 雷鹏主编. 颅神经外科学. 北京：军事医学科学出版社，2004.
6. 王忠诚主编. 神经外科学. 第二版. 湖北：湖北科学技术出版社，1998：548.
7. Bunc G，Milojkovic V，Kosir G，et al. Dumb-bell hypoglossal neurinoma with intra-and extracranial paravertebral expansion. Acta Neurochir (Wien)，1998，140（11）：1209-1210.
8. Caputi F，de Sanctis S，Gazzeri G. Neuroma of the spinal accessory nerve disclosed by a subarachnoid hemorrhage：case report. Neurosurgery，1997，41（4）：946-950.
9. Eldevik OP，Gabrielsen TO，Jacobsen EA. Imaging findings in schwannomas of the jugular foramen. AJNR，2000，21（6）：1193-1144.
10. Gilmer-Hill HS，Kline DG. Neurogenic tumors of the cervical vagus nerve：report of four cases and review of the literature. Neurosurgery，2000，46（6）：1498-1507.
11. Ginsberg F，Peyster RG，Rose WS，et al. Sixth nerve schwannoma：MR and CT Demonstration，1998，12（3）：482-484.
12. Iwasaki K，Kondo A. Accessory nerve neurinoma manifesting with typical jugular foramen syndrome.

Neurosurgery，1991，29（3）：455-459.
13. Kachhara R，Nair S，Radhakrishnan VV. Large dumbbell neurinoma of hypoglossal nerve：case report. Br J Neurosurg，1999，13（3）：338-340.
14. Kaynar MY，Hanci M，Sarioglu AC. Intraspinal schwannoma of the accessory nerve. Br J Neurosurg，1999，13（4）：429-431.
15. Ki JC，Bthattacharjee M，Amedee RG. Facial nerve schwannoma. Ann Otol Rhinol Laryngol，2003，112（2）：185-187.
16. LeeSK，Park K，Kong DS，et al. Surgical tactics and outcome of treatment in jugular foramen schwannomas. J Clin Neurosci，2001，1：32-39.
17. Lesion R，Rousseaux M，Villette L，et al. Neurinomas of the trigeminal nerve. Acta Neurochir，1986，82：118-122.
18. Mariniello G，Horvat A，Poporic M，et al. Cellular dumbbell schwannoma of the hypoglossal nerve presenting without hypoglossal nervepalsy. Clin Neurol Neurosurg，2000，102（1）：40-43.
19. Mevio E，Gorini E，Sbrocca M，et al. Unusual cases of cervical nerve schwannoma：phrenic and vagus nerve involvement. Auris Nasus，2003，30（2）：209-213.
20. Okada Y，Shima T，Nishida M，et al. Large sixth nerve neurinoma involving the prepontine region：case report . Neurosurgery，1997，40（3）：608-610.
21. Saito N，Sasaki T，Okubo T，et al. Pure intracranial vagal neurinoma. Acta Neurochir（Wein），2002，142（4）：479-480.
22. Samii M，Migliori MM. Surgical treatment of trigeminal Schwannomas. J Neurosurg，1995，82：711-718.
23. Santoreneos S，Hanieh A，Jorgensen RE. Trochlear nerve schwannomas occurring in patients without neurofibromatosis：Case report and review of the literature. Neurosurgery，1997，41（1）：282-287.
24. Sarma S，Sekhar LN，Schessel DA. Nonvestibular schwannomas of the brain：a 7-year experience. Neurosurgery，2002，50（3）：437-448.
25. Sharma RR. Pawar SJ，Dev E，et al. Vagal schwannema of the cerebello-medullary cistern presenting with hoarseness and intractable tinnitus：a rare case of intra-operative bradycardia and cardiac asystole. J Clin Neurosci，2001，8（6）：577-580.
26. Spinnato S，Talacchi A，Musumeci A，et al. Dumbbell-shaped hypoglossal neurinoma：surgical removal via a dorsolateral transcondylar approach. case report and review of the literature. Acta Neurochir（Wien），1998，40（8）：827-832.
27. Strauss C. The facial nerve in medial acoustic neuromas. J Neurosurg，2002，97（5）：1083-1090.
28. Trujllo Peco M，Palacios E. Facial nerve tumor（mastoid portion）. Ear Nose Throat，2002，81（9）：618-619.

第 34 章　听神经瘤

听神经瘤（acoustic neuromas）是由于施万细胞异常增生所导致的疾病，它起源于位于内耳道的前庭神经远端与神经鞘的结合部，因此严格讲应称为前庭神经施万细胞瘤（vestibular schwannomas）。

一、概述

施万细胞瘤约占颅内肿瘤的8%，占颅内原发肿瘤的3%～8%。最常见于桥小脑角，约占此部位肿瘤的90%左右。双侧发病率几乎相等。高发年龄在50岁左右，男性稍占多数。没有明显的好发人群，也没有发现明显的好发因素。

起源于听神经的神经膜部，多数发生在前庭支。胚胎时听神经由听神经节发生，神经节细胞为双极细胞，一极向耳泡生长到达耳蜗和前庭，其神经纤维具有鞘膜；另一极向脑干方向生长，进入脑干内构成听神经的颅内段。来自脑干的神经胶质细胞沿着前庭支向外周生长，与鞘膜细胞在内耳孔处相遇。构成神经鞘膜的主要有三种细胞：施万细胞、神经束膜细胞和成纤维细胞，该处施万细胞过度增生形成了听神经瘤。

大约有10%的听神经瘤发生于双侧，双侧听神经瘤与神经纤维瘤病2型（neurofibromatosis type 2，NF-2）密切相关。不同于NF-1型患者的17号染色体突变异常，NF-2型患者为22号染色体发生变异，临床表现为虹膜Lisch小体、咖啡牛奶斑、皮肤神经纤维瘤、双侧听神经瘤和多发颅内、椎管内肿瘤等。

听神经瘤的生长开始多局限在内听道内，引起内听道直径的扩大并破坏内耳门后唇，以后向阻力较小的内听道外桥小脑角方向发展。所以一般瘤体可分为两部分，一部分在内听道内，另一部分在内听道外桥小脑角处。当肿瘤充满桥小脑角池后可向脑干和小脑方向发展，形成对耳蜗神经核和面神经核的压迫，肿瘤继续增大可向小脑幕上扩展，少数可达枕骨大孔附近，压迫三叉神经和后组颅神经。对脑干和小脑压迫除了直接的神经功能损害外，由于四脑室受压可引起梗阻性脑积水。

二、病理学

因为听神经瘤一般起源于后方的前庭神经，往往将面神经和耳蜗神经推向前方，使面神经延长贴附于肿瘤壁的前方。但由于前庭神经的肿瘤生长方向可以不一样，因而面神经被推移的方向也可不同，不仅可位于肿瘤的前方，亦可位于其前上方或前下方。另外有不到4%的面神经可从肿瘤中穿过。耳蜗神经绝大部分在肿瘤的前下位置，后方不到10%，神经一般不从肿瘤中穿过。中型听神经瘤约90%会压迫三叉神经，而大型听神经瘤100%会压迫三叉神经。中小型听神经瘤出现后组颅神经症状者不到40%，而在大型听神经瘤中几乎100%会压迫后组颅神经。

听神经瘤大体表现为有完整包膜的类球形肿块，肿瘤小的如豆，大的可如鸡蛋。实质部分较硬，但组织很脆。囊性变明显，可为含有淡黄色囊液的单一性囊，但以多囊性变较常见。光镜下可见两型结构：致密型（Antoni A 型）和网状型（Antoni B 型）。前者瘤细胞和细胞核呈梭形，胞浆丰富。排列成致密的平行栅栏状或类似触觉小体的漩涡状（图 34－1，见彩页）。后者瘤细胞形态不一，可呈多突起的星芒状、短梭状、多角形等，排列疏松，间质内含有大量水肿或黏液样基质，坏死常见。

三、分型和分期

（一）分型

根据肿瘤生长起始点不同，听神经瘤分为三种类型：

外侧型　起始于听神经远端，占 70%以上，其发展过程属于典型的听神经瘤，诊断多无困难。

内侧型　起始于听神经近端，靠近脑干侧，占 20%～25%，早期出现脑干及颅内压增高表现，早期诊断有一定困难。

管内型　起始于内听道内，极少见，前庭和耳蜗症状出现早，面瘫也早期出现，早期诊断困难。

结合临床表现、物理检查和术中所见可将听神经瘤分为 5 种生长类型：

三叉神经型　肿瘤主要向桥小脑角陷窝及颞骨岩尖部生长，常将小脑天幕顶起并向上生长，有时突破天幕达中颅凹，临床表现除听神经损害外，早期表现为三叉神经刺激症状，如同侧面部麻木、流泪，甚至伴有颞肌及咀嚼肌萎缩。

脑干型　肿瘤主要向桥小脑角及脑干方向生长，早期压迫面、听神经及脑干，并常致脑脊液循环障碍。临床除听神经损害外，早期表现为面神经损害症状，进而表现为头痛、对侧肌力减退，步态不稳。

小脑型　肿瘤主要向枕骨大孔方向生长，早期压迫小脑、后组颅神经及延髓。临床表现有同侧小脑共济运动障碍、吞咽困难、声音嘶哑及耸肩困难。

乳突型　肿瘤主要向内听道外侧即乳突方向发展。由于肿瘤向外侧生长，较少产生压迫症状，肿瘤常较大。临床表现除听神经损害外，有时伴有共济运动障碍、步态不稳。

原位型　肿瘤局限于内听道内及附近生长，病史较长，但肿瘤体积不大，X 线平片示内听道显著扩大。临床主要表现为听神经进行性损害，患侧为完全性神经性耳聋，常伴有眩晕、呕吐。

（二）分期

根据临床表现和肿瘤大小可以将听神经瘤病程分为四期：

第一期　管内型（1～10mm），仅有听神经受损表现，表现为耳鸣、听力减退、头昏、眩晕和眼球震颤。

第二期　小型肿瘤（10～20mm），除听神经受损表现外，有邻近颅神经如三叉神经和面神经及小脑症状，但无颅内压增高，可有内听道扩大。

第三期　中型肿瘤（20～30mm），除二期表现外，还有后组颅神经和脑干症状，小脑症状更显著，并有颅内压增高表现，脑脊液蛋白增高，内听道扩大并有骨质吸收。

第四期　大型肿瘤（>30mm），病变晚期梗阻性脑积水表现和脑干症状明显，甚至有意识障碍和对侧颅神经受损表现。

四、临床表现

临床上以进行性耳鸣伴听力丧失为其早期特征，之后感觉性平衡失调和发作性眩晕亦不少见。

（一）听力丧失

听力丧失是听神经瘤患者最常见的症状，95%以上的患者会出现听力丧失。最常见的是患侧渐进性的、高频感音神经性听力丧失。

（二）耳鸣

也是听神经瘤的常见症状，多于听力下降之前或同时出现，常为单侧的持续性高调耳鸣，其发生机制与听力丧失一样，均由神经、血管受到侵犯所致。

（三）前庭功能失调

有超过50%的患者会出现前庭功能失调，表现为眩晕和平衡功能失调。小听神经瘤患者眩晕症状多见，而大听神经瘤常常出现平衡功能障碍。说明眩晕出现在听神经瘤的早期阶段，平衡功能障碍出现在疾病的晚期阶段。

（四）面神经功能障碍

通常发生于疾病的晚期阶段，小的听神经瘤患者很少有这些症状，其发生率约为2%。临床表现为面部肌肉的抽搐和肌肉麻痹两种形式，通常这两种症状同时出现。

（五）三叉神经功能异常

50%的听神经瘤患者会出现三叉神经功能异常。最常见的为角膜反射消失，但患者很少能发现这一症状。其他常见的症状为面颊部、颧骨隆突处的感觉麻木或麻刺感。三叉神经症状与肿瘤大小密切相关：直径小于1cm的听神经瘤患者几乎没有三叉神经症状的出现；相反，直径大于3cm的肿瘤患者有48%出现三叉神经症状，特大肿瘤患者还有可能出现咀嚼肌薄弱，甚至萎缩。

（六）其他

随着听神经瘤体积的增大，其占位效应还可导致颅内高压、脑积水、脑干和小脑受压的症状。颅内高压表现为渐进的、持久的头痛、恶心、呕吐、感觉迟钝。脑干受压表现为患侧上下肢的功能障碍，小脑受压表现为共济失调、步态紊乱。

总之听神经瘤的临床表现各不相同。大多数瘤体较小的患者主诉为单侧的听力丧失、耳鸣、前庭功能异常。而瘤体较大的患者则有三叉神经、面神经功能异常和颅内压增高的症状。最终，随着瘤体的增大出现脑干和小脑受压症状。

五、辅助检查

（一）神经耳科学检查

1. 一般听力检查

表现为气导大于骨导并一致下降（Rinne试验阳性），双耳骨导比较试验偏向健侧（weber试验），但这一结果只能提示内耳病变，需用电测听器进行纯音听阈检查，表现为以高频为主的听力减退，气导与骨导听力曲线互相一致或接近一致，如果两种听力曲线有明显差距还表明有传导障碍的因素存在。当然也可发展为全聋。具有上述特点的耳聋称为感音性耳聋，根据病变部位的不同，感音性耳聋可进一步分为耳蜗性耳聋（病变在耳蜗柯替器）、神经性耳聋（病变在神经纤维、听神经瘤所致听力障碍属此类）和中枢性耳聋（病变在中枢神经，极少见）。

由于听神经瘤长自神经鞘膜，一般不产生重振现象（recruitment）。若瘤体压迫内听道血管，影响耳蜗血循环亦可产生重振现象。

2. 语言听力检查

神经性耳聋不仅表现纯音听阈降低，同时还有语言审别能力的下降，表现为能听到谈话，但不能理解谈话的意思。80％的听神经瘤患者有语言审别力的下降，因此测定语言审别力对早期诊断听神经瘤有重要意义。可用语言测听器或 Sahzman 耳语声测定法做语言审别力测定。

Sahzman 耳语声测定法：检查者与患者相距 1～2m，患耳面对检查者，将另一耳的外耳道堵住，用耳语、普通话和高音语言分别测试患者能否听到谈话的声音和理解谈话意思。

（1）如患者听到耳语语言，听力丧失≯25 分贝；

（2）如患者听到普通语言，听力丧失≯40 分贝；

（3）如患者听到高音语言，听力丧失≯55 分贝；

（4）将距离缩短至 0.3m，听到高音语言，听力丧失≯70 分贝；

（5）在患者耳前高声谈话，如能听到语言，听力丧失≯85 分贝。

3. 前庭功能检查

冷热水试验　目前多采取微量冷水试验法，约 75％的正常耳在注入 0.2ml 冰水后可出现水平性眼震，其余 25％在注入 0.4ml 才出现反应，若注入到 2ml 仍无反应则认为该侧前庭功能丧失。此检查的阳性率与电子眼震测定仪检查结果相似。肿瘤大小与前庭功能障碍程度成正比，肿瘤越大，前庭功能障碍越严重。

4. 听觉脑干反应（auditory brain stem response，ABR）或称听觉脑干诱发电位（brain stem auditory evoked potentials，BAEP）

是反映脑干内听觉过程的神经机制的一种客观指标，是声音刺激由外界传入内耳后，用头皮电极记录耳蜗至脑干的电生理反应，对受检者无损害性。

BAEP 可测得多个波峰，其中Ⅰ波发自听神经最远端，Ⅱ波来自近端耳蜗核和脑干，Ⅲ、Ⅳ波来自脑干内上橄榄核，Ⅴ波来自中脑下丘水平。BAEP 诊断听神经瘤主要依靠波幅和峰潜伏期改变。主要表现为：①无反应型；②仅有Ⅰ波型；③仅有Ⅰ～Ⅱ波型；④Ⅰ～Ⅴ波波间潜伏期延长，患者Ⅰ～Ⅲ波波间潜伏期延长较Ⅰ～Ⅴ波波间潜伏期改变更能敏感反映听神经的病变。

BAEP 仍有一定假阴性，应与其他检查方法配合进行，如听反射潜伏期与 BAEP 结合可以判断 BAEP 假阳性。目前 BAEP 已成为筛选听神经瘤患者的非损伤性检查，特别是在微小肿瘤听力尚好的早期患者和内听道尚未发生骨改变的阶段，更能显示出早期诊断的优越性。

（二）影像学检查

1. X 线平片

内听道平片包括通过眼眶显示岩锥的前后位或后前位、斯氏位（Stenvers）、汤氏位（Towne）及颅底位，一般认为斯氏位最好，前后位和汤氏位可发现 75％的听神经瘤，其他位置不能增加诊断率。而后前位容易投照，较能反映内听道的全貌，也容易进行双侧对比。

正常内听道的形状可分为直管形（内听道中外各部差异 1mm 内，占 51％）、烧瓶形（内端窄小至少 1mm 以上，占 30％）、纺锤形（中部膨大至少 1mm 以上，占 19％）。同一人两侧内听道形状相同者占 90％。正常内听道垂直径为 2～8mm，平均 4mm。两侧内听道大小相差 1mm 者占 99％，相差 1～2mm 者占 1％。

听神经瘤的内听道改变可出现：①两侧内听道不对称或呈内宽外窄的漏斗形，但需注意颅底位正常内听道部也呈漏斗形；②内听道垂直径＞8mm 以上或两侧内听道相差 2mm 以上；③骨质改变：早期内听道骨质吸收，内缘模糊，骨皮质线消失，继之内听道骨壁压迫性变薄，并向上下隆起，内听道管径增大，严重者内听道壁缺口状破坏、缩短、轮廓不清，岩尖部可伴有骨质破坏。

2. CT

初期研究证明CT仅能发现80%的听神经瘤，且不易发现15mm以下的肿瘤。听神经瘤的CT表现：

(1) 平扫（增强前）为均匀等密度或与略低等密度相间的混合密度。肿瘤增强后边界光滑或呈分叶状，实质性肿瘤呈均一强化或轻微不均匀，而囊性表现为不均匀强化或环状（单或多环）强化（图34-2）。

(2) 肿瘤中心位于内听道出口，多呈圆形以锐角与岩骨相贴。

(3) 内听道扩大或岩骨破坏（图34-3）。

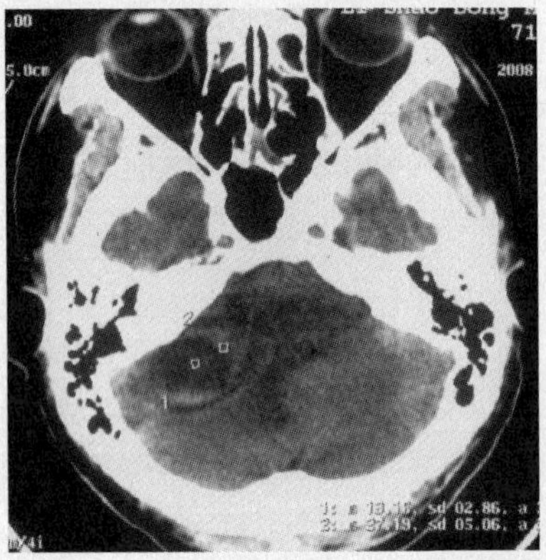

图34-2　右侧听神经瘤显示为囊实性占位

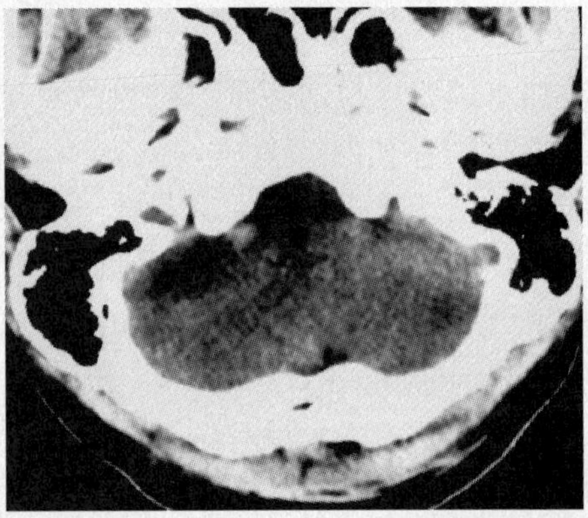

图34-3　显示右侧内听道扩大

3. MRI

由于MRI提供的后颅窝解剖图像受颅骨影响小，分辨率高，明显优于CT扫描，使MRI成为诊断听神经瘤的理想方法。它能提供肿瘤的早期诊断，尤其是对内听道内小肿瘤。听神经瘤在T1加权像上呈稍低或等信号影（图34-4），在T2加权像上多呈高信号影，边界较清楚，桥小脑角池受压、移位甚至闭塞，脑干受压移位，四脑室受压移位甚至闭塞（图34-5）。增强扫描后多呈均匀或不均匀强化（图34-6）。肿瘤可为实质性，部分可有囊变、坏死、出血、钙化、肿瘤血管流空及脂肪变性，少数肿瘤可以完全囊变，瘤周可见包膜。

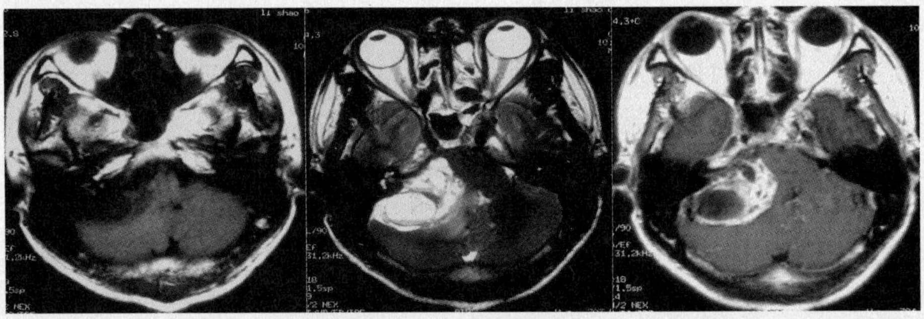

图34-4　T1加权像上呈稍低或等信号影

图34-5　T2加权像上多呈高信号影，边界较清楚，脑干受压移位

图34-6　增强扫描后多呈均匀或不均匀强化

六、诊断和鉴别诊断

典型的听神经瘤的诊断并不困难。对于中年以上患者出现耳鸣、耳聋、眩晕和平衡障碍等表现，影像学检查发现 CPA 占位时要考虑听神经瘤。但关键问题是要提高听神经瘤的早期诊断水平，这样可以大大提高肿瘤全切率、保留面听神经功能和减少术后并发症。另外对患者还要进行详细的听神经、面神经、后组颅神经以及脑干功能的检查，充分掌握以上神经功能的情况有助于估计手术风险和术后功能保留的可能性。

NF－2 型听神经瘤的临床表现有一定特点。最常见于青年人，50％的患者发病年龄在 15 岁到 25 岁之间，并且双侧发病多于单侧。双侧病变可以同时发生也可以先后发生，两侧肿瘤大小和听力保留情况可能明显不同。

主要应和以下肿瘤进行鉴别：

（一）脑膜瘤

占桥小脑角区肿瘤的 10％～15％，为桥小脑角区的第二好发肿瘤。听力丧失的几率为 33％～75％，与内耳门有一定的距离并跨过内耳门而不进入其内。在所有 MR 序列中几乎均为等信号。由于血管的变化在 T2 上可以很亮。肿瘤钙化、岩骨侵蚀或增生是脑膜瘤的特点，这在 CT 上的表现比 MRI 明显。在增强片上，脑膜瘤比听神经瘤增强均匀。

（二）表皮样囊肿

良性扩张性囊性病变，由进入神经管的上皮细胞异位集聚而成，颅内最常见于桥小脑角，其特点是沿蛛网膜下腔生长并压迫周围脑组织。CT 表现为水样均匀肿块，MR 上呈典型的沿蛛网膜下腔见缝就钻的表现，听力障碍和前庭功能障碍均不明显。

（三）三叉神经鞘瘤

以三叉神经症状起病，无早期耳鸣、听力下降等表现，内听道无扩大，可向中后颅窝两个部位发展。

七、治疗

（一）姑息疗法

对于年老（≥65 岁）体虚而肿瘤较小的患者，除了肿瘤生长较快者之外，密切的临床观察是一种最好的选择。而对于年轻患者这种等待尚有争议。听神经瘤的生长速度很难预测，也没有发现与肿瘤生长速度相关的临床信息。据研究绝大多数肿瘤的平均生长速度为每年直径增加 0.2cm，有不到 30％的患者肿瘤生长速度大于平均速度。一般可通过对肿瘤早期阶段生长速度的观察来预测其未来的生长速度。

（二）立体定向放射治疗

目前有两种立体定向放射治疗方法：γ－刀和 X－刀（直线加速器）。前者是利用 201 个沿球面分布的^{60}钴对靶区进行聚焦照射，后者是利用单个放射源（直线加速器）以等中心方式对靶区作弧形摆动或旋转照射。20 世纪 80 年代以来出现了以 Bragg 峰特性进行立体放射治疗的粒子立体定位放疗设备。

1949 年 Leksell 发明了世界上第一台 γ－刀，最先用于治疗颅内肿瘤。通过精确定位对肿瘤组织采用一次性剂量电离辐射，从而抑制肿瘤生长。该方法多用于肿瘤＜3cm 的年老体弱患者、拒绝手术者或有残留肿瘤的患者。1949—1990 年 Leksell 采用放射外科治疗的 230 例听神经瘤患者，死亡率为零，肿瘤抑制率 86.6％，面神经保留 100％，听力保留 93.7％。经过半个多世纪的发展，γ－刀已经成为治疗听神经瘤的一种重要手段。

立体定向放射外科治疗听神经瘤的优势是明显的，它可以用于门诊患者，治疗时间短、无痛苦，相对手术的风险相当低，神经功能保留也较好。但由于还存在以下局限性使其还不能取代手术：①放射治疗后占位效应仍然持续存在，不适于伴有脑积水、脑干受压严重的患者；②只适于治疗较小的肿瘤；③增加了本来不必要的面神经、三叉神经的放射性损伤，而且损伤往往是不可逆的；④如果需要手术介入时可能增加手术难度。

（三）显微神经外科手术

1. 听神经瘤外科治疗的历史发展

开创期（1890—1925 年）：1894 年 Ballance 第一个为一例 49 岁的女性患者成功切除了听神经瘤，术中用手指分离肿瘤而损伤了Ⅴ、Ⅶ颅神经，术后产生严重麻痹性角膜炎而摘除右眼球，患者存活了 20 年。1917 年 Cushing 做双枕下切除颅骨，打开枕大孔后缘，脑室穿刺，囊内切除肿瘤减压，手术死亡率从 70％降至 20％，被看作听神经瘤手术的第一次突破，但复发率高，50％死于肿瘤复发。

根治期（1925—1960 年）：1923 年 Dandy 指出肿瘤部分切除和再次手术的危险，并首次成功进行肿瘤的全切除，其代价是 22％的死亡率及完全性面瘫。1934 年他采用单侧枕下入路，并切除小脑外侧 1/3，先囊内切除后再切除囊壁，形成一整套全切除的手术方法，至 1945 年其报告的手术死亡率已降至 7.3％。1941 年 Olivecrona 首先提出听神经瘤全切除时分出面神经的可能性，其面神经保留率为 31.8％。1945 年 Elliot 报道的手术死亡率为零，可保留面神经，并可保留听力，但没有提及如何处理内听道。

显微手术期（1960—1974 年）：1961 年 House 首先采用显微手术，经迷路行听神经瘤全切除，并保留面神经，成功推动了神经耳科的发展，使显微手术成为听神经瘤的手术常规，在全切除和面神经保留上起到了重要作用。1964 年 Dott 提出在手术显微镜下采用电钻打开内听道后壁并分离面神经，1965 年 Rand 和 Kurze 首次报告了利用显微外科技术，经单侧枕下入路切除听神经瘤，并保留面神经和听神经。1977 年 Yasargil、1978 年 Rand 报道了如何处理内听道，真正实现了肿瘤全切除。

听力保留期（1975—1990 年）：切除听神经瘤又保留听力，是由于 CT、MRI、BAEP 等先进技术应用使听神经瘤能够获得早期诊断以及显微外科技术不断成熟的结果。1987 年 Sanna 报道 20 例听神经瘤，手术死亡率 5％，全切除率 95％，面神经保留率 95％，听力保留 80％，其中术后长期保留有效听力者有 50％。此后听力的保留已成为神经外科医生的追求之一，尤其是直径小于 2cm 的听神经瘤。

2. 手术入路的选择

听神经瘤的手术有三种入路：①单侧枕下乙状窦后入路：为最常用和传统的入路。优点为显露好，可以保留听力和面神经功能。缺点为手术创伤较大，必须暴露并牵拉小脑，手术时间较长。②经迷路入路：常规用于小肿瘤伴听力完全丧失的患者，也可用于老年患者。其优点为手术完全在硬脑膜外操作，很少对小脑和脑干造成骚扰，危险性小。主要缺点是造成听力的永久性丧失。③中颅窝入路：手术在耳上硬脑膜外操作，适用于小肿瘤。优点为可保留听力，主要缺点为牵拉颞叶。

手术入路的选择并无绝对的标准，除了参考上述一般原则外还应兼顾医生的习惯和爱好。目前临床上以中等大小肿瘤（2.5～4.0cm）伴听力丧失的患者最为常见，且很少能依靠手术达到恢复已经丧失的听力，因而可采用枕下入路或经迷路入路，大多数患者可获得肿瘤全切除并保留除听神经外的颅神经功能。对大型肿瘤（＞4.5cm）伴听力丧失者以采用枕下入路较好，能清楚辨别各颅神经之间的关系并从肿瘤包膜上进行分离。也有人选用经迷路入路，但全切除比例明显减少。这类患者如有梗阻性脑积水，术前先行脑室外引流或行分流术较为安全。对小肿瘤（<2cm）伴听力丧失者采用经迷路或枕下入路均比较容易切除，不能认为小肿瘤就一定能够保留听力，但如果听力不是完全丧失，仍应首选枕下入路以试图进行听力的保留。如为老年人，从安全角度出发可首选经迷路入路，也可选择立体定向放射外科治疗。对于内听道内的肿瘤，如果听力基本完好，临床上只有耳鸣或轻度的听力丧失，可选择枕下入路或中颅窝入路。虽然这种情况经迷路入路最为安全，但却牺牲了听力。对患有大听神经瘤的老年患者，如果身体状况良好，一般均能承受肿瘤的全切除和颅神经的保留，只是术后恢复的时间明显延长。但如果体弱且伴有其他疾病如糖尿病、高血压等，则手术耐受能力可明显下降，并可增加手术死亡率。这种情况下可考虑选择经迷路入路行肿瘤的囊内切除，手术风险较小，恢复时间也相对缩短，肿瘤复发时仍可再次进行手术。年轻患者伴小肿瘤或内听道内肿瘤且尚有听力存在者，理论上是目前最有机会保留听力的患者，可首选颅中凹入路。双侧听神经瘤均为多发性神经纤维瘤病的患者，治疗方法的选择以最大限度保留听力为原则，以便争取时间学习哑语。一般先切除已失去听力的一侧肿瘤，等对侧症状严重时再行另一侧肿瘤的切除。但如果大的肿瘤侧有听力而占位症状严重，则必须先行该肿瘤的切除以解除脑受压的症状。

（1）单侧枕下乙状窦后入路

1）基本手术方法：Fedor Krause 于 1903 年描述过此入路，1925 年 Dandy 用此入路处理桥小脑角病变。患者取侧卧位，头部以头架固定，腋下垫枕，防止臂丛神经损伤。标准的皮肤切口为乳突后 1.5～2cm 的直线切口，上端起自横窦上 4cm，向下止于相当于第四颈椎棘突水平，切口下端略偏向内侧，也可根据病变的大小、位置和生长方向调整切口。颅骨骨窗上达横窦下缘水平，外至乙状窦后缘。切开硬脑膜后，将位于横窦和乙状窦边缘的硬脑膜向骨窗外牵拉或悬吊以利显露。此时开始采用显微镜下操作，首先轻轻抬起靠近枕大孔处的小脑下缘以显露枕大池蛛网膜，撕开枕大池蛛网膜放出脑脊液，减轻小脑张力。沿小脑外侧逐步显露桥小脑角肿瘤。如果肿瘤体积较小，直径在 3cm 以内，则可开始分离肿瘤下极和上极。分离下极的目的是为了鉴别肿瘤与后组颅神经的关系，将神经从肿瘤包膜上分离并妥善保护；分离上极时应先确定小脑前下动脉与肿瘤的关系，如果此动脉与肿瘤包膜邻近或粘连，应细心分离并予以保护。显露上极后可于深部见到三叉神经。如果肿瘤体积较大、直径在 3cm 以上，则无需进行肿瘤上下极较广泛的分离，可先行肿瘤囊内切除后再分离肿瘤包膜上的神经与血管。切开包膜之前应在显微镜下仔细辨认肿瘤包膜上有无神经组织，确认肿瘤包膜上无神经组织后，用双极电凝电灼包膜，然后十字切开，行肿瘤囊内切除。肿瘤囊内切除可用取瘤镊分块切除，肿瘤囊内切除应尽可能使包膜变薄，最好能在 1～2mm 左右，以便为包膜的分离创造有利条件。肿瘤囊壁的切除，一般可根据包膜与脑桥或桥臂的粘连程度将包膜的切除分为两种方法：第一种是由内向外的方法，即先分离切除脑桥侧的肿瘤包膜，再处理内听道的肿瘤。第二种是由外向内的方法，即先处理内听道内的肿瘤，再分离内侧肿瘤包膜。由于面神经在内听道内的位置较恒定，因此先处理内听道内肿瘤能较早发现面神经。分离和切除肿瘤包膜中最重要的是避免小脑前下动脉的损伤和面神经的损伤。

2）小脑前下动脉的保护：小脑前下动脉一般位于肿瘤的内下方，瘤体较大时该血管与肿瘤紧贴，个别病例该血管可与肿瘤包膜粘连。在鉴别小脑前下动脉困难时手术操作应遵循以下原则：手术严格沿蛛网膜间隙进行；凡是没有进入瘤体的肿瘤表面血管均应予以分离并保护。分离小脑前下动脉时应采用细小吸引管，防止吸引力过大。分离切断血管周围组织时，双极电凝要调整到 2～3 秒钟可使被凝组织变黄的功率为好。

3）面神经保留技术：面神经最常见的位置是位于肿瘤的前下方或肿瘤的前上方，主要取决于肿瘤的生长方向。最难预料而又最为危险的是个别患者其面神经位于肿瘤的后方，这一部位的面神经很难保留。避免面神经损伤的原则是：在没有确认肿瘤包膜上有没有神经组织前不要轻易电凝或切割；严格沿蛛网膜间隙进行分离；在采用由内向外的手术方法无法辨认面神经时可改用先处理内听道内肿瘤，在内听道处辨认面神经后再将面神经从肿瘤包膜上分离出来。

根据听神经瘤协会的调查结果显示，面神经功能障碍仍是桥小脑角肿瘤手术首位关心的问题。20 世纪初听神经瘤手术的死亡率达 80%，1917 年 Dandy 将手术死亡率降低至 20%。对于术后许多患者的面神经瘫痪，Dandy 也认为这是应该被接受的必然结果。这种观点一直持续到 20 世纪后半叶，只是近几十年才重视保留面神经功能。1931 年 Cairns 第一次提出要保留面神经功能。1940 年 Olivecrona 在术中观察到面肌的抽动，才开始系统地探索保留面神经的解剖。

1961 年，House 首次将显微镜应用于听神经瘤的手术，在 141 例患者中，面神经功能保存率达 72%。显微镜的应用使面神经瘫痪的发生率大大下降，但仍有 40%～50%的面神经功能得不到保留。此后于 1979 年 Delgado 在术中应用了面神经监测。随着显微外科技术和术中监测技术的应用，面神经的解剖保存率已达到 90%～95%，功能保存率可达 80%以上。

面神经损伤最常见原因是器械的直接损伤或术中牵拉。大的肿瘤常使神经张力增高，形态变薄，血供易受损，因而面神经瘫痪的发生率亦较高。减少术中损伤是保留面神经功能的主要措施。分离过程中应尽量减少对神经的压迫和牵拉，大的肿瘤应先减小肿瘤体积后再分离神经；肿瘤与神经有粘连时尽可能采用锐性分离；注意避免过度牵拉小脑以减少面神经的张力。

面神经损伤的另一常见原因是血供损伤。面神经有三条动脉供血：来自小脑前下动脉的迷路动脉，供应面神经的颅内段；来自脑膜中动脉的岩大浅动脉供应膝状神经节和内听道内的面神经；来自颈外动脉的茎乳突动脉供应面神经的颅外部分。术中须特别注意迷路动脉的保护，防止术后的血管痉挛。

此外，激光等引起的热损伤和冷水引起的血管痉挛也可引起面神经损伤，应注意避免。

表 34-1　术后面神经功能障碍常用 House-Brackmann 分级评分来评定

分级	描述
正常（Ⅰ级）	所有肌肉功能正常
轻度功能障碍（Ⅱ级）	轻微肌力弱，只在仔细观察时看到
中度功能障碍（Ⅲ级）	明显，但无面容变形，无功能损害
中重度功能障碍（Ⅳ级）	明显弱，变形不对称，有功能损害
重度（Ⅴ级）	只有几乎不能观察到的运动
全瘫痪（Ⅵ级）	无运动

近年来，延迟性面神经麻痹（delayed facial nerve palsy）已引起注意，即术后即刻面神经功能正常或接近正常，但在术后的最初几天内逐渐出现功能障碍，其发生发展的病理生理尚不清楚，在显微手术中发生率约为 12%～29%。还有一些患者在术后一周才发生面神经

功能障碍，被称之为迟发性面神经麻痹（late-onset facial nerve palsy）。发生的原因可能与以下因素有关：内听道口狭窄部神经的水肿可引起面神经的缺血或坏死；面神经的术后血供受损，如血管痉挛和静脉淤血导致的延迟性面神经麻痹。其他可能的原因有：神经鞘膜水肿、延迟性免疫反应、术后脑水肿或脑脊液漏引起脑组织移位对神经的牵拉、病毒感染等。预防措施包括：术中应用激素，骨蜡封闭乳突气房、硬膜严密缝合防止 CSF 漏，术后抬高头部、脱水、维持水电解质平衡。有人提出术中发现面神经变色、水肿或肌电图反应较差时可考虑行内听道减压。

显微外科技术的普遍应用使听神经瘤手术的面神经解剖及功能保留得到了显著的提高。80 年代听神经瘤术后面神经解剖保留率已达 90%，功能保留率达 50%；90 年代面神经的解剖保留率提高到 97%，功能保留率达 75%。国内近年来的文献资料显示大型及巨大型肿瘤的面神经解剖保留率为 28.8%～87.3%。

4）听神经保留技术及内听道内肿瘤的处理

1951 年 Elliott 和 McKissock 第一次报道 3 例听神经瘤术后经听力检查证实保留了听力，其肿瘤大小为两例 1cm 和一例 1.5cm。60 年代 House 创用中颅窝入路切除内听道内肿瘤并有可能保存听力。直到 70 年代中后期才反映出对听力保留的兴趣，而且主要是用枕下入路的神经外科医师。1988 年 Gardner 和 Robertson 的系统综述发现，在有手术前后听力检查的 394 例患者中，131 例（33%）保存了听力。

Samii 一组 1000 例听神经瘤手术的报告中，解剖保留率达 68%，术前有听力的 732 例中蜗神经解剖保留达 79%（580 例），蜗神经功能保留达 39.5%（289 例）；另一组 Gormley 报告，小听神经瘤（<2.0cm）42 例的听力保留达 20 例（48%），中等大小听神经瘤（2.0～3.9cm）24 例的听力保留达 6 例（25%），这两组结果是目前关于听神经瘤术后听力的有代表性的报告。听力保留面临三个问题：①选择适当手术入路，肿瘤全切，保留听力；②完善手术操作技术，预防听力迟发性损害；③预防恶性耳鸣。影响听神经瘤术后听力功能的因素很多，与术前肿瘤大小、生长方式、术前听力状态等因素有关，也与术中相应的监护措施密切相关。

内听道内肿瘤的处理：应先辨认内听道开口的后缘，用尖刀切开内听道后壁的骨膜，用剥离子推开骨膜显露内听道后壁。采用气动高速磨钻磨除内听道后壁。内听道后壁磨开的宽度和深度应以充分暴露内听道内肿瘤为前提。寻找最内端的肿瘤边缘，细心分离内听道内的肿瘤，将其从面、听神经上分离出来，此时便可沿面神经与肿瘤包膜的界面分离残留的肿瘤组织。在肿瘤体积较小且术前尚有听力的患者，术中应尽力保留内听动脉，在处理内听道内肿瘤时不要轻易使用双极电凝，因为内听动脉的保留与耳蜗神经的保留一样重要，是听力保留的先决条件。

（2）经颅中窝入路

适用于内听道内肿瘤及较小肿瘤。其优点为到达桥小脑角距离较后颅窝入路要近，能较清晰显露桥小脑角的解剖结构；暴露肿瘤不必切除颞叶或小脑半球；可在直视下暴露肿瘤内侧部分，避免损伤脑干；采用显微外科技术几乎所有患者均可避免面神经的损伤，并有可能保护听力。其缺点是有可能损伤 Labbe 静脉和从颞枕部到小脑幕上的静脉，如在优势半球侧可出现一时性偏瘫、失语。

（3）经迷路入路

适用于中小型肿瘤。优点为较易辨认面神经，有利于解剖和功能的保留；由于系硬脑膜外操作，因而不会损伤脑干和小脑，可明显降低死亡率。但对大型肿瘤此入路有严重缺陷，由于肿瘤导致小脑和脑干的移位，显露肿瘤下极、后组颅神经、小脑后下动脉以及肿瘤内侧缘和脑干的界面有一定困难，这些部位的止血也较困难。该入路也不能解除枕骨大孔处小脑扁桃体对延髓的压迫。

3. 术后并发症及处理

（1）术区再出血

发生率约1%～2%，多见于脑组织与肿瘤的接触面，包括脑干和桥臂。小脑半球不恰当的牵拉或脑压板的过度使用也可导致术后出血。桥小脑角区出血非常危险，可直接压迫脑干引起意识障碍和呼吸改变，也可压迫第四脑室引起梗阻性脑积水使病情急转直下，需急诊手术清除。

（2）脑脊液漏

发生率约为9%，可由硬脑膜和头皮缝合不严密导致；也可因术中打开乳突气房，脑脊液通过咽鼓管流至鼻腔而形成脑脊液鼻漏。可通过严密缝合硬脑膜以及采用肌肉或脂肪封闭磨开的乳突气房进行预防。凡是出现切口脑脊液漏的患者首先须排除颅内高压是否存在并解除引起颅内高压的原因。没有颅内高压的切口脑脊液漏患者可行腰大池引流和颅外加压包扎，大多数患者的脑脊液漏可自行停止。

（3）脑积水

主要由小脑水肿、血肿或脑室内出血所致，第四脑室阻塞可引起急性脑积水，如不及时行脑室外引流可致急性脑疝，甚至呼吸骤停。约1%～2%的患者需在术后1～2周后行分流术。

（4）面神经的保留与恢复

无论肿瘤大小均应努力争取保留面神经，即便在术中离断，多数亦可进行吻合。术中无面神经损伤，但有功能缺失的恢复时程差别较大，可根据下述情况进行判断：①术后面神经功能正常的病员虽有轻度的面肌无力，但一般数天即可恢复；②术后面神经功能正常，但逐渐在24～72小时内发展成明显面瘫，如为部分性瘫，一般数周至数月内可恢复，如果为完全性面瘫则需3～6个月的恢复时间；③术后面神经功能正常而在术后几天内突然完全面瘫，病员可确切地说出发生的时间，被认为由血管因素引起，恢复很慢，需6～12个月或更长；④病员麻醉清醒后即有部分面瘫，但并不加重，大多于数周至数月恢复；⑤清醒后面瘫由部分性逐步发展成完全性，大多在3～6个月恢复；⑥醒后即全瘫者很难预测恢复的比例。术中看上去面神经完好的可能要一年，而术中神经明显变细者却可在数月内恢复。术中神经切断并做了无张力端端吻合者，面神经功能的恢复至少需等待一年。如果一年后仍无临床上和肌电图上神经恢复的迹象，则有理由做神经移植。面神经移植前应采用面肌刺激以保持健康的面肌张力。神经移植可选用舌下神经或副神经的胸锁乳突肌支。

（5）后组颅神经麻痹

舌咽迷走神经损伤所致的饮水呛咳和吞咽困难对患者的生活质量影响很大。饮水呛咳者须防止吸入性肺炎，进食时取半卧位或坐位，宜吃半流饮食以减少呛咳。严重吞咽困难影响进食者应早期鼻饲以保证营养，如长期不能好转可行胃造瘘术。

（6）死亡

目前听神经瘤的手术死亡率不到1%，出血和吸入性肺炎是与肿瘤相关的两个常见的死亡原因。出血有时发展很慢，逐步引起意识丧失。对脑干出血没有很好的治疗方法，主要在于预防。后组颅神经麻痹是引起吸入性肺炎的常见原因，可能需气管切开和抗菌治疗。

（胡国汉　卢亦成）

参考文献

1. Cusimano MD，Sekhar L. Partial hypoglossal to facial nerve anastomosis for reinnervation of the paralyzed face in patients with lower cranial nerve palsies：Technical note. Neurosurgery，1994，35：532-534.
2. Koos WT，Day JD，Matula C，et al. Neurotopographic considerations in the microsurgical treatment of small acoustic neurinomas. J Neurosurg，1998，88：506-512.
3. Malis LI. Nuances in acoustic neuroma surgery. Neurosurgery，2001，49（2）：337-340.
4. Nutik SL. Facial nerve outcome after acoustic neuroma surgery. Surg Neurol，1994，41：28-33.
5. Ojemann RG. Suboccipital transmeatal approach to vestibulear schwannoma // Henry H. Schmidek. Operative Neurosurgical Techniques：indicateon，methods，and results. Elsevier Scicence：2000：1009-1018.
6. Prasad D，Steiner M，Steiner L. Vestibular schwannoma. Crit Rev Neurosurg，2000，9：340-348.
7. Rhoton，AL. The cerebellopontine angle and posterior fossa cranial nerves by the retrosigmoid approach. Neurosurgery，2000，47（3）：S93－S129.
8. Samii M，Matthies C. Management of 1000 vestibular schwannomas（acoustic neuromas）：the facial nerve-preservation and restitution of funtion. Neurosurgery，1997，40：684-695.
9. Samii M，Matthies C. Management of 1000 vestibular schwannomas（acoustic neuromas）：surgical management and results with an emphasis on complications and how to avoid them. Neurosurgery，1997，40：11-23.
10. Sampath P，Holliday MJ，Berm H，et al. Facial nerve injury in acoustic neuroma（vertibular schwannoma）surgery：etiology and prevention. Journal of Neurosurgery，1997，87：60-66.
11. Sampath P，Rini D，Long DM. Microanatomical variations in the cerebellopontine angle associated with vestibular schwannomas（acoustic neuromas）. Neurosurg Focus，1998，5（3）：1.
12. Sanna M，Taibah A，Russo A，et al. Perioperative complications in acoustic neuroma.（vestibular schwannoma）surgery. Otology & Neurotology，2004，25：379-386.
13. Yasargil MG. Microneurosurgery IVB：Microneurosurgery of CNS Tumor. New York：Georg Thieme Verlag Stuttgart，1996. 100-118.

第 35 章 恶性外周神经鞘膜肿瘤

一、概论

周围神经肿瘤是一种比较少见的病变，恶性周围神经鞘膜瘤（malignant peripheral nerve sheath tumors，MPNST）发病率更低，发病率约为正常人群的 1/10 000，占所有软组织肉瘤的 3%～10%。1 型神经纤维瘤病（NF1）被有些作者看成是 MPNST 的癌前病变，因为大约有一半的 MPNST 发生于 NF1 患者，而 NF1 患者中有 8%～13%最终会罹患 MPNST。这类肿瘤可发生于身体的任何部位，它们多表现为非特异性的肿块，有时很难和其他一些软组织肉瘤相区别，需要到手术时才能被明确诊断，因此不同专科的外科医生均有可能遇到这类病例，须与多种病灶进行鉴别诊断。以往不同的作者采用了许多术语来描述这类肿瘤，包括恶性施万细胞瘤、MPNST、恶性神经纤维瘤和神经纤维肉瘤等，其中最常用的是神经源性肉瘤和 MPNST。

根据世界卫生组织（WHO）2000 年发表的神经系统肿瘤分类标准，MPNST 是指起源于周围神经的，或显示出神经鞘膜分化的恶性肿瘤，但不包括起源于神经外膜或周围神经脉管系统的肿瘤。并且 MPNST 还可以分为以下几个亚型：

1. 上皮细胞型；
2. 歧化间质或上皮分化型；
3. 黑色素沉着型；
4. 黑色素沉着样砂粒体型。

二、病理学

（一）大体观察

MPNST 的大体解剖表现为球形或梭形，具有假包膜的肿瘤，质地较为坚硬和致密。肿瘤通常附着于中等至较大的神经，至明确诊断时，肿瘤本身的直径常可达几个厘米。MPNST 生长于神经束内，但常常穿过神经上皮侵入毗邻的软组织，因此对这样的病灶很难做到全切肿瘤而不损伤神经，而仅仅切除肿块部分又常常伴有高复发率。

（二）光镜观察

显微镜下 MPNST 多表现为一种以梭形为主的多细胞型的肿瘤。核染色质丰富深染、呈伸长弯曲的波浪状，有多少不等的嗜伊红胞浆，梭形肿瘤细胞呈鱼骨刺样（类似纤维肉瘤）及束状排列。大多数病灶可出现局部坏死和活跃的有丝分裂现象，大约 15%的病例则出现一些不寻常的组织学特征如上皮细胞样的形态和分化歧化（图 35－1，见彩页）。根据其细胞构成、细胞核的多形性、分化程度、有丝分裂的比率（10 个高倍视野中的有丝分裂数量）、微血管系统的增生情况以及坏死和侵袭程度，可将 MPNST 分为 1～3 级。

（三）免疫组织化学

虽然存在较高的假阳性和假阴性率，S－100、人类自然杀伤细胞表面的抗原决定簇

参考文献

（Leu－7）和髓鞘基蛋白等三种免疫组化标记物还是有助于加强神经源性肉瘤的诊断。电镜检查能根据肿瘤的超微结构特点确定其来源，因此也有助于病理学诊断。

三、临床表现

MPNST 好发于 30～60 岁成年人，但是发生于 NF1 型患者的常较一般患者年轻 10 岁。MPNST 可发生于任何神经甚至是颅神经（如三叉神经），一般粗大的神经较细小的神经更易受累，因此臀、大腿、臂丛以及椎旁区是 MPNST 的好发部位，而坐骨神经是最常受累的神经。

MPNST 主要表现为进行性生长的肿块，与其他软组织的肉瘤相似。另外还常表现为受累神经支配区域的疼痛（尤其是静息痛）和神经功能缺失，其严重程度主要取决于病灶的部位、大小和侵袭性。肿瘤在与受累神经纵轴垂直的方向上有一定移动度，但不能沿受累神经纵轴移动。当扪及肿瘤时，会出现受累神经支配区的感觉刺激症状（感觉异常或触物感痛）。大的和侵袭性强的病灶多和周围软组织粘连在一起，因此较为固定。移动度差、生长迅速和进展性的神经功能缺失（尤其是运动功能缺失）强烈提示肿瘤为恶性。当肿瘤累及椎管时，最初表现为根性症状，随着肿瘤长大压迫脊髓，可逐渐出现脊髓受损症状。

仔细了解完整的病史（包括家族史），结合局部和全身的体检，包括发现神经纤维瘤病的临床特征对于临床诊断非常重要。有作者发现近一半的 MPNST 病例伴有 NF1 型神经纤维瘤病。近 1/3 的 MPNST 为新生性的，而其余者多为 NF1 型或非 NF1 型患者原先存在的丛状神经纤维瘤恶变所致。只有少数 MPNST 起自传统的施万细胞瘤、成神经节细胞瘤或神经节瘤以及嗜铬细胞瘤。尽管 MPNST 多见于 NF1 型神经纤维瘤病患者，但 NF2 型神经纤维瘤病同样有可能导致 MPNST。那些以多发的皮肤神经纤维瘤为主要表现的 NF1 型患者，以及伴有良性施万细胞瘤而无症状的 NF2 型患者，恶变为 MPNST 的可能性较小。对于那些患有位置比较深在、体积较大的丛状神经纤维瘤的 NF1 患者，需要进行临床和影像学随访，尤其是在出现临床症状或肿瘤生长加速时，因为他们有3%～5%的可能性恶变为 MPNST。但非 NF1 型的丛状神经纤维瘤恶变的几率就比较低，一般认为不超过 1%。起自 NF1 患者的 MPNST 和发生于非 NF1 患者的病灶是否存在区别尚不清楚，但因为它们在病理学上并无差异，而且其分子发病机制相似，因此一般认为两者之间并无差别。

归纳起来，询问病史时应注意了解以下几点：①肿块的发生、持续时间、生长方式等；②是否有疼痛尤其是静息痛、感觉麻木、肌力减退等症状；③有无提示癌性病变的全身症状；④有无神经纤维瘤病或其他癌前病变的家族史。体检时须注意以下几点：①肿块的质地、有无搏动、活动度等，当肿块在与神经纵轴垂直的方向上活动度好，而不能在与神经纵轴平行的方向上移动时强烈提示肿瘤来源于周围神经；②有无 Tinels 征，即叩诊肿块时在受累神经支配区域产生蚁走感；③有无固定的感觉和运动缺失症状；④检查肿块周围的局部结构有无改变；⑤仔细的全身检查，尤其应注意神经纤维瘤病的一些特异性体征如“牛奶咖啡斑”、Lisch 结节等。

NF1 型的神经纤维瘤病患者，如果其神经纤维瘤出现临床症状或快速增长，则应考虑出现恶变的可能性；丛状的神经纤维瘤如果在放疗后出现迅速增大则强烈提示出现恶变，因为大约 10%的接受放疗的神经纤维瘤病患者会在照射部位发生 MPNST。

四、辅助检查

核磁共振（MRI）是MPNST的首选物理诊断方法，采用短时反转恢复序列（STIR）（TR/TE 2000/25，TI150）进行轴位和冠状位扫描能较好显示肿瘤结构。在T1加权上，肿瘤显示为信号与肌肉相似的边缘清或不清的占位病灶；在T2加权上多表现为不均匀的明显高信号病灶（图35－2）；增强的T1加权上则表现为病灶不均匀的信号增强。这些不均匀的增强通常提示瘤内坏死或出血，意味着肿瘤可能为恶性，但在一些良性的（尤其是大的）施万细胞瘤、神经纤维瘤和不典型（但并非恶性）的施万细胞瘤也可见到这样的现象，因此即使进行MRI增强扫描也不一定能区分周围神经的肿瘤是良性的还是MPNST。但Ogose等发现良性肿瘤（主要是施万细胞瘤和神经纤维瘤）经常在T2加权上表现有病灶周围的高信号边缘和中央部位的低信号即"靶征"，而在Gd－DTPA增强的T1加权上则表现为肿瘤中心部位的明显增强；MPNST则没有这种"靶征"，增强不均匀，而且主要集中在病灶的周边区域，因此他们提出这种"靶征"可用于鉴别良性神经纤维瘤和MPNST。

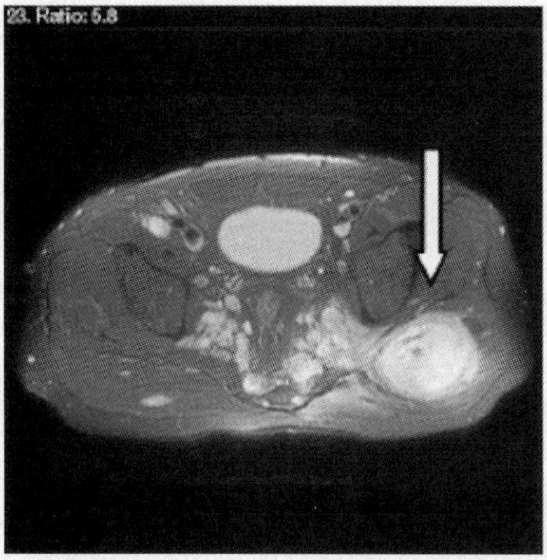

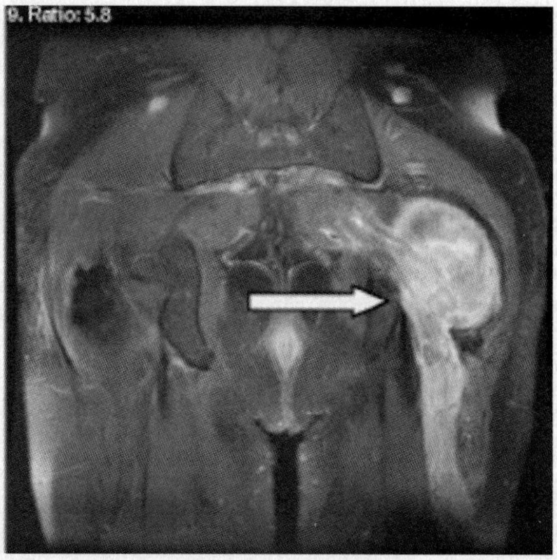

图35－2　左侧坐骨神经恶性周围神经鞘膜瘤，T2呈不均匀的明显的高信号

计算机断层扫描（CT）也是软组织肿瘤常用的检查方法，但同样无法区分周围神经肿瘤和其他软组织来源的肿瘤，也不能区分其亚型及性质。不过CT和X线平片能通过重建肿瘤周围骨性结构的影像，显示扩大的神经孔，因而也有助于MPNST的诊断。

在影像学上需要与MPNST鉴别的有软组织肉瘤、神经纤维瘤和施万细胞瘤，另外一些少见的病灶如淋巴瘤、腱鞘囊肿等也可表现出与周围神经肿瘤相似的影像学特征，但是在MRI上根据其信号特征和与周围关节囊的关系较易与之区别。

近来有作者报道正电子发射断层摄影（PET）技术能在NF1型患者中发现恶变的肉瘤，Ferner等对一组18例有丛状神经纤维瘤的NF1型患者进行了^{18}氟脱氧葡萄糖（^{18}FDG）PET检查，他们通过计算标准摄取值（SUV）来检测局部的葡萄糖代谢率。结果发现，注射^{18}FDG200分钟后恶性肿瘤的SUV达到峰值，与良性病灶形成较大差异，因此能将MPNST与良性的丛状神经纤维瘤区分开，作者还认为，当肿瘤的^{18}FDG摄取值大于肝脏的摄取值时可以诊断其为恶性，但这项技术也还需要通过进一步的临床研究去证实。

MPNST 主要向肺部转移，一旦怀疑病灶发生转移应该常规行胸片和胸部 CT 检查，由于 MPNST 一旦发生转移将严重影响预后，也关系到原发病灶的治疗策略，因此如果在肺部发现可疑病灶，应行穿刺活检以明确是否转移。

活检对于明确 MPNST 的诊断，从而制订正确的治疗策略至关重要。当怀疑患者为 MPNST 时，应采用开放式的多点活检而不是简单的盲穿活检，后者常常不能提供足够和具有代表性的标本，结果导致对病情的误判，同时还可能损伤神经导致病理性疼痛。当快速切片（如冰冻切片等）结果提示为 MPNST 时，即可关闭切口，等待活检的最终病理诊断，而不再进一步处理肿瘤组织，以免破坏肿瘤与周围组织的界面。

MPNST 有时很难与其他组织来源的肉瘤区分，一般认为符合以下任何一项者可以考虑为 MPNST：①大体和显微镜下均提示与周围神经相关；②原有丛状神经纤维瘤恶变而成的肿瘤；③肿瘤的免疫组化和超微结构特点提示肿瘤的周围神经起源。但是由于只有少部分 MPNST 病例由原有的丛状神经纤维瘤恶变形成，而且很多 MPNST 患者又缺乏周围神经的抗原标记物，因此 MPNST 有时确实很难与其他软组织来源的肉瘤相鉴别，由此可见患者的临床表现（运动和感觉障碍）和体征对明确诊断的意义非常重大。

五、治疗原则

MPNST 发病率不高，但容易发生转移，因此较难治愈。由于其发病率很低，因此很难根据单一治疗中心的经验确定治疗策略。神经外科、整形外科和骨科等专科医生均有机会接触此类患者并根据各自的经验进行治疗，一般与治疗其他软组织肉瘤相同，但这样的治疗策略是否恰当尚不明确。

MPNST 和其他一般软组织肉瘤在临床特点和分子学基础方面均有较大差异，50%的 MPNST 出现在 NF1 型的神经纤维瘤患者，而大约有 3%～5%的 NF1 型患者中其较大的丛状神经纤维瘤有可能会发生恶变，因此 NF1 型神经纤维瘤病就是 MPNST 的癌前病变。散发的和 NF1 并发的 MPNST 在分子学发病机制上非常相似，均与 NF1 基因及其蛋白产物（神经纤维瘤蛋白）和功能相关，这些都与其他软组织肉瘤不同，因此可以推测 MPNST 对治疗的反应也是与其他软组织肉瘤不同的。此外，由于 NF1 型神经纤维瘤病合并 MPNST 的患者存在着某些基因缺陷，很容易在放、化疗后诱发新的肿瘤，这些已经在一些动物实验中得到证实，可见一般软组织肿瘤治疗过程中经常采用的放、化疗对 MPNST 患者未必是有利的。

综上所述，MPNST 发病率低，发生部位较分散，涉及的学科多，目前尚未形成令人信服的专科治疗策略，治疗结果不理想，因此临床遇到这样的病例时，需多学科会诊，根据患者具体情况制订相应的治疗计划。

当患者被怀疑有 MPNST 时，应对其进行常规的 CT 和 MRI 检查，最好能进行活检以明确病理性质，并且对转移的可能性进行评估。对于未发生转移的患者根本的处理方法是病灶局部的广泛切除（达到术野边缘无肿瘤），必要时可辅以放疗。术后要对患者进行密切的临床和影像学随访，排除局部复发和远处播散。同时还要通过胸部 CT 和 MRI 检查进一步排除肺部转移的可能。

对已经发生转移的患者，虽然远期疗效不佳，但一般主张采用姑息性的病灶局部放疗结合化疗的治疗方法，也有作者主张采用手术治疗。大多数患者在诊断时并没有转移，在这种情况下广泛切除肿瘤直至获得没有肿瘤的术野边缘是手术的首要目标。由于肉瘤细胞经常广泛浸润至筋膜平面，单纯切除肿瘤后仍有较高的复发率，并且最终发生转移；因此有作者主张，当患者未发生转移时应该采用更为彻底的手术方式比如截肢或关节离断术，以达到根治肿瘤的目的。但更多的作者认为手术切除肿瘤及肿瘤周围的筋膜和肌肉组织即可，然后辅以放疗或化疗足以达到相同目的而不必牺牲肢体。

对 MPNST 的手术治疗应注意以下一些原则：

a. 术前消毒范围要广，这样不但能提供开阔的术野，也有助于术中观察远端肌肉的功能，从而判断受累神经的保护效果。

b. 手术暴露要充分，应能涵盖肿瘤的远、近两端，切口可采用曲线型兼顾伸侧和曲侧的皮肤皱褶。

c. 术中应进行包括神经动作诱发电位（NAPs）在内的电生理监测。

d. 手术须在显微镜下施行，利用显微神经外科手术器械进行精细操作，最好能使用超声吸引设备，既能快速切除肿瘤组织，又能将经过肿瘤组织的神经和肌束与肿瘤组织分开。

e. 术中应常规进行快速切片检查，以便根据最新的诊断调整手术方案。

手术时应先将受累神经的近、远端与毗邻的血管和软组织结构进行分离，运用显微神经外科技术将肿瘤包膜与附近经过的肌束和筋膜分离。有时 MPNST 是和受累神经整个包绕在一起的，并有一些坏死区域，因此解剖较为困难。术中肿瘤的大体和显微镜下病理特征决定了手术切除的范围。通常为了保证手术的彻底性，大范围切除肿瘤后是不重建受累神经的，但如果肿瘤比较小，与周围组织分界清晰，视野边缘无肿瘤细胞，则应考虑采用神经补片重建受累神经。

六、预后

由于发病率低，目前尚无有关 MPNST 治疗结果的大宗研究报道，其预后主要与肿瘤的体积、病理级别、组织学亚型以及手术彻底性有关。有作者报道 MPNST 患者的五年生存率可达到 64%，与总的软组织肉瘤 5～12 年生存率为 72%～78%的报道相比要低一些。还有一些研究显示，伴有神经纤维瘤病的 MPNST 患者 5 年生存率仅为 16%，明显差于未伴有神经纤维瘤病者的 53%。由于涉及的学科较多，因此目前并没有形成统一的最佳处理常规，对治疗的结果也很难有准确的评估。一般认为仅仅切除肿瘤辅以瘤床和周围软组织的放疗是不够的，术后早期局部复发率可达到 50%，全身播散尤其是肺部转移仍然是 MPNST 患者治疗效果不佳和死亡的主要原因。

术后化疗和术前或术后的放疗被证明有助于减少远处转移和改善生存率。对于放疗的时机还存在着一些争论，主张术前放疗的观点认为术前放疗有助于杀伤更多的肿瘤细胞；反对术前放疗的意见则认为术前放疗有可能影响伤口的愈合，因为术中必须清除瘤周大量的软组织，给术后伤口愈合造成较大困难，而且从一些研究结果来看，术前放疗并没有表现出更好的疗效，因此没必要术前即进行放疗。最常用的放疗方案是 5000～6000cGy 的总量在五周内分 25 次完成。由于肿瘤细胞有可能沿受累神经纵向浸润，因此放疗的范围应该涵盖肿瘤远、近端各 5～7 cm。

对一些已经发生全身转移的病例，一般主张采用局部姑息性放疗结合化疗，有时结合手术的方法进行治疗，但疗效都不是很确切。和其他软组织来源的肉瘤一样，MPNST 对化疗的耐受性是比较强的。对于已经发生肺转移的病例，手术切除肺部转移灶能改善远期预后并能改善生存质量。

七、进展

近年来对 MPNST 的分子生物学研究取得了较大的进展，有研究结果显示，由丛状神经纤维瘤恶变而成 MPNST 者常伴有 p53 和 Ink4a 基因的突变和 Notch 通道的信号异常，而值得注意的是这种基因突变并非出现在所有 NF1 型病例。

在 MPNST 的病例中许多不同的生长因子都发生了上调，其中包括血小板源性生长因子、成纤维细胞生长因子和外皮生长因子等，而 Mashour 等还发现脂肪酸可能对 NF1 型神经纤维瘤患者中 MPNST 的发生起一定的调节作用。他们首次确认了脂肪酸对神经纤维瘤病相关的肿瘤细胞类型的影响，并且首次提出饮食因素可能会影响神经纤维瘤病的自然史，即 ω-3 脂肪酸二十二碳六烯酸在低浓度时刺激 MPNST 细胞的生长，高浓度时则诱导肿瘤细胞凋亡。

随着对 MPNST 的分子病理学机制研究的深入，通过生物疗法改善 MPNST 治疗结果成为可能。散发的和 NF1 型神经纤维瘤伴发的 MPNST 均被发现缺乏神经纤维瘤病 1 型（NF1）基因蛋白产物（神经纤维瘤蛋白）。神经纤维瘤蛋白是一种重要的细胞内信号传递通道的负调节物，这一传递通道具有传递一系列生长因子促有丝分裂信号的功能，该通道受 Ras-GTP 的活化调控，在神经纤维瘤蛋白的作用下，该通道被转变为 Ras-GDP 结合的失活状态。当肌体缺乏位于染色体 17q11.2 上的神经纤维瘤蛋白时，将导致活化状态的 Ras-GTP 水平升高，促有丝分裂信号向细胞核的传递失控，继而导致细胞增殖的迅速增加。上述发现对于 MPNST 的生物学疗法的研究非常重要，以 Ras 翻译后修饰为作用靶点的法呢酰基转移酶抑制物（FTIs）已经受到越来越多的关注，FTIs 对 MPNST 的抑制作用在动物模型中已经得到证实，临床试验正处于计划阶段。

其他还有一些非特异性的肿瘤生物学疗法，譬如以肿瘤的血管发生为作用靶点的方法也被发现能抑制 MPNST 的生长，Angelov 等就已在 MPNST 的异种移植模型中发现，抑制血管内皮生长因子（VEGF）能明显减少 MPNST 的生长。这些生物学治疗方法均有望在将来成为 MPNST 现有的手术结合放、化疗的辅助治疗手段，最终能减少致残率，改善生存率。

（刘卫东　毛青）

参考文献

1. Angelov L，Salhia B，Roncari L，et al. Inhibition of angiogenesis by blocking activation of the vascular endothelial growth factor receptor 2 leads to decreased growth of neurogenic sarcomas. Cancer Res，1999，59：5536-5541.
2. Bhattacharyya AK，Perrin R，Guha A. Peripheral nerve tumors：management strategies and molecular insights. Neurooncol，2004，69：335-349.
3. Ducatman BS，Scheithauer BW，Piepgras DG，et al. Malignant Peripheral nerve sheath tumors：a clinicopathologic study of cases. Cancer，1986，57：2006-2021.
4. Ferner RE，Lucas JD，O′Doherty MJ，et al. Evaluation of 18fluorodeoxyglucose positron emission tomography（18FDG PET）in the detection of malignant peripheral nerve sheath tumors arising from within plexiform neurofibromas in neurofibromatosis 1. Neurol Neurosurg Psychiatry，2000，68：353-357.
5. Mashour GA，Drissel SN，Frahm S，et al. Differential modulation of malignant peripheral nerve sheath tumor growth by omega-3 and omega-6 fatty acids. Oncogene，2005，24：2367-2374.

6. Mrugala MM, Batchelor TT, Plotkin SR. Peripheral and cranial nerve sheath tumors. Curr Opin Neurol, 2005, 18: 604-610.
7. Ogose A, Hotta T, Morita T, et al. Tumors of peripheral nerves: correlation of symptoms, clinical signs, imaging features, and histologic diagnosis. Skeletal Radiol, 1999, 28: 183-188.
8. Sordillo PP, Mulvhill J, Nielsen A. Longterm follow up of von Reclinghausen neurofibromatosis: survival and malignant neoplasms. N Engl J Med, 1986, 314: 1010-1015.

第 36 章 神经纤维瘤病

第一节 概述

对神经纤维瘤病（neurofibromatosis）的认识源于18世纪中后期至19世纪初的临床个案报道。1761年，Mark Akenside医生接诊了一名60多岁的男士。患者在有生的大部分时间忍受着头部、躯干和上下肢不断发生的肿瘤，这些病征来自于其父亲的遗传。1822年，苏格兰外科医生James Wishart报告了一位年轻面包师的病症和病理解剖发现。这位患者临床表现为进展性的双耳聋，颅脑肿瘤切除术后死于脓血症，病理解剖发现，除了双侧第八对脑神经的肿瘤以外，硬膜及脑还有多发肿瘤。von Recklinghausen医生在1822年首先系统报道了一组同时具有皮肤、外周和中枢神经系统肿瘤的患者。

神经纤维瘤病分为Ⅰ型（neurofibromatosis type 1）和Ⅱ型（neurofibromatosis type 2）。由于两型神经纤维瘤病之间存在一些相似的发病特点，临床上常常混淆。直到1981年，Ⅰ型和Ⅱ型神经纤维瘤病各自的临床特点才得以准确归纳。20世纪中后叶，分子生物学和分子遗传学理论和生物学技术的进步，为揭示神经纤维瘤病的分子病因奠定了基础。20世纪90年代，Ⅰ型和Ⅱ型神经纤维瘤病各自的责任基因及染色体定位均已被确定，对基因转录方式、蛋白结构与功能也进行了相应研究（表36-1-1）。

Ⅰ型和Ⅱ型神经纤维瘤病均为常染色体显性遗传病，在遗传方式上具有如下特点：①50%的患者来自于亲代的遗传；新发突变致病率为50%。②如果患者的双亲之一患病或经证实携带致病的种系突变基因，则先证患者（指在对某个遗传性状进行家系调查时，其家系中第一个被确诊的那个人）的同胞兄妹被遗传突变基因的可能性是50%；如果双亲都无相关的临床病征，先证患者的同胞兄妹也并非绝对不发病，只是可能性较小。因为，如果双亲之一的种系突变为生殖细胞嵌合型，尽管亲代不发病，但有可能把突变基因遗传给后代。③先证患者的每一个后代被遗传种系突变基因的危险性是50%，患病概率亦为50%。新发突变致病的部分先证者为体细胞嵌合型。如Ⅱ型神经纤维瘤病新发突变患者中，25%～30%为体细胞嵌合型。体细胞嵌合型的后代患病不足5%，但患病后代的临床表现常比亲代严重。④家族其他成员的患病风险取决于他们与先证者的生物学关系。就一般规律而言，假设神经纤维瘤病的致病基因突变发生遗传，则一级亲属患病风险为50%，二级亲属为25%，三级亲属为12.5%。值得注意的是，如果神经纤维瘤病患者的发病不符合常染色体显性遗传病的规律，应该考虑下列因素：①一级亲属所患肿瘤为非症状性或病征可能被忽视。②先证患者可能是新发突变致病。③双亲可能是生殖细胞嵌合型。④其他非医学原因，如双亲为继父母或未解密的领养关系。

表 36-1-1　Ⅰ型和Ⅱ型神经纤维瘤病的对比

	Ⅰ型神经纤维瘤病	Ⅱ型神经纤维瘤病
发病率	25/10 万	2.5/10 万
遗传方式	常染色体显性遗传病	常染色体显性遗传病
责任基因	NF1	NF2
染色体定位	17q11.2	22q12
编码蛋白	神经纤维瘤蛋白（neurofibromin）	施万细胞瘤蛋白（schwannomin 或 merlin）
神经系统表现	胶质细胞瘤（视路毛细胞型星形细胞瘤）、神经纤维瘤、丛状神经纤维瘤、恶性外周神经鞘瘤	双侧前庭神经施万细胞瘤、外周神经施万细胞瘤、脑膜瘤、脑膜血管瘤病、胶质细胞瘤、脊髓室管膜瘤、胶质发育缺陷、脑钙化
神经系统以外表现	牛奶咖啡斑、雀斑、Lisch 结节、蝶骨翼发育不良、脊柱侧弯、血管纤维肌肉发育不良、嗜铬细胞瘤等	晶体后囊混浊、视网膜错构瘤

神经纤维瘤病发病隐匿，症状出现的时间及类型具有不可预见性，其中神经系统的病症往往是患者致残、致死的重要原因。正确诊断神经纤维瘤病，不仅要认识神经纤维瘤病的神经系统表现，还要了解其神经系统以外的表现及病症的演变规律；不仅需要系统的临床知识，还需要有基因遗传学方面的基础。在神经纤维瘤病诊治过程中，神经外科医生需要详细地询问病史及家族史，有针对性地进行体格检查并恰当地选择辅助检查手段，组织相关科室的会诊；对符合诊断标准的患者，需要制订治疗方案与随访计划，并在遗传咨询、分子遗传学检测、一级及二级亲属的筛查等方面给予患者及家族合理的建议。

目前对神经纤维瘤病的治疗总体上还是以传统治疗为主。治疗目的是减少残疾，延长生命，维持一个可接受的生存质量。传统治疗既不能阻止患者出现新生肿瘤，更不能阻止患者和家族的发病。从根本上预防和治疗神经纤维瘤病可能还要依赖于分子生物学与分子遗传学的进步和生物治疗的发展。由于神经纤维瘤病均为单基因突变致病，通过基因工程对发生种系突变的生殖细胞或植入前胚胎细胞进行基因修饰，恢复野生型基因的正常序列有可能彻底阻断疾病在家族中的传递。

第二节　Ⅰ型神经纤维瘤病

Ⅰ型神经纤维瘤病又称 von Recklinghausen 神经纤维瘤病、von Recklinghausen 病、外周神经纤维瘤病，是由 NF1 基因种系突变引起的常染色体显性遗传病，临床特征为多发神经纤维瘤、恶性外周神经鞘瘤、视神经胶质瘤和其他星形细胞瘤、皮肤多发牛奶咖啡斑和腋窝及腹股沟雀斑、虹膜错构瘤（Lisch 结节）和各种骨病。多数统计，人口发病率约为 25/10万。在阿拉伯和以色列种族，发病率的报道略高。约 50%的病例为新发突变所引起。

一、分子遗传学

Ⅰ型神经纤维瘤病的致病基因 NF1 定位于染色体 17q11.2，基因全长 350kb，有 60 个外显子，2 个内含子。内含子之一，27b，包括三个嵌入基因的编码序列：EVI2A、EVI2B

和 OMGP，以反向方式转录。NF1 基因会产生几种不同拼接形式的转录，转录长度为 11～13kb，最长转录的开放读码框架包括 8 601bp。有些不同的转录异构体具有组织或细胞特异性，表达于不同的神经元和胶质细胞。

基因产物神经纤维瘤蛋白（neurofibromin）为胞浆蛋白，相对分子量为 327×10^3，存在两种主要的异构体：即含 2 818 个氨基酸（1 型）和 2 839 个氨基酸（2 型）的蛋白质。神经纤维瘤蛋白与 Ras 鸟苷三磷酸酶激活蛋白（guanosine triphosphatase - activating protein，GAP）具有同源性，有些大片段还同 Ras 蛋白的抑制物 IRA1 和 IRA2 具有中度的同源性。这些同源蛋白域可出现不同的拼接和突变，提示他们具有重要功能，但确切作用尚不清楚。尽管神经纤维瘤蛋白在多数哺乳动物组织中普遍表达，但以中枢和外周神经系统以及肾上腺的表达水平最高。

大约有 500 个不同的突变发生于 NF1 基因，包括终止突变、氨基酸替代或删除（可能涉及十多个氨基酸的编码序列、多个外显子甚至整个基因）或插入、影响到拼接的内含子的变化、3’基因非翻译区的改变、染色体的重排等。多数突变是家族患者所特有的，迄今尚未发现突变热点区域，而高频率突变仅在 14 个不相关的患者中出现。在 300 种 NF1 基因突变中，仅 21 个（7%）相同的突变出现频率大于 1 次。推测，80%以上的突变基因编码截断型蛋白或不能翻译成蛋白，但尚未证实Ⅰ型神经纤维瘤病的肿瘤细胞中存在截断型神经纤维瘤蛋白，这可能与异常蛋白被迅速降解和/或突变的等位基因所转录出的 mRNA 量太少有关。

至今未发现令人信服的 NF1 基因型和临床表型之间的相关性。对于散发性神经纤维瘤和Ⅰ型神经纤维瘤病相关肿瘤的研究显示，NF1 基因表达可以激活 Ras 鸟苷三磷酸酶激活蛋白，控制细胞增殖，具有肿瘤抑制基因的作用。在神经纤维肉瘤、嗜铬细胞瘤、青少年单核细胞白血病和神经纤维瘤中均证实，NF1 基因的杂合性丢失或另一个等位基因亦可合并发生突变。神经纤维瘤中仅施万细胞出现 NF1 基因的杂合性丢失，支持施万细胞是神经纤维瘤的祖细胞这一假说。

实验研究为神经纤维瘤蛋白的细胞功能提供了依据。有些恶性外周神经鞘瘤的体外细胞系，在神经纤维瘤蛋白缺乏的情况下，Ras 鸟苷三磷酸水平可明显升高，但其致瘤性可能不仅依赖于神经纤维瘤蛋白的功能缺失而且要依赖 TP53 基因的失活。神经纤维瘤蛋白缺陷鼠在胚胎 13.5 天时因心脏发育不良而死亡，这种表型同 Ras 活性的异常调节有关。NF1 等位基因敲除的杂合性鼠可发生类似于人类Ⅰ型神经纤维瘤病的疾患，同时还表现出学习和记忆缺陷。神经纤维瘤蛋白缺失的感觉神经元，在神经营养因子缺乏的情况下，通过激活 Ras 依赖性通路仍可存活。另外，肝细胞缺乏神经纤维瘤蛋白，可以结构性激活 Ras 信号通路，使细胞对多种造血细胞因子呈高度敏感。神经纤维瘤蛋白虽然缺乏或过表达，但细胞内 Ras 鸟苷酸三磷酸水平不受影响的例证也有，提示神经纤维瘤蛋白可能也存在独立于 Ras 鸟苷酸三磷酸活性的其他功能，这种功能可能不依赖于同 Ras 蛋白间的相互作用。

二、临床表现

（一）神经系统表现

1. 神经纤维瘤：皮肤神经纤维瘤（图 36 - 2 - 1A，见彩页）和丛状神经纤维瘤（图 36 - 2 - 1B，见彩页）是Ⅰ型神经纤维瘤病的特征性病变。皮肤神经纤维瘤为边界清楚、无包囊的良性肿瘤，由施万细胞和成纤维细胞样细胞组成，并混杂有内皮细胞、淋巴细胞和大量的肥大细胞。深部结节状的神经纤维瘤不常见，如出现则质地一般更坚实，可以引起神经症状。丛状神经纤维瘤造成主要神经干及其分支的弥漫性肿大，表现为皮下孤立的、边界不清的肿物，有时形成绳索样占位。丛状神经纤维瘤可以在10岁或20岁以前发生，可随年龄而增大。影响到大面积的皮肤时，会引起严重的容貌问题。如果发生在头部或颈部，可能会损害重要功能甚至危及生命。5%的丛状神经纤维瘤会发生恶变，而其他类型神经纤维瘤，很少恶变。

2. 恶性外周神经鞘瘤：大约10%的Ⅰ型神经纤维瘤病患者发生恶性外周神经鞘瘤，且常为年轻患者。特征性组织学表现为肿瘤中包括横纹肌母细胞和其他异质性成分。如果发生腺状亚型的恶性外周神经鞘瘤，也提示Ⅰ型神经纤维瘤病。

3. 胶质细胞瘤：多数Ⅰ型神经纤维瘤病患者所发生的胶质细胞瘤的病理类型为毛细胞型星形细胞瘤，常位于视神经（图36－2－2A，B）。双侧视神经毛细胞型星形细胞瘤为Ⅰ型神经纤维瘤病特征性发病形式。Ⅰ型神经纤维瘤病伴发的视神经胶质瘤可以多年保持稳定，有些甚至可以自发退行性变。其他亚型的胶质细胞瘤的发病率在Ⅰ型神经纤维瘤病患者也增高，包括弥漫性星形细胞瘤和胶质母细胞瘤。

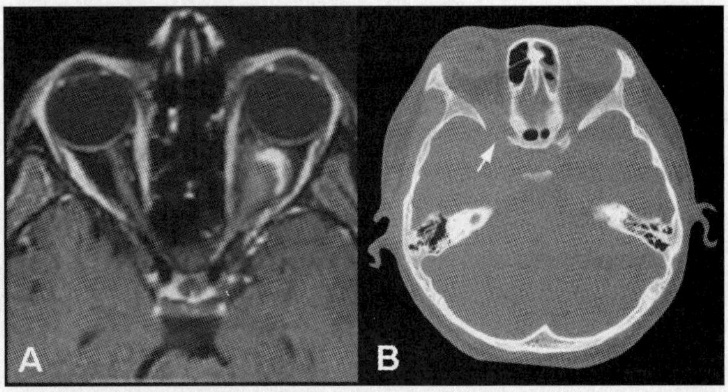

图36－2－2　A：左侧视神经毛细胞型星形细胞瘤；B：右侧视神经增粗、视神经管扩大

4. Ⅰ型神经纤维瘤病也常伴发巨头畸形、脑发育不良（图36－2－3）、智障、中脑导水管梗阻和其他神经病。

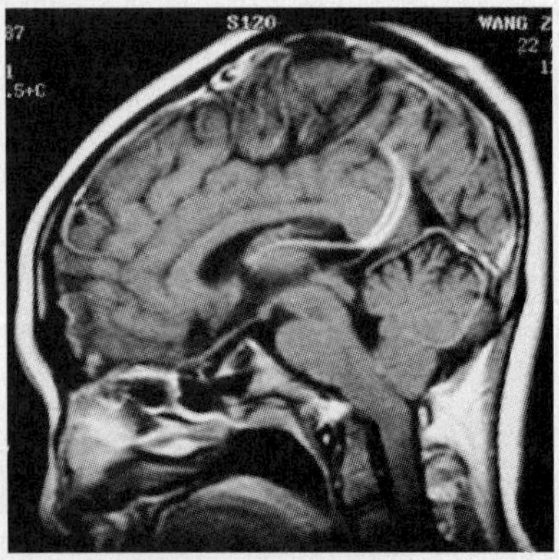

图36－2－3　中央沟区顶叶内侧面脑回发育异常，形成巨脑回

(二) 神经系统外表现

1. 牛奶咖啡斑（图 36-2-4，见彩页）、雀斑均为色素细胞发生变化的结果。牛奶咖啡斑常是新生儿的第一个Ⅰ型神经纤维瘤病表现。数量和大小在婴儿期会逐渐增加，而在成人期一般维持稳定甚至减少。组织病理学上，受累皮肤中的黑色素细胞和角质化细胞比例高，尤其牛奶咖啡斑部位明显。腋窝和/或腹股沟雀斑出现在 2/3 的Ⅰ型神经纤维瘤病患者中，年轻人中发生比例高。雀斑的组织病理学表现同牛奶咖啡斑。

2. 虹膜错构瘤（Lisch 结节）为虹膜表面隆起的小错构瘤，几乎存在于所有Ⅰ型神经纤维瘤病患者，是特别有诊断价值的临床表现，需经眼科裂隙灯检查发现。

3. 骨病变：Ⅰ型神经纤维瘤病常伴发蝶骨翼发育不良而累及眼眶（图 36-2-5）。严重的脊柱侧弯畸形常需要手术干预（图 36-2-4）。长骨可以变薄、弯曲和形成假关节，尤其是发生在胫骨。身材矮小也可以是Ⅰ型神经纤维瘤病的表现之一。

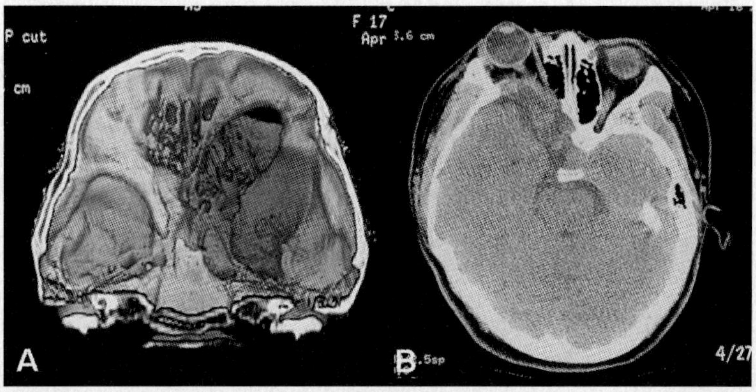

图 36-2-5　A：蝶骨大翼发育性骨缺损导致右眶后壁缺如；B：颞叶疝入眶内挤压眼球导致突眼

4. 血管病变：Ⅰ型神经纤维瘤病可伴发肾动脉和其他动脉（如颈部大血管）的纤维肌肉发育不良。

5. Ⅰ型神经纤维瘤病发生嗜铬细胞瘤的危险性增高。

6. Ⅰ型神经纤维瘤病患者还可伴发十二指肠类癌瘤、横纹肌肉瘤和儿童髓细胞性白血病伴黄色肉芽肿。

三、诊断标准

神经纤维瘤病Ⅰ型的诊断主要依靠临床表现。满足下述 2 条或 2 条以上标准，即可诊断为神经纤维瘤病Ⅰ型。

1. 6 个或以上的皮肤牛奶咖啡斑，青春期前最大径达 5mm 以上或青春期后最大径达 15mm 以上。

2. 2 个以上任何类型的神经纤维瘤或出现一个丛状神经纤维瘤。

3. 腋窝或腹股沟雀斑。

4. 视神经胶质瘤。

5. 两个或以上的虹膜错构瘤。

6. 有明显的骨病，如蝶骨发育不良、骨皮质变薄并伴或不伴有假关节。

7. 一级亲属（父母、同胞兄妹、子女）中患有符合上述标准的Ⅰ型神经纤维瘤病。

四、Ⅰ型神经纤维瘤病患者及潜在患者的随访

（一）对潜在患者应从儿童期开始，每年进行发育、行为与智力、皮肤、脊柱、血压、身高、体重、头围等指标的检查。检查中，应对儿童智力发育、学习能力、行为进行评估，必要时还要进行神经心理评估。早期发现儿童的发育异常，如三岁以下儿童的头围是否迅速增大（巨颅畸形/脑积水），脊柱有无侧凸或后凸。因为Ⅰ型神经纤维瘤病有合并嗜铬细胞瘤和肾动脉异常的可能，应该每年至少检查两次血压。

（二）七岁以下儿童每年进行视力、视野检查，同时进行裂隙灯和眼底镜检查。虹膜错构瘤往往在六岁以前就可以发现。

（三）二十五岁以下症状轻微的Ⅰ型神经纤维瘤病患者应被告知各种可能的并发症，并嘱如发现相关表现应及时寻求专家的咨询和帮助。

（四）除非有特殊的病史和神经缺陷的症状和体征，一般不需常规进行MRI、EEG、X线检查。神经影像检查的指征是：患者出现局灶神经缺陷症状和体征、严重或进行性加重的头痛、头围迅速增大、新发癫痫、视野改变、脊柱侧凸、眼球突出或青春期延迟、头或面部的丛状神经纤维瘤、严重的认知障碍。

五、Ⅰ型神经纤维瘤病的医学处理

对Ⅰ型神经纤维瘤病患者的医学处理应由多领域专家参与，包括遗传学、神经病学及神经外科学、影像学、眼科学、骨科学、皮肤病学、整形科、神经心理、肿瘤学和放射肿瘤学的专家。

视神经胶质瘤的医学处理：当患者出现视神经胶质瘤的首发症状时应进行MRI检查，并在诊断后的3、9、15、24、36个月重复检查。视神经胶质瘤在6岁以后很少快速进展，建议在8、10、13、16、20、25岁时进行详尽的眼科检查。如果出现新的症状或病情进展则应随时进行眼科检查及MRI复查。

目前尚无国际公认的视神经胶质瘤的标准治疗方法。任何一项治疗都不能保证可以起到促使肿瘤发生退行性变、生长停滞或防止复发的作用。如何对视神经胶质瘤患者实施手术治疗、放射治疗和化学治疗，是仍需深入研究的课题。总的说来，患者如果存在严重的视力障碍（视力<0.5），就应当接受治疗。手术可以切除孤立的视神经肿瘤。对于3岁以下患儿，可先采取化疗，使肿瘤得到暂时的控制，3岁以上再考虑放射治疗。放射治疗可以改善视力，使肿瘤稳定，但会造成垂体功能低下。对于弥漫性视神经胶质瘤，化疗可选用卡铂、卡铂+长春新碱。对复发的肿瘤，是否给予加强治疗，仍有争议。少数情况下，肿瘤出现自发退行性变。值得注意的是，Ⅰ型神经纤维瘤病患者接受放射治疗，有可能诱发中枢神经系统肿瘤。有关于视神经胶质瘤放疗后出现小脑脑桥角区发生施万细胞瘤的报道。

神经纤维瘤可以手术切除，但并不能降低新发肿瘤的风险，因为神经纤维瘤蛋白缺乏会在其他部位形成新生肿瘤。大的神经纤维瘤，除了手术切除，二氧化碳激光治疗可能更有效。丛状神经纤维瘤可以引起体貌变形，影响生理功能，还会对患者心理产生影响。丛状神经纤维瘤的治疗也是Ⅰ型神经纤维瘤病中的难点，手术全切困难。术后残余肿瘤会出现疼痛和再生长。丛状神经纤维瘤可以恶变为恶性外周神经鞘瘤或神经纤维肉瘤，肿瘤转移的风险也增加。医生必须向患者提示，如果出现肿瘤增大、质地改变、肿瘤出血、持续性或夜间疼痛、感觉改变都需复诊。

对于Ⅰ型神经纤维瘤病伴发的脑实质内星形细胞瘤，应当根据肿瘤的部位、大小和具体

情况争取手术切除。脑发育不良导致的癫痫发作或认知障碍应先药物治疗，必要时考虑外科干预。蝶骨大翼缺损导致颞叶疝出、搏动性突眼进行性加重可以考虑开颅行眶后壁的人工材料修补。脊柱侧弯畸形可以采取手术矫正。因为椎骨往往有病理性的软化，一般采取椎骨融合技术，而不用器械固定。

六、Ⅰ型神经纤维瘤病预后

关于病死率的报道较少。一般说来，Ⅰ型神经纤维瘤病比普通人群的寿命短10～15年。最常见的致死原因是所伴发的恶性肿瘤。

第三节 Ⅱ型神经纤维瘤病

Ⅱ型神经纤维瘤病又称中枢神经纤维瘤病、双侧听神经瘤型神经纤维瘤病，是由NF2基因种系突变引起的常染色体显性遗传病，临床特征为施万细胞肿瘤性（施万细胞瘤）和发育不良性（神经鞘肥厚病）病变、脑膜细胞（脑膜瘤和脑膜血管瘤病）和胶质细胞（胶质细胞瘤和胶质微错构瘤）病变、双侧前庭神经施万细胞瘤以及晶体后囊混浊和脑组织钙化。需要提示的是，von Recklinghausen 神经纤维瘤病已专指Ⅰ型神经纤维瘤病，不能用于指代Ⅱ型神经纤维瘤病。有资料显示，新生儿发病率约为2.50/10万。半数病例无家族史，为NF2基因新发种系突变引起。

一、分子遗传学

Ⅱ型神经纤维瘤病的致病基因NF2定位于染色体22q12，基因全长为120kb，包括17个外显子。由于羧基端的不同拼接，至少编码两种主要蛋白形式。异构体1由外显子1～15和17编码，具有与埃兹蛋白（ezrin）、根蛋白（radixin）和膜突蛋白（moesin）（或合称为ERM蛋白）相似的分子内相互作用；异构体2由外显子1～16编码，仅以非折叠状态存在。

NF2基因在多数正常的人类组织中表达，包括脑组织。蛋白产物同高度保守的细胞骨架相关蛋白4.1家族非常相似，包括蛋白4.1、踝蛋白（talin）、膜突蛋白、埃兹蛋白、根蛋白和酪氨酸磷酸酯酶蛋白。NF2基因编码产物施万细胞瘤蛋白（schwannomin），又称为merlin（moesin-ezrin-radixin like protein，merlin），含595个氨基酸，相对分子量为66×10^3。

蛋白4.1家族成员可以把细胞膜同细胞骨架肌动蛋白（actin）联结起来。这些蛋白包括一个球形的氨基端域，一个富含脯氨酸的α螺旋域，以及带电荷的羧基端域。氨基端同细胞膜蛋白如CD44、CD43相互作用，而羧基端有肌动蛋白的结合位点。施万细胞瘤蛋白与ERM蛋白结构上的最相似之处是在氨基端，但肌动蛋白的结合位点没在羧基端，而是存在于施万细胞瘤蛋白的其他部位。施万细胞瘤蛋白和ERM蛋白能够通过分子内的首尾结合，自我调节成折叠和非折叠状态。目前，可以同施万细胞瘤蛋白结合的一些物质已经搞清，包括Na^+-H^+交换的调节辅助因子和hNHE-RF（EBP50）。hNHE-RF可以与离子通道的跨膜蛋白和受体相互作用，把施万细胞瘤蛋白同细胞内信号通路联系起来。其他ERM蛋白、血影蛋白（spectrin）、肌动蛋白及CD44亦可与施万细胞瘤蛋白结合或相互作用。施万细胞瘤蛋白参与多种细胞活动，决定和改变细胞形状、运动、细胞分化、细胞与细胞间信息交换和细胞内环境等。施万细胞瘤蛋白的缺失或失活可使细胞生长失控。

现已发现许多NF2基因的种系突变和体细胞突变，支持NF2基因是肿瘤抑制基因的假设。NF2基因种系突变同散发性施万细胞瘤中存在的体细胞突变有所不同。最常见的种系突变可以改变施万细胞瘤蛋白的拼接或产生新的终止密码子。种系突变在整个基因都可以出现。除了可以发生交替拼接的外显子，NF2 基因突变还倾向发生于外显子 1～8，突变热点区是外显子 2 的第 169 位碱基，在 CpG 烟酰胺腺嘌呤二核苷酸发生 C→T 的突变。其他的 CpG 烟酰胺腺嘌呤二核苷酸也是发生 C→T 突变的常见部位。NF2 基因突变还是某些神经鞘肥厚病的基本成因。

Ⅱ型神经纤维瘤病家族的 22 号染色体连锁分析提示，NF2 为唯一责任基因，其基因型同临床表型具有一定相关性。无义突变和移码突变，无论出现在基因的何部位，都会出现较严重的表型；而若在蛋白羧基端发生错义突变，临床表型则较轻微。某些临床表型轻微者的基因型为体细胞嵌合型。NF2 基因的表型调控可能还有其他因素参与。在两个非同一家族发病的Ⅱ型神经纤维瘤病患者，一个为严重的 Wishart 表型，另一个为轻微的 Gardner 表型，但却具有相同的 NF2 基因突变。NF2 基因发生大的删除，患者也可能病变表现轻微。

二、临床表现

（一）神经系统表现

1. *施万细胞瘤*

Ⅱ型神经纤维瘤病伴发的施万细胞瘤一般为 WHO Ⅰ级肿瘤，由肿瘤性施万细胞组成（图 36-3-1A，B）。就患病年龄而言，Ⅱ型神经纤维瘤病伴发施万细胞瘤时，患病年龄要小于散发性施万细胞瘤。许多患者在 20 多岁就出现特征性的双侧前庭神经施万细胞瘤。Ⅱ型神经纤维瘤病患者所发生的前庭神经施万细胞瘤常把周围数个颅神经纤维包裹入肿瘤。肿瘤有较高的增殖活性，但并不代表肿瘤的侵袭性增加（图 36-3-2，见彩页）。Ⅱ型神经纤维瘤病伴发的施万细胞瘤，85%发生在前庭神经，也可发生在三叉神经、脊神经背根（图 36-3-3A，B）等其他感觉神经；运动神经如舌下神经也可以受累。施万细胞瘤如发生在皮肤，可呈丛状。肉眼及显微镜下观察显示，Ⅱ型神经纤维瘤病伴发的施万细胞瘤表现为多小叶状，沿着神经尤其是沿着脊神经根可以发生多个微小施万细胞瘤（图 36-3-3C）。

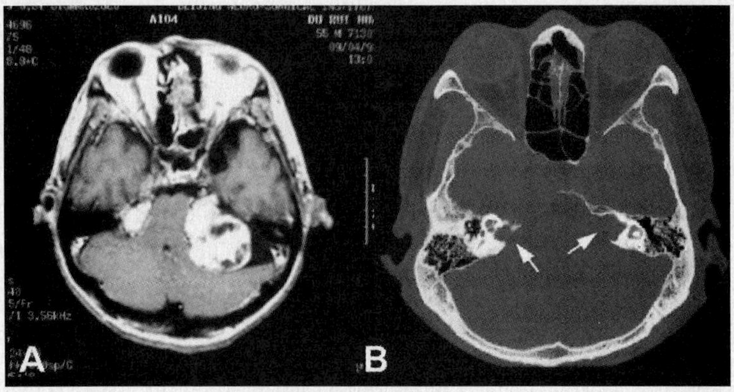

图 36-3-1　A：双侧前庭神经施万细胞瘤；B：CT 骨窗显示双侧内听道扩大，以左侧明显

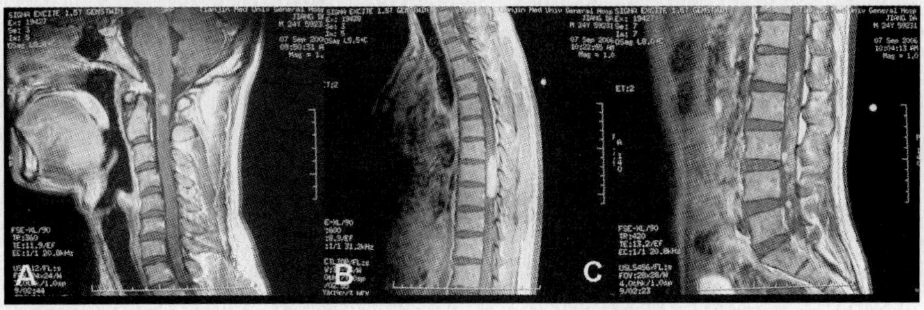

图 36－3－3　A、B：脊神经背根多发施万细胞瘤；C：脊髓马尾神经多发施万细胞瘤

2. 脑膜瘤

多发脑膜瘤是位居双侧前庭神经施万细胞瘤之后，Ⅱ型神经纤维瘤病的第二个特征性病变，出现在大多数Ⅱ型神经纤维瘤病患者中（图 36－3－4）。Ⅱ型神经纤维瘤病伴发脑膜瘤比散发性脑膜瘤的发病年龄要小，可出现所有脑膜瘤的病理亚型，一般为 WHO Ⅰ级肿瘤。非典型性或恶性脑膜瘤的发生率在Ⅱ型神经纤维瘤病患者并不增加。

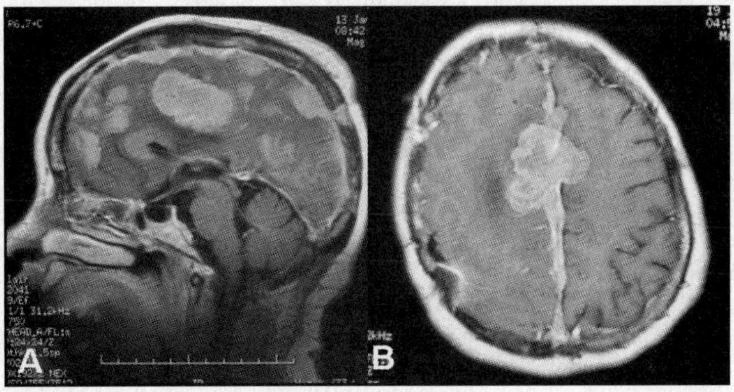

图 36－3－4　Ⅱ型神经纤维瘤病发生多发脑膜瘤。A：MRI 增强扫描显示大脑镰多处脑膜瘤；B：矢状窦旁及大脑镰广基底脑膜瘤

3. 胶质细胞瘤

Ⅱ型神经纤维瘤病患者伴发的胶质细胞瘤，大约 80％发生在脊髓髓内或马尾神经，还有 10％出现在延髓。在Ⅱ型神经纤维瘤病所诊断的胶质细胞瘤中，65％～75％组织学为室管膜瘤。几乎所有在脊髓发生的胶质瘤均为室管膜瘤，且多数病例为髓内多发病变。弥漫性星形细胞瘤和毛细胞型星形细胞瘤也可发生于Ⅱ型神经纤维瘤病，但不常见。

4. 丛状神经纤维瘤

Ⅱ型神经纤维瘤病发生的“皮肤神经纤维瘤”，经组织学证明，一般是施万细胞瘤，临床诊断为“丛状神经纤维瘤”，实际上是丛状施万细胞瘤。Ⅱ型神经纤维瘤病患者发生真正组织学意义上的丛状神经纤维瘤非常罕见。

5. 神经鞘肥厚病

表现为施万细胞增生，有时伴发轴突的缠结，但无肿瘤形成。在Ⅱ型神经纤维瘤病患者中，神经鞘肥厚病经常发生在脊神经背根进入脊髓的部分，有时伴发背根的施万细胞瘤。神经鞘肥厚病还可以发生在脊髓的血管旁间隙，外表呈小的结节样，非常类似于小的创伤性神经瘤。

6. 脑膜血管瘤病

特点是小血管周围的脑膜皮细胞和成纤维细胞样细胞增殖成斑块，可以散发，也可以出现在II型神经纤维瘤病。脑膜血管瘤病常为皮质内病变或在皮质外发生。当病变中血管占优势时，组织学类似于血管畸形；病变也可以脑膜皮细胞占优势，有时伴发脑膜瘤。II型神经纤维瘤病伴发的脑膜血管瘤病可以是多灶性的，常无症状，仅在尸检时发现；而散发性脑膜血管瘤病一般发生在年轻人或儿童，孤立病灶，症状表现为癫痫发作或持续性头痛。

7. 胶质组织构成缺陷

大脑皮层胶质组织构成缺陷（或微小错构瘤）（图 36－3－5）的组织学表现为：组成细胞的胞核中等大小或较大、非典型性、胞浆稀少、嗜酸性，细胞形态有时呈星状，细胞成簇，边界清楚。细胞 S－100 染色强阳性，但仅局部为 GFAP（胶质纤维酸性蛋白）阳性。胶质组织构成缺陷是Ⅱ型神经纤维瘤病特征性的病征，但不伴精神发育迟缓或星形细胞瘤。胶质组织构成缺陷常为皮质内病变，偏好发生于皮质的分子层或更深皮层，还可以发生在基底结、丘脑和小脑。类似的错构瘤可以发生在脊髓的后角，即所谓的“室管膜异位”。

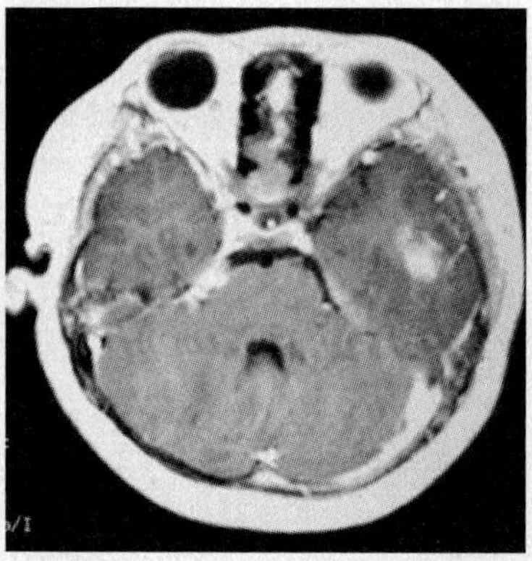

图 36－3－5　Ⅱ型神经纤维瘤病发生左侧颞叶胶质错构瘤（病理证实）

8. 脑钙化

Ⅱ型神经纤维瘤病患者的影像学还可见到脑钙化，常位于大脑和小脑的皮层、脑室周围和脉络丛。

9. 周围神经病

某些Ⅱ型神经纤维瘤病患者出现外周感觉运动神经病，可以继发于局部的施万细胞瘤或神经束膜细胞的洋葱样增殖。

（二）神经系统外表现

晶体后囊混浊常见，在儿童期就可以表现出来，是II型神经纤维瘤病特征性病变。视网膜错构瘤也可发生，但不发生虹膜错构瘤。

三、诊断标准

1. 双侧前庭神经施万细胞瘤；或

2. 一个一级亲属患Ⅱ型神经纤维瘤病，患者同时合并下面任意一个标准

a. 30 岁以下患单侧前庭神经施万细胞瘤；或

b. 任意两个下面的疾患：脑膜瘤、胶质细胞瘤、施万细胞瘤、青少年晶体后囊混

浊；或

3. 30 岁以下患单侧前庭神经施万细胞瘤，同时合并至少一个下述疾患：脑膜瘤、胶质细胞瘤、施万细胞瘤、青少年晶体后囊混浊；

4. 多发脑膜瘤，同时合并 30 岁以下患单侧前庭神经施万细胞瘤；或合并一个下述疾患：胶质细胞瘤、施万细胞瘤、青少年晶体后囊混浊。

四、Ⅱ型神经纤维瘤病患者及潜在患者的医学随访

（一）对下述潜在患者必须进行医学随访

1. 30 岁以下单侧前庭神经施万细胞瘤患者。6%的单侧前庭神经施万细胞瘤患者会逐步发生其他伴发疾病，从而符合Ⅱ型神经细胞瘤病的诊断标准。相比之下，30 岁以上单侧前庭神经施万细胞瘤患者中仅 1%随后可能诊断为Ⅱ型神经纤维瘤病。

2. 多发脑膜瘤患者。10%的多发脑膜瘤的年轻患者可能在将来诊断为Ⅱ型神经纤维瘤病。

3. 脊髓的多发施万细胞瘤或多发脊膜瘤患者。

（二）对潜在患者应当从婴儿开始每年进行神经科、皮肤和眼科检查

在 10～20 岁间每 2 年进行一次脑部 MRI 检查；20～40 岁间每 3 年一次。脊髓 MRI 检查每 3 年一次。

（三）确诊的Ⅱ型神经纤维瘤病患者，应每年进行一次评估

包括神经病学、眼科检查、听力测验、内听道薄层扫描、脑部 MRI 增强检查。脊髓的 MRI 检查仅对有脊髓肿瘤症状和体征的患者进行。

五、Ⅱ型神经纤维瘤病的医学处理

Ⅱ型神经纤维瘤病的病征涉及多个学科，患者的治疗也应有多领域的专家参与，包括神经外科、耳鼻喉科、神经影像学、眼科学、遗传学、听力及声学等专家。在具有上述学科的医学中心接受治疗，患者的病死率明显低于非医学中心。

总体上说，对于Ⅱ型神经纤维瘤病伴发的各种肿瘤应当积极采取手术切除的方法。双侧前庭神经施万细胞瘤是Ⅱ型神经纤维瘤病的治疗难点，对这样的患者应个体化选择治疗方案。术前评估是必要的，包括患者年龄和身体状况、双侧肿瘤的大小、双耳听力受损程度及进展、面瘫及其附近颅神经的受累情况、脑干压迫、颅内高压等。对于病灶小于 1cm、无任何神经功能障碍者，动态观察随访可能更适合；双侧听神经瘤大小相当，则先切除听力稍差的肿瘤；双侧肿瘤相差悬殊，一侧巨大占位压迫脑干，则先切除较大肿瘤，解除占位效应；如果第一次手术后听力保留，则对侧肿瘤可在半年或一年后手术切除；若术后听力丧失，则对侧肿瘤可以先观察或行立体定向放射治疗、手术切除。

双侧前庭神经施万细胞瘤的手术原则是：尽可能地切除肿瘤并保留一侧耳的有用听力，避免双侧面瘫。II 型神经纤维瘤病伴发的前庭神经施万细胞瘤的手术全切十分困难，因为同散发肿瘤比较，肿瘤质地坚硬，呈分叶状，包膜不完整，血供丰富，面、听神经多被肿瘤包裹而非推移。这些因素造成术中面、听神经保留率明显低于散发前庭神经施万细胞瘤。

放射治疗对于手术危险性高、拒绝接受手术或高龄患者可提供短期的肿瘤控制，但必须明确离子照射会增加遗传性神经肿瘤综合征患者恶性进展和侵袭性增高的风险。直径小于 3cm 或复发听神经瘤，若患者对手术有顾虑，则可考虑行立体定向放射外科治疗，这会使绝大多数肿瘤的生长得到抑制，同时满意地保留面、听神经功能。

前庭神经施万细胞瘤的预后近年获得改善，治疗的严重并发症减少。这主要归功于显微神经外科技术和放射治疗的发展。对于术后双侧听力明显受损的患者，目前国外采用多通道听觉脑干植入术（auditory brain stem implant，ABI）或听觉中脑植入术（auditory midbrain implant，AMI）重建听觉传导通路，取得了良好治疗效果。

六、Ⅱ型神经纤维瘤的预后

Ⅱ型神经纤维瘤病出现症状的年龄或明确诊断的年龄对疾病的预后至关重要。出现症状的年龄越小，预后越差。目前，早期诊断和治疗是保护患者听力和延长生命的关键。对40例Ⅱ型神经纤维瘤病死亡患者的调查结果显示，平均生存时间为62岁。

（杨学军）

参考文献

1. 贺子建，卞留贯，贺华，等. 野生型Ⅱ型神经纤维瘤病基因Ⅱ亚型真核表达载体的构建及其功能. 中国现代神经疾病杂志，2007，7（4）：347-351.
2. 孙漪，周列民，周玉倩，等. 中国人NF1基因突变分析. 中国现代神经疾病杂志，2007，7（4）：343-346.
3. 王亚明，于新，田增民，等. 神经纤维瘤病在中枢神经系统的临床表现和治疗（附14例报告及文献复习）. 中国现代神经疾病杂志，2007，7（4）：357-363.
4. 杨学军，江涛，杨树源. 遗传性神经肿瘤综合征的临床表现及诊断标准. 中国现代神经疾病杂志，2007，7（4）：314-322.
5. 杨学军，刘睽，只达石. 遗传性神经肿瘤综合征的随访及医学处理. 中国现代神经疾病杂志，2007，7（4）：336-342.
6. 杨学军，浦佩玉. 遗传性神经肿瘤综合征的分子生物学与分子遗传学. 中国现代神经疾病杂志，2007，7（4）：306-313.
7. Baser ME，Evans DGR，Gutmann DH. Neurofibromatosis 2. Current Opinion in Neurology，2003，16：27-33.
8. Baser ME，Friedman JM，Wallace AJ，et al. Evaluation of clinical diagnostic criteria for neurofibromatosis 2. Neurology，2002，59（11）：1759-1765.
9. Ferner RE. Neurofibromatosis 1 and neurofibromatosis 2：a twenty first century perspective. Lancet Neurol，2007，6：340-351.
10. Friedman JM. Neurofibromatosis 1：clinical manifestations and diagnostic criteria. J Child Neurol，2002，17（8）：548-651.
11. Golovnina K，Blinov A，Akhmametyeva EM，et al. Evolution and origin of merlin，the product of the Neurofibromatosis type 2（NF2）tumor-suppressor gene. BMC Evol Biol，2005，5：69.
12. Hart L. Primary Care for Patients with Neurofibromatosis 1. The Nurse Practitioner，2005，30（6）：38-43.
13. Louis DN，Ramesh V，Gusella JF，et al. Neuropathology and molecular genetics of neurofibromatosis 2 and related tumors. Brain Pathol，1995，5（2）：163-172.
14. Louis DN，Stemmer-Rachamimov AO，Wiestler OD. Neurofibromatosis type 2 // Kleihues P，Cavenee WK. eds. Pathology and genetics of tumors of the Nervous System. Lyon：International Agency for Research on Cancer（IARC）press，2000：219-222.
15. Shen MH，Harper PS，Upadhyaya M. Molecular genetics of neurofibromatosis type 1（NF1）. J Med Genet，1996，33（1）：2-17.

16. Sylvester CL，Drohan LA，Sergott RC. Optic-nerve gliomas，chiasmal gliomas and neurofibromatosis type 1. Curr Opin Ophthalmol，2006，17：7-11.
17. Thomson SA，Fishbein L，Wallace MR. NF1 mutations and molecular testing. J Child Neurol，2002，17（8）：555-561.
18. Upadhyaya M，Osborn MJ，Maynard J，et al. Mutational and functional analysis of the neurofibromatosis type 1（NF1）gene. Hum Genet，1997，99（1）：88-92.
19. von Deimling A，Foster R，Krone W. Neurofibromatosis type 1 // Kleihues P，Cavenee WK，eds. Pathology and genetics of tumors of the Nervous System. Lyon：International Agency for Research on Cancer（IARC）press，2000：216-218.
20. Yohay K. Neurofibromatosis types 1 and 2. Neurologist，2006，12（2）：86-93.

第 37 章 颅内脂肪瘤

原发于颅内的脂肪瘤（intracranial lipomas，ICLs）是中枢神经系统较为少见的良性肿瘤，由脂肪组织发生，随着神经影像学的发展，对本病的报道日渐增多。

一、概述

颅内脂肪瘤在临床上发病率较低，Kazner 等在 3200 例颅内肿瘤患者中通过 CT 检查发现了 11 例颅内脂肪瘤，约占 0.34%。颅内脂肪瘤可发生于各年龄组，无性别差异。可发生于颅内任何部位，但多见于中线周围，以胼胝体区多见。Maiuri 回顾了文献中的全年龄组 203 例，发现最常见的位置是胼胝体的体部，占 64%；位于四叠体池和环池的占 13%；位于漏斗及视交叉区的占 13%；位于桥小脑角的占 6%；位于侧裂的占 3%。颅内脂肪瘤常合并有其他中枢神经系统畸形，如胼胝体发育不全、透明隔缺如、脊柱裂、脑膨出、脑膜脑膨出、小脑蚓部发育不全、脑皮质发育不良等。

颅内原发的脂肪瘤，其发生机制仍存在着争议，有多种理论：①胚胎间质细胞的移位；②软脑膜脂肪细胞过度增生；③软脑膜上结缔组织的脂肪瘤化生；④增殖的神经胶质细胞的脂肪变性；⑤神经管闭合时，隶属于中胚层的脂肪细胞被卷入其中；⑥胚胎形成过程中，原始脑膜的残留和异常分化，神经嵴向间质衍化的结果。多数学者倾向于认同最后一种理论，认为颅内脂肪瘤为一种先天性畸形，而非真正的肿瘤。Truwit 提出：起源于神经嵴的原始脑膜间充质组织在胚胎发育过程中常常被程序化地溶解和吸收，由此产生蛛网膜下腔；胼胝体的生长、发育是从其嘴部向压部开始的，如果其背侧的原始脑膜不被溶解吸收，而是分化成脂肪组织，阻碍了蛛网膜下腔的发生，也导致了相邻的胼胝体的严重发育不良，形成较大的脂肪瘤；在胚胎发育后期，胼胝体前部已大部分发育，如果与背侧胼胝体沟相邻的原始脑膜溶解、吸收和分化成蛛网膜下腔发生障碍，形成较小的脂肪瘤，位于胼胝体体部背侧，呈狭带状或呈 C 形绕在胼胝体压部；处于胚胎发育较晚阶段，脂肪瘤常伴有胼胝体发育不良或轻微畸形，从而在组织发生学上肯定了颅内脂肪瘤是原始脑膜间充质异常分化形成。

二、病理学

大体标本：脂肪瘤大小不一，可小如豆粒或大如香蕉。形状有卵圆形、细线状或柱状。瘤体呈金黄或黄白色，外面可有纤维结缔组织囊包绕，质地较韧，囊壁及周围脑组织可有不规则钙化。

镜下检查：肿瘤是由细纤维分隔的成熟脂肪细胞组成，周围由薄层纤维囊包裹，细胞核位于周边（图 37-1，见彩页），有时可见齿状胞核，细胞间质为结缔组织，其内还可含有部分神经组织和血管结构，没有上皮样结构。

三、临床表现

约半数以上的颅内脂肪瘤无明显症状，少数颅内脂肪瘤可在相应部位的头皮下有脂肪堆积。肿瘤多为检查时偶然发现，部分患者虽有症状，但无明显特异性。癫痫是颅内脂肪瘤最常见的症状，尤其是胼胝体脂肪瘤的患者癫痫发生率可达 60%以上，绝大部分始于 15 岁以前，几乎均是限局性发作，有的发作频繁，药物难以控制。癫痫发生的原因可能是由于瘤体周围脑组织发生胶质变性对脑组织的刺激，也有可能与胼胝体联合纤维被阻断有关。除癫痫外，还可伴有智力低下、精神障碍、行为异常、性格改变、痴呆及记忆力减退等，有的儿童出现生长迟滞。其他部位的脂肪瘤多表现为该部位的一般占位性病变的症状和体征，如靠近脑室周围的脂肪瘤可引起梗阻性脑积水症状，桥小脑角区脂肪瘤可引起面、听神经及后组颅神经受累、脑干受压的表现。

四、影像学

颅内脂肪瘤的 CT 和 MR 表现较有特征性，具有重要的诊断价值。典型的颅内脂肪瘤在 CT 上表现为中线附近、均一的脂肪样低密度影，边界清楚，其 CT 值为－100～－50 HU，增强后病灶不强化，亦无明显占位效应和周围脑组织水肿，常可伴有线状或点状钙化（图 37－2）。由于颅骨在脑实质内产生伪影，时常影响肿瘤的检出，特别是位于脑干及其周围池内较小脂肪瘤的检出有较大困难。

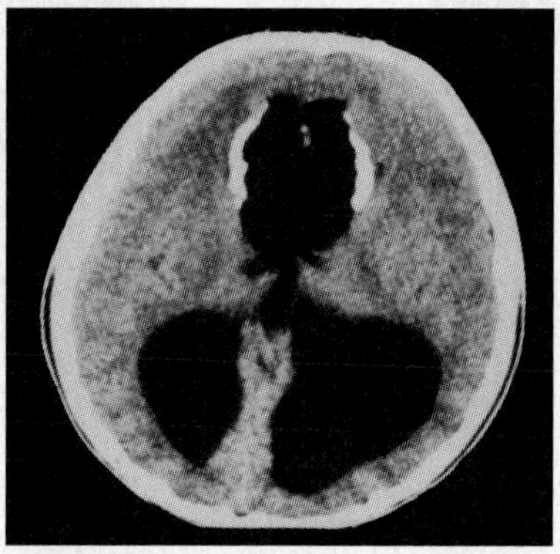

图 37－2　CT 平扫可见中线脂肪瘤，两侧有钙化，合并脑积水

MRI 表现上，病变主要分布于中线及其附近部位，并常伴有胼胝体发育不良等先天性畸形。不同部位其形态表现多样。病灶边缘清晰，无占位效应和瘤周水肿带，可显示棘状突起或锯齿样改变，沿脑沟、脑池生长，这是颅内脂肪瘤的特征性表现。脂肪瘤具有短的 T1 弛豫值和长的 T2 弛豫值，增强后无强化。在 STIR 序列中脂肪瘤中的脂肪完全被抑制，呈低信号，该序列为脂肪成分的定性提供了准确可靠的诊断手段（图 37－3～6）。

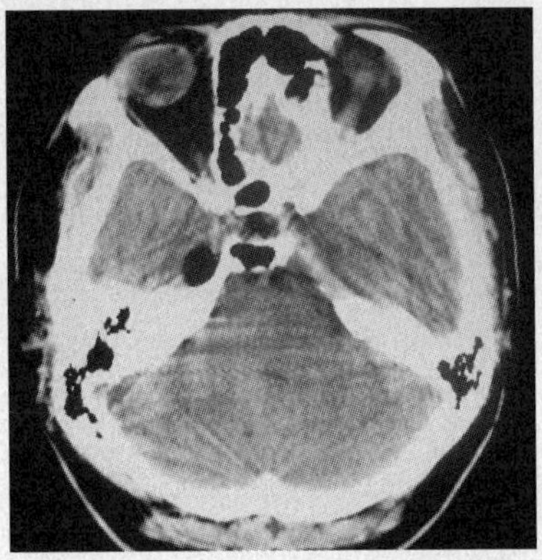

图 37－3　CT 表现右颞内侧低密度脂肪信号

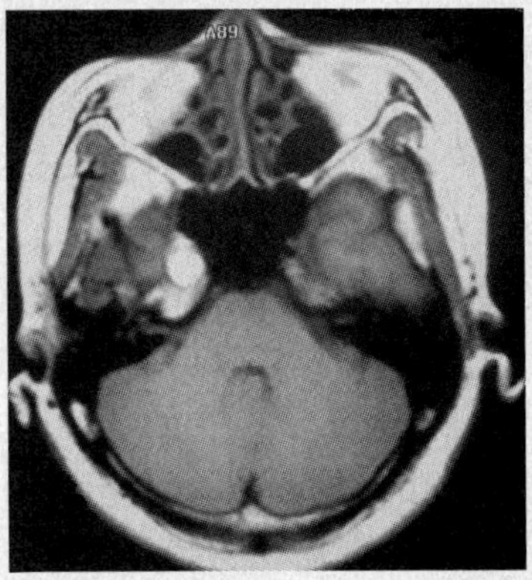

图 37－4　右颞内侧脂肪瘤 T1 像为高信号影

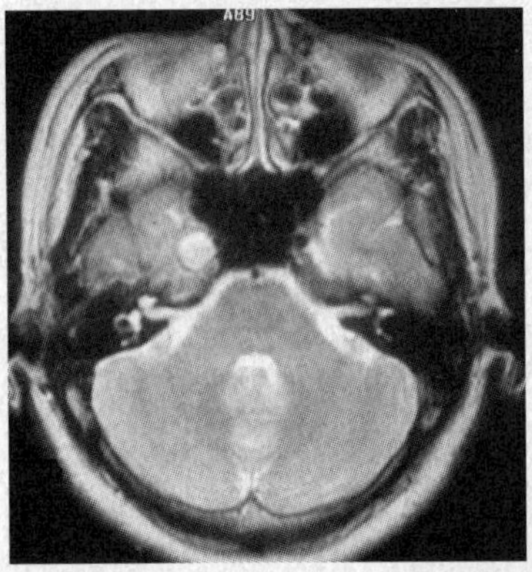

图 37－5　右颞内侧脂肪瘤 T2 像亦呈高信号

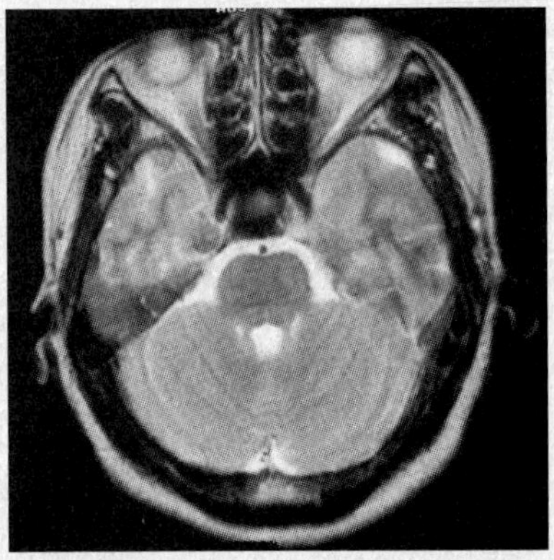

图 37－6　右颞内侧脂肪瘤脂肪抑制像，信号减低

五、诊断及鉴别诊断

多数脂肪瘤无症状，常为偶然发现。因其影像学特点较典型，诊断并不困难，但需与畸胎瘤、皮样囊肿、表皮样囊肿及蛛网膜囊肿相鉴别。脂肪瘤因不含有脱屑的上皮组织以及其他的组织成分，故在 CT 和 MRI 上表现为均质性，而畸胎瘤和皮样囊肿因有多种组织成分共存，影像学上很少表现为均质性。此外，皮样囊肿及表皮样囊肿病灶虽然在 CT 上呈低密度，但 CT 值高于脂肪瘤组织。病变好发部位不同：畸胎瘤和皮样囊肿多位于第三脑室后方。表皮样囊肿常见于桥小脑角区、鞍区、第四脑室等部位，多沿脑池延伸生长。蛛网膜囊肿好发于侧裂、枕大池等部位。

六、治疗

目前，对于颅内脂肪瘤是否需要手术治疗仍然存在着争议，多数学者不主张直接手术切除肿瘤，其理由在于：①脂肪瘤与毗邻神经组织粘连紧密，且常包裹周围脑神经和血管，手术难以全切除病灶，勉强全切除常造成严重的神经功能损害；②肿瘤为良性，且生长缓慢，很少引起致命性的颅内压增高；③肿瘤所表现出的症状、体征并不完全是由脂肪瘤本身引起，可能为伴发的其他先天性畸形所致（额骨缺损，胼胝体发育不良等），手术切除后并不能明显改善症状和体征。

因此，对于无临床症状的患者，应密切随访，不需立即手术治疗。对于引起明显邻近结构受压表现的，如阻塞室间孔引起脑积水、桥小脑角区肿瘤引起神经损害表现或出现癫痫症状、经药物治疗无法控制者的患者，可考虑行手术切除。而对于伴有脑积水的可行分流术以缓解症状。

手术应以减轻病灶对邻近结构的压迫为主要目的，强调显微操作，不必强求全切除，因其为良性病变，生长缓慢，即使部分切除也可获得较长时期的症状缓解。Kiymaz 认为位于重要功能区或者与周围重要血管、神经关系密切（如胼胝体、鞍区、桥小脑角、脑干背侧等处）的脂肪瘤，手术很难达到全切除，如果为了达到全切除目的，可能会过度牵拉或损伤重要的血管及神经，以致遗留严重的并发症。对于切除后仍有癫痫的患者，需要继续服抗癫痫药物治疗。

七、预后

本病属良性病变，预后良好。Baeesa 及 Jallo 认为由于脂肪瘤属于良性肿瘤，生长缓慢，部分或大部切除后常能获得长时间的缓解。过去因手术例数少，效果不一，近年来手术效果较前有较明显的改善，Baeesa 报道了 2 例儿童脑干背部脂肪瘤（1 例位于四叠体，1 例位于延髓背侧），均采用显微外科手术进行减压治疗；手术以后，术前症状均消失，其中 1 例脑积水症状也得到了缓解。冯大勤报告的手术切除胼胝体脂肪瘤 7 例，其中对 2 例有顽固性癫痫发作的患者采取了胼胝体切开，肿瘤全切 3 例（42.9%），术后除了 3 例短期有轻度并发症（缄默、轻瘫）外，其余 4 例恢复良好，6 例随访 1～3 年，术前癫痫、头痛、幻听、精神呆滞等症状完全消除。

（王运杰）

参考文献

1. 曹代荣，倪希和，林钊，等. 颅内脂肪瘤的 MRI 及 MRA 评价. 中国医学影像技术，1998，14：492-494.
2. 冯大勤，梁裕盛，黄鸿，等. 胼胝体区脂肪瘤的显微外科治疗（附 7 例报告）. 广西医科大学学报，2001，18：93-94.
3. 杨朋范，卢亦成，梁玉敏，等. 颅内脂肪瘤的诊断与治疗. 中国神经精神疾病杂志，2000，26（3）：161.
4. Baeesa SS，Higgins MJ，Ventureyra EC. Dorsal brain stem lipomas：case report. Neurosurgery，1996，38：1031-1035.
5. Flamm ES，Ransohoff J，Wuchinich D，et al. Preliminary experience with ultrasonic aspiration in neurosurgery. Neurosurgery，1978，2：240-245.
6. Gomez-Gosalvez FA，Menor-serrano F，Tellez MM，et al. Intracranial lipomas in paediatrics：a retrospective study of 20 patients. Rev Neurol，2003，37（6）515-521.
7. Ickowitz V，Emin D，Rypens F，et al . Prenatal diagnosis and postnatal follow-up of pericallosal lipoma：report of seven new cases. Am J Neuro-radiol，2001，22（4）：767.
8. Jallo Jl，Palumbo SJ，Buchheeit WA. Cerebellopontine angle lipoma：case report. Neurosurgery，1994，34：912-914.
9. Kazner E，Stochdorph O，Wende S，et al. Intracrnial lipoma：diagnostic and therapeutic considerations. J Neurosurg，1980，52；234-245.
10. Maiuri F，Cirrilo S，Simonetti L，et al. Intracranial lipomas：diagnostic and therapeutic considerations. J Neurosurg Sci，1988，32：161-167.
11. Truwit CL，Barkovich AJ. Pathogenesis of intracranial lipoma：an MR study in 42 patients. Am J Neurorad，1990，155：855-865.

第 38 章 黑色素细胞肿瘤

黑色素瘤是由胚胎发育期的神经嵴细胞来源的黑色素细胞发生的。蛛网膜、软脑（脊）膜和脑实质等部位都有黑色素细胞的存在，软脑膜上还有黑色素母细胞，这些细胞都可能成为黑色素瘤的起源。黑色素瘤在中枢神经系统中十分少见，其恶性程度很高，病程常很短，发展快，诊断、治疗困难。一般分为原发性和转移性两类。转移性中枢神经系统黑色素瘤约90％原发于皮肤恶性黑色素瘤，2％来自黏膜或眼部虹膜、睫状体、脉络膜及视网膜。原发性中枢神经系统黑色素瘤可发生于脑、脊髓软膜的任何部位，可分为弥漫型和局限型。弥漫型指软脑（脊）膜黑皮病，黑色素细胞在脑或脊髓的蛛网膜下腔弥漫性浸润。局限型指病灶局限在中枢神经系统某处，有良性和恶性黑色素瘤之分。Willis 提出诊断原发性黑色素瘤的3个基本条件：皮肤及眼球未发现有黑色素瘤；既往未做过黑色素瘤切除术；内脏无黑色素瘤转移。颅内原发性黑色素瘤人群发病率约 0.9/1000 万，占所有黑色素瘤的 1％。国外转移性黑色素瘤相当多见。目前，颅内黑色素瘤的发病率、死亡率具有不断上升的趋势。

一、病理学

组织病理学上，良性黑色素瘤的细胞大小一致，分化良好，核浆比例低。轻微核异型性，低核分裂，无坏死和浸润生长。恶性黑色素瘤则相反。还有一种中度恶性黑色素细胞瘤界于前两者之间。免疫组化方面，HBM-45 和 S-100 蛋白被认为是黑色素性肿瘤的生化标志物（图 38-1，见彩页）。文献报道 HBM-45 和 S-100 蛋白在恶性黑色素瘤的标记阳性率均达 90％以上。前者具有较高的特异性，它虽不参与黑色素的合成，但可提示黑色素产生活跃，目前成为诊断黑色素性肿瘤的常规手段。S-100 蛋白作为神经损伤的生化标志物之一，在绝大多数恶性黑色素瘤的免疫组织化学检查中均为阳性，不过 S-100 蛋白也在其他神经嵴来源肿瘤中表达，所以灵敏性较高，而特异性较低。两者的结合提高了黑色素瘤诊断的灵敏性和特异性。

二、临床特征

肿瘤生长迅速，累及范围广，一般病程较短。由于原发性黑色素瘤多位于颅底，常出现颅神经受累症状，肿瘤也可侵入脑干或脑叶而出现相应的临床表现，如偏瘫、失语或精神症状等。也可因肿瘤转移至蛛网膜下腔造成脑脊液循环通路受阻，而产生颅内压增高的症状，如头痛、呕吐和视乳头水肿等。临床上常可见到肿瘤卒中，表现为反复的蛛网膜下腔出血，亦可形成脑实质内血肿。

中枢神经系统原发黑色素瘤的临床表现和其他脑肿瘤一样，取决于肿瘤的发生部位。而影像学诊断有其特异性。CT 表现为均一高密度影或环形强化。典型的黑色素瘤磁共振像示 T1WI 高信号，T2WI 低信号，周边有长 T1 长 T2 血管源性水肿信号（图 38-2）。这与黑色素细胞内存在着稳定的自由基和不成对电子，可生成金属离子螯合物，造成 MRI 顺磁性质子弛豫增强有关。血液中的去氧血红蛋白及高铁血红蛋白亦均为顺磁性物质，所以有时瘤内出血可使 T2WI 信号不均匀，表现不典型，难以与其他瘤卒中鉴别。短 T1WI 像的特征有助于术前诊断黑色素瘤。

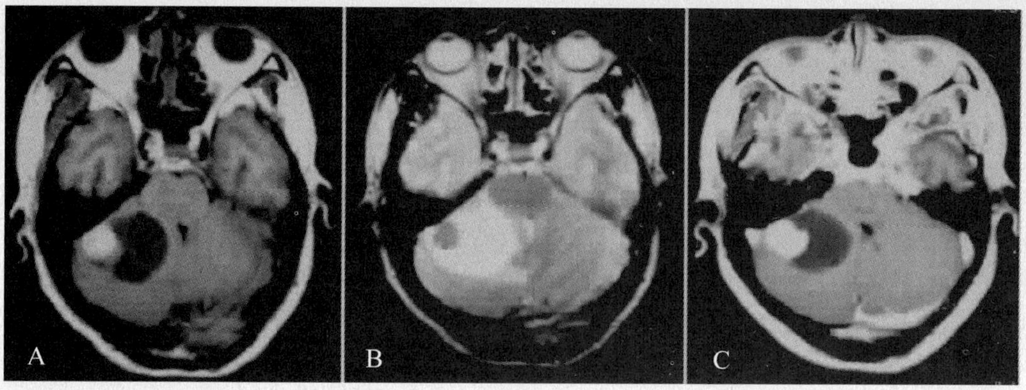

图 38-2　右侧天幕下恶性黑色素瘤。A：MRI 轴位 T1WI；B：MRI 轴位 T2WI；C：MRI 轴位增强

三、治疗

到目前为止，原发神经系统黑色素瘤的治疗，手术是首选治疗手段。而放疗和化疗的价值有待进一步研究。手术与否极大影响着黑色素瘤的预后。Ater 等报道，黑色素瘤患者中，肿瘤全切、活检或次全切除以及未手术三组患者的平均生存时间分别是（19.58±2.3）个月、（9.30±2.4）个月和（3.40±0.7）个月，每组间有显著性差异。黑色素瘤对放射线不太敏感，但对于手术无法到达区域的孤立病灶可考虑立体定向放射外科；临床症状明显又不适合手术或立体定向放射外科治疗的患者也可考虑全脑放疗（whole brain radiation treatment，WBRT）。有学者报道放射外科和术后放疗在治疗转移性神经系统黑色素瘤取得了一定的成功。达卡巴嗪（dacarbazine，DTIC）是以前最常用的治疗黑色素瘤的化疗药物，在治疗转移性黑色素瘤上有一定疗效。目前最受关注的化疗药物是一种新型的口服烷化剂——替莫唑胺（temozolomide，TMZ），它是一种细胞生长抑制剂，生物吸收性高，易通过血脑屏障，不经肝脏代谢，与 DTIC 作用机制相同，无明显毒副作用，可以代替 DTIC 进行恶性黑色素瘤的系统性治疗。TMZ 还可与免疫疗法联合应用，可减少免疫制剂的剂量，减轻其毒性反应，有较好的治疗前景。

恶性肿瘤之所以发生失控性生长，不是免疫系统不能识别肿瘤细胞，而是自身主动免疫得不到有效的特异性的激活及唤醒。机体免疫系统对肿瘤细胞、肿瘤抗原的耐受及无反应性是相对的、不完全的。以免疫治疗为代表的生物治疗正成为继手术治疗、放疗和化疗后肿瘤治疗的第四种模式，具有十分广阔的应用前景。

IFN-α 是一种经大量临床应用证实具有显著免疫调节作用和抗肿瘤、抗病毒作用的细胞因子。干扰素通过与细胞表面特异性受体结合而发挥其细胞活性，包括对某些酶的诱导作用、增强巨噬细胞的吞噬活性、增强淋巴细胞对靶细胞的毒性，并可抑制内皮细胞和血管的生成，从而发挥抗肿瘤的作用。IFN-α 可显著增强过继免疫疗法的抗肿瘤作用。在 Kirkwood 等的研究中，通过对恶性黑色素瘤术后使用大剂量干扰素、小剂量干扰素和对照组三组的治疗效果比较，表明大剂量干扰素可明显提高无病生存率（disease-free survival，DFS）。不过，大剂量干扰素治疗的毒副作用较大，主要表现有流感样症状、慢性疲劳、头痛、恶心、体重下降、骨髓抑制和抑郁症等。IL-2是人机体免疫系统重要的淋巴因子，它通过激活免疫活性细胞和诱导其他细胞因子而产生抗肿瘤作用。国外学者已成功将IFN-α和IL-2联合应用治疗黑色素瘤等实体瘤并取得了较好的治疗效果。Lindner等将组胺、IL-2和IFN-α联合，以减少干扰素的使用剂量从而降低其毒副作用，并证实联合治疗的安全性、耐受性和肿瘤治疗反应等方面均有良好的效果。

黑色素瘤疫苗是利用黑色素瘤肿瘤细胞或肿瘤抗原物质诱导机体产生特异性细胞免疫和体液免疫反应，达到杀死肿瘤细胞的目的，是一种主动特异性免疫治疗方法。目前黑色素瘤疫苗种类很多，如肿瘤全细胞疫苗、抗独特型抗体疫苗、热休克蛋白疫苗、树突细胞为基础的疫苗、细胞因子基因修饰的疫苗、DNA疫苗等。各种疫苗的安全性已基本上得到肯定，并且在动物实验和临床试验中能诱导大部分个体产生较强的抗肿瘤免疫反应。在Lotern等的研究中，自体疫苗联合过继免疫治疗手段如IL-2或粒-巨细胞集落刺激因子（GM-CSF）可提高肿瘤免疫治疗反应率。恶性黑色素瘤疫苗的基础和临床研究虽然已经取得了很多进展，但是，目前的疫苗治疗仍然只是黑色素瘤的控制手段而不是根治方法，疫苗的临床疗效还需大规模的临床治疗试验来验证。

四、预后

黑色素瘤有良性和恶性之分，前者常能长期生存甚至有“治愈”的可能，而恶性黑色素瘤的生存期明显短于良性黑色素瘤。原发中枢神经系统恶性黑色素瘤的预后差，仅20%黑色素瘤患者的生存时间超过12个月，13.6%不超过1个月。肿瘤在颅内生长的部位直接影响病程的发展，进而影响预后。文献报道，仅有局灶神经功能损害的患者平均生存时间明显长于出现颅高压症状的患者（分别为11.9个月和7.0个月）。

影响黑色素瘤患者预后的诸多因素中，手术具有决定性意义。Fife等对颅内转移性黑色素瘤患者的预后行多变量分析表明，获得较长生存期的相关因素中，具有显著性意义的有：手术切除肿瘤（$P<0.0001$）、无颅外同时转移（$P<0.0001$）、年龄较轻（$P=0.0007$）和较长时期的健康身体状况（$P=0.036$）。有学者报道了颅内原发黑色素瘤患者仅接受手术而获得良好预后，故认为手术是黑色素瘤的首选治疗手段，而其他辅助性治疗对预后影响不确切。Brat等持相同观点，称黑色素瘤获得长期生存的预后与肿瘤全切相关。

（陈忠平　王涤宇）

参考文献

1. Ater JL, Rytting M. Rare malignant brain tumors // Black PMcL, ed. Cancer of the nervous system. Malden, MA: Blackwell Science Inc, 1997: 626-654.
2. Bleehen NM, Newlands ES, Lee SM, et al. Cancer research campaign phase trial of temozolomide in metastatic melanoma. J Clin Oncol, 1995, 13: 910-913.
3. Brat DJ, Giannini C, Scheithauer BW, et al. Primary melanocytic neoplasm of the central nervous system. Am J Surg Pathol, 1999, 23: 745-754.
4. David J, Morgan, Huub TG, et al. Activation of low avidity CTL speeder for a self epitope results in tumor rejection but not autoimmunity. J Immunol, 1998, 160: 643-651.
5. Dillman RO, Wiemann M, Nayak SK, et al. Interferon-gamma or granulocyte-macrophage colony-stimulating factor administered as aduvants with a vaccine of irradiated autologous tomors cells from short-term cell line cultures: a randomized phase 2 trial of the cancer biotherapy research group. J Immunother,

2003，26：367-373.

6. Fife KM，Cloman MH，Stevens GN，et al. Determinants of outcome in melanoma patients with cerebral metastases. J Clin Oncol，2004，22：1293-1300.
7. Hagen NA，Cirrincione C，Thaler HT，et al. The role of radiation therapy following resection of single brain metastasis from melanoma. Neurology，1990，40 (1)：158-160.
8. Kirkwood JM，Ibrahim JG，Sondak VK，et al. High- and low-dose interferon alfa-2b in high-risk melanoma：first analysis of intergroup trial E1690/S9111/C9190. J Clin Oncol，2000，18：2444-2458.
9. Krun WHJ，Grey SH，Monson，et al. Clinical expression with the combined use of recombined interleukin-2 (IL-2) and interferon alpha (IFN-α) in matastatic melanoma. Br J Haernatology，1991，79 (supple)：84-86.
10. Lindner P，Rizell M，Mattsson J，et al. Combined treatment with histamine dihydrochloride，interleukin-2 and interferon-alpha in patients with metastatic melanoma. Anticancer Res，2004，24：1837-1842.
11. Lotem M，Shiloni E，Pappo I，et al. Interleukin-2 improves tumor response to DNP-modified autologous vaccine for the treatment of metastatic malignant melanoma. Br J Cancer，2004，90 (4)：772-780.
12. Meddleton MR，Grob JJ，Aronson N，et al. A randomized，phase Ⅲ study of temozolomide (TMZ) versus dacarbazine (DTIC) in the treatment of patients with advanced，metastatic malignant melanoma. J Clin Oncol，2000，18：158-164.
13. Mingione V，Oliveira M，Prasad D，et al. Gamma surgery for melanoma metastases in the brain. J Neurosurg，2002，96 (3)：544-551.
14. Nakagawa H，Hayakawa T，Niiyama K，et al. Long-term survival after removal of primary intracranial malignant melanoma. Acta Neurochir (Wien)，1989，101：84-88.
15. Newlands ES，Stevens MFG，Wedge SR，et al. Temozolomide：a review of its discovery，chemical properties，pre-clinical development and clinical trials. Cancer Treat Rev，1997，23：35-61.
16. Paul MJ，Summers Y，Clavert AH，et al. Effect of temozolomide on central nervous system relapse in patients with advanced melanoma. Melanoma research，2002，12：175-178.
17. Peter K，Clough S，Jeannette T，et al. Primary malignant cerebellopontine angle melanoma presenting as a presumed meningioma：case report and review of the literature. Skull Base，2003，13 (3)：159-166.
18. Puri RK，L ecand P. In vivo treatment with interferon causes augmentation of IL-2 induced limphokine-activated killer cells in the organ of mice. Clin Exp Immunol，1991，85：317-325.
19. Rodriguez Y，Baena R，Gaetani P，et al. Primary solitary intracranial melanoma：case report and review of the literature. Surg Neurol，1992，38：26-37.
20. Rubino GJ，King WA，Quinn B，et al. Primary pineal melanoma：case report. Neurosurgery，1992，33 (3)：511-515.
21. Skarli SO，Wolf AL，Kristt DA，et al. Melanoma arising in a cervical spinal nerve root：report of a case with a benign course and malignant features. Neurosurgery，1994，34 (3)：533-537.
22. Theunissen P，Spincemaille G，Pannebakker M，et al. Meningeal melanoma associated with nevus of Ota. Clin Neuropathol，1993，12 (3)：125-129.

第 39 章 中枢神经系统血管母细胞瘤

中枢神经系统血管母细胞瘤（hemangioblastoma，HB），又称为毛细血管性血管母细胞瘤（capillary hemangioblastoma）、毛细血管性血管内皮瘤（capillary hemangioendothelioma）、血管网状细胞瘤（angioreticuloma，ARM）。按有无家族史，HB 分为散发性和家族遗传性两种，后者表现为 von Hippel - Lindau（VHL）病。按病灶类型，HB 可分为囊性和实质性。虽然随着神经影像技术以及显微外科技术的发展，散发性囊性 HB 手术死亡率和病残率明显下降，但散发性实质性 HB 以及家族性 HB 的手术死亡率和病残率仍居高不下，仍是神经外科的难题之一。

一、流行病学

国外报道 HB 占整个颅内肿瘤的 0.99%～4.7%，国内黄文清统计 HB 占颅内肿瘤的 0.9%～3.5%，平均 2.2%，占小脑肿瘤的第三位，仅次于髓母细胞瘤和星形细胞瘤。发病率男性较女性多见，男∶女为 1.8∶1，各年龄组均可发病。HB 好发于天幕下，其中以小脑最多见，其次为脑干。此外也可发生于脊髓和幕上。Ohata 曾报道一例海马 HB。囊性血管母细胞瘤多见于小脑半球，实质性血管母细胞瘤多位于脑干、脊髓及小脑蚓部等中线位置。HB 呈家族性发病者，称为 Lindau 病，若合并视网膜血管病及内脏发育异常或肿瘤，称为 von Hippel - Lindau（VHL）病。5%～38%的中枢神经系统血管母细胞瘤伴有 VHL 病，而 48%～72%的 VHL 病伴有中枢神经系统血管母细胞瘤。

二、病理学

大体标本肿瘤有实质性和囊性两种类型，囊肿的体积可大大超过肿瘤本身，囊液呈黄色或清亮的液体，巨大的囊肿可将血管瘤本身推向囊肿的一侧，此时称其为附壁瘤结节。肿瘤结节呈鲜红或紫红色，质地柔韧、血供丰富，肿瘤周围可见粗大的供血动脉和扩张的引流静脉。在光镜下肿瘤由丰富的毛细血管网及基质细胞（stromal cell）两种结构组成。血管壁由单层扁平的内皮细胞围成，细胞质淡染，核呈短梭形。基质细胞位于血管之间，体积较大，核不规则，染色质粗而深染，细胞质富含类脂质，呈空泡状或泡沫样。大多 HB 无异型性，个别病例偶见单个核瘤巨细胞和核异型细胞，未见核分裂，提示为良性肿瘤（图 39 - 1，见彩页）。电镜观察可见 HB 的血管内皮细胞呈扁平形，较幼稚，细胞核较大，染色淡，胞浆内可见到 Weibel - Palade 小体。周细胞位于内皮细胞外侧，靠近血管腔，细胞体积较内皮细胞小，核呈卵圆形，细胞质较少，胞体周围有一层完整的基底膜包绕。基质细胞呈椭圆形，表面不规则，细胞核大，染色浅，细胞质中有丰富的脂滴，未见到 Weibel - Palade 小体。

从 1926 年 Lindau 首先描述小脑血管母细胞瘤至今，尽管经过许多努力，但 HB 的组织学起源仍有争议，2007 年 WHO 将其归为来源未定肿瘤，目前仍不清楚 HB 是如何形成的，究竟哪一种成分是它的实质。早期学者认为 HB 来自网状内皮系统，HB 基质细胞是一种变形的巨噬细胞，所以又称其为血管网状细胞瘤。后来又有学者认为 HB 是由于中胚叶和上皮组织成分在整合期间发生障碍所致。20 世纪 90 年代以后 Bleistein 等根据免疫组化研究认为 HB 的基质细胞与幼稚的脉络丛上皮组织非常相似，认为 HB 可能起源于胚胎上皮组织。Lach 等通过免疫电镜研究发现基质细胞有一些内皮细胞、周细胞和平滑肌细胞的形态学特征，参与形成早期血管，进而形成肿瘤的血管网络，因此认为 HB 应归入中枢神经系统血管性肿瘤。国内胡颖川等学者认为 HB 是一种神经内分泌肿瘤，于士柱等学者认为 HB 中的内、外皮细胞和基质细胞在本质上有共性，即它们都是肿瘤细胞，并共同来自原始成血管间充质细胞。魏于全等学者通过电镜观察认为肿瘤组织内的周细胞可能是干细胞，而血管内皮细胞和基质细胞可能由周细胞转化而来。2005 年 Ishzawa 通过免疫组化研究认为 HB 可能是由神经外胚层组织分化而来。

华山医院神经外科通过细胞培养发现基质细胞是一个异质性群体，由不同分化程度的间充质细胞组成，并发现其基质细胞可表达干细胞标记，因此认为中枢神经系统血管母细胞瘤可能是一种间质干细胞起源的肿瘤。

三、发病机制

在基因水平上，目前国际上研究较多的是 VHL 基因。人类 VHL 基因定位于 3p25 - 26 区，含 3 个外显子和 2 个内含子，由 854 个脱氧核苷酸组成短的开放性阅读框架。该基因具有典型的肿瘤抑制基因特点，其编码的野生型 VHL 蛋白（wt - pVHL）能阻断 Elogin C 与 Elogin B、Cullin 2 结合形成复合物，这个复合物有泛素连接酶活性，可以增加缺氧诱导因子 1α（HIF - 1α）在正常氧浓度下的稳定性。一旦瘤变细胞中 VHL 双等位基因失活而使 wt -pVHL 的表达缺乏，必将使 Elogin C - Elogin B - Cullin 2 复合物增多，从而使 HIF - 1α 的稳定性增加，使下游靶基因如 EPO、VEGF、c - myc、c - fos 等在正常氧浓度下过度表达，进而导致瘤细胞增殖。根据 Knudson 等的二次突变假说，有学者提出 VHL 基因由于各种先天性和/或后天性的原因而失活，是家族性和散发性血管母细胞瘤共同的始动因素，瘤变细胞中 VHL 双等位基因的失活导致与细胞生长密切相关的基因 VEGF、EPO、c - myc、c - fos等表达失控，进而导致瘤细胞增殖，瘤变组织高度血管化及囊性变等，最终导致 HB 的病理形成。但另一方面，Crossey 等分析来自 VHL 患者的 24 对血/肿瘤组织 DNA 样本，发现存在 3p 等位基因缺失者 9 例，另有 4 例存在 5p21、13q、17q 的缺失，说明除 VHL 基因外，其他基因的改变可能也与 HB 的发生有关。Sebsebe Lemeta 等用比较基因组杂交的方法研究了 22 例 HB 肿瘤标本，发现只有 2 例存在 3 号染色体的缺失，而有 5 例存在染色体 6q 的缺失，提示染色体 6q 可能也有肿瘤抑制基因参与肿瘤的发病。Catapano 在 2005 年发现体细胞 VHL 基因的突变可导致散发性 HB 的发病，证实 VHL 基因在家族性和散发性 HB 的发病过程中均起到一定的作用。华山医院神经外科利用基因芯片及蛋白质组学技术对 HB 和正常小脑组织的基因和蛋白质进行了差异表达分析，结果发现多个在两者之间存在表达差异的基因和蛋白质。

在分子水平上，人们发现约 20％的 HB 患者有红细胞增高症，肿瘤切除或放疗后红细胞计数可恢复正常，肿瘤复发又出现红细胞增多，所以推测促红细胞生成素（EPO）可能与 HB 发病有关。Krieg 等用 Northern Blot analysis 技术研究了 11 例 HB 标本，并以 4 例胶质母细胞瘤、1 例正常小脑组织、1 例正常大脑组织标本作为对照组，结果发现在所有的 HB 标本中 EPO mRNA 水平明显高，而在对照组中不表达。用原位杂交技术发现 EPO mRNA

和 VEGF mRNA 在 HB 的基质细胞中共表达，但与 VEGF 不同，EPO 在胶质母细胞瘤及正常脑组织中不表达，提示 EPO 对于 HB 有一定的特异性。Vortmeyer 等用显微切割、Western Blot、RT－PCR 以及免疫组化方法检测 6 例 HB 标本，也发现在肿瘤新生血管周围有很明显的 EPO 和 EPO－R 表达。最近 Zagzag 发现在 HB 组织中 CXCR4 及 SDF－1a 明显上调，Proescholdt 报道碳酸酐酶 IX 和 X 在 HB 组织中亦上调，提示 HIF－1a 缺氧通路除上调 EPO 外，还可通过上调 CXCR4、SDF－1a、碳酸酐酶等因子的表达参与 HB 的发病过程。

在细胞水平上，近年来的研究提示位于血管网之间的基质细胞似乎才是 HB 唯一的肿瘤实质部分，而血管网可能是由基质细胞分泌产生的细胞因子诱导产生的。Vortmeyer 等运用激光显微切割技术，将 HB 的基质细胞与血管成分分开进行检测，发现 VHL 基因突变只发生在基质细胞中，而血管成分中未发现 VHL 基因的异常。Wizigmann 等研究证实，HB 的基质细胞内含有大量的 VEGF121 mRNA、VEGF165 mRNA 及少量的 VEGF189 mRNA，而在血管内皮细胞中则不能检测到相应的 VEGF mRNA 的存在，但却有丰富的 VEGF 受体 flt－1 和 KDR/flk－1 的表达。

最近华山医院神经外科利用免疫组化、cDNA 微阵列及蛋白质组学技术对 HB 及正常小脑组织进行对照研究后发现，中枢神经系统 HB 可表达干细胞标记如 CD31、CD34、CD133、巢蛋白（nestin）、EPO、ABCG2、波形蛋白（vimentin）、14－3－3 等，因此认为中枢神经系统血管母细胞瘤可能是一种间质干细胞起源的肿瘤。

四、临床表现

HB 病程长短不等，从数周到数年，多数缓慢起病。患者常有缓慢进行性颅内压升高，伴一侧小脑功能障碍，如头痛、共济失调、恶心、呕吐、眩晕、眼球震颤等，大多以颅高压症状及小脑症状而就诊，如合并梗阻性脑积水者症状可迅速加剧。部分患者有后组颅神经麻痹及锥体束征，少数患者因瘤内出血或发生蛛网膜下腔出血而突然发病。发生于脊髓或幕上者，症状取决于肿瘤所在部位和占位效应的情况。约 10％～50％的 HB 患者有红细胞增多症，肿瘤切除或放疗后红细胞计数可恢复正常，肿瘤复发又出现红细胞增多，可能是由肿瘤细胞分泌的促红细胞生成素（EPO）所致。

VHL 病是一种常染色体显性遗传性疾病，1999 年以后一般按照 Glasker 等提出的诊断标准诊断：患者存在中枢神经系统血管母细胞瘤，以及①视网膜血管瘤、肾细胞癌、嗜铬细胞瘤或附睾囊腺瘤，或②任何一级亲属表现 VHL 病的损害，或③基因检查结果阳性。Conway 等报道了 40 例中枢神经系统血管母细胞瘤，伴有 VHL 综合征者占 38％，与散发性 HB 相比，伴有 VHL 病者发病年龄更轻，更容易出现中枢神经系统多发病灶及复发。

五、诊断

除非合并有 VHL 病，血管母细胞瘤缺少特征性临床表现，因此 CT、MRI 是目前本病主要的诊断方式，其中 MRI 检查尤为重要，随着 MRI 检查的普及，HB 的术前定性准确率不断提高。脑室造影、气脑造影检查目前已淘汰。DSA 检查可显示本病特征性血供和肿瘤染色，可作为本病与其他病变如脑膜瘤、转移瘤、AVM 等的鉴别诊断依据，并且可以在术前行肿瘤供血动脉栓塞，有利于手术切除肿瘤，目前仍被继续应用。

（一）头颅 CT

头颅 CT 扫描的表现取决于肿瘤是否伴有囊肿。典型者出现大囊伴小附壁结节的表现，

CT 平扫囊变区为较均匀的低密度区，由于囊液含有蛋白质和可能伴出血，故其密度略高于脑脊液，CT 值为 10～20Hu，低密区病灶的边缘常见一等密度或稍低密度的附壁结节。少数肿瘤仅显示为一囊性区，为低密度。实质性病灶平扫为等密度或低等混合密度。病灶大多为圆形、类圆形，边界锐利，轮廓清晰。少数实质性病灶边缘不清。大多数病灶周围无水肿带，少数有轻度水肿带。肿瘤较大时，可致第四脑室闭塞，继而发生阻塞性脑积水，若肿瘤发生于下蚓部，可伸入小脑延髓池。增强后微强化，CT 值上升 15～20Hu，病灶外常有一根或数根较粗大的蛇形血管伸入病灶，少数囊壁也可明显增强。囊壁无或轻微增强者提示囊壁大多为神经胶质纤维构成，手术切除附壁结节即可，如仅抽吸囊液复发可能性大；囊壁明显增强者提示为肿瘤性病灶。多发病灶可为囊性、实质性，囊腔为坏死、囊变所致，手术必须全切除。

（二）头颅 MRI

头颅 MRI 对显示血管母细胞瘤优于 CT，特别对小于 1cm 的肿瘤更是如此。囊性病灶，平扫 T1WI 呈低信号，T2WI 呈高信号，壁结节 T1WI 为等信号，T2WI 为稍高信号（图 39－2）。实质性病灶 T1WI 呈等信号，中央有坏死者可呈等低混合信号，T2WI 为高信号（图 39－3）。病灶呈类圆形，大多数病灶边界清楚，少数实质性病灶边界不清，轮廓光滑。多数病灶周围水肿带不明显，少数可伴瘤周水肿。病灶周围可见肿瘤血管呈线形或呈流空的无信号区。囊性或实质性病灶并发出血时，较新鲜者，T1WI 、T2WI 均为高信号；若出血为陈旧性，血红蛋白被吞噬细胞吞噬变成含铁血黄素沉淀于囊壁或实质性病灶边缘时，T1WI、T2WI 均为低信号。典型的血管母细胞瘤可见下列特征：①囊性或囊实性肿块。②增强后扫描附壁结节明显强化，典型者呈“大囊小结节”。③病灶周围或肿块内可见迂曲血管影，GR 序列显示更佳。④MRA 可显示病灶内或周围迂曲的肿瘤血管，壁结节处血管染色浓，小脑后下动脉向后下移位。

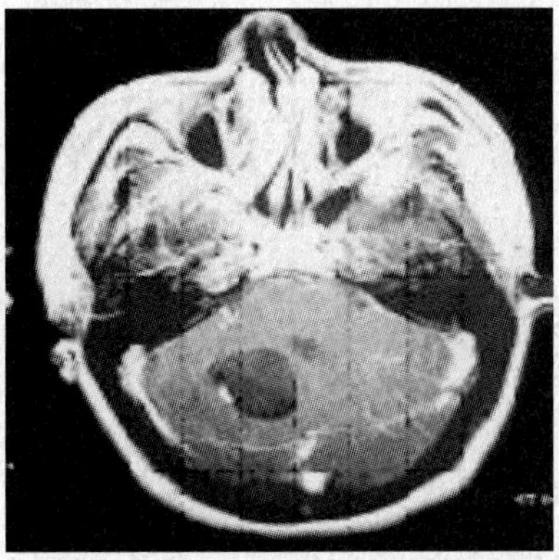

图 39－2　囊性 HB 的典型 MRI 表现

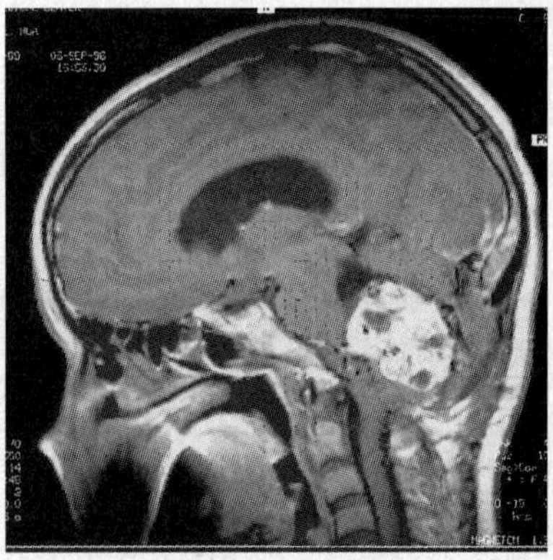

图 39－3　实质性 HB 的典型 MRI 表现

（三）数字减影血管造影（DSA）

DSA 的典型表现为大的无血管病灶伴有小的血管丰富的壁结节，血管染色浓而延长，有时可见动静脉分流伴静脉早现。壁结节由成簇的细小动脉与毛细血管充盈形成。与血管环相连，形成“戒指”状。发生于颅后窝者可见小脑后下动脉向外、下移位。实质性肿瘤的血管造影表现与无囊变的脑膜瘤十分相似（图 39－4）。

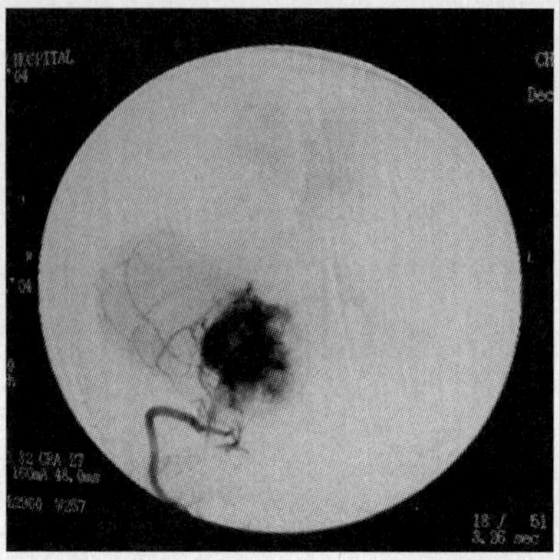

图 39-4　图 39-3 的 DSA 表现

六、鉴别诊断

根据颅高压病史、HB 家族史，结合头颅 CT 与 MRI 检查呈现典型的“大囊小结节”征象，部分患者可伴有外周血红细胞计数、血红蛋白值升高，HB 多不难诊断，但有时需与下列疾病区别：①毛细胞型星形细胞瘤：好发于青少年，边界不清，常伴钙化，增强后扫描强化不明显。②蛛网膜囊肿：为脑外占位，密度低，增强后扫描不强化。③表皮样囊肿：多位于桥小脑角区，密度低于脑脊液，增强后扫描有时可见轻微囊壁强化。实质性者应与单发转移瘤、脑膜瘤、室管膜瘤、恶性淋巴瘤及听神经瘤区别：①转移瘤：位置表浅，多呈类圆形，瘤周水肿多见。②脑膜瘤：为脑外肿瘤，极少发生囊变，多数可见“脑膜尾征”。③室管膜瘤：一般瘤周无蚓状流空的肿瘤供血动脉，增强时强化程度不及 HB 明显。④恶性淋巴瘤：一般边界不清楚，浸润性生长，不呈类圆形。⑤听神经瘤：MRI 增强扫描有特征性的“鼠尾征”表现，CT 骨窗位可见内听道扩大。

七、治疗

外科手术，特别是神经外科显微手术仍是 HB 的主要治疗方式。

囊性 HB 手术相对简单，囊壁无或轻微增强者，提示囊壁大多为神经胶质纤维构成，手术切除附壁结节即可。囊壁明显增强者提示肿瘤原为实质性，囊腔为坏死、囊变所致，手术必须全切除。技术操作要点在于：准确定位，沿肿瘤中心方向穿刺抽吸黄色囊液降低颅压；先后电凝瘤结节的供血动脉和引流静脉，完整切除瘤结节，进一步探明有无其他瘤结节遗漏后，即可关颅。一般瘤结节呈粉红色，突出囊壁内表面，容易识别，少数瘤结节嵌在囊壁内，表面因纤维蛋白沉积，使其颜色与附近囊壁相似，或瘤结节小于 1cm，增加瘤结节识别和摘除的困难。此时应结合 3D MRI 所见仔细在囊壁内层寻找或借助术中 B 超探查，多能发现瘤结节（图 39-5）。

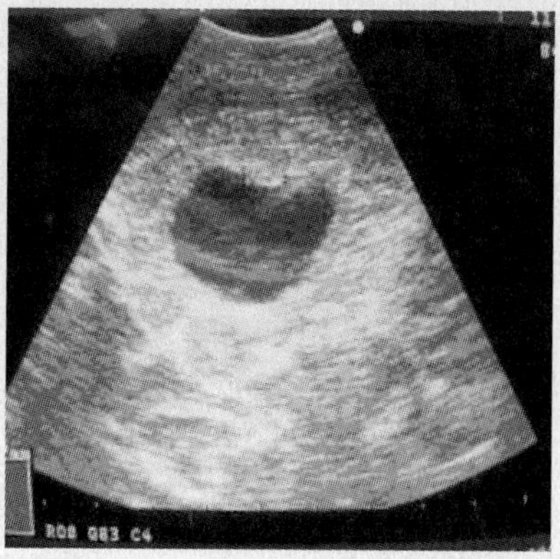

图 39-5 图 39-2 的术中 B 超表现

实质性 HB 血运极为丰富，位置重要，手术困难。特别是脑干背侧巨大型（肿瘤直径＞4cm）HB，周围供血动脉极度增多，血管增粗而迂曲，对肿瘤的供血大幅度增加，对周围组织的供血则减少，使周围脑组织长期处于低灌注压状态。一旦肿瘤被切除，周围脑组织恢复正常灌注压，则易出现水肿，甚至出血，从而产生正常灌注压突破综合征（normal perfusion pressure breakthrough syndrome，NPPB）。手术切除技巧主要有：①术前仔细阅读影像学资料，明确血运情况及肿瘤供血动脉、引流静脉与周围脑组织的关系。②保证手术野足够，不必强求小骨窗，切口应较该区域同体积的其他肿瘤略大，硬膜切口亦超出肿瘤边缘 2cm 左右，充分利用脑池引流脑脊液以增大肿瘤显露。③先处理供瘤动脉，再处理引流静脉，尽量紧贴肿瘤进行，未弄清动脉供血及走行时切忌盲目电凝。④强调实质性肿瘤宜整块切除，分块切除易引起致死性大出血。⑤控制手术进程。如肿瘤与脑干（特别是延髓区）粘连紧密，不强求全切。⑥为减少术中出血，除可用术中控制性降压外，亦可采用术前 DSA 介入栓塞肿瘤供血动脉的方法。此外术前栓塞以及术中亚低温麻醉、控制性降压也有助于预防 NPPB 的发生。

如果患者伴严重脑积水、颅高压，术前很有必要先行侧脑室穿刺引流术以缓解症状并有利于防止术中脑膨出。

对于一次手术不能全部切除的颅内多发 HB，肿瘤直径 3cm 以内，或者患者体质较弱不能耐受手术者，可用 γ-刀治疗控制肿瘤进展。王恩敏等报道 γ-刀治疗 HB17 例，共 29 个肿瘤，肿瘤直径平均 1.6cm，周边剂量为 16.0～20.0Gy，γ-刀对 HB 的局部控制率：1 年为 92%、2 年为 88%、3 年为 80%、4 年为 75%，但长期疗效尚不肯定。

对于 VHL 病，外科手术或者放疗不能解决中枢神经系统或眼底、内脏的所有病灶并阻止其复发。目前用抗血管生成的药物治疗已成研究的热点，但结果尚不满意。Niemela 等报道用 IFN-α-2a 治疗 4 名患者（包括 15 个中枢神经系统血管母细胞瘤、3 个眼底血管瘤、14 个肾脏囊肿、2 个胰腺囊肿），随访 21 个月，结果没有出现新的病灶，但并不能明显缩小中枢神经系统血管母细胞瘤的体积，也不能阻止内脏囊肿的生长。

八、预后

随着神经影像以及显微外科技术的发展，血管母细胞瘤的诊断、治疗水平不断提高。总体来说手术治疗可靠有效，肿瘤全部切除可治愈本病。作者统计华山神经外科集团医院 1974 年 5 月至 2003 年 12 月收治的 312 例中枢神经系统血管母细胞瘤患者的临床资料，结果显示 HB 肿瘤全切率达 87.6%，术后症状改善率达 83.9%，手术死亡率达 6.2%，长期随访

KPS>80 分者占 85.9%。但分组统计发现散发性、囊性血管母细胞瘤的手术疗效比较满意，而实质性、家族性、多发性 HB 特别是位于脑干、脊髓时治疗仍较困难。家族性 HB 即 VHL 病，因累及脏器多，易复发，预后较散发性差。

（朱剑虹　谢嵘　丁兴华）

参考文献

1. 陈星荣，沈天真. 血管母细胞瘤. 中国医学计算机成像杂志，2003，9（3）：208-211.
2. 黄文清编著. 神经肿瘤病理学. 北京：军事医学科学出版社，2001，88：573-578.
3. Abbott MA，Nathanson KL，Nightingale S，et al. The von Hippel-Lindau（VHL）germline mutation V84L manifests as early-onset bilateral pheochromocytoma. Am J Med Genet A，2006，140（7）：685-690.
4. Vortmeyer AO，Frank S，Jeong SY，et al. Developmental arrest of angioblastic lineage initiates tumorigenesis in von Hippel-Lindau disease. Cancer Research，2003，(63)：7051-7055.
5. Catapano D，Muscarella LA，Guarnieri V，et al. Hemangioblastomas of central nervous system：molecular genetic analysis and clinical management. Neurosurgery，2005，56（6）：1215-1221.
6. Fukino K，Teramoto A，et al. A family with hydrocephalus as a complication of cerebellar hemangioblastoma：identification of Pro157Leu mutation in the VHL gene. J Hum Genet，2000，45（1）：47-51
7. Ishizawa K，Komori T，Hirose T. Stromal cells in hemangioblastoma：neuroectodermal differentiation and morphological similarities to ependymoma. Pathol Int，2005，55（7）：377-385.
8. Niemela M，Maenpaa H，Salven P，et al. Interferonalpha2a therapy in 18 hemangioblastomas. Clin Cancer Res，2001，7：510-516.
9. Ohata K，Takami T，Tsuyuguchi N，et al. Hemangioblastoma of hippocampus without von Hippel-Lindau disease：Case report and review of literature. Neurol India，2006，54（1），89-90.
10. Rasmussen A，Nava-salazar S，Yescas O，et al. Von Hippel-Lindau disease germline mutations in Mexican patients with cerebellar hemangioblastoma. J Neurosurg，2006，104（3）：389-394.
11. Sora S，Ueki K，Saito N，et al. Incidence of von Hippel-Lindau disease in hemangioblastoma patients：the University of Tokyo Hospital experience from 1954—1998. Acta Neurochir（Wien），2001，143：893-896.
12. Tse JY，Wong G，Lo KW，et al. Molecular genetic analysis of the Von-Hippel-Lindau disease tumor suppressor gene in familial and sporadic cerebellar hemangioblastomas. Am J Clin Pathol，1997，107（4）：459.
13. Wanebo JE，Lonser RR，Glenn GM，et al. The natural history of hemangioblastomas of the central nervous system in patients with von Hippel-Lindau disease. J Neurosurg，2003，98：82-94.
14. Wang Y，Wang Y，Gao X，et al. Intraoperative sonographically guided resection of hemangioblastoma in the cerebellum. J Clin Ultrasound，2006，34（5）：247-249.
15. Zagzag D，Krishnamachary B，Yee H，et al. Stromal cell-derived factor-1alpha and CXCR4 expression in hemangioblastoma and clear cell-renal cell carcinoma：von Hippel-Lindau loss-of-function induces expression of a ligand and its receptor. Cancer Res，2005，65（14）：6178-6188.

第 40 章 原发性中枢神经系统淋巴瘤

一、概述

中枢神经系统淋巴瘤可分为继发性和原发性两类，继发性是指非霍奇金淋巴瘤（non-Hodgkin's lymphomas，NHLs）累及到中枢神经系统。原发性中枢神经系统淋巴瘤（primary central nervous system lymphoma，PCNSL）是指局限于中枢神经系统（central nervous system，CNS）（包括眼部的视神经、视网膜、脉络膜、硬脑膜、软脑膜、脊髓、颅神经和脊髓神经根等部位）的淋巴瘤。与继发性中枢神经系统淋巴瘤常弥漫性侵犯软脑膜不同，PCNSL 多见于脑实质。PCNSL 约占颅内肿瘤的 1%～5%，占全部非霍奇金淋巴瘤（NHLs）的比例低于 1%～4%，但近年有明显升高的趋势。PCNSL 90%以上属于弥漫大 B 细胞淋巴瘤，仅有约 2%起源于 T 淋巴细胞（日本较高，约占 8.5%）。

由于组织形态变化多端，各家对此瘤的组织发生意见不一，造成 PCNSL 曾有过繁多的名称，如“血管外皮细胞肉瘤（perithelial sarcoma）”、“网状内皮系统肉瘤（sarcomas of the reticuloendothelial system）”、“小胶质细胞瘤（microglioma）”、“免疫母细胞瘤（immunoblastoma）”、“免疫细胞瘤（immunocytoma）”等。直到 20 世纪 70 年代，人们发现该病在组织学上和系统性淋巴瘤相同。通过分析肿瘤细胞表面的免疫球蛋白，证明它是一种 B 淋巴细胞 NHL，其中 1%～3%可具有 T 淋巴细胞表型。

由于 CNS 中缺乏淋巴结或淋巴管，所以 PCNSL 中的恶性淋巴细胞起源仍不明确。T 淋巴细胞可以进入 CNS，而 B 淋巴细胞却少见，但大多数 PCNSL 却是 B 淋巴细胞肿瘤。一种假说认为 PCNSL 肿瘤细胞可能是起源于身体其他部位然后移行于 CNS。Rappaport 认为 PCNSL 可能起源于没有分化的间充质细胞（或原始网状细胞），这种细胞不仅仅局限于造血和淋巴组织，亦广泛分布于周身各处，血管外膜是个倾向性部位。这可以解释 PCNSL 可以发生在本无淋巴组织的 CNS 和沿血管周围排列的病理特征。另外还有“炎症学说”，认为由于 CNS 的炎性刺激吸引 B 淋巴细胞停留在 CNS 的血管周围，在某种机制下恶变导致了 PCNSL。近来还有干细胞学说。

二、流行病学

PCNSL 以 B 细胞淋巴瘤为主，不论是免疫正常还是免疫缺陷的患者，原发性 T 细胞淋巴瘤只占 PCNSL 的 1%到 3%。

PCNSL 的发病率有明显增高的趋势。80 年代以前，年发病率约为 0.28/10 万，仅占所有脑肿瘤的 0.85%～3.3%。美国脑肿瘤统计中心（Central Brain Tumor Registry of the United States，CBTRUS）1990 和 1994 的数据显示，PCNSL 已经占新诊断的原发性脑肿瘤的 4.1%。近年来国外报道这一比例甚至已达 5%～7%。

造成发病率升高的相关因素包括：AIDS 的发生率升高、器官移植患者使用免疫抑制剂、EB病毒感染、影像诊断技术提高、组织学诊断技术的极大改善等。AIDS是PCNSL发病率升高的最主要原因，约有5%～12%的AIDS患者最终发生PCNSL，比正常人群的发病率约高3600倍，在经过高活性抗反转录病毒治疗后，此发病率会相应降低。通过PCR检测，超过85%的AIDS相关性PCNSL中可检测到EB病毒，而在免疫正常人群中，EB病毒阳性率为11%～54%。EB病毒加速了PCNSL的发生，有人认为这是由于感染了EB病毒的B细胞可使某一亚型B细胞永不凋亡，后者生长受控于T淋巴细胞，当免疫系统的不应答导致T淋巴细胞调控消失时，感染了EB病毒的B细胞无限生长，最终导致单克隆增殖，形成肿瘤。在器官移植患者中，随着免疫抑制剂的应用，PCNSL的发病率升高了数百倍。

免疫正常人群发病年龄平均为58～60岁，AIDS患者为37～43岁。儿童少见，平均年龄10岁。

在免疫功能正常患者中，男性略多，与全身性淋巴瘤的性别比例相似。在AIDS患者中，PCNSL患者中男性明显多于女性，这与在美国大部分感染HIV的患者为男性有关。

PCNSL的发病率无明显地域、种族之别。

相对于B细胞淋巴瘤，T细胞淋巴瘤患者的发病年龄较轻，发生在幕下的病例报道较多。由于该病很少见，它的生物学行为和对治疗的反应仍不清楚。

三、病理学

肉眼观察，淋巴瘤质地柔软，颜色各异，与脑组织界面不清。肿瘤呈实体肿块或片状生长，以细胞位于血管周围、浸润瘤旁脑组织以及边界不清为特征。很少见到肿瘤出血、囊性变、坏死及内皮增生。肿瘤可侵犯血管壁，出现类似血管炎的表现。

尸检显示肿瘤具有明显占位效应，侵犯或推挤正常脑组织。局部无占位效应者少见，但可见广泛的组织浸润。浸润性肿块边缘常为肿瘤细胞、反应性小淋巴细胞和反应性胶质细胞的混合区。有时可在淋巴瘤的边缘见到含有非典型性大型星形胶质细胞的胶质反应。如果活检取材位于肿瘤的边缘区，常可误诊为星形胶质细胞瘤。

显微镜下PCNSL细胞特征性地以血管为中心生长，肿瘤浸润小动脉、微动脉和小静脉。病理特点有：新生肿瘤细胞的淋巴样表现、血管周围的淋巴渗透、新生细胞位于血管壁内及网硬蛋白的出现。血管壁内新生的肿瘤细胞具有独特的叠片结构，在其他的颅内恶性肿瘤中不具备此现象，因此具有鉴别诊断价值。肿瘤的外周可见多变的反应性神经胶质增生和反应性的T淋巴细胞侵入。

细胞连续表达单型的免疫球蛋白，常见的为IgM kappa和B细胞限制性抗原CD20。按IWF（international working formulation，IWF）的分类，差不多一半属于弥散性大细胞型，接下来是弥散性大细胞成免疫细胞型、弥散性小细胞分裂细胞型、未分类型和弥散性大小细胞型。采用REAL（revised European - American lymphoma classification，TEAL）分类法将其简化，大约90%的PCNSL纳入弥散性B细胞淋巴瘤。

四、分子遗传学

利用比较基因杂交技术（comparative genomic hybridization technique）发现PCNSL存在6q染色体缺失和12q、18q、22q染色体增益。分子基因研究显示CDKN2A失活、TP53和BCL - 2突变可能在PCNSL发生中起重要作用。

EB病毒在AIDS相关性PCNSL的患者中感染率很高。EB病毒属于人类疱疹病毒属（human herpesvirus，HHV），同人类很多恶性肿瘤的发生有关。除了EB病毒的DNA序列在 PCNSL 中大量发现外，已有 6 种病毒编码的核抗体得到鉴定。另外，在肿瘤细胞中还发现大量的多（聚）腺苷酸核 RNAs（EPER1 和 EPER2）、EBNA2、LMP 等的表达。

五、临床表现

临床上以 60 岁左右老年人常见，男性稍多。国外 AIDS 相关性 PCNSL 发病率较高，多见于中年男性患者。儿童发病率低，平均年龄 10 岁，多伴随有先天性免疫缺陷病，如变异型免疫缺陷病（common variable immunodeficiency）、IgA 缺乏症（immunoglobulin IgA deficiency）、高 M 球蛋白综合征（hyperimmunoglobulin M syndrome）、严重性联合免疫缺陷（severe combined immune deficiency）、Wiskott - Aldrich 综合征（Wiskott - Aldrich syndrome）。

PCNSL 常累及四个部位：脑实质（30%～50%）、软脑膜（10%～25%）、眼球（10%～25%）及脊髓。类似于大多数颅内占位病变，患者症状多由病变部位、肿瘤的占位效应所决定。PCNSL 好发于脑室周围白质、基底节、胼胝体。与颅脑肿瘤表现相似，最常见的症状是头痛、性格改变，可出现颅内压增高。局部神经功能缺失和癫痫症状也会出现。从症状出现到明确诊断平均时间为 2～3 个月。

PCNSL 累及眼部的患者有增加的趋势，可以是首发部位。10%～25%患者出现眼部症状，通常表现为无痛性视力障碍。因此所有诊断为 PCNSL 的患者以及疾病复发的患者均应进行裂隙灯显微镜检查。

六、影像学

病灶通常位于脑深部，多见于脑室旁，常为单发，25%的 PCNSL 为多中心生长。还可累及眼球、脑脊液与脊髓。CT 平扫表现为等密度或高密度，注入造影剂后呈均匀强化，且增强效应明显。MRI 检查，T1 加权呈现低信号，T2 加权呈现等、低信号，注入顺磁剂后强化效应明显。在强化图像上出现特征性“握拳征”、“缺口征”、“尖角征”是诊断 PCNSL 的较为特异性的表现，在其他脑肿瘤中很少出现，其出现可能与肿瘤生长过快、血供不足有关。“握拳征”和“缺口征”表现为在一个强化的断面像上，圆形、类圆形或团块状实质病灶的边缘有一至两个脐样、勒痕状或啃噬状缺损。而“尖角征”则是指在一个强化的断面像上，不规则形病灶向某一方向呈尖角状突出（图 40 - 1）。肿瘤一般无坏死、出血、钙化和囊性变，这也是与颅内其他肿瘤的鉴别点之一。尽管肿瘤具有浸润性，但瘤周的水肿不明显。

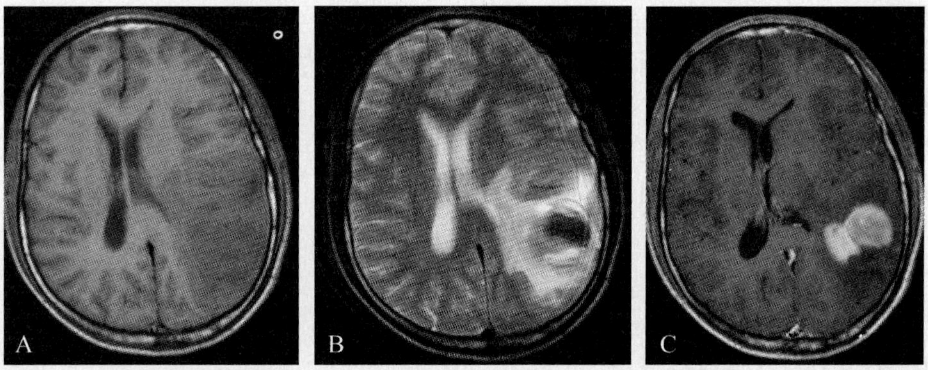

图 40 - 1　左颞顶交界区淋巴瘤。A：T1 加权呈现低信号；B：T2 加权呈现等、低信号；C：强化效应明显，可见特征性“握拳征”、“缺口征”、“尖角征”

七、诊断

影像学检查仅仅能够提示 PCNSL，可靠的诊断需要有组织病理依据。

15%的患者脑脊液细胞学检查可检查到肿瘤细胞。除了标准的细胞学检查，脑脊液肿瘤标志物、特异的 beta-2 微球蛋白、细胞的免疫表型或者克隆的免疫球蛋白基因排列均有助于诊断。在免疫缺陷的患者中，脑脊液 EB 病毒 DNA 的 PCR 检查，对 PCNSL 的诊断具有一定的可靠性和特异性。如果确定脑脊液中有 EB 病毒感染，PET 检查呈高代谢表现，或者铊-SPECT 检查呈高摄取表现，则可 100%确定为 PCNSL，此时可以不做活检。

和胶质瘤、转移瘤等其他颅内恶性实体肿瘤不同，PCNSL 手术获益不大，放疗和化疗是治疗的主要手段，因此治疗前对怀疑是 PCNSL 的患者应尽量以最小的代价来获得病理诊断。首选立体定向活检取得病理标本，即便对于位置较深的病灶此法也是安全有效的。在行组织学检查之前如果使用皮质类固醇激素，可能会对正确的诊断造成干扰，因为皮质类固醇激素可能会对淋巴细胞具有直接的细胞毒性。使用激素后，可能会使肿瘤变小，甚至消失，同时使得手术取得的病理学标本呈现出正常或坏死的细胞，而找不到淋巴瘤细胞，因此在行组织学检查之前，应避免使用激素。尽管这些患者早期的 MRI 检查可能显示肿瘤较大，但绝大多数患者在组织学检查之前不使用激素的情况下病情也较稳定。如果已经使用激素，而活检组织学检查无明确结果者，应快速停药，及时重新活检。这种情况下需要密切观察病情变化，因为停用激素后肿瘤可能会快速增长。也有一些学者认为使用激素后肿瘤消失是 PCNSL 的特异性病理改变。

眼科裂隙灯检查和骨髓穿刺检查等能够确定疾病分期以确定疾病的范围、排除系统性淋巴瘤。

八、治疗

（一）类固醇激素

PCNSL 对类固醇激素非常敏感，这是由于淋巴瘤细胞存在糖皮质激素受体，能诱导凋亡，可在应用激素后数小时至数天内导致细胞融解和肿瘤缩小，这种效果与地塞米松减轻肿瘤相关的血管源性水肿不同。但肿瘤体积减小是暂时的，在几个月后或停药后很快复发。至少 60%的 PCNSL 的患者对地塞米松部分或完全有效。如果类固醇激素在组织学活检之前停用，那么在获取组织检查之后应尽快使用，以减少神经系统症状。

（二）手术

手术对 PCNSL 患者的价值在于诊断，在治疗上帮助不大。手术仅局限于立体定向活检和占位效应引起急性脑疝时的减压手术。在术前没有诊断为 PCNSL 的患者，如果术中已取得足够多的组织并能确诊为 PCNSL，则应放弃原来的手术切除方案。偶见梗阻性脑积水的患者，应及时行分流术。Henry 报道单纯切除肿瘤的中位存活期为 4.6 个月，而 Murray 报道单纯切除肿瘤的中位存活时间仅 1 个月。

（三）放疗

PCNSL 对放射治疗十分敏感，放疗是主要的治疗手段。放疗后大多数肿瘤在短期内缩小甚至消失。PCNSL 术后放疗患者的生存期为 11.5～42 个月，中位生存时间仅为 17 个月。单独采用放射治疗的 5 年生存率为 3%～7%。

对于 PCNSL 患者，即使影像上只有单一的病灶，放疗也必须包括全脑范围，因为肿瘤浸润播散的范围往往比较广泛。目前推荐全脑放射剂量 40～50Gy，不用增效剂。接受大范围放射治疗的患者比接受标准放射窗治疗的患者病情控制得好。部分作者对这种扩散性肿瘤提倡行脑-脊髓放疗，但却没有增加疗效。

（四）化疗

化疗是 PCNSL 的主要治疗措施。大样本 PCNSL 的临床资料表明，化疗能显著提高 PCNSL 的中位生存期至 40 个月，因而化疗的作用日益受到重视。

采用对系统性 NHLs 有效的环磷酰胺、阿霉素、长春新碱、泼尼松全身联合化疗（CHOP），只获得短期生存的疗效。大量临床研究发现，与单纯放疗比较，放疗前加 CHOP 方案化疗不能延长 PCNSL 的生存期。

甲氨蝶呤（MTX）是目前公认的 PCNSL 早期治疗首选用药。它抑制二氢叶酸还原酶，叶酸是嘌呤和胸腺嘧啶合成的必要辅酶。大剂量 MTX（$>1g/m^2$）可以透过完整的血脑屏障，常用剂量为 2～8 g/m^2，持续 4 小时、6 小时或 24 小时静滴，每 1～3 周重复。2～3 小时内快速静滴比 24 小时缓慢静滴在脑脊液中更容易达到高浓度，这样就可避免鞘膜内给药。MTX 的全身性毒性作用有骨髓抑制、黏膜炎症和肾毒性。通过大量饮水和尿碱化可以降低肾毒性。亚叶酸（甲酰四氢叶酸，一种可阻断 MTX 的叶酸拮抗剂）不会拮抗 MTX 对恶性肿瘤细胞的毒性作用，却能纠正对正常细胞的毒副作用。亚叶酸穿透血脑屏障的能力较差，可明显拮抗 MTX 对骨髓和黏膜的毒性作用，而很少影响 MTX 对 CNS 淋巴瘤的疗效。因此，大剂量 MTX 联合亚叶酸方案已成为化疗的主体方案。

MTX 与其他药物组成联合化疗方案可提高疗效，常用药物为大剂量阿糖胞苷（Ara－C）。Ara－C 是仅次于 MTX 的有效药物，容易穿透血脑屏障，静脉滴注后 40%通过血脑屏障。容易透过血脑屏障的其他药物如 Thiotepa、Procarbazine、BCNU、Topotecan 等对 NHLs 有效，可用于 PCNSL 的二线治疗。

大剂量 MTX 和大剂量 Ara－C 静脉给药可在 CSF 中达到治疗浓度，但个体差异大并且维持时间短，通过鞘内给药的方式 CSF 的药物浓度比较稳定和持久，特别是脂质体 Ara－C。经 Ommaya 储液囊进行鞘内治疗比经腰穿进行鞘内治疗更容易让药物均匀分布。

（五）联合治疗

目前公认化疗联合放疗比单独化疗和放疗的疗效好得多，5 年生存率可达 20%～30%。实施放、化疗的先后顺序尚存在争论。一般认为化疗应安排在放疗前进行，主要理由包括：放疗使血管内皮细胞增殖以及诱导肿瘤细胞耐药，影响化疗的疗效；放疗后给予 HD－MTX 增加脑白质病变的发生几率；放疗常在短期内使病灶迅速消失，对随后化疗的疗效难以判断；可在早期发现对化疗不敏感者，对于这类患者可以选择放疗，放疗后不再化疗或调整化疗药物；放疗前先用甲氨蝶呤，可减少神经毒副作用发生的风险。先行放疗的好处是：放疗后肿瘤体积缩小可以改善瘤体内血管分布，增加药物对残存肿瘤细胞作用的机会；放疗后期少数存活的肿瘤克隆性细胞增生活跃，对细胞周期特异性药物的敏感性提高；放射线能够破坏化疗药不容易通过的血脑屏障。

九、预后和复发

病理学类型对 PCNSL 的预后无影响，不同病理类型之间生存期并无统计学意义上的差异。用于全身性 NHLs 预后评估的国际预后指标同样不适用于 PCNSL。根据多个大规模的回顾性研究和对 PCNSL 预后因素的文献综述，比较肯定的对预后有利的因素为年龄≤60 岁和一般状态良好（ECOG 评分 PS 0～1）。全身化疗、鞘内化疗加全脑放疗的综合方案是目前最常采用的综合治疗模式，有效率达 80%～95%，中位生存期达 30～40 个月，约 1/4 患者能够获得治愈。

PCNSL 的复发率约 40%～60%。复发 PCNSL 的治疗十分棘手。对大多数患者来说，补救治疗能增加生存率。全脑放疗可应用于原先未接受放疗的患者。一些可全身应用和鞘内应用的药物也可在复发时选用，如丙卡巴肼、洛莫司汀、长春新碱、阿糖胞苷、异环磷酰胺、卡铂、依托铂苷。

替莫唑胺是一种烷基化的细胞毒性药物，容易穿透正常的血脑屏障，耐受性好，肾毒性又相对较小，使得它有可能在部分患者或者是复发的患者中成为 MTX 方案的替代疗法，但这需要更多的临床资料来进一步证实。

自体造血干细胞支持下的大剂量化疗在临床研究用于 PCNSL 的一线或挽救治疗方案取得满意的疗效，值得进一步研究，但相关毒性使其在老年患者中的应用受到限制。

（骆纯　卢亦成）

参考文献

1. 黄慧强，林旭滨. 原发性中枢神经系统淋巴瘤诊治进展. 中国神经肿瘤杂志，2006，4：180-186.
2. Abrey LE，Yahalom J，DeAngelis LM. Treatment for primary CNS lymphoma：the next step. J Clin Oncol，2000，18：3144-3150.
3. Amin-hanjani S and Harsh IV. Cerebral lymphoma // Youmans JR：Youmans Neurological Surgery. Fourth Edition，Saunders. 2004.
4. Cartimill M，Allibone R，Bessell EM，et al. Primary cerebral non-Hodgkin's lymphoma：problems with diagnosis and development of a protocol for management. Br J Neurosurg，2000，14（4）：313-315.
5. Gijtenbeek JM，Rosenblum MK，DeAngelis LM. Primary central nervous system T-cell lyphoma. Neurology，2001，57：716-718.
6. Mead GM，Bleehen NM，Gregor A，et al. A medical research council randomized trial in patients with primary cerebral non-Hodgkin lymphoma：cerebral radiotherapy with and without cyclophosphamide，doxorubicin，vincristine，and prednisone chemotherapy. Cancer，2000，89（6）：1359-1370.

第 41 章　颅内生殖细胞肿瘤

依照世界卫生组织 1990 年所提出的颅内肿瘤分类，颅内生殖细胞肿瘤称为胚生殖细胞瘤，以往称之为松果体瘤。由于此瘤的组织发生、生物学特性以及临床表现与松果体实质细胞来源肿瘤有明显不同，其与睾丸的精原细胞瘤及卵巢的恶性胚胎瘤在组织学上极为相似，故近来人们主张称之为生殖细胞肿瘤。依据 2007 年 WHO 的中枢神经系统肿瘤的分类，生殖细胞肿瘤（germ cell tumors）分为生殖细胞瘤（germinoma）和非生殖细胞瘤性生殖细胞肿瘤（nongerminoma germ cell tumors），其中生殖细胞瘤占大多数（约 60%），其他类型包括成熟畸胎瘤（teratoma）、恶性畸胎瘤（teratoma with malignant transformation）、卵黄囊瘤（yolk sac tumor）或内胚窦瘤（endodermal sinus tumor）、绒毛膜上皮癌（choriocarcinoma）和胚胎癌（embryonal carcinoma）。颅内原发性生殖细胞肿瘤较少见，仅占颅内原发肿瘤的 1%左右，生殖细胞肿瘤绝大多数长在松果体区，部分生长在鞍区、基底节区和脑中线其他部位，10～20 岁是发病高峰，男女发病比率约为（2～3）：1。

一、流行病学

（一）发病率

1. 地理因素

经流行病学统计，生殖细胞肿瘤在世界各地区的发病率不同，日本发病率最高，占颅脑肿瘤的 3%左右，占儿童颅内肿瘤的 13%～15%，占松果体区肿瘤的 76.1%。而在欧美国家中发病率较低，所占比例不到 1%，占儿童颅内肿瘤的 0.3%～3.4%，国内报道发病率占颅内肿瘤的 0.4%～1.9%。

2. 年龄因素

生殖细胞肿瘤可发生在从新生儿到老年的各个年龄段，以青少年多见，各种类型生殖细胞肿瘤的发病高峰略有不同：生殖细胞瘤的发病高峰年龄在 10～20 岁。畸胎瘤常见于 14 岁以下，并有两个发病高峰，一个高峰在新生儿和婴儿期，占所有畸胎瘤的 10.4%；第二个高峰在 5～14 岁儿童，占畸胎瘤的 48.1%。绒毛膜上皮癌最常见于儿童。生殖细胞瘤、胚胎癌、内胚窦瘤和不成熟畸胎瘤则最常发生在青少年。

3. 性别因素

生殖细胞瘤中男性多于女性，性别比约为 2：1，在非生殖细胞瘤性生殖细胞肿瘤中男女比例为 3.2：1。患者的性别与肿瘤的部位亦有关系，松果体区的生殖细胞肿瘤男性占大多数，在鞍上生殖细胞肿瘤中女性略占优势，位于基底节区和丘脑的生殖细胞瘤绝大多数为儿童，而且基本上只发生在男性。原以为只发生在女性的绒毛膜上皮癌在男性也可发生。

（二）肿瘤发生部位

生殖细胞肿瘤可发生在脑内的各个部位，其中发生在松果体区最常见，约占 60%，生殖细胞肿瘤还可分布于鞍区，其他部位如第三脑室、侧脑室、基底节、丘脑、脊髓和第四脑室也可出现。有学者认为除三脑室后部以外其他部位的颅内生殖细胞肿瘤均是由三脑室后部生殖细胞肿瘤经脑脊液播散所致。中枢神经系统以外如后腹膜、骶尾区、纵隔等也偶可受累。东京大学报道的153例生殖细胞肿瘤中，松果体区78例（51.0%），鞍上区46例（30.1%），基底节区5例（3.3%），桥小脑区4例（2.6%），侧脑室及小脑各3例（2.0%），胼胝体区1例（0.7%）；另有13例（8.5%）为多发性肿瘤，其中原发灶在松果体区的5例，鞍上区的7例，侧脑室壁弥漫分布的1例。

二、生殖细胞肿瘤的病因学

以往对生殖细胞肿瘤的起源研究虽然很多，但至今生殖细胞肿瘤形成的病因仍然不明，过去一般认为生殖始祖细胞在分化过程中发生突变，形成胚胎癌（embryonal carcinoma）、内胚窦瘤（endodermal sinus tumor）、绒毛膜上皮癌（choriocarcinoma）等各种类型肿瘤，也可形成混合多种成分的生殖细胞肿瘤。但目前颅内的生殖细胞肿瘤的确切细胞来源还不清楚，有学者认为来自原始生殖细胞（primordial germ cells），这些细胞在胚胎发育最初的数周内没有准确迁移，而残留于迁移路途上，诱发肿瘤生成，这可解释生殖细胞肿瘤发生于鞍区和颅外躯体中线等其他部位。但对各种肿瘤的组织发生、组织学分类和免疫组化特点还有不同的看法。目前较为一致的观点认为生殖细胞肿瘤的各种亚型来自于致瘤性全能生殖细胞（neoplastic totipotential germ cells），它们都是由胚胎滋养层形成过程中一类相似的细胞所组成，其中生殖细胞瘤起源于原始生殖细胞，胚胎癌起源于胚胎多能干细胞，绒毛膜上皮癌、内胚窦瘤（卵黄囊瘤）、畸胎瘤起源于分化的胚胎多能干细胞。

三、病理学

（一）生殖细胞瘤（germinoma）

为最常见的生殖细胞肿瘤，可为单纯生殖细胞瘤或混合有其他非生殖性细胞成分。通常幕上病变多为单纯生殖细胞瘤，而松果体区多为混合性生殖细胞瘤。切面上生殖细胞瘤呈淡灰色，质地可软可韧，瘤内多为实质性，但少数情况下，瘤内可见出血、坏死或囊变，多能与邻近脑组织分开，但部分肿瘤可边界不清，并沿脑脊液循环通路向远处播散。镜下瘤细胞呈岛状或小梁状排列。有两种细胞类型，一种呈现球形或卵圆形，边界清楚。胞浆淡粉染或透明，核圆，核膜清晰。有些细胞核内有空泡，可见一个或多个核仁，居中。细胞间填充有纤维血管间质，间质内可见大量成熟淋巴细胞浸润，两种细胞成分呈镶嵌样排列（图41-1，见彩页）。瘤体内可出现炎性肉芽肿，伴异物巨细胞，但不多见。故第三脑室和松果体区病变活检发现非干酪样炎性肉芽肿，应高度怀疑生殖细胞瘤，应再多取点标本，以明确诊断。有时瘤体内也可见含坏死液的微囊，或由柱状上皮覆盖的腺体、软骨、鳞状上皮或滋养层细胞。在约半数以上的生殖细胞瘤中可发现有免疫活性的合体滋养层巨细胞，并伴随脑脊液中HCG增高。

（二）非生殖细胞瘤性生殖细胞肿瘤（nongerminoma germ cell tumors）

胚胎癌、内胚窦瘤和绒毛膜癌均为高度恶性肿瘤，可局部浸润或沿脑脊液通路播散，神经系统外转移罕见。大体形态上，各型肿瘤无特异性，可有或小或大的囊肿、坏死和出血。在组织学上和卵巢、睾丸肿瘤一致，常含有原始高度恶性的上皮细胞，镜下可见坏死和高分化率。

1. 畸胎瘤（teratoma）

成熟畸胎瘤中含有来自三个胚层的成熟细胞。切面呈杂色，可见不同组织结构如软骨、骨或牙齿。瘤腔内可见上皮样或皮样囊肿，内含毛发、液体或角化物。偶有报道囊腔破裂，内容物流入脑脊液循环。不成熟畸胎瘤更为常见，有恶性表现，可在颅内播散。镜下成熟畸胎瘤细胞分化良好，有丝分裂相少见或无。可见来自三个胚层的成分的各种结合，有时可排列成正常组织结构。最常见的外胚层结构有皮肤、脑和脉络丛。中胚层结构常见的有软骨、骨、脂肪和肌肉。衬有肠上皮或呼吸道上皮的囊腔是常见的内胚层结构。不成熟畸胎瘤中可出现细胞分化不良区域，胚胎性间质和原始神经外胚叶成分排列成神经管样结构，并可见细胞数和有丝分裂象增多。

有报道不成熟畸胎瘤经长期分化可自行演变成成熟状态，有时不成熟成分可同时出现并不代表肿瘤的恶性程度。不成熟畸胎瘤通常含有生殖细胞成分，较少有癌性或肉瘤成分。

2. 胚胎癌（embryonal carcinoma）

此类肿瘤为最原始的肿瘤，来源于胚胎干细胞。由立方上皮或柱状上皮组成，呈乳头状、管状或腺体状排列。细胞核呈泡状，可见核仁，核分裂象多见，并可见瘤内出血和坏死，有时有软骨结构。

3. 卵黄囊瘤（yolk sac tumor）或内胚窦瘤（endodermal sinus tumor）

很少见，预后不良。镜下特点：原始上皮细胞网状分布，间质内有相互沟通的孔腔和管道，乳头状结构，Schiller－Duval 小体（薄壁血管外围有原始柱状上皮，区域外衬有扁平细胞），有黏液样基质，细胞内外有透明的球状颗粒，嗜酸性，PAS 染色阳性。

4. 绒毛膜上皮癌（choriocarcinoma）

高度恶性肿瘤，常为其他生殖细胞肿瘤的伴随成分，只有约 15%的绒毛膜癌为单独成分。肿瘤血供丰富，瘤内常见出血。镜下瘤细胞由条索状的大而圆的细胞滋养层细胞和胞质清的合体滋养层细胞组成，由滋养层细胞及合体滋养层细胞组成绒毛状结构。采用免疫组化方法可在组织中检出 β－人绒毛膜促性腺激素（HCG），脑脊液、血清或尿中也可查出 HCG。

四、临床表现

生殖细胞肿瘤通常发生在脑中轴线附近，以松果体区和鞍上区最多见，分别占 60%和 20%左右，其他部位可发生在基底节区、第三脑室壁、侧脑室、Ⅳ脑室和脊髓等，还有部分为多发性病灶。颅内生殖细胞肿瘤除成熟畸胎瘤以外，均易通过脑脊液转移至脑室系统、脑脊髓蛛网膜下腔和脑膜。不同部位的颅内生殖细胞肿瘤，依据肿瘤性质和所在部位表现出不同的临床症状和体征，主要有颅内压增高症状、邻近脑受压症状和内分泌症状。

（一）颅内压增高症状

松果体区肿瘤突向第三脑室后部梗阻导水管上口，或向前下发展使导水管狭窄及闭锁，以致早期发生梗阻性脑积水及颅内压增高，引起头痛、呕吐、眼底水肿和意识状态改变等。华山医院报告 111 例松果体区肿瘤基本全部病例皆有颅内压增高的症状及体征。其中头痛占 86.5%，视乳头水肿占 95.5%。其他颅内压增高尚有视力减退、展神经麻痹等。在小儿患者颅内压增高可表现为头颅增大及前囟张力增高等。

（二）邻近脑受压症状

1. 四叠体上丘综合征（Parinaud 综合征）和 Sylvian 导水管综合征

肿瘤破坏上丘和顶盖区引起眼球活动障碍，两眼上视不能，瞳孔光反射障碍。Parinaud 于 1883 年首先指出此部位肿瘤可致眼球上视不能，同时伴有瞳孔散大及光反应消失，而瞳孔的调节反应存在，故此体征被称为 Parinaud 综合征。Parinaud 综合征通常只有两眼上视不能，由皮质顶盖束受到肿瘤压迫或破坏引起，如上丘后半部受损，则两眼下视不能。Sylvian 导水管综合征除了眼球上视不能外，还伴有瞳孔光反应改变、眼球会聚功能麻痹或痉挛、眼球震颤，提示导水管周围（包括导水管前部和第三脑室后下部）受损。有些作者指出此部位肿瘤有半数以上的病例存在上视不能和瞳孔变化。Lapras 报告 75 例松果体区肿瘤中有 Parinaud 者占 31 例（41.3%）。

2. 上丘和内侧膝状体受压的表现

肿瘤生长较大时可压迫下丘及内侧膝状体而出现双侧耳鸣及听力减退。但在儿童阳性率较低，可能与小儿不能正确表述或检查不合作有关。

3. 小脑受压的表现

肿瘤向后下发展可影响小脑上脚和上蚓部，因而出现躯干性共济失调，表现为辨距不良、共济失调、肌张力降低和意向性震颤及眼球震颤。Rand 报告 32 例第三脑室后部肿瘤中有小脑体征者占 11 例（34.4%）。Poppen 等报告 45 例中有小脑体征者 7 例（15.6%）。Suzuki 等报告 19 例中仅 1 例有小脑体征。

4. 丘脑下部损害的表现

可能为肿瘤直接侵犯或肿瘤细胞沿脑脊液播散性种植至丘脑下部所致，亦有部分病例为肿瘤使导水管梗阻，以及第三脑室前部扩大而影响丘脑下部造成。症状主要表现为尿崩症（视上核受损）、嗜睡、肥胖等。

5. 其他表现

颅内压增高或肿瘤直接侵犯脑干还可引起意识障碍，下丘脑后半部或中脑前半部与腹侧受损，可引起嗜睡、癫痫发作、单侧锥体束征、双侧锥体束征，皆与颅内压增高及中脑受压有关。

（三）内分泌症状

突出表现为性征发育紊乱，多数为性早熟（多见于男孩的松果体区畸胎瘤），少数亦有性征发育停滞或不发育。松果体的浸出液中可提取出曾被称为抗促性腺激素因子（antigonadotropic factor）的物质，现称之为褪黑激素（melatonin），它可抑制垂体前叶的功能，特别是降低垂体前叶内促性腺激素的含量并减少促性腺激素的分泌。正常情况下，在儿童及青春前期松果体的作用非常活跃，褪黑激素产生量较多，抑制垂体前叶促性腺激素的分泌，从而抑制了性征的发育。到青春期松果体开始退化，使性征得以发育。在儿童及青春前期，松果体区的松果体细胞肿瘤患儿，由于松果体功能亢进，可使青春期后延造成性发育迟缓，而松果体区非松果体细胞肿瘤破坏了松果体腺的正常分泌，使其性征提前发育，于是出现性早熟。

（四）肿瘤细胞脱落种植引发的症状

这主要是指松果体区的生殖细胞瘤，肿瘤细胞可种植到椎管内而发生脊髓症状，引起神经根痛或感觉障碍。

松果体区生殖细胞肿瘤绝大多数首发症状为颅内压增高，继之有四叠体受压症状，少数表现为性征发育紊乱。个别病例首发症状为四叠体受压症状及体征，其后才出现颅内压增高征。Tytus 分析第三脑室后部肿瘤病例的症状和体征后指出：若有动眼神经核性损害、锥体束征、精神症状、小脑体征等而无颅压增高者应首先考虑为胶质瘤。

东京大学报道的 79 例松果体区生殖细胞肿瘤患者中，75 例（94.9%）出现高颅压症状，57 例（72.4%）出现 Parinaud 综合征，33 例（42.1%）出现 Argyll－Robertson 瞳孔，19 例（24.1%）出现复视，另有 3 例（3.8%）出现听力下降。50 例鞍上区肿瘤患者中，43

例（86%）出现尿崩、视野缺损和视力减退。14 例 12 岁以上的女性患者中，13 例（92.9%）出现原发或继发闭经。另外在 33 例年龄 15 岁以下的患者中，10 例（30.3%）出现生长发育障碍。

五、辅助检查

（一）影像学检查

1. CT 检查

检查可确定病变部位和大小，明确钙化、囊变或出血以及脑积水程度，判断病变累及区域如侧脑室、室管膜下或鞍上，但 CT 不能定性病变。生殖细胞瘤在头颅 CT 扫描中呈现为均匀高密度肿块，伴明显强化。肿瘤较小时，边界清楚，不侵犯邻近结构和蛛网膜腔隙。但肿瘤较大时，边界欠清，并浸润周围结构。囊变不多见。胚胎癌 CT 表现与生殖细胞瘤相似，但常有肿瘤钙化，而且囊变较常见。畸胎瘤为多房、密度不均的肿块，病灶内可见囊变，并可显示来自三胚层的结构如钙化、骨骼、牙齿或脂肪等。

2. MRI 检查

MRI 检查能更清楚地显示病灶位置（图 41－2～4）、与邻近结构的关系、脑脊液循环通路的情况以及大脑大静脉系统解剖结构。生殖细胞瘤在 T1 加权图像上为低信号或等信号，质子加权图像上信号强度略有加强，而在 T2 加权图像上大多数为等信号或低信号。在增强 MRI 上生殖细胞瘤可均匀强化（图 41－2～4）。其他非生殖细胞瘤性肿瘤如绒毛膜上皮癌和胚胎癌因瘤中常有出血，故 MRI 信号强度可多变或呈混杂信号（图 41－3）。畸胎瘤为多房，信号不均，病灶内可见囊变和钙化。MRI 能发现生殖细胞瘤的远处播散病灶，且比 CT 检查敏感，目前增强 MRI 已作为判断有无远处播散转移的首选手段。值得注意的是由于正常松果体腺缺乏血脑屏障，能被造影剂强化，因此强化松果体结构不一定为异常表现，而且 MRI 显示钙化不如 CT 敏感。

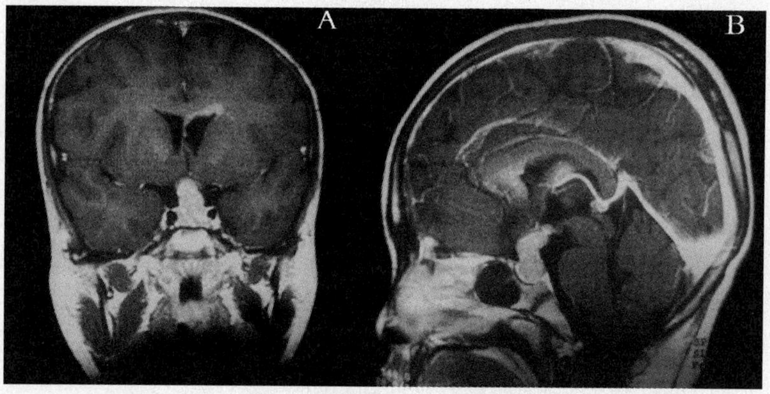

图 41－2　鞍区生殖细胞瘤 MR 增强扫描病灶呈均匀强化

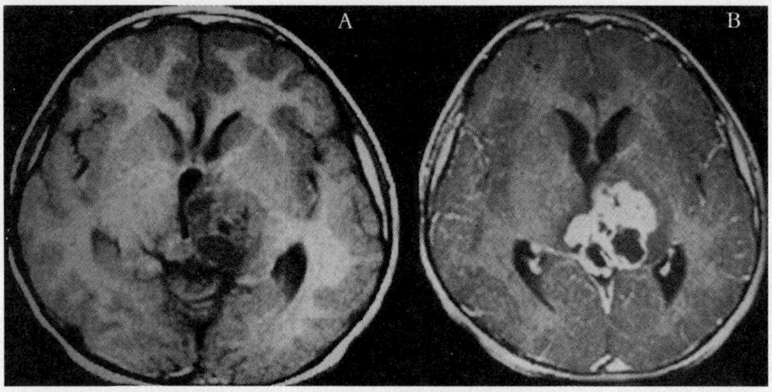

图 41-3　基底节区畸胎瘤 MR 表现。A：T1 呈混杂信号影，内有钙化；B：病灶呈不均匀强化

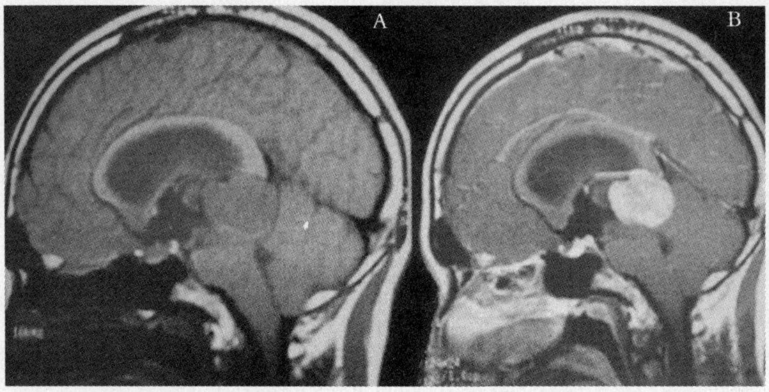

图 41-4　松果体区生殖细胞瘤 MR 表现。A：T1 呈边界清楚的低信号影；B：增强扫描病灶呈均匀强化

3. 脑血管造影

主要用于手术前了解肿瘤的供血和周围血管结构，特别是了解回流静脉包括大脑大静脉、基底静脉、大脑内静脉以及小脑中央静脉的情况，有利于手术入路的选择。一般生殖细胞肿瘤的供血血管在造影片上较少显影，如有明显肿瘤新生血管，提示肿瘤有恶性倾向。

（二）脑脊液细胞学检查

生殖细胞肿瘤由于有沿脑脊液通路远处播散的特性，采用脑脊液细胞学检查寻找肿瘤细胞对病变性质和预后的判定、治疗方案的选择有重要参考价值，文献报道阳性率为 60%左右。其他类型肿瘤也可能沿脑脊液播散，如恶性松果体母细胞瘤、髓母细胞瘤。采用微孔过滤脑脊液组织培养技术，瘤细胞检出率明显提高。

（三）内分泌功能检查

血浆和脑脊液中检查黄体激素、促卵泡激素、睾酮、泌乳素、生长激素和褪黑激素，对肿瘤性质、治疗后疗效判断和随访有重要参考价值。

（四）肿瘤标记物检查

生殖细胞肿瘤的标记物，如甲胎蛋白（AFP）、绒毛膜促性腺激素（HCG）和胎盘碱性磷酸酶（placental alkaline phosphatase，PLAP）在生殖细胞肿瘤患者血清和脑脊液中均可以检测到。绒毛膜上皮癌可产生 HCG，卵黄囊瘤产生 AFP，生殖细胞瘤则产生 PLAP，胚胎癌因含有合体滋养层和内胚窦成分，因此具有 HCG 和 AFP 两种标记物。松果体实质细胞肿瘤、胶质瘤等上述肿瘤标记物检测均阴性。在任何一种生殖细胞肿瘤组织中，如有其中一种成分，就可以在血清和脑脊液中检测到相应的肿瘤标记物，并且标记物水平与肿瘤组织中该成分的多少呈正相关。脑脊液的检测比血清检测更敏感，血清中标记物检测正常，脑脊液中可能升高。标记物的水平在肿瘤的治疗过程中可发生改变，在治疗开始时常迅速下降，治疗后可恢复正常，肿瘤复发可使血清或脑脊液中的激素水平再次升高。定期随访检查可成为判断治疗效果与监测肿瘤复发的手段。

东京大学报道的 92 例患者中，36 例血清 HCG 和 AFP 表达量上升，其中 3 例绒毛膜上皮癌 HCG 全部明显升高，表达量为 2120～32 000 U/ml，1 例以绒毛膜上皮癌为主的混合型生殖细胞肿瘤 HCG 也明显升高，表达量为 6000 U/ml，而非绒毛膜上皮癌血清 HCG 含量多在 770 U/ml 以下，其中 7 例含有合胞体滋养层巨细胞（STGC）的生殖细胞瘤 HCG 表达量为 40～690 U/ml，非成熟型畸胎瘤 30～590 U/ml，混合型生殖细胞肿瘤 61～770 U/ml。3 例卵黄囊瘤和 3 例以卵黄囊瘤为主的混合型细胞瘤 AFP 均明显升高，表达量分别为 2700～9500 ng/ml 和 3380～6700 ng/ml。3 例非成熟型畸胎瘤、2 例胚胎癌和 11 例含有以上三种成分的混合型肿瘤中，AFP 也少量升高，表达量分别为 7.5～500 ng/ml、183～700 ng/ml 和 7.3～1810 ng/ml。而所有的 29 例生殖细胞瘤和 7 例成熟型畸胎瘤无明显升高，PLAP 是生殖细胞瘤的特征性标志，其含量升高说明了肿瘤中含有生殖细胞瘤成分。

肿瘤标志物已经成为生殖细胞肿瘤术前检查的一项重要的检查项目，其表达量能够反映分泌此类蛋白的细胞的数量，对于绒毛膜上皮癌和卵黄囊瘤的诊断有重要意义。但由于混合型生殖细胞瘤的存在，使得其不能完全精确地进行组织学分型。生殖细胞肿瘤标志物检查结果见表 41－1。

表 41－1 松果体区肿瘤血清/脑脊液中肿瘤标记物

肿瘤类型	AFP	HCG	PLAP
生殖细胞瘤	－	±	＋
成熟畸胎瘤	－	－/＋（少见）	－
恶性畸胎瘤	±	±	－
内胚窦瘤	＋	－	－
绒毛膜上皮癌	－	＋	－
胚胎癌	＋	＋*	－
混合性生殖细胞肿瘤	±	±	－
松果体实质细胞瘤	－	－	－

注：*代表含量增高由生殖细胞瘤内的合体滋养层细胞产生。

六、鉴别诊断

（一）松果体区生殖细胞肿瘤的鉴别诊断

松果体区和第Ⅲ脑室肿瘤的定位诊断主要依赖于临床表现和影像学检查。Parinaud 综合征和 Sylvian 导水管综合征以及内分泌功能障碍的出现应考虑该部位病变的可能。头颅 CT 和 MRI 检查是明确肿瘤位置的有效方法，结合临床表现和辅助检查，特别是脑脊液、血清中肿瘤标记物的检测，可对松果体区肿瘤性质作出初步诊断。患者的年龄和性别对肿瘤性质的判断也有重要参考价值，生殖细胞瘤多见于 10～30 岁的男女性，松果体区的畸胎瘤几乎均为男性，而大多数胚胎癌发生于 20 多岁的男性。松果体区和第Ⅲ脑室后部肿瘤生长方式有助于肿瘤类型的诊断，生殖细胞瘤主要向第Ⅲ脑室内生长，大多数胶质瘤和恶性淋巴瘤浸润脑实质，不向第Ⅲ脑室侵犯，畸胎瘤和脑膜瘤边界清楚，与脑实质间有界面，有别于胶质瘤和其他恶性肿瘤。

（二）鞍区生殖细胞瘤的鉴别诊断

鞍区生殖细胞瘤的临床表现以尿崩和视觉障碍及内分泌功能紊乱为特征，部分患者出现颅高压。主要应与鞍区好发的颅咽管瘤相鉴别：①前者多好发于儿童，成年人极其少见，而颅咽管瘤青年人也较多见；②前者颅内压增高症状不明显，而后者常造成室间孔梗阻而表现为明显颅高压症状；③前者 CT 表现常为圆形、边界清楚的高密度影，肿瘤有明显均匀一致增强效应，钙化不多见。后者 CT 则多呈囊性低密度改变，仅肿瘤包膜呈环形增强效应，钙化多见。另外应注意与鞍区的垂体瘤、鞍结节脑膜瘤、视神经胶质瘤相鉴别。

（三）基底节区生殖细胞瘤的鉴别诊断

基底节区生殖细胞瘤男性占多数，偏侧肢体乏力、不全瘫为其主要特点，病程进展相对缓慢，多有数年病史，发病过程中病情突然加重常与瘤内出血有关，CT 多表现为基底节区混杂密度病灶，形态不规则，占位效应明显，瘤内常伴有出血表现。增强扫描后，可有不规则强化现象，肿瘤周围水肿极不明显为其特征。基底节区生殖细胞瘤主要应与该部位好发的胶质瘤和转移瘤相鉴别，基底节区胶质瘤成人多见，无明显性别差异，病程较短呈进行性加重，CT 影像常表现为明显的瘤周水肿。基底节区转移瘤中老年人多见，神经症状起病快、进展快、症状较重。CT 显示小病灶大范围水肿的特点。

七、治疗

（一）治疗前的准备

生殖细胞瘤的治疗是包括手术切除、化疗、放疗在内的综合治疗，充分的术前准备是我们制定最佳治疗方案的基础。因此，治疗前除了要有神经影像学的检查外，由于颅内生殖细胞瘤有播散转移的倾向，对所有病情稳定的患者，在治疗前还要行脊髓增强 MRI 的检查，神经眼科、神经内分泌的检查，血清和脑脊液的肿瘤标记物、肿瘤脱落细胞检查。

（二）获取肿瘤病理学诊断

目前大多数学者主张对于患者病情稳定、鞍上或松果体区较大的生殖细胞肿瘤最好选择手术切除，以解除肿瘤压迫和降低颅内压，术中应尽可能多地提供肿瘤标本，以明确混合性生殖细胞肿瘤的成分。若肿瘤病灶较小或颅内多发性病灶，如果术前根据影像学检查不能明确定性诊断，最好是通过立体定向活检获得组织病理学诊断。脑脊液离心沉淀后细胞学检查也可能获得病理学诊断。

（三）治疗方法的选择

由于生殖细胞瘤对放疗高度敏感，在成人治疗首选放疗；在儿童为了减少放疗的远期副作用，多采用化疗＋放疗＋化疗的三明治疗法。由于胚胎生殖细胞对抗癌药物有较高的敏感性，化疗对所有类型生殖细胞肿瘤有效。所以，对非生殖细胞瘤性生殖细胞肿瘤（畸胚瘤除外），化疗是首选的治疗方法。成熟畸胎瘤最好的治疗方法是手术全切除肿瘤。恶性畸瘤应尽最大可能切除肿瘤，术后再辅以局部放疗（40Gy），然后行化疗。

1. *手术治疗*

颅内生殖细胞瘤手术治疗的意义在于减小肿瘤体积、获得病理诊断和解除脑积水。手术治疗有直接手术切除、立体定向活检术和脑脊液分流手术。

(1) 肿瘤切除术

多年来对于生殖细胞瘤手术方式的选择及其治疗作用一直存有争议。70 年代以前，手术死亡率高达 30%～70%，致残率 65%。随着现代显微神经外科技术的成熟和手术入路的日趋完善（图 41－5），肿瘤切除的手术效果提高了，手术治疗变得更为安全有效，手术死亡率和致残率目前已下降到 5%～10%，手术疗效明显改善。目前大多数学者主张直接作肿瘤切除，除非病变已有远处播散或患者不能耐受手术，理由是：①如预计能切除肿瘤，一期手术最佳；②开颅手术较活检容易控制术中出血；③手术能获得较大肿瘤标本，对病灶性质了解更全面；④手术能最大限度缩小肿瘤体积，利于术后其他辅助治疗。生殖细胞肿瘤病理性质及发生部位是影响手术全切的主要因素，显微外科手术只可对一部分患者达到全切的目的，对于不能完全切除者手术可为进一步放疗、化疗提供组织学诊断和保障。

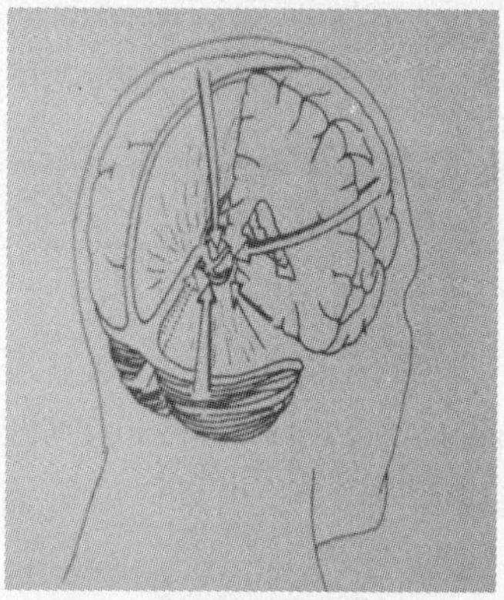

图 41－5 松果体区生殖细胞肿瘤各种手术入路示意图

幕下小脑上入路：从中线接近肿瘤，手术显露较好，由于深静脉系统位于肿瘤的上方，故不影响肿瘤的显露，因此本入路适用于各种松果体区肿瘤的手术。但是不适用于肿瘤向背侧生长且向上包裹静脉系统者，也不适用于肿瘤向侧方生长、累及侧脑室三角区者。

枕叶下经天幕入路：能较好地显露松果体区而不损伤正常脑组织和静脉系统，能较大范围地游离肿瘤和直视第三脑室。术中可以打开第三脑室使其与四叠体池相通，解除脑脊液梗阻；而且，可灵活地转为其他手术入路或用多种视角暴露和切除肿瘤。适用于松果体区所有病变，包括松果体区各种良性和恶性肿瘤及大脑大静脉瘤，特别适用于小脑幕平面或其上方且主体偏向一侧的肿瘤，亦适用于小脑上蚓部、第四脑室上部和胼胝体压部的肿瘤。但如肿瘤较大，向对侧生长，采用此入路切除对侧肿瘤困难。过分牵拉枕叶或胼胝体压部，可引起视觉障碍或分裂脑综合征（split－brain syndrome）。

经纵裂胼胝体压部入路：适用于第三脑室后部，在胼胝体压部前面或肿瘤向第三脑室中部生长者。

手术并发症

颅内出血：是影响患者预后的重要原因，因为松果体区生殖细胞肿瘤位置深、周围结构复杂、周围血管多，且肿瘤血供丰富，止血较困难。此外，立体定向活检术后瘤内出血也不少见。

手术体位相关的并发症：如坐位引起的静脉空气栓塞、低血压，较严重的脑积水解除后脑皮质塌陷引起的硬膜下出血或积液甚至硬膜外血肿；手术头位不当，如过伸或过屈引起颈椎损伤。

与手术入路有关的并发症：枕叶下经天幕入路因需牵拉枕叶或影响枕叶引流静脉，引起视野缺损。经纵裂胼胝体入路因牵拉顶叶，引起对侧肢体皮质感觉一过性障碍。

视觉功能障碍（眼外肌麻痹、瞳孔调节功能障碍、上视不能等）可见于四叠体区手术后，一般经数月至一年逐渐恢复。滑车神经细小，与肿瘤毗邻，术中分辨困难，损伤可能性较大。神经功能损伤严重程度与肿瘤的良恶性、术前曾放疗、术前已有神经功能损害以及肿瘤的浸润程度有关。

（2）立体定向活检术

立体定向活检术的意义在于相对安全，可明确病理诊断，为下一步治疗提供诊断依据，又可避免开颅手术带来的严重并发症。为了增加定向活检和术后放疗的安全性，对伴有严重脑积水者应先行脑脊液分流术。松果体区病灶立体定向活检的诊断正确率为90%以上，死亡率现已降至0～1.6%。目前诊断性的活检手术结合术后放射治疗已成为颅内生殖细胞肿瘤最有前途的治疗手段之一。Regis总结370例松果体区立体定向活检的结果，发现诊断有效性占94%，不能确诊的病例有19例，占5%。同时有1.3%的患者因活检死亡，另有3例患者出现严重神经功能障碍（昏迷缄默），7%的患者（1/370）有一过性神经功能障碍，其中有11例为松果体区出血，由活检引起肿瘤远处播散的占0.27%（1/370）。因此认为松果体区生殖细胞肿瘤活检的危险性与颅内其他部位活检相似，对确诊肿瘤性质有价值，值得进行。但是，穿刺活检取材量太少，加之松果体区肿瘤病灶多较大，许多肿瘤内多种细胞成分混杂，可能同时有生殖细胞肿瘤成分、松果体实质细胞和胶质细胞成分，单靠活检所得的病理组织有时难以作出准确的病理诊断。同时，松果体区肿瘤常血供丰富，盲目穿刺可增加瘤内出血的机会。

（3）脑脊液分流手术

脑脊液分流手术只为解决梗阻性脑积水，缓解高颅压症状，为放射治疗和其他治疗做准备，对肿瘤无治疗效果，同时还有引起肿瘤腹腔等远处种植的可能性。

2. *放射治疗*

（1）普通放射治疗

颅内生殖细胞瘤为高度恶性肿瘤，呈浸润性生长，可沿脑脊液循环及血循环播散种植或转移至脑其他部位，或转移到脊髓以及颅外其他部位。颅内生殖细胞瘤是少数对放疗极度敏感的肿瘤，直接手术肿瘤切除率不高，而且风险较大，笔者认为在手术活检或立体定向活检术明确病理诊断后，放疗应是其最主要的治疗手段。对无严重颅高压症状，临床难以确定或不宜手术的病例或影像学诊断较典型的生殖细胞瘤也可考虑在严密神经外科监护下，进行诊断性放疗。生殖细胞瘤对放射线高度敏感，照射20Gy后（在治疗1周左右）瘤体一般会明显缩小，从而缓解颅内高压的症状，为患者减轻了痛苦、也为下一步治疗赢得了时间。若肿瘤缩小，说明肿瘤对放疗敏感，可继续放疗，若肿瘤无变化可考虑转为手术治疗。

首选诊断性放疗的适应证为：①临床及影像学支持生殖细胞瘤的诊断；②无严重颅高压的症状；③肿瘤标记物结果不支持绒毛膜癌、胚胎癌、卵黄囊瘤。Rashid等报道应用此方法诊断正确率达87%，虽然此法无病理学诊断，但大多数情况下为患者带来了巨大利益。

大多数学者认为生殖细胞瘤的外放疗设野应至少包括整个脑室系统的大野照射，以减少局部种植复发的可能，在控制颅内压的情况下应作足够剂量的全脑全脊髓放疗（图41－6）。

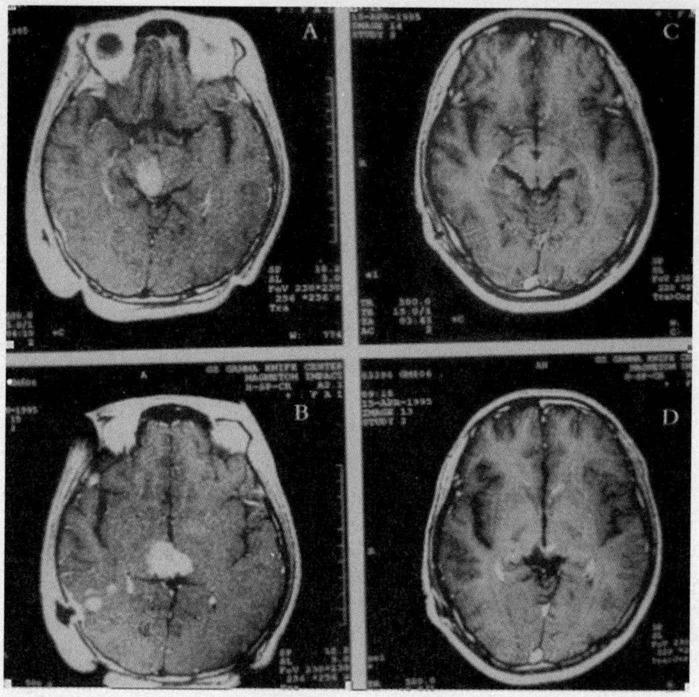

图 41－6 松果体区生殖细胞瘤并脑内播散。A、B：放射治疗前；C、D：放射治疗后

一般生殖细胞瘤患者脑部的放疗总量为 45～50Gy，全脊髓的放疗剂量 20～30Gy，3 岁以下儿童不主张放疗，5 岁时用成人剂量的 75%，8 岁以后可与成人的剂量相同。Aydin 于 1992 年报告一例仅接受总计量 16Gy 的生殖细胞瘤患者的尸检结果，原病灶区域已无具有生存活力的肿瘤细胞，说明小剂量放射治疗即可有效地杀灭生殖细胞瘤的肿瘤细胞。Maity 等报道 39 例颅内生殖细胞瘤采用单纯体外照射，平均随访 7 年，无 1 例复发。

（2）γ-刀治疗

生殖细胞瘤对射线特别敏感，通过单次大剂量聚焦照射肿瘤病灶，即可达到消灭肿瘤的目的，由于其照射剂量梯度极大，病灶周围的正常组织几乎不受照射损害，既可有效地保护病灶周边的重要结构，又可使病灶获得单次致死剂量照射，γ-刀完全可以取得与外科手术全切肿瘤的相同效果，并且极少发生严重并发症，因此，目前认为对体积较小的生殖细胞瘤的治疗，趋向于首选 γ-刀治疗（图 41－7）。肿瘤的治疗剂量取决于瘤体的大小及周边结构，一般选择周边剂量为 10～15 Gy，中心剂量 20～30 Gy，采用 50%及以上的高等剂量曲线包绕，重要结构如脑干边缘所受最大剂量＜12Gy。生殖细胞瘤组织松软，很易脱落，有沿脑脊液种植及沿室管膜移行的生物习性，为了使其治疗具有综合性和彻底性，目前认为，生殖细胞瘤 γ-刀治疗后必须配合全脑及全脊髓的补充放疗或行化疗等综合治疗，才能获得更好的疗效。立体定向放射外科结合常规全脑外照射治疗，可以进一步提高肿瘤本身的受照剂量，且减少正常脑组织的损伤，是一种有生命力的治疗手段。Zissiadis 等报道了 18 例颅内生殖细胞瘤采用立体定向放射外科结合常规全脑外照射治疗，平均随访 40 个月无复发。

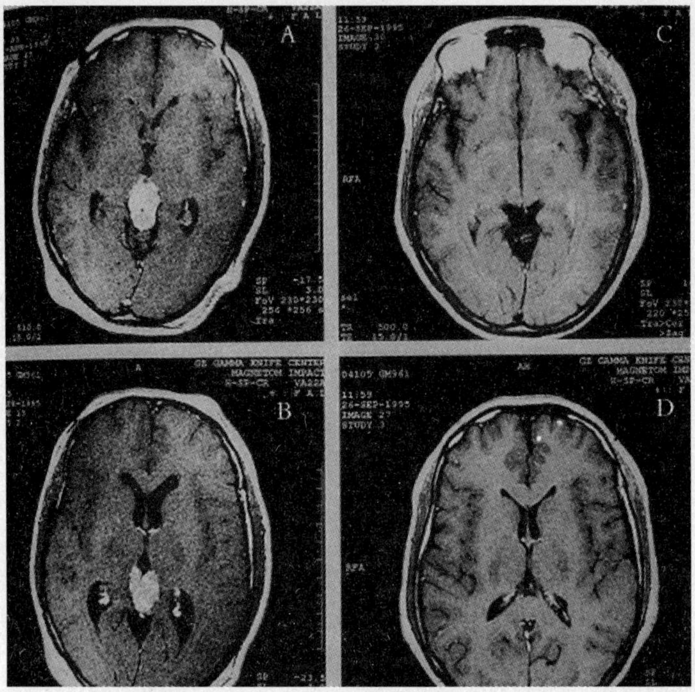

图 41-7 松果体区生殖细胞瘤。A、B：γ-刀治疗前；C、D：γ-刀治疗后

3. 化学治疗

Einhom 和 Donohue 最早将顺铂（cisplatin）、长春新碱（vinblastine）、博来霉素（bleomycin）联合应用治疗睾丸癌，并取得成功，简称 PVB 方案。以后发现此方案对颅内生殖细胞肿瘤例如畸胎瘤和生殖细胞瘤敏感。对于生殖细胞瘤，化疗可以减少放射治疗的剂量，从而减轻对脑组织的损伤。生殖细胞瘤属于生长比率高的肿瘤，对其的化疗原则主张联合用药，即根据肿瘤细胞不同增殖周期选择特异性与非特异性药物联合应用。首先使用细胞周期特异性药物杀灭处于 DNA 合成期（S 期）及有丝分裂期（M 期）的肿瘤细胞，当肿瘤中大部分 S 期及 M 期细胞被杀灭后，再使用细胞周期非特异性药物杀灭各增殖期的肿瘤细胞。目前国外文献报道的药物选择多为：VCR 主要作用于肿瘤细胞的 M 期。平阳霉素作用于肿瘤增殖各期的细胞，特别是 G2 期细胞。PDD 继续杀灭增殖各期的肿瘤细胞。在此基础上可再加用 MTX，目的在于迅速有效地杀灭大量处于 S 期的肿瘤细胞，减少各个药物的单一疗程及总的治疗剂量，以尽量减少药物的毒副作用。另外对于一般情况较差的患者，可采用减少药物剂量（应用剂量的 80%～90%），增加疗程的方法，减小药物的不良反应，在取得预期治疗效果的同时有效地保证了化疗的安全性。临床观察主要的化疗反应为消化道症状及骨髓抑制。一般消化道症状维持一周左右逐渐缓解，必要时对症处理，如昂丹司琼 8mg 静脉滴注，可重复作用。骨髓象一般在 3 周左右恢复正常，必要时可使用刺激骨髓升高白细胞的药物，如非格司亭等。罕见危险的不良反应有肺水肿，甚至心力衰竭。

使用最为普遍的化疗方案是 PVB、PVB+环磷酰胺、放射菌素-D、VP-16、甲氨蝶呤等，其中顺铂疗效最佳，为最初用于治疗生殖腺细胞肿瘤的化疗药物，属于肿瘤杀伤剂，也是放射增敏剂，能改善放射治疗效果。日本采用 PVB 方案治疗颅内恶性生殖细胞瘤Ⅱ期研究，首先采用 PVB 方案进行 3 个疗程的诱导期治疗，以后每隔 3～4 个月加强化疗一次，持续 2 年。治疗总有效率为 71%，2 年生存率为 67.7%。比同期单独采用放射治疗患者的生存期（46.5%）延长，但大多数应用 PVB 方案治疗后 2 年内肿瘤复发，而且对复发肿瘤，此方案疗效降低，有效率仅为 25%。当肿瘤复发再次进行化疗时，加大化疗药物的剂量，特别是顺铂的剂量，可以改善治疗效果。

4. *化疗加放疗联合治疗*

生殖细胞瘤对放射线高度敏感，因此以往治疗主要是手术加放射治疗，多数疗效尚满意，但用此方法治疗的生殖细胞瘤 5 年复发率 10%～40%，此外颅内生殖细胞肿瘤多发生在儿童，当儿童的中枢神经系统接受大剂量放射治疗后对其生长发育产生严重的不良影响。自 90 年代开始，颅内生殖细胞瘤对化疗敏感这一现象引起了国外许多学者的重视。但是单纯化疗远期疗效也不够满意，目前对小儿颅内生殖细胞瘤的治疗以化疗为主，辅助中低剂量的放射治疗这一措施已被国内外众多学者接受。化疗加放疗联合治疗的优点在于，避免了中枢神经系统严重的放射性损伤，远期疗效满意。

通过临床远期疗效观察，颅内生殖细胞瘤的患者，特别是有其他部位种植转移的患者，化疗、放疗联合治疗是比较好的治疗方案。天坛医院报告颅内生殖细胞瘤经组织活检明确诊断后，进行化疗放射联合治疗取得良好效果。所选药物为长春新碱（VCR，主要作用于肿瘤细胞的 M 期），甲氨蝶呤（MTX，作用于 S 期），平阳霉素（PYM，作用于肿瘤增殖各期的细胞，特别是 G2 期细胞），顺铂（PDD，杀灭增殖各期的肿瘤细胞）。使用 PDD 时需水化以减轻其对肾脏的损害，使用大剂量 MTX 时也需水化及碱化尿液，MTX 结束后可给予四氢叶酸解救，并监测 MTX 血药浓度降至安全范围后才可停止解救。两个疗程化疗完成后 1～2 个月，在肿瘤病灶局部行中低剂量放射治疗（25～35Gy）。

Hermann（1994 年）提出一种“三明治治疗方案”：通过免疫组化方法检测血清或脑脊液中 AFP 和 HCG 活性，或采用活检的方法明确诊断。首先进行化学治疗，采用 BEP 方案（博来霉素、VP-16、顺铂）做 1～2 个疗程，也可多个疗程，每个疗程持续 3 周，疗程间无间隔（即 Day21＝Day1），化疗后检测 AFP 和 HCG 活性，一般治疗后上述指标活性明显下降，肿瘤体积缩小。随后行放射治疗，在全脑照射 30Gy 剂量基础上对肿瘤局部加量至 50Gy，此外还应对脊髓作 30Gy 剂量的照射。放疗结束后再作 VIP 方案的化学治疗，巩固疗效，因博来霉素与顺铂同时使用时，毒性明显加重，故改用 VIP 方案（长春新碱、异环磷酰胺、顺铂）的目的在于减少博来霉素的毒性。采用此综合治疗方法，使 3 例非生殖细胞瘤性生殖细胞肿瘤患者长期存活，无瘤状态分别达到 32 个月、30 个月和 20 个月，明显高于其他单独治疗方案的疗效。

（四）复发性生殖细胞瘤的治疗

对于复发性生殖细胞瘤的患者，除肿瘤复发外，多有鞍上、脑室内、第 IV 脑室及椎管内的播散种植转移，手术很难完全切除病灶，又无法再接受大剂量的放射治疗，因此治疗困难，预后不佳，可采用化疗放射治疗相结合的方法。一般采取以化疗为主再辅以中低剂量放射治疗的方法，脑脊液中化疗药物对散在脱落的有种植播散转移可能的肿瘤细胞有充分的杀灭作用，可防止肿瘤进一步播散转移，使放射治疗只需在肿瘤灶局部进行中低剂量照射（25～35Gy）即可，无大剂量放射治疗引起的各种不良后果。

八、生殖细胞肿瘤的预后

生殖细胞肿瘤以往的 5 年生存率为 69%～88%。近年来，由于影像技术、显微外科技术、放射治疗技术的不断提高，新的化疗方案的出现以及综合治疗的应用，使生殖细胞肿瘤的治疗效果有很大提高。Sano（1997 年）报道生殖细胞瘤 5 年、10 年生存率分别为 96%、93%，成熟畸胎瘤 5 年、10 年生存率均为 93%，恶性畸胎瘤 3 年生存率是 50%，胚胎癌 3

年生存率是20%，卵黄囊肿瘤3年生存率是33%。绒毛膜上皮癌（3例）预后最差，一年内全部死亡。生殖细胞肿瘤的种植播散是影响生存质量的主要原因，有报道生殖细胞肿瘤的复发率为6%～40%，脊髓转移的发生率为10%～15%，生殖细胞瘤合并STGC比单纯生殖细胞更易复发（表41－2）。

表41－2 东京大学治疗结果

组织学类型	生存率（%）				
	1年	3年	5年	10年	15年
生殖细胞瘤	100.0	95.4	95.4	92.7	87.9
含有STGC的生殖细胞瘤	100.0	100.0	83.3	83.3	NC
成熟型畸胎瘤	100.0	92.9	92.9	92.9	NC
恶性畸胎瘤	100.0	70.7	70.7	70.7	NC
纯恶性生殖细胞瘤	45.5	27.3	27.3	NC	NC
混合型生殖细胞肿瘤	87.2	61.0	57.1	40.1	NC
混合型生殖细胞肿瘤亚型					
生殖细胞瘤和畸胎瘤	94.1	94.1	84.7	70.6	NC
生殖细胞瘤或畸胎瘤	80.0	70.0	52.5	70.6	NC
纯恶性成分为主型	83.3	9.3	9.3	NC	NC

NC表示因随访时间短或生存者数量少而未作统计。

有作者按照预后情况将生殖细胞肿瘤分为三组：①预后好组：生殖细胞瘤、单一成熟型畸胎瘤。②预后一般组：含有STGC的生殖细胞瘤、未成熟的畸胎瘤、恶性畸胎瘤、生殖细胞瘤或畸胎瘤为主的混合型生殖细胞肿瘤。③预后差组：绒毛膜上皮癌、卵黄囊肿瘤、胚胎癌、绒毛膜上皮癌、卵黄囊肿瘤和胚胎癌为主的混合型生殖细胞肿瘤。

（赵明）

参考文献

1. 史玉泉主编. 实用神经病学. 第二版. 上海：上海科学技术出版社，1994.
2. 吴震，王忠诚，张俊廷. 症状性松果体囊肿. 中华神经外科杂志，1998，5：318.
3. 赵继宗主编. 颅脑肿瘤外科学. 北京：人民卫生出版社，2004.
4. 周良辅主编. 现代神经外科学. 上海：上海医科大学出版社，1998.
5. Chang SM，Lillis-Hearne PK，Larson DA，et al. Pineoblastoma in adults. Neurosurgery，1995，37：383.
6. Hermann HD，Westphal M，Winkler K，et al. Treatment of nogerminomatous germ-cell tumors of the pineal region region. Neurosurgery，1994，34：524.
7. Herrick MK. Pineal tumors：classification and pathology // Wilkins RH & Remgachary SS（eds）. Neurosurgery. 2nd. NY：McGraw-Hill Book Co，1996：995.
8. Kellie SJ，Boyce H，Dunkel IJ，et al. Results of the Second International CNS Germ Cell Tumor Study Group Results of the Second International CNS GCT Study Group protocol. Neuro-Oncology，2003，5：47.
9. Kleihues P，Cavenee WK，eds. WHO classification of tumors of the central nervous system. Pathology and

genetics of tumors of central nervous system. Lyon：IARC Press，2000. 6-7.

10. Maity A，Shu HK，Janss A. Craniospinal radiation in the treatment of biopsy proven intracranial germinomas：twenty-five years experience in a single center. J Radiat Oncol Biol Phys，2004，58 (4)：1165-1170.
11. Matsutani M，Sano K，Takakura K，et al. Primary intracranial germ cell tumors：a clinical analysis of 153 histologically verified cases. J Neurosurg，1997，86 (3)：446-455.
12. Matsutani M，Sano K，Takakura K，et al. Combined treatment with chemotherapy and radiation therapy for intracranial germ cell tumors. Childs Nerv Syst，1998，14 (1-2)：59-62.
13. Matsutani M，Ushio Y，Abe H，et al. Combined chemotherapy and radiation therapy for central nervous system germ cell tumors：preliminary results of a phase II study of the Japanese Pediatric Brain Tumor Study Group. Neurosurg Focus，1998，5 (1)：7.
14. Matsutani M. Japanese Pediatric Brain Tumor Study Group. Combined chemotherapy and radiation therapy for CNS germ cell tumors the Japanese experience. J Neurooncol，2001，54 (3)：311-316.
15. Regis J，Bouillot P，Rouby-Volot F，et al. Pineal region tumors and the role of stereotactic biopsy：Review of the mortality and diagnostic rates in 370 cases. Neurosurgery，1996，39：907.
16. Sa ki N，Tamaki K，Murai H，et al. Long-term outcome of endocrine function in patients with neurohypophyseal germinomas. Endocr J，2000，47 (1)：83-89.
17. Sano K. Pathogenesis of intracranial germ cell tumors reconsidered. J Neurosurg，1999，90：258.
18. The Committee of Brain Tumor Registry of Japan：report of Brain Tumor Registry of Japan (1969-1993). Neurol Med Chir (Tokyo)，2000，40：1-106.
19. Utsuki S，Kawano N，Oka H，et al. Cerebral germinoma with syncytiotrophoblastic giant cells：feasibility of predicting prognosis using the serum HCG level. Acta Neurochir (Wien)，1999，141 (9)：975-978.
20. Yoshida J，Sugita K，Kobayashi T，et al. Prognosis of intracranial germ cell tumors：effectiveness of chemotherapy with cisplatin and etoposide (CDDP and VP-16). Acta Neurochir (Wien)，1993，120 (3-4)：111-117.
21. Zimmerman RA. Pineal region masses：imaging // Wilins RH & Rengachary SS. Neurosurgery. 2nd. NY：McGraw-Hill Book Co，1996. 1003.
22. Zissiadis Y，Dutton S，Kieran M. Stereotactic radiotherapy for pediatric intracranial germ cell tumors. J Radiat Oncol Biol Phys，2001，51 (1)：108-112.

第 42 章 畸胎瘤

颅内畸胎瘤罕见，约占所有颅内肿瘤的 0.5%，可发生于任何年龄，但以儿童和青少年多见，约为 2%～4%，并且年龄越小，其占的比例就越大。本病近年来由于胎儿超声技术的普及和进步，胎脑畸胎瘤也越来越多地被检出。一项国外的研究报道指出胎脑畸胎瘤高达胎儿颅内肿瘤的 53.9%。有报道早在孕期第 21 周胎脑畸胎瘤即可被检出。总的来说男性多于女性，但在新生儿期女性多见。最好发于松果体区，其次为鞍上区、第三脑室、第四脑室、垂体窝等部位。在亚洲，畸胎瘤包括恶性畸胎瘤约占松果体区肿瘤的 10.3%。

一、病理

畸胎瘤含有三个胚层起源的多种组织成分，按组织分化程度可分为良性与恶性两类，按大体结构分为囊性和实性两类。大多数中枢神经系统的畸胎瘤均分化良好，组织学上属于Ⅰ级。恶性畸胎瘤（malignant teratoma）指肿瘤全部由未分化性类胎儿发育期的组织构成。而畸胎瘤恶变是指肿瘤内有局灶性肉瘤或癌的成分存在。按 WHO 1993 年及 2000 年中枢神经系统肿瘤分类中将畸胎瘤分为未成熟性（immature）、成熟性（mature）和畸胎瘤恶变（teratoma with malignant transformation ）三个类型。在男性，松果体区的畸胎瘤较为常见，而在女性则骶尾部的畸胎瘤更为常见。

（一）大体观察

良性畸胎瘤有完整的包膜，呈圆形、卵圆形或分叶状，边界较清楚，表面光滑，部分与脑组织粘连，有时这种粘连比较牢固，不易分离。肿瘤触之较硬韧，切面常可见有软骨、骨组织及其他肉眼能识别的组织如毛发、皮肤、牙齿等，也可见散在的大小不等的囊腔、出血灶或坏死灶。而未成熟性或恶性畸胎瘤则不容易识别出软骨和骨组织，囊内常因出血而有糜状咖啡色液体，部分包膜不完整，向周围浸润生长。

（二）显微镜下观察

良性畸胎瘤含有分化良好的包括神经外胚叶在内的所有三个胚层的组织成分（图 42 - 1，见彩页）。瘤内外胚层常见鳞状上皮及神经组织结构。中胚层结构含有骨、软骨和肌肉组织。内胚层结构包括消化道和呼吸道组织及各种分泌黏液的腺体。实性或囊性的上皮区域和腺管状结构混杂存在，中间被增生的间叶组织所分隔。免疫过氧化物酶染色变化很大，从而反映出不同的组织成分。恶性畸胎瘤含有所有三个胚层或是其中任何一个胚层分化较差的成分，在组织学上有重要的判断预后的价值。未成熟的结构包括以下几种，出现与髓上皮瘤、神经母细胞瘤、视网膜母细胞瘤或室管膜母细胞瘤相似的胚胎性神经上皮结构。有时一块内有神经胶质分化的畸胎瘤组织可以与各种类型的胶质瘤很相似。因此做肿瘤病理时取材要多，从而得到正确的定性诊断。另外病理标本的多点取材检验还能避免遗漏畸胎瘤组织中的恶性成分（即将恶性畸胎瘤误诊为良性畸胎瘤）。

二、临床表现

主要由畸胎瘤的生长部位和大小决定相应的临床表现。肿瘤位于松果体区常引起眼球运动障碍和颅高压，鞍上区可有尿崩症和视力障碍。

（一）松果体区

一般病程较短，多在 1 年以内，平均为 4 个月。肿瘤主要生长在大脑大静脉池内，上方为胼胝体压部，下方为中脑四叠体，后下隔小脑幕与小脑上蚓部相邻近。肿瘤很容易压迫中脑导水管从而引起梗阻性脑积水。肿瘤的发展过程所产生的临床症状主要有三方面：①颅内压增高症；②邻近结构受压征；③内分泌紊乱。

颅内压增高症

较为多见。肿瘤侵入或压迫第三脑室导水管，可以引起明显的阻塞性脑积水及颅内压增高，患者剧烈头痛、呕吐和眼底视乳头水肿，从而导致病情进一步恶化。

（1）邻近脑受压征

1）眼征：肿瘤压迫四叠体上丘可引起眼球垂直方向运动障碍、瞳孔散大或不等大等。Parinoud 于 1883 年首先指出此部位肿瘤可致眼球上视不能，并同时伴有瞳孔散大和光反应消失，而瞳孔的调节反应存在。故此体征称为 Parinaud 综合征（即四叠体受压综合征）。实际上典型的 Parinaud 综合征并不多见，后来常将单纯上视不能也称为 Parinaud 综合征。

2）听觉障碍：肿瘤体积较大时可压迫四叠体下丘及内侧膝状体从而出现双侧耳鸣和听力减退。但由于受儿童临床检查合作程度的影响，此症状有时不易被发现。

3）小脑症状：肿瘤向后下发展会压迫或侵入小脑上脚、蚓部或小脑半球，可出现共济失调、肌张力降低、眼球震颤等症状。

4）有时由于颅内压增高和肿瘤直接压迫中脑或下丘脑，部分患者可出现癫痫发作、病理反射，甚至意识障碍。

（2）内分泌症状

仅在少数男性患儿中可见性早熟。正常松果体腺可分泌褪黑激素（melatonin），它可抑制垂体前叶的功能，降低垂体前叶内促性腺激素的含量和减少其分泌，而儿童期及青春期前期松果体的功能表现活跃，因而抑制了性征的过早发育。至青春期时松果体逐渐退化使得性征发育成熟。松果体区畸胎瘤可能破坏了松果体腺的正常分泌，使其性征提前发育而出现性早熟。

（二）鞍上区

鞍上区畸胎瘤可压迫周围的视交叉、垂体、垂体柄和下丘脑等重要结构产生视力下降、视野缺损、尿崩症、肥胖、性早熟等临床表现。

（三）其他部位

位于第四脑室的畸胎瘤较少见，主要引起阻塞性脑积水及颅内压增高。

三、辅助检查

（一）颅骨 X 线平片

有长期颅高压的患者可见头颅形态扩大、指压迹增多、颅缝增宽等改变。有时颅内可见牙齿和骨骼等结构及斑点状钙化。

（二）CT 检查

畸胎瘤常好发于松果体区，其次为鞍上区、第三脑室、第四脑室、垂体窝等部位。通过

CT 检查不但可以显示畸胎瘤的部位、大小、数量、范围等，尚可提供肿瘤有无钙化及骨化、有无合并出血、有无合并脑积水及脑移位等重要信息。CT 对显示肿瘤内所含的各种成分之间的不同密度差异较为理想，显示钙化、脂肪及囊变结构较直观。

多数畸胎瘤为部分囊性，囊较大，囊内成分复杂，可含有脂质、毛发和牙齿等结构。CT 平扫时常表现为很不匀质的低、高、等混合密度灶：低密度区代表脂质成分、生殖细胞、毛发等一些吸收 X 线较少的结构，高密度区表示肿瘤有钙化或出血，等密度区是肿瘤内的软组织成分。有骨和牙齿出现时是畸胎瘤的特征性改变，有脂肪样低密度区也是诊断畸胎瘤的重要依据。肿瘤一般边界清楚，周围无水肿。CT 增强时肿瘤实质部分多出现明显强化，但密度极不均匀，囊壁强化可呈多个环状影。

畸胎瘤和恶性畸胎瘤有时较难区别，但后者常常有小囊变，囊变的数量可多可少，可见于肿瘤的任何部位。脂肪成分相对较少甚至无，实质性成分较多，呈均匀的稍高密度。恶性畸胎瘤有时可伴有瘤周水肿。部分恶性畸胎瘤患者可表现出发病急剧或症状体征突然加重的特点，CT 检查亦证实为肿瘤卒中，良性者几乎无此表现。

（三）MRI 检查

MRI 检查可以通过其三维层面和较高的软组织对比度全面而清晰地显示肿瘤内外结构、肿瘤转移及对邻近重要脑组织和血管的侵犯程度，是手术入路的选择、治疗效果的评价及随访等必不可少的检查手段。

畸胎瘤 MRI 检查最大的特点是无论在 T1W 像还是 T2W 像都呈很不匀质的信号，主要原因是由于肿瘤内钙化、囊变、脂肪、出血等多种成分同时存在。由于松果体区其他两种常见肿瘤（生殖细胞瘤和松果体细胞瘤）通常是较为匀质的信号，故一般认为松果体区若出现有很不匀质混杂信号的肿瘤时则提示畸胎瘤的可能性较大。增强时瘤壁和实质部分常有不同程度的强化。畸胎瘤中的脂肪为良性组织，故恶性畸胎瘤常缺乏或仅极少量脂肪成分，实质性成分较多，常有小囊变。恶性者常侵犯邻近结构并可沿室管膜下种植，术前常易误诊为松果体区脑膜瘤或松果体细胞瘤，而成熟者一般不出现浸润现象。恶性畸胎瘤在增强扫描时有时可见明显强化的转移灶沿着脑脊液通路种植转移，呈“镶框状”高信号，可为鉴别诊断提供依据。

（四）脑脊液检查和肿瘤标志物的测定

恶性畸胎瘤的瘤细胞常常脱落于 CSF 中，此时取 CSF 做脱落细胞学检查有时可以找到肿瘤细胞，结合临床表现可以确诊该病。但若患者有颅内压增高的表现，则腰椎穿刺会有诱发脑疝的危险性。

恶性畸胎瘤患者常出现血清和脑脊液的 AFP 和 β－HCG 水平升高，而单纯性生殖细胞瘤及良性畸胎瘤多数正常。绒癌因含合体滋养层巨细胞，可产生 β－HCG，并导致性早熟。内胚窦癌一般只有 AFP 增高，而 β－HCG 和 AFP 均增高仅见于胚胎癌，有一定鉴别意义，但并非绝对。CEA 是一种糖蛋白，在畸胎瘤、绒癌等非生殖细胞瘤的生殖细胞肿瘤中可以升高。一般术前怀疑有畸胎瘤等生殖细胞肿瘤者均应行肿瘤标志物的血清学检查，如能结合脑室穿刺和脑室-腹腔分流术中留取脑脊液的检查，则可在术前鉴别诊断、侵袭程度的评价、病理诊断补充、预后评估和术后综合治疗方面提供帮助。但也应该注意，若肿瘤标志物阴性也不能完全排除畸胎瘤。

四、诊断和鉴别诊断

根据典型的神经系统表现，本病可以作出定位诊断。如果病变位于松果体区、鞍上区等畸胎类肿瘤好发部位，且患者发病年龄又小时，就应该考虑本病。进一步的神经影像学结合肿瘤标志物的测定一般多能正确诊断典型的颅内畸胎类肿瘤，术前正确诊断率可达 90%。

颅内畸胎瘤需与以下肿瘤相鉴别：

（一）松果体区其他肿瘤

这类肿瘤的临床表现与松果体区畸胎瘤相似，故鉴别诊断主要依赖神经影像学和组织病理学检查。

1. 生殖细胞瘤

生殖细胞瘤好发于青少年（15～25 岁），亦可见于成人。男性居多，男与女之比为 5～10∶1。CT 平扫示肿瘤常为边界清楚的卵圆形、圆形或蝴蝶形及不规则形肿块，多为较高密度，少数为等密度。密度较高与生殖细胞密集有关。一般常无出血、坏死或囊变，偶可见小的低密度坏死或囊变区。松果体钙化增大，常呈弹丸状，被包埋于瘤块之中，此为生殖细胞瘤的特征性表现，其他肿瘤无此表现。肿瘤本身也可发生钙化，钙化常为小结节状，少数可为斑点、斑片状混合钙化。大部分肿瘤呈均匀强化或不均匀强化，后者系因坏死、囊变区不增强所致。MRI 检查表现为 T1W 为等或稍低信号，T2W 为稍高信号，边界清楚，一般呈均匀一致的强化。

2. 松果体细胞肿瘤

来源于松果体实质细胞，包括较成熟的松果体细胞瘤和较原始的松果体母细胞瘤。过去称为松果体瘤者大多为生殖细胞瘤或非典型畸胎瘤，而真正的松果体细胞肿瘤很少见，约占颅内肿瘤的 0.2%，可发生于任何年龄，男女比率大致相同。松果体细胞瘤多见于成人，生长缓慢，CT 表现为边缘清楚的圆形或类圆形等或略高密度肿块，常无囊变或坏死。偶尔可见明显钙化，像一个很大的钙化的松果体。增强扫描肿瘤呈均一强化。而畸胎瘤多见于儿童，CT 上密度明显不均一。松果体母细胞瘤为高度恶性肿瘤，多见于 30 岁以下的年轻人。出血和钙化少见，但常有中心区囊变。CT 平扫呈混杂密度，可为卵圆形，亦可为不规则形。强化常不均匀和/或有环状增强。呈浸润性生长，与正常脑组织之间分界不清，并可循 CSF 转移。而畸胎瘤常与周围组织边界较清楚。

3. 松果体囊肿

女性比男性多发，平均发病年龄在 30～40 岁。CT 平扫片上表现为圆形囊样低密度影，边缘光滑锐利，注药后不增强。MRI 上 T1W 为低信号，T2W 为高信号，且均匀一致，和畸胎瘤容易鉴别。多无临床表现，绝大多数不需要手术治疗。

4. 神经胶质瘤

多为星形细胞瘤。CT 平扫片上可表现为低密度或混合密度，MRI 也显示信号不等，增强后密度或信号不均匀增高，但肿瘤周围有片状不规则组织水肿，肿瘤有时很小也可以早期引起脑积水的表现，可与畸胎瘤鉴别。

5. 上皮样囊肿和皮样囊肿

上皮样囊肿在 CT 上为不规则的低密度影，CT 值低于 CSF，不强化；MRI 上 T1W 为低信号，T2W 为高信号，和畸胎瘤容易鉴别。皮样囊肿 CT 上内容物为低密度影，囊壁较厚，可有强化。MRI 上 T1W 为明显高信号，提示有液态脂肪组织，T2W 也为高信号，颇具有特征性。

6. 蛛网膜囊肿

可较大，囊内密度或信号在 CT 及 MRI 相似于 CSF，囊壁薄，注药后可轻度强化。

（二）鞍上区或鞍区其他肿瘤

1. 颅咽管瘤

颅咽管瘤是发生于颅咽管残余上皮细胞的肿瘤，是最常见的先天性肿瘤，占颅内肿瘤的5%～6%，好发于青少年，发病率明显高于畸胎瘤。多位于鞍上区或鞍区，常突入第三脑室而梗阻室间孔，首发症状常为视力、视野变化和颅高压。CT上有时可见肿瘤边缘伴有特征性的蛋壳样钙化，但无骨、牙齿和毛发等组织。MRI上T1W为混杂信号，T2W多为高信号，因此可以与畸胎瘤的复杂信号相鉴别。

2. 垂体瘤

儿童少见，常有蝶鞍明显扩大，海绵窦侵犯，钙化较少。多有内分泌激素异常，一般容易鉴别。

3. 下丘脑和视交叉胶质瘤

多为毛细胞型星形细胞瘤，很少表现为尿崩症。多为实性，CT上为等或稍低密度，MRI上T1W为等或稍低信号，T2W多为高信号。

五、治疗

（一）一般原则

Friedman和Sawamusa等认为应在立体定向活检明确肿瘤病理性质后，先行化疗和放疗，最大限度地杀灭恶性细胞成分，缩小肿瘤体积，再行手术全切除去残存肿瘤组织。但不少学者认为肿瘤的全切除有利于放射线对残存肿瘤细胞的进一步清扫，对延长畸胎瘤患者的生存期是有一定作用的。随着显微外科手术技术的进步，目前较多学者认为只要部位允许，手术治疗还是倾向于首选，因为畸胎瘤具有生长的内在倾向性，故要尽可能全切。但若肿瘤巨大或者已占据了端脑的大部分则往往难以全切。位于第三、四脑室和松果体区等部位的畸胎瘤有时与周围结构粘连紧密，无法全切时，可行大部切除。建议患者在术后及时复查CT或MRI，掌握病情变化，以便安排进一步的治疗措施。对于恶性畸胎瘤，则应进行个体化的综合治疗，即手术、放疗和化疗。

（二）手术治疗

应根据肿瘤的部位、大小、生长方向和个人的手术习惯采取相应的手术入路。对于松果体区的畸胎瘤常采用幕下小脑上入路（Krause入路）、枕下经小脑幕入路（Poppen入路）、经胼胝体入路等手术方式。当畸胎瘤位于鞍上区时可以采用经额下视交叉上入路和翼点入路。但无论选择何种手术入路，应以将肿瘤尽可能全切并最大限度地保护毗邻神经结构和减少血管损伤为原则。恶性畸胎瘤常呈侵袭性生长：发生于松果体区的会与中脑背侧和大脑大静脉显著粘连；鞍区的则与毗邻的下丘脑结构及Willis环血管粘连，手术切除时会导致神经功能缺失和死亡。为解决颅内高压、减少术中及术后导水管不通畅带来的危险，可以先做或同时做脑室-腹腔分流术，但这种手术方式可能会引起肿瘤在腹腔中种植，故有不少学者对其较为慎重。

（三）放射治疗

对于恶性畸胎瘤除了行脑部放疗外，还主张行脊髓放疗，以减少肿瘤脊髓播散的可能。对于成熟畸胎瘤手术后是否进行放疗也存在不同的观点。Sano等认为手术全切除配合放疗可进一步抑制肿瘤细胞的生长，患者预后良好。Jakacki等认为成熟畸胎瘤对放疗不敏感，放疗只能加重对正常脑组织的损伤。但是在实际临床工作中也鲜有对整块手术标本进行病理分析，这样就有可能遗漏恶性畸胎瘤或畸胎瘤恶变的可能。同时在显微手术中也存在相应的手术盲区或忽略了与重要结构粘连的少许肿瘤组织的情况。故主张即使手术切除了"成熟畸胎瘤"，如临床医生有疑问也应该加上放疗和化疗。

（四）化疗

目前常用的有顺铂、依托泊苷、博来霉素、长春新碱和环磷酰胺等。从理论上讲，肿瘤接近脑脊液径路可能会造成脑室和蛛网膜下腔播散，故肿瘤切除术后多种药物的联合化疗可取得一定疗效。畸胎瘤内的恶性组织学成分复杂，对化疗药物的敏感性各不相同，故应在全面的病理学检查基础上，针对组织学特点制定恰当的综合治疗方案。化疗虽可能延迟肿瘤的再生长，但与放疗一样会损伤发育中的大脑，也应引起注意。

六、预后

文献报道畸胎瘤治疗后一年的生存率为 91.0%，五年的生存率为 80.1%，而恶性畸胎瘤手术加放化疗后 3 年生存率仅为 50%，5 年的生存率为 18%。肿瘤组织内含有芽胚癌、卵黄囊或内胚窦肿瘤细胞及绒毛膜上皮细胞癌等成分是恶性畸胎瘤临床治疗效果不理想的主要原因。其中含有绒毛膜上皮细胞癌的恶性畸胎瘤预后最差，文献报道的患者均在手术加放化疗后 1 年内死亡。

（朱晓江　姚瑜）

参考文献

1. 甲戈，张玉琪，马振宇，等. 37 例颅内成熟及未成熟畸胎瘤治疗临床分析. 中华神经外科杂志，2003，19：334-336.
2. 唐镇生主编. 神经病学：神经系统肿瘤. 北京：人民军医出版社，2004：177-181.
3. 王忠诚主编. 王忠诚神经外科学. 武汉：湖北科学技术出版社，2004：713-735.
4. 徐庆云. 松果体区肿瘤的 CT 与 MRI 鉴别诊断. 医学影像学杂志，2001，2：75-77.
5. 鱼博浪主编. 中枢神经系统 CT 和 MR 鉴别诊断. 第二版. 西安：陕西科学技术出版社，2005：352-353.
6. 周大彪，张俊廷，贾桂军，等. 原发颅内恶性畸胎瘤 34 例分析. 中华肿瘤杂志，2002，24：595-598.
7. 朱明旺，戴建平，尚京伟，等. 颅内恶性畸胎瘤的影像诊断. 中华放射学杂志，2001，35：592-594.
8. Bavbek M，Altinörs rs N，Caner H，et al. Giant posterior fossa teratoma. Child's Nerv Syst，1999，15：359-361.
9. Cavalheiro S，Fernandes A，Hisaba W，et al. Fetal brain tumors. Childs Nerv Syst，2003，19：529-536.
10. Christian H R. Neuropathology and prognosis of foetal brain tumors. Acta Neuropathol，1999，98：567-576.
11. Ferreira O. Prenantal diagnosis of intracranial teratoma：a case report. Paediatr Neurosurg，1993，19：84-88.
12. Frieman JA，Lynch JJ，Buckner JC，et al. Management of malignant pineal germ tumors with residual mature teratoma. Neurosurgery，2001，48：518-522.
13. Futrell NN，Osborn AG，Cheson BD，et al. Pineal region tumors：computed tomographic pathologic spectrum. AJR，1981，137：951.
14. Jakacki R. Central nervous system germ cell tumors. Curr Treat Options Neurol，2002，4：139-145.
15. Kazuhiro N. Epidemiology of germ cell tumors in Asia of pineal region tumor. Journal of Neuro-Oncology，2001，54：211-217.
16. Rickert CH，Probst-Cousin S，Louwen F，et al. Congenital immature teratoma of the fetal brain. Child's Nerv Syst，1997，13：556-559.

17. Sano K. Pathogenesis of intracranial germ cell tumors reconsidered. J Neurosurg，1999，90：258-264.
18. Sawamura Y，Kato T，Ikeda j，et al. Teratomas of the central nervous system：treatment considerations based on 34 cases. J Neurosurg，1998，89：728-737.
19. Sinha VD，Dharker SR，Pandey CL. Congenital intracranial teratoma of the lateral ventricle. Neurology India，2001，49：170-173.
20. Sternberg SS 主编. 回允中主译. 诊断外科病理学. 第三版. 北京：北京大学医学出版社，2003：451.
21. Ventureyra ECG. Pineal region：surgical management of tumors and vascular malformations. Surg Neurol，1981，16：77-84.
22. Whittle IR，Simpson DA. Surgical treatment of neonatal intracranial teratoma. Surg Neurol，1981，15：268-273.

第 43 章　脑膜瘤

第一节　脑膜瘤概论

脑膜瘤一词由 Harvey Cushing 于 1922 年提出，用于描述中枢神经系统的脑膜、脊膜的良性肿瘤。脑膜瘤从神经外胚层发育而来，起源于蛛网膜的内皮细胞，通常与静脉窦及其属支、颅神经孔、筛板、中颅窝的蛛网膜绒毛有关。脉络丛及脉络组织的脑膜内皮细胞也会发生脑膜瘤。用 Harvey Cushing 的话说："外科操作很少有像处理一个大的脑膜瘤那么令人望而生畏，而患者的最终预后比其他任何一个手术都更依赖于外科医生的手术技巧与经验。""迄今为止，在外科领域中最令人感到欣慰和愉悦的莫过于成功地切除一个脑膜瘤并为患者带来良好的功能康复。"80 多年过去了，现在看来这些话仍然是真理。

一、发病情况

在颅内肿瘤中，脑膜瘤的发生仅次于胶质瘤，为颅内良性肿瘤中最常见者，占颅内肿瘤的 20%。脑膜瘤的发病率随年龄的增加而增加，儿童脑膜瘤的人群发病率低至 0.3/10 万，老年人高达 8.4/10 万，良性脑膜瘤的平均发病率 2.3/10 万，恶性脑膜瘤的平均发病率 0.17/10 万。脑膜瘤的平均发病年龄为 58±15 岁，在女性中更常见，男女比例约为 2∶3，非洲女性发病率较其他种族更高。总体来讲脑膜瘤占原发性颅内肿瘤的 13%～26%，其中 85%～90%位于幕上，大约有一半位于前颅窝底和中颅窝底。好发部位依次为大脑凸面、矢状窦旁、大脑镰旁和颅底（包括蝶骨嵴、嗅沟、桥小脑角等）。

二、病因学

蛛网膜细胞被认为是脑膜瘤的原发细胞，通常聚集在蛛网膜颗粒分布的部位。蛛网膜细胞、蛛网膜帽状细胞都有低速度的细胞分裂。因此脑膜瘤的发生可能与一定的内环境改变和基因变异有关，并非单一因素造成。颅脑外伤、病毒感染、高剂量或低剂量照射、神经纤维瘤病Ⅱ型都可能是脑膜瘤的致病因素。脑膜瘤与 22 号染色体遗传信息的丢失有关。此外，内源性刺激因素如激素、生长因子等均可导致脑膜瘤。

一百多年前，关于颅脑损伤与脑膜瘤关系的争论就开始了，1813 年意大利的 Berling Hieri 研究脑膜瘤的病因学时就怀疑脑膜瘤发生于颅脑损伤，10～12 年后，1887 年 Keen 在他报告第一例脑膜瘤的手术时也强调了外伤与脑膜瘤的可能关系。1922 年，Cushing 认为，可能的这种关系是存在的：外伤破坏了脑膜，修复过程中局部的细胞群被刺激从而引起疾病。颅内放射也会诱导脑膜瘤的发生。

近年，分子生物学的发展使脑膜瘤的病因研究取得了一定成绩。WHO 将脑膜瘤分为良性（Ⅰ级）、非典型性（Ⅱ级）和间变性（Ⅲ级）三型。在对后两者的研究中，许多学者发现了核型的异常。如意大利的 Scarpellim 发现染色体异常的脑膜瘤与复发危险相关，指出 22 号染色体部分缺失，还有 p53 基因突变可作为脑膜瘤的恶性转移的前兆。多发脑膜瘤的患者多见 NF2 基因异常。NF2 基因已定位于第 22 号染色体上，此基因调控的蛋白质与膜组织蛋白表现出很强的同源性。这种蛋白质称为施万蛋白，其功用是膜和细胞骨架之间的桥梁，现已明确 NF2 基因是抑癌基因。脑膜瘤第 10 和 22 对染色体 LOH（杂合性丢失）与肿瘤的发生、发展、增强密切相关，出现 LOH 的肿瘤表现出 DNA 合成增强、肿瘤增殖迅速、容易复发的特征。Black 认为类固醇激素和生长因子受体是脑膜瘤的特征之一，此类固醇激素包括前列腺素、雌激素、雄激素和血小板源性生长因子（PDGF）。脑膜瘤中常含有高水平的生长因子及其受体。生长因子包括血小板源性生长因子、表皮生长因子（EGF）、成纤维细胞生长因子（FGF）、转化生长因子（TGF）、胰岛素生长因子（IGF）均可促进 G0、G1 越过 G1 期的限制点而进入增殖状态，加速肿瘤细胞的分裂，促进肿瘤的生长。PDGF、EGF、FGF、TGFα、血管内皮细胞生长因子（VEGF）对肿瘤新生血管的形成起重要作用。在脑膜瘤中有多种生长因子及其受体表达上调，并通过上述作用途径影响脑膜瘤的生长增殖特性。

遗传易感性是病因学中一个主要的危险因素。脑膜瘤与神经纤维瘤病Ⅱ型（NF2）伴发，与 NF2 基因突变或染色体 22q 缺失有关。一些不发生 NF2 的家族具有脑膜瘤的高度易感性，提示可能有其他基因位点与之有关。脑膜瘤遗传学研究提示，22 号染色体单体或部分缺失是最常见的染色体异常。NF2 基因突变出现在 60％的散发性脑膜瘤中。脑膜瘤 NF2 基因突变同 22 号染色体的等位基因缺失关系密切，提示 NF2 是 22 号染色体上主要的肿瘤抑制基因。22 号染色体另一个候选基因是 MN1 基因，在脑膜瘤中发现他可由于染色体易位而被打断。除 22 染色体发生异常以外，染色体 1、3、6、7、8、10、12、14、18、X 和 Y 异常也有报道。WHO 分级Ⅱ级的脑膜瘤与染色体 1p、6q、10q、14q、18q 缺失及 1q、9q、10q、15q、17q、20q 的获得有关。向Ⅲ级进展可见 6q、9p、10、14q 的缺失，这种进展同时可发生 17q 的放大、TP53 和 PTEN 突变或 CDKN2A 的缺失。这些染色体的变异可被着丝粒和末端着丝粒的不稳定性所介导。还可见 1；19 和 q21；q13.3 的相互易位。

三、病理学

（一）肉眼观察

脑膜瘤最小者如针头大，即使尸检也容易被忽略，文献报道最大者达 1890 克。依据大体形态可分为球形、扁平形（毡状）、马鞍形（哑铃形）三种。球形最常见，多位于凸面或脑室内；扁平形常位于脑底，与硬膜广泛相连；马鞍形常位于颅底的骨嵴上或硬脑膜游离缘。肿瘤大部分有完整包膜，少数肿瘤无包膜，呈浸润性生长，此种肿瘤复发率较高。脑膜瘤多为结节状或颗粒状，表面有迂曲丰富的血管，质地较坚韧，可有钙化或骨化，少有囊变。肿瘤大多为灰白色，少数有出血坏死灶，瘤质变软，色暗红，可呈鱼肉状。

部分脑膜瘤可侵及颅骨导致颅骨破坏或反应性骨质增生，严重者可侵及颞肌和头皮。这种生长方式不意味着恶性（图 43－1－1，见彩页），恶性脑膜瘤将在下一部分讨论。肿瘤供血大多来自于与肿瘤粘连的硬脑膜（颈外动脉系统供血），少数来自皮质动脉（颈内或椎基底动脉）。静脉回流多经硬脑膜附着处。肿瘤与脑之间有时可有黄色液体囊腔，临近脑组织可有不同程度的水肿。

（二）组织学分型

2007 年 WHO 对中枢神经系统肿瘤进行新的分类，根据复发倾向和侵袭性对脑膜瘤进行了分级和分型。

表 43-1-1 WHO2007 年对脑膜瘤的组织学分型

组织学分型	WHO 分级
脑膜内皮细胞型	Ⅰ级
纤维型（成纤维细胞型）	Ⅰ级
过渡型（混合型）	Ⅰ级
砂粒型	Ⅰ级
血管瘤型	Ⅰ级
微囊型	Ⅰ级
分泌型	Ⅰ级
淋巴浆细胞丰富型	Ⅰ级
化生型	Ⅰ级
非典型脑膜瘤	Ⅱ级
透明细胞型	Ⅱ级
脊索样型	Ⅱ级
横纹肌样	Ⅲ级
乳头状型	Ⅲ级
恶性或间变性	Ⅲ级

1. 脑膜内皮细胞型脑膜瘤　又称“合体”细胞型脑膜瘤，较常见。细胞境界不清，胞浆丰富，具有高度一致的卵圆形细胞核，偶尔可见中央透明。间质中纤维结缔组织形成条索，将肿瘤细胞分割成大小和形状不一的小叶。漩涡状分布不常见，且多不典型，其中细胞排列松散，砂粒小体不常见（图 43-1-2A，见彩页）。

2. 纤维型脑膜瘤　较常见。平行排列的纺锤状细胞相互交错形成束状；胶原纤维较多，瘤细胞间有显著的网状纤维，包绕每个细胞。漩涡结构和砂粒小体均不常见（图 43-1-2B，见彩页）。

3. 过渡型脑膜瘤　也称混合型，较常见。介于上述二者之间，可见漩涡和砂粒小体。漩涡特别突出，形状和大小不一，中心成分也不相同，早期中心为松散的多个细胞，晚期为只有一两个瘤细胞居于层层旋绕的漩涡中心，再晚期中心被砂粒占据（图 43-1-2C，见彩页）。

以上三型为脑膜瘤的主要组织类型，以下分型均少见。

4. 砂粒型脑膜瘤　在每个低倍镜视野中均可见许多砂粒小体，这些小体可形成汇聚，形成钙化和石化（图 43-1-2D，见彩页）。

5. 血管瘤型脑膜瘤　脑膜瘤内有突出的血管成分，脑膜瘤成分多为脑膜皮性（图43-1-2F，见彩页）。

6. 微囊型脑膜瘤　由具有圆形的核和细长突起的脑膜上皮细胞构成，呈铁丝网状。细胞间可见泡状微小囊肿。血管壁有明显的透明样肥厚，胶原纤维增生不但出现于血管壁周围，而且也出现于微小囊肿区域（图 43-1-3C、D，见彩页）。

7. 分泌型脑膜瘤　在脑膜内皮细胞瘤细胞质内出现大小不一、形态多样的包涵体（也称“假砂粒小体”），PAS染色强阳性，免疫组化检测 CEA（+），EMA（+）（图 43-1-4，见彩页）。

8. 淋巴浆细胞丰富的脑膜瘤　脑膜瘤中可见明显的浆细胞和淋巴细胞浸润，程度较轻的肿瘤脑膜瘤成分尚明显存在，程度较重的肿瘤淋巴细胞和浆细胞可掩盖脑膜瘤成分。

9. 化生型脑膜瘤　脑膜瘤有时伴有脂肪、黄色瘤、骨、软骨、黏液性等化生性变化。这些变化可见于脑膜上皮型、过渡型和纤维型中的任何型（图 43-1-5，见彩页）。

10. 非典型脑膜瘤　有丝分裂活性较强，细胞丰富，核浆比例较高，核仁显著，成片生长，存在坏死带。术后易复发。

11. 透明细胞型脑膜瘤　光镜下细胞质呈透明状态，细胞膜清晰，核居中或偏位。间质有胶原沉积。该型肿瘤具有侵袭性，易复发（图 43-1-3 A、B，见彩页）。

12. 脊索样型脑膜瘤　黏液样基质内，细胞形成上皮样细胞索或细胞团，显示类似于脊索瘤的图像。几乎所有的病例可见淋巴细胞、浆细胞包绕肿瘤周围呈层状浸润。肿瘤细胞的免疫组化染色为 EMA、波形蛋白阳性，但是，与脊索瘤细胞不同，细胞角蛋白和 S-100 蛋白为阴性。复发率较高（图 43-1-2 E，见彩页）。

13. 横纹肌样脑膜瘤　可见成片的横纹肌样细胞，胞核偏心，核仁明显，胞质呈嗜酸性，有漩涡样中间丝（图 43-1-6 A，见彩页）。

14. 乳头状型脑膜瘤　肿瘤细胞的密度高，可见核异型和核分裂象。肿瘤细胞在血管周围排列为假乳头状。儿童发病多见，浸润性较强（75%），可复发（55%）、转移（20%）（图 43-1-6 B，见彩页）。

15. 恶性或间变性脑膜瘤　可从一般或非典型脑膜瘤演变而来，也可一开始即为恶性，细胞丧失脑膜内皮型正常形态，细胞明显增多，局灶坏死，有丝分裂明显增多。肿瘤浸润脑实质，可转移（图 43-1-6 C、D，见彩页）。

（三）免疫组化和电镜

Vimentin 在所有的脑膜瘤中均为阳性。大多数脑膜瘤上皮细胞膜抗原（EMA）为阳性，但在不典型和恶性脑膜瘤中染色阳性情况较少。免疫组化研究显示 S-100 蛋白在脑膜瘤中阳性情况不同。分泌型脑膜瘤可见癌胚抗原（CEA）和细胞角蛋白的染色。脑膜瘤超微结构具有诊断意义的特征有：丰富的中间丝、细胞指状突起和细胞间桥粒连接（图43-1-7，见彩页）。

（四）肿瘤增殖能力

通常肿瘤细胞的增殖情况与肿瘤组织学相关，不同级别肿瘤之间有丝分裂指数明显不同，间变性脑膜瘤增殖速度最快。MIB-1/Ki-67 指数随着脑膜瘤级别的增高而增高（良性平均为 3.8%，不典型脑膜瘤平均为 7.2%，间变性脑膜瘤平均为 14.7%），MIB-1 指数在间变性脑膜瘤中呈现多样性（1.3%～24.2%，平均 11.7%），有研究发现 Ki-67 增殖指数可作为判定胶质瘤级别最重要的标准（间变性脑膜瘤 11%，不典型脑膜瘤为 2.1%，良性脑膜瘤为 0.7%）。流式细胞研究发现非整倍肿瘤与复发、多型性、细胞密度、有丝分裂活性以及向脑组织的浸润明显相关。

四、临床表现

颅内脑膜瘤没有特异性的症状和体征。有些患者没有明显症状，只是偶然发现肿瘤。其他患者可有头痛、肢体轻瘫、癫痫、性格改变、精神错乱、视力障碍等。头痛和肢体瘫痪的发生率分别为 30%和 36%。在老年人，尤以癫痫发作为首发症状多见。脑膜瘤通常生长缓慢、病程长，特别是当肿瘤不引起梗阻性脑积水、不引起局灶症状时尤其如此。据报道，脑膜瘤出现早期症状平均为 2.5 年，少数患者可达 6 年之久。但少数生长迅速、病程短，术后易复发和间变，特别见于儿童。良性脑膜瘤颅内压增高症状出现较晚，而局灶性刺激症状多见，偶有颅骨受累。对于非典型性脑膜瘤及恶性脑膜瘤，有报道男性发病率相对较高，发病年龄相对年轻，发病部位以大脑凸面和矢状窦旁多见，病程短，颅内压增高症状出现早，破坏症状多见。

不同部位的脑膜瘤具有相应的临床表现。嗅沟脑膜瘤可见嗅觉缺失和肯尼迪综合征（同侧视神经萎缩、盲点和对侧视乳头水肿）。鞍结节脑膜瘤经常伴发视交叉的症状：伴一侧视神经萎缩和双眼不对称性颞侧偏盲。海绵窦的脑膜瘤可有突眼、复视。枕骨大孔区病变可见背部和舌下神经痛，并有渐进的四肢感觉和运动障碍。一般而言，儿童多见颅压增高的表现而无进一步的定位表现。临近颅骨的脑膜瘤可造成骨质的变化，可表现为骨板受压变薄，或骨板被破坏。有的肿瘤长的相当大，症状却很轻微，如眼底视乳头水肿，甚至出现继发视神经萎缩，但头痛不剧烈，没有呕吐。当神经系统失代偿时，才出现症状迅速恶化。

五、影像学

（一）X 线

检查显示：①肿瘤钙化多为结节状、砂粒状、板块状，且多见于幕下肿瘤；②45%的病例是由于肿瘤刺激造成骨质增生，骨破坏；③供养肿瘤的硬膜血管多为颈外动脉的分支，由于血管扩张使得左右两侧颅骨血管压迹明显不同，如伴有神经症状则患脑膜瘤的可能性大。

文献报道有原发性颅骨内脑膜瘤，可见颅骨内板和外板的增生（图 43-1-8）。骨质受累与肿瘤刺激造成颅骨破坏有关，并有头皮软组织的受累。累及颅底的肿瘤可见邻近的骨质增生，该情况常用于定位肿瘤的原发部位。

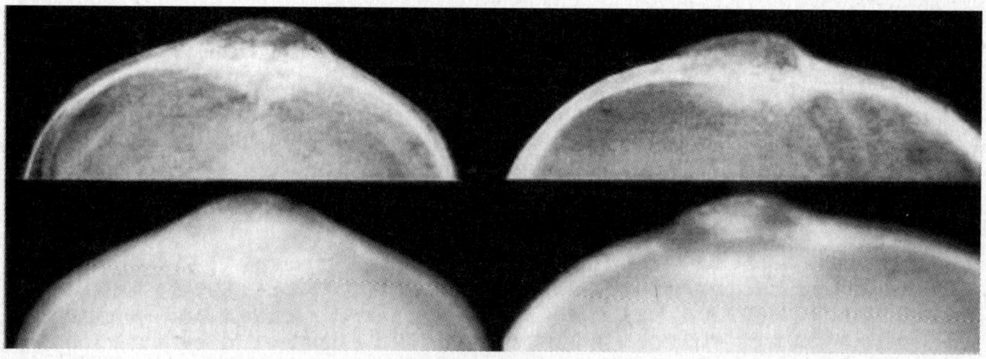

图 43-1-8 脑膜瘤刺激骨质增生的 X 线

CT 和 MRI 可以对大多数脑膜瘤进行定位和定性诊断。这些影像学手段提供的精确定位诊断为安全切除肿瘤提供了保障。

（二）CT

90%的病例通过 CT 可以诊断。CT 平扫显示：①脑膜瘤相对于临近脑组织多为圆形、扁平状或分叶状的边界清晰的高密度团块。②25%的病例可见肿瘤内的钙化，偶尔可见囊变、脂肪或软骨样变。CT 在观察钙化情况时比 MRI 优越。③仔细观察临近的颅骨常可见骨质的改变，在某些颅底的肿瘤，可见肿瘤原发部位的骨质硬化。这种改变在高分辨率螺旋 CT 薄层扫描时最明显。④增强扫描可见肿瘤明显强化。大多数肿瘤呈均匀一致的强化，但偶尔在肿瘤内可见低密度区。⑤半数患者在肿瘤附近有不增强的低密度带，提示水肿、囊变。瘤周的血管源性脑水肿表现不一，大的肿瘤较多引起该变化，可能是由于压迫效果引起肿瘤供血动脉移位、引流静脉阻滞。某些病例可见肿瘤直接侵犯邻近静脉窦或出现静脉血栓。⑥如增强扫描显示肿瘤中心强化不明显、肿瘤边界不清则在组织学上相当于坏死或是恶性脑膜瘤。并且需要同恶性胶质瘤、脑转移瘤相鉴别（图 43－1－9 A～F）。

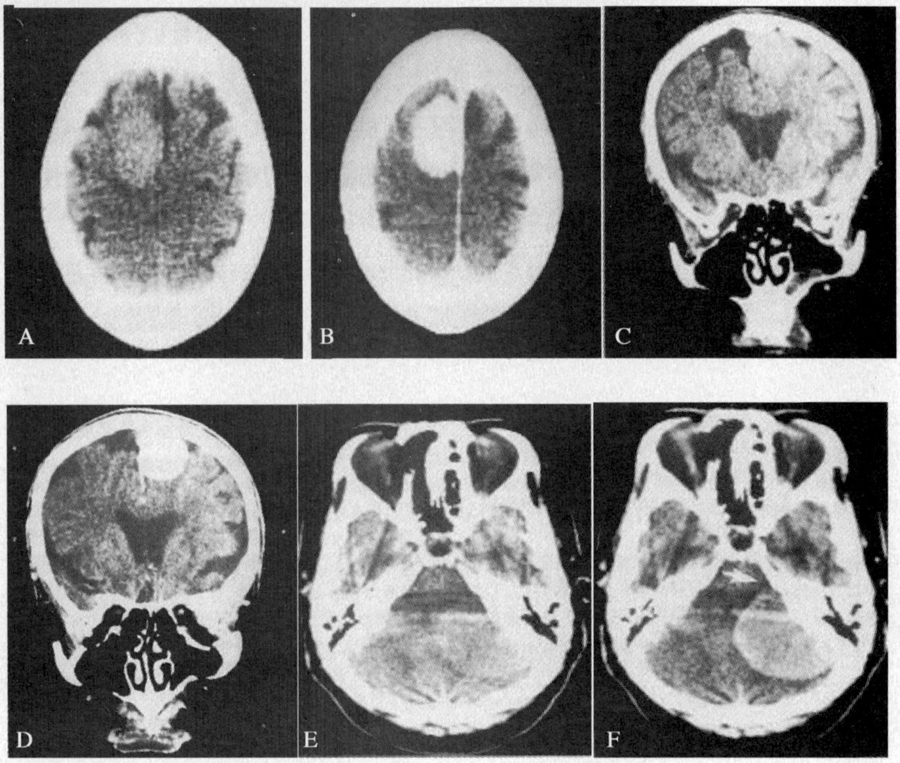

图 43－1－9　A～D：镰旁脑膜瘤；E，F：桥小脑角脑膜瘤的 CT 表现

（三）MRI

MRI 在脑膜瘤定位定性诊断中效果良好，可精确定位肿瘤。①T1、T2 加权像大多数肿瘤信号与邻近灰质相同，增强时可见明显强化。②以硬脑膜为基底经常可见硬脑膜尾征（病变处硬脑膜增强呈现出新月形尾征），使得其与邻近脑组织容易分辨，但并非肿瘤浸润。另外，该征象经常用来与施万细胞瘤进行鉴别（图 43－1－10）。③MR 血管成像可显示出瘤内流空、明显增强以及增粗的脑膜瘤供血血管。通常增粗的脑膜中动脉可在常规 MRI 和 MRA 上显示出来。④邻近血管被包绕的情况也可显示出来，例如侵袭海绵窦的脑膜瘤可显示出海绵窦段颈内动脉的狭窄。肿瘤起源于大脑镰的病例可通过 MRV 显示肿瘤的位置并估计矢状窦的侵袭程度。

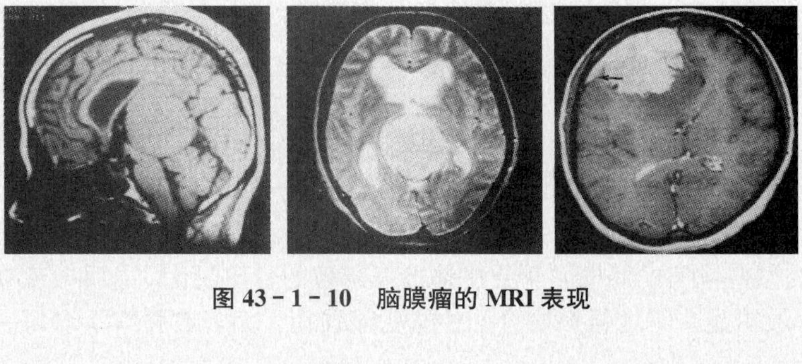

图 43－1－10　脑膜瘤的 MRI 表现

（四）DSA

脑血管造影偶尔用于诊断脑膜瘤。大多数病例中，MRI 可提供精确的诊断。在 MRI 之前，脑血管造影是脑膜瘤诊断最精确的方法，有利于了解肿瘤的供血情况，利于设计手术方案（图 43-1-11 A，B)。脑膜瘤 DSA 表现：①瘤血管的血流丰富，动脉期的小血管增粗，毛细血管期肿瘤染色，造影剂“早到晚走”，提示脑膜瘤；②生长缓慢的脑膜瘤，脑表面的血管明显延伸，瘤边缘的血管可有钙化；③增粗的脑膜动脉（通常脑膜中动脉）显示肿瘤的位置。颅底的肿瘤增粗的脑膜供血动脉有：丘脑动脉、脑膜垂体干或大脑镰后动脉，有时术前栓塞可用于减少术中出血。

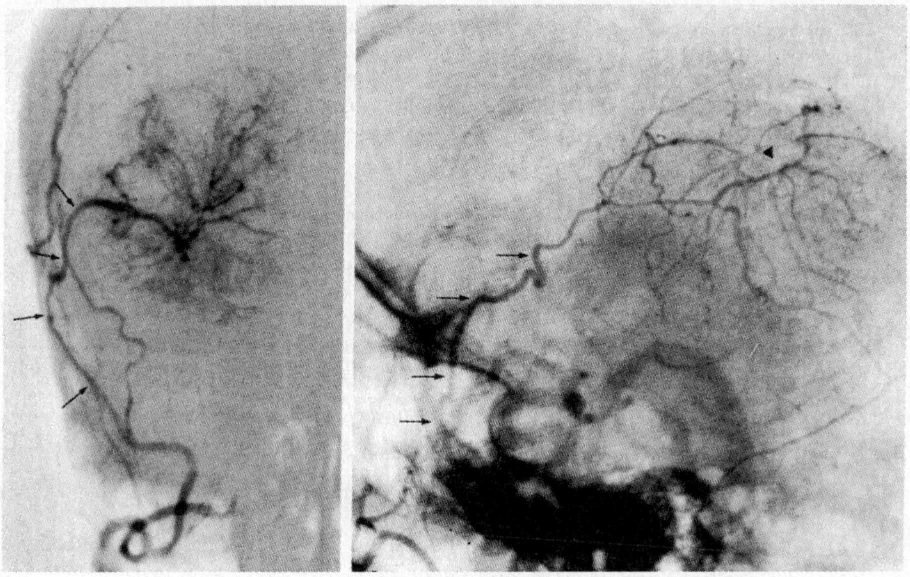

图 43-1-11 A：脑膜瘤的 DSA，可见颈外动脉系统供血

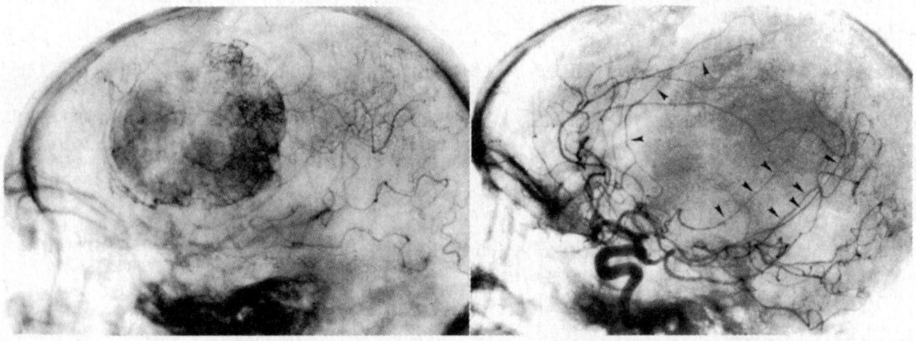

图 43-1-11 B：凸面脑膜瘤的 DSA 表现

六、鉴别诊断

脑膜瘤的影像学检查无论是 CT、MRI、头颅平片还是血管造影均有一定特征，因此脑膜瘤的诊断较颅内其他肿瘤相比有较高的准确率。影像学表现不典型的脑膜瘤需与相应部位的其他肿瘤鉴别：

（一）大脑凸面的脑膜瘤

大脑凸面脑膜瘤在影像学表现不典型时需与胶质瘤、中枢神经系统淋巴瘤及位于脑表面的单发转移瘤进行鉴别。胶质瘤病程较短，为脑内肿瘤，呈浸润性生长，与周围脑组织边界不清，周围多有水肿，增强多呈不规则强化。中枢神经系统淋巴瘤病程短，好发于免疫缺陷人群，外周血白细胞分类中淋巴细胞比例高，脑脊液检查可见蛋白量和细胞数增高，脑脊液淋巴细胞计数增高，部分患者可检出肿瘤细胞。转移瘤瘤周多有水肿，增强扫描时少见均匀一致的强化，身体其他部位可查到原发灶。

（二）桥小脑角区脑膜瘤

主要与神经鞘瘤、表皮样囊肿等进行鉴别。听神经瘤首发症状多为耳鸣耳聋，CT 常见内听道扩大，三叉神经鞘瘤多以三叉神经受累为首发症状，颈静脉孔区神经鞘瘤早期常以后组颅神经受累为主，X 线平片和 CT 骨窗可见相应部位的骨质破坏。表皮样囊肿 CT 多为边界不清的低密度灶，增强无强化。桥小脑角区脑膜瘤通常不以颅神经症状起病，影像学可见硬脑膜尾征和岩尖、岩嵴骨质吸收破坏。

（三）鞍结节、鞍旁、蝶骨嵴脑膜瘤

需与垂体腺瘤、颅咽管瘤、生殖细胞瘤、脊索瘤、动脉瘤等鉴别。垂体微腺瘤发生于鞍内，大腺瘤突破鞍膈向鞍上生长。临床上表现为视力改变、视野改变、内分泌障碍和头痛等症状。如肿瘤向后上发展压迫垂体柄和下丘脑可出现尿崩症和下丘脑功能障碍，累及第三脑室、室间孔和导水管可出现颅内压增高和脑积水。CT 可见鞍区呈圆形，边界清楚的低至等密度灶，增强后可有强化或不强化，如有垂体卒中可出现混杂密度灶。MRI 与周围正常组织结构鉴别清晰。颅咽管瘤多发生于鞍上，常向第三脑室内、鞍后、鞍旁发展。大部分发生于儿童，偶发于成年人，为良性肿瘤，生长缓慢。其主要症状表现为视力改变、视野改变、颅内压增高、下丘脑损害以及内分泌障碍。大多数 CT 鞍内、鞍上可见囊性低密度灶，散在结节钙化，增强 CT 可见囊肿壁部分强化。MRI 示 T1WI 呈现低至高信号区，取决于肿瘤内成分，T2WI 呈现高信号区。内分泌功能测定，可见基础代谢率降低，血中胆固醇增高，生长激素和促性腺激素分泌不足。生殖细胞瘤多发生于鞍上，突出的临床表现为尿崩症，可出现性早熟，蝶鞍形态大多正常，无钙化。脊索瘤成年人多见，常位于斜坡，向鞍区侵犯。主要症状为多发性颅神经麻痹、头痛、视力障碍、双眼颞侧偏盲、原发性视神经萎缩。X 线平片示鞍背和后床突和斜坡广泛性骨质破坏或消失，蝶鞍扩大。鞍结节、鞍旁及蝶骨嵴脑膜瘤常位于鞍上及鞍旁，蝶鞍常无扩大，肿瘤内常有钙化和血管活动信号，临近骨质增厚或侵蚀，向鞍内生长者，MRI 多能显示鞍膈受压下移，鞍内仍能见到垂体信号。鞍旁的巨大动脉瘤在 CT 上可表现为高密度，在脑膜瘤的诊断时需考虑此疾病，增强扫描、CTA 等有助于诊断，DSA 为动脉瘤诊断的金标准。

（四）脑室内脑膜瘤

主要与脉络丛乳头状瘤、室管膜瘤、脑室内表皮样囊肿鉴别。脉络丛乳头状瘤多数见于儿童，在儿童多位于侧脑室三角区，而在成年人多位于第四脑室。影像学可见其边缘常为颗粒状或凹凸不平，呈羽毛状，肿瘤内部信号虽基本均匀，但仍然可分辨出细小的颗粒样混杂信号，常引起脑积水。室管膜瘤是来源于神经上皮组织的肿瘤，多见于儿童和青少年，可分为幕上室管膜瘤和幕下室管膜瘤。幕上室管膜瘤多见于侧脑室，可起源于侧脑室任何部位，常向周围脑组织生长。亦可发生于第三脑室和第四脑室。CT 可见脑室内不均匀的等、高密度灶，增强后肿瘤呈不规则强化，亦可出现脑室扩大的脑积水征象，瘤内可见高密度钙化灶及低密度囊性变。脑室表皮样囊肿开始很少有症状，一般多见于侧脑室三角区，也可长满脑

室，阻塞脑脊液循环而产生颅内压增高的症状。CT 可见脑室内不规则形低密度灶，密度低于脑脊液。

（五）与黑色素瘤进行鉴别

值得一提的是在诊断脑膜瘤时应想到与发生于脑膜的原发性中枢神经系统黑色素瘤进行鉴别。颅内原发性黑色素瘤发病率低，占原发脑肿瘤的 0.07%～0.17%，诊断较困难，作者曾遇见一例桥小脑角黑色素瘤病例，影像学表现与脑膜瘤十分类似，增强扫描亦可见典型的硬脑膜尾征，术后病理证实为黑色素瘤。提醒读者在脑膜瘤诊断时需考虑发生于脑膜的黑色素瘤。其病理特点：软脑脊膜含有黑色素细胞，在脊髓腹侧面、脑干、颅底分布最密集，这些部位的黑色素细胞可因恶性变而发生原发性 CNS 黑色素瘤。由于软脑膜色素细胞的特殊分布，脑脊膜黑色素细胞瘤最常见于颅颈交界区、脑底面、桥小脑角等处，因此在诊断上述部位脑膜瘤时尤其应该想到与黑色素瘤鉴别。临床特点：CNS 黑色素瘤恶性度高，病程短，临床表现无特征性。CT 扫描表现为等或稍高密度影，增强后可见不同程度的强化，出血者表现高密度。黑色素瘤因含有顺磁性的黑色素而具有特征性的 T1WI 高信号、T2WI 低信号，MRI 表现因黑色素含量的不同而异。Isiklar 等根据 MR 成像特点将黑色素瘤分为 4 型：①黑色素型：T1WI 为高信号，T2WI 为低信号，质子像为等信号或高信号；②非黑色素型：T1WI 呈现低信号或等信号，T2WI 高信号或等信号；③混合型；④血肿型：只表现出血肿的 MRI 特征。MRI 增强表现为环状或不均匀弥漫状强化。发生于脑膜的黑色素瘤由于其起源特点，在增强扫描时影像学上可出现类似脑膜瘤的“硬脑膜尾征”。

七、治疗

（一）一般治疗原则

首先应充分了解患者一般状态及主要脏器功能，选择良好的手术时机，尽量减少术中及术后的并发症。对于有颅内压增高的患者，应给予降颅压治疗。对于有癫痫发作的患者，应制定抗癫痫治疗方案。术前给予地塞米松对切除肿瘤，减轻术后反应是非常有帮助的。在所有患者的围手术期，可预防性地使用抗葡萄球菌属的抗生素以及抗假单胞菌属的第三代头孢菌素。有时当手术涉及口腔、鼻旁窦、耳或乳突时，还应使用甲硝唑。

（二）手术治疗

脑膜瘤大多属于良性肿瘤，边界清楚，其主要治疗手段是手术切除，手术切除的范围受肿瘤的位置、大小、粘连程度、受侵犯的血管和神经以及是否是复发的肿瘤、先前的手术情况、是否接受过放射治疗等因素的影响。特别是当脑膜瘤位于矢状窦旁、大脑镰旁、大脑凸面等部位时，手术应力争切除。近年来显微解剖技术的发展和显微外科手术水平的提高大大提高了以前难以达到的起源于颅底的脑膜瘤手术切除的水平。

（三）放射治疗

脑膜瘤长期以来被认为是“抗放射线的”，早期的病例组报道显示放疗几乎没有疗效。然而在过去的 25 年里，出现了明显相反的理论，即对于颅内脑膜瘤来说，放疗应该作为一种除手术之外的适宜有效的治疗方法。

放疗在治疗良性脑肿瘤中已经成为一种有价值的方法，尤其对于血供丰富、术后复发及不能切除的脑膜瘤来说，放疗提供了一种安全有效的治疗手段。据报道，当今在总剂量约 54Gy 的分割放疗病例组中，局部控制率为 80%～95%。立体定向放射外科应用约 15Gy 的剂量作为一种同样有效的方法替代了传统分割放疗，那些位于颅底及重要结构附近的肿瘤及术后残留、术后早期复发者均是良好的适应证，但不适用于直径大于 3cm 的巨大肿瘤。恶性脑膜瘤的治疗仍旧非常困难，但在所有病例组中均应考虑行放射治疗。

（四）立体定向放射外科

由于立体定向技术的不断推广和应用，γ-刀、X刀和粒子束刀逐渐用于小型脑膜瘤、手术后残留或复发脑膜瘤以及位于颅底、海绵窦等部位的中小型脑膜瘤。Kobayashi 等研究了 γ-刀治疗良恶性海绵窦脑膜瘤的疗效后指出，γ-刀是一种安全、副作用小、可接受的、能够有效控制残留和复发肿瘤的手段，但对恶性脑膜瘤效果要稍差一些。

（五）化学治疗

一般来说，化疗药物对脑膜瘤是无效的。Wilson 等用环磷酰胺、阿霉素和长春新碱化疗并联合放疗治疗复发恶性脑膜瘤术后的患者，结果获得 1 年 100%和 2 年 73%的缓解率。并得出在恶性脑膜瘤患者中应用辅助联合疗法，即联合应用环磷酰胺、阿霉素和长春新碱，可以明显改善生存率和中位生存期。虽然最初注意到他莫昔芬、米非司酮、溴隐亭和曲匹地尔的作用，但这些药物仍在研究之中。研究已经证实重组干扰素 α2β 在抑制脑膜瘤生长方面起到一定作用。

据报道，羟基脲已经应用到脑膜瘤的治疗当中，它是一种可以缓慢给药、可逆低毒的化疗药物，能够阻止脑膜瘤细胞进入细胞周期的 S 期，同时也能够诱导细胞凋亡。虽然肿瘤消退很少发生，但应用羟基脲来阻止不能切除的或复发的良性脑膜瘤生长仍在研究之中。然而，目前还不能预测哪些患者能够从该疗法中获益。

Salhia 等用一种抗肿瘤细胞和新生血管增生的物质：志贺菌毒素 1（VT1）作用于裸鼠异种移植模型发现 VT1 是一种对恶性脑膜瘤高度敏感的药物，并观察到 VT1 可抑制恶性脑膜瘤生长及提高了生存率，据此认为 VT1 如能应用于临床治疗恶性及侵袭性脑膜瘤，其前景较好。

Tews 等研究发现侵袭性和恶性脑膜瘤细胞及新生血管内有 P-gp、MRP、Top 酶-Ⅱα 和 MMP，它们能抵抗化疗药物穿透血脑屏障和血肿瘤屏障，因此认为如要获得较好的化疗效果必须辅以抗这些因素的治疗。这也许解释了脑膜瘤化疗效果较差的原因，同时提示了化疗的新途径。

（六）栓塞治疗

脑膜瘤栓塞治疗的目的是为了阻断肿瘤血供，减少术中出血，降低手术并发症。栓塞导致的肿瘤缺血会使其软化，从而方便切除，并且可以减低肿瘤对周围正常神经组织的压迫，从而使手术更加安全和切除更加完全，缩短手术时间，降低可能的复发率。

大多数脑膜瘤只要手术切除就可以使其失血管化，并不需要术前栓塞治疗。但是对于巨大的颅底富含血管的脑膜瘤，因为手术难以达到，栓塞就变得很重要了。用于脑膜瘤栓塞治疗的栓塞剂有聚乙烯醇（PVA）、微球、硅橡胶微粒、纤维蛋白胶等。Rodiek 等用 Embosphere 微球栓塞治疗 17 例脑膜瘤。组织学检测显示 Embosphere 微球可以被通常的染色方法探测到，显微镜检查发现 77%的肿瘤发生栓塞诱导的坏死，手术切除平均时间为 244min，平均出血量 749ml。术前或者术中栓塞治疗在颅内富含血管肿瘤的处理中起着重要作用。近年来，随着微导管技术、栓塞剂和神经生理检测技术的发展，提高了术前栓塞治疗的安全性。栓塞治疗已经成为颅内富含血管的脑膜瘤的一种重要辅助治疗手段。

（七）其他疗法

近年来抗血管生成、激素、免疫基因治疗等方法，均应用到脑膜瘤的治疗当中，但疗效尚不能肯定。相信随着分子生物学的发展，这些方法可望获得成功。

八、复发

治愈脑膜瘤唯一明确的方法是手术完整切除。切除的越多，复发的几率就越小。1957 年 Simpson 在图表中曾表述过这一原则（表 43-1-2）。Simpson 分级越低，复发几率就越小。脑膜瘤的解剖位置影响了复发率，因为它决定了肿瘤切除的范围。复发率最高的是蝶骨嵴脑膜瘤，其次是矢状窦旁脑膜瘤。脑膜瘤的组织学分类前面已经述及，它也可以影响肿瘤复发的可能性。

表 43-1-2

Simpson 分级	
Ⅰ	彻底切除肿瘤及其附着的硬膜和受累的异常骨质
Ⅱ	显微全切肿瘤，与其附着的硬膜没有切除，仅作电凝
Ⅲ	肉眼全切肿瘤，而未切除和电凝与其附着的硬膜及受累的颅骨
Ⅳ	次全或部分切除肿瘤
Ⅴ	单纯肿瘤减压，仅做活检

来源：Simpson 治疗原则：手术治疗后的颅内复发脑膜瘤. 神经化学杂志，1957，20：22-39

九、结论

脑膜瘤患者的治愈标准是完整的手术切除。切除的可行性及危险性依赖于肿瘤的位置。可以应用分割放疗、传统放疗以及放射外科治疗来控制侵袭性强的、复发的、残留的和不能手术切除的脑膜瘤生长。据报道，即使是混合型的脑膜瘤，患者的满意率已达到 97%，90%的患者已经达到了愿望。

十、预后

不同的报告显示，脑膜瘤的术后 10 年生存率为 40%～80%。手术后死亡原因主要与肿瘤未能完全切除、术前患者状态差、术中过分牵拉脑组织、损伤重要神经和血管等因素有关。影响脑膜瘤预后的因素也是多方面的，如手术切除程度、组织学类型、肿瘤形状、大小、部位、复发等，均可作为预测脑膜瘤预后和复发的显著危险因子和标准。Simpson 分级系统的提出是对脑膜瘤复发因素的初步探讨，达到 Simpson Ⅰ、Ⅱ级切除对于减少脑膜瘤复发具有重要的意义且预后良好，尤其是脑膜瘤附着点的处理应该彻底，包括对破坏颅骨的切除、附着点的电灼、脑膜瘤周边 1 厘米硬脑膜的切除都有助于减少脑膜瘤复发，改善患者预后。而病理类型也是一个重要的因素，不典型性和恶性脑膜瘤复发率明显高于其他病理类型，预后较差。术后辅以放疗有助于减少良性脑膜瘤的复发，预后佳，但对于恶性脑膜瘤来说，预后仍较差。

第二节　几种常见脑膜瘤

一、矢状窦旁和大脑镰旁脑膜瘤

最常见的颅内脑膜瘤，约占总数的25%以上。按肿瘤与矢状窦或大脑镰附着部位分为前、中、后1/3三种，它们的临床症状不同。

通常来说，位于前1/3的矢状窦旁和大脑镰脑膜瘤的患者可出现长时间的头痛、渐进性的精神状态改变、癫痫或颅内压增高等症状。位于中1/3的脑膜瘤患者经常出现对侧上肢、下肢的瘫痪或感觉异常，早期在对侧下肢是很明显的。也可以出现进展性的精神衰弱，继发于颅高压的视力损害和全身性癫痫发作，影响旁中央小叶时还可出现排尿障碍。位于后1/3的脑膜瘤症状隐袭，除有颅内高压症状外，局灶体征可不明显，有时可有对侧下肢的感觉异常，也可引起对侧视野缺损。

CT和MRI片可显示肿瘤的前后位置、是否向两侧生长以及形态、大小和血供状态。

矢状窦旁和大脑镰旁脑膜瘤都能手术切除，切除这些肿瘤前，首先要考虑到矢状窦受累的程度。选择适宜的方法来处理受累的矢状窦是治疗大脑镰和矢状窦旁脑膜瘤最重要的策略。矢状窦的两层壁是均可以切除的，重建术能够提供一个好的开放比例。从技术角度来说，用静脉移植物来替代完整的矢状窦是可以成功的。然而，这种策略的长期效果显示开放率仅有50%。一个完整的替代移植物可能引起延迟性的闭塞，这使得我们对切除和替代位于后1/3和中1/3后部的开放矢状窦变得困难。然而，对于每一个病例是否需要处理矢状窦应遵循个体化原则，应考虑以下因素：年龄、患者的症状、矢状窦的开放程度、肿瘤的位置以及伴行的皮质静脉引流情况等。完全闭塞的矢状窦在任何位置上都可以完全切除，不应该过分强调保留伴行的静脉，这在手术中是一个非常重要的部分。

无论是否应用移植物或替代物，矢状窦的前1/3都可以切除。若肿瘤已长入矢状窦内，而窦尚未完全闭塞，宁可保留部分瘤组织，不作全切除，待以后复发，矢状窦完全闭塞，侧支循环建立时再彻底切除肿瘤。肿瘤从矢状窦切除后，首先应修复受肿瘤浸润的窦壁。

二、大脑凸面脑膜瘤

约占颅内脑膜瘤的25%，其发病率仅次于矢状窦旁脑膜瘤。

大脑凸面脑膜瘤的症状主要取决于肿瘤的部位，癫痫发作常为首发症状，部分患者可表现为Jackson癫痫、面及手抽搐，也可出现运动障碍、感觉障碍、精神症状和视野缺损等。头痛、呕吐等颅内高压症状也较常见，很多患者视乳头水肿后继发视神经萎缩导致视力减退。

CT片可见脑膜瘤所在的部位有边缘清楚、密度均匀、明显增强的团块影。MRI能清晰显示肿瘤与临近神经、血管的关系。

应力争全切肿瘤及其受侵的硬膜和破坏的颅骨，以减少术后复发。

三、脑室内脑膜瘤

脑室内脑膜瘤约占全部颅内脑膜瘤的4%，它们起源于脉络丛或脉络组织的蛛网膜细胞，其中以侧脑室脑膜瘤常见，肿瘤几乎总是位于侧脑室三角区，血液供应通常来自脉络膜前动脉，有时脉络膜后动脉也参与供血。偶尔也见有第三或第四脑室脑膜瘤的报道。

症状以颅内压增高为主，可有阵发性头痛病史，局灶症状少见。突然发作的头痛由于突

七、蝶骨嵴脑膜瘤

发病率约占颅内脑膜瘤的12%，仅次于矢状窦旁和大脑凸面脑膜瘤，是颅底脑膜瘤最常见者，Cushing 根据它们在蝶骨嵴上的起源部位分为内、中、外 1/3 型。今年 Watts 建议将此传统的定位分类方法简化为两型，即内侧型和外侧型。

蝶骨嵴脑膜瘤有球状和地毯状两种。球状占绝大多数，肿瘤压迫眶上裂引起眶上裂综合征，压迫视神经可引起单侧视力丧失和原发性视神经萎缩，若有颅内高压并存，可同时出现对侧视乳头水肿，形成 Foster - Kennedy 综合征。压迫海绵窦引起海绵窦综合征。内 1/3（床突型）蝶骨嵴脑膜瘤可出现单侧突眼，病侧视力减退，嗅觉丧失，幻嗅幻味等钩回发作，垂体功能低下。中 1/3（小翼型）肿瘤引起的局灶症状较少，颅内高压症状较常见。累及额叶，可出现精神症状和智能减退、不全偏瘫和运动性失语。累及颞叶可有钩回发作、单侧核上性面瘫。外 1/3（大翼型）症状和中 1/3 相似，常发现颞前部骨质突出隆起，单侧突眼、颞叶癫痫等症状，当肿瘤向后生长时，还可出现对侧视野同向性偏盲。地毯状脑膜瘤具有因弥漫性肿瘤浸润而引起的显著蝶骨骨质增生的特征，可以出现进行性无痛性突眼及偶发的颅神经病变。

头颅 x 线平片可见蝶骨嵴的增生或破坏，CT 可见蝶骨嵴处有均匀强化的团块影，MRI 可显示肿瘤与临近神经血管之间的关系。

床突脑膜瘤能够侵袭海绵窦。根据资深学者的经验，有 76%的患者可以完全切除位于海绵窦的脑膜瘤，致残率和死亡率分别是 4.8%和 2.4%。14%的患者术前颅神经功能障碍能够改善，80%患者无变化，6%造成永久性损害。

进行性的神经功能缺失或肿瘤增大是手术切除的适应证。可以选择完全切除受累的蝶骨大小翼来进行治疗。

八、后颅窝脑膜瘤

后颅窝脑膜瘤约占全部颅内脑膜瘤的 10%，其中半数位于桥小脑角区。40%发生在小脑幕或小脑凸面，约 9%在斜坡，6%在枕大孔区。起源于三叉神经内侧的岩斜脑膜瘤有较高的手术死亡率。岩尖脑膜瘤可引起听力丧失、面部疼痛和面部感觉减退，较大的病灶通常会出现头痛和共济失调。

桥小脑角脑膜瘤多为球状，肿瘤和小脑、脑干以及颅神经的关系与听神经瘤相似，可出现患侧听力障碍，但前庭功能早期多正常。可有周围性面瘫、面部感觉障碍、吞咽发声困难、对侧锥体束征和共济失调等桥小脑角综合征。CT 和 MRI 可见桥小脑角区有边界清楚、均匀一致的可增强的团块影。

小脑凸面和小脑幕脑膜瘤通常表现为颅内高压、头痛和进行性的小脑体征。大型小脑幕脑膜瘤还可以产生视野缺损。在切除这些肿瘤的时候，横窦需要首先考虑，当横窦完全闭塞时，可连同肿瘤一并切除。如果暂时性的闭塞未引起脑肿胀、静脉充血和灌注压增高，那么横窦是可以切除的。

斜坡脑膜瘤大多是球状，少数为毡状。症状以颅神经障碍为主，三叉神经和听神经最常受累。颅内高压症状、眼球震颤和共济失调都很常见。CT、MRI 可见斜坡区有均匀一致的可增强的团块影。手术难以做到肿瘤全切除，危险性较大。

枕大孔区脑膜瘤位于延颈交界区的前面或前外侧，通常累及临近的后组颅神经（Ⅸ～Ⅻ对）、延颈交界区和椎动脉及其分支，如小脑后下动脉（PICA）。典型的临床表现是枕颈部痛，后组颅神经障碍，小脑症状，颅内压增高及上颈髓压迫症状，同侧上肢感觉迟钝，对侧分离性感觉障碍，进行性的肢体无力（开始在同侧上肢，然后按逆时针方向进展）以及手固有肌的废用性萎缩。CT、MRI 可见枕大孔区有均匀一致可增强的团块影（图 43－2－3）。肿瘤切除通常采用远外侧入路。

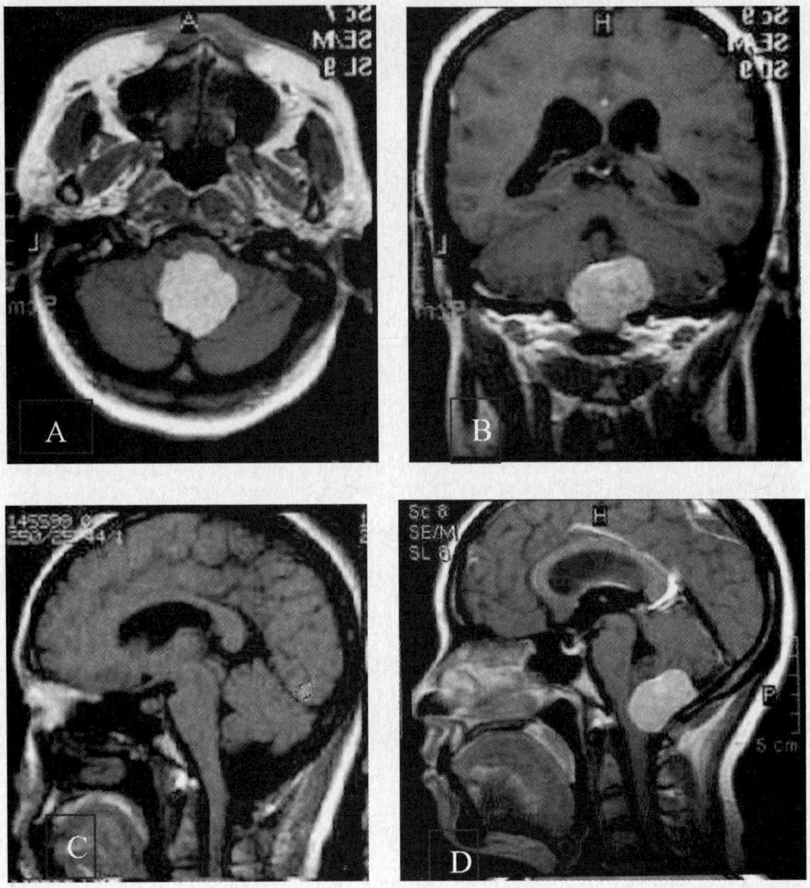

图 43－2－3　枕大孔区脑膜瘤。A：横轴位 T1 加权像见枕骨大孔区有一类圆形高信号团块影，内部欠均，边界清楚；B：冠状位 T1 加权像；C：手术全切肿瘤后，矢状位 T1 加权像；D：矢状位 T1 加权像可见肿瘤压迫脑干及小脑，阻塞脑脊液循环通路，双侧脑室及三脑室扩张

原发的颈静脉孔区脑膜瘤可能是脑膜瘤分类中最罕见的一种。常见的症状表现为听力丧失、吞咽困难、斜方肌和胸锁乳突肌无力。资深学者已通过颈静脉孔上、颈静脉孔或颈静脉孔后入路成功地切除了此类肿瘤。术后最常见的功能障碍是第Ⅸ、Ⅹ对颅神经暂时性麻痹，而第Ⅻ对颅神经将在一个月内恢复功能。

（赵世光　刘耀华　汪立刚）

参考文献

1. Akagami RNM，Sekhar LN. Patient-evaluated outcome after surgery for basal meningiomas. Neurosurg，2002，50：941-948.
2. Al-mefty O，Smith RR. Tuberculum sellae meningiomas // Al-mefty O. meningiomas. New York：Raven

Press, 1991.

3. Al-mefty O. Clinoidal meningiomas. J Neurosurg, 1990, 73: 502-512.
4. Arnautovic KI, Al-mefty O. Primary meningiomas of the jugular fossa. J Neurosurg, 2002, 97: 12-20.
5. Chamberlain MC, Blumenthal DT. Intracranial meningiomas: diagnosis and treatment. Expert Rev Neurother, 2004, 4 (4): 641-648.
6. DeMonte F, Al-mefty O. Neoplasms and the cranial nerves of the posterior fossa // Barrow DL. Surgery of the Cranial Nerves of the Posterior Fossa. Park Ridge. Ill. American Association of Neurological surgeons, 1993.
7. DeMonte F, Smith HK, Al-mefty O. Outcome of aggressive removal of cavernous sinus meningiomas. J Neurosurg, 1994, 81: 245-251.
8. Kobayashi T, Kida Y, Mori Y. Long-term results of stereotactic gamma radiosurgery of meningiomas. Surg Neurol, 2001, 55 (6): 325-331.
9. Nunes F, Shen Y, NiidaY, Beauchamp R, et al. Inactivation patterns of NF2 and DAL-1/4. 1B (EPB41L3) in sporadic meningioma. Cancer Genet Cytogenet , 2005, 15, 162 (2): 135-139.
10. Ragel BT, Jensen RL. Molecular genetics of meningiomas. Neurosury Focus, 2005, 19 (5): E9.
11. Rodiek SO , Stolzle A , Lumenta ChB. Preoperative embolization of intracranial meningiomas with Embosphere microspheres. MinimInvasive Neurosurg, 2004 , 47 (5) : 299-305.
12. Salhia B, Rutka JT, Lingwood C, et al. The treatment of malignant meningioma with verotoxin. Neoplasia, 2002, 4 (4): 304-311.
13. Tews DS, Fleissner C, Tiziani B, et al. Intrinsic expression of drug resistance-associated factors in meningiomas. Appl Immunohistochem Mol Morphol, 2001, 9 (3): 242-249.
14. Wilson CB. Meningiomas: genetics, malignancy, and the role of radiation in induction and treatment. J Neurosurg, 1994, 81 (5): 666-675.

第 44 章 脑膜血管外皮细胞瘤及肉瘤

第一节 脑膜血管外皮细胞瘤

血管外皮细胞瘤主要发生于肌肉、骨骼和皮肤，很少在颅内发生。脑膜血管外皮细胞瘤不同于真正发生于脑膜上皮细胞的脑膜瘤，它来源于脑膜的毛细血管外皮细胞，因此属于脑膜间叶组织来源肿瘤中的一个单独类型。在所有的脑膜肿瘤中，只占2%～4%，不足颅内肿瘤总发病率的1%。脑膜血管外皮瘤和身体其他部位的血管外皮瘤的发病年龄基本相同，主要见于30～50岁。男性发病率稍高于女性。易复发和转移，是一种有侵袭性的脑膜肿瘤。

一、历史回顾

1928年Bailey等将发生在颅内的瘤细胞排列致密并有丰富薄壁血管的一类脑膜瘤命名为血管母细胞脑膜瘤。1938年Cushing等又将血管母细胞脑膜瘤分成3型：血管母细胞型、血管外皮瘤型及过渡型。1942年Stout第1次报道了软组织的血管外皮细胞瘤。1954年Begg和Garret首次提出血管母细胞脑膜瘤实际上就是脑膜血管外皮细胞瘤。之后许多学者对两者的关系进行了大量的研究，既提出了相同的看法，也提出了不同的看法，未达成共识，故1979年WHO第1次中枢神经系统肿瘤分类仍把血管性脑膜瘤分成3型：血管母细胞型、血管外皮细胞型及血管瘤型。但随着应用免疫组化染色和肿瘤超微结构的研究，证实了颅内确实存在与软组织血管外皮细胞瘤完全相同的肿瘤。经1993年WH0第2次中枢神经系统肿瘤分类，脑膜血管外皮细胞瘤目前被单独归为一类，并定性为间质性非脑膜上皮起源的肿瘤。肿瘤并非来自脑膜上皮，而是源于脑膜毛细血管外皮细胞或有血管生成趋势的前体细胞。

二、发病部位

脑膜血管外皮细胞瘤与典型脑膜瘤的发病部位相似。70%位于幕上，15%位于后颅窝，15%位于椎管内。颅内多位于顶部矢状窦旁大脑凸面，少数位于脑室内、鞍区、松果体区等。任何节段椎管内均可发生，但多位于颈段和上胸段。多发性脑膜血管外皮细胞瘤极罕见，曾有后颅窝和胸部脊柱同时发生脑脊膜血管外皮细胞瘤的报道。

三、病理学

肉眼观，脑膜血管外皮细胞瘤基本上位于硬脑膜内面，呈结节分叶状，颜色界于灰红色至红色，质地坚硬，但偶可见柔软者。肿瘤与硬脑膜紧密粘连，但不常侵犯脑组织。其以手术中富含血管和易于出血见称。与脑膜瘤不同，脑膜血管外皮细胞瘤不呈盘状生长，也少有瘤内钙化。

一般认为脑膜血管外皮细胞瘤是一种细胞丰富的偏恶性的肿瘤。光镜下由中等大小的较一致的梭形或多角形细胞构成，细胞核呈圆形，染色质着色深，有大量的细胞质。所有病例均可见到明显的有丝分裂。网硬蛋白（或网状纤维）通常很丰富，倾向于包围单细胞，而脑膜瘤的网硬蛋白包围细胞群。特征性结构为含有许多薄壁、受挤压而呈“鹿角”样的毛细血管（图 44－1－1，见彩页）。偶尔可见到坏死和乳头状结构。

网织染色：网织纤维丰富，可清楚显示血管轮廓。尤其是受挤压之裂隙状血管，并能清楚显示瘤细胞排列在血管的网状纤维外。

免疫组化染色：用多种抗体染色，脑膜血管外皮细胞瘤只对波形蛋白呈阳性反应。

电镜：肿瘤细胞在毛细血管内皮细胞基膜的外侧。细胞呈椭圆形或萝卜状，表面光滑且有短的绒毛；瘤细胞具有断续性基底膜。瘤细胞间间杂绒毛絮状基底膜样物质：质膜面富有胞饮小泡，胞浆中有中间丝与致密小体相连；细胞核呈圆形或细长不规则形，核染色质包围一个或两个偏心核仁。瘤细胞间缺乏特化性连接；瘤细胞均围绕血管。血管腔内衬形态正常的内皮细胞，内皮细胞外侧面环绕血管基底膜，毗连血管壁的瘤细胞的基底膜与血管基底膜并列或融合。在超微结构下，它们缺乏成熟的桥粒和脑膜瘤所具有的典型的细胞膜并指结构。

肿瘤标记物（XIIIa 因子、波形蛋白、HLD－DR、CD34、leu－7、S－100 蛋白）可在脑膜血管外皮细胞瘤中表达。XIIIa 因子的表达有助于区别脑膜血管外皮细胞瘤和脑膜瘤。

脑膜血管外皮细胞瘤基因与脑膜瘤不同。12q13 染色体错排在脑膜血管外皮细胞瘤中常见，但在脑膜瘤中不常见。相反，NF2 肿瘤抑制基因的突变在脑膜瘤中常见，但在脑膜血管外皮细胞瘤中没有发现。

四、临床表现

与脑膜瘤不同的是，此病男性多于女性，发病年龄约 40 岁左右，较脑膜瘤发病年龄低。由于肿瘤生长迅速，因此病程一般较脑膜瘤短。好发部位与脑膜瘤类似，15％位于后颅窝，15％位于脊柱（椎管内，约一半在颈段）。临床症状主要根据病灶部位而定。颅内病变，多数患者有头痛症状及病灶部位相应的神经症状，以癫痫为首发症状者占幕上肿瘤的 16％。椎管内病变因位于不同节段而临床表现不同：颈段和上胸段病变常见上肢无力和感觉异常；腰骶部病变有骶尾部疼痛症状，并向臀部和下肢放射。虽然肿瘤本身富有血管，但临床极少见到肿瘤出现急性出血。

五、影像学

脑膜血管外皮细胞瘤的影像学特征类似脑膜瘤。

X 线平片：头颅 X 线平片有时可发现由于肿瘤压迫而发生的骨破坏征象。

平扫 CT 显示肿瘤常为高密度分叶状占位，局部有囊性坏死形成的低密度改变（图 44－1－2 A），血管内注射增强剂，有不均匀强化（图 44－1－2 B）。不均匀强化以及不规则的边界是肿瘤侵袭性和恶性的标志。脑膜瘤中的骨增生和肿瘤钙化在脑膜血管外皮细胞瘤不常见，骨窗 CT 扫描可见瘤周骨质有侵蚀性破坏的表现。

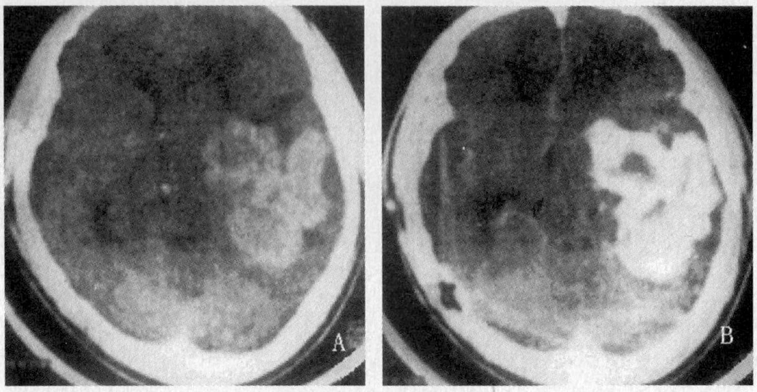

图 44－1－2　A：CT 平扫，示左颞部分叶状高密度影，边界清晰；B：CT 增强扫描，肿瘤明显强化

核磁共振常在 T1、T2 加权像上显示病变为等信号，伴明显的血管流空影。在 Gd 强化像上可见不均匀强化（图 44－1－3）。硬膜尾征可见于近半数的患者。窄基底的硬膜附着更易于诊断为脑膜血管外皮细胞瘤。

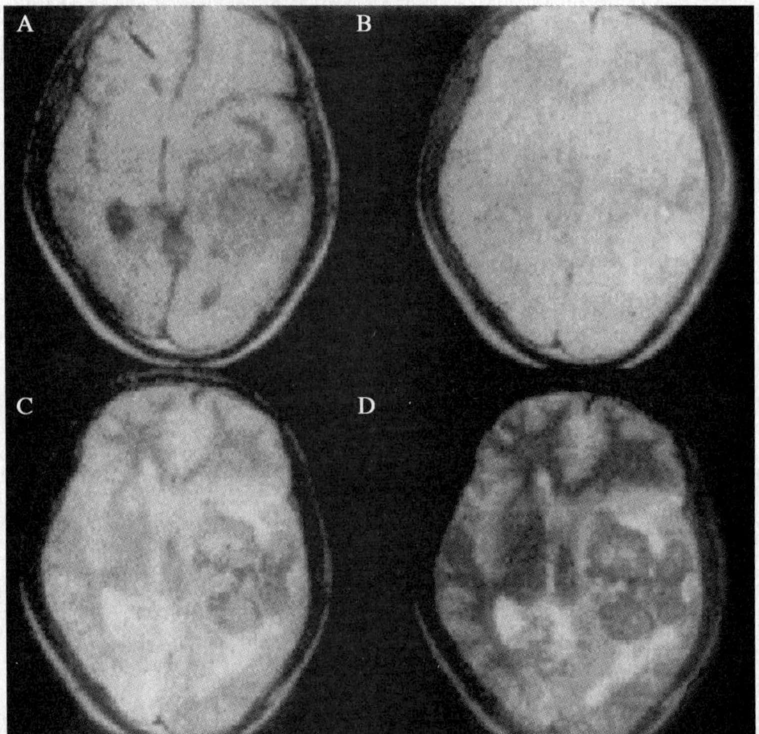

图 44－1－3　A：MRI T1WI，病灶呈低等混杂信号；B：质子加权像呈等信号，边界不清；C：T2WI 病灶呈混杂低信号；D：在重 T2WI 信号有下降

正电子发射扫描（PET）有利于与脑膜瘤相鉴别和发现转移灶。热点可见于脑膜血管外皮细胞瘤。

动脉造影是术前与脑膜瘤鉴别的重要手段。血管造影片示肿瘤由来自一条大血管的无数个不规则的极小的血管组成，形成一个"绒毛团状"染色；静脉早期不显影，从而使肿瘤循环时间延长；可有 1～3 支供血动脉，主要供血来自颈内或椎动脉，少见颈外动脉供血。典型的血管造影显示“螺旋状”或“窦状”血管构型和长时程静脉着色。

总之，脑膜血管外皮细胞瘤的定位诊断并不困难，关键是与脑膜瘤进行鉴别。和脑膜瘤相比主要有以下特点：①脑膜血管外皮细胞瘤 CT 和 MRI 表现与脑膜瘤相似，但多具有恶性特征，如肿瘤出现大片坏死，多呈分叶状，与脑组织分界不清，钙化少见等；②注射造影剂呈不均匀增强；③肿瘤基底部较窄；④邻近骨质受到破坏，没有邻近骨质的增生；⑤最特征性表现为血管造影显示肿瘤以颈内动脉和椎动脉供血为主，血管呈“螺旋状”或“窦状”（图 44-1-4、图 44-1-5）。

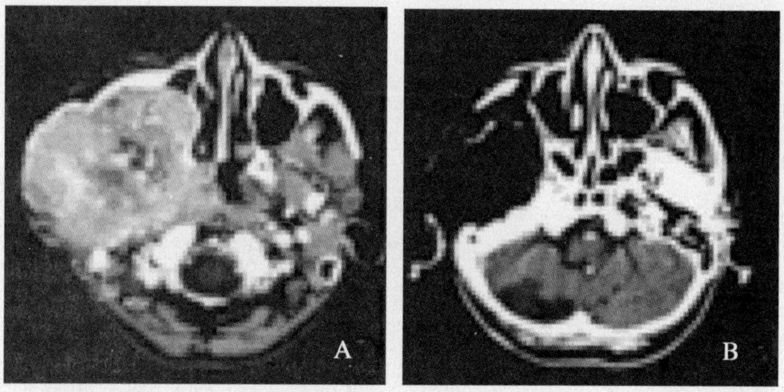

图 44-1-4　A：CT 扫描示右蝶窦被肿瘤侵蚀破坏；B：CT 扫描示术后无复发

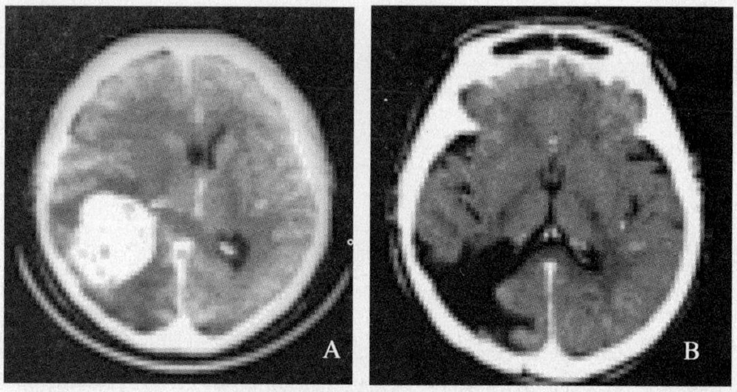

图 44-1-5　A：CT 强化扫描示肿瘤位于右顶枕叶；B：CT 扫描示术后无复发

六、诊断和鉴别诊断

与脑膜瘤以女性多见不同，脑膜血管外皮细胞瘤男女发病率基本相同，男性略多见。起病的年龄大约为 40 岁，很少见于儿童。肿瘤生长快速，患者诊断前出现症状的平均时间少于 1 年。症状取决于肿瘤部位。因此，当短期内出现头痛、癫痫、肢体功能障碍等表现的中年人头颅 CT 或 MR 检查发现颅内大脑凸面分叶状占位时，特别是如果怀疑肿瘤有恶性表现时要考虑本病。

有报道脑膜血管外皮细胞瘤患者以蛛网膜下腔出血为首发症状。此外，还可先出现转移灶的症状，术后才发现其颅内原发灶。

术前脑膜血管外皮细胞瘤的诊断比较困难，主要是和脑膜瘤不易鉴别。依据临床、血管造影和 CT 等只能作出初步诊断，最终需要病理确诊。

需与下列肿瘤作出鉴别：①血管瘤性脑膜瘤，瘤组织内间质血管极丰富，形成毛细血管瘤样、海绵状血管瘤样结构，而在血管之间仍可看到脑膜瘤细胞；免疫组化 Vimentin、EMA、CK 呈阳性反应。而血管外皮细胞瘤仅对波形蛋白表达阳性；②血管母细胞瘤，其病理改变是由两种细胞组成，其一为增生的内皮及外皮细胞，其二为间质细胞；③恶性脑膜瘤，常沿脑膜和脑组织浸润，病程短，显微镜下为多种类型的肉瘤改变；④恶性胶质瘤，病程短，影像学显示为脑内肿瘤，浸润生长，病理见到增生的异常胶质细胞可以作出鉴别。

七、治疗

广泛切除加术后辅助放疗是目前主要的治疗手段。

（一）手术

脑膜血管外皮细胞瘤的治疗应尽可能全切肿瘤。首次手术是获得全切的最好机会，复发肿瘤切除难度较大。手术的目的是切除肿瘤及基底附着部位，但这不是完全可以做到的。由于颈内和颈外动脉双重供血，肿瘤与硬脑膜广泛粘连，手术时易出血过多，可使切除变得复杂和麻烦。因此，当术前行血管造影时可对肿瘤行供血动脉栓塞，以减少术中出血和尽可能全切肿瘤。手术时采用术前备用的自体血回输是一种较好的办法。手术死亡率相对较高，主要是因为术中大量失血。手术技巧的提高和术前栓塞可使死亡率和致残率降低。

（二）放射治疗

脑膜血管外皮细胞瘤术后应辅以至少 50～55Gy 的放疗或立体定向放射外科治疗。

立体定向放射外科治疗对于脑膜血管外皮细胞瘤治疗的效果尚不明了。一些作者建议对于小的复发的脑膜血管外皮细胞瘤予以立体定向放射外科治疗。其他人建议如果在手术切除或放疗后，病灶还有残留，早期立体定向放射治疗是可以考虑的。对无法切除的或中途放弃切除的脑膜血管外皮细胞瘤病例，可先行立体定向放射外科治疗，使瘤体变小、瘤内血管闭塞以利手术切除。

八、预后

总体中位生存期约为 7 年。约 3/4 死于局部复发，约 1/4 死于远处转移。尽管 5 年的生存率可以达到 60%，但之后生存率迅速下降，15 年时仅有 6%左右。儿童预后较成人好。

脑膜血管外皮细胞瘤比脑膜瘤容易复发。一般短期内就可以复发。局部复发率为26%～80%，依据切除程度的多少、随访时间的长短，特别是术后有无放疗而不同。5、10 和 15 年复发率分别为 65%、76%和 87%。而且，多次复发的间隔时间越来越短。第 2 次、3 次、4 次复发的平均时间分别是 38 个月、35 个月、17 个月。发生在新生儿的脑膜血管外皮细胞瘤甚至可单纯手术而不辅以放疗，其复发率仍比其他年龄段为低。

和其他颅内原发肿瘤不同，脑膜血管外皮细胞瘤可以转移至中枢神经系统之外。骨、肺和肝是最常见的转移部位，亦有脑膜血管外皮细胞瘤转移到心脏的报道。发生转移的平均时间是 84～99 个月，跨越的时限为 1～20 年。转移可发生在术后多年无肿瘤复发的生存病例。认识这一点对脑膜血管外皮细胞瘤患者的治疗是十分重要的。

第二节　脑膜肉瘤

脑膜肉瘤为一类起源于脑膜间质组织的恶性肿瘤的总称，与脑膜血管外皮细胞瘤一样，脑膜肉瘤也属于间质性非脑膜上皮肿瘤。但它不是一个单独的类型，包括纤维肉瘤

(fibrosarcoma)、平滑肌肉瘤(leiomyosarcoma)、横纹肌肉瘤(rhabdomyosarcoma)、软骨肉瘤(chondrosarcoma)和恶性纤维组织细胞瘤(malignant fibrous histiocytoma)等不同病理类型。临床很少见,发病率占所有脑肿瘤不到 3%。分为原发和继发两种,原发的脑膜肉瘤源于脑膜间叶细胞的恶性变,继发的脑膜肉瘤由良性脑膜瘤恶变而来。肿瘤恶性程度高,可以通过脑膜直接侵犯颅骨、鼻窦、脑实质或发生远处转移。

一、概述

成人颅内脑膜肉瘤发病率为 0.1%~3%,儿童大约是 2%。

脑膜肉瘤可发生于任何年龄,10 岁之前更为常见。恶性纤维组织细胞瘤和纤维肉瘤例外,常见于成人。有肌肉成分的肉瘤常见于儿童。一般无性别差异。

这类肿瘤临床上很少见,常见于颅内和脊髓内,颅内比脊髓内常见,但没有特定部位。

脑膜肉瘤与外伤史、开颅手术史、脑膜瘤未行根除手术、放疗史、化疗史或 AIDS 有关。另外,还有报道发现与多发性神经纤维瘤病(NF)、Fi-Fraumeni 综合征和软组织肉瘤的发生相关。但究竟是遗传因素还是医源性因素是导致脑膜肉瘤的主要原因还不能肯定。

二、病理学

肉眼观,脑膜肉瘤与周围脑组织在某些部位界限分明,但是它们没有包膜,又常渗入脑组织中。

显微镜下,瘤细胞丰富、体积小,似淋巴细胞或网状内皮细胞,呈圆形或多角形,有的呈短梭形。核分裂象可多可少(图 44-2-1,见彩页)。

(一)恶性纤维组织细胞瘤

肿瘤细胞明显多形性,成束的梭形细胞(spindle cell)呈编织状。细胞成分包括多核巨细胞、组织细胞样细胞、巨噬细胞、成纤维细胞、肌成纤维细胞等。局部呈现 V 字形的有丝分裂和坏死为特征。40%的纤维肉瘤可有脑膜种植和转移。

(二)平滑肌肉瘤

显微镜下由密集的胞浆嗜酸性梭形细胞组成,大小不一,核周有空泡,细胞分裂速度快,坏死出血常见。免疫组化显示肌球蛋白阳性,结蛋白(desmin)、S-100 蛋白、GFAP 均为阴性。

(三)软骨肉瘤

其中只有软骨是新生物。肿瘤细胞呈星形,被细胞间丰富的黏液物质包绕。间质软骨肉瘤中软骨和间质物质都是新生物。有学者认为类软骨软骨肉瘤表现为低级别的软骨肉瘤。大脑镰是其颅内最好发的部位。

(四)横纹肌肉瘤

是脑膜肉瘤中比较常见的类型,多位于颅内中线部位,如第四脑室、脑干、脊髓腰骶部、马尾终端等,少见于大脑半球、基底节区等部位。包括婴儿在内可见于各个年龄阶段。镜下见肿瘤细胞体积小、多形性,有些细胞呈细长带状很具有特点。胞浆多少不一,嗜酸性。免疫组化和电子显微镜可证明肌球和肌动蛋白成分的存在。

(五)其他

如脂肪肉瘤(liposarcoma)、血管肉瘤(hemangiosarcoma)、骨肉瘤(osteosarcoma)均很少见。还有一种更罕见的原发脑膜肉瘤病(meningeal sarcomatosis),是指由恶性梭形细胞和间质肿瘤细胞弥漫性侵犯软脑膜,缺乏局部肿块的肉瘤样疾病。它必须与其他恶性肿瘤的种植和转移相区别。

尽管各类型脑膜肉瘤之间的某些不同在光镜下就可以区别。但是，PAS 染色、免疫组化或电镜更常用来区分各类型脑膜肉瘤。

三、临床表现

脑膜肉瘤患者和其他颅内肿瘤一样，临床有头痛、抽搐、精神症状、神经功能障碍和脑积水等表现。只有少数病程迁延，一般病程较短，甚至可呈急性或亚急性脑炎表现。持续而剧烈的头痛、频繁呕吐及显著的颈强是此病的临床特点。查体，由于肿瘤可能侵犯颅骨和头皮，有时可发现头皮下肿物。此外，尚可有贫血、全身消耗及不明原因发热等恶性肿瘤的全身表现。

四、影像学

脑膜肉瘤没有特定的影像学特点。脑膜肉瘤在 CT 上表现为单个或多发的病灶，有不均匀强化，并可见囊性内容物（图 44-2-2）。骨窗 CT 可见骨侵蚀，骨增生很少见。

脑膜肉瘤在 MRI T1 加权像上表现为低信号，T2 加权像为高信号。脂肪肉瘤在 T1 加权像上可因为肿瘤的脂肪内容物而表现为高信号。脑膜肉瘤一般伴有瘤周严重的水肿（图 44-2-3，4）。

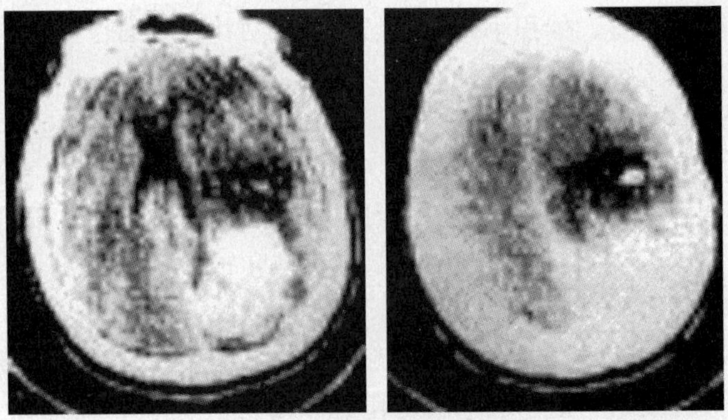

图 44-2-2　CT 扫描示大脑镰处有附着的高密度肿块

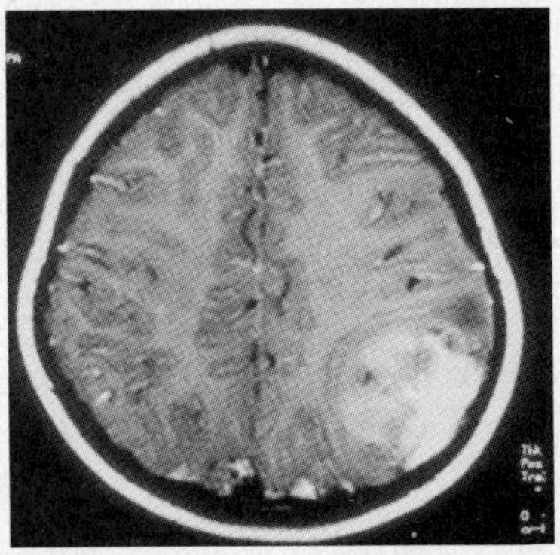

图 44-2-3　MRI 强化 T1 加权像明显强化，没有脑膜尾征

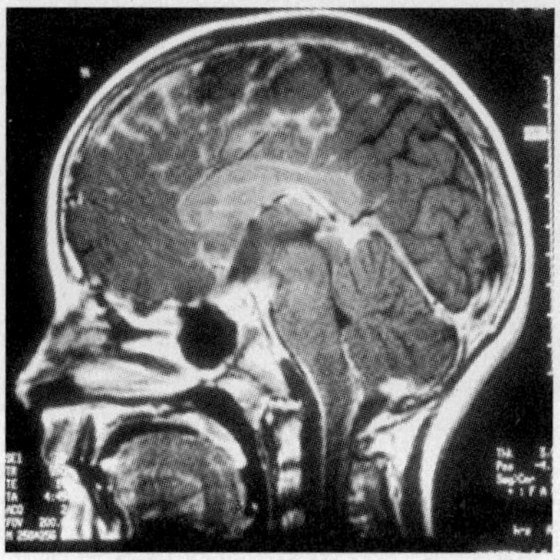

图 44-2-4 MRI T1 加权像示弥散的软脑膜强化

五、诊断和鉴别诊断

症状与体征取决于肿瘤位置及大小。脑膜肉瘤可表现为颅内占位效应，如头痛、呕吐、嗜睡或视乳头水肿或新的发作性癫痫、脑水肿或脊髓压迫症状。

脑膜肉瘤常生长得很大。肿瘤在脑及脊髓的蛛网膜下腔扩散，使软脑膜及蛛网膜增厚，灰暗，不透明，与细菌性脑膜炎颇相似，引起多发肿瘤。病变以脑底、脊髓下段及马尾处最为明显，可形成瘤性小结节。脑池被阻塞，引起脑积水，一般无大的肿块出现。

由于脑膜肉瘤患者常呈急性或亚急性脑炎表现，如持续而剧烈的头痛、频繁呕吐及显著的颈强，这些与脑膜炎及其继发的脑积水难于鉴别。但脑膜炎多有脑脊液中白细胞增多，蛋白含量高，糖、氯化物减少。肿瘤患者则缺乏这些改变。脑脊液的离心沉渣检查常常可以发现肿瘤细胞。与通常的脑积水不同，由于肿瘤对脑膜及神经根的浸润，脑脊液外引流后，呕吐、颈强等症状并不消失。

原发脑膜肉瘤的鉴别诊断包括颅外肉瘤脑膜转移及其他的恶性间质肿瘤，如血管外皮细胞瘤、恶性神经外胚层肿瘤、胶质肉瘤等。

六、治疗

根治性切除为长期生存提供了最好的机会。大部分作者都认同根治性切除和化疗的疗效。但有时手术仅能减压及组织活检。术后放疗加化疗为目前推崇的治疗方法。如果能经椎管内用药，则更为理想。

脑膜肉瘤化疗除常用的亚硝脲类，如卡莫司汀（BCNU）、洛莫司汀（CCNU)、甲基亚硝脲（MeCCNU）以外，近年来又推出替尼泊苷（VM-26）。而且化疗趋向联合用药，如VM-26 和 CCNU 的联合应用。但能鞘内应用的药物有限，只用于主要生长在蛛网膜下腔的肿瘤。常用药物有甲氨蝶呤（MTX）和阿糖胞苷（ARAc)，前者 0.15～3mg/m^2，后者 50～70mg/m^2，以生理盐水或脑脊液稀释成 5ml，缓慢注入，必要时辅以地塞米松 5～10mg 鞘内注入，以减轻化学性脑膜炎。

脑积水严重时，可试行侧脑室腹腔分流术。虽然有肿瘤腹腔种植的危险，但为缓解颅高压、延长患者的生命仍然是一种可取的方法。

总之，综合治疗是脑膜肉瘤的唯一治疗手段。

七、预后

尽管脑膜肉瘤 5 年生存率相对较低，但一些长期生存的病例仍有报道。相对边界清楚的肿瘤在根治性切除后，患者有望获得较满意的预后。

（何正文）

参考文献

1. Begum M, Katabuchi H, Tashiro H, et al. A case of metastatic malignant hemangiopericytoma of the ovary: recurrence after a period of 17 years from intracranial tumor. International Journal of Gynecological Cancer, 2002, 12 (5): 510-514.
2. Buttner A, Pfluger T, Weis S. Primary meningeal sarcomas in two children. Journal of Neuro-Oncology, 2001, 52 (2): 181-188.
3. Cai N, Kahn LB. A report of primary brain fibrosarcoma with literature review. Journal of Neuro-Oncology, 2004 68 (2): 161-167.
4. Celli P, Cervoni L, Mraglion C. Primary rhabdomyosarcoma of the brain: observations on a case with clinical and radiological evidence of cure. Neurooncol, 1998, 36: 259-267.
5. Chang SM, Barker, FG, Larson, DA, et al. Sarcomas subsequent to cranial irradiation. Neurosurgery, 1995, 36 (4): 685-690.
6. Chong VF, Fan YF. Pictorial review: radiology of the masticator space. Clinical Radiology, 1996, 51 (7): 457-465.
7. Cobb CA, Youmans JR, Sarcomas and neoplasms of blood vessels // Youmans JR. Neurological surgery, 3rd edn, vol. 5. Philadelphia: Saunders, 1990: 3152-3170.
8. Dufour H, Metellus P, Fuentes S, et al. Meningeal hemangiopericytoma: a retrospective study of 21 patients with special review of postoperative external radiotherapy. Neurosurgery, 2001, 48 (4): 756-763.
9. Guthrie BL, Ebersold MJ, Scheithauer BW, et al. Meningeal hemangiopericytoma: histopathological features, treatment, and long-term follow-up of 44 cases. Neurosurgery, 1989, 25 (4): 514-522.
10. Guthrie BL, Ebersold MJ, Scheithauer BW. Meningeal hemangiopericytoma: histological features, treatment, and long-term follow-up of 44 cases. Neurosurgery, 1989, 25: 514-522.
11. Guthrie BL, Ebersold MJ, Scheithauer BW. Neoplasms of the intracranial meninges // Youmans JR, ed. Neurological surgery, 3rd edn, vol. 5. Philadelphia: Saunders, 1990: 3250-3315.
12. Kawamura M, Izawa K, Hosono N, et al. Solitary fibrous tumor of the spinal cord: case report and review of the literature. Neurosurgery, 2004, 55 (2): 433.
13. Kocak A, Cayl, SR, Sarac K, et al Intraventricular solitary fibrous tumor: an unusual tumor with radiological, ultrastructural, and immunohistochemical evaluation: case report. Neurosurgery, 2004, 54 (1): 213-217.
14. Lin YJ, Tu YK, Lin SM, et al. Primary hemangiopericytoma in the axis bone: case report and review of literature. Neurosurgery, 1996, 39 (2): 397-400.
15. McDonald JV. Meningeal hemangiopericytoma. Neurosurgery, 1990, 26 (1): 176.
16. Minniti G, Traish D, Ashley S, et al. Risk of second brain tumor after conservative surgery and radiotherapy for pituitary adenoma: update after an additional 10 years. Journal of Clinical Endocrinology & Metabolism, 2005, 90 (2): 800-804.
17. Nagashima H, Kobayashi S, Takemae T, et al. Total resection of torcular herophili hemangiopericytoma with radial artery graft: case report. Neurosurgery, 1995, 36 (5): 1024-1027.
18. Oliveira AM, Scheithauer BW, Salomao DR, et al. Primary sarcomas of the brain and spinal cord: a study of 18 cases. American Journal of Surgical Pathology, 2002, 26 (8): 1056-1063.
19. Perry A, Dehner LP. Meningeal tumors of childhood and infancy. an update and literature review. Brain

Pathology，2003，13（3）：386-408.

20. Petrulionis M，Valeviciene N，Paulauskiene I，et al. Primary extracranial meningioma of the sinonasal tract. Acta Radiologica，2005，46（4）：415-418.

21. Radley MG，McDonald JV. Meningeal hemangiopericytoma of the posterior fossa and thoracic spinal epidural space：case report. Neurosurgery，1992，30（3）：446-452.

22. Someya M，Sakata KI，Oouchi A，et al. Four cases of meningeal hemangiopericytoma treated with surgery and radiotherapy. Japanese Journal of Clinical Oncology，2001，31（11）：548-552.

23. Sugita Y，Shigemori M，Harada H，et al. Primary meningeal sarcomas with leiomyoblastic differentiation：a proposal for a new subtype of primary meningeal sarcomas. American Journal of Surgical Pathology，2000，24（9）：1273-1278.

24. Thomsen J，Mirz F，Wetke R，et al. Intracranial sarcoma in a patient with neurofibromatosis type 2 treated with gamma knife radiosurgery for vestibular schwannoma. American Journal of Otology. 2000，21（3）：364-370.

25. Xu F，Delas Casas LE，Dobbs LJ Jr. Primary meningeal rhabdomyosarcoma in a child with hypomelanosis of Ito. Arch Pathol Lab Med，2000，124：762-765.

第 45 章 垂体腺瘤

垂体腺瘤发生于垂体前叶，是一种良性的颅内肿瘤，约占颅内肿瘤的15%，仅次于胶质瘤和脑膜瘤，其中PRL腺瘤40%～60%，GH腺瘤20%～30%，ACTH腺瘤5%～15%，TSH腺瘤1%～3%，无功能腺瘤20%～30%。尸检垂体瘤发生率接近25%，男女发病率总体相等，但男女之间有显著的年龄差异。小于20岁或大于71岁时，发病率均很低，女性有两个发病高峰，即20～30岁和60～70岁；男性的发病率随着年龄的增加而增加。

近年来随着内分泌诊断技术的发展和神经放射检查设备的进步，垂体腺瘤的临床患者逐年增多，但由于部分垂体腺瘤患者缺乏特异症状，常常得不到早期的诊断和治疗。如临床上表现为视力下降，视野缺损的患者经常被认为有眼病而反复就诊于眼科；内分泌症状如月经紊乱、性功能减退、体重增加等常被认为与年龄或生活压力有关；头痛易被误诊为偏头痛或被认为与精神有关。以上这些情况常使部分患者延误诊断，甚至误诊，因此，早期诊断不仅需要神经外科、内分泌科和放射科医生的重视，而且需要相关科室如眼科、妇科、耳鼻喉科、泌尿外科等专业医师的重视。近些年来，人们对垂体腺瘤的认识有了极大的提高，诊断和治疗水平有了长足的进步，垂体瘤患者的预后更是有了明显改观，但仍有不少问题有待继续深入总结研究。

一、解剖及生理

（一）垂体

成人垂体大小约12mm×8mm×5mm，重约0.6g，女性的稍重，在妊娠期呈生理性肥大。垂体可分为腺垂体和神经垂体两部分。腺垂体包括结节部（漏斗部）、中间部和远侧部（垂体前叶），由外胚叶原始口腔顶部向上突起的拉特克囊（Rathke's pouch）发育而来，主要分泌6种具有明显生理活性的激素，即生长激素（GH）、催乳素（PRL）、促肾上腺皮质激素（ACTH）、促甲状腺素（TSH）、卵泡刺激素（FSH）、黄体生成素（LH）。神经垂体包括正中隆起、漏斗柄和垂体后叶（神经部），由胚胎发育时期第三脑室底部间脑向下发展的漏斗小泡发育而来，神经垂体由神经胶质细胞和神经纤维组成，无内分泌功能，下丘脑视上核和室旁核所分泌的抗利尿激素（ADH）和催产素沿下丘脑垂体束输送并储存于神经垂体。

（二）垂体血循环

垂体的血管由动脉、毛细血管网、门静脉系统等组成，腺垂体与神经垂体的血供相对独立，腺垂体主要由门静脉系供血，神经垂体为动脉直接供血。垂体的动脉分垂体上动脉和垂体下动脉。垂体上动脉起于颈内动脉眼动脉段，经视交叉下面行向后内方，止于垂体柄中上部，可分为两组。前组血管到达垂体柄处，包绕结节部，并发出分支进入正中隆起及漏斗柄上部，在该处形成初级毛细血管丛，再向下汇集为数支长门静脉。后组血管到达垂体柄后部，也发出分支至正中隆起及漏斗柄上部，参与形成初级毛细血管丛，并汇合成短门静脉。

长、短门静脉均沿垂体柄下行进入腺垂体，在腺细胞周围形成次级毛细血管网。垂体下动脉为颈内动脉脑膜垂体干的分支，发出分支直接供应神经垂体。垂体上下动脉之间有分支相互吻合。垂体静脉回流至海绵窦。

（三）垂体周围结构

垂体位于蝶鞍内，周围有颅底硬脑膜延续包绕，在两层硬脑膜之间存在海绵间窦，主要有海绵间前窦、后窦和下窦，这些窦都有可能缺失。经蝶入路切开鞍底硬膜时如果进入海绵间窦，则可能引起大出血。垂体上面以鞍膈与颅腔隔开，鞍膈中央有孔，有垂体柄通过，周边相对较厚，中间较薄。鞍膈是一个薄且脆弱的结构，在经蝶手术中易穿破，造成脑脊液鼻漏。鞍膈上方约 1cm 处为视交叉，约 80％位于鞍膈正上方，有少部分位于鞍膈前上方（前置型）和后上方（后置型）。鞍底前下方为蝶窦，蝶窦的大小、形状和气化程度因人而异，成年蝶窦大致分三种类型：甲介型、鞍前型、全鞍型。全鞍型是最多见的一种，气化好，鞍底突入蝶窦内；鞍前型气化不超过鞍结节的垂直平面；甲介型则气化很少，这种类型少见。蝶窦内多数有一中隔，位于中线或偏向一侧，少数无中隔或蝶窦内多个间隔。术前应充分了解蝶窦气化类型，鞍区三维 CT 重建能清晰显示蝶窦气化发育情况，对选择手术入路有很大帮助。垂体两侧为海绵窦，是一个包含有静脉血管丛、颈内动脉及神经等结构的腔隙，其外侧壁内从上到下依次有动眼神经、滑车神经、三叉神经眼支和上颌支通过，侧壁与蝶骨间有展神经和颈内动脉水平部。海绵窦接受许多颅内引流静脉，并与颅外静脉有广泛的交通，两侧海绵窦之间有交通支相连。

二、分类与分型

垂体腺瘤的分类有许多种不同的方法，按瘤细胞分泌功能分为功能性和无功能性垂体腺瘤。功能性垂体腺瘤包括 GH 腺瘤、PRL 腺瘤、ACTH 腺瘤、TSH 腺瘤、FSH/LH 腺瘤和多激素分泌腺瘤等。按肿瘤大小分为微腺瘤：直径＜1cm；小腺瘤：1～2cm；大腺瘤：2～4cm；巨大腺瘤：≥4cm。但各种分类方法都没有统一的标准，为此 WHO 制定了一个五层次分类法系统描述垂体腺瘤。

1. 层次一

按临床表现和内分泌活性分类

A. 高内分泌活性：①肢端肥大症/巨人症，GH 值升高；②高泌乳素血症，PRL 值升高；③库欣病，血 ACTH 和皮质醇增高；④甲状腺功能亢进，伴促甲状腺素过度分泌；⑤血FSH 和 LH 值异常升高；⑥多种激素过度分泌。

B. 临床无功能。

C. 功能状态不稳定。

D. 异位内分泌功能亢进：①继发于异位 GHRH 过度分泌的临床肢端肥大症；②继发于异位 CRH 过度分泌的库欣病。

2. 层次二

根据影像学和术中所见分类

A. 根据肿瘤部位：①鞍内；②鞍外；③异位。

B. 根据大小：①微腺瘤（＜10mm）；②大腺瘤（≥10mm）。

C. 根据生长类型：①膨胀型；②侵犯硬脑膜、骨质、神经和脑组织型；③远处转移型。

3. 层次三

根据组织学特征分类

A. 腺瘤：①典型；②非典型（多型性、高有丝分裂活性、高 MIB-1 标记指数）。

B. 腺癌。

C. 非腺瘤：①原发或继发的非垂体肿瘤；②垂体组织增生。

4. 层次四

免疫组织化学分类

主要免疫反应	次要免疫反应
A. GH	PRL，a-亚单位 TSH，FSH，LH
B. PRL	a-亚单位
C. GH、PRL 混合	a-亚单位，TSH
D. ACTH	LH，a-亚单位
E. FSH/LH/a-亚单位	PRL，GH，ACTH
F. TSH	a-亚单位，GH，PRL
G. 罕见的激素组合	
H. 无免疫反应	

5. 层次五

按肿瘤细胞电镜下超微结构分类

A. GH 腺瘤：①颗粒密集型；②颗粒稀疏型。

B. PRL 腺瘤：①颗粒密集型；②颗粒稀疏型。

C. PRL/GH 混合腺瘤：①GH 细胞、PRL 细胞混合存在；②肿瘤细胞为促乳腺生长激素细胞；③肿瘤细胞为嗜酸性干细胞。

D. ACTH 腺瘤：①颗粒密集型；②颗粒稀疏型；③Crooke 细胞型。

E. FSH/LH 腺瘤：①男性型；②女性型。

F. 临床无功能腺瘤：①非嗜酸瘤细胞；②嗜酸瘤细胞。

G. 细胞来源不明的腺瘤：①静止性促皮质素亚型 1；②静止性促皮质素亚型 2；③静止性促皮质素亚型 3；④其他（未分类的多激素瘤）。

三、发病机制

垂体腺瘤的发病机制可归纳为有两种学说：①下丘脑调控失常引发垂体腺瘤；②垂体细胞自身基因突变而发生垂体腺瘤。随着分子生物学研究的深入，使多年来一直有争论的两种学说趋向统一，即垂体细胞自身先发生改变后，再在多种内分泌信号的刺激下促进突变细胞的增生，形成垂体腺瘤。许多证据已证明垂体腺瘤是单克隆起源的，有多种因素参与了垂体腺瘤的形成，早期垂体细胞发生基因突变，形成突变的垂体干细胞，这些“起始细胞”随后在下丘脑多种内分泌信号和多种生长因子的不规则调控和刺激下克隆扩增形成肿瘤。垂体腺瘤的发生参与因素众多，各种调控机制复杂多变，尽管目前已经作了大量的研究工作，取得了不少新的进展，但其确切的发病机制仍需进一步的探讨。

四、临床表现

主要有垂体激素分泌过量或不足引起的一系列内分泌症状和肿瘤压迫鞍区结构导致相应功能严重障碍。

（一）内分泌功能紊乱

分泌型垂体腺瘤可分泌过多的激素，早期即可产生不同的内分泌亢进症状。肿瘤压迫及破坏垂体前叶细胞，造成促激素减少及相应靶腺功能减退，产生内分泌功能减退的症状。

1. PRL 腺瘤

本瘤多见于女性年轻者（20～30 岁），男性病例约占 15%。因 PRL 增高抑制下丘脑促性激素释放激素的分泌，使雌激素降低，LH、FSH 分泌正常或降低。临床典型表现为闭经-溢乳-不孕三联征（称 Forbis - Albright 综合征），亦有少数不完全具备以上三联征者。早期多出现月经紊乱，如月经过少、延期。随着 PRL 进一步增高，可出现闭经。闭经病例多同时伴有溢乳，其他尚可有性欲减退、流产、肥胖、面部阵发潮红等。在青春期患病者，可有发育期延迟、原发闭经。男性高 PRL 血症者可致血睾酮降低，精子生成障碍，数量减少，活力降低，形态异常。临床表现有阳痿、性功能减退、不育、睾丸缩小，少数可有毛发稀少、肥胖、乳房发育及溢乳等症状。

女性患者多能早期确诊，有 2/3 病例为鞍内微腺瘤（肿瘤直径<10mm），神经症状少见。男性患者往往未注意早期性欲减退症状或羞于诊治，因此在确诊时大多肿瘤较大并向鞍上或海绵窦生长，PRL 往往很高，且多有头痛及视觉障碍等症状。

2. GH 腺瘤

GH 具有促进蛋白质合成、肌肉生长、软骨和骨生长的作用，垂体生长激素腺瘤过度分泌 GH，并通过 IGF - 1 介导作用于各器官靶点。GH 腺瘤发生在青春期骨骺闭合以前表现为“巨人症”，发生在成人则表现为“肢端肥大症”。

（1）巨人症：患者身高异常，甚至可达 2m 以上，且生长极为迅速，体重远超过同龄者。外生殖器发育似成人，但无性欲，毛发增多，气力极大。成年后约 40%的患者可出现肢端肥大改变。晚期可有全身无力、智力减退、毛发脱落、皮肤干燥皱缩、嗜睡、头痛、尿崩等症状。患者多早年夭折，平均寿命 20 余岁。

（2）肢端肥大症：患者的手足、头颅、胸廓及肢体进行性增大，手、足掌肥厚，手指增粗。远端呈球形，前额隆起，眶嵴及下颌明显突出，牙缝增宽，口唇变厚，鼻梁宽而扁平，耳郭变大，帽子、鞋袜经常更换大号。皮肤粗糙，色素沉着，毛发增多，女性患者因而外貌似男性。有的患者因脊柱过度生长而后凸，锁骨、胸骨过度增长而前凸，亦可因胸腔增大而呈桶状胸。由于舌、咽、软腭、悬雍垂及鼻旁窦均肥大，说话时声音嘶哑、低沉，睡眠时易打鼾。呼吸道管壁肥厚可致管腔狭窄，肺功能受影响。心脏肥大，少数可发展为心力衰竭。血管壁增厚，血压高，其他如胃肠、肝脾、甲状腺、胸腺等均可肥大。因组织增生可引起多处疼痛，除头痛外患者早期常可因全身疼痛而误诊为“风湿性关节炎”。脊柱增生使椎间孔隙狭小而压迫脊神经根，引起背痛或感觉异常。因骨骼、关节、软骨增生可引起肢体痛、关节痛、活动受限等。因椎管增生性狭窄，可产生脊髓压迫症。少数女性有月经紊乱、闭经，男性早期性欲亢进，晚期则减退。两性均可不育。约 20%患者可有黏液性水肿或甲状腺功能亢进症状，约 35%患者并发糖尿病。患者早期多精力充沛、易激动，晚期则疲惫无力、注意力不集中、对外界缺乏兴趣、记忆力差。有少数 GH 腺瘤患者，其肿瘤大小、GH 值高低及临床表现不尽相符，如肿瘤较大或 GH 显著升高其临床表现却轻微，或血 GH 值升高不显著者反而症状明显等。

3. ACTH 腺瘤

本病发病多为青壮年，女性多见。大多瘤体较小，不产生神经症状，甚至不易被放射检查发现。本症特点为瘤细胞分泌过量的 ACTH 及有关多肽，导致肾上腺皮质增生，产生高皮质醇血症，造成体内多种物质代谢紊乱。①脂肪代谢紊乱：可产生典型的“向心性肥胖”，患者头、面、颈及躯干处脂肪增多，脸呈圆形（称满月脸），颈背交界处有肥厚的脂肪层，形成“水牛背”样，但四肢相对瘦小。晚期有动脉粥样硬化改变；②蛋白质代谢紊乱：可导致全身皮肤、骨骼、肌肉等处蛋白质消耗过度，皮肤、真皮处胶原纤维断裂，皮下血管得以暴露而出现“紫纹”，多见于下肢、腰部、臀及上臂等处。50%患者有腰背酸痛，可出现佝偻病、软骨病及病理性压缩性骨折。儿童患者则可影响骨骼生长。因血管脆性增加而易产生皮肤淤斑、伤口不易愈合、容易感染等；③糖代谢紊乱：可引起类固醇性糖尿病（20%～25%）；④性腺功能障碍：女性患者 70%～80%产生闭经、不孕及不同程度的男性化，如乳房萎缩、毛发增多、痤疮、喉结增大及声音低沉等。男性患者性欲减退、阳痿、睾丸萎缩等；⑤高血压：约 85%病例有高血压；⑥精神症状：约 2/3 患者有精神症状。表现为轻度失眠、情绪不稳定、易受刺激、记忆力减退，重者精神变态。

4. 促性腺激素腺瘤

起病缓慢，因缺少特异性症状，故早期诊断困难。多见于中年以上男性，主要表现为性功能降低。男女患者早期多无性欲改变，病程晚期大多有头痛、视力及视野障碍，常误诊为无功能垂体腺瘤。本症可分为以下三型。

（1）FSH 腺瘤：血浆 FSH 浓度明显升高。病程早期，LH 及睾酮浓度均正常，男性第二性征正常，大多性欲及性功能亦正常，少数可性欲减退，勃起功能差。晚期病例 LH 及睾酮水平相继低下，可致阳痿，睾丸缩小及不育等。女性有月经紊乱或闭经。

（2）LH 腺瘤：血清 LH 及睾酮浓度明显升高，FSH 水平下降，睾丸及第二特征正常，性功能正常。全身皮肤、黏膜处有明显色素沉着。

（3）FSH/LH 腺瘤：血清 FSH、LH 及睾酮均增高。病程早期常无性功能障碍，肿瘤增大破坏垂体产生继发性肾上腺皮质功能减退等症状，可出现阳痿等性功能减退症状。

5. TSH 腺瘤

垂体 TSH 分泌腺瘤甚为罕见。表现为甲状腺肿大并可扪及震颤、闻及杂音，有时有突眼及其他甲亢症状，如性情急躁、易激动、双手颤抖、多汗、心动过速、消瘦等。TSH 腺瘤尚可继发于原发性甲状腺功能减退，可能是长期甲状腺功能减退引起，TSH 细胞代偿性肥大，部分致腺瘤样变，最后形成肿瘤。

6. 混合性垂体腺瘤

根据肿瘤所分泌的多种过多激素而产生相应不同的内分泌亢进症状。

7. 无功能腺瘤

多见于 30～50 岁，男性略多于女性。此型肿瘤生长较缓慢，且不产生内分泌亢进症状。因此确诊时往往肿瘤已较大，压迫及侵犯垂体已较严重，造成垂体促激素的减少，产生垂体功能减退症状，一般认为促性腺激素最先受影响，其次为促甲状腺激素，最后影响促肾上腺皮质激素。临床可同时出现不同程度功能低下的症状：①促性腺激素不足：男性表现性欲减退，阳痿，第二性征不明显，皮肤细腻，阴毛呈女性分布。女性表现月经紊乱或闭经，性欲减退，阴毛及腋毛稀少，肥胖等。②促甲状腺激素不足：表现畏寒，少汗，易疲劳乏力，精神萎靡，食欲减退，嗜睡等。③促肾上腺皮质激素不足：患者虚弱无力，厌食，恶心，抗病力差，易感染，体重减轻，血压偏低，心音弱而心率快等。④生长激素减少：儿童有骨骼发育障碍，体格矮小，形成侏儒症。少数肿瘤压迫后叶或下丘脑产生尿崩症。

（二）神经功能障碍

神经症状直接由肿瘤的占位效应引起。一般无功能腺瘤在确诊时往往体积已较大，多向鞍上及鞍旁生长，临床神经症状多较明显。分泌性腺瘤因早期产生内分泌亢进症状，确诊时大多体积较小，肿瘤多位于蝶鞍内或轻微向鞍上生长，往往无临床神经症状或较轻微。

1. 头痛

约 2/3 无功能垂体腺瘤患者有头痛，但不太严重。早期头痛是由于肿瘤向上生长时，鞍膈被抬挤所引起。头痛位于双颞部、前额、鼻根部或眼球后部，呈间歇性发作。肿瘤穿破鞍膈后头痛可减轻或消失。晚期头痛可由肿瘤增大压迫颅底硬膜、动脉环、大血管等痛觉敏感组织所引起，肿瘤卒中可引起急性剧烈头痛。

2. 视神经受压症状

肿瘤向上方生长可将鞍膈顶高或突破鞍膈向上压迫视神经、视交叉而产生视力、视野改变。

（1）视野改变：多为双颞侧偏盲，肿瘤由鞍内向上生长可压迫视交叉的下方及后方，将视交叉推向前上方，此时首先受压迫的是位于交叉下方的视网膜内下象限的纤维，引起颞侧上象限视野缺损。肿瘤继续生长可累及视交叉中层的视网膜内上象限纤维，因而产生颞侧下象限视野缺损。此时即为双颞侧偏盲。少数视交叉前置者，肿瘤向鞍后上方生长，临床可无视野缺损。如肿瘤位于视交叉的后方，它可先累及位于视交叉后部的黄斑纤维，出现中心视野暗点，称暗点型视野缺损。如肿瘤向一侧生长，压迫视束，则临床可出现同向性偏盲，这种情况少见。一般情况下视野改变与肿瘤大小是成正比的。但如果肿瘤发展缓慢，即使肿瘤很大，由于视神经可以避让，可不出现视野变化。

（2）视力改变：视力的减退与视野改变并不平行，两侧也不对称，常到晚期才出现，这主要是视神经受压原发性萎缩的结果，肿瘤压迫引起视神经的血液循环障碍也是引起视力下降甚至失明的原因。

（三）其他神经症状

由肿瘤向鞍外生长压迫邻近结构而引起。

1. 压迫或侵入海绵窦，可产生第Ⅲ、Ⅳ、Ⅵ脑神经及三叉神经第一支的功能障碍，其中以动眼神经最常受累，引起一侧眼睑下垂、眼球运动障碍。长到颅中窝可影响颞叶从而有钩回发作，出现幻嗅、幻味、轻偏瘫、失语等症状。

2. 肿瘤突破鞍膈后向前方发展，可压迫额叶而产生精神症状，如神志淡漠、欣快、智力减退、健忘、大小便不能自理、癫痫、单侧或双侧嗅觉障碍等。

3. 肿瘤可长入脚间窝，压迫大脑脚及动眼神经，引起一侧动眼神经麻痹、对侧轻偏瘫，甚至可向后压迫导水管而引起阻塞性脑积水。

4. 向上方生长压迫第三脑室，可产生下丘脑症状，如多饮、多尿、嗜睡、精神症状如近事遗忘、幻觉、定向力差、迟钝、昏迷等。

5. 向下方生长可破坏鞍底长入蝶窦、鼻咽部，产生鼻塞、反复少量鼻出血及脑脊液鼻漏等。

五、诊断

垂体腺瘤的诊断应根据临床症状、体征、内分泌检查及放射学结果作综合分析方能确诊。

（一）内分泌检查

测定垂体及靶腺激素水平有助于了解下丘脑-垂体-靶腺轴的功能，对术前诊断及术后评估均有重要参考价值。诊断分泌性垂体腺瘤的内分泌指标是：血清 PRL＞100μg/L；随机 GH＞5.0μg/L，口服葡萄糖后 GH 水平＞1μg/L，IGH－1 水平增高；尿 UFC＞100μg/24h，血 ACTH＞46μg/L。对于皮质醇增高者，应做地塞米松抑制试验，必要时，行胰岛素兴奋试验、TRH 试验、CRH 刺激试验。

垂体 ACTH 瘤表现为库欣综合征。库欣综合征可分为 ACTH 依赖性［包括垂体性（又称库欣病）和异位 ACTH 综合征］及非 ACTH 依赖性（肾上腺自身肿瘤或增生）两大类，故临床上需依靠多项检查才能明确病因。

库欣综合征的鉴别诊断

病变类型	ACTH 水平	小剂量地塞米松抑制试验	大剂量地塞米松抑制试验
垂体腺瘤	中度升高	不抑制	抑制
异位 ACTH 综合征	高度升高	不抑制	不抑制
肾上腺肿瘤	低	不抑制	不抑制

（二）影像学检查

诊断垂体腺瘤需作 CT 扫描及 MRI 等检查。有时作脑血管造影以排除脑部动脉瘤或了解肿瘤供血及血管受压移位的情况。气脑造影已基本弃用。对疑有空蝶鞍者或有脑脊液鼻漏者可选用碘水 CT 脑池造影检查。

1. CT　CT 对微腺瘤的发现率约 50%，肿瘤小于 5mm 者发现率仅 30%，但作薄层(1～2mm)扫描，发现率可有提高。微腺瘤的典型表现为垂体前叶侧方的低密度灶或少许增强的圆形病灶；垂体高径女性＞8mm，男性＞6mm，鞍膈抬高；垂体柄向肿瘤对侧偏移；鞍底局部骨质受压变薄。大腺瘤较易识别，增强扫描肿瘤常均匀强化，有时瘤内可出血、坏死或囊性变，该区域不被强化。鞍区 CT 薄层扫描＋冠、矢状重建可以显示蝶窦中隔与中线的关系，避免术者凿开鞍底时偏离中线而损伤颈内动脉等正常结构，减少手术并发症；还可以显示鞍底前后左右的大小，对于明显向颅内扩展或海绵窦扩展、侵袭性生长的肿瘤，术中保证鞍底够大，增大显微镜侧方观察范围，将有利于肿瘤的全切除。

2. MRI　是目前诊断垂体腺瘤的首要方式，它能显示出微小的组织结构，可提供三维图像。微腺瘤者垂体上缘膨胀，肿瘤呈低信号灶，垂体柄向健侧移位，垂体增强动态扫描可以显示微腺瘤与正常垂体的边界，明显提高垂体微腺瘤的诊断率，增强前后证实微腺瘤的准确率可达 90%，但肿瘤直径小于 5mm 者发现率为 50%～60%（图 45－1）。大腺瘤者可显示肿瘤与视神经、视交叉及与周围其他结构如颈内动脉、海绵窦、脑实质等的关系（图 45－2）。术前 MRI 影像检查有助于了解肿瘤与颈内动脉、基底动脉的关系，了解肿瘤质地。对于向鞍上、颅内明显扩展或向海绵窦明显侵袭性生长的肿瘤，根据肿瘤质地选择手术入路可以提高手术切除的程度。

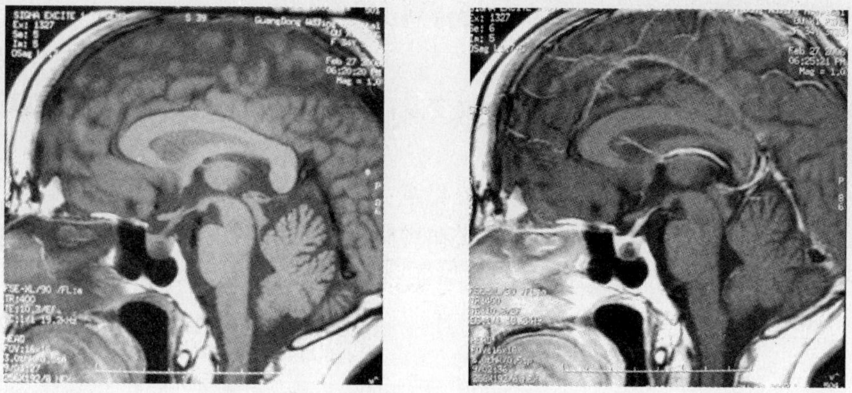

图 45－1　垂体微腺瘤增强前后 MRI 表现

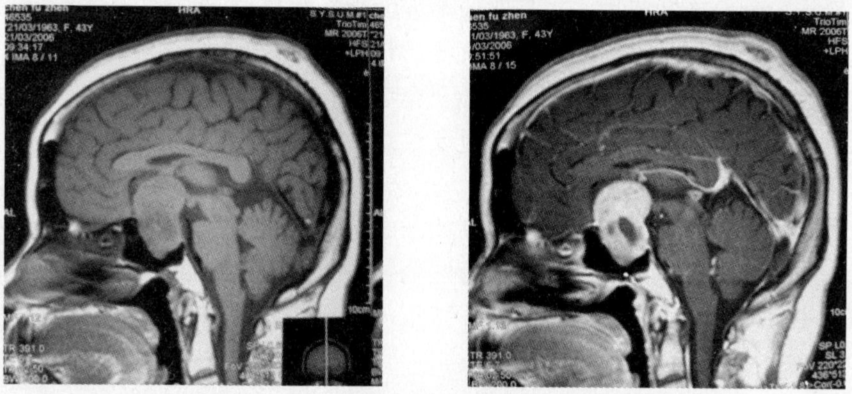

图 45－2　垂体大腺瘤增强前后 MRI 表现

六、鉴别诊断

颅咽管瘤：多见于儿童及青少年，肿瘤常发生于鞍上，可向上生长压迫下丘脑引起下丘脑、垂体功能损害症状如尿崩、发育迟缓等，视野改变多不规则，常有颅内压增高。CT 表现为鞍上囊性低密度区，囊壁呈蛋壳样钙化，实体肿瘤为高密度区，可有强化。MRI 示鞍区囊性占位的信号，鞍内底部往往可见正常垂体。成人颅咽管瘤可见于鞍内，多为实质性，和垂体腺瘤鉴别较难，需手术后才能确诊。

鞍区脑膜瘤：和垂体腺瘤主要不同在于内分泌症状多不明显。蝶鞍一般正常大小，但鞍结节附近可见骨质增生。CT 为均匀高密度病灶，增强明显。MRI 扫描增强后常常可见脑膜"鼠尾征"。鞍内亦可见正常垂体。

斜坡脊索瘤：可向鞍区侵犯，出现头痛、多发脑神经麻痹及视力视野改变，内分泌症状不明显。颅骨平片及 CT 扫描均可见斜坡区骨质破损，肿瘤密度不均匀。

Rathke 囊肿：发生于垂体中间部，较少见。可引起垂体功能减退，蝶鞍扩大，视交叉受压等症状。与鞍内型颅咽管瘤和无分泌功能垂体腺瘤较难鉴别，有时需手术方能确诊。

异位松果体瘤：多见于儿童及青春期者，尿崩常为首发症状，有的可出现性早熟、发育停滞及视路受损症状。蝶鞍多正常，CT 为类圆形高密度灶，其内见有钙化点，有明显均匀增强；MR 扫描示垂体柄处实体性肿块。

动脉瘤：可有视力视野及蝶鞍改变，但病史中常有蛛网膜下腔出血史，症状多突然发生，有头痛、动眼神经麻痹等。脑血管造影可明确诊断。

空泡蝶鞍：可有头痛、视路压迫症和轻度垂体功能低下，蝶鞍常球形扩大，有时与垂体瘤囊变难以鉴别。

垂体脓肿：可表现为头痛、视力视野改变及内分泌低下的症状，有时伴有尿崩。部分患者可找到感染源，但临床上常鉴别困难。

视神经和下丘脑胶质瘤：前者多发生于儿童，为患侧失明及突眼，平片可见患侧视神经孔扩大，蝶鞍正常。后者有下丘脑受损症状和视野变化，MR扫描可确定肿瘤范围。

皮样及上皮样囊肿：可有视力减退及视野改变，但双颞偏盲少见，其他脑神经损害症状轻微，垂体功能常无影响。X线偶见颅底骨质吸收，CT为低密度或混合密度病灶。

七、治疗

垂体腺瘤的治疗要强调个体化，垂体腺瘤的治疗目的在于消除肿瘤，纠正内分泌功能异常，减少并发症、复发率和死亡率，最终使患者的生活质量有所提高。方法有手术治疗，放射治疗以及药物治疗。对不同的病例，在选择治疗方案时，要做到个体化、具体化。要为每一位患者权衡风险和利益，根据肿瘤的大小及类型以及患者年龄及一般情况的不同制订治疗方案，特别是对于年轻的尚未生育的患者更要注意。

（一）药物治疗

药物治疗的目的是减少分泌性肿瘤过高的激素水平，改善临床症状及缩小肿瘤体积。虽然当今尚无一种药物能治愈该类肿瘤，但有些药物在临床实践中确实取得了较好的疗效。对无功能腺瘤，主要是针对垂体功能低下的症状选用肾上腺皮质激素、甲状腺激素及性腺激素予以替代治疗。

1. PRL腺瘤

对于垂体泌乳素微腺瘤患者，特别是要求恢复正常月经、尚需生育的患者，首选药物治疗，单纯服用溴隐亭即可取得满意效果。溴隐亭是一种多巴胺受体激动剂，使泌乳素抑制释放因子（PIF）释放，抑制垂体分泌PRL；还可以缩小肿瘤，抑制其进一步生长，对于女性患者，通常能恢复其生育能力而不会增加先天畸形、流产的危险。视力视野的缺陷也能够通过服药而恢复，服用溴隐亭无效的患者较少见。溴隐亭的缺点为停药后肿瘤又复增大，PRL再度升高，症状复发。不良反应为头晕、恶心、呕吐、体位性低血压等，还可导致服药后肿瘤发生纤维化，增加手术难度、影响手术疗效，该治疗需终身服药，且价格昂贵。溴隐亭适应于：①PRL微腺瘤者；②PRL大腺瘤患者不愿手术或不适于手术者；③手术及（或）放疗后症状未缓解者；④大型PRL瘤向鞍外生长，可先服药，如肿瘤明显缩小，则为手术创造条件；⑤妊娠期肿瘤长大者。一般从小剂量开始（1.25mg）逐渐增量，如能耐受可每2～3天增加1.25～2.5mg，分次于餐时服用，多数患者用至5～10mg/d可使血清PRL降低。

2. GH腺瘤

药物治疗是GH腺瘤的重要辅助治疗手段，主要有生长抑素类似物，近年来生长激素受体拮抗剂问世，初步临床应用获得了更可喜的疗效。生长抑素类似物如奥曲肽和索马杜林（somatolin）通过与垂体细胞的生长抑素受体结合发挥作用，使GH和IGF－I降低，大部分患者的器质性脏器功能损害多可因此逆转，肿瘤体积有缩小趋势，至少50％的患者症状明显改善，特别是头痛，长期使用对肿瘤产生有效的抑制作用。培维索孟（pegvisomant）是第一个应用于临床的GH受体拮抗剂，它能阻断GH受体二聚体的形成从而阻断GH的外周作用，对生长抑素类似物治疗不能耐受或效果不明显的患者有效，可维持血糖稳定。药物治疗的缺点是消除肿瘤占位效应作用有限，部分患者停药后病情反弹，需终身治疗，且价格昂贵，因此国内患者难以承受，药物治疗只能作为治疗 GH 腺瘤的一个辅助手段。

3. ACTH 腺瘤

尽管手术治疗是 ATCH 腺瘤的首选方法，但对于那些手术无效和不能耐受手术的患者，药物治疗对控制高皮质醇引起的临床症状也是有效的。临床上一些药物已被用于治疗库欣综合征，包括 5-羟色胺拮抗剂赛庚啶、利他赛宁，多巴胺激动剂溴隐亭和肾上腺功能抑制剂或毒性剂如酮康唑、密妥坦、甲吡酮、氨鲁米特等。这些药物虽然能降低皮质醇水平，但却不能降低由垂体产生的 ACTH，血 ACTH 仍保持升高状态。

（二）手术治疗

手术切除肿瘤是目前治疗垂体腺瘤的主要手段。

手术的目的是解除肿瘤对视路和其他组织的压迫，恢复激素水平，保护正常垂体功能。手术入路目前主要为经蝶入路，开颅手术已较少应用，手术入路的选择要根据肿瘤大小、形状、生长方向、鞍外扩展程度和蝶鞍、蝶窦的解剖情况以及患者的年龄、健康状况等。在当今显微外科技术较为普及的情况下，对可以经蝶或经颅入路手术的患者，一般倾向于经蝶入路手术。因为经蝶入路能够更快更直接地达到肿瘤，患者的手术风险及术中损伤视路等结构的可能性小，患者的术后反应轻，恢复快。

1. 经蝶手术

经蝶窦入路切除垂体腺瘤是目前最为广泛应用的手术方法，它包括经口-鼻-蝶窦、经单鼻孔-蝶窦、经筛-蝶窦、经上颌窦-蝶窦入路等术式。其优点是手术安全性较高。过去认为，经蝶入路手术指征包括：①垂体微腺瘤；②垂体腺瘤向鞍上扩展，但不呈哑铃形，未向鞍旁侵袭，影像学提示肿瘤质地松软者；③垂体腺瘤向蝶窦内生长，向后生长侵蚀鞍背、斜坡者；④垂体腺瘤伴有脑脊液鼻漏者；⑤垂体腺瘤卒中不伴有颅内血肿或蛛网膜下腔出血者；⑥视交叉前置型垂体腺瘤；⑦病员年老体弱，不能耐受开颅手术者。禁忌证包括：①鼻部感染或慢性鼻窦炎，黏膜充血水肿；②未成年或甲介形蝶窦；③蝶鞍内与鞍上肿瘤呈哑铃状；④肿瘤明显向侧方、额叶或鞍背后方发展者；⑤有凝血机制障碍或其他严重疾病者。

近年来，随着一些新技术应用于经蝶入路手术中，如神经导航、内窥镜的应用，经蝶手术经验的不断积累和手术技巧的提高，一些过去认为的禁忌证也能经蝶手术，如哑铃型垂体瘤、鼻旁窦有炎症者、肿瘤侵犯海绵窦者、部分蝶窦气化不良者均可经蝶手术。国内不少医疗单位对有视神经及视交叉受压的大或巨腺瘤采用经蝶入路手术，能达到肿瘤尽可能多地切除、视路减压满意及保存垂体功能的目的，有效率可达 83%（图 45-3、图 45-4）。

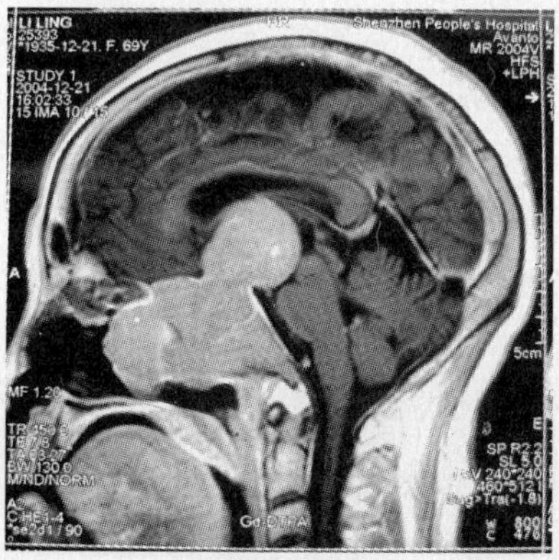
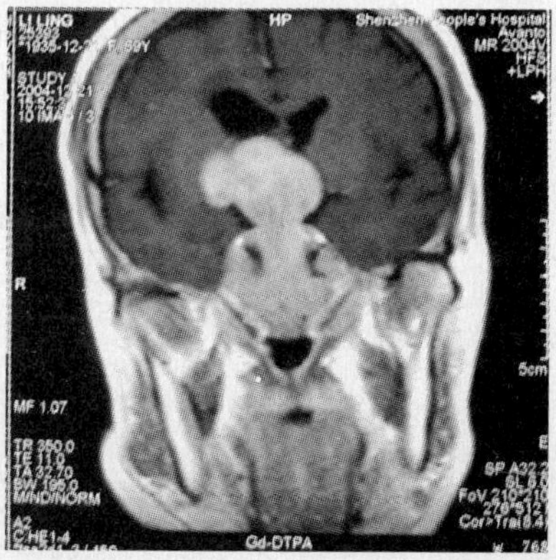

图 45-3　MRI 术前冠、矢状位扫描。矢状位：肿瘤侵入鼻腔、筛窦、蝶窦和第三脑室。冠状位：肿瘤侵入双侧海绵窦、第三脑室、侧脑室及丘脑

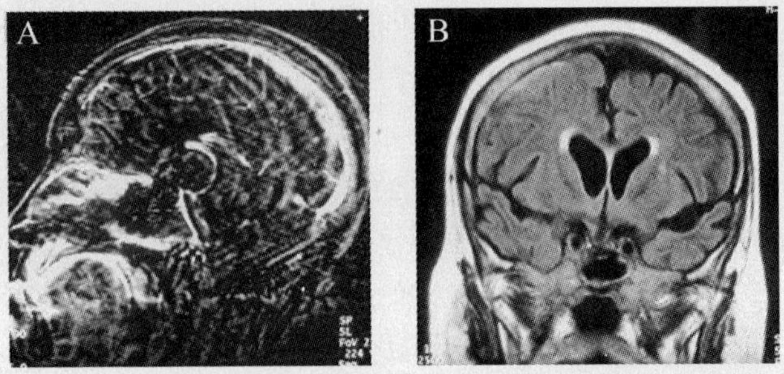

图 45-4 同一病例术后 MRI 扫描。A：术后一个月经减影后提示肿瘤已切除；B：术后 3 个月肿瘤无复发

经蝶手术的注意点：①术前剪鼻毛，用抗生素滴鼻液。②术中保持鼻中隔黏膜的完整。③避免损伤鞍旁血管神经。④鞍底确认有困难时，应行术中 X 线定位，避免伤及前颅底及斜坡。⑤硬膜切开前常规先行穿刺，以除外动脉瘤。⑥肿瘤切除顺序为：先下部及两侧，后上方，以免鞍膈过早塌陷，影响手术操作。⑦刮吸切除肿瘤动作要轻柔，对质地软的肿瘤要防止鞍上软化的瘤浆迅速排出，使鞍膈突然塌陷牵拉下丘脑血管，引起血管痉挛而损伤下丘脑。⑧对质地较韧的大腺瘤，切忌强行剥离肿瘤，以防鞍上粘连动脉或视交叉受损及发生脑脊液鼻漏。⑨摘瘤后腔内止血要彻底，鞍内填塞要适度。⑩有脑脊液漏时宜取自体肌肉或脂肪填塞修补，外加医用生物胶黏合补漏，多无长期脑脊液漏发生。

经蝶手术并发症：①脑脊液鼻漏：脑脊液鼻漏是经蝶窦手术最为常见的并发症，如处理不当可出现颅内感染，严重者可导致死亡。②鞍上操作所致的并发症：包括下丘脑、垂体柄、垂体损伤；视神经、视交叉及周围血管的损伤导致视力减退或失明，后者也可由残余肿瘤出血、肿胀、鞍内填塞物过多等原因引起。③颈内动脉损伤：可引起假性动脉瘤，颈内动脉海绵窦瘘，术后大血管痉挛、闭塞。④脑神经损伤：尤以展神经损伤为多见。⑤鼻中隔穿孔，上唇及牙齿麻木，鼻畸形，蝶窦炎或脓肿。⑥内分泌症状：有 10%～60%可发生尿崩症，大多为短暂性，术后垂体功能低下的发生率为 1%～10%，多为大腺瘤且术前已有垂体功能低下者。

2. 经颅手术

开颅切除垂体腺瘤现已少用，根据垂体瘤的生长方向不同可选择经额下和经翼点入路。额下入路适用于向前额生长的较大肿瘤，经翼点入路适用于向视交叉后上方、后颅窝、鞍旁或海绵窦发展的肿瘤，MRI 显示肿瘤质地韧者。经颅手术的死亡率在 2%～5%，术后并发症可有下丘脑损伤、垂体危象、癫痫、尿崩及电解质紊乱、精神症状、脑脊液漏等。

近 10 年来，随着颅底外科的突破性进展，垂体瘤的新手术入路和改良的手术入路得到开发和应用，它们是扩大的额下硬膜外入路、经眶额蝶联合入路和经硬膜外海绵窦入路。这些方法目前还没有得到广泛应用。

对于一种手术入路难以达到全切除的病例可选择联合入路或分期手术（先经蝶后开颅，先开颅后经蝶，经蝶一期二期，经颅一期二期）。

3. 术后处理

一般处理：同一般开颅术后处理，注意视力和视野变化，无蛛网膜破裂一般不用脱水剂。记录每小时尿量和 24 小时出入液体量，尿崩者应酌情补液和抗利尿治疗。术中有蛛网膜破裂按脑脊液漏处理。鼻腔内填塞物于术后 5 天左右取出。术后有垂体功能低下者，应予以激素替代治疗。

特殊并发症的防治：①低钠血症：主要有脑性耗盐综合征（cerebral salt wasting syndrome，CSWS）和抗利尿激素分泌不当综合征（syndrome of inappropriate antidiuretic hormone，SIADH），具体原因不明。脑性盐耗综合征是低血容量性低钠血症，而抗利尿激素分泌不当综合征是稀释性低钠血症。临床以脑性盐耗综合征为多见，表现为术后多尿、烦躁、恶心、呕吐、嗜睡，甚至昏迷。血钠低而尿排钠增多，尿钠大于 25mmol/L。处理上维持水、电解质平衡和正常血容量。补充等渗盐水，血钠低于 120 mmol/L 时，应先给予 3%氯化钠 200ml，之后按计算量的一半补充，余下的量在第二天分 2～3 次补给。低血钠伴有多尿时，应先补高渗钠，之后再用抗利尿激素，若先用抗利尿激素易引起水潴留，使血钠更低。②术后视力下降：大多数患者经蝶术后视力、视野得到不同程度的改善，少数患者术后视力下降。主要原因有：①咬除鞍底骨质时损伤视神经管或视神经。②术中操作时突破鞍膈，伤及视神经或视交叉。③瘤腔出血或鞍内填塞物过多、过紧而压迫视交叉及视神经。④较大鞍上肿瘤与视交叉有粘连，术中强行分离引起损伤。⑤较大肿瘤切除后，鞍膈塌陷引起视交叉移位或扭曲，导致视交叉卒中或视交叉综合征。临床表现为术后视力急剧下降，甚至失明。术中应熟悉相关解剖，勿损伤视神经、视交叉及其血管，鞍内填塞物松紧要适度。对于视交叉卒中或视交叉综合征，在排除出血的情况下，可用扩张血管、溶栓药物，对视力恢复有帮助。

4. 手术疗效

手术疗效与肿瘤大小、生长方式、激素水平、病理类型、质地软硬程度等诸因素有关，还与手术方式及术者的经验和技巧密切相关。PRL 瘤，尤其是大腺瘤，术后视力改善，大部分患者激素水平恢复正常；然而，术后肿瘤复发率较高，长期随访复发率为 6%～40%。GH 腺瘤术后数小时，患者 GH 水平可明显下降，GH 瘤的手术治愈率在 58%～82%，术后复发率在 5%～12%。国内外 ACTH 腺瘤的手术治愈率在 60%～85%，儿童患者的治愈率更高，而肿瘤复发率仅 2%～11%。无功能垂体腺瘤的治愈缓解率为 87.9%～100%。经颅手术的死亡率为 4%，经蝶显微外科手术死亡率大和巨大腺瘤为 0.4%～2%，微腺瘤为 0.2%～1%。

（三）放射治疗

放射治疗可作为手术治疗或药物治疗的辅助治疗手段，也可作为单独的治疗方法。过去常用普通直线加速器或^{60}钴放射治疗，由于治疗的垂体功能低下发生率高现已少用。现多采用立体定向外科三维定位方法，将高能射线准确汇聚于颅内靶灶上，一次性或分次毁损靶灶组织，而周围正常组织因射线剂量锐减可免受损害。由于视器邻近瘤组织，所耐受的射线剂量较肿瘤所需的剂量为小，故该治疗的先决条件是视路相对远离肿瘤边缘。

放射治疗适应证：①术后有肿瘤残余；②术后肿瘤复发且肿瘤不大者；③年老体弱，或有重要器官疾病等不能耐受手术者。

术后放射治疗时机：一般来说，视功能较好、病情稳定者，伤口愈合后即可放疗；对于视功能障碍较明显者，应适当延缓放疗；对于术前视力严重障碍者，术后视力有所改善或没有改善者，如过早放疗可导致原来仅有的视力进一步下降甚至丧失，由于术后 3 个月左右是视神经恢复的最佳时期，严重视功能障碍者，应用神经营养药物，可在术后 3～6 个月再考虑放疗。

放疗效果：Sheline 报道单纯放疗肿瘤控制率为 71%，手术后放疗患者的控制率可达 75%。而 Tsang 等报道肿瘤复发后放疗，10 年的控制率为 78%；首次手术后放疗 10 年控制率可达91%。放疗后约半数患者的视力、视野障碍可望部分恢复，但亦有在放疗过程中或治疗以后发生肿瘤出血或囊变而使症状反而加重。

放疗并发症：①垂体功能低下：经8～10年随访，其发生率在13%～30%，甚至更高。表现为性腺、甲状腺和肾上腺轴的功能减退，需激素替代治疗。②放射性坏死：临床表现为视力、视野症状加重，丘脑下部症状，头痛，恶心等。常可误认为肿瘤复发。③其他并发症：如肿瘤内出血或囊变、视神经损害等，均以视力再度减退为特征。

八、特殊垂体腺瘤

（一）侵袭性垂体腺瘤

垂体腺瘤组织学上属良性肿瘤，但部分病例肿瘤具有侵袭性和相对恶性的临床特点，尤其是巨大垂体腺瘤。侵袭性常表现在以下3个方面：①广泛的海绵窦侵犯；②广泛的鞍上侧方蔓延；③广泛侵蚀颅底，进入蝶窦。

1. 侵袭性垂体腺瘤的诊断标准

（1）影像学表现

肿瘤向邻近组织呈匍匐状浸润生长，向下破坏鞍底骨质，向侧方侵入海绵窦，窦内壁广泛破坏，单侧或双侧颈内动脉完全被包绕，窦内颅神经受压、移位（图45-5）。非侵袭性垂体瘤膨胀生长亦可以造成骨质吸收变薄，因此单纯骨质破坏不能判断其侵袭性。

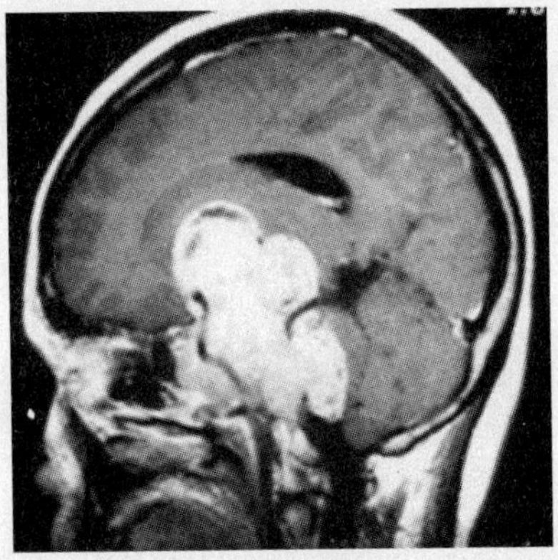

图45-5　侵袭性垂体腺瘤的MRI表现：可见肿瘤向上、向后及向下方侵袭性生长

（2）术中所见

鞍底骨质广泛破坏，肿瘤侵入蝶窦内。海绵窦内侧壁破坏，明显粗糙感，切瘤后有时见颈内动脉突入蝶窦内。

（3）病理

可见肿瘤细胞侵入硬膜，甚至骨质内。

2. 侵袭性垂体腺瘤的临床特点

（1）约70%以上侵袭性垂体腺瘤患者出现视力、视野改变。原因可能为视神经、视交叉受肿瘤挤压而缺血或坏死，特别是颈内动脉内侧发出的垂体上动脉较易受影响。另一个原因可能是肿瘤卒中导致肿瘤体积突然增大。

（2）海绵窦内颅神经受侵犯，眼球运动障碍，与侵入海绵窦的脑膜瘤不同，垂体腺瘤引起的颅神经损害症状较少见，可能与多数垂体腺瘤质地较软有关。

（3）偶有术前尿崩发生，与颅咽管瘤相反，后者较多出现术前尿崩。这一现象的确切原因尚不清楚，可能因为垂体腺瘤与上面的垂体柄间常有硬膜相隔，而颅咽管瘤则直接压迫垂体柄的血供。

（4）部分广泛侵犯颅底的患者可出现脑脊液鼻漏。

（5）大部分侵袭性垂体瘤是无功能腺瘤，早期无症状，发现时已较大，广泛浸润。

（6）功能性腺瘤内分泌症状明显。泌乳素腺瘤有明显性别差异，男性患者的肿瘤生长更快，侵袭性更强。血液泌乳素大于 1000ng/ml 常提示肿瘤侵犯入海绵窦。生长激素腺瘤伴有巨人症或肢端肥大症；ACTH 腺瘤一般为微腺瘤，少数肿瘤具有侵袭性同时伴 Cushing 综合征。

侵袭性垂体腺瘤治疗困难，易于复发，多需综合治疗才能提高疗效，如术前给予药物治疗缩小肿瘤体积，术中尽量切除肿瘤，术后辅以放疗和药物治疗。

（二）儿童垂体瘤

1. 流行病学

在儿童的鞍区病变中，大部分肿瘤为颅咽管瘤，少部分是垂体瘤，约占儿童颅内肿瘤的 3%。从流行病学上来看：5 岁以下罕见；发育前期（5～11 岁）主要为 ACTH 腺瘤；进入发育期（11～18 岁）后，PRL 腺瘤发病率急剧升高，主要患者为女孩，GH 腺瘤也是这个时期的好发类型。与成人不同的是，儿童垂体腺瘤中无功能腺瘤的发病率极低，成人中却要高得多。

2. 临床表现

儿童和成人垂体腺瘤在临床表现和腺瘤种类方面有重要差别。与成人垂体瘤相比，儿童和青少年垂体瘤似乎缺少特异性临床症状和体征。除 GH 分泌腺瘤外，几乎所有腺瘤都表现为生长缓慢和身材矮小。

（1）ACTH 分泌腺瘤

ACTH 分泌腺瘤是青春期以前最常见的腺瘤，90%以上患 ACTH 腺瘤的儿童有典型的库欣病症状，但就诊的常见原因是儿童生长迟缓，儿童 ACTH 分泌腺瘤的其他症状包括体重增加、月经失调、类固醇的精神作用、高血压、色素沉着、青春期延迟或早熟，甚至体重减轻等。ACTH 分泌腺瘤体积较小，所以很少引起局部神经损伤。因为微小腺瘤定位困难，这是某些患者手术失败的原因。虽然 ACTH 腺瘤很少浸润生长，但复发率却高达 14%～17%。

（2）泌乳素腺瘤

泌乳素腺瘤是青春期和青春期后最常见的垂体瘤，多为女性患者。最常见的临床症状女性多表现为月经失调和溢乳，男性乳房女性化和性腺功能低下，男女都有生长迟缓、身体矮小的体征，并有不同程度的垂体功能低下。泌乳素腺瘤比 ACTH 分泌腺瘤大，有部分患者发生局部神经损伤。儿童泌乳素腺瘤的复发率同成人一样，是所有腺瘤中最低的，但其浸润生长较多，占 29%。同成年患者相同，其手术成功率较高。

（3）GH 腺瘤

在所有腺瘤中，GH 分泌腺瘤年龄分布最广，各年龄都易发生。其最主要的症状是生长迅速和肢端肥大。另外，有一半女孩月经失调，10%以上男孩性腺功能低下，还可出现体重增加、青春期早熟等。GH 分泌腺瘤的复发率介于 ACTH 分泌腺瘤和泌乳素腺瘤之间，有 50%生长浸润，高复发率与高浸润度有关。

（4）TSH 分泌腺瘤

TSH 分泌腺瘤在儿童中罕见，这一点同成人相似。

(5) 无内分泌活性的垂体腺瘤

儿童和青少年很少见临床上无内分泌活性的垂体腺瘤，在免疫组织学上无活性的垂体腺瘤可引起生长迟缓、性发育异常、月经失调。最可能的原因是鞍内压力升高干扰了 GH 的合成和释放，或是垂体柄效应导致血清 PRL 升高。儿童的此类垂体瘤同成人相似，体积较大，大部分患者有局部神经损伤症状。

3. 治疗

经蝶手术切除儿童垂体腺瘤安全，且治愈率高。因此，手术切除是大腺瘤及有症状的微腺瘤的首选治疗。手术切除的肿瘤组织应作组织学检查，这对儿童垂体腺瘤尤其重要，因为与成人不同，儿童垂体腺瘤往往缺乏特异性临床症状和体征，单凭临床表现难以确定肿瘤类型。另外，即使有特异性内分泌症状，如溢乳，可能被误诊为泌乳素腺瘤，并可能不恰当地使用溴隐亭内科治疗。只有确定肿瘤类型，才能制定术后的辅助治疗方案，才能明确预后及肿瘤复发情况。因为儿童应避免放疗，故确诊是否需内科治疗，对儿童尤为重要。儿童垂体腺瘤术后复发率较成人略高，这种差异可能部分因为儿童术后放疗、长期药物治疗较少的缘故。

(王海军)

参考文献

1. 毛志钢，王海军，何东升，等. 经蝶显微手术治疗哑铃形垂体腺瘤（附 33 例报告）. 中国神经精神疾病杂志，2005，31 (5)：376-378.
2. 王海军，陈明振，何东升，等. 经蝶窦显微手术切除侵袭海绵窦的垂体腺瘤. 中华显微外科杂志，2002，25 (3)：180-182.
3. Bevan J S. The antitumoral effects of somatostatin analog therapy in acromegaly. J Clin Enodocrinol Metab，2005，90 (3)：1856-1863.
4. Colao A，Ferone D，Marzullo P，et al. Long-term effects of depot long-acting somatostatin analog octreotide on hermone levels and tumor mass in acromegaly. J Clin Enodocrinol Metab，2001，86 (6)：2779-2786.
5. Colao A，Vitale G，Cappabianca P，et al. Outcome of cabergoline treatment in men with prolactinoma：Effects of a 24-month treatment on prolactin levels，tumor mass，recovery of pituitary function and semen analysis. J Clin Endocrinnol Metab，2004，89：1704-1711.
6. Li Y，Shu K，Dong FY，et al. Relationship between histopathology and clinical prognosis of invasive pituitary adenoma. Chinese-German J Clin Oncol，2005，4：179-182.
7. Lucas T，Astorgat R，Catala M，et al. Preoperative lanreotide treatment for GH-secreting pituitary adenomas：effect on tumor volume and predictive factors of significant tumor shrinkage. Clin Endocrinol (Oxf)，2003，58 (4)：471-481.
8. Nomikos P，Buchfelder M，Fahlbusch R. Current management of prolactinomas. J Neurooncol，2001，54：139-150.
9. Paisley A N，Drake W M. Treatment of pituitary tumors：pegvisomant. Endocrine，2005，28 (1)：111-114.
10. Paisley AN，Trainer PJ. Recent developments in the therapy of acromegaly. Expert Opin Investig Drugs，2006，15 (3)：251-256.
11. Ryuta S，Jun-ichiro A，Goro N，et al. Transcranial acho-guided transsphenoidal surgical approach for the remove of the large macroadenomas. J Neurosurgery，2004，100 (1)：68-72.

12. Taboada. Etiologic aspects and management of acromegaly. Arq Bras Endocrinol Metabol，2005，49 (5)：626-640.

13. Wolfsberger S，Ba-Ssalamah A，Pinker K，et al. Application of three-tesla magnetic resonance imaging for diagnosis of surgery of sellar lesions. J Neurosurg，2004，100：278-286.

第 46 章 脊索瘤

一、概述

脊索瘤（chordoma）是一种较为少见的肿瘤，呈缓慢侵袭性生长，组织学上为良性或低度恶性，骶骨和斜坡是肿瘤的好发部位。一般认为脊索瘤来源于原始脊索的残留组织，1846 年 Virchow 报道了一种起源于蝶枕软骨结合部的质软呈胶冻状的病变，由特征性的大空泡状细胞组成，Virchow 把这种细胞称为“physaliferous 细胞”（空泡细胞），并且认为该病变属于软骨肿瘤，将其命名为“ecchondrosis physaliphora”（含空泡细胞的外生软骨瘤）。Muller 于 1858 年指出这种肿瘤起源于原始脊索的残留组织，将其命名为“ecchordosis”或“chordoma”。Coenen 于 1925 年将“ecchordosis”与“chordoma”做了进一步区别，认为前者来源于异种基因脊索的残余，没有内在生长潜能，无侵袭性，为良性，散发；而后者呈侵袭性生长，临床上脊索瘤是指后者。

尽管目前对于颅底脊索瘤的诊断、手术技巧和治疗方法都有很大进步，但由于肿瘤位于颅底骨质，部位深在，常常呈广泛性生长，彻底切除困难，即使全切/近全切复发率仍很高，因此脊索瘤的治疗仍是神经外科医生面临的一大挑战。

脊索瘤的发病率为每年 0.1/10 万～0.5/10 万，约占颅内肿瘤的 0.5%，任何年龄均可发病，发病年龄高峰为 30～40 岁。肿瘤生长缓慢，病史长，从首次发病到确诊平均 12 个月以上，颅底脊索瘤的发病比骶尾部脊索瘤平均早 10～15 年。男女发病率各家报道不一，也有人认为无性别差异。

脊索瘤起源于胚胎脊索结构的残余组织，故称之为脊索瘤（chordoma）。胎儿发育至 3 个月时脊索（notochord）开始退化和消失，仅在椎间盘内残留，即所谓的髓核。在脊索退化过程中如有正常或异常的脊索组织残留，即可逐渐演变成肿瘤。有学者指出，肿瘤的演变需在外界刺激、创伤或激素水平增高（如 β2 绒毛膜促性腺激素）等因素的影响下方能发生肿瘤性增殖而形成脊索瘤。Miettinen、Scheil 等的研究则表明，脊索瘤的发生与脊索组织中部分细胞分化路径的改变和局部恶性细胞群体的出现、细胞染色体 1p 和 3p 位点的丢失有关。

脊索瘤好发于脊柱的头、尾两端，在头侧可位于咽穹隆、齿状突、蝶-枕连合部以及斜坡；在尾部可位于脊柱的侧方、腹侧或背侧，亦见于椎间盘的髓核区。尽管脊索残留组织可以存在于脊椎的任何部位，但骶尾部（50%）和斜坡（25%～36%）是脊索瘤的两个好发部位，另外 15%位于脊椎其他部位。

脊索瘤生长缓慢，很少转移，但局部扩张和侵犯性大，可侵蚀破坏邻近骨质结构（蝶窦、岩骨、斜坡及筛骨），易向前生长侵犯鼻咽部，可侵犯硬膜并穿过硬膜侵犯中后颅窝压迫脑干和小脑。典型的脊索瘤位于颅底中线蝶枕软骨结合部，可以从斜坡向鞍旁（23%～60%）、桥前（36%～48%）、中颅窝（32.1%）、鼻咽部（10%～25%）、后颅窝（78.5%）

侵袭性生长。另外有少数脊索瘤可经硬膜外主要向硬膜内发展，而且不发生骨质破坏。

二、病理学

肿瘤大体标本为灰褐色，质地不均，有的韧脆，有的质软，呈半透明胶冻状，黏液多，供血丰富，部分瘤组织内混有骨质成分并可见多个骨性分隔。术中见肿瘤边缘不规则，与周围组织粘连，有些颅神经被肿瘤包裹。肿瘤体积大小不等，约 1cm 至数 cm。

光镜下脊索瘤细胞呈团片样或条索状分布，其细胞形态有三种：多数瘤细胞为大而圆或多边形，呈上皮细胞的形态特点，胞浆丰富，内有黏液及大量空泡，胞核形态规则，常染色质丰富，间质散在大量黏液，即所谓的囊泡状细胞（phyaliphorous cell），这是此瘤的特征（图46－1，见彩页）；第二种细胞为岛状分布的软骨样细胞成分；第三种细胞呈星形或长梭形，细胞排列紧密，胞浆内空泡较少或无空泡，胞核形态轻度异形，核内异染色质轻度增多，间质黏液较少，呈肉瘤样改变，并可见到慢性炎症细胞浸润。脊索瘤内的这三种细胞形态在不同病例中的比例往往不同，但多数脊索瘤表现为以空泡细胞为主。一般认为脊索瘤间质中黏液多者说明肿瘤分化较好，而间质黏液少且瘤组织硬韧者说明肿瘤的恶性程度相对较高。

组织学上脊索瘤分为三型：

（一）普通型脊索瘤

最常见，约占总数的 80％～85％，多见于 40～50 岁，20 岁以下少见，无性别差异。该型生长缓慢，肿瘤组织质地软、由空泡状细胞和黏液基质组成，黏液丰富，局部可有出血。

（二）软骨样脊索瘤

约占脊索瘤的 5％～15％。除上述典型所见外，尚含有多少不等的透明软骨样区域。

（三）低分化型脊索瘤

占脊索瘤的 1.0％，为双向分化的肿瘤，生长较快。瘤组织内既有典型的脊索瘤结构，同时也有肉瘤样的结构，瘤内含大量梭形细胞，肿瘤增殖活跃，黏液含量显著减少并可见到核分裂象，其中约 25％可发生转移。本型可继发于普通型放疗后或恶变。

免疫组织化学技术有助于脊索瘤和软骨肉瘤的鉴别。脊索瘤起源于原始胚胎脊索的残留组织，其上皮细胞表达细胞角蛋白（CK）和上皮膜抗原（EMA），因此软骨样脊索瘤和普通型脊索瘤对 CK、EMA 和癌胚抗原（CEA）染色呈阳性；软骨肉瘤则均显示阴性。若肿瘤组织标本中软骨或软骨样成分明显占优势，并且 CK、EMA 染色阳性应诊断为软骨样脊索瘤；反之肿瘤细胞占优势且 CK、EMA 染色阴性应诊断为软骨肉瘤。此外脊索瘤对多种组织标记物均显示阳性，如 Cyto－K6/7、EMA7/7、CEA6/7、UFAP0/7、Des0/7、α－AT7/7、Lyso4/7，而软骨肉瘤则均显示为阴性。

三、临床表现及分型、分期

脊索瘤生长缓慢，通常病程较长，历时数年，其自然病程表现为持续加重的颅底骨侵蚀以及邻近的神经血管直接受压。最常见的典型症状为不定期的弥漫性头痛，多进展缓慢而常不引起重视，直至数年后出现复视、共济失调、垂体功能低下、神经功能障碍时方才明确诊断。临床表现取决于肿瘤所在部位、生长方向和受侵犯的结构。常见的首发症状是头痛、复视、视物模糊，继而后组颅神经麻痹。头痛多为眶后钝痛、枕痛或颈项痛，颈部活动时加剧常提示枕骨髁受肿瘤侵犯。如果肿瘤位于蝶骨基部，表现为前组颅神经功能障碍或内分泌症状；位于枕骨基部则表现为后组颅神经麻痹、长束征和小脑体征；巨大肿瘤可引起前组和后组颅神经麻痹。其他的症状包括：视力下降、面部麻木、声音嘶哑、构音不良、吞咽困难等颅神经障碍，以及脑干和小脑压迫症状（如辨距不良、步态不稳、肢体力弱、记忆力障碍等）。肿瘤侵犯咽后壁或进入鼻腔还可出现鼻咽部症状，如鼻塞、咽鼓管阻塞、喉肿胀、言语困难、鼻出血，有时还可能是唯一的症状。脊索瘤的远隔转移罕见，可转移至肺、骨骼、淋巴结引起相应症状。

神经系统检查通常有视神经损害和眼外肌麻痹，第Ⅵ对颅神经麻痹见于40%～90%的脊索瘤患者，可能与该神经行程较长，其进入海绵窦处又恰是多数脊索瘤的起源部位有关。查体往往还可发现咽反射迟钝、眼睑下垂、眼球运动受限、水平眼震、突眼、舌肌纤颤、共济失调及锥体束征等。另外约半数以上患者有咽后壁肿物，值得注意。

目前颅底脊索瘤的临床分型很不一致，国内外不少学者根据脊索瘤的生长部位和/或临床表现进行了分型。

周定标等将颅底脊索瘤分为五型：① 鞍区型：肿瘤累及视路和垂体，出现视野缺失和视力减退或垂体功能低下，表现为性欲减退、毛发脱落、乏力、易倦等，或丘脑下部受累出现肥胖、尿崩及嗜睡等。② 颅中窝型：肿瘤向鞍旁颅中窝发展，表现为第Ⅲ～Ⅵ对脑神经麻痹，尤以展神经多见，可出现海绵窦综合征。③ 颅后窝型：肿瘤突向后方压迫脑干、脑神经和基底动脉，常有双侧锥体束征，出现眼球震颤、共济失调及脑神经麻痹。④ 鼻（口）咽型：主要位于鼻咽腔，出现鼻塞、鼻出血、下咽和通气困难，鼻腔常有脓性分泌物。⑤ 混合型：肿瘤巨大，范围广泛，症状复杂。

A1-Mefty（1997）等根据肿瘤的解剖部位以及手术入路分为三型：① Ⅰ型，肿瘤局限于颅底单个腔隙，如蝶窦、海绵窦、下斜坡或枕骨髁，瘤体小，症状轻微甚至无症状。此型易于全切除，预后较好。② Ⅱ型，瘤体较大，侵犯2个甚至多个颅底解剖腔隙，但通过一种颅底入路可以将肿瘤全切。临床上以此型最多见。③ Ⅲ型，肿瘤广泛浸润颅底多个腔隙，需要联合应用2个甚至多个颅底入路才能全切肿瘤，此型预后差。

北京天坛医院根据肿瘤的生长方式及进展程度，将颅底脊索瘤分为四期。Ⅰ期：肿瘤生长限于某一部位，完全位于硬膜外，无颅内侵袭。Ⅱ期：肿瘤主要位于硬膜外，但对颅内结构产生压迫。Ⅲ期：肿瘤突破硬膜，并有轻度神经功能障碍。Ⅳ期：肿瘤生长广泛，压迫脑干或与脑干粘连，并出现较多和较重的神经功能障碍。

四、影像学检查

（一）X线

绝大多数脊索瘤为良性，但是具有恶性肿瘤的生物学行为，表现为广泛的骨质侵蚀破坏，常伴有钙化。因此，颅骨X线平片常可见广泛的骨质破坏、肿瘤钙化以及软组织肿块阴影。骨破坏范围可涉及鞍背、斜坡、前后床突、颅中窝底、蝶骨大翼、蝶窦、岩尖、颈静脉孔、枕大孔等，11%蝶鞍部肿瘤可突向鼻旁窦。骨质破坏边界尚清，可有碎骨小片残留和斑片状钙质沉着，有时可有软组织肿块凸入鼻咽腔，多数较大，边缘光滑。

（二）CT诊断（图46-2 A～B）

CT平扫显示肿瘤呈等密度或略高密度肿块，形态不规则，边界较清楚，常伴邻近骨质破坏，50%其间散在点片状高密度影，为钙化灶或破坏骨质残余碎片，病灶内可见囊变。增强扫描肿瘤实质可有不同程度的强化，但是因为脊索瘤属乏血管性肿瘤，肿瘤强化程度一般较轻微。并可显示斜坡、蝶鞍、岩骨、眼眶、中颅窝、颈静脉结节及枕大孔等部位的骨质发生侵蚀破坏。

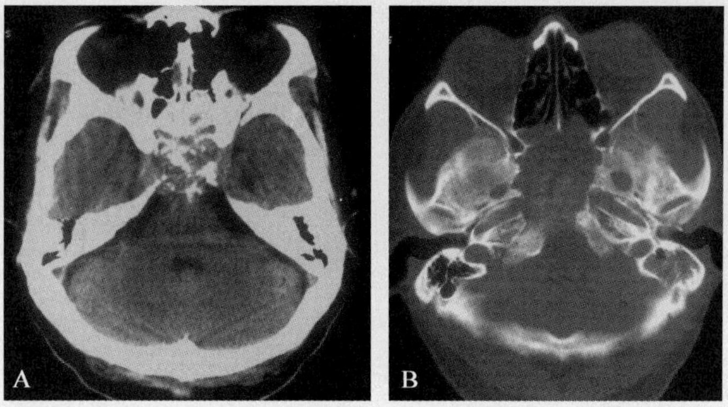

图 46-2 A：CT 平扫显示肿瘤呈散在点片状高密度影，形态不规则；B：CT 骨窗像显示邻近骨质破坏

（三）MRI 诊断（图 46-3）

MRI 的多方位成像可十分准确地确定肿瘤与脑干的关系，以及肿瘤向鼻咽腔气道突出的情况，确定肿瘤是否侵及骨质及其范围，有利于本病的诊断与分期。MRI 的优点在于能够很好地显示软组织，而 CT 由于受骨质伪影的影响对软组织显影不佳。平扫 T1WI 呈等或略低信号，可见骨组织被软组织取代。T2WI 呈不均匀高信号，常可区分肿瘤和邻近神经组织的分界，高信号内常见点、片状低信号，这与肿瘤内钙化、肿瘤血管流空、出血及破坏骨质的残留碎片有关。矢状位显示斜坡区的脊索瘤最理想，典型特征为 T1WI 上斜坡脊髓高信

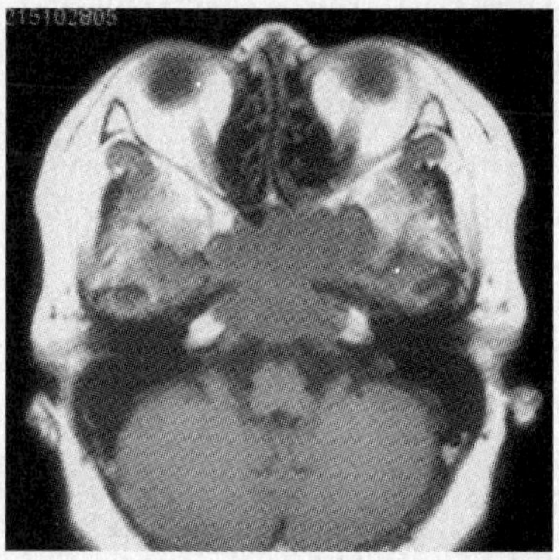

图 46-3 A T1WI 呈等或略低信号，可见骨组织被软组织取代

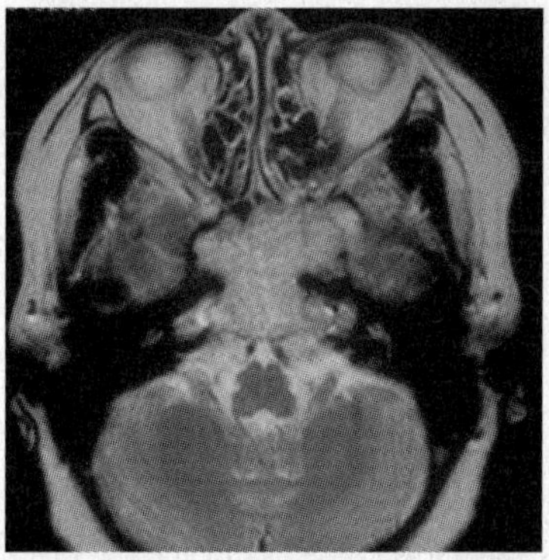

图 46-3 B T2WI 呈不均匀高信号，高信号内见点、片状低信号

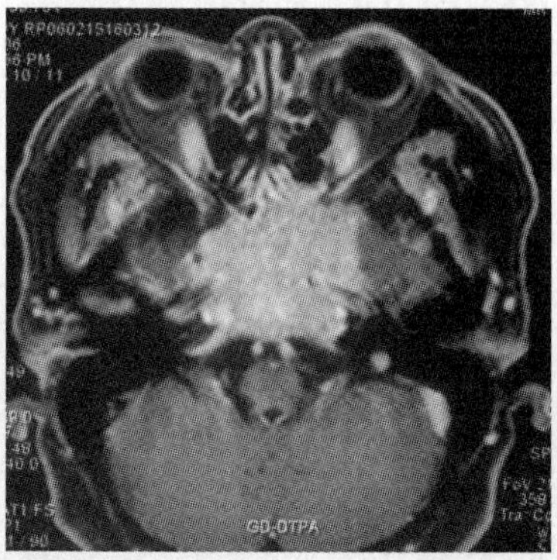

图 46-3 C 软骨性脊索瘤强化明显

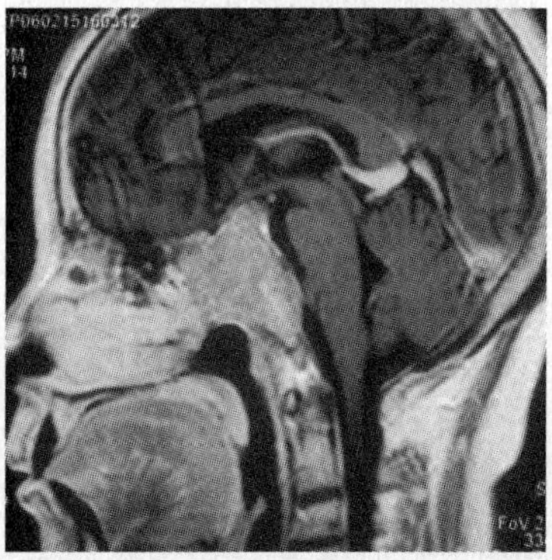

图 46-3 D 矢状位显示脊索瘤主要侵犯斜坡区

号消失，代之为不均匀信号的软组织肿块影，病灶呈分叶状，边界较清。在增强扫描中采用脂肪抑制成像，有助于显示在正常斜坡区强化的肿瘤。增强扫描普通型脊索瘤仅有轻微强化，而软骨性脊索瘤强化明显，其 T1、T2 弛豫时间也较普通型脊索瘤为短。

MRI 的另一个优点是能够显示颅底重要大血管。肿瘤可使颈内动脉岩段和椎基底动脉受压移位、包裹甚至闭塞，有研究表明 79%的患者有血管受累。由于流空效应，T1、T2 像上都能够清楚显示这些重要血管。此外，磁共振血管成像（MRA）可以直接显示血管异常，而免于行血管造影术；磁共振静脉成像（MRV）可以显示颅底静脉回流，为安全手术提供重要信息。

（四）脑血管造影

脑血管造影对于颅内脊索瘤的诊断没有特异性，很少能见到肿瘤异常染色。MRA 显示有颈内动脉或椎动脉受累的患者可行血管造影检查。对于术中可能牺牲一侧颈内动脉的患者，术前有必要行球囊栓塞术以了解两侧脑循环代偿的情况。

五、诊断与鉴别诊断

成年患者有长期头痛病史，并出现一侧展神经麻痹者，应考虑到脊索瘤的可能，影像学检查有助于确诊。向鼻咽部侵犯的颅底肿瘤，破坏颅底骨质特别是斜坡者应怀疑颅底脊索瘤的可能。由于 10%～25%的脊索瘤向鼻腔扩展，经鼻活检有助于诊断。颅底脊索瘤表现不典型时，需与颅底脑膜瘤、巨大垂体瘤、颅咽管瘤、鼻咽癌、软骨肉瘤相鉴别；若发生在桥小脑角区应与听神经瘤相区别。

脑膜瘤一般境界清楚，密度均匀，可侵蚀骨质，但是多伴有局部骨质受压变薄或骨质增厚，而少有溶骨性变化，增强扫描肿瘤呈显著均匀强化，为脑膜瘤与脊索瘤的鉴别要点。

如脊索瘤向后颅窝生长侵入小脑脑桥角者应与听神经瘤作鉴别。听神经瘤所致的骨质特征性改变为内听道扩大（80%以上）和岩骨嵴的吸收，肿瘤易发生囊变，但是极少发生钙化。MRI 常有助鉴别诊断。

鞍区部位的脊索瘤需与垂体腺瘤和颅咽管瘤相鉴别。后两者多不引起广泛的颅底骨质的破坏，垂体瘤在影像学上一般表现为蝶鞍受累呈球形扩大，瘤体一般境界清楚，极少见钙化。颅咽管瘤易发生囊变，CT 上可见囊壁有弧线状或蛋壳样钙化，通常不引起邻近骨破坏。且两者颅神经损害多局限于视神经，而脊索瘤多表现为以展神经障碍为主的多颅神经损害，影像学上多见颅底骨质溶骨性改变和瘤内斑点状或片状钙化。

向下长入鼻咽部的脊索瘤因其临床表现和影像特征与向颅底转移的鼻咽癌相似，鉴别诊断主要依靠鼻咽部的活检。

鞍旁型或中颅窝底的脊索瘤与软骨肉瘤鉴别比较困难，多数颅底软骨肉瘤有偏离中线生长的特性，两者的鉴别诊断主要依赖于病理学分析和免疫组织化学染色（详见前述）。

六、手术治疗

脊索瘤对放射线不敏感，常规放疗通常只起到姑息性治疗的作用，放射外科的长期疗效尚不明确，因此手术仍是本病的主要治疗方法。

脊索瘤位于颅底中线，位置深在，手术入路比较困难。肿瘤在颅底扩展的特点使切除肿瘤不能只依赖于一种手术入路，切除颅底脊索瘤应当强调个体化，为达到尽可能地全切肿瘤有时还会采取两种以上手术入路。在选择手术入路时应考虑下列因素：肿瘤部位、术者对各种可供选择入路的掌握程度、手术者的经验、颅颈稳定性等。枕骨髁受累者不仅影响颅颈关节的稳定性，且术后易复发，在设计治疗方案时要特别注意。颅底脊索瘤的手术入路很多，入路选择的主要依据是肿瘤部位及在此基础上确定的肿瘤类型。

对鞍区型和鼻咽型肿瘤，一般选用经蝶、扩大经蝶入路或开颅行额下入路、双额扩展入路，切除累及蝶骨体（含蝶窦）和上斜坡或向鼻咽部发展的肿瘤，硬膜外的肿瘤可以达到近全切除，但侵犯硬膜下的肿瘤手术暴露局限。

对下斜坡、颅颈交界区，尤其向口咽部发展的口咽型脊索瘤，可采用口咽入路。

对颅中窝型脊索瘤，可采用额颞翼点入路、颞颧入路或扩大中颅窝底入路。在该型肿瘤手术中，比较困难的是如何处理累及海绵窦的瘤体。对累及海绵窦的富含黏液质地较软的脊索瘤，应该尽可能将窦内的瘤组织一并切除，但对瘤内有许多条索、碎骨或钙化，较坚韧或血供较丰富的脊索瘤，一旦累及海绵窦就不应过分强调根治，以免损伤颈内动脉和颅神经。

颅后窝型脊索瘤的手术入路需按肿瘤的具体部位确定：位于岩斜区者多采用乙状窦前入路；位于颈静脉孔区或枕骨大孔区者多采用枕下远外侧入路，后者还可经口咽入路；主要向小脑脑桥角发展者可选乙状窦后入路。

我们的临床实践表明，扩大经蝶入路可以切除大多数病例的脊索瘤，最适宜切除病变主要位于中、上斜坡，肿瘤大部在硬膜外，生长到蝶窦、鼻腔的肿瘤。也可以通过切除筛板、蝶骨平台、鞍结节等骨质，切除侵及到前颅窝底、筛窦及鞍上的肿瘤；还可以通过切开海绵窦内侧壁以切除侵犯海绵窦的脊索瘤。

七、预后

脊索瘤绝大多数为良性肿瘤，但具有恶性肿瘤的生物学行为，术后容易复发。由于部位深在，外科根治性切除十分困难，手术死亡率为 0～7.8%。通常手术后患者 5 年和 10 年生存率分别为 51%和 35%。全切或近全切除肿瘤的 5 年存活率为 55%～84%，次全切或大部切除肿瘤的 5 年存活率为 15%。脊索瘤对放射线不敏感，常规放疗通常只起到姑息性治疗的作用，γ-刀治疗可以控制术后残余肿瘤的生长，可能延长患者的生存期。脊索瘤对化疗不敏感，极少采用。

影响颅底脊索瘤预后的因素很多：① 肿瘤切除程度：肿瘤质地硬、瘤内纤维间隔多的病例手术全切除率低，术后并发症多。② 临床分期与分型：Ⅰ、Ⅱ期患者预后好；颅内外生长广泛，侵及海绵窦，包绕颈内动脉、基底动脉，肿瘤侵及硬膜下与脑干粘连的病例预后差；③ 病理分型：低分化型脊索瘤预后差。④ 年龄：儿童以低分化型多见，因此年龄越小，越易复发和远处转移。⑤ 联合放疗：文献报道对于颅底脊索瘤患者术后联合放疗，特别是带电粒子放射治疗可以延长生存期。

（于春江　任　铭）

参考文献

1. 何光武，姚振威，沈天真. MRI 与 CT 在颅底脊索瘤诊断中的价值. 医学影像学杂志，2004，14（7）.
2. 孙异临，王忠诚. 颅内脊索瘤临床与病理研究现状. 中华神经外科杂志，2004，20：74-76.
3. 于春江. 颅底外科训练教程. 北京：清华大学出版社，2006.
4. 张俊廷，吴震，贾桂军. 颅底脊索瘤的显微外科治疗. 中华神经外科杂志，2006，22：29-31.
5. 周定标，余新光，许百男. 颅底脊索瘤的分型、诊断与手术. 中华神经外科杂志，2005，21（3）：156-159.

6. Al-Mefty O，Borba LA. Skull base chordomas：a management challenge. J Neurosurg，1997，86 (2)：182-189.
7. Amautovic KI，Al-Mefty O. Surgical seeding of chordoma. J Neurosurg，2001，95：798-803.
8. Colli B，Al-Mefty O. Chordomas of the craniocervical junction：follow-up review and prognostic factors. J Neurosurg，2001，95：933-943.
9. Fagundes MA ，Hug EB ，Liebsch NJ，et al. Radiation therapy for chordomas of the base of skull and cervical spine：patterns of failure and outcome after relapse. Int J Radiat Oncol Biol Phys，1995，41：381.
10. Munshi HG，Merajver SD. Metastatic differentiated chordoma with elevated beta-hcG a case report. Am J clin oncol，2002，25：274-276.
11. Scheil S，Bruderlein S，Liehr T. Genome-wide analysis of sixteen chordomas by comparative genomic hybridization and cytogenetics of the first human chordoma cell line U2CH1. Genes Chromosomes Cancer，2001，32：203-211.

第 47 章 颅咽管瘤

一、概论

颅咽管瘤（craniopharyngioma）是位于鞍区的良性肿瘤。年发病率为 0.13/10 万，成人和儿童发病各占约 50%。占儿童颅内肿瘤的 5%～10%，占成人颅内肿瘤的 1%～4%。颅咽管瘤是儿童最常见的鞍区肿瘤，在儿童鞍区肿瘤中占 56%。肿瘤的发病率根据年龄分布而呈双峰发作：第一高峰为儿童期（5～14 岁），第二高峰为老年期（美国中枢神经系统肿瘤登记中心报道为 65～74 岁，洛杉矶国家癌症监控中心报道为 50～74 岁）。

尽管为良性肿瘤，但是由于通常累及视器、下丘脑、垂体柄，对鞍上重要神经结构的侵袭常导致治疗非常棘手。治疗上可选择手术治疗、放疗、放射外科和瘤腔内放疗等多种方案，但是选择何种治疗手段作为治疗颅咽管瘤的最佳方案仍存在争议。多数病例首选手术治疗。以往报告认为，无论选择何种治疗的患者 5 年复发率不低于 25%，10 年复发率不低于 50%。严重的局部复发可导致死亡。近年来报告，应用显微神经外科肿瘤全切除后，10 年肿瘤复发率为 10%～18%，90%的患者可达到良好生存。

二、病因学及肿瘤生物学

垂体前叶由位于原始口咽或口道的上皮组织（Rathke 囊袋）分化而来，这个向外突出的上皮组织最后在前颅窝底靠近垂体后叶的部位停止，进而发展为三脑室底部的神经中枢结构。目前研究提示颅咽管瘤起源于腺垂体结节部的上皮细胞。

Thapar 报道在 19 例成釉细胞型肿瘤和 4 例乳头鳞状上皮型肿瘤表达雌激素受体基因，提出颅咽管瘤生长或抑制过程中的激素参与机制，但是没有证实雌激素受体的 mRNA 杂交信号与临床预后的相关性。Barbosa 研究数例脑肿瘤标本的乙酰胆碱酯酶与丁酰胆碱酯酶的组织化学活性发现，在全部 3 例颅咽管瘤标本中，乙酰胆碱酯酶高表达活性，丁酰胆碱酯酶低表达活性。低活性表达丁酰胆碱酯酶与肿瘤生长缓慢有关，但是没有进一步研究该酶表达活性与肿瘤的临床预后的关系。Vidal 研究全部成釉细胞型和乳头鳞状上皮型颅咽管瘤的细胞间质血管内皮生长因子（VEGF）发现，其 VEGF 染色呈强阳性。肿瘤微血管密度的测量提示其与术后复发有关，但是并非与每一例复发肿瘤都有关联，提示肿瘤的复发是多种机制的作用结果。

颅咽管瘤发生的基因学基础目前研究较少。Mastsuo 证实前列腺素 H 合成酶 2（PHS－2）在脑肿瘤中广泛表达，包括 4 例颅咽管瘤样本中的 2 例，提示 PHS－2 可能在肿瘤的发生过程中起重要作用，但是其机制尚有待研究。Sarubi 利用 22 例成釉细胞型颅咽管瘤标本，研究与牙源性肿瘤相关的三种基因变异：Gsα，Gi2α 和基因片断（PTCH），但是未能发现存在上述任何三种基因变异。Nozaki 研究 4 例颅咽管瘤的 P53 基因突变，但是未能发现相关证据。目前仍然需要进一步深入对颅咽管瘤起源的基因和分子基础研究。

三、病理学

颅咽管瘤分为3个亚型：成釉细胞型、乳头鳞状上皮型、混合型。

成釉细胞型是最常见的类型，囊内充满棕褐色机油样物质。肿瘤上皮组织与长骨肿瘤或釉质细胞瘤类似，因而得名。显微镜下观察，上皮组织分三层：基底层由小的嗜碱性染色的细胞组成。中间层薄厚不均，由疏松排列的星形细胞组成，其突起伸入细胞间隙。最顶层由含有角质化的鳞状细胞组成，细胞脱落后进入囊腔，源自细胞骨架成分的胆固醇、角蛋白构成了囊内脂质成分（图47－1A，B，见彩页）。脱落细胞常发生钙化，罕见情况下可以化生为骨质结构。乳头鳞状上皮型颅咽管瘤由分层排列的鳞状上皮组成，上皮细胞的突起形成上皮索带突入周围组织。细胞层致密，没有星形细胞分布区。这类肿瘤很少有钙化和囊性变，大多发生在成人。混合型颅咽管瘤具备前述两种分型的特点。

成釉细胞型在全部分型中最为常见，乳头鳞状上皮型在儿童中极少见。儿童患者中92%～96%是成釉细胞型肿瘤，0是乳头鳞状上皮型肿瘤，0%～4%是混合型肿瘤，另有4%没有明确分型。成人患者，63%～66%是成釉细胞型肿瘤，27%～28%是乳头鳞状上皮型肿瘤，6%～7%是混合型，另有约3%肿瘤没有明确分型。恶性变极少发生，仅有个别文献报道。

四、临床表现

（一）一般情况

最常见的症状表现为视力、视野障碍和内分泌异常。Erlangen 大学对1983～1997年收治患者的回顾分析发现（包括成人和儿童），47%存在视力症状，24%存在垂体前叶功能低下，5%伴发尿崩症。其他症状包括不伴随脑积水的头痛（8%）、继发于脑积水的头痛（8%）以及其他的神经系统症状（5%）。儿童很少发生精神改变，但是有25%成人可伴随精神症状。额叶受累可能导致痴呆、情感淡漠、意志缺失，颞叶受累可导致健忘症和抽搐。

颅咽管瘤根据与视交叉的解剖位置关系分为视交叉前型、视交叉后型、视交叉下型。30%的肿瘤向前方扩展，25%肿瘤向侧方扩展进入中颅窝，20%向后方斜坡方向扩展。大多数颅咽管瘤为鞍内、鞍外混合型（75%），然后有20%纯粹鞍上型生长，5%纯粹鞍内型生长。很罕见有颅咽管瘤单纯位于三脑室或者向下扩展经蝶窦进入鼻腔。

肿瘤和视交叉的关系对临床表现影响较大。视交叉后型颅咽管瘤向前方将视交叉推向鞍结节，导致早期视力改变，查体多表现为双颞侧偏盲。此外，向三脑室内侵袭的肿瘤会阻塞室间孔导致脑积水。

大型肿瘤会压迫垂体柄和腺垂体，导致内分泌异常表现，如尿崩、高泌乳素血症或者全垂体功能低下。儿童表现为甲状腺功能低下、性腺功能低下、生长迟缓三联症。有时候微细的内分泌变化常容易引起漏诊。

（二）症状和体征

颅咽管瘤在儿童和成人中的临床表现有所不同，成人多以头疼和视力减退为首发症状，而儿童以内分泌障碍和脑积水为主要表现。

儿童即使是肿瘤增大首先累及视交叉和视神经，也只有20%～30%表现为视力症状。约75%～80%的患儿表现为严重的头痛、呕吐，而无局灶性神经体征。内分泌障碍是儿童常见症状，常见发育矮小和尿崩症，青春期第二性征发育迟缓。还可以出现中枢性食欲亢进和肥胖症等下丘脑功能紊乱的表现，肥胖的特点是食物摄入不成比例。约20%的儿童有神经行为异常，可能与下丘脑和神经核团通路受累有关，表现为行动迟缓、不活跃、缺乏意志、近期记忆减退或丧失。少数患儿有睡眠和体温调节失衡。甲状腺功能低下和肾上腺皮质功能亢进症状较少见。

与儿童相反，多数成人对视力障碍很敏感，80%的成人表现为视野缺损、视物盲点和视力减退，相比较，只有小于 1/3 的患者为颅高压。与颅高压无关的神经系统异常表现也常见于成人，包括间歇性精神错乱、嗜睡、痴呆、遗忘等。在成人最常见的神经内分泌症状是性功能障碍，女性表现为闭经，男性表现为阳痿。

1. 视力、视野障碍

鞍区扩张性病变产生的典型视野缺损是双颞侧偏盲。偏心性生长的颅咽管瘤可产生其他类型的视野缺损。患者通常发觉视野不清楚、复视、视物模糊、主观视野缺失，甚至同侧或双侧失明。Yasargil 报道 68%的患者术前有视力障碍，最常见的是双颞侧偏盲（28%），伴随同侧偏盲（13%）、同侧象限盲（13%）、失明（6%），以及其他视力损害。

儿童对于进行性发生的视野变窄缺乏感受能力，因为儿童对视力减退有极大的耐受性。许多儿童只是在一眼失明、另一眼只能辨指的情况下才叙述视物不清，例如有些儿童因看电视时的位置渐渐靠近电视机而被发现。特别是对于初学走路的孩子，当发现明显的视力缺失的时候可能已经事实上存在失明。所有的颅咽管瘤患者都应在术前接受完整的视力检查，同时在术后接受定期的复查。

2. 内分泌异常

颅咽管瘤通常通过直接压迫或者破坏下丘脑、垂体柄导致内分泌异常，单纯的鞍内型颅咽管瘤直接压迫垂体造成内分泌异常十分罕见。术前 43%～90%的患者可发生激素水平的异常，所有的腺垂体激素都可能受累，包括生长激素（GH）、黄体生成素（LH）、卵泡刺激素（FSH）、促肾上腺皮质激素（ACTH）、促甲状腺激素（TSH）等。

缺乏 LH 和 FSH 导致青春期发育延迟。GH 分泌减低会导致生长延迟及骨发育迟缓。TSH 分泌低下导致发育障碍、体重增加、畏寒、易感疲劳。40%的儿童就诊时表现为身体矮小，是由于 GH、TSH 或 LH、FSH 分泌不足引起，或者是三种原因并存。垂体柄受累可导致泌乳素分泌抑制因子（多巴胺）减少，进而导致高泌乳素血症。Fahlbushch 报道术前内分泌功能障碍较其他临床表现更常见：性腺发育低下发生率 77%，高泌乳素血症发生率 41%，肾上腺功能低下发生率 32%，甲状腺功能低下发生率 25%，尿崩发生率 16%。在儿童组（30 例病例）颅咽管瘤患者，术前内分泌功能障碍情况相似，但是性腺功能低下发生率可高达 91%，而高泌乳素血症发生率 17%，尿崩发生率 10%，低于一般水平。还有一些儿童由于丘脑腹内侧核（VMH）受累，能量代谢调节发生紊乱，表现为下丘脑性肥胖。

任何激素分泌不足都应该在治疗前进行评估，尤其是当有多种形式的内分泌功能障碍同时表现的时候（表 47－1）。

表 47－1　鞍区占位病变的内分泌评估

垂体功能	试验
肾上腺轴	清晨皮质醇水平 24 小时尿游离皮质醇 疑难病例进行促肾上腺皮质激素调节试验
甲状腺轴	游离 T4 水平 甲状腺调节激素水平 促甲状腺释放激素调节试验

续表

垂体功能	试验
性腺轴	卵泡调节激素水平 黄体激素水平 性激素：女性雌二醇，男性睾酮水平
生长激素	生长介素（IGF－1）水平 （生长激素水平是波动的，故不可靠）
泌乳素	泌乳素水平
抗利尿激素水平	血钠水平 尿比重 尿量

IGF（insulin-like growth factor）：胰岛素样生长因子。

五、影像学检查

1. 颅骨平片

约 2/3 的成人和 95％的儿童颅咽管瘤有颅骨平片异常，前床突和鞍背骨质破坏，蝶鞍盆形扩大，鞍上钙化。单纯鞍内颅咽管瘤也可出现球形蝶鞍，类似垂体腺瘤蝶鞍改变。

蝶鞍平片可见鞍底碟形侵蚀破坏。鞍上斑点样钙化对明确颅咽管瘤的诊断有意义。

2. 颅脑 CT

头部 CT 扫描可见肿瘤呈囊实性变化，也可发现颅骨平片未能发现的瘤腔内的钙化。CT 平扫见囊性变表现为低密度或等密度，增强 CT 可见囊壁及实体性肿瘤明显强化。

头颅 CT 扫描比 MR 影像更易区别囊性或实性。MR 影像所示囊液信号很大程度依赖于囊液脂类、蛋白和正铁血红蛋白的含量，而 CT 影像主要取决于组织密度，因而囊液与肿瘤实性相比总是低密度。头颅 CT 扫描重要的作用是对囊性肿瘤和实性肿瘤进行分类，肿瘤 70％以上是实性部分时属于原发实性肿瘤，相反，70％囊性部分肿瘤属于原发囊性肿瘤，这对治疗有指导意义。

3. MRI

MR 影像可较好显示肿瘤与周围结构——垂体、垂体柄、视交叉、颈内动脉、大脑前动脉的位置关系。囊性部分在 T1 加权像显示为长 T1 或等 T1 的混杂信号，在 T2 加权显示比脑脊液信号更高的长 T2 信号。实质部分在 T1 加权像上多为稍长 T1 或等 T1 信号，注射 Gd－DTPA 后明显增强（图 47－2A～D）。

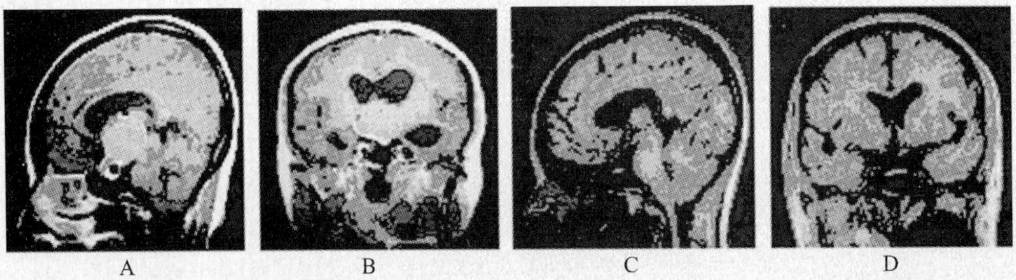

图 47－2　男，47 岁，严重头痛 2 月余，手术前 MR 影像（A）矢状位、（B）冠状位，增强显示鞍上大的囊性肿瘤进入第三脑室，伴阻塞性脑积水。翼点入路肿瘤全切术，术后病理证实鳞状细胞型颅咽管瘤。手术后 1 年 MR 影像（C）矢状位 、（D）冠状位显示肿瘤全切除，垂体柄和第三脑室底结构保护良好

MR 影像矢状位可更清晰显示肿瘤对下丘脑和脑干挤压移位关系以及肿瘤与终板和第三脑室周围结构关系，对选择手术入路有指导意义。MR 血管造影很少应用，但在与动脉瘤鉴别时，可做 MR 血管造影。

CT 扫描很难鉴别实性颅咽管瘤和伴钙化的下丘脑胶质瘤，MR 影像对颅咽管瘤可很好显示为脑外部肿瘤，而对下丘脑胶质瘤，MR 影像可显示下丘脑肿瘤与下丘脑结构的关系。MR 对钙化的显示不如 CT。

六、诊断和鉴别诊断

当儿童出现发育迟缓、视力视野改变、头痛、呕吐等高颅压症状时要考虑颅咽管瘤的可能。成人由于相对较少见，临床症状和影像学检查常常不典型，因此诊断较困难，需要和以下疾病相鉴别。

（一）垂体腺瘤

多见于成年人，以 30～40 岁为发病高峰，肿瘤发生在鞍内的垂体前叶。鞍内垂体微腺瘤除部分患者有头痛外，主要表现内分泌功能紊乱，如泌乳素型腺瘤有月经紊乱、停经、泌乳症状，男性表现为阳痿和无生殖能力。皮质醇型垂体腺瘤，患者有体重增加，由于躯干部位脂肪堆积，出现向心性肥胖，皮肤萎缩变薄，皮肤易擦伤，不易愈合。生长激素型垂体腺瘤表现为肢端肥大，儿童和青少年为巨人症。肿瘤突破鞍膈向鞍上生长、压迫视神经时，出现视力下降、双颞侧偏盲；肿瘤再向上生长累及下丘脑结构可出现多饮、多尿、嗜睡；向上突入第三脑室内，可出现阻塞性脑积水；向外侧累及海绵窦可出现动眼神经等脑神经麻痹、眼球活动障碍等。MR 影像和头颅 CT 扫描显示肿瘤起源于鞍内等密度或略高密度影肿瘤，注药后有强化。

（二）Rathke 囊肿

Rathke 囊肿发生于 Rathke 囊袋的残余组织，由单层上皮细胞构成囊壁，由于内皮细胞有分泌功能，囊液聚积，囊肿扩大，突入鞍底或向上发展产生视神经压迫症状，压迫垂体出现垂体功能低下。颅咽管瘤与 Rathke 囊肿鉴别见表 47－2。头颅 CT 扫描和 MR 影像示：鞍内囊性病灶，囊内容物的密度依据囊壁上皮细胞脱落的数量而定，高密度囊液多见，如果囊内细胞积聚丰富，病灶可近似实性，难与颅咽管瘤鉴别。

表 47－2 颅咽管瘤与 Rathke 囊肿鉴别

特点	Rathke 囊肿	颅咽管瘤
起源部位	垂体中间部	垂体前上缘
细胞排列	单层柱状上皮细胞	多层鳞状上皮细胞排列
囊内容物	机油样液体	呈巢状排列的胆固醇样结晶
手术治疗	部分切除或单纯引流	全切肿瘤为目的

（三）鞍结节和鞍膈脑膜瘤

以成人发病多见，以视力下降为主，腺垂体功能障碍和下丘脑损害少见。头颅 CT 扫描示等密度或略高密度影，增强扫描均匀强化，广基与硬脑膜附着，并伴有硬脑膜增生及肿瘤周围变厚的硬脑膜缘，称硬脑膜尾征。MR 影像可见垂体柄和垂体结构。

（四）动脉瘤

从颈内动脉海绵窦段和床突上段发出的动脉瘤可向鞍内鞍上突入和生长，少数基底分叉部动脉瘤向前也可突入鞍上区。患者可表现为突发性头痛、恶心、呕吐，当动脉瘤体增大压迫视神经和视交叉，有视力减退症状。头颅 CT 扫描见鞍上高密度影。MR 影像可见血管流空信号，血管造影可见动脉瘤染色影。

（五）视神经和下丘脑胶质瘤

视神经胶质瘤可发生在儿童或成年人，可累及眶内和颅内视神经段。儿童常伴有全身神经纤维瘤病，多发生在双侧视神经，以视力损害为主，头颅 CT 扫描和 MR 影像显示视神经和视交叉弥漫性肿大，并有增强反应，一般无钙化。下丘脑胶质瘤表现为鞍上池高信号肿瘤，与视神经胶质瘤影像相近，但下丘脑胶质瘤多有下丘脑损害症状，如多饮、多尿、动作迟缓、注意力不集中等表现。

除此之外，尚要与鞍上其他肿瘤鉴别，如生殖细胞瘤、淋巴瘤、脊索瘤、转移瘤和炎性肉芽肿等鞍上疾病。

七、治疗

（一）一般情况

选择哪种合适的治疗方案并以较低的死亡率治愈患者，目前仍存在争议。目前治疗措施包括外科手术切除、囊液吸除、放疗、立体定向放射外科、瘤腔内放疗、化疗以及近年来应用的干扰素 α（INF－α）等。

关于选择合适的治疗方案，目前有两种观点：一种观点认为肿瘤全切是保证术后长期生存并且避免再次手术、放疗的最佳方案。另一种观点认为手术全切会导致不可接受的致残率，因而建议对肿瘤次全切除并且作为其他治疗方案的辅助手段。

但是目前还没有可靠的临床研究能够证实上述两种观点哪一个更好。

（二）外科治疗

外科解剖基础：肿瘤的供血动脉来自大脑前动脉和前交通动脉的穿支，也可来自颈内动脉和后交通动脉穿通支。肿瘤一般不接受大脑后动脉和基底动脉分支供血，但也有些后循环到第三脑室底的穿通支可参与累及第三脑室底肿瘤的供血。

术前内分泌检查：与垂体腺瘤大致相同，肾上腺皮质功能减退者应及时纠正。由于内分泌异常如甲状腺功能减退需要数天纠正，一般患者需要待内分泌异常得以控制后择期手术治疗。术前应用地塞米松对大型肿瘤及脑水肿的肿瘤患者有利。

外科治疗颅咽管瘤的三大目标是：明确诊断、肿瘤减压和防止复发。术前脑积水和内分泌障碍与围手术期的并发症密切相关，必须首先治疗。脑积水可以选择急诊行脑室外引流术，或者选择脑室腹腔分流术作为最终处理方案。颅咽管瘤患者出现急性、进行性视力下降，以及其他因肿瘤造成颅内压升高导致的临床症状加重的情况下，应行紧急开颅减压。

通常情况下，小型的肿瘤可以在不损伤重要结构的情况下完全切除，故而外科手术是首选方案。手术入路取决于肿瘤的解剖位置以及肿瘤的致密程度（囊性或实性，钙化的程度等）。

最常用的手术入路为经额颞（翼点）入路、额下入路、蝶窦入路、额底纵裂经终板入路和纵裂经透明隔入路。双额或单侧额下入路适合于肿瘤主要位于鞍上的情况下，如视交叉前方，大型视交叉后方肿瘤向前方及三脑室底部扩展。

切除瘤体的步骤是：先抽吸肿瘤的囊液，分离囊壁，分块切除肿瘤。实性肿瘤要碎块切除，较大的肿瘤钙化多与周围结构粘连，应碎块切除，切忌整块分离较大的钙化灶，以免损伤肿瘤周围神经血管结构。

手术显微镜下操作步骤：利用双侧视神经和视交叉前间隙，在视交叉前间隙取瘤。颅咽管瘤患者多数情况下有视交叉前置（即较短的双侧视神经和视交叉接近到蝶骨的平板），造成手术入路困难。但实际上在多数患者中，这是由于肿瘤抬起第三脑室底，第三脑室前隐窝闭塞，致使视交叉弧形前移导致假性视交叉前置。利用视神经和颈内动脉间隙取瘤，这是翼点入路切除鞍上区肿瘤常用的间隙，切除视交叉后和第三脑室底前部的肿瘤。在终板间隙主要切除第三脑室内的肿瘤。在颈内动脉外侧间隙主要切除脚间窝和斜坡上部的肿瘤。经额下磨开鞍结节经蝶窦切除蝶鞍内的肿瘤。

术中保护下列结构：视交叉、视束下小的穿通动脉、垂体柄，术中可见纵行于垂体柄的髓纹样结构，由垂体门脉系统经过所形成，可作为鉴别标志。如果肿瘤术中易于从这些结构分离，可将肿瘤切除。对粘连严重的肿瘤不可勉强切除，以免损伤下丘脑结构。

对于囊性鞍内型颅咽管瘤，可采用经蝶窦手术入路。对于鞍内扩大、无钙化、无粘连，向鞍上、鞍后对称生长的颅咽管瘤，也可考虑经蝶窦入路。经蝶窦入路手术并发症少，视力障碍发生率比开颅手术低。最近报道的对 45 例病例的回顾分析提示，没有患者术后发生视力下降。此入路的缺点是对侧方扩展的肿瘤切除受限，以及可能发生术后脑脊液鼻漏。如果术前发现肿瘤钙化，经蝶切除肿瘤的可能性不大，应首选额底入路。

对于以囊性为主的颅咽管瘤，采用立体定向术吸除囊液，并在囊腔注射放射性同位素是较好的选择。吸除囊液可同时解除脑积水。

无论采用何种入路，术后均应行 MRI 证实肿瘤切除程度。MRI 检查应在 48 小时内完成，以免术后术野形成高密度灶，干扰影像学的评估。

（三）围手术期治疗

由于患者多发生 ACTH 调节反应迟钝，所有的患者应在术前给予类固醇激素。甲状腺功能低下应术前给予治疗纠正，但是，在类固醇激素使用前，纠正甲状腺功能低下可能导致肾上腺皮质激素水平急剧下降。术前还应纠正各种形式的电解质紊乱。

近年的病例报告显示，手术死亡率已从 16%下降到 3%～5%。主要原因是下丘脑损伤。单侧下丘脑损伤多数患者无症状，双侧下丘脑损伤可产生高热、昏睡，损伤下丘脑渗透压感觉区（口渴中枢），丧失口渴感觉（图 47－3）。

在进行术后常规处理的同时，所有早期术后患者要考虑下丘脑功能低下和垂体后叶激素缺乏，增加用氢化可的松的生理用药（盐皮质激素的作用），另加抗水肿的地塞米松。之后要注意缓慢减少皮质激素，避免细菌性和化学性脑膜炎。

根据多饮、多尿持续的时间，术后尿崩症（diabetes insipidus，DI）分为暂时性尿崩症、永久性尿崩症和三相型尿崩症，后者在多饮、多尿期间出现一短暂性的症状缓解，一般为几天。其发生机制被认为与神经垂体组织变性坏死后一过性释放的抗利尿激素（ADH）有关。为防止出现三相反应现象，对于早期尿崩症最好的治疗方法是早期用补液疗法，必要时用短效血管加压素，以防止体液潴留。

抗利尿激素分泌不当症（syndrome of inappropriate antidiuretic hormone，SIADH）多发生在术后下丘脑功能开始恢复或在下丘脑结构损伤较轻的情况下，抗利尿激素分泌开始增加后出现低血钠；也可与应用垂体后叶素过量及输注过多不含盐液体有关。抗利尿激素分泌不当症术后更常见，主要机制为术后抗利尿激素分泌相对过多，导致体内水分潴留、低血钠及低渗透压。此时，在补高渗生理盐水时，可适当限制液体输入量。切记过多地限制液体输入量可导致脑耗盐症发生。

脑盐潴留综合征（cerebral salt retention syndrome，CSRS）是由于视上核、视旁核、视

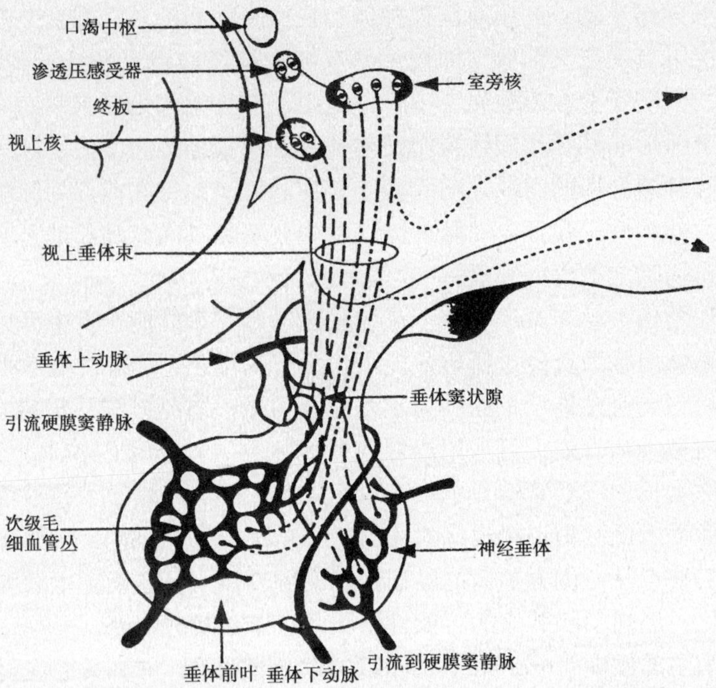

图 47－3　丘脑、垂体后叶及其周围结构。从视上核和视旁核发出的神经束主要有 4 个去向：① 至垂体后叶；② 至垂体门脉系统；③ 至脑干和脊髓；④ 至间脑。视上核和视旁核的输入神经纤维来自渗透压感受器和压力感受器

上垂体束及其渗透压感受器损伤，患者出现高钠血症、轻度尿崩症、全身无力、面部红肿、脉率快。由于觅水障碍，患者无明显口渴。对此类患者应鼓励其喝水，限制盐摄入量；必要时，给 5%葡萄糖液静脉滴注；促肾上腺皮质激素 25U 每日 1～2 次静脉滴注或地塞米松 5～10mg每日 1～2 次静脉滴注。

（四）普通放疗及立体定向放射外科治疗

颅咽管瘤虽然为良性，但对放射治疗有一定效果，对手术不能全切的患者进行术后普通放疗可以减少术后复发。常规放疗剂量为 50～60Gy。

立体定向放射外科主要用于外科手术、囊液吸除、传统放疗的辅助治疗措施，特别是对复发颅咽管瘤。立体定向放射外科应仅限于直径小于 2cm，并且距离视神经 4～5mm 的肿瘤。在行放射外科治疗前对囊性肿瘤行囊液吸除，有利于减小肿瘤体积，提高放射外科疗效。

从组织学上看，放射总量的大小取决于“给予能够控制肿瘤的放射剂量以及避免损伤视神经”两者之间的平衡。近年来许多学者的研究提出，对肿瘤边界的放射剂量范围在 9.5 到 16.5Gy 之间，视神经一般受到小于 13Gy 放射剂量的照射，最新的研究提示视神经接受小于 8Gy 的放疗照射。放射外科对肿瘤的控制率为 70%～92%，但随访时间为 6～28 个月仍不足以得出确定结论。Chung 报道 3 例患者行 γ-刀放疗后 5 到 17 个月囊腔增大，需要行手术吸除囊液，但囊腔增大的机制尚不明确。

放射治疗造成视力障碍和内分泌功能障碍的发生情况与手术相仿，但是尿崩的发生率较低。目前的研究报道放疗后发生尿崩症的概率为 6%～38%，比接受手术的患者发生率明显低。UCSF 对 1972—1999 年共 72 例颅咽管瘤初次手术治疗的患者，在次全切除肿瘤后附加放疗，有 32%的患者存在视力减退，尽管其中有 81%的患者术前就伴有视力减退，而 72%

的患者治疗前后保持着相同的视力障碍水平。发生内分泌障碍的可能性大小与年龄、放射剂量有关。有报道发现放射剂量大于 61Gy 时，80％的儿童和 26％的成人患者发生内分泌并发症。而当患者接受的放射剂量小于 61Gy 时，只有 36％的儿童和 13％的成人发生内分泌并发症。

全脑或局部放疗对儿童的智力障碍有重要影响。对 3 岁以下的儿童脑肿瘤患儿（不包括颅咽管瘤）进行全颅放疗的临床研究表明，60％发生精神障碍，智商（IQ）值低于 69。精神发育迟缓、痴呆以及血管并发症的发生率与最大放疗剂量密切相关：当总量大于 61Gy 时，40％儿童患者及 45％成人患者发生上述并发症。而当总量小于 61Gy 时，0 发生。对于接受放疗的儿童，有 32％～33％的患儿由于学习能力的下降而不得不接受特殊教育。尽管前述对 3 岁以下儿童接受放疗后智力情况的研究中没有包括颅咽管瘤的患儿，我们不主张对接受次全切除手术颅咽管瘤的 3 岁以下患儿应用放疗。

其他放疗并发症包括放射诱导的肿瘤形成（胶质母细胞瘤、肉瘤、脑膜瘤）、放射性脑坏死、放射性血管闭塞、放射性血管炎症、视神经炎、痴呆、基底节钙化、下丘脑-垂体功能障碍以及下丘脑性肥胖。

（五）瘤腔内治疗

1. 瘤内放疗

瘤腔内放射治疗是指通过手术将特殊导管置入瘤腔，进而向瘤腔内注射放射性药物的方法。Leksell 和 Liden 在 1952 年首先报道了对颅咽管瘤的囊腔采用瘤腔内治疗，目前已经成为复发型颅咽管瘤的首选或辅助治疗手段。放射性同位素如^{90}钇、^{32}磷或^{186}铼均可注射到瘤腔，进而进行瘤腔内高剂量的放射性照射。Blackburn 回顾分析了 127 例患者治疗资料后发现，149 个瘤囊中的 121 个瘤囊经过治疗，随访 0.2 年到 13 年瘤腔缩小甚至消失。30 例经过^{32}磷治疗的病例，瘤囊缩小达到 50％，术后 3 个月复查有 88％瘤囊生长得到抑制，并且持续抑制减小肿瘤容积最长达 2 年。治疗的平均 5 年生存率为 55％，10 年生存率 45％，平均生存时间为 9 年。但由于对视力与内分泌损伤的报道差异较大以及放射性物质操作的困难，这种技术没有得到广泛采用。

2. 瘤内化疗

对颅咽管瘤用化疗方案目前仍然在探索中。目前报道最好的方案是瘤内注射博来霉素，一种抑制肿瘤细胞 DNA、RNA 及蛋白合成的抗生素。Takahashi 首先报道对 7 例儿童颅咽管瘤瘤腔内注射博来霉素。7 例患儿中 4 例肿瘤次全切除，3 例行肿瘤活检术，在术后 2 周开始瘤腔内隔日注射博来霉素 1～5mg，直到瘤腔内囊液由机油样颜色变成无色后停止注射。所有囊性肿瘤的患儿随访生存时间为 2～7 年，而混合性或实质性肿瘤效果欠佳，生存时间小于 2 年。Hoffman 报道了 21 例通过瘤囊内注射博来霉素治疗儿童囊性颅咽管瘤的病例。每天给予 2～10mg 的博来霉素，15.7％的患者肿瘤有缩小，1 例由于博来霉素对下丘脑的毒性而导致抽搐发作。Hader 最近做了类似的报道：57％的儿童囊性颅咽管瘤的患者瘤腔注射博来霉素随访 3 年，肿瘤缩小 50％以上。

瘤腔内注射博来霉素具有避免直接损伤下丘脑和垂体功能，并且可以和放疗及手术配合应用的优点。其他的优点还有阻止囊腔内容物再度蓄积导致瘤囊扩大以及防止囊壁不断增生变厚的作用，将有利于再次手术切除肿瘤。这种治疗手段的主要缺点是，主要适用于完全囊性的肿瘤，并且全切肿瘤可能导致下丘脑或垂体损伤的情况下。其他的并发症包括头痛、垂体功能低下以及瘤周水肿。

INF－α 在鳞癌的治疗中已经显示出了显著作用。由于鳞状上皮细胞与颅咽管瘤有同源性上皮细胞起源，INF-α同样被应用于治疗颅咽管瘤的研究中。Jakacki 研究报道了 21 岁以下一组复发、侵袭性生长、无法切除的颅咽管瘤的 INF-α临床Ⅱ期用药试验。治疗过程包括 800 万 u/（m^2·d），连续 16 周的诱导过程，16 周后没有肿瘤进展的病例继续保持同剂量的治疗直到 32 周。停药后随访时间长达 6～23 个月。INF-α的毒性在 60%的患者治疗开始的头 8 周内发生，但是随着停药或药物减量，症状可消失。毒性反应包括肾上腺皮质危象、发热、中性粒细胞减少、虚弱、皮疹、失眠以及抽搐。INF-α的临床有效性依然需要进一步证实。

八、肿瘤的复发及预后

根据术后的影像学检查判定肿瘤全切（GTR）率在不同的研究报告中差异较大，约在 29%～77%之间。初次手术 GTR 后报道肿瘤复发率为 8%～100%，平均术后随访时间为 5～10 年。GTR 后肿瘤复发也可能与前次手术未探查到的肿瘤残留有关，残留少量的上皮组织在术中难以发现，并且术后高分辨率的影像检查也难以发现，进而可能导致肿瘤复发。MRI 是判断手术是否达到 GTR 的公认标准，但 Van Effenterre 还是强调术中外科医生对微小肿瘤病灶的认识及处理更为重要。多数研究病例组在 GTR 后没进行术后放疗，但是如何选择合适的后续辅助治疗措施仍是需要研究的问题（表 47-3）。

很多病例由于肿瘤的钙化以及与周围重要的血管、视交叉、视神经等结构的粘连而无法全切。有报道称大部切除的患者如果术后辅以放疗可以达到同 GTR 相似的效果。

对于复发二次手术的患者，开颅手术仅有 13%～50%能够达到 GTR，经蝶窦手术能够达到 53%，但是后者的病例选择严格限制在肿瘤局限性复发并且适合二次手术的病例。

与单纯手术治疗相比，放疗已经被认可为对原发肿瘤进行次全切除以及对复发肿瘤治疗的有效辅助手段。美国加利福尼亚大学的患者接受手术加放疗的综合治疗方案，复发时间为 3～125 个月，平均 41 个月。原发肿瘤手术加放疗的 5 年、10 年、15 年的总体肿瘤复发率分别为 11%、17%、21%。复发肿瘤，如果采用手术配合放疗的综合措施，患者 5 年、10 年、15 年的复发率分别为 0～9%、17%～18%和 17%，而单纯手术治疗的患者其复发率分别为 33%、100%、100%。因此对于复发肿瘤，外科手术加放疗的治疗方案要比单纯手术治疗更具有明显的优势（表 47-4）。

表 47-3　颅咽管瘤第一次手术全切治疗效果

病例组	年份	病例数	无复发生存率	生存率
Van Effenterre	2002	122	5 年：95% 10 年：75%	5 年：95% 10 年：90%
Duff	2000	121	5 年：77%	10 年：88% 15 年：74%
Kalapurakal	2000	14	5 年：92% 10 年：60%	5 年：100% 10 年：86%
Fahlbusch	1999	73	5 年：87% 10 年：81%	10 年：93%
Villani	1997	17	7 年：82%	7 年：94%
Hetelekidis	1993	5	10 年：0%	10 年：100%

表 47－4 原发或复发颅咽管瘤手术次全切配合放疗的治疗结果

病例组	年份	原发及继发	病例数	无复发生存率	生存率
UCSF	2002	原发	72	5 年：89% 10 年：83% 15 年：79%	5 年：88% 10 年：80% 15 年：77%
		复发	36	5 年：91% 10 年：82%	5 年：87% 10 年：82%
Habrand	1999	原发及复发	37	5 年：78% 10 年：57%	5 年：91% 10 年：65%
Gurkaynak	1994	原发	23	5 年：74% 10 年：62%	—
Hetelekidis	1993	原发	37	10 年：86%	10 年：86%

UCSF：加利福尼亚大学旧金山分校（University of California，San Francisco）

（石祥恩）

参考文献

1. 石祥恩，黄文宇，王忠诚. 颅咽管瘤全切术后水钠平衡紊乱的治疗. 中华神经外科杂志，2000，16（4）：210-212.
2. 石祥恩，王忠诚. 110 例颅咽管瘤手术经验. 中华外科杂志，2001，39（8）：608-610.
3. Anderson CA，Wilkening GN，Filley CM，et al. Neurobehavioral outcome in pediatric craniopharyngioma. Pediatr Neurosurg，1997，16：255-260.
4. Bargosa M，Rios O，Velasquez M，et al. Acetycholinesterase and butyrylcholinesterase histochemical activities and tumor cell growth in several brain tumors. Surg Neurol，2001，55：106-112.
5. Blackburn TP，Doughty D，Plowman PN. Stereotactic intracavitary therapy of recurrent cystic craniopharyngioma by instillation of 90 yttrium. Br J Neurosurg，1999，13：359-365.
6. Carpentieri SC，Waber DP，Scott Rm，et al. Memory deficits among children with craniopharyngiomas . Neurosurgery，2001，49：1053-1057.
7. Chiou SmM，Lunsford LD，Niranjan A，et al. Stereotactic radiosurgery of residual or recurrent craniopharyngioma，after surgery. with or without radiation therapy. Neuro-oncol，2001，3：159-166.
8. Chung WY，Pan DH，Shiau CY，et al. Gamma knife radiosurgery for craniopharyngiomas. J Neurosurg，2000，93（3）：47-56.
9. Donnet A，Schmitt A，Dufour H，et al. neuropsychological follow-up of twenty two adult patients after surgery for craniopharyngioma. Acta Neurochir（Wien），1999，141：1049-1054.
10. Duff JM，Meyer FB，Ilstrup DM，et al. Long-term outcomes for surgically resected craniopharyngiomas. Neurosurgery，2000，46：291-305.
11. Fisher PG，Jenab J，Gopldthwaite PT，et al. Outcomes and failure patterns in childhood craniopharyngiomas. Childs Nerv Syst，1998，14：558-563.
12. Hader Wj，Steinbok P，Hukin J，et al. Intratumoral therapy with bleomycin for cystic craniopharyngiomas in children. Pediatr Neurosurg，2000，33：211-218.
13. Honegger J，Buchfelder M，Fahlbusch R. Surgical treatment of craniopharyngiomas：endocrinological results. J Neurosurg，1999，90：251-257.
14. Ito M，Jamshidi J，Yamanaka K. Does craniopharyngioma metastasize? Case report and review of the literature. Neurosurgery，2001，48：933-935.

15. Jakacki RI, Cohen BH, Jamison C, et al. Phase Ⅱ evaluation of interferon-alpha-2a for progressive or recurrent craniopharyngiomas. J Neurosurg, 2000, 92: 255-260.

16. Kalapurakal JA, Goldman S, Hsieh YC, et al. Clinical outcome in children with recurrent craniopharyngioma after primary surgery. Cancer J, 2000, 6: 388-393.

17. Khoo LT, Flagel J, Liker M, et al. Craniopharyngiomas: surgical management // Petrovich P, Brady LW, Apuzzo ML, et al. Combined Modality Therapy of Central Nervous System Tumors. Berlin: Springer, 2001.

18. Kristopaitis T, Thomas C, Petruzzelli GJ, Lee JM. Malignant craniopharyngioma. Arch Pathol Lab Med, 2000, 124: 1356-1360.

19. Lee JH, Kim CY, Kim DG, Jung HW. Postoperative ectopic seeding of craniopharyngioma. Case illustration. J Neurosurg, 1999, 90: 796.

20. Lustig RH. Hypothalamic obesity: the sixth cranial endocrinopathy. Endocrinologist, 2002, 12: 210-217.

第 48 章 颅底副神经节细胞瘤

副神经节细胞瘤系起源于非嗜铬性副神经节组织细胞的肿瘤，这些肿瘤根据其所在的解剖部位冠以不同的名称，如起源于迷走神经上神经节的颈静脉球瘤，起源于迷走神经耳支的鼓室球瘤，起源于迷走神经下神经节的迷走神经内球瘤，以及起源于颈总动脉分叉处颈动脉小体的颈动脉体瘤。前三种球瘤的起源部位非常接近，肿瘤较大时临床上均可出现颈静脉孔内神经及听神经受损症状，故统称为颈静脉球瘤。副神经节细胞瘤除上述常见发病部位以外，也可原发于颅内鞍区、腰骶部马尾神经、腹膜后和纵隔等部位。

副神经节细胞瘤分为单发型和多发型，大多数为单发型，多发型在10%以上。有家族史的患者中，多发型副神经节细胞瘤的发病率高达55%，多表现为双侧颈动脉体瘤，也可见颈动脉体瘤合并颈静脉球瘤。

本章仅描述位于颅底的颈静脉球瘤。颈静脉球瘤是指起源于颞骨内副神经节组织即球体的肿瘤，肿瘤富含血管，除极少数以外，绝大多数为生长缓慢的良性肿瘤。肿瘤破坏岩骨，不仅在岩骨内生长，还可以沿着血管、管道或神经向周围生长。大多数颈静脉球瘤为单发，亦可以多发或与其他肿瘤并发。

一、流行病学

颈静脉球瘤是一种少见肿瘤，发病率低，仅占全身肿瘤的0.03%，占头颈部肿瘤的0.6%，占中枢神经系统肿瘤的1.3‰，在颈静脉孔区肿瘤中占18.2%。颈静脉球瘤在神经外科临床实践中比较少见，是中耳比较常见的肿物，在颞骨肿瘤中仅次于前庭神经鞘瘤。发病年龄从十几岁到九十几岁均有报道，高发年龄集中在40～50岁；女性发病率高于男性。国外文献大宗病例报道231例中，男33例、女198例，男∶女为1∶6；年龄分布在20～88岁。作者检索了1996～2005年国内手术证实的颈静脉球瘤文献，268例中男102例，女166例，男∶女为1∶1.63；发病年龄最小3.5岁，最大68岁，平均22.0～43.8岁。病程最短1个月，最长26年，平均2.5～4.8年。有家族史患者中女性发病率是男性的3～6倍，高发年龄集中在50～60岁。右侧发病率略高于左侧，左侧∶右侧为1∶1.5。人种之间发病率差别不大，白种人稍高于其他人种。

二、病因与发病机制

颈静脉球瘤有散发型和家族性两种类型。散发型以单发肿瘤为特征，确切发病原因不详。家族性颈静脉球瘤与其他副神经节细胞瘤一样，均为常染色体显性遗传，与11q23上的单倍染色体带有关；可伴有其他部位或类型的副神经节细胞瘤，甚至伴发其他类型的神经外胚叶肿瘤，如神经纤维瘤等。

三、病变位置和临床分级

早期肿瘤局限于颈静脉孔或鼓室内，随着体积增大，肿瘤破坏周围骨质，并沿着颅底的各种管道或裂隙，呈指突状向周围侵袭性生长：① 经颈静脉孔或舌下神经管内口向后颅窝和斜坡生长；② 经颈静脉孔外口向颈部生长；③ 通过圆窗或内耳道进入后颅窝及桥小脑角；④ 经鼓窦和乳突气房向乳突内生长；⑤ 经过咽鼓管向鼻咽部生长；⑥ 通过颈动脉管进入上斜坡和中颅窝；⑦ 破坏鼓室盖进入中颅窝。

根据颈静脉球瘤的位置、大小及生长方式，Fisch（1984 年）将其分为四型（表 48－1）。1994 年 Patel 建议保留上述分级法中按大小分级的标准，加入脑干受压和血管包裹情况，这样能够反应术后的并发症，对手术治疗更有指导价值。

表 48－1　颈静脉球瘤 Fisch（1984）分级法

类型		位置
A 型	（小型）	肿瘤局限于中耳内
B 型	（中型）	肿瘤长入鼓室乳突内，未破坏骨迷路
C 型	（大型）	肿瘤破坏骨迷路或颞骨岩尖部
	C1	肿瘤侵及颈静脉孔、颈静脉球及颈动脉管垂直段
	C2	肿瘤破坏骨迷路并侵入颈动脉管垂直段
	C3	肿瘤破坏骨迷路或颞骨岩尖部，同时侵入颈动脉管水平段
D 型	（巨大型）	肿瘤长入颅内
	D1	肿瘤颅内部分≤2cm
	D2	肿瘤颅内部分＞2cm
	D3	肿瘤颅内部分手术无法切除

四、病理

（一）巨检观察

肿瘤体积大小不等，表面较光滑，多有较薄的包膜，大型肿瘤包膜不完整。血供极其丰富，肉眼观察呈红色，分块切除时质地较脆、出血严重，周围骨质破坏明显。肿瘤多呈分叶状或结节状生长，分叶性生长的肿瘤各叶间供血动脉来源各异，85％的分叶状肿瘤各叶间血供互不相通。这种供血特点对手术及介入治疗有重要指导意义。

（二）光镜观察

肿瘤主要由苍白色的主细胞和其周围扁平状细胞组成。主细胞呈巢状和分叶状排列，胞体呈三角形大而形态一致，胞质成颗粒状淡伊红色，胞核较大，染色质空淡，核仁明显，核分裂象少见（图 48－1，见彩页）。主细胞有时呈假乳头状结构，易误诊为室管膜瘤，GFAP 染色可以鉴别，前者阴性而后者阳性。主细胞 Crimelius 染色常呈阳性，说明含有嗜银颗粒；免疫组化染色显示主细胞 Syn 阳性，证实细胞中含有神经内分泌颗粒，其比 NSE 和 PGP 9.5 更具特异性，说明非嗜铬性颈静脉球瘤细胞内也含有儿茶酚胺类物质。

瘤细胞周围的支持细胞体积较小，核仁不明显，免疫组化显示细胞 S100 和 GFAP 均为阳性。Gomori 和 PATH 染色显示瘤细胞巢周围被纤维血管间质包绕。约 50％的肿瘤中可见成熟的神经元，为颈静脉球瘤的神经节样变异。

（三）电镜观察

主细胞内存在数量不等的高密度核心囊泡，直径 80～300nm。其中含有不同比例的神经多肽类激素（ACTH、儿茶酚胺、5-羟色胺和多巴胺等）和肽类（生长抑素等）物质。此外主细胞中还发现有较多的去甲肾上腺素颗粒。

组织病理上，没有特征性的显微结构改变，能判断颈静脉球瘤为良性或恶性，所以病理诊断不能预测其临床生物学行为，即肿瘤的良性或恶性由其临床生物学行为判断。恶性颈静脉球瘤的病程短、症状进展迅速、肿瘤浸润性生长，往往出现贫血、远处转移或早期死亡。研究发现恶性颈静脉球瘤细胞的生物学行为与某些神经多肽的表达有关，如 Leu-脑啡肽、Met-脑磷脂、胰多肽、生长抑素、血管活性肠多肽、P 物质、肾上腺皮质激素、降钙素、铃蟾肽和神经降压素等。

五、临床表现

颈静脉球瘤的临床特征与其位置、大小、向周围侵犯性生长的范围以及是否分泌神经肽类激素密切相关。

（一）听神经症状

搏动性耳鸣和听力下降是颈静脉球瘤的常见症状。搏动性耳鸣有时伴发搏动性耳痛，耳聋以传导性耳聋为主，亦可为感音性或混合性耳聋。文献显示 81%患者的就诊症状是搏动性耳鸣或听力下降。

（二）前庭神经症状

表现为头晕、眩晕，伴发于搏动性耳鸣或听力下降，检查可见水平眼震，提示肿瘤侵及迷路或直接压迫前庭神经。

（三）面神经症状

患侧面瘫，表现为鼻唇沟变浅，口角偏向对侧，额纹变浅或消失，闭眼不全，表明肿瘤已侵犯内听道、桥小脑角、面神经管等结构。

（四）后组颅神经症状

早期可出现某一神经受损的症状，如饮水呛咳、声音嘶哑等。Ⅸ～Ⅺ颅神经同时受累时即出现颈静脉孔综合征（Vernet 综合征），表现为饮水呛咳、吞咽困难、声音嘶哑、咳嗽无力、耸肩无力、咽部感觉迟钝、咽反射消失、声带及软腭肌瘫痪、舌后 1/3 味觉缺失、胸锁乳突肌和斜方肌松弛或萎缩，提示肿瘤已完全破坏颈静脉孔。如果同时出现伸舌侧偏和舌肌萎缩，则说明Ⅸ～Ⅻ颅神经均受损伤，称为 Collet-Sicard 综合征，说明肿瘤已侵犯颈静脉孔和舌下神经管。

（五）小脑症状

表现为共济失调、行走偏斜或不稳以及小脑病理征阳性。说明肿瘤已经严重压迫小脑。

（六）Horner 综合征

病变同侧面部潮红、无汗、瞳孔缩小、睑裂变窄及球结膜充血，提示肿瘤向颈动脉管或咽旁间隙生长，压迫颈内动脉交感神经丛、颈上神经节或交感神经干。

（七）颅内压增高症状

头痛、呕吐和视力下降等颅内压增高症状，提示肿瘤向后颅窝生长，压迫脑干或四脑室致脑积水。

（八）局部表现

外耳道检查可见：① 鼓膜膨隆，鼓室内红色或蓝色肿物影；② 鼓膜穿孔，鼓室内红色肿物；③ 外耳道红色肿物。后两种情况常伴有脓性或血性溢液，肿物触诊极易出血。头颈部检查有时可见上颈部肿块或咽侧壁隆起，有时出现 Brown 征。

（九）高儿茶酚胺血症

功能性颈静脉球瘤的特有表现，血清中儿茶酚胺水平增高，表现为高血压综合征或血压波动，患者出现阵发性血压升高、心跳加快、剧烈头痛、头晕、烦躁、恶心呕吐、面色苍白、四肢厥冷等，严重者高血压危象和低血压休克交替出现，后期出现高血压继发性心功能、肾功能不全等多器官功能受损症状。少数患者可出现良性肿瘤综合征，表现为支气管痉挛、腹痛、腹泻、严重头痛、皮肤潮红、高血压、肝脏肿大和高血糖等。

（十）其他症状

少数患者可出现锥体束征、颞叶癫痫等症，合并颈动脉体瘤时出现颈动脉窦综合征。个别双侧颈静脉球瘤患者，出现双侧颈静球瘤的临床表现。

六、辅助检查

（一）影像学检查

1. X 线平片

早期肿瘤的颅骨 X 线平片多数无明显改变，晚期肿瘤可见颈静脉孔区骨质破坏。

2. CT

颞骨薄层 CT 扫描，可见颈静脉孔区和/或鼓室内等密度或略高密度软组织影、颈静脉孔明显扩大、颞骨岩部骨质破坏，骨窗位扫描可显示颈静脉孔及其周围骨质破坏程度。增强扫描肿瘤呈明显均匀强化，大型肿瘤向颅内及周围间隙生长。

3. 核磁共振成像（MRI）

MRI 可以显示肿瘤与脑组织、静脉窦、颈内动脉、颈外动脉及颈内静脉的毗邻关系。肿瘤在 T1 加权图像上呈等信号，T2 加权上呈高信号；在 T1、T2 加权图像上均可见点状或线状流空信号。静脉注射 Gd-DTPA 造影剂后，肿瘤明显均匀强化，点状或线状流空信号不强化，形成“椒盐现象”，为颈静脉球瘤的特征性 MRI 表现（图 48-2 A，B）。磁共振动脉成像（MRA）结合 MRI 可以清晰显示肿瘤血供来源；磁共振静脉成像（MRV）可以明确大型肿瘤的静脉回流，也有助于判断肿瘤与乙状窦、颈静脉球和颅内静脉的关系。

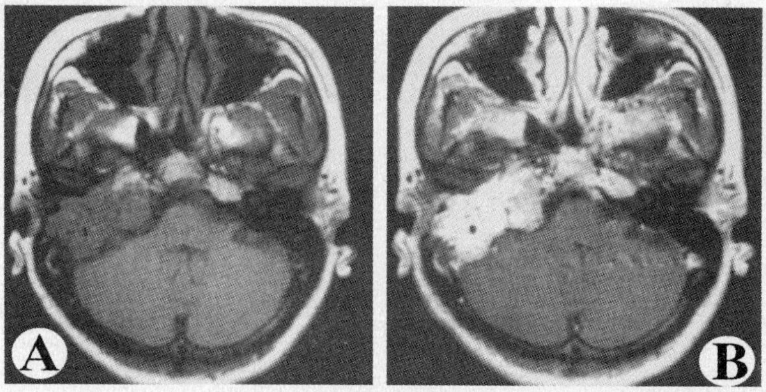

图 48-2　颈静脉球瘤 MR 图像

A：平扫 MRI 显示肿瘤为等信号；B：增强 MRI 显示肿瘤明显强化，并可见流空现象

4. 血管造影

数字减影血管造影技术（DSA）能够显示肿瘤的供血动脉、肿瘤染色与引流静脉以及邻近的颈内动脉、颈内静脉和静脉窦的受累情况。供血动脉可来源于颈外动脉系统，如咽升动脉的脑膜支、下鼓室支等，颌内动脉的脑膜中动脉和前鼓室支、枕动脉或耳动脉等（图48-3）；

也可源于颈内动脉系统，如颈内动脉的岩骨段、海绵窦段以及椎动脉的脑膜支等。某一支供血动脉可能只供应肿瘤的某一叶，相互间互不沟通（图 48-4）。静脉期可显示同侧乙状窦末端、颈静脉球及颈内静脉上段不显影。

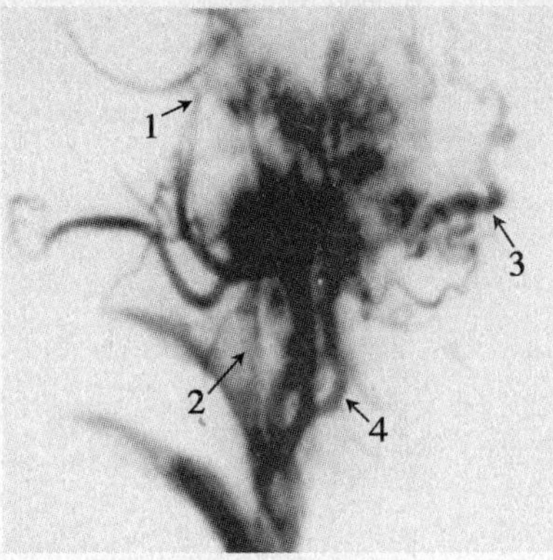

图 48-3　颈静脉球 DSA 显示肿瘤明显染色，血供来自颈外动脉系统

（1. 脑膜中动脉 2. 增粗的咽升动脉 3. 枕动脉 4. 耳后动脉）

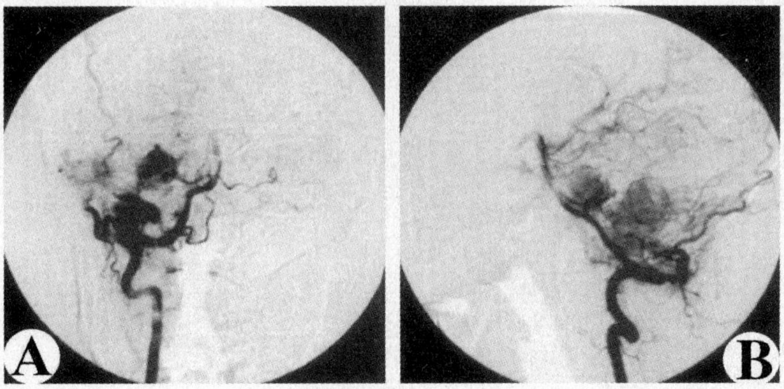

图 48-4　颈静脉球瘤椎动脉 DSA 显示肿瘤分叶状供血，各供血动脉互不沟通

A：正位图像；B：侧位图像

5. 放射显影技术

间羟基苯丙酸胍（MIBG）是去甲肾上腺素的生理拟合物，其芳香基胍由溴苄胺的苯基和胍乙啶的胍基结合而成，不被儿茶酚甲基转移酶和单胺氧化酶分解。同位素^{123}I 或^{131}I 标记的 MIBG 能被瘤细胞摄取并储存于神经内分泌囊泡而显影。这项技术的应用有助于颈静脉球瘤与脑膜瘤、神经鞘瘤和骨源性肿瘤等的鉴别诊断；有助于发现多发性副神经节细胞瘤。治疗剂量的^{131}I-MIBG 还可用于术后残留肿瘤的内放疗。

（二）实验室检查

1. 血清儿茶酚胺检测

功能性颈静脉球瘤患者，因血液中儿茶酚胺水平增高，静脉导管分段取血可检测血样中儿茶酚胺水平。如果越接近颈内静脉的静脉血样中，儿茶酚胺水平越高，可以确诊为功能性颈静脉球瘤。

2. 尿香草扁桃酸检测

功能性颈静脉球瘤患者血液中增高的儿茶酚胺，代谢后主要以香草扁桃酸（VMA）形式从尿中排出。故检测尿中 VMA 水平有助于判断是否是功能性颈静脉球瘤。

七、诊断与鉴别诊断

虽然目前尚无统一的颈静脉球瘤的临床诊断标准，但结合颈静脉球瘤发病的性别差异、高发年龄、临床表现及典型的影像表现和实验室检查，不难作出诊断。对于疑似病例切忌活检，以免病灶大出血。

需和以下肿瘤相鉴别：

1. 颈静脉孔神经鞘瘤

为颈静脉孔区常见肿瘤，其临床表现与颈静脉球瘤相似，鉴别主要依靠影像学检查。CT 显示神经鞘瘤所致颈静脉孔扩大，边缘锐利光滑，骨质破坏少见；肿瘤常见囊变和坏死区。MRI 上肿瘤囊变和坏死区为 T1 低信号、T2 高信号，Gd－DTPA 增强后不强化；肿瘤实质部分的 T1 加权呈等或低信号、T2 加权为高信号，增强后扫描强化程度也不如颈静脉球瘤明显。

2. 颈静脉孔脑膜瘤

临床表现与颈静脉球瘤相似，鉴别主要依靠影像学检查。CT 显示多数病例的肿瘤主要位于后颅窝、小部分位于颈静脉孔内；高密度肿瘤，均匀强化，边界清楚；扩大的颈静脉孔边缘有骨质增生或硬化。MRI 上肿瘤为等 T1、等 T2 信号，均匀强化，同时可见脑膜尾征；无颈静脉球瘤常见的点、线状流空信号和特征性的“椒盐现象”。

3. 颈静脉孔转移瘤

往往表现为典型的颈静脉孔综合征或 Collet－Sicard 综合征，病程短、进展快，体检可发现其他系统肿瘤。CT 示肿瘤密度不均，强化明显，扩大的颈静脉孔骨质破坏为溶骨性破坏，或溶骨性与成骨性混合。MRI 上肿瘤为 T1 低信号、T2 高信号，不均匀强化。

4. 脊索瘤

主要位于斜坡中线，可累及颈静脉孔。CT 表现为分叶状肿块，边界较清，密度不均，伴有局灶性钙化和骨结构破坏，可见中等强化；MRI 示肿瘤为不均匀低信号，增强后不均匀强化。

5. 软骨肉瘤

CT 显示肿瘤以大量斑片状、线条状和弧形的钙化点为特征，以及颈静脉孔扩大和不规则破坏。MRI 示肿瘤为 T1 低信号、T2 明显高信号，信号特别不均匀。CT 和 MRI 强化不明显且特别不均匀。

八、治疗

影像学技术和神经外科技术的进步提高了颈静脉球瘤的治愈率和长期生存率。但双侧颈静脉球瘤的治疗仍具挑战性，因为双侧肿瘤术后颅神经并发症可能明显影响患者的生存质量和生命。对此类患者是否治疗、何时治疗、采用何种方法治疗、治疗哪一侧肿瘤以及治疗后并发症的处理等，应有全面的治疗计划，力争避免损伤双侧颅神经，以免出现生命危险。

颈静脉球瘤治疗的首选方案为手术切除，大型肿瘤的术前栓塞可以明显减少术中出血，有利于保护颅神经并提高一期全切率。外耳道溢液继发感染者，应用抗生素治愈后方可手术。功能性颈静脉球瘤，术前用酚苄明和普萘洛尔等药物将血压降至正常，以免术中出现难以控制的大出血。患有其他系统重大疾病、术后残留或复发者可行放射治疗。

（一）手术治疗

颈静脉球瘤体积较大出现神经受损表现、无其他系统重大疾病者，可根据肿瘤的大小和生长方式，选择适当入路行手术治疗。

1. 手术入路

局限于鼓室内的小型肿瘤，采用经外耳道或耳后等耳科入路治疗。大型肿瘤采用颅底手术入路，根据颞骨的解剖特征和肿瘤大小、生长方向，手术入路主要分为四组（图 48－5）：① 外侧组，主要包括经迷路入路、迷路下入路和颞下窝入路等；② 后组，包括枕下入路和改良经颈静脉孔入路等；③ 前外侧组，主要有耳前颞下-颞下窝入路等；④ 下组，从颈部向上显露经静脉孔外口入路。外侧组和后组入路是颈静脉球瘤的常用手术入路，可单独或联合应用。另外还有经中颅底显露肿瘤的上组入路；单纯应用上组和下组入路切除颈静脉球瘤比较困难。

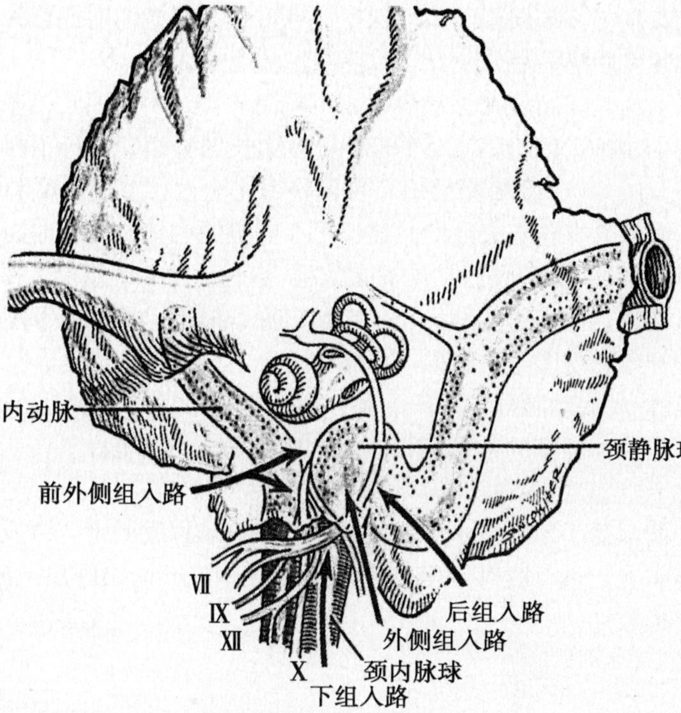

图 48－5　颈静脉球瘤的手术入路示意图

Fisch 分级的 B 型肿瘤，可选择经迷路或迷路下入路，C 型～ D1 型肿瘤可选择颞下窝入路，D2 型、D3 型肿瘤可选择改良经颈静脉孔入路，或改良经颈静脉孔入路与经迷路或经迷路下联合入路。

2. 手术方法

显露肿瘤后先在包膜外分离、阻断颈外动脉供血，再分离肿瘤与颈内动脉的粘连，然后切断肿瘤上方的乙状窦和下端的颈内静脉，尽可能整块切除肿瘤。如果肿瘤侵入颅内，游离硬膜外肿瘤后，乙状窦前或后切开硬脑膜显露颅内肿瘤。如果颅内肿瘤巨大，切开横窦上方的硬脑膜后横行切开小脑幕，牵开横窦、乙状窦和小脑扩大显露。离断颅内肿瘤供血动脉，分离、保护后组颅神经，分块全切肿瘤。如果颅神经断裂，应吻合重建。严密缝合硬脑膜，颞肌肌瓣覆盖、固定于硬膜缝合处，二腹肌肌片闭合咽鼓管和颈静脉孔，以防术后脑脊液漏。

注意事项：显露肿瘤时应充分切除其周围颅骨，以减少脑组织牵拉，并注意避免损伤静脉窦及 Labbé 静脉，以减轻术后脑水肿。术前应准备动脉输血，并游离颈内动脉随时准备临时阻断，以便颈内动脉破裂时及时修补。如果肿瘤包裹颈部大动脉或基底动脉，分离肿瘤时应在血管外膜外进行，但严防损伤这些血管。最后阻断肿瘤回流静脉，以防术中肿瘤体积增大加重出血；切除受累颈静脉球后，用明胶海绵及时堵塞岩下窦。

颅内肿瘤常压迫、推移、粘连神经血管，应仔细辨认神经和小脑后下或前下动脉。从脑干端分离神经直至颈静脉孔，若不得不切断神经或神经受损，可试行直接缝合。颅外分离面神经时，应尽力保留茎乳孔动脉，以利于面神经功能恢复；面神经受损时，应行无张力缝合，或用腓肠神经重建。

（二）介入栓塞治疗

介入栓塞治疗作为大型颈静脉球的术前辅助治疗，可以明显减少术中出血，有利于肿瘤的分块全切，并提高颅神经等周围结构的保护。也可作为年老体弱或合并其他系统重大疾病不适合手术者，或复发肿瘤的姑息治疗，以延缓肿瘤生长。

术前栓塞与手术的时间间隔视栓塞材料的不同而各异，明胶颗粒栓塞最好在术前 3 天进行，PVA 栓塞与手术的间隔可达 2～3 个月。分叶生长的肿瘤，需行颈内、外动脉各分支血管的超选择性栓塞。Fisch 分级 C 型肿瘤一般可获得完全性栓塞、D 型肿瘤可获得大部分栓塞。颈内动脉供血而超选择栓塞失败的肿瘤，可行同侧颈内动脉的临时阻塞试验，如果患者可以耐受，则行球囊阻塞 C5 段颈内动脉。多数椎-基底动脉系统供血的肿瘤难以栓塞。

栓塞治疗可引起发热、短暂性耳痛、术后切口愈合延迟、脑缺血和后组颅神经麻痹等并发症。脑缺血和颅神经麻痹多与血管的“危险吻合”有关。“危险吻合”即肿瘤的颅外动脉分支与颈内动脉及椎-基底动脉分支之间的吻合，约 1/3 患者的 DSA 显示肿瘤血管有“危险吻合”存在，但不应成为栓塞的禁忌证，但应注意并发症的防范。

（三）放疗

老年患者或不能耐受手术者、术后残留、复发肿瘤难以手术者，以及双侧肿瘤患者其中一侧颅神经功能障碍者，可行放射治疗。对于直径小于 3cm 的小肿瘤，放射外科疗效明显；较大的肿瘤可行普通放疗。

九、预后

颈静脉球瘤如果获得全切可以治愈，即使没能全切也可以获得长时间的缓解。极少数颈静脉球瘤为恶性，预后差，大多在几个月到两年内死亡。

（徐启武　张明广）

参考文献

1. 黄德亮，杨伟炎，周定标，等. 颈静脉球瘤的诊断与治疗. 中华医学杂志，2002，82（20）：1381-1384.
2. 凌锋，张铁林. 介入神经放射影像学. 北京：人民卫生出版社，1999：403-406.
3. 沈天真，陈星荣. 神经影像学. 上海：上海科技出版社，2004：722-732.
4. 徐启武，蒋雨平. 临床颅脑病学. 天津：天津科学技术出版社，2003：261-269.
5. 徐启武. 颅底手术彩色图谱. 天津：天津科学技术出版社，2000：233-238.
6. 张明广，徐启武，鲍伟民，等. 改良经颈静脉孔入路的显微解剖研究. 中华神经外科杂志，2003，19（1）：115-118.
7. 赵继宗. 颅脑肿瘤外科学. 北京：人民卫生出版社，2004：709-718.

8. Brown J S. Glomus jugular tumors revisited：a ten-year statistical follow-up of 231 cases. Laryngoscope，1985，95：284-288.

9. Fisch U，Fagan P，Valavanis A. The infratemporal fossa approach for the lateral skull base. Otolaryngologic Clin North Am，1984，17（3）：513-552.

10. Jackson CG，Glasscock ME，Harris PF. Glomus tumors：diagnosis，classification，and management of large lesions. Arch Otol，1982，108：401-406.

11. Jackson CG. Glomus tympanicum and glomus jugulare tumors. Otolaryng of Clin North Am，2001，34：941-970.

12. Patel S J，Sekhar L N，Cass S P，et al. Combined approaches for resection of extensive glomus jugular tumors：a review of 12 cases. Neurosurg，1994，80：1026-1038.

13. Pellet W，Cannoni M，Pech A. The widened transcochlear approach to jugular foramen tumors. Neurosurg，1988，69：887-894.

14. Sheehan J，Kondziolka D，Flickinger J，et al. Gamma knife surgery for glomus jugulare tumors：an intermediate report on efficacy and safety.·Neurosurg，2005，102：241-246.

第 49 章 表皮样肿瘤

表皮样肿瘤，也称表皮样囊肿、胆脂瘤或珍珠瘤，是由法国病理学家 Cruveilhain 教授于 1829 年首次报道和描述的。1838 年 Muller 教授提出了用于描述含有胆固醇样结晶的肿瘤术语——胆脂瘤。从此，人们对表皮样肿瘤的概念产生了一些混淆。此后其他作者在乳突气房内和中耳腔内也相继发现了与慢性感染有关的类似组织学成分。1897 年 Bosteroem 将与慢性感染有关的表皮样肿瘤和于早几周胚胎发育过程中上皮样残余组织异位所形成的表皮样肿瘤区别开来，并指出胚胎残余组织既可形成表皮样肿瘤，也可形成皮样肿瘤。

一、发病情况

表皮样肿瘤（表皮样囊肿）是一种生长极其缓慢的良性肿瘤，约占所有颅内肿瘤的 1.2%（0.5%～2.2%），无性别或种族差异，可发生于任何年龄。尽管表皮样肿瘤起源于胚胎残余组织，但多数患者通常于 20 至 40 岁时才出现临床症状，而 40 岁的年龄段是此病的高峰年龄。由于此肿瘤生长极其缓慢，一旦出现临床症状，则肿瘤已长至相当大了。有相当一部分患者是因头部外伤后行头颅 CT 检查时而偶尔发现颅内表皮样肿瘤的。

二、病理学

表皮样肿瘤起源于异位胚胎残余组织的外胚层组织，是胚胎发育的第三至第四周神经管脱离外胚叶而闭合时外胚层组织遗留在神经管内所致。由于外胚层组织在神经管内遗留的位置不同，决定了日后肿瘤发生的部位也不相同。如异位的外胚层组织在胚胎早期（神经管闭合时），则肿瘤多位于中线部位；如发生在晚期（第二脑泡形成期），则肿瘤多位于侧方。所以小脑脑桥角和鞍区是表皮样肿瘤的好发部位，也可见于第四脑室、侧脑室、大脑、小脑、四叠体区及脑干等部位，但后者发生的相对极少。颅骨板障及脊柱发生表皮样肿瘤的几率也不低（约占 25%）。少数表皮样肿瘤可由外伤所致，有实验证明，将皮肤碎片直接植入颅内可形成表皮样肿瘤。肿瘤可单发，也可多发，由数毫米至数厘米大小不等。表皮样肿瘤从肉眼看，肿瘤表面很光滑，呈不规则的小结节状，肿瘤壁非常菲薄而透明，与周围组织界限清楚，血供稀少，但深部肿瘤的瘤壁常与较大的神经血管粘连较紧密，肿瘤内为呈洋葱样排列的闪闪发光的一片片分叶状物质，呈白色微黄的干酪样或豆渣状物质，内含胆固醇结晶，酷似白色的珍珠（图 49－1，见彩页）。Dandy 曾把表皮样肿瘤称之为人体内最美丽的肿瘤。偶尔有部分肿瘤因继发感染而呈黄绿色或棕褐色黏稠物体，并有脓臭味。肿瘤内容物溢出可引起病灶周围组织及脑膜的炎性反应。从显微镜下看，表皮样肿瘤外层为一层白色纤维组织，内层为复层鳞状上皮细胞，并可见较多的角化细胞和细胞碎屑（包括角质成分和从细胞膜降解而来的脂质胆固醇结晶），角化细胞不断脱落形成肿瘤的内容物，并呈层状排列而使肿瘤不断增大（图 49－2，见彩页）。

三、临床表现

胆脂瘤在临床上无特征性的症状和体征。此类肿瘤生长极其缓慢，但对病灶周围组织具有较强的破坏作用，也有炎性作用，可表现为无菌性脑膜炎反复发作，从而出现脑积水，因而临床上有部分患者可因脑积水而表现有一定程度的精神症状。另有部分患者出现癫痫发作，如肿瘤位于额叶、颞叶者，其癫痫的发生率更高。不同部位的表皮样肿瘤有不同的临床表现。

（一）小脑脑桥角区表皮样肿瘤

此部位是表皮样肿瘤最常见的好发部位（图 49－3～6），约占颅内表皮样肿瘤的 60%。多发生于中青年，病变常沿小脑脑桥角的脑池方向伸展，可骑跨于岩骨嵴上向颅中窝、颅后窝生长。绝大多数患者（2/3 以上）通常表现为单纯的三叉神经痛，以三叉神经的第三支或第二、三支痛为多见，常有明确的疼痛触发点，与原发性三叉神经痛极为相似，但前者疼痛持续时间较长，并有同侧三叉神经区的痛觉减退和角膜反射减弱等表现。少部分患者（1/3）以三叉神经痛起病后出现患侧面部麻木、面肌抽搐，患侧耳鸣、听力减退，甚至耳聋，晚期可出现典型的小脑脑桥角综合征而类似小脑脑桥角肿瘤。神经系统检查可发现三叉神经、面神经和听神经等颅神经的功能障碍，表现为面部感觉减退、角膜反射减弱、面部肌力减弱、咀嚼肌无力、听力下降或丧失。少数患者可因舌咽神经、迷走神经麻痹而出现声音嘶哑、吞咽困难等。岩骨尖板障内的表皮样肿瘤也可出现三叉神经、听神经等的脑神经功能障碍。肿瘤生长较大，压迫小脑半球时可出现共济失调、步态不稳等小脑功能障碍。

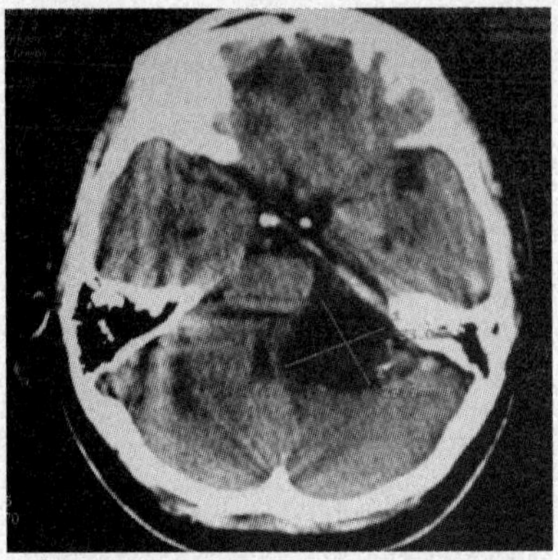

图 49－3 CPA 胆脂瘤 CT 片

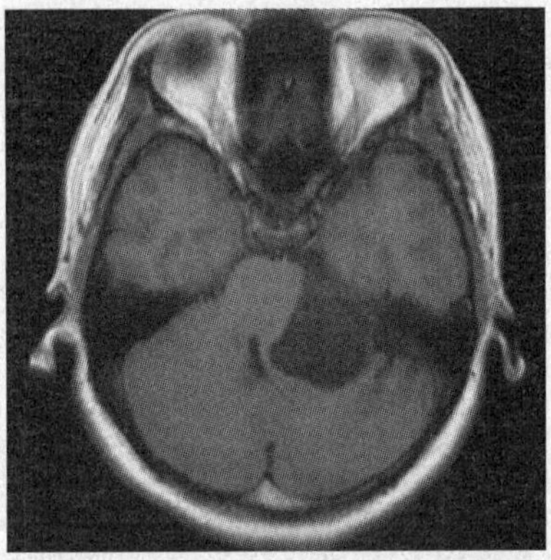

图 49－4 CPA 胆脂瘤 T1 像

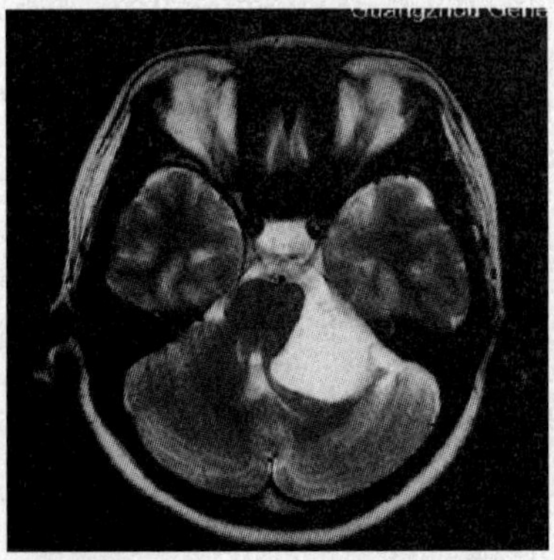

图 49－5 CPA 胆脂瘤 T2 像

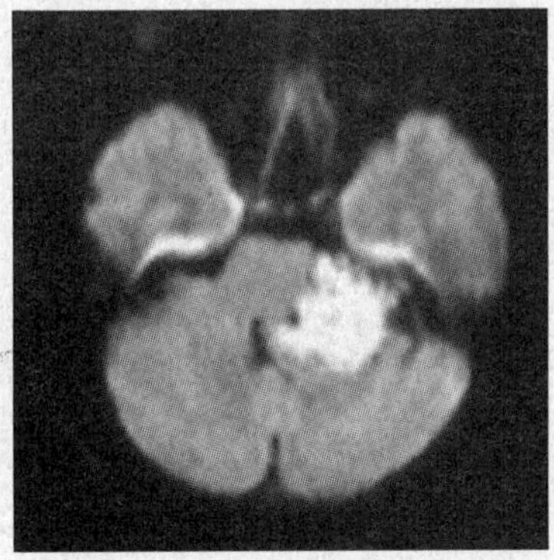

图 49－6 CPA 胆脂瘤弥散像

（二）鞍区表皮样肿瘤

表皮样肿瘤位于鞍上者，所引起的临床症状和体征与垂体腺瘤、颅咽管瘤相似，常以视力减退、视野缺损为早期的主要临床表现，晚期可出现视神经萎缩，但一般情况下，由于肿瘤生长极其缓慢，发生严重视力减退或失明者相对较为少见。少数患者可因肿瘤压迫垂体腺、下丘脑而出现内分泌功能障碍，表现为性功能减退、多饮多尿等垂体功能不足及下丘脑损害。若肿瘤向前生长者，可因压迫额叶而出现精神症状；肿瘤向后突入第三脑室者可较早出现梗阻性脑积水而出现颅内压增高；肿瘤位于鞍旁者（图 49－7），往往向颅中窝扩展，有时可因压迫三叉神经节而出现三叉神经痛表现，也可同时出现面部感觉麻木、咀嚼肌无力等。如同时累及颅中窝和颅后窝，除上述脑神经受损表现外，可产生脑积水。

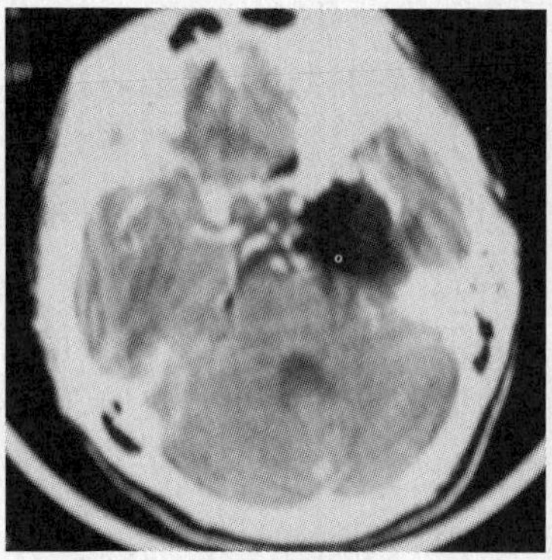

图 49－7 鞍旁胆脂瘤 CT 片

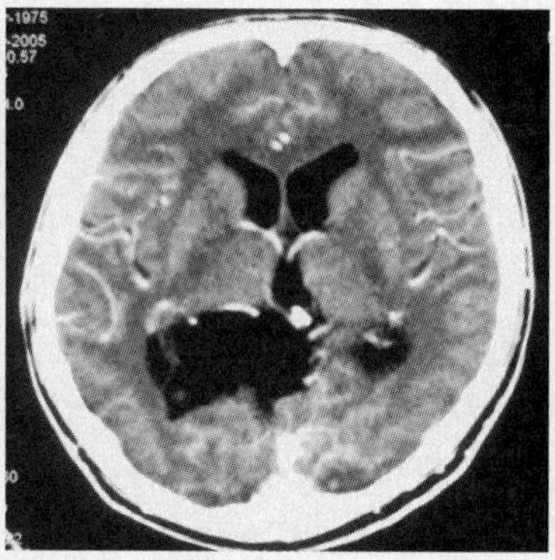

图 49－8 四叠体胆脂瘤 CT 片

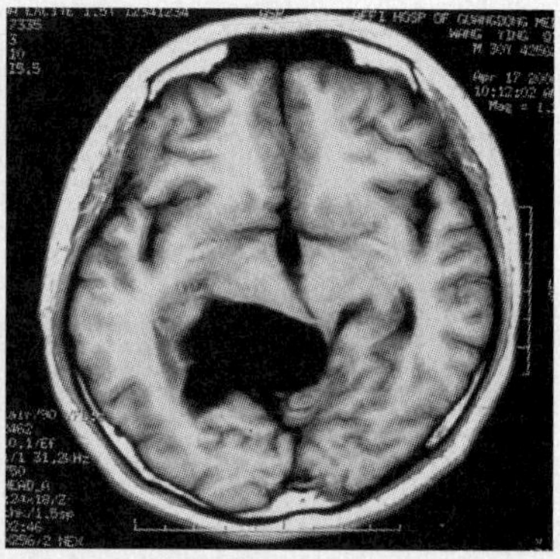

图 49－9 四叠体胆脂瘤 MRI T1 像

（三）脑室内表皮样肿瘤

由于肿瘤生长缓慢，脑室内表皮样肿瘤初期很少有临床症状或体征，肿瘤一般多见于侧脑室三角区或颞角区，可生长至很大，甚至充满整个脑室，此时可因阻塞脑脊液循环通路致脑积水而产生颅内压增高的临床症状和体征。肿瘤发生在第三脑室或第四脑室者少见，但可因较早发生梗阻性脑积水导致颅内压增高而较早出现临床症状。部分表皮样肿瘤可发生于三脑室后部的四叠体区（图 49－8～11）。

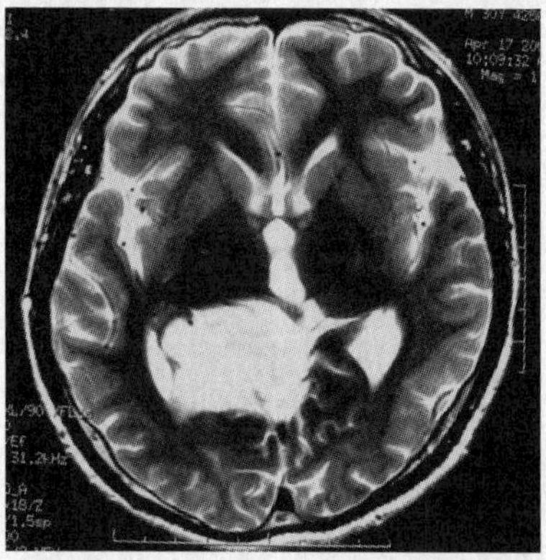

图 49－10 四叠体胆脂瘤 MRI T2 像

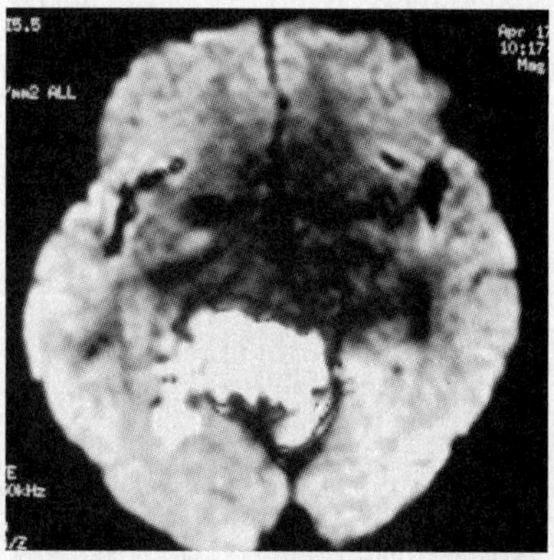

图 49－11 四叠体胆脂瘤 MRI 弥散像

（四）脑实质内表皮样肿瘤

大脑半球（图 49－12～14）、小脑及脑干（图 49－15～17）等部位均可发生表皮样肿瘤，但发生率均较低。依肿瘤生长的部位而出现相应的临床症状和体征。肿瘤位于大脑半球者可出现癫痫发作、精神症状、轻偏瘫、偏身感觉障碍等；肿瘤位于小脑半球者可出现眼球震颤、共济失调等小脑功能障碍；肿瘤位于脑干者可出现交叉性麻痹，病侧展神经、面神经麻痹以及对侧肢体强直性轻偏瘫等表现。

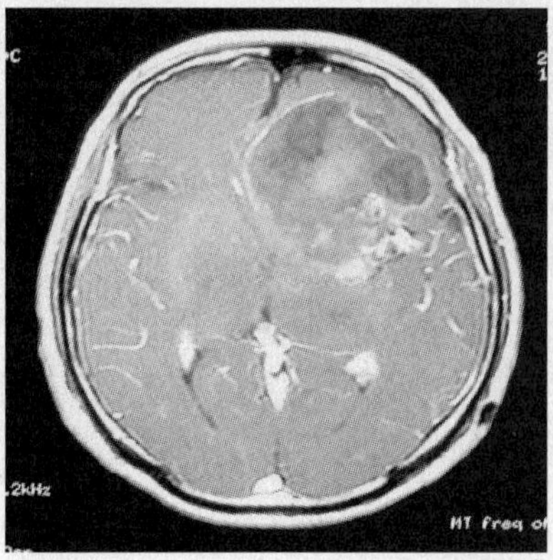

图 49－12　脑实质内胆脂瘤增强片

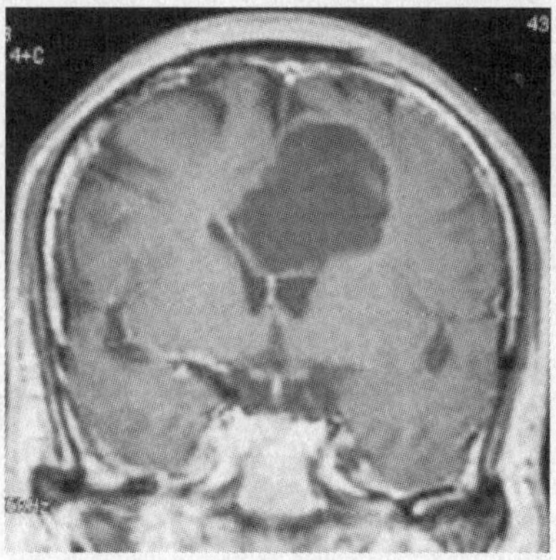

图 49－13　脑实质胆脂瘤 MRI T1 像

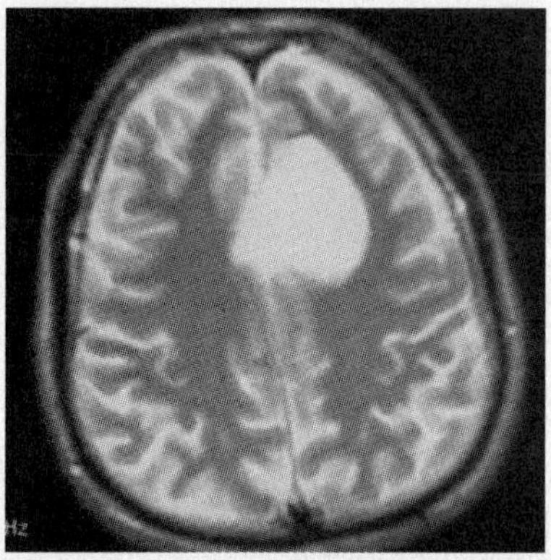

图 49－14　脑实质胆脂瘤 MRI T2 像

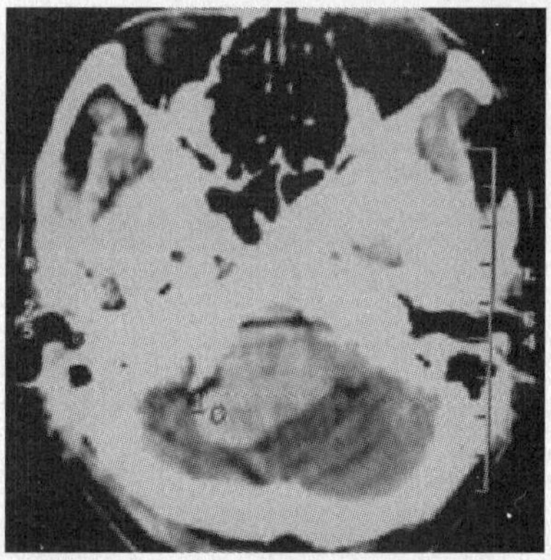

图 49－15　脑干区胆脂瘤 CT 片

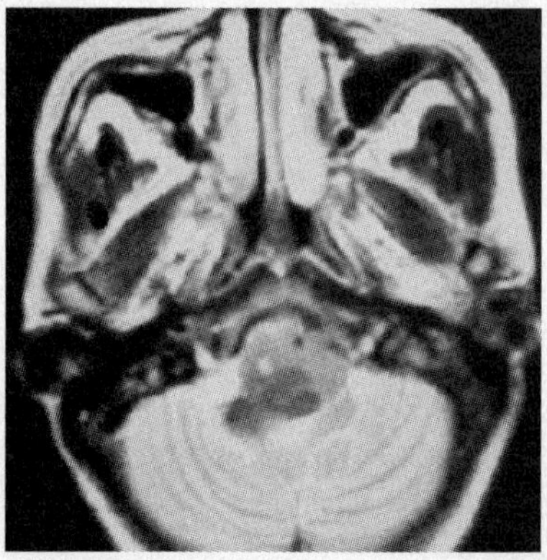

图 49－16　脑干区胆脂瘤 MRI T1 像

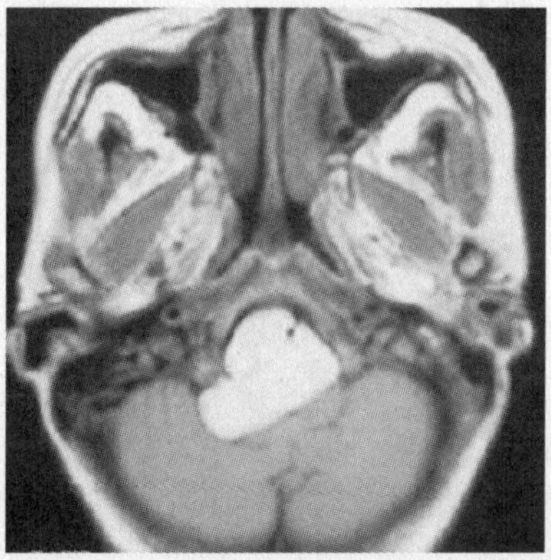

图 49－17　脑干区胆脂瘤 MRI T2 像

（五）颅骨内表皮样肿瘤

表皮样肿瘤可发生于颅骨的任何部位，但往往好发于中线或近中线部颅骨，如额骨、枕骨或颞骨岩部（图 49－18～20）等，在临床上常是偶然发现颅骨隆起多年，触之有橡胶感，无压痛，可活动或固定在颅骨上。中线部位病变接近鼻梁或窦汇处的机会相对较大，当囊肿向颅内扩展时可累及大静脉窦或伸入脑组织内，并可产生相应的临床症状和体征。

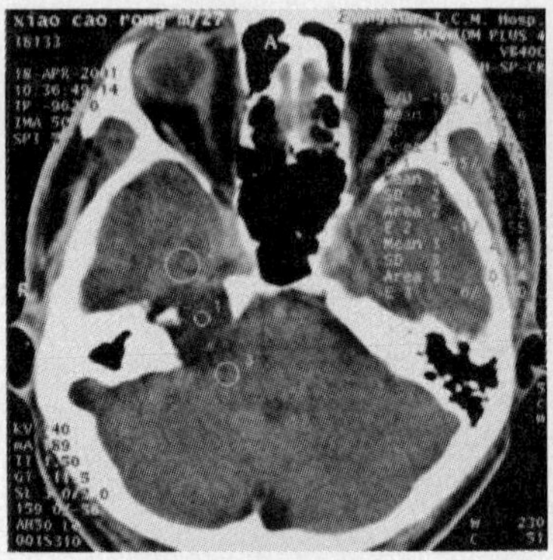

图 49－18　岩尖胆脂瘤 CT 片

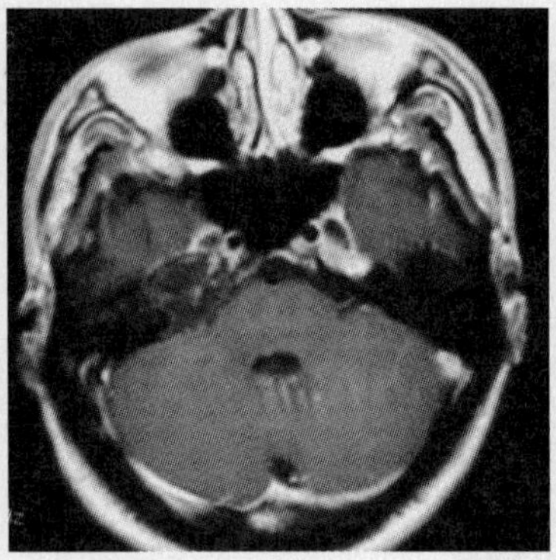

图 49－19　岩尖胆脂瘤 MRI T1 像

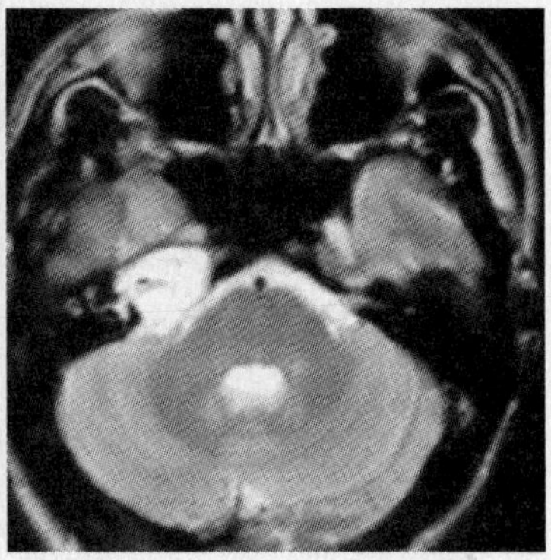

图 49－20　岩尖胆脂瘤 MRI T2 像

四、影像学

1. X 线平片

少数小脑脑桥角或颅中窝的表皮样肿瘤可见岩骨尖或岩骨嵴破坏，仅极个别病例可见有钙化，影像较为浅淡。板障内表皮样肿瘤的颅骨典型表现为溶骨性改变，并可显示锐利的硬化缘，其周围颅骨可有骨髓炎样改变。病变钙化及病变边缘硬化的机理可能与刺激性囊内容物溢出以及化学性炎性反应导致肿瘤周围组织的继发性改变所致。

2. CT 检查

头颅 CT 扫描是表皮样肿瘤的最佳检查方法。表皮样肿瘤通常在 CT 片上表现为类圆形或不规则形的均匀低密度改变（图 49－3，7，8），CT 值与脑脊液相接近，但有时因肿瘤内胆固醇和脂质含量较高而 CT 值可低于－10Hu，极少数肿瘤可呈均匀的等密度或高密度改变，其原因可能为肿瘤壁及角化脱屑物的钙化、肿瘤内自发性出血或肿瘤腔内蛋白含量明显增高，或因部分肿瘤因继发感染而呈黄绿色或棕褐色黏稠物体（图 49－12，15）。注射造影剂后一般均不强化，病变类似于充满脑脊液的蛛网膜囊肿（图 49－7，8），个别表皮样肿瘤可见造影剂积聚于肿瘤壁的血管中而出现环形或片状增强。

3. MRI 检查

表皮样肿瘤在 MRI 的 T1 加权成像上呈低信号、T2 加权成像上呈高信号改变，病灶周围脑组织无水肿反应。进行 MR 弥散成像时，表皮样肿瘤在 T1 加权成像上则表现为高信号改变，而脑脊液则呈低信号改变，这是鉴别表皮样肿瘤和蛛网膜囊肿的最佳检查方法（图 49－4～6，9～11，13，14）。表皮样肿瘤注射增强剂后肿瘤无强化表现，或仅有轻微的肿瘤周围强化（图 49－12）。MRI 的三维成像可清楚描绘出肿瘤的轮廓及其扩展情况，可清楚显示肿瘤与周围组织（特别是重要的神经血管）的相互关系，对手术具有重要的指导意义。

五、诊断与鉴别诊断

由于表皮样肿瘤生长极其缓慢，临床症状和体征出现相对较晚，且较轻微，故临床早期诊断比较困难，但对青中年患者，出现一侧三叉神经痛或一侧面肌抽搐，或出现小脑脑桥角综合征表现，且病程进展极其缓慢，而前庭功能及内耳功能良好，头颅 X 线平片无内听道扩大，要考虑小脑脑桥角的表皮样肿瘤之可能；临床上遇有进行性视力减退、视神经萎缩，而蝶鞍大小正常者，要考虑鞍区表皮样肿瘤；若有原因不明的反复多次的脑膜炎样发作，应怀疑是否有颅内上皮样肿瘤的存在。头颅 CT 检查发现颅内有类似蛛网膜囊肿的类圆形或不规则形的低密度病灶，头颅 MRI 检查发现 T1 呈低信号、T2 呈高信号改变，而弥散成像 T1 呈高信号改变者，可确诊为表皮样肿瘤。但本病应与相应部位的好发肿瘤相鉴别。表皮样肿瘤位于小脑脑桥角者，应与该部位的慢性蛛网膜炎、原发性三叉神经痛、蛛网膜囊肿、囊性变的听神经鞘瘤和脑膜瘤等相鉴别；位于颅中窝者应与该部位的蛛网膜囊肿、囊性变的三叉神经鞘瘤和脑膜瘤等相鉴别；位于鞍区者，应与空蝶鞍、囊性颅咽管瘤、垂体腺瘤囊性变、脊索瘤等相鉴别。

六、治疗

一旦确诊为表皮样肿瘤，通过显微神经外科手术切除是本病最佳的治疗方法，也是唯一的、最有效的治疗方法。第一次手术时即将肿瘤（包括肿瘤囊壁）完全切除是最佳的治疗选择。在某些表皮样肿瘤中，对肿瘤小而无颅内扩展或感染，仅有轻微与周围组织结构粘连，尤其是第四脑室内的表皮样肿瘤，可望能完全切除。对较大的肿瘤，待大部分肿瘤分块摘除后，肿瘤囊壁也尽可能从邻近的神经血管结构上剥离下来。大多数情况下，肿瘤囊壁与其下的蛛网膜容易分离，但偶尔可遇到由于反复的炎性反应使肿瘤囊壁与其周围组织结构粘连十分紧密，分离极为困难，需要更熟练的显微手术技巧，在此种情况下，神经外科医生就不能为了达到完全切除肿瘤囊壁而损伤邻近的神经血管结构，特别是重要的穿支血管和脑神经。目前关于对表皮样肿瘤是否完全切除仍有争论。早期，某些作者认为，完全切除肿瘤囊内容物并部分摘除肿瘤囊壁已经足够，另一些作者也认为完全切除肿瘤囊壁是不明智的，尤其是位于重要神经血管结构附近的肿瘤囊壁，应予以避免，以免造成术后致残或死亡。但近十余年来，随着手术显微镜的改善、显微器械的改进、显微技术的提高以及神经内镜的应用，使以往认为不能切除或显微镜下达不到的（死角）肿瘤，在当代显微神经外科时代已成为可能，特别是神经内镜辅助显微神经外科手术，通过运用不同角度的神经内镜观察镜和不同弧度的显微器械，可将任何角落的肿瘤组织予以剥离和摘除，从而达到完全切除肿瘤。肿瘤囊壁是有生机的肿瘤成分，故肿瘤周围应用脑棉片予以妥善保护，防止肿瘤碎屑尤其是肿瘤囊壁随脑脊液扩散至蛛网膜下腔而引起无菌性脑膜炎。尽可能摘除肿瘤囊壁，肿瘤摘除后用生理盐水反复冲洗术野，以防术后发生无菌性脑膜炎，有作者主张术中应用含氢化可的松的液体冲洗，术后三周内逐渐停用激素，以减轻术后症状。复发性表皮样肿瘤再次手术是极具挑战性的，故在首次手术时，完全切除肿瘤及其囊壁，尤其是完全切除有生机的肿瘤囊壁是预防复发的唯一方法。

七、预后

颅内表皮样肿瘤的长期效果与首次手术时肿瘤及其囊壁的切除程度直接相关。表皮样肿瘤是一种良性肿瘤，是完全可以治愈的。如在首次手术时完全、彻底切除肿瘤及其囊壁，则对患者的生命不构成任何影响。

（王国良）

参考文献

1. 周良辅主编. 现代神经外科学. 上海：复旦大学出版社出版，2001：478-483.
2. 张亚卓，王忠诚，刘丕男，等. 神经内镜辅助显微外科治疗颅内胆脂瘤. 中华神经外科杂志，2001，17（4）：201-203.
3. Schroeder HW，Oertel J，Gaab MR. Endoscope-assisted microsurgical resection of epidermoid tumors of the cerebellopontine angle. J Neurosurg，2004，101（2）：227-232.
4. Sirin S，Gonul E，Kahraman S Timurkaynak E. Imaging of posterior fossa epidermoid tumors. Clin Neurol Neurosurg，2005，107（6）：461-467.

第 50 章　脑转移瘤

一、流行病学

脑转移瘤是指源于中枢神经系统以外的肿瘤细胞转移到脑组织的颅内常见恶性肿瘤，不包括沿蛛网膜下腔播散转移的原发性神经系统肿瘤。不同国家和地区颅内转移瘤的发病率报告差别很大。据神经外科的资料，多数学者报道转移瘤占颅内肿瘤的 10%左右，而 Cappuzzo 报道脑转移瘤占脑肿瘤的 40%。成人比儿童肿瘤患者更容易发生脑转移，大部分患者的发病年龄在 50～70 岁。转移到大脑的远比小脑常见（约 8∶1）。随着生活条件的改善、人类寿命的延长和先进的诊断设备以及诊断方法的应用，颅内转移瘤的发病率有增高趋势；另外，也与治疗原发肿瘤的方案已变得更有效从而使患者生存期延长，并使恶性肿瘤有时间转移到中枢神经系统有关。恶性肿瘤患者中约 20%～40%将发生脑转移，其中 70%～75%的患者为多发脑转移瘤。所以，脑转移瘤的真实发生率远高于原发性脑肿瘤，美国的资料提示，它至少是原发脑肿瘤的 4 倍。

二、病理

（一）原发肿瘤

国内外均认为脑转移瘤中以肺癌最常见，约占 50%。胃肠道癌和乳腺癌次之，泌尿生殖系和皮肤癌较少见。儿童则以肉瘤和生殖细胞瘤多见。但临床上有相当部分患者找不到原发病灶，即使脑转移瘤手术后仍不能确定肿瘤来源。肺癌、乳腺癌和黑色素瘤易早期转移，泌尿系肿瘤相反。结肠癌、乳腺癌和肾癌常单发转移，肺癌、黑色素瘤和部位不明的肿瘤易多发转移。盆腔肿瘤易发生小脑幕下单发转移，占幕下转移瘤的 50%，原因不明。

（二）转移的途径

肿瘤细胞可经过以下几个途径转移到颅内。

1. 经肺-血液循环-脑

为最常见的途径，大部分原发肿瘤细胞是经过此途径到颅内脑组织。如肺部的肿瘤细胞侵蚀肺静脉，并随血流进入血液循环，再进入脑组织。其他部位的肿瘤细胞首先进入静脉系统，而后通过肺毛细血管或通过心脏的卵圆孔短路进入体循环。其他部位肿瘤也可先转移到肺，再由肺部进入血液循环。如肺癌、乳腺癌、皮肤癌等主要经此途径转移。

2. 直接侵入

邻近部位的肿瘤如鼻咽癌、视网膜母细胞瘤、嗅神经母细胞瘤、头皮及颅骨的恶性肿瘤均可直接侵入颅内转移至脑。

3. 经淋巴系统

肿瘤细胞沿脊神经或颅神经周围的淋巴间隙进入脑脊液循环或通过椎静脉侵入颅内。

（三）转移的分子机制

转移瘤的发生需要经过很多步骤，局部生长→穿透血管、淋巴管→在循环系统内存活→

停留在远处毛细血管→侵入组织→继续生长。进入循环系统内的肿瘤细胞只有很少一部分可以发展成转移瘤。转移的机制目前还没有完全搞清楚，已经认识到的有以下几个方面：① 脑组织的细胞外基质（extracellular matrix，ECM）少，缺乏间质成分，肿瘤细胞容易穿透。② 肿瘤细胞可以分泌基质金属蛋白酶（matrix metalloproteinases，MMPs），MMPs 分解 ECM 和基底膜使肿瘤细胞侵入周围组织。例如敲除 MMP－2 和 MMP－9 基因的黑色素瘤小鼠发生转移的几率显著下降。③ 近来研究显示血小板有保护循环系统内的肿瘤细胞不被自然杀伤细胞（nature killer，NK）杀灭的作用。肿瘤细胞诱导产生二磷酸腺苷和凝血酶导致血小板凝聚，凝聚的血小板包裹肿瘤栓子起到保护作用。④ 血管内皮细胞和肿瘤细胞上均表达黏附分子，如整联蛋白（integrins）、CD44、钙联蛋白（cadherins），不同的组织表达不同的黏附分子，分子之间的亲和性可能是转移瘤有组织倾向性的重要分子机制。⑤ 肿瘤生长需要血管支持。癌基因可以转录生成 TGF（transforming growth factors）、VEGF（vascular endothelial growth factor）、TNF－α（tumor necrosis factor alpha）等细胞因子，这些细胞因子可以促进血管生长。

（四）转移瘤的部位

脑转移瘤好发于脑实质内灰白质交界区。典型大脑半球转移瘤多位于“分水岭（watershed zones）”区域，提示微癌栓子位于表浅动脉的终末毛细血管内。肿瘤发生的部位与该区血液供应量和组织体积有关，肿瘤多位于幕上大脑中动脉供应区，大脑半球占 80%，双侧大脑半球发生率相同，小脑占 15%，脑干占 5%。额叶最多见，顶叶次之，枕叶、颞叶较少，偶见于脑室和垂体等部位。

（五）转移瘤的病理类型

一般按转移瘤病理特点可分为结节型和弥漫型。

1. 结节型

瘤结节呈球形，边界清楚，肿瘤大小不一，大的直径可在 10cm 以上。多发者大小相差悬殊，系瘤细胞多次侵入颅内所致。肿瘤起初位于皮质下，然后侵入白质，外累及脑膜，多为紫色，亦可为灰黄色或灰红色，质地不等，较脆，血运多不丰富。一般为实体，但根据其中心坏死程度也可发生囊变。肿瘤周围水肿明显，与肿瘤大小无关。由于脑组织水肿明显，边界相对清楚。转移瘤的水肿与很多因素有关，如肿瘤的种类、肿瘤血管的数量和通透性、局部代谢和肿瘤细胞分泌的液体有关。显微镜下瘤组织界限不清，瘤细胞巢常沿血管外膜和脑组织向四周浸润，周围组织出现水肿、软化灶及胶质增生。细胞形态随原发瘤的特点而异。分化高者瘤细胞可呈原发瘤的特点，分化低的脑转移瘤患者的原发病灶不清时，其细胞形态又与恶性胶质瘤相似，可能误诊为胶质瘤，若出现腺样或乳突状结构时，又可误诊为室管膜瘤，分化不良时又可能误诊为多形性胶质母细胞瘤。主要区别在于转移瘤的瘤细胞核仁清楚，染色质呈网状，胶质瘤则与之相反，胶质纤维酸性蛋白（glial fibrillary acidic protein，GFAP）等染色有助于鉴别。

2. 弥漫型

较为少见，有时与结节型同时并存，可考虑为脑膜种植，累及蛛网膜、软脑膜、硬脑膜，脑膜普遍增厚变为灰白色，脑表面散在斑点状病灶。显微镜下显示瘤细胞浸润脑膜。确定原发灶不明的转移瘤来源还比较困难。如果肿瘤显示特殊抗原或有特殊超微结构，免疫组化和电子显微镜将有助于鉴别。

三、临床表现

脑转移瘤可发生在患原发肿瘤病程中的任何时间。小细胞肺癌和非小细胞肺癌诊断到脑转移平均分别为 3 个月和 6 个月，乳癌诊断到脑转移平均约 3 年，另外还有部分肿瘤发现时已发生脑转移。

一般呈亚急性起病，病程较短，病情进行性加重。颅内压增高是脑转移瘤最常见的临床表现。早期表现为晨起头痛，日间缓解，次日仍痛，这与患者体位改变、脑脊液回流引起的颅内压改变有关。有约 1/4 患者早期出现视乳头水肿。后头痛日渐加重。晚期可伴有眼底出血、展神经麻痹、意识障碍甚至昏迷、脑疝形成，这都是由于颅内压逐渐增高所致。转移瘤发生出血、坏死，病情可突然加重，呈卒中样发病。

根据病变的部位也可出现局限性定位体征，如偏瘫、失语、偏身感觉障碍、眼震、共济失调等。

多发脑转移瘤、黑色素瘤脑转移常伴有癫痫的发生，黑色素瘤脑转移还易造成脑膜转移和蛛网膜下腔出血。肺癌、肾癌及绒癌脑转移易出血。乳癌和前列腺癌可造成硬膜下血肿。肺癌可形成囊性占位，偶见与脓肿伴发，还可见癌栓形成的脑栓塞。

如转移瘤堵塞了脑脊液循环通路，可形成梗阻性脑积水。

弥漫型转移瘤多见有脑膜刺激症状，甚至呈出血或炎症表现，应注意与相应疾病鉴别。

四、辅助检查

（一）影像学检查

怀疑脑转移瘤的患者常用 CT 和 MRI 检查，能够显示出转移瘤的部位、数量、范围和周围脑组织水肿及移位情况，从而判断肿瘤的种类。X 光平片也有一定的参考价值，可见到颅高压征、松果体钙化斑移位等 X 线征象。PET - CT 有助于定性诊断。转移部位多位于小脑幕上，多发转移病灶时更提示诊断。通常病变呈圆形或类圆形，几乎所有的脑转移瘤均可强化。周围常见水肿带和占位效应，水肿程度不一：位于皮层下，尤其是半卵圆中心的转移瘤水肿显著，临床上有“小肿瘤，大水肿”之说，是转移瘤的重要特征；而位于皮层、脑干、胼胝体等部位的转移瘤水肿不明显。

1. CT 检查

CT 平扫和增强扫描。病变常呈圆形或类圆形，多为高密度或混杂密度，中心时有坏死、囊变；增强后，多数呈团块状或环状强化，周围水肿明显，相邻结构受压移位。其不足之处是：由于骨伪影及部分容积效应，后颅窝近颅底处的病变容易漏诊。怀疑该部位病变时，如 CT 扫描正常，应重叠扫描或冠状扫描，提高诊断阳性率。

2. MRI 检查

由于原发肿瘤的病理各异，MRI 影像变化也非常大。一般情况下，转移瘤的 T1 和 T2 弛豫时间均延长，T1 加权图像为高信号或与灰质信号相仿，也可呈现低信号、等信号和混杂信号。非出血性囊变，坏死区信号强度与脑脊液相仿。当肿瘤出血时，还可表现出出血时的各期 MRI 影像。增强 MRI 检查不但能明确病灶的存在，清晰地分辨瘤体与周围的水肿，还能发现非增强检查中表现正常 MRI 信号的病灶及颅内微小和多发转移瘤，使转移瘤的检出率明显提高。MRI 在影像诊断中远较 CT 敏感，发现脑转移病灶的机会明显增多。强化 MRI 较强化 CT 提高了发现无症状转移瘤的能力，MRI 注射双倍或三倍剂量造影剂的增强扫描更有助于发现小转移灶。

3. PET - CT

PET - CT 因其特殊的解剖和功能图像同时显影的特点有助于肿瘤的定性诊断及疗效评估。此外，在常规检查原发病灶不明时对寻找原发肿瘤有一定价值。

（二）其他

多数患者腰穿检查脑脊液压力增高，蛋白含量增高，偶可检出转移瘤细胞，对诊断提供帮助。

五、诊断和鉴别诊断

既往有原发肿瘤史的患者，如出现头痛、恶心、呕吐和局限性定位体征，应首先想到脑转移瘤。对无肿瘤病史，年龄在 40 岁以上的患者，出现颅内压增高和神经系统定位体征，并在短期内病情进展较快，呈进行性加重，CT 和 MRI 等影像学检查出现典型的表现（如皮髓交界区类圆形占位，增强后明显强化，周围脑组织水肿，特别是多发占位者）支持转移瘤的诊断。

对原发灶不明而怀疑转移瘤的患者需要进行全面体格检查，包括皮肤、浅表淋巴结、乳腺、直肠等部位。进一步应进行大小便常规、大便潜血、肺部 X 线检查，而后行腹腔实质脏器的超声检查或消化道造影检查，有阳性发现者可行 CT、内窥镜及活检。血清肿瘤标记物检查有一定意义，仍然不能明确诊断的可以行 FDG－PET 检查。但是，尽管进行了全面检查，仍有约 5%～12%的患者找不到原发灶，称为“脑先行”转移瘤。

需要引起注意的是据统计大约有 10%的肿瘤患者的颅内占位不是转移瘤，除了原发脑肿瘤外还要和脱髓鞘病变、脑脓肿等进行鉴别，防止错误的估计病情和预后。

转移瘤需要和以下病变相鉴别：

（一）胶质瘤

特别是胶质母细胞瘤在病史和影像上均与转移瘤有相似之处，但胶质瘤很少多发，无原发肿瘤病史，瘤周水肿多呈片状，而转移瘤多呈指套状。

（二）脑膜瘤

主要是幕下脑膜瘤与单发结节型脑转移瘤相鉴别。转移瘤可找到脑外原发瘤，与小脑幕无关系；而脑膜瘤无脑外原发瘤，与小脑幕关系密切，且重度强化，其程度远大于轻中度强化的结节型脑转移瘤。

（三）脑脓肿

脑脓肿和囊性转移瘤在影像上很难区分，一般靠病史鉴别，如多有感染病史、心脏病病史、中耳炎病史等，而转移瘤可有肿瘤病史。

（四）脑出血

当转移瘤卒中出血时，呈急性发病，需与脑出血相鉴别，一般强化 CT 和 MRI 检查在转移瘤的患者可见肿瘤结节。另外，还可根据出血的部位、形态、有无高血压病史来判断。

（五）血管母细胞瘤

病灶多位于幕下小脑半球，呈囊实性改变，表现“大囊小结节”，增强扫描时小结节增强明显，瘤周可见流空血管影。

六、治疗

根据患者病情可选择药物治疗、手术治疗、放射治疗和化学治疗。

（一）一般治疗

近半个世纪以来，糖皮质激素一直是治疗脑肿瘤不可缺少的药物。目前常用药物为地塞米松，它具有较弱的盐皮质激素功能。常用剂量为 3～5mg/（6～8h），大多患者在用药后 72 小时内，特别是 12 小时内开始出现症状改善。增大剂量不能增加效果，反而加重不良反应。除了消化道症状、精神异常、血糖升高、骨质疏松、免疫抑制外，治疗时还要注意当转移瘤没有确切证据时应慎用激素，因为：① 有些感染病灶类似肿瘤，激素有可能使感染难以控制。② 脱髓鞘病变有时也类似肿瘤，而且应用激素后病变也会改善。③ 原发性中枢神经系统淋巴瘤（PCNSL）可能成为继原发部位肿瘤治疗后的第二肿瘤，对激素特别敏感，患者应用激素后可能导致病理活检阴性或错误的诊断。

其他一般治疗还包括原发病的对症治疗、抗癫痫、控制高凝状态等。

（二）手术治疗

1. 手术指征

研究证明手术在一定程度上能够延长脑转移瘤患者的生命和改善症状，但要严格掌握手术指征。患者的年龄、KPS 评分、原发肿瘤控制情况、转移瘤的数量、手术全切的可能性等均影响手术的效果。对于年龄＜40 岁、KPS 评分＞70 分、原发肿瘤已切除或控制良好、单发颅内转移瘤或转移瘤位置可以达到全切的患者应积极争取手术治疗。

2. 手术原则

对先、后发现脑转移瘤与原发瘤的患者，一般应先切除原发病灶，后切除转移瘤。但对颅内症状明显的患者，也可先行颅脑手术切除脑转移瘤，而后再切除原发病灶。对原发病灶不能切除的患者，为缓解症状，延长生命也可只切除颅内转移瘤。对单发转移瘤，如原发病灶已切除，患者一般条件好，未发现其他部位转移者，应及早手术切除病变，手术定位要准确，力争全切肿瘤。多发脑转移瘤一般不宜手术治疗，因手术不能达到全切肿瘤，但为延长患者生命和改善生活质量，也可手术切除占位大的“责任肿瘤”。位于“哑区”的转移瘤可行脑叶切除，待高颅压缓解后，再行放、化疗。

单纯手术治疗，复发率可达 40.9%，中位生存期为 14 个月。

（三）放射治疗

放射治疗包括全脑放疗、术后辅助性全脑放疗、立体定向放射治疗、间质内放疗等。

1. 全脑放疗（whole brain radiation therapy，WBRT）

对不能手术的多发脑转移瘤患者，WBRT 作为一种姑息性治疗可使患者平均生存期延长至 3～6 个月，10%～15%的患者生存期可超过一年。年龄、KPS 评分、原发肿瘤控制情况、放射敏感性、转移瘤的数量等是影响放疗效果的预后因素。其中肿瘤的放射敏感性是影响放疗效果的最主要因素，一般淋巴瘤、睾丸癌及乳腺癌对射线较敏感，黑色素瘤、肾癌和结肠癌较差。目前标准治疗方案是总剂量 30Gy，分 10 次照射。增加剂量和改变分割方式不能明显提高疗效。Misonidazole、Bromodeoxyuridine、Lucanthone、Texaphyrins 等放疗增敏剂还处于临床研究当中，目前效果还不能令人满意。

2. 术后辅助性全脑放疗（WBRT after surgical resection）

目前多主张术后辅以全脑放疗，以消灭手术部位的残存瘤灶和脑内其他部位的亚临床灶，能提高局部控制率，但对生存期的影响尚不肯定。Smalley 的研究显示术后辅助 WBRT 将患者的局部复发率从 85%降低到 21%，中位生存期从 11.5 个月延长到 21 个月。Patchell 等的研究也证明术后 WBRT 能够有效控制颅内病变，但由于患者往往死于原发病，因此整体生存期并没有延长。

3. 立体定向放射治疗（stereotactic radiation therapy，SRT）

治疗脑转移瘤 SRT 具有很多优势，它可以治疗手术难以切除和多发的脑转移肿瘤，肿瘤病理性质不影响效果，正常脑组织损伤小，不需要住院。缺点是不能控制亚临床脑转移灶，转移瘤直径要小于 3cm 等。常用剂量为 16～20Gy。1 年局部控制率为 85%，2 年为

65%～77%，12、18个月生存率分别为58%、46%。

SRT作为一种较新的放射治疗手段，目前还存在一系列问题和争论：

(1) SRT后是否需要加做WBRT

全脑照射加立体定向放射治疗与单纯立体定向放疗治疗颅内转移瘤的疗效还有争议。Li等认为SRT加WBRT在延长生存期、局部控制率及改善生活质量等方面并不优于单纯SRT。Sheehan等认为对于单发病灶加WBRT，无论对于局部控制率还是生存率均无益处，而且还会引起不必要的后遗症。Goyal等却认为对于多个转移灶的患者远期复发率较高，配合WBRT可以控制影像上看不到的亚临床病灶，能够降低远期复发率。

(2) 对于多发性脑转移瘤是采用SRT还是WBRT仍没有定论

大量回顾性研究显示采用SRT治疗脑转移瘤时，单发和多发病灶患者的预后没有差别。Kondziolka的研究提示对于多发性脑转移瘤，SRT+WBRT比单纯采用SRT的效果要好。另外究竟多少个转移瘤适合采用SRT，转移瘤超过多少个以上适合行WBRT也没有令人信服的定论。

(3) SRT和手术效果的比较

目前还没有关于SRT和手术治疗脑转移瘤的大宗随机化前瞻性对比研究，因此针对于可以手术切除的脑转移瘤患者，在选择行放射外科治疗还是行手术切除之前首先应该明确的是何种方法更有效。初步研究表明SRT与手术加WBRT治疗单发脑转移瘤的平均生存期相似，且均大于单独采用全脑放射治疗。但多数学者倾向于手术联合全脑放疗。

4. 间质内放疗 (interstitial radiation)

在北美，^{125}I是最常用的植入放射源，国内以^{192}Ir较为常用。其中立体定向近距离放疗(stereotactic brachytherapy，SBT)是间质内放疗较多采用的方式。SBT能够通过调整放射源的位置形成特定的剂量分布形状，达到适形照射，而且按照近距离照射的反平方定律，能够减少瘤周正常组织的损伤。

5. 放疗的不良反应

WBRT的近期不良反应主要是瘤周水肿造成的，对于多发转移瘤、颅压较高的患者要在治疗前和治疗中给予地塞米松和脱水治疗，另外注意放疗的分割剂量不要超过600cGy。其他如头痛、恶心、骨髓抑制等不良反应随着放疗技术的提高已经比较轻微。放疗还会造成肿瘤出血、坏死和脑肿胀，加重高颅压，诱发脑疝。放疗主要的远期不良反应是神经认知功能障碍，一般见于放疗后1年，约发生于20%～30%的患者。

SRT的近期不良反应有恶心、癫痫、暂时肢体活动障碍等，但发生率明显较WBRT为低。最严重的远期不良反应是放射性坏死。据报道，有1%～16.6%发生率，发生在SRT之后2～22个月期间，主要表现为进行性的头痛、神经功能下降，影像学上表现为病变部位增大，类似肿瘤进展，激素治疗虽然有一定效果，但很多患者需要接受外科手术。

间质内放疗的不良反应的发生率相对较高。有报道放射性坏死的发生率可以达到50%。而且由于间质内放疗存在放射源安全性问题，近来有逐渐被SRT所代替的趋势。

(四) 化学治疗

化疗目前还没有成为脑转移瘤的主要治疗手段。长期以来认为脑转移瘤化疗效果不佳的主要原因是因为血脑屏障(blood brain barrier，BBB)的存在。但是已经有大量的研究证明脑转移瘤的血脑屏障已经受到破坏。因此有人认为肿瘤的内在敏感性可能是比BBB更重要的影响化疗效果的原因。小细胞肺癌(SCLC)、生殖细胞瘤、绒毛膜癌等脑转移瘤被认为化疗效果相对较好，非小细胞肺癌、乳腺癌、黑色素瘤、肾癌、大肠癌、卵巢癌、子宫颈癌等效果差。化疗方案的选择原则是要考虑对原发肿瘤可能有效的药物和药物要易于进入颅内。

1. 肺癌

化疗用于非小细胞肺癌脑转移瘤综合治疗的一部分和肿瘤复发后的姑息治疗。以铂类药为主的化疗方案应用最广。客观反应率为 14%～35%。

由于对化疗敏感，小细胞肺癌（SCLC）脑转移瘤首选化疗。最常用的化疗方案为 EP（依托泊苷+顺铂）。SCLC 的反应率可以达到 80%以上，配合胸部放疗，中位生存期可达 18 个月，2 年生存率 25%。

2. 乳腺癌

目前化疗的作用还比较有限，主要用于已经接受过全脑放疗又不适合手术和放射外科的多发脑转移瘤患者。很多方案包括替莫唑胺都显示了一定的效果，但是最佳方案还不能确定。

3. 肾癌

化疗的效果还让人失望。尽管 10 年来有大概 30 种药物被用于临床试验，但整体反应率没有超过 10%。长春新碱是相对敏感的药物，联合化疗的总体反应率也不超过 20%。

4. 大肠癌

还没有可靠证据证明化疗对大肠癌脑转移瘤有效。

5. 妇科肿瘤

以铂类药为主的化疗方案有一定效果，但由于妇科肿瘤，特别是卵巢癌的多样性和易复发性，化疗的整体有效性还难以肯定。

（五）其他

如生物免疫治疗及基因治疗等近年来出现的治疗方法对脑转移瘤的治疗提供了新的思路，但具体作用还有待进一步临床资料证实。

七、预后和进展

影响患者预后的因素有：全身器官及神经系统功能状况、年龄、原发瘤情况（病变部位及范围、病理类型、是否已控制）、脑转移瘤的数量及部位、手术切除情况、有无颅外转移灶、有无复发、原发灶到转移灶出现的时间间距等。原发肿瘤确诊至脑转移瘤出现间隔期较长，年龄＜ 60 岁和女性患者的中位生存期较长，反之生存期较短。

未治疗的转移性脑肿瘤平均生存期仅 1～2 个月。单发脑转移瘤术后全脑放射治疗后局部加量，可将中位生存时间从 7 个月延长至 12 个月。多发脑转移瘤全部切除，其生存期达 14 个月，若多发脑转移瘤未全部切除，生存期仅 6 个月。

目前对脑转移瘤的治疗主张根据患者具体情况采用包括新疗法在内的个体化综合治疗。

（罗　林　白　刚）

参考文献

1. 王忠诚主编. 王忠诚神经外科学. 武汉：湖北科学技术出版社，2005：742.
2. 陈忠平. 脑转移瘤治疗观念的改变. 中国神经肿瘤杂志，2004，2（3）：155－158.
3. Alexander E，Moriarty TM，Davis RB，et al. Stereotactic radiosurgery for the definitive，noninvasive treatment of brain matastases. J Natl Cancer Inst，2000，87（1）：34-40.
4. Black PM，Johnson MD. Surgical resection for patients with solid brain metastases：current status. J Neurooncol，2004，69（1-3）：119-124.

5. Cappuzzo F, Mazzoni F, Maestri A, et al. Medical treatment of brain metastases from solid tumors. Forum (Genova), 2000, 10 (2): 137-148.
6. Chen LK, Xu GC, Liu GZ, et al. Whole brain radiotherapy combined with COAPC regimen in patients with non-small cell lung cancer. Ai Zheng, 2003, 22 (4): 407-410.
7. El Kamar FG, Posner JB. Brain metastases. Semin Neurol, 2004, 24 (4): 347-362.
8. Goyal LK, Suh JH, Reddy CA, et al. The role of whole brain radiotherapy and stereotatic radiotherapy on brain metastases from renal cell carcinoma. J Radiat Oncol Biol Phys, 2000, 47 (4): 1007-1012.
9. Iwadate Y, Namba H, Yamaura A. Significance of surgical resection for the treatment of multiple brain metastases. Anticancer Res, 2000, 20: 573-577.
10. Jawahar A, Matthew RE, Minagar A, et al. Gamma knife surgery in the management of brain metastases from lung carcinoma: a retrospective analysis of survival, local tumor control, and freedom from new brain metastasis. J Neurosurg, 2004, 100 (5): 842-847.
11. Johnson JD, Young B. Demographics of brain metastases. Neurosurg Clin North Am, 1996, 7: 337-344.
12. Kirsch DG, Loeffler JS. Treating brain metastases: current approaches and future directions. Expert Rev Neurother, 2004, 4 (6): 1015-1022.
13. Klos KJ, O'Neill BP. Brain metastases. Neurologist, 2004, 10 (1): 31-46.
14. Lemke DM. Epidemiology, diagnosis, and treatment of patients with metastic cancer and high-grad gliomas of the central nervous system. J Infusion Nurs, 2004, 27 (4): 263-269.
15. Li B, Yu J, Sunt haralingam M, et al. Comparison of three treatment options for single brain metastasis from lung cancer. Int J Cancer, 2000, 90 (1): 37-45.
16. Patchell RA, Tibbs PA, Regine WF, et al. Postoperative radiotherapy in the treatment of single metastases to the brain: a randomized trial. JAMA, 1998, 280: 1485-1489.
17. Pet rovich Z, Yu C, Giannotta SL, et al. Survival and pattern of failure in brain metastasis treated with stereotactic gamma knife radiosurgery. J Neurosurg, 2002, 97 (5): 499-506.
18. Rades D, Raabe A, Bajrovic A, et al. Treatment of solitary brain metastasis. Resection followed by whole brain radiation therapy (WBRT) and a radiation boost to the metastatic site. Strahlenther Onkol, 2004, 180 (3): 144-147.
19. Rees J. Advances in magnetic resonance imaging of brain tumors. Curr Opin Neurol, 2003, 16 (6): 643-650.
20. Rodrigus P, de Brouwer P, Raaymakers E. Brain metastases and non-small cell lung cancer. Prognostic factors and correlation with survival after irradiation. Lung Cancer, 2001, 32 (2): 129-136.
21. Sheehan J, Niranjan A, Flinkinger JC, et al. The expanding role of neurosurgeons in the management of brain metastases. Surg Neurol, 2004, 62 (1): 32-40.
22. Sheehan JP, Sun MH, Kondziolka D, et al. Radiosurgery for nonsmall cell lung carcinoma metastatic to the brain : long-term outcomes and prognostic factors influencing patient survival time and local tumor control. J Neurosurg, 2002, 97 (6): 1276-1281.
23. Soffietti R, Ruda R, Mutani R. Management of brain metastases. J Neurol, 2002 , 249 (10): 1357-1369.
24. Suzuki K, Yamamoto M, Hasegawa H, et al. Magnetic resonance imaging and computed tomography in the diagnosis of brain metastasis of lung cancer. lung cancer, 2004, 46 (3): 714-719.

第 51 章 椎管内肿瘤

第一节 概述

椎管内肿瘤通常分三类：硬膜外，硬膜内髓外，硬膜内髓内。每一类型肿瘤均有特征性的临床表现和放射学改变。

一、硬膜外肿瘤（extradural tumors）

硬膜外肿瘤主要起源于椎体及其附属结构，较少部分起自于硬膜外腔。大多数肿瘤为转移瘤，其原发灶以乳腺癌、前列腺癌、血液系统肿瘤和肺癌等最为常见，最常发生于胸椎。另一类常见的椎管内硬膜外恶性肿瘤是淋巴瘤和多发性骨髓瘤。较少数肿瘤为良性肿瘤，其中海绵状血管瘤是最具代表性的硬膜外出血性肿瘤，亦多见于胸椎。

当肿瘤生长引起椎体和椎板结构破坏时，可导致病理性骨折，压迫脊髓或神经根，引起相应的临床表现。最早症状常为椎旁疼痛或根性放射性肢体疼痛。当肿瘤增大时，可以引起脊髓功能进行性损害，临床表现为肢体运动力弱、痉挛、反射亢进、感觉障碍平面（对应于肿瘤所波及的脊柱水平）、二便障碍等。良性病变如海绵状血管瘤，早期临床表现隐匿，病程进展缓慢，无特异性，症状可波动。

X 线平片和 CT 扫描检查可见椎体破坏或塌陷征象。MRI 检查可以从轴位、矢状位和冠状位更清楚地显示病变与脊髓受压情况，静脉注入增强剂有助于鉴别病变和周围组织。

如为恶性肿瘤，则应尽早行活检和系统检查明确诊断，然后积极手术切除病变并辅以全身治疗。如病情进展性加重且活检不适宜，患者一般功能状态良好，应行手术治疗再辅以术后放疗。如果恶性肿瘤波及多个节段，或神经功能受累较轻微，则可单纯行放疗。总的说来，脊柱脊髓肿瘤普通放疗效果不佳，且有加重脊髓损害的危险，但射波刀（cyberknife）是一种新型放射外科治疗手段，对脊柱脊髓肿瘤的治疗效果胜过传统放疗技术，值得进一步研究。如肿瘤位于椎管后方硬膜外或骨性结构，则可选择椎板切除加肿瘤切除术。如肿瘤位于椎管前方，破坏椎体，引起脊髓前方压迫，则手术入路宜选择前方或侧方入路。经胸腔入路或侧方胸膜外入路，可以切除胸椎受累锥体，并植入自体骨和侧方钛板固定，重建受累椎体，恢复脊柱稳定性。糖皮质激素治疗可以减轻肿瘤引起的水肿，有助于改善或稳定脊髓功能。

二、硬膜内髓外肿瘤（intradural extramedullary tumors）

硬膜内髓外肿瘤是指发生在硬膜内脊髓实质之外的肿瘤。最常见的是起源于膜性结构的脊膜瘤（meningiomas）和神经根的施万细胞瘤（Schwannomas）及神经纤维瘤（neurofibromas），它们均系良性肿瘤。脊膜瘤约占硬膜内髓外肿瘤的 25%，75%以上为女性，最好发于胸椎，较多发生于脊髓前方硬膜，引起脊髓受压。施万细胞瘤和神经纤维瘤发生率同脊膜瘤相似，40～60 岁为发病高峰，男女比例相同，可见于任何脊柱水平，较多起源于背侧感觉神经根，腹侧的运动根较少。恶性肿瘤较为少见，通常是起源于脑内的原发性肿瘤，如室管膜瘤或髓母细胞瘤沿着蛛网膜下腔播散转移所致。起源于脑外的肿瘤，如淋巴瘤，亦能通过蛛网膜下腔种植，称之为癌性脑膜病（meningeal carcinomatosis）。

大多数椎管内髓外肿瘤生长缓慢。硬膜内髓外肿瘤典型表现为脊髓压迫或神经根压迫症状。半侧脊髓横断综合征（Brown - Sequard syndrome）是最为典型的脊髓压迫症状。静息性根性疼痛是神经根受压表现。

脊柱 X 线平片检查，一般可显示椎间孔扩大，其他诊断价值极为有限。硬膜内髓外肿瘤的 CT 脊髓造影检查可以显示脊髓移位轮廓和肿瘤特征。MRI 检查能够清晰地显示肿瘤特征和脊髓形态，矢状位能明确评估肿瘤所波及的脊柱水平。当怀疑癌性脑膜病变时，应及时行腰穿细胞学检查，以明确癌细胞来源。

外科手术全切除是最佳治疗选择。绝大多数病例经单纯后路椎板切除，即可获得肿瘤切除，少数肿瘤经椎间孔突出到椎体旁或椎体前方，则需经侧方或前方入路，方可获得肿瘤全切除。哑铃型生长的肿瘤有时一次手术难以全切除肿瘤，需要行二期手术方能全切除肿瘤。神经鞘瘤所累及的神经通常需要切断，因较少波及运动前根，故切断受累神经后，通常很少引起明显的神经功能障碍。只要完全切除施万细胞瘤或神经纤维瘤，则可获得痊愈。恶性肿瘤通常较弥散且易浸润生长，很少能获得全切除，因此，术后需要辅以放射治疗，总的预后较差。

三、髓内肿瘤（intramedullary tumors）

髓内肿瘤起源于脊髓实质部分，其中原发性胶质瘤占髓内肿瘤的 80%，室管膜瘤（ependymoma）和星形细胞瘤（astrocytoma）是最常见的两类胶质瘤。半数室管膜瘤发生于椎管内，中年人常见，颈髓多见。3%的星形细胞瘤发生于脊髓。30 岁前，特别是 10 岁前占 90%以上，颈胸段为好发部位。少突胶质细胞瘤、神经节细胞胶质瘤较少见。血管母细胞瘤（hemangioblastoma）约占髓内肿瘤 3%～8%，好发成年人，也以颈髓为常见部位。胚胎源性肿瘤（inclusion tumors）如表皮样囊肿、皮样囊肿、畸胎瘤少见。转移瘤以肺癌和乳腺癌最为常见，发生率约 5%。

由于髓内肿瘤偏良性的居多，病程通常比较缓慢。临床以缓慢进展的阶段性、非根性疼痛最为常见。1/3 患者表现为病变波及平面以下运动、感觉等功能障碍，由肢体远端向近端发展。脊髓圆锥部位或以下水平的肿瘤，通常会引起马尾神经综合征，典型表现为鞍区感觉障碍、二便失禁或双下肢运动无力及麻木疼痛等。

脊柱 X 线平片和 CT 检查，诊断髓内病变价值不大。MRI 平扫加对比剂检查能较好地诊断肿瘤特征及其脊髓形态变化。肿瘤内部信号特征、周边脊髓水肿或脊髓空洞等病理改变，均能够得到很好的显示。

髓内肿瘤的治疗方案取决于肿瘤的性质。手术显微镜和相关精细显微器械是切除髓内肿瘤的必要工具。术中超声波可以准确探明肿瘤边界和相应的脊髓空洞，术中电生理监测，有助于保护脊髓功能。肿瘤的组织学特征决定肿瘤是否能够获得全切除。室管膜瘤通常与脊髓有良好的边界，绝大多数病例可获得全切除，达到治愈，如有少量残留，术后是否放疗存在争议，绝大多数学者认为辅以放疗，总的来说预后较好。脊髓星形细胞瘤，和颅内星形细胞瘤一样呈浸润性生长，很难做到全切除，如过分追求全切除，往往引起新的脊髓功能障碍，切除椎板活检或部分切除肿瘤再辅以术后放疗，是星形细胞瘤较为合理的治疗方案，总的来说预后较差。髓内血管母细胞瘤通常边界清楚，是良性肿瘤，手术力求完整完全切除即可治愈。髓内表皮样囊肿、皮样囊肿或畸胎瘤，虽系良性先天性肿瘤，但因包膜与脊髓或神经粘连紧密，很难做到全切除，由于其生长缓慢，复发时可再次手术，放疗效果不确定，总的预后尚好。

本章主要对椎管内最常见的神经鞘瘤、脊膜瘤、室管膜瘤、星形细胞瘤及其血管母细胞瘤进行重点阐述。

第二节　神经鞘瘤与神经纤维瘤

神经鞘瘤是起源于周围神经施万细胞的一类肿瘤，主要发生于中枢神经系统和周围神经系统之间的移行带（obersteiner-redlich zone）。极为罕见的类型为恶性外周神经鞘瘤(malignant peripheral nerve sheath tumors，MPNST)。神经鞘瘤与神经纤维瘤大约占椎管内肿瘤的26%，是椎管内最常见的肿瘤。男女性别无明显差异。这些肿瘤可以生长在硬膜内或硬膜外，亦可经椎间孔神经根袖套形成哑铃状，位于椎管内外、硬膜内外。单纯位于硬膜内（57%）比哑铃状（16%）或硬膜外（27%）生长更加常见。发病年龄可见于各个年龄组，但以 30 岁至 70 岁年龄组多见。

一、病理学

（一）神经纤维瘤

全身周围神经均可发生，其中发生于椎管内的占 2%。可以是 NF－1 的椎管内表现，也可以散发。典型病变发生于感觉神经根。肉眼观察，肿瘤多为圆形和卵圆形，界限不清，没有包膜，质地较施万细胞瘤韧硬。椎管内最常见的是丛状型神经纤维瘤，镜下比施万细胞瘤的成分复杂得多，除施万细胞外，还有大量神经束衣细胞、成纤维细胞、胶原纤维等。尤其可见许多扭曲、增生、退变的神经轴突掺入其中。

（二）施万细胞瘤

来源于施万细胞。2%的此类肿瘤属于 NF－2。肉眼观察，肿瘤界限清楚，有完整而光滑的包膜，脊神经多半经过其包膜外，或融合于包膜内，很少通过肿瘤深部。WHO 分为细胞型、丛状型和黑色素型。镜下，细胞型：施万肿瘤细胞丰富，密度增高，中等量的核分裂象。丛状型：肿瘤全部由施万肿瘤细胞所组成，细胞较密集，栅状排列明显，有包膜。黑色素型：主要特点是瘤细胞中有许多大小不等的黑色素小体（melanosomes)，其形态与正常皮肤的黑色素细胞一样。S－100 和黑色素相关抗原均有强表达。

（三）恶性外周神经鞘瘤

人群发病率很低，约为 0.001%，而在 NF－1 患者中发病率可达 8%～13%。肉眼观察，肿瘤界限不清，无包膜。肿瘤邻近软组织及椎骨可受到破坏。出血、坏死和囊变常见。镜下，瘤细胞可呈长梭形、短梭形、卵圆形或多形性。典型瘤细胞为长梭形，核略弯曲，胞浆界限不清，排列成致密的鱼骨状。大致表现类似于纤维肉瘤或平滑肌肉瘤。

二、分子遗传学

神经鞘瘤偶见伴发多发性神经纤维瘤病（NF－1 或 NF－2)。NF－1 又称为 Von Recklinghausen 病，是常染色体显性遗传病，发病率大约为 1/4000～1/3000，其发生可能与 17 号染色体上的 de novo 基因突变所致神经纤维素蛋白缺失有关。神经纤维素是一种肿瘤抑制基因，它可以调节细胞分化和生存。NF－2 亦是显性遗传病，其发生率为 NF－1 的 10%，大约为 1/40000～1/33000，其标志性特征为双侧听神经鞘瘤。NF－2 亦可合并单侧听神经鞘瘤、脑膜瘤、神经纤维瘤、胶质瘤等。NF－2 较多合并椎管内肿瘤，呈髓外、髓内或哑铃状生长。NF－2 患者椎管内肿瘤往往多发，典型的病例为施万细胞瘤合并脊膜瘤。NF－2 发生可能系常染色体 22q 臂上基因突变所引起的 Merlin 蛋白缺失有关。

三、临床表现

椎管内神经鞘瘤与神经纤维瘤因为生长缓慢可以很长时间没有症状，当有明显表现时，往往意味着肿瘤已经形成机械压迫或神经根变性。局限性疼痛、神经根性症状或脊髓压迫体征是最为典型的临床表现。神经鞘瘤与神经纤维瘤的部位常对应特异的临床症状：单纯硬膜内生长往往可引起一侧脊髓受压，产生 Brown－Sequard 综合征；神经根袖套部位生长，呈哑铃状，引起根性症状；合并 NF－1 或 NF－2 的神经鞘瘤症状多异，疼痛、乏力或感觉缺失较为常见。MPNST 最常见的症状是剧烈疼痛及进行性神经功能缺失。

四、影像学

MRI 检查是最有价值的诊断手段，典型表现为等 T1、高 T2 信号，强化明显，可有囊变，边界明显。CT 扫描有助于鉴别骨源性肿瘤，并评价肿瘤破坏椎体的程度以及是否构成对脊柱稳定性的影响，以便决定是否需要行内固定手术。

五、治疗

凡确诊或拟诊为脊髓神经鞘瘤或神经纤维瘤者，均适宜手术切除。绝大多数神经鞘瘤和神经纤维瘤系良性，完全切除后很少复发，可以实现症状改善，达到治愈。若合并 NF－2 者，尽管切除肿瘤，但症状改善不显著。若合并 NF－1，绝大多数患者能够获得症状改善。MPNST 由于其侵袭性和早期种植转移，手术切除属于姑息性治疗，完全切除难以做到，但能够减轻症状，预后极差。放疗有助于控制局部肿瘤生长；化疗无肯定疗效；放射外科治疗（射波刀）可能有较好的治疗前景。

（一）一般手术原则

多发性神经鞘瘤或神经纤维瘤者，可根据肿瘤部位，通过一个切口或多个切口一期切除多个肿瘤，或分期切除肿瘤。哑铃型肿瘤力求一期切除，亦可分期切除，但初次手术应该首先切除椎管内肿瘤，解除对脊髓的压迫。神经鞘瘤也可偶发出血卒中，导致神经功能障碍急剧发生，应行急诊手术，解救脊髓功能。肿瘤严重压迫脊髓，导致完全截瘫 3 个月以上者；恶性神经鞘瘤晚期，已导致完全截瘫者，手术应慎重。

（二）哑铃型肿瘤手术原则

1. 按椎管内外瘤体大小一般有如下几种方式

（1）单纯通过椎板切除术并向椎管外肿瘤侧扩大显露，一期同时切除椎管内外肿瘤，此术式适用于椎管外瘤体较小者；

（2）通过颈胸腹部前方、侧方、后侧方等切口，通过异常扩大的椎间孔，一期同时切除椎管内外肿瘤，此术式适用于椎管外肿瘤很大，椎间孔异常扩大，椎管内肿瘤较小者；

（3）分别作切口，一期或二期分别切除椎管内外肿瘤，此术式适用于椎管内外肿瘤均较大者。

2. 按肿瘤部位一般有以下几种方式

(1) 颈段哑铃型肿瘤切除术

高颈段（C_{1-2}）神经鞘瘤或神经纤维瘤，除脊髓受压迫以外，肿瘤侵袭侧方骨性结构，如C_1侧块、C_2齿状突基底部，可以导致寰枕、寰枢椎稳定性受破坏。椎动脉通常包绕于肿瘤侧方及上方。如肿瘤位于C_3以下水平，椎管内肿瘤的临床表现同一般椎管内肿瘤，椎管外的瘤体位于椎体侧前方、横突前，肿瘤呈球形，质地稍硬，有时颈部可以触及包块。一般采用单纯椎板切开切除椎管内外肿瘤和颈前入路切除椎旁肿瘤，后者适于椎间孔明显扩大者（图 51-2-1，见彩页）。

(2) 胸段哑铃型肿瘤切除术

胸段椎管内的肿瘤经椎间孔向胸腔内生长，通常位于椎体侧方胸膜外，瘤体多较大。一般采取椎板切开术与后侧方胸膜外入路，极少需要经胸腔入路。

(3) 腰段与骶段哑铃型肿瘤切除术

肿瘤经椎间孔生长突入后腹膜外椎体旁或盆腔，发病类似于后腹壁或盆腔肿瘤。通常经腹部类肾切除手术入路切除肿瘤。

(三) 手术并发症

1. 手术过程中，如果损伤脊髓或血管，将导致术后症状加重，肿瘤节段以下平面神经功能损害，肢体部分或完全瘫痪，二便障碍等。除意外病例，上述并发症很罕见。

2. 伤口 CSF 漏，通常需要腰穿放脑脊液，静脉使用抗生素及伤口局部清创，加固缝合等。

3. 其他，颈段肿瘤术后可能出现呼吸障碍、排痰不畅、并发肺炎等；圆锥部位肿瘤术后出现排尿、排便困难；胸段肿瘤术后可能出现腹胀。上述并发症通常持续时间长短不一，对症处理后，绝大多数患者短期内均能恢复。

第三节　脊膜瘤

脊膜瘤是椎管内第二常见的髓外硬膜下肿瘤，仅次于施万细胞瘤。椎管内脊膜瘤约占整个椎管内肿瘤的 25%，占整个脑（脊）膜瘤的 12%。脊膜瘤可发生于任何年龄段，但以 40～70 岁年龄段更加多见。大约有 75%～85%的脊膜瘤发生于女性。脊膜瘤可发生于脊髓任何水平，但以胸椎最为多见，约占 80%。上颈椎或枕骨大孔区亦较为常见，该部位的脊膜瘤通常位于腹侧或侧方，与椎动脉进入硬膜内附近的硬膜关系紧密，肿瘤可以包绕椎动脉生长。下颈椎及腰椎部位脊膜瘤不常见。绝大多数脊膜瘤在髓外硬膜下生长，大约 10%的肿瘤位于硬膜内外或完全位于硬膜外生长。绝大多数肿瘤初次手术全切除后很少复发，但在较年轻的患者，脊膜瘤可表现为侵袭性生长行为。现代神经影像学的发展和显微外科技术的应用，脊膜瘤均能获得早期诊断和治疗，预后良好。

一、病理学

脊膜瘤通常起源于神经根袖套处的蛛网膜帽状细胞，多位于脊髓侧方，嵌入神经根袖套处的硬膜。其他特异的细胞如硬膜或软膜结构中的成纤维细胞亦可发生脊膜瘤，这亦是部分脊膜瘤位于脊髓腹侧或背侧的原因。一般脊膜瘤系单一生长，包膜完整，边界清晰，生长缓慢，但亦可见于多发性神经纤维瘤病（NF-2）或 Von Hippel-Lindau 病中，系常染色体显性遗传病，表现出肿瘤的多样性。

组织学上，脊膜瘤以脑膜皮型（meningiothelial）、纤维型（fibrous）和过渡型（transitional）较常见。

脑膜皮型：以前又称为“合体”细胞性脑膜瘤。肿瘤细胞多边形，胞浆丰富。核较大，空泡状或细网状核浆，核仁小。间质纤维结缔组织少，分割肿瘤细胞形成小叶状。间质内血管丰富。

纤维型：瘤细胞为梭形，交叉排列。可见砂粒体涡。瘤细胞之间有显著的网状纤维，包绕每个细胞。

过渡型：过渡型的特点是组织学表现介于脑膜皮型和纤维型之间，所以也称为混合型脑膜瘤（mixed）。漩涡状结构特别突出，是由瘤细胞自我卷曲形成，大小不一。漩涡中心除瘤细胞外，还有毛细血管、胶原纤维、淀粉样物质等成分。

二、临床表现

中年女性常见，常以背部疼痛和脊髓受压表现就诊。疼痛源于肿瘤附着部位硬脊膜受到牵拉引起，脊膜瘤很少像神经鞘瘤那样引起神经根性疼痛。由于肿瘤缓慢发展，Brown Sequard Syndrome 很少发生。颈部脊髓受压的表现为胸锁乳突肌、斜方肌萎缩，转头无力，上肢弛缓性瘫痪，下肢痉挛性瘫痪。严重者有呼吸困难。胸段为最好发部位，表现为胸壁和腹部有神经根痛和束带感，上下肢均为痉挛性瘫痪。腰骶段表现为下肢弛缓性瘫痪，膝腱和跟腱反射消失，大约 15%～40%的患者在晚期可发生括约肌功能障碍。

脊膜瘤偶尔可引起颅压增高的症状和体征，表现为头痛和眼底水肿，推测可能为肿瘤引起脑脊液蛋白含量增高，阻塞脑脊液的吸收，从而引起颅内压增高。此外，静脉阻塞或反复性出血可能是颅内压增高的其他机制。

三、影像学检查

X 线平片及 CT 的诊断价值极为有限，对有骨质破坏的肿瘤具有一定的价值。核磁共振检查是脊膜瘤的首选检查手段，它可以准确判断肿瘤的特征与精确显示肿瘤部位。MRI 表现为较均匀的等 T1 和等 T2 信号，多位于脊髓的前方和后方，表面光滑。注入对比剂后常呈均一强化。基底部较宽，附着在硬脊膜内面，有时可见明显的脊膜尾征（dural tail），后者是与神经鞘瘤相鉴别的特征性表现。另外 MRI 能清楚显示脊柱各不同轴线的断层图像，提供清晰的类似解剖图谱的结构层次，为制定手术提供有价值的信息。

四、诊断和鉴别诊断

借助现代影像学检查，典型病变不难诊断。主要应该引起注意的是约 70%患者开始仅表现为轻度神经功能异常，缓慢发展的疾病往往被认为是普通“腰腿痛”而延误诊断。因此对中年女性患者持续存在的胸背部和腰骶部疼痛要引起重视，及时行 MRI 检查可以明确诊断。如果系多发脊膜瘤应该进行相应的遗传学分析，并对脑及全脊髓进行 MRI 扫描，以发现可能存在的肿瘤，便于决定手术方案。要和以下疾病相鉴别。

椎间盘突出：好发于腰 4～5 及腰 5～骶 1 之间，表现为坐骨神经痛，直立或活动时较重，休息后可以缓解，直腿抬高试验阳性。

颈椎病：临床表现为颈肩痛，为神经根性疼痛，向上肢放射。可伴有上肢麻木或过敏等感觉异常。在横突、斜方肌、肱二头肌、三角肌处有压痛。

此外还要和椎管内皮样囊肿、脂肪瘤、畸胎瘤、终丝室管膜瘤等肿物以及结核、黄韧带肥厚等非肿瘤病变相鉴别。

五、治疗

术前一天或当日及术后早期使用糖皮质激素，有助于减轻水肿，保护脊髓功能。

如果系 NF-2 或 Von Hippel-Lindau 病合并脊膜瘤者，应考虑切除主要引起症状的肿瘤。如果系肿瘤复发者，神经功能状况良好，但进行性加重，应考虑再次手术。如肿瘤复发且神经功能障碍严重，影像学显示肿瘤侵袭性生长并破坏椎体或椎板结构时，则应慎重考虑手术。

外科手术切除是脊膜瘤的最佳选择，初次手术能获得全切除将会获得治愈的机会。如果脊膜瘤有硬膜外侵袭性生长，则有较高的复发率。密切随访是评估肿瘤早期是否复发所必需的。放射治疗对生长缓慢的脊膜瘤作用有限，而对具有恶性特征的脊膜瘤则有一定价值，射波刀放射外科治疗技术对复发或残留的脊膜瘤具有较好的治疗效果。

（一）手术

所有脊膜瘤患者手术时应采用气管内插管全身麻醉。绝大多数脊膜瘤位于脊髓侧前方或腹侧面，因此单纯行椎板切除时，肿瘤侧应尽量向外侧扩宽，椎关节面尽量保留。打开蛛网膜后，首先向肿瘤上下两极探明相应节段的齿状韧带，并予以剪开，此时脊髓与肿瘤交界处的蛛网膜可以完全游离。游离肿瘤和脊髓交界处的粘连后，再处理肿瘤基底处，以持瘤钳夹住肿瘤，可以完整切除。如果肿瘤基底附着处宽，不能完全游离，在阻断部分血供后，行肿瘤包膜内分块切除，当肿瘤缩小后，再处理基底处，达到完全切除。如果肿瘤质地韧，使用超声吸引（CUSA）将有利于肿瘤分块切除，并把肿瘤对脊髓的影响控制到最小。肿瘤完全切除后，对受侵袭的硬膜予以电灼。和颅内脑膜瘤不同，脊膜瘤对硬膜外的骨破坏较罕见。硬膜外出血用明胶海绵压迫止血即可（图 51-3-1A，B，C，见彩页）。

（二）放疗

放射治疗对生长缓慢的脊膜瘤而言，疗效有限。对次全切除的脊膜瘤辅以术后放疗很久后复查，很难见到肿瘤缩小。因此，放疗应以个体肿瘤具体情况而定。对有恶性临床特征或组织学生长活跃的脊膜瘤应辅以适量的放疗。我们建议对复发的脊膜瘤可以再次手术治疗，对初次手术后很快就复发的存在较大的手术风险的肿瘤患者或其他并发症者可以行放疗。最新型的放射外科治疗技术射波刀（Cyberknife）对脊柱脊髓肿瘤具有较好的治疗效果，值得进一步研究。

六、随访与复发

脊膜瘤患者术后三个月应行 MRI 复查，此时评价肿瘤的切除程度较为准确，此时 MRI 影像学检查结果将作为以后再次 MRI 检查的基线。一般术后十年内，每隔 1～2 年进行一次 MRI 检查，或直到出现新的神经损害症状。以后随访，根据患者的具体情况而定。脊膜瘤的复发率大约在 6%～15%。恶性脊膜瘤发生率极低，不足 1%。但部分肿瘤表现恶性生长倾向，或既往已行手术而复发，再次手术仍存在较高的复发率。

第四节　髓内室管膜瘤

在脊髓髓内肿瘤的发病中，室管膜瘤最为常见，约占所有室管膜瘤的 30%，占所有髓内肿瘤的 60%。可见于各个年龄，但最多见于中年人，中位年龄 43 岁。男女发病率相同。

好发于脊髓颈段，约占68％。约40％的椎管内室管膜瘤发生于终丝内，而且占终丝原发肿瘤的90％，但从部位上讲不属于髓内肿瘤。

一、病理学

脊髓室管膜瘤沿脊髓纵向生长，长轴与脊髓的长轴平行，长度可跨几个脊髓阶段。肿瘤大体上呈淡红色，质较脆。相比脑内室管膜瘤，瘤内血管和纤维组织较多，因此相对较硬韧。肿瘤无包膜，但呈膨胀性生长，很少侵入周围，因此极限较清楚。较大肿瘤可伴囊变。

脑内室管膜瘤病理类型也可见于脊髓内。

细胞型（cellular）：占所有室管膜瘤的一半以上。瘤细胞丰富，排列均匀，胶质像突出，上皮像不明显，细胞间胶质原纤维明显，血管周围无核区明显，真假菊形团多半不出现。

乳头型（papillary）：该型的上皮形态明显，立方或柱状细胞排列在乳头的表面，间质为胶质纤维构成。

透明细胞型（clear cell）：全部或大部分瘤细胞胞浆透明，细胞顶端有微绒毛，细胞侧面有紧密连接，形成微型室管膜菊形团。细胞间排列间距均匀一致。

伸长细胞型（tanycytic）：肿瘤由长型细胞构成，富于胶质原纤维，分化中等，中等多形性，核分裂不多见。细胞多半成束排列。缺乏典型的室管膜瘤真菊形团，但可出现血管周围假菊形团。

以上病理类型在WHO分级中属于Ⅱ级，少部分可以发生间变，但其倾向性、程度远不及星形细胞瘤。

二、临床表现

早期症状无特异性，除了少见的恶性和转移性肿瘤外，通常病情缓慢进展，直到出现持续的疼痛和感觉、运动障碍。疼痛是较常见临床表现，通常局限于肿瘤所在水平，非根性疼痛。感觉减退比麻木更为常见。典型感觉障碍为自上而下发展，伴有感觉分离现象。运动障碍为下运动神经元性瘫痪，伴有病变水平以下的肌肉萎缩。

根据肿瘤的部位，临床出现不同症状。脊髓颈段室管膜瘤以上肢症状为主，胸段以下肢症状为主，无论上下肢，感觉障碍常从肢体的远端开始向近端发展。腰骶段表现为腰背部和下肢疼痛，括约肌功能障碍出现较早。

三、影像学

所有髓内病变的确诊和评价均依据MR。室管膜瘤通常为T1低或等信号，T2高信号，边界较清肿块。大部分均一强化，并对称分布在脊髓内，大部分病例有两极囊肿，特别是在颈髓和颈胸交界区的室管膜瘤。不均一强化是由于瘤内有囊肿形成或坏死所致。某些囊性室管膜瘤的对比强化灶是极其微小的，表现为瘤在囊内。

四、诊断和鉴别诊断

中年人，出现缓慢进展的、自上而下的、下行性发展的感觉障碍，特别是表现痛温觉丧失而触觉保存的分离性感觉障碍时，提示髓内病变。

除了需要和硬膜下髓外病变相鉴别外，确定髓内病变时主要需要与星形细胞瘤相鉴别。星形细胞瘤好发于脊髓颈段和颈胸交界部位。影像上星形细胞瘤比室管膜瘤显得形态不规则，缺少边界，强化不均一，有时可见斑片状及不规则边缘延伸到几个脊髓阶段。但最终确诊需要病理。

五、治疗

室管膜瘤是生长非常缓慢的肿瘤，争取肿瘤全切是低级别室管膜瘤最佳的治疗方法。一般全切后不需要辅助性放疗，当肿瘤残留或病理诊断有间变表现时给予一定剂量的辅助性放疗有助于控制肿瘤复发。

（一）手术

1. 手术原则

脊髓室管膜瘤通常沿着脊髓中央管生长，脊髓被压向四周，肿瘤两极常伴有空洞，有明显的外科界面，早期诊断并尽早手术往往可获得良好的预后，但当肿瘤巨大并侵犯延髓和高颈髓，可出现严重肢体瘫痪、呼吸困难等表现时，手术依然存在着高风险。对于手术时机目前仍存在争议，有些学者主张在肿瘤中等大小，患者出现明显的神经功能障碍时手术是最佳时机，此时肿瘤易于暴露，且多接近脊髓表面，手术对神经功能影响较小。但是，脊髓髓内肿瘤的术后治疗效果与术前神经功能状态呈正相关，术前的神经功能状态直接影响到患者术后的生存质量，因此，建议患者出现运动感觉功能受损时就应该寻求手术（图 51－4－1，见彩页）。

2. 手术要点

（1）术中力求从后正中线切开脊髓，防止术后产生严重的感觉缺损。因肿瘤巨大或扭曲，辨认中线可能困难，术中以两侧神经后根及脊髓背侧中央静脉为参考。

（2）术中力求最小程度牵拉脊髓，防止对菲薄的脊髓造成新的损害。作者的经验是，切开硬脊膜并缝合固定于椎旁肌肉后，沿中线剪开蛛网膜，并以银夹将蛛网膜固定于硬脊膜上，以低电流细双极电凝脊髓软膜，切开脊髓软膜后，沿肿瘤和脊髓界面纵行分离至肿瘤两极，此时以 7－0 丝线将脊髓软膜缝合固定于硬脊膜上，如此在分离肿瘤时，脊髓相对固定，助手可以用精细的剥离子对肿瘤进行牵拉，而对脊髓的牵拉可控制在最小程度。

（3）术中对动脉出血可用双极电凝止血，而其他渗血慎用电凝。脊髓室管膜瘤的血运较丰富，供血往往来自脊髓腹侧面的脊髓前动脉分支，侧方根动脉分支也参与供血。由于肿瘤压迫，受压的脊髓血供非常差，因此，对于小的渗血用止血纱布或海绵可以获得很好的效果。

（4）术中力求完整完全切除肿瘤。肿瘤虽然巨大，只要有明显界面、质地不硬、与脊髓粘连不紧，一般均可以完整分离肿瘤。因为分块切除肿瘤，术野常因出血不清而增加手术难度，并容易造成肿瘤细胞脱落而随脑脊液种植转移。对于肿瘤周径过大者，应先行瘤内切除，以缩小肿瘤体积，再沿肿瘤外膜分离切除。界限不清的部位，或与脊髓粘连严重者，可在生理诱发电位监测下在不致造成严重神经损伤情况下，尽可能全切肿瘤。

（5）肿瘤切除后，要以 7－0 丝线间断缝合脊髓软膜、蛛网膜、硬脊膜，多节段的椎板应复位。虽然髓内肿瘤术后感觉功能异常的因素很多，但术后脊髓粘连是感觉异常的主要原因之一，缝合脊髓软膜、蛛网膜、硬脊膜及多节段的椎板复位有利于防止术后脊髓粘连。经过精细的完全的手术切除肿瘤，术后可以获得良好的神经功能改善。

（6）椎板复位成形有利于保持脊柱生理力学的要求以及保护术后脊髓因缺乏椎板保护可能遭受的损伤，从而提高患者远期治疗效果。

（7）脊髓室管膜瘤的手术中监测已经成为常规，在一般麻醉下，实施运动诱发电位

(motor evoked potentials, MEPs) 和体感诱发电位 (somatosensory evoked potentials, SEPs) 的监测用以评价运动和感觉传导通路的功能可行并且可信，但在临床实践中存在的分歧是：术中电生理监测的确能够提醒术者避免过度切除所导致的神经受损；但是过分依赖电生理监测可能有相当多的病例不能做到肿瘤全切除。我们对位于危险部位的肿瘤进行术中皮层体感诱发电位 (cortical somatosensory evoked potential, CSEP) 监测，结果显示绝大多数病例多个数值均明显下降，切除肿瘤后又逐渐恢复，术后患者均恢复良好；但术中 CSEP 记录数值，潜伏期延长 10%以上、波幅下降 50%以上者，我们发现术后患者症状多会较术前有所加重，故术中电生理检测对脊髓肿瘤手术有一定的参考价值。

3. *术后并发症*

(1) 因肿瘤位于脊髓髓内，术中切开脊髓或对脊髓不适当牵拉，可引起脊髓功能损伤，加重神经损害症状。术后感觉麻木、疼痛或感觉缺损发生率较高，一般 3 个月至 1 年半后，大部分患者功能有良好的恢复。

(2) 如果肿瘤位于高颈髓，术后可发生呼吸障碍及四肢瘫痪；肿瘤位于胸髓及其腰骶髓，术后可双下肢瘫痪及其大小便障碍。上述并发症的发生比例不一，这主要与患者术前神经功能状态及手术医生的操作技巧有关。

(3) 如果肿瘤与脊髓粘连紧密，无法做到手术全切除，则术后肿瘤残留或复发，远期效果不佳。

(二) 放疗

对于已经达到手术全切的脊髓室管膜瘤术后常规随访，不推荐术后放疗，远期疗效满意。对于不能全切的室管膜瘤，术后局部 50～60 Gy 的放疗有着很好的局部效果并且也是安全的。除了弥漫型室管膜瘤，一般不需要全中枢放疗。

六、预后

室管膜瘤的预后和手术切除程度关系密切。如果能够全切，预后非常理想，复发几率为 0～10%，而切除 99%复发将达到 30%，部分切除的复发率高达 50%～70%。因此，积极的显微外科治疗争取全切才是髓内室管膜瘤的最佳选择，才能获得长时间的缓解。

第五节　髓内星形细胞瘤

一、概述

脊髓星形细胞瘤的发病率相当低，大约每年每 10 万人中有 0.8～2.5 例，是颅内星形细胞瘤的 1/10。由于不少脊髓髓内星形细胞瘤患者选择非手术治疗（如放疗），因此准确发病率报告不一。北京天坛医院神经外科报告经术后病理证实椎管内肿瘤 877 例，其中髓内星形细胞瘤 70 例，占同期椎管内肿瘤的 7.98%，占同期髓内肿瘤的 18.9%。星形细胞瘤多见于儿童和青年，约占 10 岁以下儿童硬膜内髓内肿瘤 90%，在 30 岁以下青年人占 60%，60 岁以上非常罕见。虽然脊髓任何部位均可发生，但发生部位以颈胸段最多。和颅内星形细胞瘤不同，髓内星形细胞瘤大多属于低级别（WHO Ⅰ～Ⅱ级），成人髓内高级别星形细胞瘤比例只占 10%～30%，儿童中更低，只占 7%～25%。随着 MR 和显微手术技术的发展，使脊髓髓内肿瘤的定位、定性诊断更准确，手术疗效进一步提高。

二、病理学

成人颅内星形细胞瘤多数为高级别，而成人脊髓星形细胞瘤却以低级别为主，儿童中更主要为低级别星形细胞瘤。其中纤维型星形细胞瘤（fibrillary）、毛细胞型星形细胞瘤（pilocytic）、肥胖细胞型星形细胞瘤（gemistocytic）较常见，而原浆型星形细胞瘤（protoplasmic）、多形性黄色星形细胞瘤（pleomorphic xanthoastrocytoma）、室管膜下巨细胞型星形细胞瘤（subependymal giant-celled astrocytoma）罕见。详细病理特点可参考颅内星形细胞瘤相关章节。

三、临床表现

脊髓髓内星形细胞瘤发病病程长短不一，从 1 个月至 22 年，平均病程约为 1.5 年。

临床最常见的症状为运动异常如肌力减弱、肌萎缩和肌束震颤、精细动作笨拙等，其次为感觉障碍如感觉缺失、感觉过敏、疼痛，再次为括约肌功能障碍（包括排尿困难、尿潴留、尿失禁等）。

四、影像学

星形细胞瘤的诊断和术前评价主要依靠 MRI。在 MRI 影像上，星形细胞瘤的表现多样。一般表现为 T1 加权像上混杂低信号，T2 加权像上为混杂高信号，边界欠清。低级别胶质瘤如毛细胞星形细胞瘤几乎不增强，高级别胶质瘤增强明显。虽然少见，但毛细胞型星形细胞瘤有时可见出血。囊变可见于肿瘤本身或肿瘤邻近部位。因为以上表现缺乏特异性，因此不能依靠影像学诊断确定病理性质。

五、诊断和鉴别诊断

患者临床症状相对于其他髓内肿瘤缺乏特异性，但是患者发病年龄有一定意义，星形细胞瘤多见于儿童和青年，特别是儿童髓内肿瘤要高度怀疑星形细胞瘤。

脊髓星形细胞瘤的诊断手段主要为 MRI。多数肿瘤 T1WI 像上为等或轻度低信号，由于周围有水肿，肿瘤大小难以确定。T2WI 像上为高信号，周围水肿也为高信号，边界不清。肿瘤可因出血和囊变表现为信号不均。增强检查可为少许或中度强化，少数间变或胶质变的肿瘤可有明显强化。

六、治疗

（一）手术

约 30%脊髓髓内肿瘤的星形细胞瘤因边界和正常组织难以辨清，很少能做到完全切除，但积极的手术治疗仍然是髓内星形细胞瘤的首选。脊髓星形细胞瘤手术目的在于明确诊断，实现脊髓减压，为进一步放疗提供基础。

星形细胞瘤多以浸润性生长为主，仅分化较好的毛细胞型星形细胞瘤（WHO 分级Ⅰ级）和低分级的星形细胞瘤（WHO 分级Ⅱ级）与周围正常组织的界限清楚，此界限在儿童患者比成人更容易辨认，手术应该严格按照此界限进行切除。

恶性度高的星形细胞瘤界限欠清楚。与切除边界较清楚的室管膜瘤不同，一旦肿瘤的背侧暴露出来，应该先从肿瘤中部开始，尽可能行瘤内切除减压，而不应试图从肿瘤两极开始切除，因为恶性星形细胞瘤与周围组织缺乏明显边界。术中利用超声定位，并使用超声吸引器可以减少对脊髓的损伤。术中体感诱发电位（somatosensory evoked potential，SSEP）和运动诱发电位（motor evoked potentials，MEPs）检测大大提高了对脊髓神经传导通路的辨认，两者配合使用可以降低致残率。

肿瘤导致的空洞、血肿和囊变也应尽量切除，并且硬脊膜需做人工硬膜修补、减张缝合，这样既能达到内减压又能达到外减压的目的。仔细缝合硬脊膜防止脑脊液漏，亦可放置硬膜外引流数日。术后使用激素和甘露醇以减轻脊髓水肿。术后 72 小时内行 MRI 检查确定手术切除程度和下一步治疗方案（图 51－5－1，见彩页）。

（二）放疗

当肿瘤不能全切时，应考虑术后放疗。因为脊髓星形细胞瘤的发病率低，目前少量的随机化治疗结果还不足以提供足够的证据来确立治疗指南，甚至没有明确的证据确定星形细胞瘤的术后放疗是否确实有效果。然而考虑到肿瘤往往难以达到全切和肿瘤的组织病理性质，一般认为术后的放疗还是可取的。

（三）化疗

化疗方面的报道非常少，其效果还不理想。但在高级别胶质瘤已行手术和放疗以后，可以作为一种挽救性治疗手段。目前还没有疗效确切的方案可供选择，可参考脑星形细胞瘤化疗方案。

总之，脊髓髓内星形细胞瘤的治疗依然为挑战性难题之一，有明显边界的肿瘤，无论级别如何，应该追求多切除；如无明显边界，应以活检或减压为主要目的。放疗的效果有争议，但依然为临床接受。化疗仅有少量报道，效果不佳，但近年来，化疗联合放疗有所探索，结果依然需要大宗随访。

七、预后

星形细胞瘤患者的预后主要取决于肿瘤分级（细胞形态和分化状况）和症状持续时间。低级别（WHOⅡ级）的 5 年生存率为 70%；而高级别（WHO 分级Ⅲ～Ⅳ）的 5 年生存率最好为 30%；也有报道称平均生存率在儿童是 13 个月，在成人 6 个月。特别要说的是，高级别的肿瘤易复发，并且近一半会向颅内发展。术前已有的神经损伤多难以因手术而显著改善。

第六节　脊髓血管母细胞瘤

血管母细胞瘤是血供丰富的良性肿瘤，至今组织发生没有定论。好发于颅后窝，发生在椎管内者少见，约占所有脊髓髓内肿瘤的 2%～5%，是第三位好发于髓内的肿瘤。2/3 为散发，1/3 伴有 Von Hippel－Lindau 综合征（VHL）。平均年龄 33～35 岁，男：女为（1.5～2）：1。脊髓血管母细胞瘤最常见的发生部位是脊髓颈段和胸段，尤其是在男性患者。肿瘤常位于髓内，较多位于脊髓背侧或背侧方。天坛医院神经外科报告 38 例血管母细胞瘤患者，占同期椎管内肿瘤 877 例的 4.3%，占同期收治的各种髓内肿瘤的 10.5%。

一、病理学

血管母细胞瘤有实体性和囊性两种，在脊髓者以实体性多见。肿瘤无包膜，呈灰红色或紫红色。质地较软。和软脊膜关系密切。镜下，肿瘤主要由 3 种细胞成分构成：内皮细胞、外皮细胞和间质细胞，不同的肿瘤可以以一种成分为主。间质细胞是最有争议的成分：间质细胞呈多边形，铺砌状排列，胞浆透明，脂化显著，胞膜清晰，核浓缩，居中，高分化，无核分裂象。关于其来源和性质，不同的学者有不同的看法：小胶质细胞、神经上皮细胞、网状内皮系统、软脑膜细胞、血管生成细胞等。丰富的网状纤维是本瘤的又一特征，因此本瘤曾被称为“血管网状细胞瘤”。

二、临床表现

其临床表现与其他脊髓髓内肿瘤的临床表现相同，为脊髓神经功能的缺失，最常见的症状是感觉的异常和肌力的下降。病情的进展形式有 3 种类型：①缓慢进行型：在数月或数年内症状逐渐加重，病变体积的增大及引流静脉的迂曲，致椎管内压力升高，脊髓微循环功能失调可能是症状恶化的原因。②双峰型：急性起病，但症状较轻，随后有一定程度的缓解，数周或数月后症状又加重。最初症状与出血有关，第 2 次的加重可能是由于再出血，或由于椎管内高压引起脊髓微循环变化使脊髓缺血所致。③急性起病型：发病后症状迅速加重，严重的可以出现完全截瘫。原因可能为病变的出血量较大，造成对脊髓的破坏，这在文献中较少见报道，原因有可能是引流静脉的破裂和肿瘤本身的出血。

三、影像学

MRI 已成为目前最重要的辅助诊断手段。平扫检查，肿瘤在 T1 像上多表现为等信号或稍高信号；在 T2 像上，多表现为圆形或椭圆形的等信号，常可见到血管流空影。病变的两端常可见脊髓空洞。病灶经 Gd－DTPA 增强扫描后常可见明显强化结节。囊肿型髓内血管母细胞瘤 MRI 可见典型的光滑囊壁，增强后内有高信号的附壁结节，诊断较易。实体型肿瘤 T1 增强像见均匀强化的肿瘤影像，可伴头端或尾端囊性变，背侧可见蜿蜒流空的血管影像，T2 像可见瘤周水肿和脊髓空洞形成，具有较强的特征性。多发是脊髓血管母细胞瘤的另一个特点，因此应该同时行头颅 MRI 检查。部分病例经超声波检查可发现多发肝或肾的小囊肿。脊髓血管母细胞瘤多是实体肿瘤，这与小脑血管母细胞瘤多为囊性的特点不同。由于肿瘤富血管，在 MRI 矢状 T2 加权像上，常可发现肿瘤周围线状的血液流空信号。

四、诊断

术前正确诊断非常重要，这是制定全面而合理的治疗方案和做好充分的术前准备的基础。典型的临床和影像学表现可以确诊，但要注意，有大约 1/3 的患者为 VHL，所以要常规检查视网膜和小脑，防止一叶障目。另外，脊髓血管造影对于手术方案的制订是必需的，它可以显示肿瘤的供血动脉、引流静脉，能判定供血动脉的数目、部位、来源和方向，尤其是肿瘤和脊髓前动脉的关系。

五、治疗

（一）手术

手术切除是髓内血母细胞瘤的最佳治疗选择，手术目的是切除病变，保护脊髓功能，总的治疗效果良好。但因肿瘤的部位不一，手术存在不同的风险。位于高颈髓的病变手术存在四肢瘫痪、呼吸功能障碍及生命危险。位于胸髓的病变存在双下肢瘫痪或大小便障碍的风险。因此，必须掌握严格的手术适应证。

髓内血管母细胞瘤常位于脊髓背侧，深嵌髓内，与正常脊髓间有胶质增生带形成。肿瘤呈暗红色，质地较软。背侧有脊髓后动脉与脊髓外侧动脉的分支供血动脉及迂曲粗大的引流静脉，腹侧也有小的供血动脉和引流静脉，血供十分丰富。

实体性血管母细胞瘤手术时应先显露、电凝、离断肿瘤背、外侧部的供血动脉，对肿瘤表面及其邻近区域粗大的引流静脉应暂时保留，此时可见肿瘤体积明显缩小。沿瘤周包膜与胶样增生带仔细分离。用8～10W的双极电凝反复电凝皱缩肿瘤包膜以进一步缩小肿瘤体积，增大操作空间，周边分离完成后，用细小的剥离子轻轻牵拉肿瘤，自下而上向腹侧分离，仍遵循先离断供血动脉的原则。肿瘤与周围组织完全游离后，便能离断引流静脉，于肿瘤近端切断包裹的后根，完整切除肿瘤。手术中避免瘤内操作，否则肿瘤丰富的血供将引起难以控制的出血。肿瘤突入延髓的部分需牵开小脑半球扁桃体，清晰暴露后按上述原则分离切除（图51-6-1，见彩页）。

囊肿型肿瘤只需切开菲薄的囊壁，进入囊腔，探明肿瘤附壁结节，沿其周围仔细分离，便能顺利切除瘤结节。囊腔壁不必分离切除。肿瘤全切后，其两端的脊髓空洞无需行引流或分流。

术前栓塞的主要目的是减少血管母细胞瘤的血液供应，为手术创造条件。栓塞的适应证为：① 影像学检查考虑为血管母细胞瘤，经DSA证实；② DSA上有明确粗大的供血动脉，角度合适；③ 供血动脉不与正常脊髓供血动脉共干，栓塞不会减少正常脊髓动脉血供，造成正常脊髓损伤。禁忌证为：① 供血动脉细小，插管困难者；② 供血动脉与正常脊髓供血动脉共干，栓塞可减少正常脊髓动脉血供，造成脊髓缺血者；③ 供血动脉成角明显，插管困难者。

（二）放疗

手术切除是首选的治疗方法，仅当外科手术无法切除时才考虑局部或全中枢放疗。放射刀可治疗孤立的实质性脊髓血管母细胞瘤，避免了常规放疗的并发症。但是如果肿瘤直径/长径大于3cm或肿瘤为囊性时，不适合放射刀治疗。

六、预后

由于肿瘤有一定边界，依靠现代功能检测和显微手术技术，90%以上的患者可以保留良好的神经功能，只有10%左右的患者术后出现功能下降，影响功能预后的因素主要有术前神经功能损伤情况、肿瘤大小、肿瘤部位。

血管母细胞瘤属于WHO Ⅰ级，手术全切后可望治愈，而部分切除将难免复发。另外，散发的血管母细胞瘤与伴有VHL的血管母细胞瘤的预后不同。前者预后较好，而后者由于存在染色体3p25异常，有发生新的血管母细胞瘤的可能性，因此要密切随访。

（王贵怀）

参考文献

1. 李剑，顾志恺，邓传宗. 椎管内多发性神经鞘瘤的诊断与治疗. 中国交通医学杂志，2005，19（4）：337.
2. 王忠诚，张俊廷，杨少华等. 脊髓髓内肿瘤的手术治疗. 中华神经外科，1997，13：128-134.
3. 王忠诚主编. 王忠诚神经外科学. 武汉：湖北科学出版社，2005：963-974.
4. Calogero JA，Moossy J. Extradural spinal meningiomas. J Neurosurg，1972，37：442 - 447.
5. Henson JW，Thornton AF，Louis DN. Spinal cord astrocytoma：response to PCV chemotherapy. Neurology，2000，54：1-2.
6. Kothbauer K，Deletis V，Epstein FJ. Intraoperative spinal cord monitoring for intramedullary surgery：An essential adjunct. Pediatr Neurosurgery，1997，26（5）：247-254.

7. Lin YH, Huang CI, Wong TT, et al. Treatment of spinal cord ependymomas by surgery with or without postoperative radiotherapy. J Neurooncol, 2005, 71 (2): 205-210.
8. Lonser RR, Weil RJ, Wanebo JE, et al. Surgical management of spinal cord hemangioblastomas in patients with von Hippel Lindau disease. J Neurosurg, 2003, 98: 106-116.
9. Minoru H, Tsunemaro K, Nobuo H, et al. Results of microsurgical treatment for intramedullary spinal cord ependymoma : analysis of 36 cases. Neurosurgery, 1999, 44 : 264-269.
10. Nelson JS, Parisi JE, Schochet SS. Principles and practice of neuropathology. //Parisi JE, Mena H. Non-Glial Tumors. St. Louis, MO: Mosby-Year Book, Inc. 1993. 203-213.
11. Osada H. Novel surgical approach to neurogenic dumbbell tumors. Ann Thorac Surg, 1995, 60 (5): 1458-1459.
12. Parlato C, Tessitore E, Schonauer C, et al. Management of benign craniovertebral junction tumors. Acta Neurochir (Wien), 2003, 145 (1): 31-36.
13. Pietila TA, Stendel B, Schilling A, et al. Surgical treatment of spinal hemangiobastoma. T Neurochir, 2000, 142 (8): 879-886.
14. Resnick DK, Benzel EC. Lateral extracavitary approach for thoracic and thoracolumbar spine trauma: operative complications. J Neurosurg, 1998, 43: 796 803.
15. Robert LD, Mi-Ryeong R, Pimkhuan K, et al. Cyberknife radiosurgery for benign intradural extramedullary spinal tumors. J Neurosurg, 2006, 58 (4): 674-685.
16. Rodrigues GB, Waldron JN, Wong CS, et al. A retrospective analysis of 52 cases of spinal cord glioma managed with radiation therapy. Int J Radiat Oncol Biol Phys, 2000, 48 (3): 837-842.
17. Roonprapunt G, Silvera VM, Setton A, et al. Surgical management of isolated hemangioblastomas of the spinal cord. Neurosurgery, 2001, 49: 321-328.
18. Saito T, Arizono T, Maeda T, et al. A novel technique for surgical resection of spinal meningioma. Spine, 2001, 26 (16): 1805-1808.
19. Sandalcioglu IE, Gasser T, Asgari S, et al. Functional outcome after surgical treatment of intramedullary spinal cord tumors: experience with 78 patients. Spinal Cord, 2005, 43: 34-41.
20. Sen C, Eisenberg M, Casden AM, et al. Management of the vertebral artery in excision of extradural tumors of the cervical spine. Neurosurgery, 1995, 36 : 106-116.
21. Solero CL, Fornari M, Giombini S, et al. Spinal meningiomas: review of 174 operated cases. J Neurosurg, 1989, 25: 153-160.
22. Wanbo JE, Lonser RR, Glenn GM, et al. The natural history of hemangioblastomas of the central nedrvous system in patients with von Hippel Lindau disease. J Neurosurg, 2003, 17: 439-474.

第 52 章 脊椎的原发恶性肿瘤

脊椎的原发恶性肿瘤比较少见，其病理类型包括脊索瘤、多发性骨髓瘤、髓外浆细胞瘤、恶性淋巴瘤、骨肉瘤、软骨肉瘤、尤文肉瘤以及软组织肉瘤等。脊椎的原发恶性肿瘤临床治疗相对困难和复杂，不仅因为肿瘤周围毗邻重要组织结构如脊髓和大血管，而且肿瘤切除后可能造成脊柱稳定性破坏。由于原发脊椎的恶性肿瘤病理类型复杂、恶性程度高、病灶周围重要结构多以及手术需重建脊柱稳定性等诸多特点决定该类疾病临床治疗相对困难，患者预后差。尽管对脊椎原发恶性肿瘤通常采用手术、放疗和化疗等综合治疗措施为主，但对于不同病理特性的肿瘤首选治疗方案不尽相同。其次，当广泛完整切除肿瘤时，必须考虑重建脊柱稳定性以防椎体或关节滑脱、关节不稳加重脊髓损伤。因此，本章重点就不同组织类型的脊椎原发恶性肿瘤的临床特点及其治疗进展进行阐述。

第一节 脊索瘤

脊索瘤（chordoma）是一种先天性、来源于残余的胚胎性脊索组织的低度恶性肿瘤。发病年龄以 50～70 岁多见，男∶女约 2∶1。30%～50%发生在骶尾椎，30%～40%发生在斜坡，其余发生在脊椎的不同部位，但以颈椎略占优势。病灶常常波及椎体，而椎间盘和椎板较少受侵犯。

病理学观察，肿瘤可有或无纤维包膜。切面呈半透明样，灰白色胶冻状，触之有滑腻感，中间有坚韧的纤维间隔将肿瘤分割为大小不等的多叶状，伴有出血和囊变（图 52－1－1，见彩页）。显微镜检查常发现瘤细胞类似腺体的上皮细胞，多数细胞胞浆内含有黏液，称为囊泡状细胞（physaliphorous cell），乃此瘤之特征。核多形性和异常核分裂象。肿瘤细胞也能分化成间充质成分如软骨组织。

临床表现以局部肿块和骨质破坏为主。早期疼痛与活动相关，一旦肿瘤破坏骨质引起病理性骨折则出现静息痛和夜间痛。压迫脊髓和骶神经出现大小便困难或失禁，20%患者压迫直肠和膀胱出现相应症状。

脊索瘤 X 线平片表现为溶骨破坏伴结节样散在钙化斑。病灶向前生长可推移盆腔脏器压迫直肠和膀胱，向两侧可侵及骶髂关节，向上波及腰椎者少见（图 52－1－2）。CT 检查显示椎体破坏以及病灶内钙化斑块，囊性变者可有斑点状和低密度区表现（图 52－1－3）。MRI 对该病诊断价值大，T1 加权像呈不均匀低信号或等信号，T2 加权像呈高信号（图 52－1－4），增强扫描常呈不均匀强化，少数明显均匀强化。由于肿瘤生长缓慢，放射性核素骨扫描几乎无阳性发现。

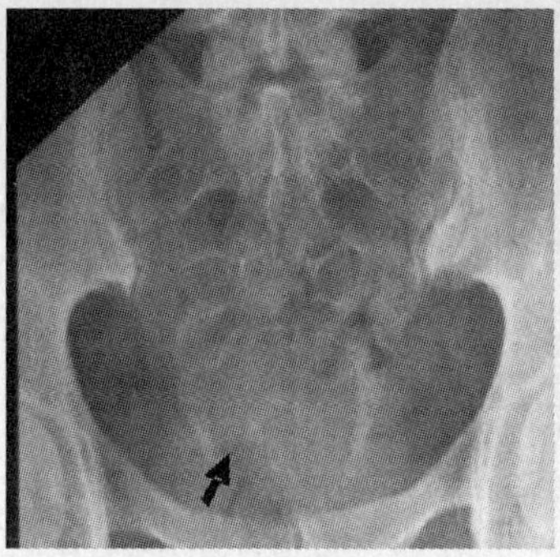

图 52-1-2　骶椎前缘巨大类圆形脊索瘤向前挤压相邻结构

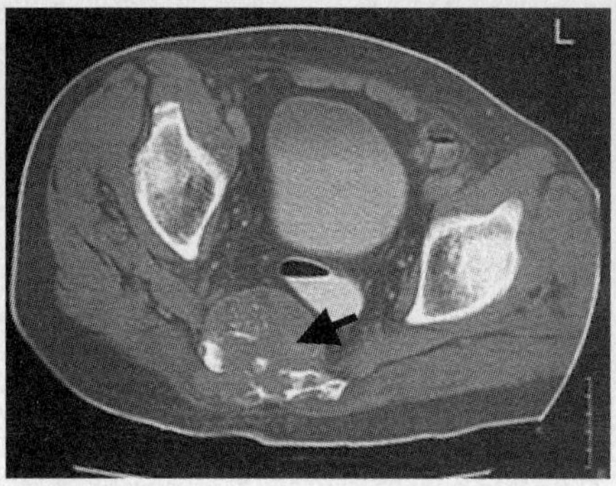

图 52-1-3　椎体破坏以及病灶内钙化斑块，囊性变者可有斑点状和低密度区表现

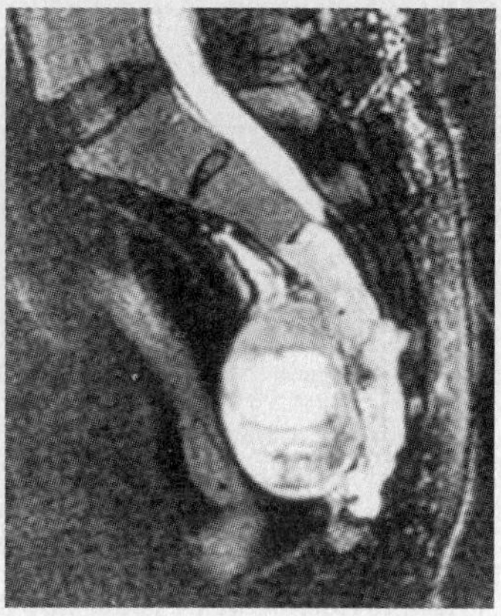

图 52-1-4　T2 加权像呈高信号

脊索瘤作为低度恶性实体肿瘤，由于其局部浸润、高复发率以及潜在转移等临床特点决定手术切除是治疗的第一选择。骶尾椎脊索瘤整块全切后复发率低于 25%，因此手术时应采取联合前入路和后入路，文献显示联合入路肿瘤暴露充分、切除完整、术后复发率低，但整块全切肿瘤波及椎骨的同时需行脊柱稳定性重建，尤其肿瘤浸润椎体数目广泛或活动度较大的颈胸及胸腰移行区域。稳定性重建术式包括：前路内固定加后路多节段经椎弓根内固定（AMP）；前路内固定加后路短节段经椎弓根内固定（ASP）及单纯后路多节段经椎弓根内固定（MP）等。前路固定材料包括 Orion 钢板、Zehpir 钢板及钛网等。后路固定材料包括 Vertex 系统和 SUMMIT 系统。

由于肿瘤对放疗不太敏感，因此放射治疗可作为辅助或姑息治疗。

脊索瘤转移相当缓慢，转移发生率约 5%～40%，转移的部位包括淋巴结、肺、肝、脑以及其他骨组织。术后 5 年生存率达 67%，10 年生存率达 40%，生存中位数为 6.3 年。

第二节　多发性骨髓瘤

多发性骨髓瘤（multiple myeloma）是最常见的原发性恶性骨肿瘤，好发年龄 60～80 岁，男、女发病率之比约 1∶1，平均发病率约 3/10 万，80 岁以上患者发病率高达 50/10 万。肿瘤常常发生在造血功能活跃的部位如肋骨和骨盆。

多发性骨髓瘤临床表现复杂多样。大宗资料表明，其临床主要表现为骨痛、贫血、发热、感染、出血、肾功能不全、关节痛、消化道症状、神经系统症状、骨骼变性及病理性骨折等。骨痛常是早期症状，主要因肿瘤细胞在骨髓腔内相对无限增殖，侵犯骨骼和骨膜所致。肿瘤破坏骨质导致病理性骨折。由于病灶浸润破坏红骨髓，贫血亦较常见。髓外浸润以肝、脾、淋巴结、肾脏最为多见。神经系统病变可首发或晚期出现，早期可出现神经根刺激症状如神经根放射性疼痛，随着肿瘤增生，病灶直接破坏或病理性骨折造成脊髓压迫引起截瘫。尿和血浆蛋白电泳试验常显示异常蛋白条带如本-周蛋白和 M 蛋白等。CT 检查显示脊椎的溶骨性破坏。MRI 图像依据显示不同的信号特征分为 3 型：① 正常型：表现为 T1WI 椎体呈等信号或稍高信号，T2WI 椎体呈等信号。② 局灶型：表现为一个或多个椎体局灶性 T1WI 低信号，T2WI 高信号。③ 弥漫型：表现为整个椎体 T1WI 呈弥漫性不规则低信号，T2WI 呈弥漫性高信号。骨髓穿刺发现异常浆细胞浸润对本病具有特异性诊断。本病需与类风湿关节炎、骨髓内肿瘤转移以及慢性炎症等疾病相鉴别。

由于该类疾病具有弥漫广泛的特性，加上患者骨质疏松、贫血、中性粒细胞减少以及伴随的肾衰竭等临床特点决定治疗方案以放疗和化疗为主。只有当病灶波及单一、孤立的脊柱节段时可考虑手术治疗。经综合治疗后，多发性骨髓瘤的平均生存期为 49 个月。

第三节 骨肉瘤

骨肉瘤（osteosarcoma）是继多发性骨髓瘤之后第二位最常见的恶性骨肿瘤，好发于四肢骨如股骨远端、胫骨和肱骨近端，其中大约 3%骨肉瘤发生在脊椎骨。病灶主要波及椎体，而很少侵犯椎板。发病率每年 0.3/10 万，发病年龄以青少年为主，大宗资料显示本病诊断时患者平均年龄为 15 岁。

骨肉瘤的早期临床表现是病灶局部疼痛，若病灶晚期压迫或侵犯脊髓则出现神经功能缺失症状。由于本病呈成骨性病理改变，影像学检查 CT 对诊断本病价值较大。CT 可见肿瘤骨呈点状或斑片状钙质样高密度，同时显示松质骨呈虫蚀样或斑片状骨质破坏以及位于骨破坏区和骨外软组织内密度均匀或不均匀的软组织团块。MRI 对周围软组织受波及的范围和肿瘤膨出的程度更具优越性。骨扫描对判断病变的多灶性和骨转移的程度有一定的帮助。需要指出的是：脊椎骨发生的骨肉瘤很少出现像发生于长骨部位骨肉瘤的典型影像学改变如骨膜反应和 Codman 三角。

根治性手术切除能够延长患者生存期，术前给予大剂量化疗，广泛或整块切除病变的脊椎是本病治疗的目标。术后继续给予放疗和化疗作为辅助治疗。尽管采取根治性手术切除、放疗和化疗，骨肉瘤的预后仍然很差，北欧一项研究结果报告：骨肉瘤 5 年生存率为 30%，从本病诊断起患者平均生存时间为 1.4 年。

第四节 软骨肉瘤

软骨肉瘤（chondrosarcomas）好发于肩胛骨、肱骨、股骨以及骨盆。其中大约 4%～8%发生于胸-腰-骶区域的脊柱。最常见的发病年龄是 50～60 岁，男女发病率之比是（1.5～2）：1。

软骨肉瘤的首发临床表现是疼痛。肿瘤增大压迫脊髓出现神经功能缺失，部分出现局部肿块。X 线平扫可见脊椎骨皮层的扇形膨隆，病灶内可见散在的钙化，软骨肉瘤钙化与瘤细胞的分化程度密切相关，分化良好者多有环状或斑片状钙化，分化不良或不分化者钙化不明显。CT 和 MRI 对本病诊断具有较大的影像学价值，尤其 MRI 对提供肿瘤侵犯软组织的范围更有帮助。骨扫描对判断病变的多灶性或病灶的转移亦有积极意义。

广泛手术切除是治疗本病的第一选择，手术时应争取整块全切病灶，因为部分切除肿瘤后常有较高复发率。文献报道 22 例脊椎软骨肉瘤患者，其中行部分切除的 10 例经一定时间随访后发现全部复发，相反经整块全切的 12 例患者仅有 3 例术后复发。化疗对本病有一定效果，放疗亦有一定作用。对肿瘤周边不能全切的患者术中应用冷冻治疗能够阻止肿瘤的复发。总之，软骨肉瘤的病理分级决定患者的预后。研究显示：该病的平均生存期是 6 年。

第五节　尤文肉瘤

尤文肉瘤（Ewing's sarcoma）作为一种高度恶性的骨肿瘤，属于原始神经外胚叶肿瘤。主要发生于长骨的骨干，只有 8%发生于脊椎，而脊椎最常波及的部位是骶椎。发病年龄以儿童为主，首次发病的平均年龄是 16.5 岁，但患者的年龄变化可从 10 岁至 40 岁不等，文献报道本病美国发生率是 0.8/10 万。

疼痛是尤文肉瘤最常见的临床症状，神经功能废损亦比较常见，高达 80%患者出现诸如肢体运动和感觉功能障碍。其他尚有发热和局部肿块表现。由于血浆中碱性磷酸酶（AKP）和乳酸脱氢酶（LDH）常升高，二者可作为诊断尤文肉瘤重要的实验室指标，后者亦是监测本病复发的指标。辅助检查 X 线平片可见病灶呈溶骨性破坏，边缘硬化；CT 检查可清楚显示肿瘤侵犯椎体的程度；MRI 检查不仅有助于判断病灶对周围软组织侵犯的程度，而且可以明确是否波及骨髓。骨扫描对本病诊断亦有一定帮助。

本病应采取广泛手术切除，术后结合化疗和放疗等综合治疗为主。早期研究显示尤文肉瘤预后较差，平均生存期是 33 个月，5 年生存率 20%。近 20 年尤文肉瘤预后明显改善，尤其术后运用多种化疗药物和放疗，使根治性肿瘤切除术后患者 5 年生存率达 60%。

第六节　淋巴瘤

恶性淋巴瘤（lymphoma）是造血系统恶性疾病之一，主要发生于淋巴系统，也可发生于皮肤、胃肠道、骨骼、中枢神经系统以及肺脏等部位。临床常分为霍奇金病（HD）和非霍奇金淋巴瘤（NHL）两大类，而非霍奇金淋巴瘤又可分为 B 细胞性淋巴瘤、T 细胞性淋巴瘤和组织细胞性肉瘤 3 型。淋巴瘤可发生于脊椎的任何部位，其中只有 13%波及椎体。需要指出的是：原发于骨的霍奇金淋巴瘤极为少见，而骨的恶性淋巴瘤一般都指非霍奇金淋巴瘤。该病发病年龄以 50～70 岁为主，HD 发病率是 2～3/10 万，而 NHL 发病率高达（10～20）/10 万。

患者主要临床表现是后背疼痛，不规则发热以及不同程度脊髓受压引起的神经功能障碍如截瘫。CT 检查显示广泛溶骨性破坏，或局限性溶骨破坏边缘硬化和椎旁软组织肿胀。MRI 检查病灶呈不均匀长 T1 和 T2 信号，增强后病灶明显强化。

淋巴瘤治疗方案的选择取决于神经组织受压的程度。如果明显脊髓受压并有神经功能障碍时应首选手术治疗。如果脊髓受压不明显或无神经系统阳性体征时应首选放射治疗，因为恶性淋巴瘤对放疗和化疗非常敏感。霍奇金病 5 年生存率为 84%，年轻患者 5 年生存率更高；非霍奇金淋巴瘤 5 年生存率为 40%～60%。

第七节　软组织肉瘤

软组织肉瘤（soft tissue sarcoma）是起源于间充质组织的恶性肿瘤。脊椎软组织肉瘤起源于棘突旁肌肉组织，发病年龄以 30～70 岁多见，发病率约为 2/10 万，其病理类型复杂、恶性程度高、预后不良。常见病理类型包括神经纤维肉瘤、血管肉瘤、滑膜肉瘤、软骨肉瘤、脂肪肉瘤、平滑肌肉瘤、纤维脂肪肉瘤以及恶性纤维组织细胞瘤等。

软组织肉瘤临床表现为病理性骨折、神经压迫以及神经根疼痛等。影像学 CT 和 MRI

检查对明确软组织浸润和骨质破坏程度相当重要，放射性核素扫描可以明确病灶远端转移的范围。Guest 根据软组织肉瘤波及的范围将其分为 3 类：① 病灶仅波及棘突旁肌肉组织；② 病灶同时波及棘突旁和棘突后肌肉组织；③ 病灶波及棘突旁肌肉组织和胸壁后组织以及脊椎椎体。

棘突旁软组织肉瘤的手术切除是最重要的治疗方法，术前给予化疗、术中对病灶进行广泛的根治性切除以及术后及时放疗可明显延长患者生存时间。术后继续化疗亦是治疗的重要组成部分。短距离照射对高度恶性软组织肉瘤和肉瘤侵及血管神经的患者效果较好。尽管如此，棘突旁软组织肉瘤较其他部位该肿瘤疗效差，资料显示脊椎原发或转移的软组织肉瘤术后平均生存期是 18 个月。

第八节　浆细胞瘤

浆细胞瘤（plasmacytoma）是浆细胞异常增生为特征的恶性肿瘤，好发于淋巴结、肺、胃肠道和脾。大约 25%～50%波及脊椎，而且脊椎最常侵犯的部位是胸椎。该病非常少见，文献通常仅有个案报道。发病年龄多在 50 岁以上，儿童患者罕见。

镜下肿瘤细胞大小较一致，胞浆多少不等，嗜双色呈紫红色，核圆形或卵圆形；分化较成熟的肿瘤细胞核偏位，可见不典型核周空晕及染色质边集呈车辐状，间质中可见较多小血管（图 52－8－1，见彩页）。

浆细胞瘤主要症状是疼痛，呈缓慢进行性加重，有时出现夜间痛。其他尚有神经组织受压出现的下肢麻木无力、行走困难或肌力减退伴放射痛。50%以上患者有神经根痛，肢体瘫痪亦较常见，由于该病多是老年患者而常被误诊为类风湿关节炎。影像学 CT 检查常显示椎体骨质的溶骨性破坏。MRI 显示病椎 T1 加权像低信号，T2 加权像等或稍高信号，增强后有不均匀强化。其确诊仍需骨髓穿刺活检或手术病理标本检查得以证实。需要指出的是，50%的浆细胞瘤患者会发展成多发性骨髓瘤。

由于浆细胞瘤对放疗高度敏感，放射治疗是本病的首选治疗方法。只有出现脊髓压迫、脊柱变形或不稳定时才考虑外科手术。文献报道浆细胞瘤的平均生存期是 47 个月，5 年生存率为 75%。

（宋来君　郭付有）

参考文献

1. 腾红林，吴哲褒，肖建如，等. 颈胸段脊柱骨肿瘤全脊椎切除与重建技术探讨（附 11 例报告）. 中华神经外科杂志，2006，22（1）：9-13.
2. 王澍寰主编. 临床骨科学. 上海：上海科学技术出版社，2005：1300-1338.
3. 吴启秋，程宏，林羽，等. 脊椎恶性淋巴瘤（18 例报告）. 中国骨肿瘤骨病，2003，2（5）：290-293.
4. Berger MS，Prados MD. Malignant primary tumors of the vertebral column. Textbook of Neuro-Oncology. Philadelphia：Elserier，2004：517-520.
5. Boriani S，De Iure F，Bandiera S，et al. Chondrosarcoma of the mobile spine：report on 22 cases. Spine，2000，25（7）：804-812.
6. Doita M，Harada T，Iguchi T，et al. Total sacrectomy and reconstruction for sacral tumors. Spine，2003，28（15）：E296-301.

7. Fuchs B, Dickey ID, Yaszemski MJ, et al. Operative management of sacral chordoma. J Bone Joint Surg Am, 2005, 87 (10): 2211-2216.
8. Gallia GL, Haque R, Garonzik I, et al. Spinal pelvic reconstruction after total sacrectomy for en bloc resection of a giant sacral chordoma. Technical note. J Neurosurg Spine, 2005, 3 (6): 501-506.
9. Guest C, Wang EH, Davis A, et al. Paraspinal soft-tissue sarcoma. classification of 14 cases. Spine, 1993, 8 (10): 1292-1297.
10. Marco RA, Gentry JB, Rhines LD, et al. Ewing's sarcoma of the mobile spine. Spine, 2005, 30 (7): 769-773.
11. Oda I, Cunningham BW, Abumi K, et al. The stability of reconstruction methods after thoracolumbar total spondylectomy. An in vitro investigation. Spine, 1999, 24 (16): 1634-1638.
12. Stabler A, Baur A, Bartl R, et al. Contrast enhancement and quantitative signal analysis in MR imaging of multiple myeloma: assessment of focal and diffuse growth patterns in marrow correlated with biopsies and survival rates. AJR Am J Roentgenol, 1996, 167: 1029-1036.

第 53 章　脊椎及椎管内转移瘤

一、概述

椎管内硬膜外肿瘤包括有脊膜瘤、脊索瘤、神经纤维瘤、脂肪瘤、血管瘤以及各种转移性恶性肿瘤等，其中以转移性恶性肿瘤为多见。硬膜外转移瘤多由身体其他部位恶性肿瘤经血源性转移所致，或由临近部位肿瘤发展而来。肿瘤部位多见于胸部椎管内，几乎多数发生在硬膜外，少数转移至脊髓内。病变最先破坏椎骨，使其形态改变，继之侵犯椎管内脊髓。多发生在中年以上，病情进展较快。肿瘤可环绕硬脊膜外生长，可使脊髓缺血坏死。由于肿瘤对骨的破坏而疼痛较显著，继之出现瘫痪、括约肌受累。

早年统计资料显示，椎管转移瘤在脊髓肿瘤中所占比例为 6.0%～7.7%；其中，国外文献的综合资料为 6.0%；近年资料报道，上海组为 7.7%；解放军组为 6.9%。天坛医院从 1955～1976 年共收治椎管肿瘤 568 例，其中经病理证实的椎管转移肿瘤为 43 例，占 7.6%。一般发生在 50 岁以上的患者患者，平均年龄为 53～63 岁。最近天坛医院报道，在 1982～1992 年收治椎管内肿瘤 842 例，其中椎管内转移瘤者 31 例（3.7%），男性占 77%。大多数报道认为男性占大多数。但国外也有资料认为，两性间无明显差异。

椎管转移瘤（包括脊柱和脊髓转移瘤）是肿瘤发展过程中危害性最大的并发症之一，常常压迫脊髓（或脊神经），使其丧失功能，从而导致瘫痪等神经损害，严重影响患者的生存质量。近年来，由于肿瘤诊断技术和治疗方法的进展以及大量肿瘤患者生存期的延长，椎管转移瘤的病例日趋增多。因此本病的重要性也越来越突出。

二、病理学

（一）原发灶

全身各种恶性肿瘤（包括白血病）都可转移到椎管。在成年患者中，原发病灶多为肺癌、乳癌、前列腺癌、淋巴瘤、肾癌、甲状腺癌、骨髓瘤、黑色素瘤、结肠癌等。而儿童患者常见的是肉瘤（Ewing 肉瘤、骨源性肉瘤、横纹肌肉瘤）、神经母细胞瘤和淋巴瘤等。此外，颅内髓母细胞瘤、胶质瘤、脑膜瘤也可转移到椎管。但也有些转移瘤的原发病灶不易确定。个别情况下，白血病的细胞如呈结节状增生，则也很容易产生严重的脊髓压迫症。

（二）转移途径

① 经动脉转移：此为最常见途径。② 邻近肿瘤（如椎旁肿瘤经椎间孔）直接侵入椎管：多见于淋巴瘤（占 75%），其次为其他实体肿瘤（占 15%）。③ 通过脊椎静脉丛转移：由于脊椎静脉丛腔内压力很低，血流速度比较缓慢，而且无静脉瓣，所以，当咳嗽、喷嚏或屏气时，胸、腹腔内压力暂时升高。此时若腔静脉内有癌栓，便可能通过吻合支逆流，进入脊椎静脉系统。④ 经蛛网膜下腔播散：如颅内髓母细胞瘤、室管膜瘤、胶质瘤等。⑤ 经淋巴系统转移：如淋巴瘤，多转移至硬膜外腔的后方，较少累及椎体。

（三）转移瘤的分布

转移瘤可在椎管任何节段发生，以胸椎最常见（占 70%），其次为腰段，颈段和骶段相对少见。绝大多数情况下，病灶仅局限于硬膜外，仅个别侵入硬膜下或脊髓内。文献认为，髓内转移瘤的转移途径是：① 硬膜外肿瘤直接或间接侵犯脊髓；② 经动脉系统的血源性转移；③ 通过伴随脊神经的淋巴管；④ 经脊椎静脉系统；⑤ 癌栓经蛛网膜下腔扩散。多发转移灶的发生率一般与肿瘤类型有关。如肺癌最易发生。

三、临床表现

（一）首发症状

大多数病例的首发症状是背部疼痛，个别无疼痛的病例主要见于肺癌、肾癌和淋巴瘤患者。疼痛可表现为三种形式：① 局部疼痛（local pain）：最为常见。主要是由于肿瘤生长导致椎骨骨膜张力增高所致。通常为持续性、进行性，难以忍受。即使卧床休息也不能缓解。影像学检查可发现椎体膨大，但多无椎体塌陷或脊柱畸形。② 脊柱痛（spinal pain）：主要是由于脊柱结构异常所致。疼痛可因运动而加重，因休息而减轻。影像学检查可发现椎体塌陷或脊柱畸形。对此类患者进行脊柱固定，常可缓解疼痛，放疗不能缓解疼痛。③ 神经根痛（radicular pain）：主要是由于肿瘤刺激或压迫脊神经根所致，常出现较晚。疼痛可从背部放射到相应的皮肤区域。咳嗽、喷嚏、运动可使疼痛加重。根痛以腰骶段病变最常见（90%），其次为颈段（79%）、胸段（55%）。胸段病变的根痛常为双侧性，其他部位也可为单侧性。除背侧疼痛外，少数病例还可表现为枕部疼痛（如上颈段病灶）、臂痛和手指痛（如下颈段病灶）。

（二）症状和体征

神经损害表现，一般于疼痛持续数天至数月后出现，这一过程的长短与肿瘤生长速度有关。肿瘤恶性程度高，则持续时间短；反之，则持续时间长。由于各种原因，大约 80%的病例在就诊时已出现肢体无力。待到确诊时，约 15%已出现截瘫，35%出现轻截瘫，仅 50%仍有行走功能，78%的病例出现感觉障碍，57%出现膀胱直肠功能障碍。肢体无力常呈双侧性、对称性。一旦出现瘫痪征象，则病情迅速进展，甚至可在数小时至数天内出现截瘫。若出现膀胱直肠功能障碍，则多表明病情已属晚期，此外，体检还可发现患区压痛、叩击痛、脊柱活动受限等表现。

四、辅助检查

（一）脑脊液检查

多数病例可在脑脊液动力学检查中发现椎管内梗阻现象。由于梗阻，脑脊液中的蛋白含量多升高。一般为 300～1000mg/L（30～100mg/dl），有时甚至更高。细胞数多无明显变化。

（二）影像学检查

1. 普通 X 线检查

溶骨性破坏最为常见。典型表现为椎管周围骨质（包括椎体、椎弓根、椎板等）不同程度的疏松、破坏，如前后一致的椎体塌陷或侧方塌陷或楔形变；有时椎体内可见到蚀空状骨质缺陷；有时可见椎弓受累；椎间隙多正常；椎旁可出现球形软组织影。但在疾病早期，普通 X 线检查常无异常发现。此外，少数病例（如前列腺癌）可出现成骨性反应。

2. 脊髓造影

目前多数已被 MRI 代替，但仍有部分医院在使用。若已发生脊髓压迫，则多数病例可在病变水平发现完全梗阻，少数也可呈不完全梗阻。而经脑脊液播散者，很少引起完全梗阻，可见多发的大小不等的圆形充盈缺损。

3. CT

CT 扫描常可见椎体、椎弓不同程度的骨破坏；硬膜外肿块边缘不规则，呈低密度影，向内压迫脊髓，向外使椎管受累，临近椎体呈溶骨性破坏，少数呈成骨性破坏。肿瘤多向椎旁生长。增强后，部分肿瘤可强化。

4. MRI

MRI 对硬膜外肿瘤的部位、范围以及脊髓受累与否，显示得更加清晰。因转移瘤多伴有较明显的组织水肿，所以在 MR 上呈长 T1 与 T2，在 T1 加权像上转移瘤呈 T1 低信号影，取代了正常松质骨的高信号；矢状位 T1 像可见椎体形态改变，大多数累及 2～3 个脊髓节段，外形不规则，并有硬膜受压（图 53-1）；脊髓可有水肿，甚至软化；椎间隙一般良好；轴面 T1 加权像上可见椎体后部结构改变（图 53-2），肿瘤常可穿出椎管向椎旁生长，使神经孔狭窄，神经根变细。增强扫描，肿瘤均可强化。

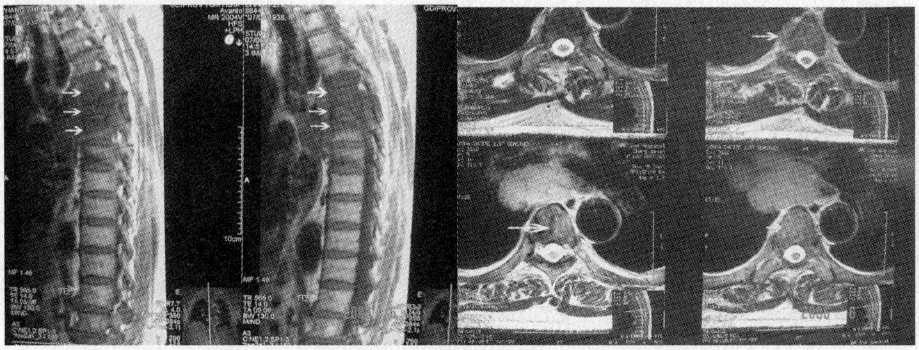

图 53-1　胸 4、5、6 脊椎转移瘤：箭头示对应椎体受肿瘤侵蚀破坏

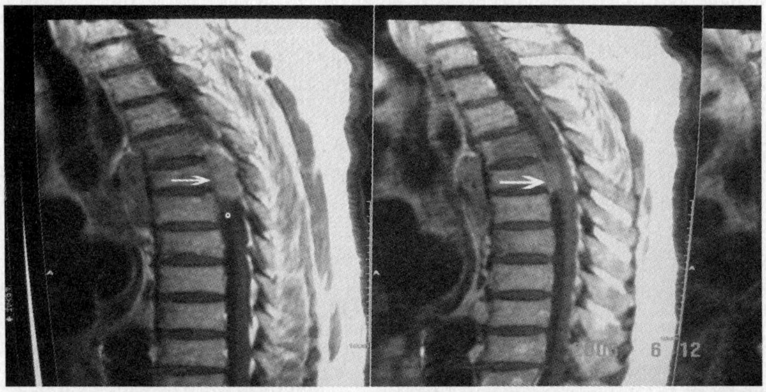

图 53-2　胸 4、5、6 脊椎转移瘤：可见椎体破坏，肿瘤向椎管内生长

此外，SPECT 也是一个较敏感的方法，可与 MRI 媲美，甚至在显示椎体外病灶（椎弓、椎板、横突、棘突）方面优于 MRI。

五、诊断和鉴别诊断

根据既往肿瘤病史及典型的发病过程，特别是进展迅速的脊髓受压表现，诊断多不困难。应当重视早期诊断：① 出现异常的背部疼痛；② 出现异常的神经根痛，卧床休息不能缓解，并伴脊柱触痛。

普通 X 线检查，仍是一个非常有效的检查手段，具有较高的敏感性和特异性。在疾病早期，普通 X 线检查即可发现多数（85%～94%）椎管转移瘤的异常表现。但需注意，X 线检查具有 17%的假阳性率。CT 和 MRI 检查是目前较为理想的手段，能更准确地显示病灶部位，以及病灶与脊髓、脊神经根的关系，也可鉴别良、恶性病变性质，并能为手术计划提供重要依据。由于 30%～49%的病例可出现多发转移灶，因此，有学者建议，应对所有椎管转移瘤患者，进行全脊柱影像学检查，如 MRI、SPECT。在发现椎管转移瘤病灶后，还要进行全身检查，以发现原发病灶。

疾病早期，要与一般性腰背痛、脊柱关节变性疾病（如脊柱结核、椎间盘突出症、嗜酸性肉芽肿等）相鉴别。当发生不完全性或完全性脊髓横贯性损害时，要注意与硬膜外脓肿、硬膜外血肿、硬膜外动静脉畸形、癌性脊膜炎相鉴别。少数情况下，还要与脊髓缺血性病变、脊髓急性炎症、脊髓放射性损害、类肿瘤综合征相鉴别。

六、治疗

脊髓转移瘤的主要治疗方式是放射治疗和手术治疗、化疗，激素和免疫治疗的地位比较次要。从神经病学的角度出发，治疗的主要目的是保持或改善神经功能，解决脊髓和神经根病变问题，对良好的神经功能恢复至关重要。良好神经功能预后的主要指标是症状初期的神经功能状况。在神经功能障碍出现之前，患者往往首先出现夜间痛或晨起痛，可以用甾体类药物缓解。对一个已知肿瘤的患者而言，躯体痛是接受全脊髓 MRI 扫描的指征。伴有躯体痛的患者通常有骨肿瘤，但还没出现硬膜的广泛转移，因此放疗或手术治疗均可带来较好的神经恢复。即使对于对射线中度敏感的肿瘤也应首选标准剂量的放射治疗，手术治疗仅适用于对射线低度敏感的肿瘤。

无论治疗方式如何，脊髓转移瘤的治疗目的都是缓解症状，保持或改善患者的神经和功能状态，获得机械性稳定，减少疼痛，从而有助于肿瘤的局部控制，提高整体生活质量。

（一）非手术治疗

对于大多数椎管转移瘤，因为手术效果欠佳，致残率高，所以放疗成为脊髓转移瘤的主要治疗方式。放疗是目前普遍公认的有效措施，甚至有学者提出单独放疗的观点。对放疗敏感的肿瘤，应首选放疗，如淋巴瘤、骨髓瘤、精原细胞瘤等。然而对放疗不敏感的肿瘤，如肾癌、肺癌、结肠癌、黑色素瘤等，是首选放疗还是首选手术，尚有较大争议。早期系列放疗研究显示 80%的患者仍可以行走，42%的瘫痪患者术后可以行走，不到 22%的患者放疗后症状加重。因此放疗成为脊髓转移瘤的主要治疗方式。对于患有高度分级的硬膜肿瘤压迫神经根，伴或不伴有神经症状时，治疗方式主要由肿瘤对射线的敏感性决定。如淋巴瘤和多发性骨髓瘤对射线高度敏感，使用大剂量射线 2～3 天就可杀死肿瘤。对射线不太敏感的肿瘤如肺癌和大肠癌，虽然对射线也产生反应，但不会很快缓解对硬膜的压迫症状。因此接受放射治疗的患者两三周内压迫症状可能继续发展，在接受治疗过程中或治疗后短期内仍表现有神经症状。这些患者应该首先考虑手术治疗。大剂量放射仍不可行，因为引起放射性脊髓病的危险性大。系统改进后可以使大剂量等角射线抵达脊髓病灶，这将提高对射线相对不敏感肿瘤的治疗能力。

化疗仅对某些化疗敏感性肿瘤具有效果（如淋巴瘤、神经母细胞瘤）。激素可通过缓解脊髓水肿，降低硬脊膜张力，来缓解疼痛，改善神经功能。因此，对确诊或高度怀疑椎管转移瘤且伴脊髓压迫者，可考虑立即应用大剂量激素。

（二）手术治疗

初期外科治疗脊髓转移瘤的术式主要是椎板切开术，20 世纪 60 年代至 70 年代的多项研究显示椎板切开术对于改善神经症状和减少疼痛帮助不大，有文献报告 55％的患者仍可以行走，33％的瘫痪患者术后可以行走，而一些研究显示有超过 50％的患者术后症状加重。目前已经认识到椎板切开术不能将椎体或硬膜上的肿瘤完全切除。医源性脊柱不稳定是由于存在病理性压迫或椎体粉碎性骨折的情况下行后部切除术造成的。术前对系统疾病及共患病了解不充分往往导致明显的术后并发症。神经根症状和脊髓症状的出现往往提示软组织硬膜肿瘤。

从肿瘤学的角度看单独依靠手术无法控制肿瘤的发展。Klekamp 和 Samii 回顾了 101 名转移瘤患者，术后 1 年的复发率是 64％，4 年复发率是 96％。手术治疗对射线高度抵抗的肿瘤如肾癌、甲状腺癌局部控制较好，复发率低。手术治疗乳腺癌的效果也可以。此研究发现手术对于大肠癌、非小细胞肺癌和起源不明的癌症局部控制不理想。我们的经验认为另外两种肿瘤术后复发也很早，包括激素不敏感的前列腺癌和黑色素瘤。虽然这些组织学类型的肿瘤术后患者的神经功能恢复较好，但时间并不长，即使进行扩大切除也可能在 4～6 周内复发。术后放疗可能延缓复发，但是患者往往先前已经接受过放疗，或者因为脊髓局部治疗，或者因为时间窗重叠。对于组织学上具有侵袭性的肿瘤，术后 2 周内就可以接受放射治疗。

目前，脊椎全切除术已被用于转移瘤的治疗。但没有证据表明脊椎全切除术有助于转移瘤的局部控制。从技术上讲肿瘤全切损害脊髓的危险性增大。对脊椎全切除术治疗转移瘤进行回顾，发现其与病灶局部切除相比对于肿瘤的局部控制没有差别。近年，由于手术治疗的进展，许多学者认为，手术减压＋放疗是治疗椎管转移瘤的标准措施。但也有学者认为，根治性手术并无肯定的益处。手术治疗的首要目标是根治性切除病灶，达到局部治愈；次要目标是缓解疼痛，保存神经功能，改善脊柱稳定性。

1. 手术适应证

① 全身情况可以支持手术者。② 转移瘤使脊髓受压较明显但估计是单发性者。③ 有较剧烈疼痛且又经各种非手术治疗无效者。④ 原发癌已经切除后出现转移病灶。⑤ 病理诊断尚不明确，不能排除其他肿瘤者。

2. 手术禁忌证

① 合并全身广泛转移的椎管内转移瘤。② 原发癌已属晚期，全身已衰竭。③ 发病 72 小时内已出现完全弛缓性截瘫，尤其是支气管肺癌转移。④ 虽为转移瘤但无脊髓受压症状者。

3. 手术的原则

主要是做充分的椎板切除减压，并尽量做肿瘤切除以解除对脊髓的压迫。在个别顽固性疼痛者可做脊髓前外侧束切断术或前连合切开术。转移瘤的病灶大多较弥散，与硬脊膜粘连较紧，不易做到全切除，往往只能做到大部或部分切除，有的只做了活体组织病理检查。而肉瘤和神经母细胞瘤范围局限，因此，有 1/2 以上可做到肉眼全切除或大部分切除。

4. 传统的手术指征

① 放疗后肿瘤复发；② 病理诊断不明；③ 病情进行性恶化；④ 单发病灶；⑤ 放疗不敏感；⑥ 脊柱不稳定。

传统方法是椎板切除术，这种手术效果差，因为大多数转移癌位于脊髓的前方。此外，当椎体受侵犯时，椎板切除可导致脊柱不稳定。

北京天坛医院建议手术指征为：① 全身情况允许手术；② 脊髓受压不明显，且为单发病灶；③ 剧烈疼痛，而非手术治疗无效；④ 原发灶切除后出现的转移灶；⑤ 病理诊断不明确，且不能排除其他肿瘤者。

手术禁忌证为：① 合并全身广泛转移；② 已属肿瘤晚期，全身衰竭；③ 发病 24 小时即出现完全性弛缓性截瘫，尤其是肺癌转移灶；④ 无脊髓受压情况。

5. 手术方法

目前尚无公认的最佳手术方法。现临床上常用的手术方法包括：

(1) 后路椎板减压术：这是最早开展的手术方法。近年来，由于许多学者认为，此手术无法切除脊髓前方的椎体病变，且疗效欠佳，而不再提倡。但仍有一些学者坚持认为，此手术具有一定价值，特别是对于估计预后差的患者，可考虑后路椎板减压术：① 全身情况欠佳、预计生存期有限者，如原发灶为肺癌者、有脑或内脏转移者；② 病理诊断不明者；③ 病灶在脊髓后方者。

(2) 前路椎体切除减压术＋脊柱固定术：由于 80％的椎管转移瘤为脊髓前方或侧前方压迫，因而，近年许多学者推荐此种手术。资料报道，该手术的疗效较为满意。手术方法为：前路经胸或经腹膜后切除已破坏的椎体，然后用甲基丙烯酸树脂（methylmethacrylate）重建椎体，并用交锁钢板和螺钉（locking plate and screw constructs）进行前路固定。

但此手术具有如下缺点：手术难度大、创伤大、风险大，可能增加死亡率和病残率。禁忌证为：① 预计生存期有限者；② 广泛脊椎转移或重要脏器严重疾病者；③ 胸膜或腹膜疾病者。

其他手术方法：前-后路联合手术＋脊椎固定术，适用于脊柱三柱受累或脊柱明显不稳的患者；双侧后外侧经椎弓椎体切除减压术＋脊椎固定术，适用于椎骨后部病灶，且偏于椎弓根者；单侧后外侧经椎弓椎体切除减压术（不固定），适用于体质衰弱，寿命有限的患者。此外，还有术前栓塞术、内窥镜辅助手术。

如果椎体后方附件未受侵犯，采用经胸入路椎体切除＋稳定术（如用甲基丙二酸盐及 Steinmann 钉或脊柱固定器材），术后行放射治疗可使约 75％的患者神经功能改善，85％患者疼痛减轻。后外侧入路（如肋骨椎骨椎板横突切除术）可用于前外侧肿瘤的切除，但可影响脊柱的稳定性，可能需要内固定器材。应用人工椎体或减压以骨水泥填充及固定，有利于延缓截瘫和方便护理。

七、预后

影响椎管转移瘤预后的因素包括发病急缓、进展速度、治疗前后神经功能状态、原发肿瘤性质和部位、椎体受累数量。一般来说，发病急、进展快者，预后不良；病程长者优于病程短者；治疗前能行走或肢体无力程度轻者优于不能行走或肢体无力程度重者；单椎体病灶优于多椎体病灶者；放疗敏感的肿瘤好于放疗不敏感的肿瘤；肺癌差于其他肿瘤。一旦截瘫超过 24 小时，则恢复的可能性很小。此外，膀胱直肠功能障碍也是预后不佳的征兆。早先的文献报告，椎管转移瘤的平均生存期在 6 个月左右，少数可达 1 年或 1 年以上。近年的资料报告，治疗后患者的 1 年生存率可达 60％～62％；2 年生存率可达 46％。某些儿童病例甚至可达到 48～108 个月。因此有学者认为，对儿童椎管转移瘤，应采取积极治疗的态度。

（韩　富　黄　涛）

参考文献

1. 李明，赵雅度主编. 脊柱脊髓疾患磁共振诊断图谱. 北京：北京出版社，1999：116-203.
2. 史玉泉主编. 实用神经病学. 上海：上海科学技术出版社，1994：284.
3. 王忠诚主编. 神经外科学. 湖北：湖北科学技术出版社，1998：814-818.
4. Bach F，Agerlin N，Sorensen JB，et al. Metastatic spinal cord compression second to lung cancer. J Clin Oncol，1992，10：1781.
5. Bauer HCF，Sweden S. Posterior decompression and stabilization for spinal metastases：Analysis of sixty-seven consecutive patients. J Bone Joint Surg，1997，79：514.
6. Byrne TN. Spinal cord compression from epidural metastases. New EngI J Med，1992，327：614.
7. Cqoper PR，Errico TJ，Martin R，et al. A systematic approach to spinal reconstruction after anterior decompression for neoplastic disease of the thoracic and lumbarspine. Neurosurgery，1993，32：1.
8. Dupuy DE，Rosenberg AE，Punyaratabandhu T，et al. Accuracy of CT-Guided needle biopsy of musculoskeleted neoplasms. Am J Roentgenl（AJR），1998，171：759.
9. Grant R，Schiff D，ONeill BP，et al. Neuroimaging and trementment implication of patients with multiple epidural spinal metastases. Cancer，1998，83：1953.
10. Hamilton AJ，Lulu BA，Fosmire HF，et al. Preliminary clinical experience with linear accelerator-based spinal stereotactic radiosurgery. Neurosurgery，1995，36：311
11. Heldmann U，Myschetzky PS，Thomsen HS. Frequency of unexpected multifocal metastases in patients with acute spinal cord compression：evaluation by low-field MR imaging in cancer patients. Acta Radiol，1997，38：372.
12. Klein SL，Sanford RA，Muhlbauer MS. Pediatric spinal epidural metastases. J Neurosurg，1991，74：70.
13. Kosuda S，Kaji T，Yokoyama H，et al. Dose bone SPECT actually have lower sensitivity for detecting vertebralmerastasis than MRI? J Nucl Med，1996，37：975.
14. Mclain RF. Endoscopically assisted decompression for metastatic thoracic neoplasms. Spinal，1998，23：1130
15. Osborn JL，Getzenberg RH，Trump DL. Spinal cord compression in prostate cancer. J Neuro-Oncol，1995，23：135.
16. Schiff D，ONeill BP，Suman VJ. Spinal epidural metastasis as the initial manifestation of malignancy：clinical features and diagnostic approcch. Neurology. 1997，49：452.
17. Sinha AK，Seki JT，Moreau G，et al. The managemaent of spinal metastasis in children. Can J Surg，1997，40：218.
18. Sioutos PJ，Arbit E，Meshulam CE，et al. Spinal metastases from solid tumor：Analysis of factors affecting survival. Cancer，1995，76：1453.
19. Soresen S，Larsen SH，Mouridsen H，et al. Effect of high-dose dexmehtasone in carcinnomatous metastatic，spinal cord compression treated with radiotherapy：arandomisedtrial. Eur J Cancer，1994，30A：22.
20. Sundaresan N，Sachdev VP，Holland JF，et al. Surgical treatment of spinal cord compression from epidural metastasis. J Clin Oncol，1995，13：2330.
21. Wang ET，Portlock CS，OBrien JP，et al. Chemosensitive epidural spinal cord disease in Non-Hodgkins lymphoma. Neurology，1996，46：1543.

第 54 章 周围神经肿瘤

一、概论

周围神经肿瘤发病率低，其发生率约为 0.6/10 万。可以发生在周围神经的任何部位，但其中约 45%的肿瘤发生在头颈部而发生于四肢的却很少见。绝大多数（90%）的周围神经肿瘤是良性的，均起源于那些构成周围神经的细胞成分。根据 WHO2007 年的肿瘤学分类法可将其分为三大类：① 神经鞘瘤（neurilemmoma，neurinoma，schwannoma）又称施万细胞瘤，是周围神经肿瘤中最常见的良性肿瘤，可分为细胞丰富型、丛状型、黑色素细胞型。② 神经纤维瘤（neurofibroma），可分单发型、丛状型。③ 神经束膜瘤（perineurioma），可分为神经内的、软组织的或神经外的。而且来源于神经组织外的肿瘤也能压迫、侵犯或转移至周围神经，最常见的症状是一个逐渐长大的伴有神经系统症状的皮下软组织内包块，如麻木感、麻刺感、持续的烧灼感，沿周围神经走行方向的放射性疼痛，以及病变所累及的周围神经支配区域的感觉和运动功能减退。本章主要介绍周围神经肿瘤一般情况（颅神经的肿瘤请参见相关章节）。

二、周围神经解剖

周围神经系统（peripheral nerveous system，PNS）是指脑干及脊髓软脑膜外的所有神经结构，即除嗅神经和视神经以外所有的脑神经和脊神经根及它们的神经节、周围神经干、末梢分支以及周围自主神经系统。脊神经根腹侧的运动支及背侧的感觉支会合于背根神经节，背根神经节远端的脊神经失去硬脊膜覆盖后即延续为周围神经。周围神经含有神经和非神经成分（图 54－1）：(a) 由神经元胞体延续而成的神经纤维或称轴突（axon）。(b) 构成

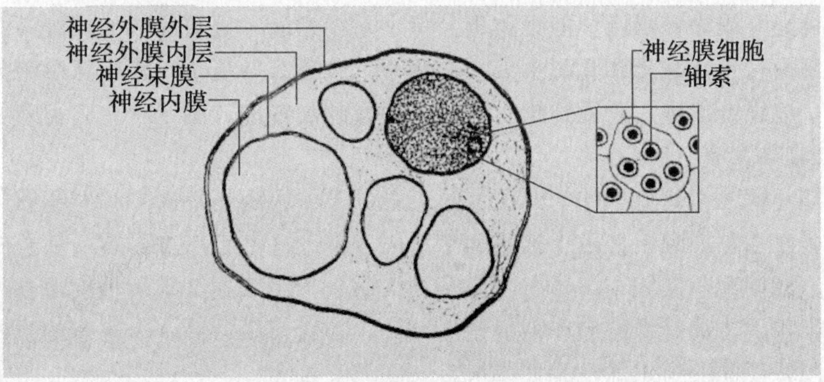

图 54－1 周围神经横断面示意图

神经内膜内神经轴突被神经膜细胞分别包裹，神经内膜外，有一层结缔组织环绕，称为神经束膜，包含有神经周细胞，神经束膜包裹神经形成神经束，神经束外包被有一层结缔组织，即神经外膜内层，神经的最外层为神经外膜外层

鞘膜的施万细胞（Schwann）。（c）神经纤维外的其他细胞（如：成纤维细胞、巨噬细胞、内皮细胞及肥大细胞）及多种大分子物质。

神经纤维（nerver fiber）是周围神经的基本结构单位，根据其外面有无 Schwann 细胞包绕形成的髓鞘分为有髓和无髓神经纤维两种，有髓和无髓神经纤维都被外周神经被膜的最内层即神经内膜（endoneurium）包裹。许多包被神经内膜的神经纤维被神经束膜（perineurium）包裹成为一根神经束。多根神经束被神经外膜（epineurium）内层分隔开。再往外为神经外膜外层，由数层同心圆样结缔组织和细胞包绕形成（图 54－1）。神经外膜的内、外层都包含有成纤维细胞、巨噬细胞、血管及数量不等的脂肪。

三、病理学

周围神经系统（PNS）的肿瘤可以起源于周围神经的任何细胞成分，如施万细胞、神经周细胞、成纤维细胞、内皮细胞、脂肪细胞和神经元，也可以是非周围神经固有细胞源性的，如转移癌等。

按照 WHO 的分类，良性的周围神经肿瘤分为三个主要类型：

（一）神经鞘瘤

神经鞘瘤是施万细胞和神经丛异常增生，是良性有包膜的周围神经肿瘤，不易恶变，分为三种亚型：细胞丰富型、丛状型、黑色素型。肿瘤可起源于颅神经、周围神经或自主神经，往往生长在中枢神经系统和周围神经系统的交界处，此处是少突神经胶质细胞与施万细胞连接处，其可以是单发包块，也可以是多发。大多为单发结节状，界限清楚，包膜由神经外膜和残存的神经纤维组成。肿瘤大部分成分由施万细胞组成，偶然亦可有成熟的神经节细胞和神经干参入和穿过，但神经干通常仅在包膜外越过或包膜下穿过。镜下结构为不同形态的 Antoni A 区（即细胞密集区，为含有大量细胞且排列整齐的结构）和 Antoni B 区（即细胞疏松区，为黏液样结构），这两种成分的比例可不相同，两种区域之间可逐渐移行或突然转变。神经鞘瘤中还可见到腺体和上皮组织，它们是肿瘤的上皮性化生，瘤内有时还可见到囊腔。

（二）神经纤维瘤

是来自包绕神经纤维的神经内膜组织发生的肿瘤，分为两种亚型：局限型、丛状型。其特点是发生肿瘤的神经干、神经纤维均受累，而神经干（支）的功能却无损，肿瘤属于错构瘤性质，约 2%可发生恶变。这种神经纤维瘤的大体观与神经鞘瘤相类似，在皮肤和皮下脂肪中单发的神经纤维瘤被限制，但无包裹，呈半透明切面。侵袭深部的神经纤维瘤多为丛状型，这些肿瘤可以是几毫米和几厘米大小。镜下，肿瘤成分复杂，除施万细胞外还有大量神经束衣细胞、成纤维细胞、胶原纤维、甚至不同量的炎细胞（图 54－2，见彩页）。

（三）神经束膜瘤

是一种神经鞘膜衍生而来的单纯由神经束膜细胞构成的良性周围神经鞘膜肿瘤，可以散发孤立性或多发性，后者系神经纤维瘤病Ⅰ型之表现。有潜在恶变可能，其总的病变特点是肿瘤无包膜，由神经鞘细胞、神经内膜成纤维细胞、神经束膜细胞及轴索混合组成。在组织学上与超微结构上与神经纤维瘤和神经鞘瘤相比，神经束膜瘤有一个显著的不同之处：它们位于真皮或皮下更深的组织里，其大小从 1cm 到 20cm 大小不等。它们有 2 个主要的临床病理形式：① 神经内；② 软组织和神经外。神经内束膜瘤通常累及单根神经造成对称性神经膨大。组织学光镜检查显示，梭形的神经束膜细胞围绕施万细胞鞘，伴或不伴变性的中央轴突增殖。其纵剖面显示纤维呈粗糙增厚的表现，而横断面上神经束膜细胞围绕每一个单独的神经纤维，呈现特征性的旋涡纹样表现，所以就将其称为为假洋葱球茎样表现，无论是何种类型的神经束膜瘤，细胞和细胞核异型少见，也较少发现有丝分裂的表现。

四、临床表现

（一）神经鞘瘤

周围神经肿瘤最常见的是神经鞘瘤，又称施万细胞瘤，可发生于任何年龄，多见于20～50岁的中年人，男女发病率大致相同。约占椎管内肿瘤的29%，常为单发，好发于髓外硬脊膜下，髓外硬脊膜外则少见，偶尔见于髓内。多发生在胸部、腰骶部，肢体放射性疼痛为主要体征，卧位休息时加重，下床活动反而会稍减轻，同时还有肢体麻木、乏力、跛行等症状，查体时相应平面以下及鞍区感觉减退，肛门松弛、肛门反射消失。椎管外的神经鞘瘤好发于头颈部、上下肢屈肌表面，因此常涉及脊神经根、交感神经、腓总神经和尺神经。为有包膜的梭形结节，一般无症状或有轻微的感觉症状，触诊可出现该神经支配区域的麻痛或感觉异常（Tinel 征），而自发疼痛少见。体格检查可触及＜5cm 的卵圆形、梭形、质中韧、光滑的与周围组织无粘连的结节。位于腹膜后及后纵隔不同部位的神经鞘瘤有着不同的临床表现。

（二）神经纤维瘤

神经纤维瘤也是常见的周围神经肿瘤，发病年龄在 20～30 岁之间，流行病学的调查显示发病率为 1/25000。其中 90%的神经纤维瘤患者是单发神经纤维瘤。单发的神经纤维瘤临床表现与神经鞘瘤类似，但神经纤维瘤往往没有放射性疼痛及感觉迟钝（即 Tinel 征）。单发的神经纤维瘤常常是小的、独立的、无痛的位于皮下的小结节。丛状的神经纤维瘤可有疼痛症状、肌无力和肌萎缩或轻度感觉障碍。神经纤维瘤病分为Ⅰ型、Ⅱ型和Ⅲ型（即 NF－Ⅰ型、NF－Ⅱ型和 NF－Ⅲ型）。典型的 NF－Ⅰ型表现为：青春期前皮肤或黏膜有 6 个或更多的浅褐色斑点，直径大于 5mm。青春期后至少在 15mm 以内，皮下软组织内多个表浅的豌豆大小的皮神经纤维瘤，5%～20%的患者有两侧或一侧的视神经胶质瘤，骨骼发育异常，如蝶骨发育异常或长骨皮质变薄，脊柱侧弯。肿瘤也可以生长在颅内。颅神经或脊髓，如位于椎管内的脊神经纤维瘤，位于颅内桥小脑角的听神经瘤，颅内的三叉神经鞘瘤。有 50%的 NF－Ⅰ型患者有智能障碍。NF－Ⅱ型常伴双侧听神经鞘瘤，没有 NF－Ⅰ型常见的面部麻木、疼痛、感觉减退、咀嚼无力、行走不稳，共济失调、角膜反射减弱或消失等症状。NF－Ⅲ型也叫混合性神经纤维瘤病，常累及中枢神经系统和周围神经系统，发病年龄多在20～30 岁，双侧听神经瘤、后颅窝和上颈段硬脑（脊）膜肉瘤、脊髓和椎旁神经纤维瘤是NF－Ⅲ型最显著的特点。

（三）神经束膜瘤

神经束膜瘤通常好发于青少年，肿瘤位于四肢部位的皮肤、皮下或深部软组织，以局部的孤立性边界清晰的肿块为标志，通常生长十分缓慢，为无痛性生长，常迁延数年之久，其生物学行为是良性过程，没有侵蚀性。

神经内神经束膜瘤比较特殊，有累及上肢主要神经干的倾向，偶尔也累及其他一些神经，如胫神经等。有可能在局部表现出单根神经分布区域的隐匿性起病，呈慢性、无痛性、进展性运动功能的缺失，出现肌无力、萎缩、Tinel 征等。据报道，从症状出现到明确诊断要数年之久，绝大部分患者都小于 40 岁。

硬化性神经束膜瘤作为一种比较特殊的类型，常见于年轻人的手指、足趾及手掌部位，也是一个单发性、无痛性的较小肿块。

通常，神经束膜瘤的临床表现并无特异性，仅以局部肿块为起病的最初表现，所以仅通过临床表现来诊断神经束膜瘤是十分困难的。

五、影像学

影像学检查在术前评估周围神经肿瘤病变方面起着越来越重要的作用。影像学检查包括CT、MRI及超声波、PET。CT可以通过对比度的调整使肿瘤显影，但CT对椎管内神经鞘瘤诊断率低，应尽早行MRI检查。MRI的优势在于它的间隙分辨率和对软组织结构（病变）的显影及区分更加细微清晰。MRI具体表现为T1加权像呈低信号、T2加权像呈中至高信号、肿瘤边界较光滑、与周围组织分界较清晰，GD－DTPA增强扫描肿瘤明显均匀强化，边界更加清晰、与脊髓分界清楚。并可鉴定髓内、髓外肿瘤。

B超可作为一种多角度、多切面的检查，安全有效而廉价，而且可以反复检查，尤其可分辨液体肿块和实质性肿块，也可以分辨血管结构和血流方向，还可对椎管以外的其他部位的周围神经肿瘤进行准确的解剖定位以提高术前诊断的准确性。表现为有包膜回声，内部多呈均匀低回声，切面呈细条索状，为多数平行排列的低回声及分隔其间的强回声带。PET（正电子发射断层扫描）通过探测局部组织的代谢情况来断定有无肿瘤、肿瘤的大小，用标准摄入比值（SUR）作为PET图像的半定量分析来评估周围神经肿瘤的部位，为手术切除范围提供可靠的依据。

六、诊断及鉴别诊断

在临床上周围神经肿瘤罕见，常常是在对皮下软组织肿物的检查中发现，同时伴有神经症状，如麻刺感、疼痛、麻痹、麻木和肢体软弱无力。所以完整的病史资料、体格检查及诊断性检查包括影像学检查（CT、MRI、B超、PET）以及电生理检查即可对周围神经肿瘤作出明确诊断。对于椎管内神经鞘瘤的诊断MRI明显优于CT。PET虽准确性高，可区分良恶性肿瘤，对微小病变也能早期发现，但由于其费用昂贵，受地区限制，基层单位难以普及使用。

电生理检查：① 肌电图描记法（EMG）：检查肌肉去神经和为运动神经轴突的缺损提供证据，还可以鉴别真性肌无力和由于疼痛导致的肌肉功能降低。② 神经传导功能检查（NCSS）可以通过测量神经传导速度和波幅来评估感觉神经或运动神经通路的完整性，反应速度的降低可以反映出外围神经脱髓鞘状况，波幅的降低说明轴突缺失。③ 体感诱发电位（SSEP）：是一种反映由周围感觉神经纤维重复活动的诱发电位，同时记录脊髓和大脑电位，评估感觉通过的完整性，这些电生理检查可以提示细微的周围神经的病理变化，也可以在外科手术前帮助确定神经功能的基础水平以助于切除肿瘤、保留有功能的神经纤维。周围神经肿瘤生长速度缓慢，可以无症状或出现载瘤神经分布区域的感觉异常、疼痛及受累神经的功能障碍或丧失，在神经纤维瘤时更甚。在恶性周围神经肿瘤的诊断上，我们要提高警惕，由于其临床表现和影像学特征与良性肿瘤很难区分鉴别，在那些已经诊断为良性周围神经肿瘤的患者中若出现肿瘤生长速度过快，疼痛明显加重，以及神经系统的功能显著破坏等情况，则高度提示肿瘤有恶变可能。伴有NF－Ⅰ型的患者其恶变率则更高。CT及MRI上常可见到肿瘤囊变出血，由于恶性周围神经肿瘤对^{67}镓、柠檬酸盐摄取量较正常组织高，可用其进行对比显像，以提高诊断率，但目前唯一能确诊周围神经恶性肿瘤的方法是手术活检或病理切片检查。

七、治疗

周围神经肿瘤的治疗应根据患者的病情决定是否施行手术治疗。严重的疼痛和感觉异常、进行性的感觉或运动功能丧失及肿瘤迅速增大者是明显的手术适应证。

在处理良性病变时应在不明显影响神经功能的前提下尽可能多地切除肿瘤，手术应首先充分显露病变近端及远端的正常神经成分，然后在显微镜下直视肿瘤，同时应用显微手术技术及电生理刺激及监测技术（包括在局部电刺激后对神经肌肉监测或者在测定诱发电位时对脊髓两侧或对侧相应皮肤区域的监测）。这些电生理监测有助于区分有功能的神经纤维及无功能的肿瘤或肿瘤样病变，而且在手术过程中通过肌电监测有助于明确是否有肌肉损伤。如果肿瘤切除后不可避免地造成神经损伤，则可立即进行神经修复，必要时行神经移植术以弥补神经断端间的神经缺失。

神经纤维瘤可有单根或多根有功能的神经纤维被肿瘤包裹。对于这些神经纤维应当运用电生理检查予以确认，并在术中尽量予以保留，切除肿瘤及其他非功能性组织，如果肿瘤与神经纤维粘连紧密不易分离，全切肿瘤势必造成神经损伤及功能缺失，因良性肿瘤生长十分缓慢，此时可部分切除。单发的神经纤维瘤或神经束膜瘤更易于在保留神经功能的前提下切除干净。

周围神经肿瘤切除后的处理应在术后 72 小时内使用抗生素治疗，给予足够的止痛药物以及早期活动肢体有助于神经滑动，从而减少与周围组织的粘连。但如果有神经吻合，不论是神经本身或是神经移植体之间都应当在短期内制动以避免缝合处张力过大，一般 2 周后可逐渐活动。

恶性周围神经肿瘤的内外科治疗目前都没有一个完美的方案。辅助性治疗（放疗、化疗）的作用尚存在争议。目前已有多种不同的治疗方案，如术前放疗、根治性手术前先行化疗、根治性手术中化疗或术后放疗等有助于提高患者的 5 年生存率。在手术治疗中另一种能改善预后的重要方法是扩大切除范围，在 Da Catman 的研究中证明这一方法能提高患者的生存率。基因治疗、免疫治疗尚不成熟，还处于研究阶段。

八、预后

良性神经纤维瘤、神经鞘瘤、神经束膜瘤如果完整切除往往可以治愈，复发率低，很少有恶变，即使不能完全切除也由于其生长缓慢对神经功能影响不大或无影响。但恶性周围神经肿瘤的预后则不容乐观，5 年存活率很差，从 30％～39％不等，平均生存期为三年，其治疗仍然充满了挑战性。在那些同时合并有神经纤维瘤病的患者预后则更差。恶性周围神经肿瘤患者在其治疗过程中应定期进行临床随诊以及时处理变化的病情。一旦确诊为恶性周围神经肿瘤可应用一系列影像学检查包括胸片，腹部、盆腔 CT 扫描，骨扫描等检查以明确病变范围和部位，这对于重新选择治疗方法及判断疾病预后非常有用。

（裴　杰）

参考文献

1. Angelov L，Feldkamp MM，Guha A. Peripheral nerve tumors. // Kaye AH，Black PM. Operative Neurosurgery. London：Churchill Livingstone，2000.

2. Biernat W. 2000 World Health Organization classification of tumors of the nervous system. Pol J Pathol，2000，51：107-114.
3. Dans E，Dierick WS，Legius E. TP53 mutations are frequent in malignant NF1 tumors. Biochim Biophys Acta，1994，1223：296-305.
4. DasGupta T. Tumors of the peripheral nerves. Clin Neurosurg，1977，25：574-590.
5. Daston MM，Scrabe H，Nordlund M，et al. The prolein product of the neurohbromatosis type l gene is expressed at highest abundance in neurons. Schwann cells and oligodendrocyles. Neuron，1992，8：415-428
6. DonnerT，Voorhics R，kline D. Neural sheath tumors of major nerves. J Neurosurg，1994，8：362-373.
7. Hudson A，Kline D. Peripheral nerve tumors // Schmidek H，Sweet W. Operative Neurosurgical Techniques. New Youk：Grune & Stratton，1988.
8. Klin DG，Hudson AR. Operative results of major nerve in injuries，and tumors. Philadeclphia：WB saunders，1994.
9. Perez-Lopez C，Gutierrez M，Isla A. Inflammatory pseudotumor of the median nerve. Case report and review of the literature. J Neurosurg，2001，95：124-128.
10. Rosenbaum C，Kamleiter M，Grafe P，et al. Enhanced proliferation and potassium conductance of Schwann cells isolated from NF - 2 schwannomas can be reduced by quinidine. Neurobiol Dis，2000，7：483-491.
11. Scheithauer BW，Woodruff JM，Erlandson RA. Atlas of tumors of the peripheral nervous system. American Registry of Pathology，1999：219-236.
12. Theaker JM，Gatter KC，Puddle J. Epithelial membrane antigen expression by the perineurium of peripheral nerve and in peripheral nerve tumors. Histopathology，1988，13：171-179.
13. Tiffee JC，Barnes EL. Neuromuscular hamartomas of the head and neck. Arch Otolaryngol Head Neck Surg，1998，124：212-216.
14. Wallace MR，Marchuk DA，Ancerson LB，et al. Type 1 neurofibromatosis gene identification of a large transcript disrupt in three NF-1 Patients. Science，1990，249：181-249.
15. Weiss SW，Goldblum JR. Enzinger and Weiss's Soft Tissue Tumors. St. Louis，Mosby，2001.

第 55 章 视神经胶质瘤

视神经胶质瘤（optic pathway glioma，OPG）是起源于视神经、视交叉或交叉后视束的低度恶性的星形细胞瘤。在解剖学上视神经不是真正的颅神经，而是脑白质向眶内的延伸，故胶质瘤可起自视神经和视交叉的胶质细胞。

视神经胶质瘤约占全部颅内肿瘤的1%～5%，虽然相对罕见，但仍是最常见的视神经原发性肿瘤，也是儿童神经肿瘤的重要组成部分。视神经胶质瘤可以分为两组：儿童组和成人组。在儿童组患者，病变通常是良性或低度恶性胶质瘤；但在成人组，病变通常是比较恶性的进展性胶质瘤。在大多数情况，视神经胶质瘤发生于儿童，其中20%～30%受累儿童伴有神经纤维瘤病1型（neurofibromatosis type 1，NF－1；von Recklinghausen disease）。视神经胶质瘤在生长潜力上表现极大的差异，从病变静止、自然消退，到病变进展性、侵袭性发展。这些差异，以及肿瘤发生于视神经的特殊部位，使其在处理上存在争论和挑战。

一、流行病学

视神经胶质瘤的发病率一般报告为1/10万，多见于儿童，在20岁前占80%～90%，10岁前占60%。在美国，视神经胶质瘤占眶内肿瘤的4%，颅内胶质瘤的4%，颅内肿瘤的2%。国内报道其占儿童颅内肿瘤的1%左右。Hollander等（1991）报告，视神经胶质瘤占全部视神经原发肿瘤的2/3。在儿童，80%患者出现在15岁以前，年龄的中位数为5岁，女性稍多见。Millar等（1995）报告，在成人，视神经胶质瘤是罕见病种，仅有少量报告的病例，年龄范围是22～79岁，平均52岁，男性稍多见。

视神经胶质瘤究竟是一种家族遗传性星形胶质细胞的良性增生，还是一种新生物，文献中有不同看法。本病可发生于同一家族中以及刚出生的新生儿，有时还可见伴有先天性小眼球和NF－1型。

神经纤维瘤病（neurofibromatosis，NF）是常见的神经皮肤综合征，其中NF－1型为周围型神经纤维瘤病，国外的发病率为1/4000，国内为4/10万。该病为常染色体显性遗传，NF－1基因位于17q11.2。该病临床表现多种多样，除累及中枢及周围神经系统外，还有多系统受累，主要表现为咖啡牛奶斑、皮肤神经纤维瘤、虹膜Lisch小体。

在儿童视神经胶质瘤患者中，10%～38%伴有NF－1型；而15%～40%的NF－1型儿童有视神经胶质瘤。有双侧视神经胶质瘤是NF－1型患者特有的。国外报道视交叉胶质瘤患者约有50%（10%～70%）伴有NF－1型，因而有人认为视神经胶质瘤与遗传有关。Moro等认为，小儿一旦出现突眼、视乳头水肿、视神经萎缩，就要考虑有无NF－1型，并追问家族史，检查家族成员中有无NF－1型的表现。而国内报道的视交叉胶质瘤患者却很少伴有NF－1型（0～11%），杨军等报道7年间18例视神经胶质瘤患儿中仅2例（11%）伴有NF－1型，而范涛、周蓉先、周海林等分别共报道39例视交叉胶质瘤患者均没有发现NF－1型，这可能与国内NF－1型发病率较低，或是对NF－1型认识不足有关。

二、部位分布

视神经胶质瘤可见于球后视神经、视交叉、下丘脑、视束至外侧膝状体通路上的任何部位，可从视神经上长出，也可从第三脑室的侧壁从前、后或侧方侵入视路。视神经胶质瘤的分类基于其特殊的部位，一般根据其侵犯部位可分为眶内视神经型、视交叉型和颅内弥散型。Kovalic 等报道 33 例视神经胶质瘤，发现约 15%局限于视神经，24%涉及视神经和视交叉，61%涉及视神经、视交叉及邻近结构。Dodge 等根据侵犯部位将这些肿瘤分为 3 型：Ⅰ型：侵犯单一视神经；Ⅱ型：侵犯单一视交叉或伴视神经受累；Ⅲ型：侵犯视交叉并扩展到下丘脑或其他临近结构。在一组 623 例的 meta 分析中，Ⅰ型占 23%，Ⅱ型占 36%，Ⅲ型占 38%。有些儿童神经肿瘤中心报道Ⅲ型最常见，占 60%～78%。Yasargil 将视神经胶质瘤分为 3 型：Ⅰ-A 型累及球后眶内；Ⅰ-B 型累及球后视神经孔；Ⅱ型胶质瘤累及视束；Ⅲ-A 型累及视交叉和一侧视束，Ⅲ-B 型累及视交叉和双侧视束，Ⅲ型（A 和 B）可累及下丘脑。

NF-1 对视神经胶质瘤部位的影响作用已有分析，显示在 NF-1 型组，视神经胶质瘤更可能限于视神经，较少可能为部位广泛的类型。Kornreich（2001）报告在 NF-1 患者的视神经胶质瘤中，66%累及眶内视神经，10%～20%限于眶内，余者累及颅内视神经。在没有 NF-1 的视神经胶质瘤患者中，病变可以累及不同的球后视通路，包括视神经、视交叉、视束、视放射，但视交叉是最常见的累及部位，而眶内视神经较少累及。但也有报告在 NF-1 和非 NF-1 组之间，视神经胶质瘤在分布上没有差别。当视神经胶质瘤为恶性时，病变可直接侵犯下丘脑、基底节、内囊，或可以播散到软膜或软膜下脑表面。

三、病理学

视神经胶质瘤的起源细胞仍不清楚。视神经胶质瘤可能源于视神经鞘内支持性星形细胞，与视神经纤维有清楚界限或侵入其中。在世界卫生组织（WHO）胶质瘤的分类中，视神经胶质瘤分类为Ⅰ级星形细胞瘤（毛细胞型星形细胞瘤），生长缓慢，不倾向转移。随着肿瘤细胞在神经轴索间的生长，压迫神经纤维而导致神经脱髓鞘变或萎缩。肿瘤可以是实质性，常轻微囊变。由星形细胞产生的亲水性黏液蛋白与肿瘤的体积扩大有关。这种蛛网膜增生和黏液蛋白形成呈自限性。肿瘤可以表现为视神经的梭形增大，伴继发性视交叉受累，或最初包裹视交叉，继而波及视神经或下丘脑。视神经胶质瘤常起自并保持限于一个节段内，并不沿整个纤维长度从视网膜扩展到膝状体。在很长一段时间，肿瘤在起源的节段内扩张，缓慢生长，可达到相当大小。视神经胶质瘤的恶性转化不常见，但大多数肿瘤在尚未成熟时就因增大压迫视神经在患者早年就出现临床症状。随着肿瘤的成熟，后期临床症状将趋于稳定。镜下表现是低度恶性星形细胞瘤，可见简单双极的毛细胞型星形细胞和大量 Rosenthal 纤维（图 55-1，见彩页）。许多视神经的胶质瘤显示软膜浸润的倾向，导致蛛网膜增厚，可激起反应性脑膜增生，使其难与视神经鞘脑膜瘤鉴别。

成人的视神经胶质瘤多为恶性，为节细胞胶质瘤或为间变性星形细胞瘤或为多形性胶质母细胞瘤。Dario 等总结有病理资料的 34 例恶性视神经胶质瘤患者中，18 例（52.9%）是间变性星形细胞瘤，16 例（47.1%）是多形性胶质母细胞瘤。细胞核异质、有丝分裂增多、血管内皮细胞增生都很显著。生长迅速，常侵犯视交叉，并且双侧视神经常很快受侵犯，病死率极高。在提示视神经胶质瘤的生物学活性方面，免疫组化标记是有用的。大多数肿瘤染色胶质纤维酸性蛋白（glial fibrillary acidic protein，GFAP）阳性。视神经毛细胞星形细胞瘤伴低水平的 MIB-1 和 p53（标记指数＜1%），显示良性行为。侵袭性的毛细胞星形细胞瘤伴 MIB-1 的标记指数升高，在 2%～3%。MIB-1 和 p53 的标记指数＞2%，提示为弥散性或间变性星形细胞瘤。

四、临床表现

（一）视神经胶质瘤的常见症状和体征

视神经胶质瘤的常见症状为视力下降（29%），头痛（23%），生长发育不良（20%），恶心呕吐（14%），眼球运动异常（14%），内分泌功能异常症状（14%）。常见体征为视力减退（33%），视野缺损（33%），视神经萎缩（21%），眼球运动异常（21%），间脑症状（21%），内分泌异常体征（21%），共济失调（12%），视乳头水肿（9%）。

（二）症状特点

1. 视力视野改变

视觉损害是最常见的起病症状，所有患者都有改变，包括视力损害和视野缺损。两眼视力减退程度不同，视野改变也不规则，可有双颞侧偏言、一眼失明另一眼颞侧偏盲或同向性偏盲等改变。眼底多数有原发性视神经萎缩。部分患者有斜视、眼震等。

2. 头痛

多数患者有头痛，位于额、颞部。有的患者还伴有呕吐。

3. 内分泌紊乱

一般出现较晚，部分患者有垂体前叶功能低下等症状，如闭经、性欲减退、性器官发育不全、第二性征不显著，部分患者有多饮、多尿、性早熟、极度消瘦、生长发育障碍等情况。有的还有肥胖、嗜睡、发烧等下丘脑症状。

4. 其他

个别患者可有半身运动及感觉障碍、嗅觉缺失、颅内压增高等症状。

（三）发病部位与临床表现的关系

视神经胶质瘤的临床表现也因其累及部位不同而不同。前路视神经胶质瘤最常见的首发症状为视力下降及视野缺损、单侧眼球突出等；视交叉胶质瘤以双侧视力下降、视野改变多见，无单眼视力下降或视野改变；弥散型视神经胶质瘤累及下丘脑则多伴有下丘脑损伤症状，表现为性早熟、精神淡漠、肥胖、多饮、多尿等，颅内压增高出现相对较早，视力、视野改变在肿瘤晚期才表现出来。Kovalic 等报道 33 例视神经胶质瘤，20%表现为视神经萎缩、20%视野缺损、9%斜视、9%头痛、8%全盲、8%眼震、7%突眼、6%视力仅有光感、5%出现视乳头水肿。Pierce 等报道 24 例视神经胶质瘤患者，96%出现视力视野异常，其中 46%为视力下降，25%出现视野缺损，有 38%出现内分泌异常，其中 29%为早熟，有 54%出现其他神经功能障碍，如共济失调、头痛、癫痫发作等。

（四）发病年龄与临床表现的关系

儿童常为前部病变，直接累及眶内视神经，一般均有视力减退、眼球突出和视乳头水肿或萎缩。其他如斜视、眼球运动障碍和皮肤棕色素斑也常有发现。突出的眼一般向下外移位。在年龄很小的患者，视力丧失可以表现为斜视和/或眼震。视乳头水肿比视神经萎缩更常见，可能由于神经周围静脉阻塞。发生于视交叉段的较发生于视神经段者年龄大，平均发病年龄前者为 10.9 岁，后者为 15.8 岁。视交叉、下丘脑胶质瘤相对较少引起视觉症状，报告约 33%有视力和视野的变化，倾向有双侧视野的受累，但眼震和内分泌病变发生率升高，并随年龄而不同。眼震多见于4岁前的进展性肿瘤的患者，而垂体内分泌病变多见于大于4岁的患者。后部病变患者中，大约一半可观察到内分泌功能异常，1/3患者表现为一种以上的内分泌功能异常。每一种垂体激素的异常都有过报告，但最常见的内分泌紊乱是生长激素缺乏，其次为性激素异常，表现为早熟或青春期推迟。儿童的初发症状常常是生长发育不良，体重降低，但身高不受影响，这个综合征明显多见于年龄较小的患者，平均年龄是6个月。因此，后部病变的儿童都应该进行完全的内分泌检查，请内分泌专家会诊。

视神经胶质瘤可以出现在成人，此时肿瘤有高度恶性的特征，早期引起双侧视力丧失，因为大多数病变累及视交叉，不可避免地导致患者死亡。这些恶性胶质瘤平均生存时间很短，仅8个月。而儿童患者，恶性胶质瘤罕见。

（五）视神经胶质瘤与NF-1型的关系

儿童视神经胶质瘤与NF-1型有一定关系，因此对视神经胶质瘤的患者应仔细观察是否存在NF-1型的临床特征。在视神经胶质瘤病例中，有20%～50%患者可见虹膜黄色结节、皮肤咖啡样色素斑、皮下软性肿物及眶骨先天性缺失等神经纤维瘤病体征。研究指出伴NF-1与不伴NF-1的视神经胶质瘤相比，尽管在肿瘤发生部位无明显差别，但突眼增加，而眼震发生率和颅内压增高的体征减少。新诊断为NF-1型的患者要筛查颅内肿瘤，常可发现无症状的视神经胶质瘤，需要仔细进行神经学和内分泌学的检查。神经纤维瘤的存在，不影响视神经胶质瘤的病程和预后。

五、影像学

在处理视神经胶质瘤时，影像诊断起重要作用。CT和MRI提供精确的定位和定性诊断，X平片在评估视神经胶质瘤时作用不大。

（一）X线检查

视神经胶质瘤就诊时，X线检查可见71%～83%患者视神经管呈圆形扩大，管壁整齐。视神经孔位显示视神经孔大于7mm或左右孔的大小差异大于2mm，可间接提示本病的可能性。如蔓延至视交叉、侵蚀视交叉沟，平片上蝶鞍可有“J”形或盆形扩大，前床突、后床突、鞍背、鞍结节破坏等表现。

（二）CT检查

CT可以完整地评估与视通路有关的骨结构，尤其是视神经管，在制定手术计划时特别有用。在CT扫描上，视神经胶质瘤可以表现为视神经增粗、弯曲或弥散增大，可以是管状、梭形或异形，肿瘤较大时可见偏心肿大或多叶状，边缘光滑，与周围脂肪分界清楚。通常为等密度，黏液或囊性改变常见，液体部分较实体肿瘤密度低，且不被增强（图55-2）。大约50%病变对造影剂轻或中度增强，在颅内，尤其视交叉后侵犯病变增强更常见。一般无钙化，但少数后部、累及视束的病变可见钙化。利用薄层像或骨窗，常发现视神经管扩大。

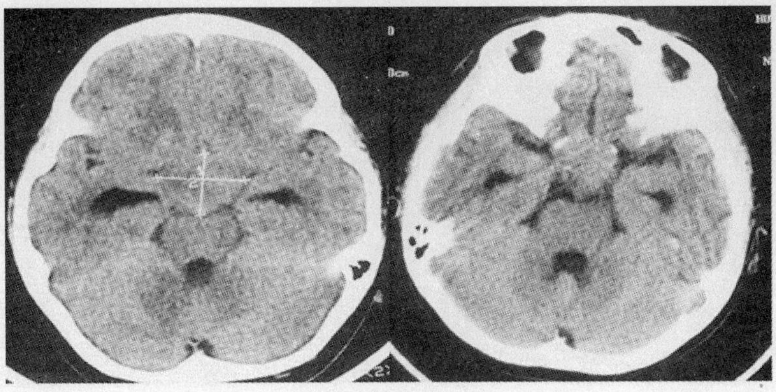

图 55-2 视神经胶质瘤的 CT 影像

（三）MRI 检查

MRI 在视神经胶质瘤的诊断评估中非常重要，为首选检查。眶内病变和颅内侵犯在 MRI 上可以特征性地表现出来。增强 T1WI 伴脂肪饱和度在确定成人视神经胶质瘤范围上是有效的。与 CT 相比，MRI 极好地评估颅内视神经、视交叉、视束、膝状体、视放射，比较精确地明确病变在颅内侵犯的范围。MRI 显示神经增大、弯曲，在 T1WI 与皮层等信号，相对白质是低信号，与眶内脂肪比总是低信号。T2WI 证明病变是混合信号，与白质和皮层比是等到高信号，可伴囊性变，有中等增强（图 55-3，图 55-4）。

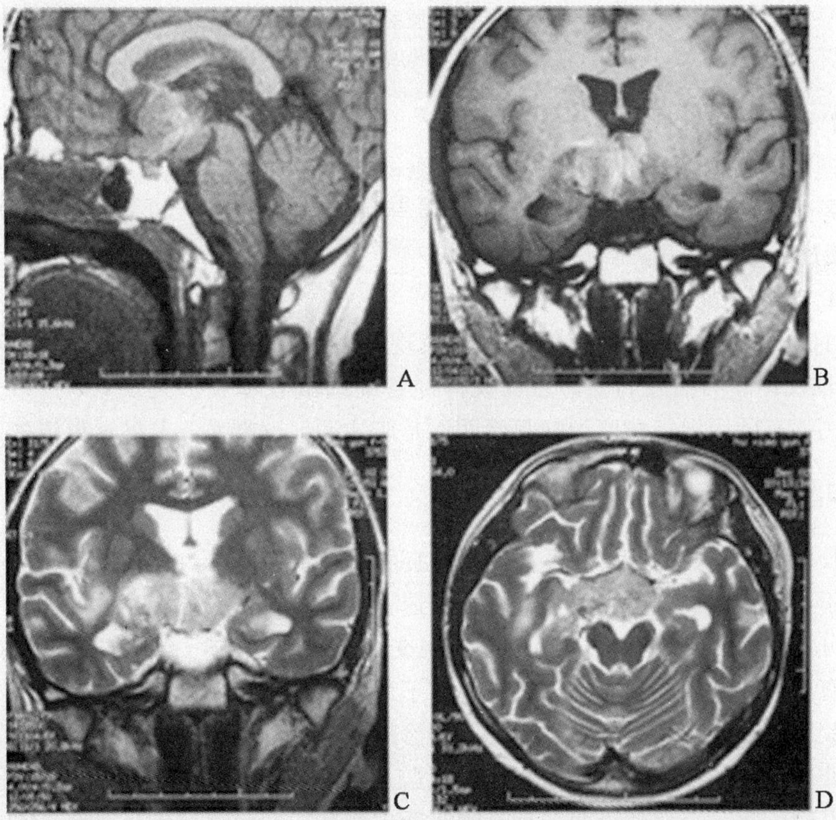

图 55-3 视神经胶质瘤的 MR 平扫影像

A：T1WI 矢状位；B：T1WI 冠状位；C：T2WI 冠状位；D：T2WI 轴位

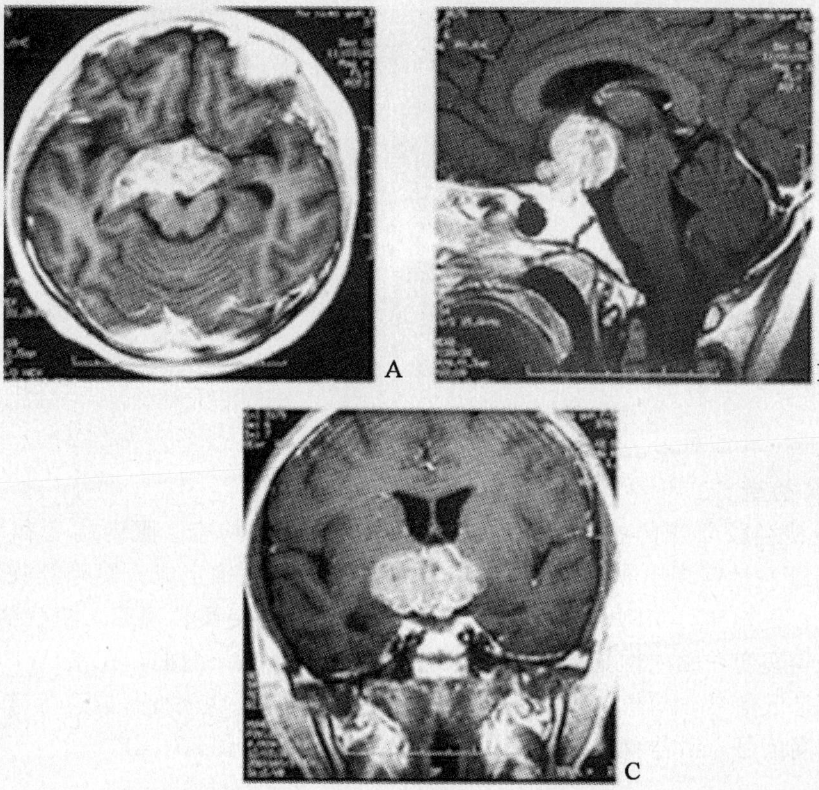

A B C

图 55－4　视神经胶质瘤的 MR 增强影像

A：T1WI 轴位；B：T1WI 矢状位；C：T2WI 冠状位

（四）NF－1 型的影像诊断

NF－1 型的诊断由以下发现支持：① 双侧视神经胶质瘤；② 在小脑、脑干、基底节、丘脑、脑室旁白质和胼胝体，在 T2WI 为高信号的海绵性改变。没有 NF－1 型的患者在 T2WI 证明囊性成分较常见。

（五）CT 与 MRI 的比较

用 CT 可以发现眶内局部受累的特征性表现，而 MRI 在证明病变颅内侵犯方面更好。MRI 可以发现视神经的细微病变，然而视神经管的细微破坏或扩大仅 CT 可以发现。在成人，轻微的钙化有助于识别病变为脑膜瘤而不是胶质瘤，这在 CT 上显示更清楚。

六、诊断和鉴别诊断

视神经胶质瘤有明显的好发年龄、典型的症状和体征及特征性的影像表现，诊断并不困难。凡发生于儿童时期，有头痛、早期视力减退，视野改变、眼球突出、视乳头水肿或原发性萎缩、内分泌症状出现较晚者，应考虑到视交叉部胶质瘤的可能，CT 和 MRI 检查有助于确诊。如有神经纤维瘤病病史或家族史，对于诊断更有帮助。

视神经胶质瘤在临床和神经影像上的鉴别诊断随肿瘤部位而不同。视神经增大可以是肿瘤也可以是非肿瘤。视神经肿瘤性增大可以由胶质瘤、脑膜瘤、神经鞘瘤、血管母细胞瘤、转移瘤或淋巴瘤引起。与视神经增大有关的非新生物性病变包括颅内压升高、视神经炎、突眼性甲状腺肿、类肉瘤病、弓状体病、中央静脉闭塞、结核。当一侧视神经增粗出现时，应与其他一侧性病变，如视神经脑膜瘤、血管病变、神经炎、假性肿瘤、类肉瘤病鉴别。在成人，细微的神经增粗偶尔可出现在正常人。当病变限于眶内时，可以类似视神经炎或视神经脑膜瘤。在这种情况下，在大多数患者中，用 MRI 而不是 CT 可确诊。这些肿瘤可以与视神经脑膜瘤鉴别，表现为缺乏钙化，中等程度增强而不是显著增强。CT 在识别不常见的脑膜瘤伴斑点状钙化时较好。

后视路胶质瘤累及视交叉和下丘脑，必须与其他鞍内和鞍上病变鉴别，包括垂体腺瘤、颅咽管瘤、生殖细胞肿瘤、表皮样囊肿和皮样囊肿、脊索瘤、胶样囊肿、纤维发育异常、类肉瘤病、组织细胞 X 病、结节性肉芽肿、血管内皮细胞瘤等。

七、治疗

视神经胶质瘤的治疗常常是挑战性的，需要外科医师、肿瘤科医师和放疗科医师的合作。整个治疗方案包括确定诊断、决定何时启动治疗、应用何种治疗方法、怎样观察和处理复发。

（一）确定诊断

开始治疗前的第一步是确定诊断。大部分视神经胶质瘤通过临床和放射学的检查可以确定诊断。而少数不能确定诊断的患者要考虑是否有必要进行活检以明确诊断：儿童患者，伴有视神经的梭形增粗，尤其是 NF－1 型患者，都不需要活检来确定视神经胶质瘤的诊断。限于视神经的眼外病变则有理由进行活检，以排除较恶性的病变。累及视交叉或下丘脑的后视路肿瘤通常需要正规活检，可以独立进行，也可以作为手术切除肿瘤操作的一部分。

（二）决定何时启动治疗

已经确定视神经胶质瘤的诊断后，下一步是决定何时启动治疗。这些肿瘤的自然病史是极端不一致的。许多报告认为儿童视交叉胶质瘤可能长期静止或存在自然退缩的情况，治疗对预后无明显帮助。有人提出视神经胶质瘤可以表现为良性的错构瘤性病变。然而，也有人报告视神经胶质瘤呈进展性、侵袭性发展。大多数视交叉胶质瘤的儿童患者，特别是瘤体主要向下视丘方向发展者，病程呈进行性加重，应该积极给予相应适当的处理。除这些争论外，在亚组患者中观察等待的策略是有指征的：在视力敏锐的儿童或伴有 NF－1 型的儿童中，无症状或轻微症状的视神经胶质瘤可以持续一个阶段的密切观察，尤其对于较年幼的不能耐受治疗的患者更有价值；限于视交叉的视神经胶质瘤的儿童应该每 6 个月仔细观察临床和放射学进展的证据；在观察期间应定期进行临床检查、视觉功能检查、内分泌评估和神经影像学检查。当然，并不是每一个患者都表现为静止的疾病，相当数目的儿童患者需要治疗或将发展成为需要治疗的进展性疾病。启动治疗的指征包括明显的视觉或其他神经学的损害，内分泌症状或间脑综合征，脑积水发生和放射学显示进展性疾病。

（三）选择治疗方法

治疗是手术切除、化疗还是放疗，依赖于病变确切的部位、年龄等因素。首先决定是否需要手术，手术的绝对指征包括脑积水和神经结构受压。然而，决定手术常常不是那么容易，要个体化评估以及选择最合适的手术方式。患者的症状、可挽救的功能、患者的年龄、全身状况、肿瘤是否可到达以及是否接近重要的神经结构等，都是评估的因素。视神经胶质瘤限于眶内或颅内视神经，不包括视交叉，并且伴有视力丧失应手术切除。不管是否手术，大多数患者要接受某种形式的化疗。在没有手术的患者，这是主要的治疗，在手术患者这是手术后的辅助治疗。放射治疗用于进展的和复发的患者。

1. 手术

处理视神经胶质瘤可以采用不同的手术入路，每一例必须仔细评估以确定最合适的手术入路。手术的目的，活检还是全切或次全切除肿瘤，以及肿瘤的精确部位和外科医师的经验和偏好常常影响手术入路的选择。前部肿瘤常规应用额下入路，显露整个视神经，包括颅内、管内和眶内。后部的肿瘤有很多种入路，包括额下、颞下、经胼胝体和前部半球间入路。无论何种入路，视觉功能的保护是优先要考虑的重点，此时术中视觉诱发电位监测是非常有帮助的。

对于诊断不能确定的患者，手术目的常常是活检确定诊断。有两种活检方法，即开放手术和立体定向活检。开放活检可用于取得前部和后部病变的标本，手术入路相似于应用于相同部位的切除手术。当取活检标本时，标本组织应远离重要神经结构。如果视神经活检有指征时，应取材于视力已经丧失的一段视神经。立体定向活检仅可以取得后部病变的标本。

限于视神经的进展性肿瘤，如受累眼已无有用视力或尽管化疗后肿瘤仍进展性生长，可考虑切断视交叉远侧的神经和剜除眼球，否则不应考虑这个手术。神经切断刚好在视交叉远侧，以避免损伤从对侧交叉来的纤维。

后部病变多是实体性，与周围组织界限不清，如视束、丘脑、下丘脑、脑干，比前部病变手术更困难，不易全切。对视交叉胶质瘤突入鞍上和第三脑室内的肿瘤可切除，但是若肿瘤侵犯较广，边界不清，特别是与下丘脑紧密粘连，不要强求全切除，以保存下丘脑功能和减少对周围组织的损伤，这是减少手术后并发症的关键，并结合放疗和化疗，以延长患者的生存期。

手术还可以达到更特殊的目的，如视路或其他神经结构的减压、囊性肿瘤的减压、解决脑积水。如对于伴有脑积水的视神经胶质瘤，单一手术减压是不合适的，需要放置脑室-腹腔分流，在某些患者分流可能是唯一的手术。

2. 化疗

在治疗视神经胶质瘤中，化疗的作用越来越大，已是手术后的主要治疗。在手术治疗无效的进展性视神经胶质瘤患者中则为基本的治疗。

以铂类为基础的化疗方案对进展性视神经胶质瘤特别有效，其中顺铂和长春新碱联合是最经典的方案。为降低肾毒性，卡铂（Carboplatin）正在代替顺铂（cisplatin）作为首选药物。在一项Ⅱ期临床研究中，作为单一药物，卡铂证明可达83％的无进展生存率。明显的毒性是血小板减少和听力丧失。卡铂和长春新碱应用于3岁以下儿童也在评估中。这些患者治疗上较困难，表现为疾病具有进展性，也不是放疗的对象。初步结果显示57％的患者可看到肿瘤体积的缩小，整个5年无进展生存率为63％。

最初化疗的失败者，可改变化疗方法。一种方法是应用骨髓移植或自体干细胞移植支持下的大剂量化疗。另一种方法是动脉内化疗，选择性插管到双侧颈总动脉和一侧椎动脉，应用卡铂和依托泊苷，联合静脉内应用环磷酰胺。这种治疗机制的优点是将相对高的药物浓度输入到肿瘤部位，减少全身毒性。

3. 放疗

在视神经胶质瘤治疗中放疗曾经是主要的治疗方法，在有效化疗方法出现后，放疗的地位有所下降，但仍然是治疗此类肿瘤的重要方法。放疗仅能用于年龄大于3岁的患者，因为对于小于3岁的患者，放疗影响认知功能发育，是不能被接受的。放疗一般用于视交叉和下丘脑的肿瘤，并对化疗没有反应和不适合手术切除或手术后复发的患者。

外照射是控制进展性视神经胶质瘤的有效方法，最小剂量45～50Gy，分割剂量1.6～2Gy。放疗后50％的患者可以取得疾病稳定，25％的患者表现部分有效，25％患者疾病仍有进展。

放疗的副作用，尤其对神经认知功能的影响，限制了其在治疗视神经胶质瘤中的作用。首先，尽管放疗引起认知功能障碍已经确定的年龄是3岁，但较大儿童放疗后仍可出现学习和行为障碍。其次，放疗可能导致视觉和内分泌紊乱的进一步恶化，高达 55%的患者经照射后需要激素替代治疗，小于 10 岁的患者似乎更明显。另外，视神经胶质瘤照射后，如果大的颅内动脉闭塞，容易发生异常侧支的现象即 Moyamoya 病，这个现象明显与 NF-1 型存在相关性。最后，在儿童患者视神经胶质瘤照射后发生间变是放疗后另一个特殊的不良反应。其他放疗的非特异性作用包括在放疗区域引起第二个新生物和局部皮肤刺激。

立体定向分次照射治疗可减少放疗的毒性作用。改良的立体定向框架，可集中照射剂量给肿瘤部位，而周边结构有限照射。这可以减少对视神经的毒性作用和放疗引起的内分泌障碍。这个方法也可减少对颅底血管的照射，理论上减少 Moyamoya 病的危险。有一组报告用立体定向分次照射治疗的 8 例患者，3 例取得完全缓解，神经功能改善，4 例疾病稳定，无视力恶化，仅 1 例发生内分泌功能低下。与此相似的方法是 γ-刀，在处理视神经胶质瘤已经有成功的报告。

4. 观察和处理复发

患者进行治疗后，应随访观察，明确视神经胶质瘤的治疗效果以及是否复发。观察的方案相似于随访无症状病变，包括门诊随诊、视觉和内分泌检查、还要结合放射学检查。复发可表现为出现新的或进行性加重的神经学症状和体征、内分泌功能异常或单一放射学变化。处理方式包括手术、化疗或放疗。每一个复发患者必须进行仔细的个体化评价，权衡治疗可取得的益处与治疗的副作用以决定治疗方案。

八、预后

（一）视神经胶质瘤的预后

视神经胶质瘤的整个治疗效果相对较好。在手术和放疗的患者中，10 年生存率为 85%～90%，10 年无进展生存率为 65%～75%。

（二）视神经胶质瘤的相关预后因素

1. 年龄

在儿童，视神经胶质瘤多表现为良性病程，发展相对缓慢或不生长，预后较好，但仍需要长期随访。年龄小于 4 岁者，预后较差，这可能是由于 4 岁以下儿童的疾病具有进展性和对治疗的耐受能力较差的双重因素。在成人，尽管积极的手术、化疗或放疗，但预后不佳，最终致命。

2. 与 NF-1 型的关系

NF-1 型对视神经胶质瘤的影响仍然有不同看法。有的研究显示伴 NF-1 型的患者预后较好，10 年生存率比非 NF-1 型的患者要长，而另一些显示对生存率无影响。早期文献普遍认为，伴有 NF-1 型的视交叉胶质瘤患者发病年龄≤6 岁，为良性自限性肿瘤，患者病情长期稳定，甚至自行衰退；而不伴有 NF-1 型的患者虽以幼儿多发，但成人也可发病，肿瘤一般较大，多呈进展性。Schroder 等认为，伴有 NF-1 型的视交叉胶质瘤患者的长期预后与诊断明确时患者的年龄有关。在儿童早期（<6 岁）就出现症状的视交叉胶质瘤患儿，肿瘤生长迅速，必须经常作眼科检查和 MRI 随访。而在儿童后期（>6 岁）诊断出肿瘤的患儿，肿瘤几乎不生长。所以美国国立卫生研究院（NIH）NF-1 型与视交叉胶质瘤工作组于 1997 年出版的《视交叉胶质瘤指南》认为：视交叉胶质瘤好发于小儿，伴有 NF-1 型者比不伴有 NF-1 型的患者表现得更为“惰性”。他们主张对新诊断的未发现视交叉胶质瘤的 NF-1 型患者，6 岁以内需每年随访，超过 6 岁者可延长随访间隔时间。但近年来，许多较新的研究提出不同意见。

3. 部位

限于视神经的前部病变，在生存期上明显优于后部病变。Kovalic 等认为局限于视神经的视神经胶质瘤，15 年不生长的比率为 100%，而涉及视交叉或涉及邻近结构的视神经胶质瘤，15 年不生长的比率分别为 86%和 57%。Jenkin 等研究了 87 例视神经胶质瘤患者，发现位于视神经或视交叉和视神经者共 35 例，10 年生存率为 95%，位于视交叉后的视神经胶质瘤共 52 例，10 年生存率为 76%，两者 10 年内不复发的比率分别为 80%和 59%。视交叉部胶质瘤若是较良性者，侵犯又不广泛时，术后可存活多年。Dutton 等认为视神经胶质瘤一旦侵犯下丘脑，死亡率将升至 50%。

（沈健康）

参考文献

1. 范涛，王忠诚，张俊廷，等. 视交叉胶质瘤的诊断和显微外科治疗. 中国微侵袭神经外科杂志，2003，8（8）：341-343.
2. 漆松涛，潘军. 视交叉-下丘脑胶质瘤的临床分型及手术治疗. 中国神经精神疾病杂志，2003，29（5）：355-357.
3. 杨军，张玉琪，马振宇，等. 儿童视神经胶质瘤. 中国微侵袭神经外科杂志，2002，7（4）：195-197.
4. 周海林，陈荣家. 视神经胶质瘤的临床病理学研究. 临床眼科杂志，2003，11（2）：104-106.
5. 周蓉先，潘宇澄，邹明舜，等. 视神经胶质瘤的 CT 与 MRI 表现. 临床放射学杂志，2003，22（10）：831-834.
6. Astrup J. Natural history and clinical management of optic pathway glioma. Br J Neurosurg，2003，17（4）：327-335.
7. Bredel M，Slavc I，Birner P，et al. DNA to poisomeraseII alpha expression in optic pathway gliomas of childhood . Eur J Cancer，2002，38（3）：393-400.
8. Cummings JT，Provenzale JM，Hunter SB，et al. Gliomas of the optic nerve：histological，immunohistochemical（MIB-1 and p53），and MRI analysis. Acta Neuropathalo，2000，99：563-570.
9. Deliganis AV，Geyer JR，Berger MS. Prognostic significance of type 1 neurofibromatosis（von Recklinghausen Disease）in childhood optic glioma. Neurosurgery，1996，38（6）：1114-1119.
10. Gururangan S，Cavazos C，Ashley D，et al. PhaseII study of carboplatin in children with progressive low-grade gliomas. J Clin Oncol，2002，20（13）：2951-2958.
11. Hoffman HJ. Optic pathway and hypothalamic gliomas in children in Youmans Neurological Surgery. 4th edition. Saunders Company，2521-2529.
12. Hollander MD，Fitz Patrick M，O'Connor SG，et al. Optic glioma. Radiol Clin North Am，1999，37（1）：59-71.
13. Kornreich L，Blaser S，Schwarz M，et al. Optic pathway glioma：correlation of imaging findings with the presence of neurofibromatosis. Am J Neuroradiol，2001，22（10）：1963-1969.
14. Listernick R，Louis DN，Packer RJ，et al. Optic pathway gliomas in children with neurofibromatosis 1：consensusstatement from the NF 1 Optic Pathway Glioma Task Force. Ann Neurol，1997，41（2）：143-149.
15. Liu GT，Brodsky M ，Phillips PC，et al. Optic radiation involvement in optic pathway gliomas in neurofibromatosis. Am J Ophthalmol，2004，137（3）：407-414.
16. Massimino M，Spreafico F，Cefalo G，et al. High responserate tocisplatin/ etoposide regimen in childhood low-grade glioma. J Clin Oncol，2002，20（20）：4209-4216.
17. Menor F，Marti BL，Mulas F，et al. Imaging considerations of central nervous system manifestations in

pediatric patients with Neurofibromatosis type 1. Pediatr Radiol，1991，21（6）：389-394.
18. Millar WS，Tartaglino LM，Sergott RC，et al. MR of malignant optic glioma of adulthood. AJNR，1995，16（8）：1673-1676.
19. Osztie E，Yarallyay P，Doolittle ND，et al. Combined intraarterial carboplatin，intraarterial etoposide phosphate，and IV cytoxan chemotherapy for progressive optic-hypothalamic glioma in young children. AJNR，2001，22：818-823.
20. Parsa CF，Hoyt CS，Lesser RL，et al. Spontaneous regression of optic gliomas：thirteen cases documented by serial neuroimaging. Arch Ophthalmol，2001，119（4）：516-530.
21. Quinn JA，Reardon D，Friedman A，et al. Phase Ⅱ trial of temozolomide in patients with progressive low-grade glioma. J Clin Oncol，2003，21（4）：646-651.
22. Thiagalingam S，Flaherty M，Billson F，et al. Neurofibromatosis type 1 and optic pathway gliomas：follow-up of 54 patients. Ophthalmology，2004，111（3）：568-577.

第 56 章 脑干胶质瘤

一、概述

脑干胶质瘤是临床较少见的颅内肿瘤，主要表现为进行性的神经功能废损，多数患者在确诊后 18 个月内死亡。19 世纪 60 年代，Matson 报道所有脑干胶质瘤（brain stem glioma，BSG）都不能进行手术治疗，确诊后存活时间一般也不超过 1 年，总体上治疗效果不佳，即使是被认为效果最好的放疗，也只在术后短期内有一定疗效，几乎没有治愈的可能。

然而，近来一些学者报道大约 6%～20%的患者经过治疗后能够长期存活。外科技术的不断进步是预后得到改善的一个重要因素，而肿瘤的位置、生长模式、影像学特征等也与预后有关。

本章主要就脑干胶质瘤的症状、体征、诊断、治疗和预后等方面内容进行讨论。

脑干胶质瘤好发于儿童，约占儿童后颅窝所有肿瘤的 20%～30%。成人脑干胶质瘤发病率极低，约占所有颅脑肿瘤的 1%。约 75%以上的患者都在 20 岁以前发病，儿童发病年龄从几个月到十多岁不等，主要的发病高峰期是 5～8 岁，成年患者发病高峰期是 36～45 岁。研究表明发病与种族和性别无明显关系。

脑干肿瘤的分类经历了一个不断发展的过程，最初曾认为脑干胶质瘤是一个单一的病理类型，并且都采用非手术治疗，因而无法进行病理分类。近十多年来，随着影像学的发展和外科技术的进步，医学界对脑干肿瘤的认识也不断提高，根据肿瘤的临床表现、位置、生长方式、影像学特点和预后将脑干胶质瘤分为几个亚组。通常分成弥漫性脑桥占位和非弥漫性占位两类，或者分成弥漫性脑桥扩大和囊性或局限型占位病变两类。Epstein 和 Farmer 基于影像学特点和生物学行为将其主要分为四类：局限型、背侧外生型、延-颈交界型和弥漫型肿瘤。

（一）局限型

可以位于脑干任何部位，最常发生在中脑和延髓，一般直径小于 2cm。MRI 提示肿瘤边界清楚，可呈囊性变，没有周围水肿和侵犯的影像学特点。临床常表现为隐匿起病的颅神经损害和对侧肢体的偏瘫，除了中脑被盖、顶盖区的肿瘤外，几乎不出现脑积水。

（二）弥漫型

约占所有 BSG 的 80%，多发生在脑桥，使脑桥呈弥漫性增粗，从出现临床症状到确诊的时间短。常表现出单侧多发性甚至双侧颅神经损害、长束征和共济失调，约 10%的患者出现脑积水。

（三）延-颈交界型

好发于颈髓上部分，典型的生长方式是向头侧生长进入延颈交界区，因为前方有锥体交叉的阻挡，此类肿瘤常在闩部水平向后生长，使延髓背侧膨隆突出，有时甚至突入四脑室。尾侧肿瘤常常是长入延髓内的颈髓肿瘤。延颈交界区的肿瘤常出现后组颅神经损害和长束征，偶有患者表现为斜颈。

（四）背侧外生型

约占所有脑干肿瘤的 20%，大多是生长缓慢的低级别肿瘤。一般起源于四脑室底并充填四脑室，但并不侵犯脑实质，体积常较大，与周围结构边界较清楚。在年龄较大儿童中，可以表现为发育障碍（3 岁以下）以及颅内压增高的症状和体征。约 50%的患者表现为颅神经损害，但是很少出现长束征。

此外，有学者将起源于脑干顶盖的肿瘤——脑干背侧肿瘤单独分为一型；也有学者特将成人 BSG 分为弥漫型低级别胶质瘤、脑干恶性胶质瘤和与儿童分类相重叠的其他肿瘤三大类型。观察还发现，神经纤维瘤病 1 型（NF－1）的患者常合并有脑干占位。

二、病理学

BSG 的病理类型是多种多样的，活检机会少和病理检查资料贫乏限制了对肿瘤的组织学分类，有学者将脑干胶质瘤分为几个亚型。其中，弥漫型脑桥肿瘤从低级别到高级别均存在（图 56－1A～D，见彩页）。Selvapandian 报道了 71 例弥漫型肿瘤的活检结果，星形细胞瘤Ⅰ级 14%、Ⅱ级 75%、Ⅲ级 10%、Ⅳ级 1%，然而，该组活检病理分级却与临床预后的相关性呈现出不一致。临床上通常认为，非弥漫型肿瘤多是低级别的肿瘤，如背侧外生型肿瘤常为低级别星形细胞瘤，该类肿瘤可以有多囊表现。Farmer 报道了一组病例，其中 2/3 的肿瘤是低级别星形细胞瘤或节细胞胶质瘤，10%～15%是Ⅱ级肿瘤。

由于脑干肿瘤活检存在一些不足之处，临床上对开颅活检的作用进行了重新认识。在早期的研究中，开颅活检手术中有 1/3 的患者术后出现了新的神经废损，且 30%的活检没有诊断价值。随着立体定向活检技术的开展，使得标本更容易安全获得，但是由于标本量太小，存在抽样误差，导致诊断与预后常不一致，目前总的认识是弥漫型脑桥肿瘤的病理学结果和患者的临床过程相关性小。从 Montreal 的一个研究来看，1994 年以前，70%的弥漫型肿瘤要行活检，之后这一比例降低到 35%，对部分有选择性的肿瘤实施开颅手术代替了开颅活检。非弥漫型肿瘤活检少的原因是因为越来越多的学者倾向手术切除肿瘤或减压，成人 BSG 的临床过程与病理结果之间有一定相关性，而在儿童中则相关性不密切。

三、临床表现

临床症状主要由肿瘤病理类型、生长方式和所处脑干的位置等因素决定。脑干胶质瘤患者从出现症状到确诊的时间一般不超过 6 个月，大多在 2 个月内。该时间段较短的原因是由于脑干内功能密集的解剖区域短期内广泛受累，出现了较多的典型症状，因而易于被发现。约 70%的患者都可能表现出一定的症状，最常见的症状包括因小脑受累所致的步态异常（85%）以及头痛伴呕吐（80%）。如肿瘤侵犯脑桥时，大约 2/3 的患者会出现颅神经功能障碍，最常见的表现有复视、斜颈、面瘫、呕吐和吞咽困难等。如果肿瘤向桥小脑角生长，可能出现三叉神经和听神经受累的临床表现。如临床发现颅神经损害伴有长束征或出现交叉性瘫痪则高度怀疑脑干肿瘤，儿童则多为胶质瘤。

弥漫型肿瘤和局限型肿瘤虽然都可以产生相同的症状，但是弥漫型肿瘤常常病程更短，症状也更严重。

弥漫型肿瘤发病的平均年龄大约为 6 岁，确诊前的平均病程仅仅 6 周。几乎所有的患者都表现为多发性颅神经损害，常常影响眼球运动和面肌功能，共济失调和长束征的出现率高（70%）。约 35%的弥漫型 BSG 常同时出现多发性颅神经损害、长束征和共济失调。

局限型 BSG 患者发病平均年龄偏大，确诊时平均年龄一般为 10 岁，确诊前的平均病程为 65 周。颅神经损害率较低（15%），但共济失调（55%）和长束征（40%）较普遍。患者出现梗阻性脑积水的机会较多，因而常出现与颅内压增高相关的头痛、恶心和呕吐。

背侧外生型肿瘤常出现与梗阻性脑积水所致颅内高压相关的症状和体征。年龄偏大的儿童常出现头痛、恶心、呕吐和共济失调，3 岁以下儿童可出现顽固性呕吐和发育障碍。颅神经损害常见（约占 50%），常表现为单颅神经损害，其中以展神经和面神经受累最常见，长束征相对少见。此外，部分患儿可出现斜颈。

延颈交界区的肿瘤常出现后组颅神经损害和长束征，临床表现有吞咽困难、声音嘶哑、咳嗽无力、偏瘫或四肢瘫、反射亢进、共济失调等，偶有患者表现出斜颈。

NF-1 型患者常合并有脑干占位，生长方式一般表现为良性，有 20%的患者需要治疗。尽管看起来像典型的星形胶质细胞瘤，但活检结果可能是不同病理性质的肿瘤。

四、影像学

CT 上多数表现为低密度改变，少数表现为等密度改变，约 25%的肿瘤有增强效应。但是，由于伪影和肿瘤自身类型的不同，它们可以表现为与脑组织相类似的密度。

MRI 可以对脑干的正常结构和不正常组织及其周围结构作出精确的分辨。肿瘤的位置、生长模式、强化特征等特点常用来进行诊断和判断预后。T2 加权像对肿瘤的边界提供了最好的分辨方式，矢状位最有利于辨别肿瘤及其与周围结构的关系，T2 加权像对出血和血液分解产物非常敏感，有助于脑干肿瘤的诊断。Maria 等认为该序列检查作出的临床诊断常与病理诊断一致。

磁共振波谱分析（MRS）对 BSG 在无创情况下进行分类提供了希望，但是同活检一样，该方法也存在抽样误差，因为在所测量的体积中可能包含肿瘤组织、坏死组织和正常脑组织，在测量肿瘤的平均体积时结果常常不令人满意。

（一）非弥漫型脑干胶质瘤

非弥漫型 BSG 主要包括局限型、背侧外生型和延-颈交界型肿瘤，仅有一半的 BSG 可以表现出均一且明显的强化，1/3 的 BSG 不表现出强化。约 3/4 的 BSG 都表现为局限性生长，大约 10%的非弥漫型 BSG 局限于脑桥生长。

1. 局限型

该类肿瘤多位于中脑和延髓，中脑肿瘤在使用 MRI 之前常被误诊为“中脑导水管硬化”，因为小肿瘤常在 CT 诊断时被遗漏，而 80%以上的肿瘤都会在中脑导水管水平导致梗阻性脑积水。MRI 显示肿瘤几乎都分布在顶盖、被盖及其之间的区域，肿瘤生长缓慢，呈良性的临床过程。肿瘤可以向后生长累及丘脑或向下累及脑桥，T1 加权像显示肿瘤呈等信号（60%）、低信号（24%）或混杂信号（18%）；T2 加权像均呈高信号，边界较清楚，常表现为环状或均匀强化。局限型 BSG 病理诊断多为低级别胶质瘤。此外，局限型 BSG 还包括囊性胶质瘤，占 5%～25%不等。延髓肿瘤表现为局限型或外生型生长，T1 加权像呈低信号，T2 加权像为高信号，增强效应明显。小部分延髓肿瘤像脑桥肿瘤那样呈弥漫性生长，提示病情严重，短期内可能出现死亡。

2. 延-颈交界型

常起源于颈髓，向上可达延颈交界区，由于锥体交叉的阻挡使延髓背侧膨隆，有时进入四脑室，T1 加权像呈低信号，T2 加权像为高信号，在病理诊断上多是低级别胶质瘤。

3. 背侧外生型肿瘤

典型的背侧外生型肿瘤几乎整体都位于脑干外，体积较大，起源于四脑室底并充满四脑室。典型的表现为 T1 加权像呈低信号，T2 加权像呈高信号，常可看见肿瘤的轮廓，部分肿瘤有均匀强化。如果有囊形成，常可见壁结节。病理诊断多为低级别胶质瘤。

（二）弥漫型脑桥肿瘤

脑桥的弥漫型肿瘤中最常见的是胶质瘤，大约占 50%～85%。CT 上约 1/3 的肿瘤呈等密度，其余的呈低密度，与该区的局限型和外生型肿瘤相比，它们形态不规则且强化不均一。尽管肿瘤原发于脑桥，却可以通过桥臂向小脑半球生长，向上到中脑，向下到延髓。小部分 BSG（10%～20%）在弥漫性生长的基础上显示出外生型生长的特点，向背侧生长进入四脑室，向侧方进入桥小脑角区或者进入延颈交界处（图 56－2）。大部分弥漫型脑桥肿瘤 MRI 显示脑桥增粗，桥前池消失，甚至基底动脉或椎动脉均被肿瘤包裹（图 56－3）。肿瘤的生长模式倾向为侵袭性，初期对累及的神经结构表现为有限破坏，相应的临床症状也较少。肿瘤在 T1 加权像上呈低信号，T2 加权像上呈高信号，增强效应不明显，60%的肿瘤不增强，另有部分肿瘤有轻度的不规则的强化或者环型强化。MRI 可以发现肿瘤表面的软脑膜层，看起来像覆盖在脑和脊髓表面的一层增强的衣服，就是所谓的"糖衣层"（sugar coating）。此外，有 5%～25%的 BSG 可以显示蛛网膜平面。

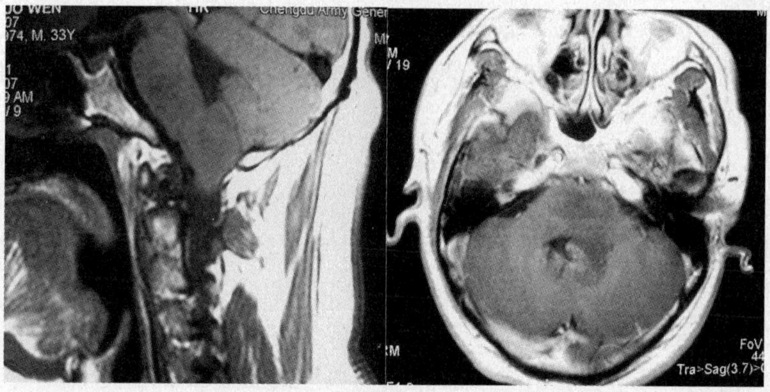

图 56－2　脑干弥漫型胶质瘤

显示肿瘤向背侧生长进入四脑室，向侧方进入桥小脑角区，并进入延颈交界处

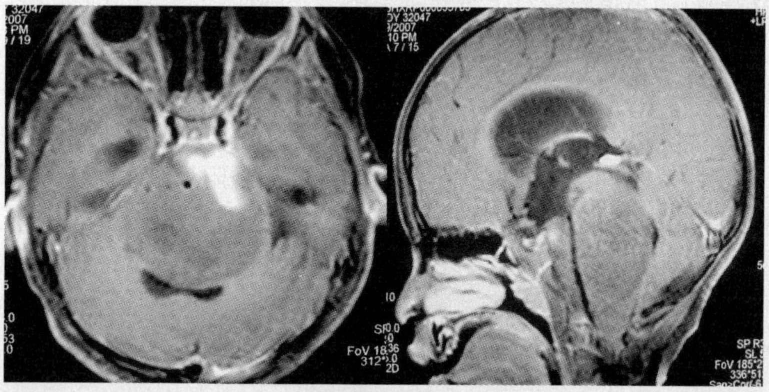

图 56－3　脑桥弥漫型胶质瘤

显示脑桥增粗，桥前池消失，基底动脉或椎动脉均被肿瘤包裹

对于弥漫型脑桥肿瘤，总体来说，MRI 的增强程度与患者的预后和死亡率没有直接关系，少部分有增强效应的肿瘤显示临床表现加重并且死亡率也有所增加，是由于肿瘤生长加

快还是肿瘤坏死增加所致尚不清楚。

CT 和 MRI 都可以发现弥漫型肿瘤的中心坏死部分。CT 显示为一个环型强化的低密度区，MRI 显示为在一个偏低信号区内有一个更低信号区，T2 加权像上显示一个高信号区，T1 加权像增强呈环形强化。约 20%的患者治疗前可以看见中心坏死区，不管治疗与否，坏死区会随时间的延长而扩大。

MRI 对于 NF-1 有很大的诊断价值，大多数肿瘤就像典型的 BSG 一样有脑干增粗表现，但是其程度比胶质瘤轻，范围也不局限于脑桥。MRS 可以用于鉴别诊断，与典型的瘤样组织相比，NF-1 的非瘤样组织存在一个代表神经元的峰（NAA 峰）。

五、诊断和鉴别诊断

随着影像学的发展，特别是 MRI 技术的发展，目前能够较准确地界定肿瘤的边界和所累及的周围组织。临床表现和影像学特点可以确诊大多数 BSG，特别是对于弥漫型肿瘤，影像学诊断几乎代替了活检，但是通过影像学检查不能确诊的占位仍须行活检。

脑干胶质瘤需与以下疾病相鉴别：

脑干炎　临床表现类似 BSG，常继发于病毒感染，CT 和 MRI 扫描常无明显异常发现，临床过程短且为良性，症状常在 1 周内消失。

多发性硬化　常被认为是一种独立的疾病，与脑干肿瘤的区别在于它几乎不发生在婴儿和儿童。

血管性疾病　海绵状血管瘤和小的动静脉畸形易与 BSG 相混淆，血管性疾病起病急骤，病情发展快，影像学上常有出血、含铁血黄素沉着或者钙化等表现。

其他　结核瘤有类似 BSG 的症状和体征，幕下结核瘤以儿童多见，影像学检查联合结核菌素皮试有助于诊断。寄生虫囊肿，如脑囊虫病，60%的患者感染囊虫后可能发展到颅内，但大脑半球或者四脑室发病较脑干常见，影像学检查提示多个占位，联合血清学试验常有助于诊断。但是，影像学检查时单囊胶质瘤与典型的脑囊虫病相类似。

六、治疗

在制定肿瘤的治疗方案时，弥漫型和非弥漫型肿瘤都需要获得肿瘤的病理类型，但是，许多对 BSG 进行治疗的报道都没有进行病理分类。Barkovich 等报道了一组未治疗的弥漫型 BSG 的自然病史：从确诊后到卧床不起的平均时间为 1.5 个月，存活时间从几个星期到 8 个月以上不等，该组 12 个患者中，只有 1 个长期生存。即使予以相应治疗，弥漫型肿瘤的中位生存期仍然仅约 9 个月（确诊到死亡），行放射治疗后偶尔有长期生存的报道。

非弥漫型 BSG 手术治疗结果较好，脑干背侧的肿瘤梗阻性脑积水解决后可以生存多年，背侧外生型肿瘤经过有意义的手术切除后到复发或病情加重也需要多年时间，即使以后病情加重也可再行外科手术治疗。术后常辅以放疗，90%以上此类患者随访 3～4 年病情都相对稳定。

（一）外科手术治疗

脑干是生命中枢，本身具有非常重要的生理功能，而且与周围复杂的神经血管结构关系非常密切，长期以来被视为手术的禁区。近年来，随着显微外科、颅底外科、神经影像学的不断发展，部分脑干肿瘤也可以进行手术治疗。

1. 手术入路

脑干胶质瘤手术入路的选择主要根据肿瘤所处的位置和生长方式而定，通常选择肿瘤突破脑干或最接近脑干处作为切开部位。如果肿瘤已经突破脑干向外生长则沿肿瘤突破处切开；如果肿瘤位于脑干内，最靠近脑干表面处常表现为脑干增粗、局部膨隆光滑，除血管源性肿瘤外，一般都表现为局部色泽变淡，血管减少。此处脑干的正常功能已经受到较严重的损害，切开后常不增加或仅轻微增加新的神经废损。手术入路主要包括：

颞下入路　切除对象主要是中脑脑桥上半部偏一侧或腹侧肿瘤。采用一侧颞瓣开颅，大多病例需切断 Labbe 静脉，适当牵拉颞叶到达中脑切除其腹侧肿瘤；切除脑桥腹侧肿瘤时常需要切开小脑幕。

枕下幕上入路　常用于切除中脑背侧肿瘤。采用一侧枕瓣开颅，适当上抬枕叶，切开小脑幕前分到达中脑背侧。

后正中入路　常用于切除脑桥延髓背侧肿瘤。切除脑桥背侧肿瘤时常需要切开部分小脑蚓部，进入四脑室，进入脑干的两个安全区域是面丘上下三角，此处重要神经结构较少而且排列不紧密。

后凹侧方入路　包括枕下乙状窦后入路和枕下远外侧入路。常用于切除脑桥延髓侧方生长的肿瘤。

翼点入路　主要用于切除中脑腹侧的肿瘤。常规翼点开颅，骨窗宜低，磨除部分蝶骨嵴，解剖侧裂，适当牵拉额叶和颞叶到达中脑腹侧。

幕下-小脑上入路　适用于切除中脑后方和侧后方的肿瘤。

其他较少使用的入路包括：眶-颧入路切除中脑腹侧或腹前外侧肿瘤；经小脑-延髓裂切除四脑室底、脑桥、延髓背外侧肿瘤。

2. 手术指征

胶质瘤手术切除的适应证主要是起源于脑干的局限型肿瘤。外科治疗 BSG 的指征比较严格，弥漫型和侵袭型肿瘤行手术切除和活检的价值不大。如果需要，脑干肿瘤可行立体定向针吸活检，活检针可以经过小脑到达脑干侧方的肿瘤，或经额通过大脑脚到达中线上的肿瘤。Mursch 等报道成年患者行开颅手术虽然可以帮助明确诊断，延长部分患者的生存时间，但普遍存在神经废损增加的现象，而且表现十分明显，与儿童肿瘤术后不同，这些废损常常是不可逆的。

3. 手术原则和要点

手术要遵循的原则包括：尽可能保全患者生命，尽可能全切肿瘤，尽可能减少术后神经功能废损。手术一定要在显微镜下进行，同时采用脑干诱发电位和颅神经电生理监测。手术方式采取瘤内切除，先取空瘤体，后逐步切除与正常组织交界处的肿瘤，避免误切正常脑干组织。对于结节性肿瘤和似乎有边界的恶性程度较高的肿瘤，可以沿肿瘤边界小心分离肿瘤予以切除，但是一定不能突破肿瘤边界进入正常脑干组织。手术中尽量减少牵拉，最好使用固定牵开器并间歇性地松开脑压板以减少脑干损伤。术中小的出血点最好使用棉片压迫止血，细小动脉出血可以使用非常弱的电流电凝止血。

脑干背侧肿瘤大多为低级别胶质瘤，患者常出现脑积水的相关症状，此时需要考虑最适宜的治疗方案，对脑积水有效的治疗包括分流或者第三脑室底造瘘。有报道这些良性过程的肿瘤几乎不需要后续的手术切除，定期复查和 MRI 随访即可。对临床过程加重的病例，应考虑活检以帮助诊断并制定下一步治疗方案，也可考虑手术切除。

中脑、延髓和桥臂肿瘤如果是局限型或外生型肿瘤多为低级别的星形细胞瘤，手术切除后效果较好，应当考虑开颅手术切除或减压。许多肿瘤减压后常保持稳定状态，如果肿瘤术后复发，可以考虑再次手术治疗或辅以放疗。

对于背侧外生型肿瘤，因为手术切除后患者预后好，即使没有全切或者术后有复发，患者的远期预后仍较理想，因此应争取手术治疗，手术包括对术前的脑积水和肿瘤本身的处理。背侧外生型患者多数术前合并脑积水，一般术前需要行脑室外引流术，目的是肿瘤切除术中可以释放脑脊液降压，也可以降低术后脑水肿的风险。对肿瘤的处理主要是安全切除肿瘤和再通脑脊液循环通路。

其他的 BSG 中，大约 10%的患者合并有脑积水，其他没有原发脑积水的患者在病情发展过程中可能会出现继发脑积水，要区别患者临床过程变化是由于脑干肿瘤的发展还是脑积水加重所致非常困难，病程晚期出现的脑积水是否需要手术治疗需根据患者的一般情况而定，也需要和患者本人及家属商量。

用脑干诱发电位和颅神经核定位可以发现安全的可以达到脑桥的区域，使得四脑室底的肿瘤也可以行次全切，但是，由于周围结构的重要性，手术切除常受限制，而且不能作为一种常用方法。

（二）放疗

标准的外放疗已经成为 BSG 治疗的一种主要方法，传统的治疗方案为总量 55Gy，每天 1.8～2.0Gy，用于治疗所有脑干肿瘤，3～5 年的生存率为 7%～35%。但是，弥漫型脑桥胶质瘤放疗后效果不明显，中位生存期仅 264 天，几乎没有长期生存者。

用标准的外放疗方案治疗脑桥弥漫型胶质瘤效果欠理想，有学者提出超分割放疗方案。大量研究认为：放疗总剂量增加，分成多次进行治疗，增加了放疗的效果，而且将正常组织的放射性损伤降低到最小。但是，后期研究也表明尽管总剂量达到 78Gy，但和传统剂量治疗相比，患者的生存时间并没有明显的改善。另外，这种治疗方式大大增加了放疗次数，而且不适宜每次治疗都需要镇静的儿童患者。目前的 BSG 的治疗主要还是传统的外放疗，不再采用超分割放疗。近距离放疗（brachytherapy）尽管已经有人使用，但是由于增加了脑干损伤的风险，对延长患者的生存期并没有明确的优势，也不是治疗 BSG 的一个好的选择。

由于肿瘤的位置和弥漫性生长的特点，使得立体定向放射外科的使用很受限制，因而放射外科主要在用于治疗局限型 BSG。大多数的肿瘤对放疗有反应，治疗后几周作用最明显，2/3 的患者在放疗后 6～60 周内症状有所缓解，但平均缓解时间仅 27 周。T2 加权像上可以看到高信号区减小，但是，放疗效果与肿瘤的病理性质和患者的生存期似乎没有相关性。

非弥漫型肿瘤在行放疗之前常常先予以观察或行手术治疗，但是，对于复发或者继续生长的肿瘤，可以首选放疗，对某些病例可以行放射外科治疗。放疗对于 BSG 确实有缓解症状的效果，但是不能认为是治愈。

（三）化疗

许多化疗药物被单独或者联合用来治疗 BSG，对放疗反应差的弥漫型 BSG 有使用顺铂、卡铂、亚硝基脲、环磷酰胺、异环磷酰胺治疗的报道，但效果有限。

大量相关的小样本的试验倾向放疗联合化疗，但研究表明大剂量的他莫昔芬联合传统外放疗对患者的预后和生存期没有明显影响。也有试验对放疗后予以大剂量的化疗进行研究，结果提示生存期并没有改变，而且大多的患者由于药物的副作用而不能完成化疗计划。对弥漫型脑干肿瘤，有研究将患者分为单纯放疗、放疗＋化疗、放疗＋他莫昔芬、放疗＋化疗＋他莫昔芬四组进行治疗，结果提示各组生存期均有改善，但组间并没有显著性差异。近年来替莫唑胺也有在脑干胶质瘤的尝试，但尚需积累临床资料。

七、预后

脑干胶质瘤总体预后较差，文献对患者生存期的报道差异很大，从 3 年为 0 到 5 年达 50%不等。基于该类患者病情进行性加重和死亡率高的特点，许多学者倾向将其独立分组。总的来说，成年患者预后较儿童好，非弥漫型肿瘤预后比弥漫型肿瘤好，肿瘤位于脑桥之外和向脑干外生长的患者预后好。弥漫型 BSG 占儿童所有的 CNS 肿瘤的 15%～20%，90%以上患儿多在确诊后 2 年内死亡，是儿童脑肿瘤的主要死因。成年患者中，弥漫型低级别胶质瘤预后较恶性胶质瘤好。此外，大多数的毛细胞型星形细胞瘤预后较好。

有争论的影响预后的因素是临床症状的持续时间，有报道认为这段时间越短则预后越差，但是也有研究认为它不具有临床意义。多发性颅神经损害常提示预后差。影像学上显示病灶有增强效应则提示预后好，但个别研究认为没有增强效应的肿瘤预后好。患者的年龄、性别对预后影响不大。

八、结论

脑干胶质瘤往往起病隐匿，因而在缺乏明显的临床症状时容易被忽视。当肿瘤影响到脑桥或者延髓时，典型的临床表现是颅神经损害、长束征和共济失调，中脑肿瘤常出现典型的梗阻性脑积水。最有价值的影像学检查是 MRI。

当典型的临床特点出现时，弥漫型脑桥胶质瘤因其独特的影像学特点可以单独依靠 MRI 作出诊断，不一定需要经过活检确诊。对于不常见的肿瘤，立体定向活检或者开颅手术活检是必需的。对弥漫型 BSG 的治疗，化疗、外放疗和手术治疗的作用都是有限的。背侧肿瘤常出现梗阻性脑积水的相关症状，MRI 可以帮助诊断；典型的顶盖和被盖肿瘤不需要活检，治疗上首先行脑脊液分流，然后 MRI 动态观察肿瘤的发展情况；对临床过程进行性加重的肿瘤，可以采用手术减压、标准外放疗以及放射外科治疗等方法处理。

局限型和外生型肿瘤的症状根据其在脑干的位置而定，MRI 除有助于诊断外，还可以清楚显示肿瘤的位置及其与周围组织的关系。如果出现脑积水，必须作脑脊液分流手术。在充分考虑肿瘤位置和手术路径的关系的情况下，局限型肿瘤应当尽可能手术切除或减压，残余肿瘤和手术无法到达的肿瘤需要进行影像学动态观察，但是，复发和进展的肿瘤应当考虑行标准的外放射治疗。

九、进展

尽管近年来手术和活检的开展有减少的趋势，限制了对弥漫型 BSG 分子生物学的研究。目前的研究发现 17p 和 10 号染色体有杂合子丢失，p53 常发生突变。然而在用增殖标志物预测肿瘤的生物学行为方面以及在 BSG 的靶向治疗及其新药研究方面还没有发现有明显意义的文献报道。

（游　潮　周良学）

参考文献

1. Barkovich AJ, Krischer J, Kun LE, et al. Brainstem glioma: a classification system based on magnetic resonance imaging. Pediatr Neurosurg, 1990, 16: 73-83.

2. Bouffet E, Raquin M, Doz F, et al. Radiotherapy followed by high dose busulfan and thiotepa: A

prospective assessment of high dose chemotherapy in children with diffuse pontine gliomas. Cancer, 2000, 88: 685-692.

3. Broniscer A, da Costa Leite C, Lanchote VL, et al. Radiation therapy and high-dose tamoxifen in the treatment of patients with diffuse brainstem gliomas: results of a Brazilian cooperative study. J Clin Oncol, 2000, 18: 1246-1253.
4. Chuba PJ, Zamarano L, Hamre M, et al. Permanent I-125 brain stem implants in children. Childs Nerv Syst, 1998, 14: 570-577.
5. de Aquino Gorayeb MM, Aisen S, Nadalin W, et al. Treatment of childhood diffuse brain stem tumors: comparison of results in different treatment modalities. Clin Transl Oncol, 2006, 8: 45-49.
6. Donaldson SS, Laningham F, Fisher PG. Advances toward an understanding of brainstem gliomas. J Clin Oncol, 2006, 24: 1266-1272.
7. Epstein FJ, Farmer J-P. Brain-stem glioma growth patterns. J Neurosurg, 1993, 78: 408-412.
8. Farmer J-P, Montes JL, Freeman CR, et al. Brainstem gliomas: a 10-year institutional review. Pediatr Neurosurg, 2001, 34: 206-214.
9. Freeman CR, Kepner J, Kin LE. et al. A detrimental effect of a combined chemotherapy-radiotherapy approach in children with diffuse intrinsic brain stem gliomas? Int J Radiat Oncol Biol Phys, 2000, 47: 561-564.
10. Hargrave D, Bartels U, Bouffet E. Diffuse brainstem glioma in children: critical review of clinical trails. Lancet Oncol, 2006, 7: 241-248.
11. Kansal S, Jindal A, Mahapatra AK. Brain stem glioma-A study of 111 patients. Indian J Cancer, 1999, 36: 99-108.
12. Kaufman B. Brainstem gliomas // Berger MS, ed. Textbook of Neuro-oncology. China: Elsevier Inc, 2005: 627-633.
13. Lenard HG, Engelbrecht V, Janssen G, et al. Complete remission of a diffuse pontine glioma. Neuropediatrics, 1998, 29: 328-330.
14. Majchrzak H, Ladzinski P, Majchrzak K, et al. Surgical technique in operations for brainstem gliomas. Neurol Neurochir Pol, 2005, 39: 69-74.
15. Mehta V, Chapman A, McNeely PD, et al. Latency between symptom onset and diagnosis of pediatric brain tumors: an Eastern Canadian geographic study. Neurosurgery, 2002, 51: 365-373.
16. Mursch K, Halatsch ME, Markakis E, et al. Intrinsic brainstem tumors in adults: results of microneurosurgical treatment of 16 consecutive patients. Br J Neurosurg, 2005, 19: 128-136.
17. Selvapandian S, Rajshekhar V, Chandy MJ. Brainstem glioma: comparative study of clinico-radiological presentation, pathology and outcome in children and adults. Acta Neurochir (Wein), 1999, 141: 721-727.
18. Stark AM, Fritsch MJ, Claviez A, et al. Management of tectal glioma in childhood. Pediatr Neurol, 2005, 33: 33-38.
19. Strauss C, Romstock J, Fahlbusch R. Pericollicular approaches to the rhomboid fossa. Part II. Neurophysiological basis. J Neurosurg, 1999, 91: 768-775.
20. Zagzag D, Miller DC, Knopp E. et al. Primitive neuroectodermal tumors of the brainstem: investigation of seven cases. Pediatrics, 2000, 106: 1045-1053.

组织学为良性）。病变的病理性质与年龄也有一定的关系：国内王磊等报道40岁以下者占半数以上即63.3%），Yasargil 报道年龄<40岁的占60%（且年轻人60%以上是良性病变）；Zentner 报道年龄<40岁占50%；Lang 报道年龄<40岁占63.3%。病变的病理性质与症状也有一定的关系：以癫痫为主要症状的约65%为良性肿瘤，以语言/运动功能异常为主要症状的约66%为恶性病变（Yasargil）。

岛叶病变多数发生于优势半球，原因不详。国内王磊等报道占67.5%，Lang 报道占59%，Vanaclocha 报道占70%。

三、临床表现

岛叶虽然在解剖上主要与内脏感觉有关，但对于岛叶病变的患者其主要症状却是以各种类型的癫痫为主。Yarsargil 报道的57例岛叶病变中，77%的患者表现癫痫症状，其中80%为部分型发作。国外其他作者报道以癫痫为主要症状的占77%～100%，平均在80%左右。国内王磊报道岛叶病变患者以癫痫为首发症状的占96.7%，个别患者表现为记忆力下降。岛叶病变以癫痫为主要症状是由其特殊的解剖位置决定的。岛叶与海马紧密相邻，而后者又是全脑中最容易发生癫痫的部位，各种刺激性因素如肿瘤压迫、炎症、变性等均可以导致海马异常放电而引起癫痫发作。海马同时也参与高级记忆活动，对新事物的记忆并将其储存于脑内要求海马-穹隆-乳头体系统完好无损。当岛叶病变压迫或生长至颞叶内侧面时会影响、破坏海马功能而导致记忆力下降。

虽然岛叶的深面即为内囊和基底节等重要结构，但岛叶病变即使长至很大的体积也极少出现病变对侧肢体的偏瘫，这可能与肿瘤有向低阻力方向生长的特性有关，即病变常常向侧裂池的底面生长并挤压岛盖组织，所以当岛叶出现占位性病变时，侧裂池常比较宽大很容易分开。从病变发生的角度考虑，起源于该部位的病变均发生于古老的皮质成分，一般不侵犯新皮质如内囊区域，所以一般不会出现新皮质受损的症状。

四、手术技巧

由于岛叶及颞底内侧面的解剖结构比较复杂，又毗邻重要的中线结构和大脑中动脉；假使病变位于优势半球或其附近，切除病变可能会导致严重的并发症。因此过去对此部位的病变治疗常常是采用活检+放疗的方式，加上有些岛叶病变未能给予准确的定位诊断、常被误诊为额颞病变，所以对此部位病变的手术相关报道较少。自1992年 Yasargil 报道采用额颞翼点入路开颅、分开侧裂池切除岛叶病变取得良好效果后，又有一些作者发表了采用此入路治疗岛叶病变的经验，均取得了满意的效果。因此认为此入路为手术治疗岛叶病变的“标准”入路。此手术入路的优点是充分考虑岛叶所在的解剖部位及其毗邻结构特征，利用侧裂池的自然间隙，经过分开侧裂池的蛛网膜，不必依赖切除浅表的皮质或颞叶组织即可达到暴露并切除病变，又不损伤或者少损伤正常脑结构和功能的目的。

为充分暴露岛叶，手术切口宜采用传统的额颞翼点入路，骨瓣的大小以能够暴露侧裂池全长为准，一般直径在5cm左右。剪开硬脑膜后首先松解侧裂池的蛛网膜，放出脑脊液使脑压下降。当脑压下降后在显微镜下锐性分离侧裂池的蛛网膜。由于大脑中浅静脉引流到蝶顶窦，所以在分离蛛网膜时尽量靠近额盖处，使大脑中浅静脉与颞叶连在一起，以减少在分开和牵拉岛盖组织时对该静脉的牵拉损伤。由于岛叶病变形成的自然张力，常使侧裂池变得比较宽阔，特别是体积大的病变分离侧裂池并不困难。对于纯岛叶病变要求分开侧裂池的全长；对于颞底内侧面-岛叶或者是额眶回-岛叶病变，分开侧裂池的前三分之二即可达到有效的暴露病变。

分开侧裂池、暴露病变后，应首先找到岛阈和大脑中动脉 M_1 段，并观察豆纹动脉所在。在切除病变时首先找到岛叶表面的软脑膜，并将此膜分开，然后在软膜下切除病变。此方法的优点是：有助于判断岛环状沟的位置和病变的上下界；软膜下操作可以减少对大脑中动脉的刺激。分开软脑膜后切除病变时最好逐个脑回切除，避免损伤岛叶动脉横行的分支；额盖/颞盖受累时可先切除此部位病变，增加暴露。为防止血管的痉挛，最好在切除病变的过程中使用带有罂粟碱的棉片保护血管。

在切除岛叶病变时切除深度和程度的判定：尤其是低级别的胶质瘤，其深面的质地和外观与病变深面正常的脑组织有时很难区分。此时要注意寻找上、下岛环状沟，经岛环状沟的底面确定病变的上下界这是术中重要的空间定位标志。另外一个标志是依赖豆纹动脉的位置。其他措施包括术中B超的应用，可以判断病变的切除深度并减少病变的残留。也可以应用术中神经导航技术，但存在漂移问题。

五、术后并发症

术后偏瘫的原因：术中刺激/损伤 LLAs-壳、苍白球、内囊缺血；岛叶动脉长穿支损伤导致放射冠缺血；切除深度过深等。

语言功能异常的原因：优势半球岛盖，尤其是颞盖牵拉引起 Wernicke 区（颞上回、颞中回后部、缘上回、角回）损伤可引起感觉性失语；手术操作引起的血管痉挛，尤其是 M_3 段，引起岛盖供血受损；另外岛叶本身对语言功能有影响，Vjemanno 和 Whitaker 等研究发现刺激优势半球岛叶后份可引起命名困难；Duffau 等发现刺激岛叶前份可引起语言功能异常。

综上所述，岛叶病变以低分级胶质瘤和良性病变为主，优势半球发病占一定优势，半数以上的患者年龄在 40 岁以下，癫痫是首发和最主要的临床表现；手术仍是最主要的治疗措施。手术的关键在于侧裂池的分离、软膜下操作切除病变，术中注意保护 LLAs 及岛叶动脉长穿支。切除深度的判定是岛叶病变手术中的难点。

第三节　扣带回肿瘤

一、解剖学

扣带回属于联络纤维，是联系同侧大脑各叶皮质的长纤维束，位于大脑半球的内侧面，扣带沟和胼胝体沟之间，其上方为胼缘动脉，下方为胼周动脉。扣带回属于 Yarsargil 分区的 2 区，其中 2a 为扣带回后部、2b 为扣带回中部、2c 为扣带回前部。我们以胼胝体为参照，将扣带回相应的分为前、中、后三段，分别与胼胝体的膝部、体部和压部相对应。

二、手术

依据肿瘤的位置，分别采用前部、中部和后部纵裂大脑半球间入路，一般不切除脑组织。扣带回前段的肿瘤，过去通常采用冠状切口或者 U 形切口，而现在我们更多地采用发际内过中线横切口的锁孔手术；扣带回中后段的切口也由原来传统的中线旁 U 形切口变为中线旁直切口，术前常规行磁共振静脉造影（MRV）了解大脑半球上引流静脉的情况，并在设计手术切口和切除肿瘤的过程中尽量避开此区域；对于确实不能避开的，手术操作通常在静脉血管间隙完成，必要时松解静脉在大脑表面的蛛网膜以增加脑组织的牵拉程度。术中要注意识别胼缘动脉和胼周动脉并加以保护，采用分块切除的方法切除肿瘤。肿瘤的外上方是切除的盲区，为避免残留，应在瘤内减压较为充分的情况下，沿瘤周分离，必要时调整手术床和/或显微镜的角度以增加显露。术中 B 超有助于判定肿瘤的边界和切除程度。

第四节 颞叶基底内侧肿瘤

一、解剖学

包括颞极、杏仁核、海马、海马旁回，临床上单纯发生于某一区域的肿瘤比较少见，大多似乎起自海马旁回，向海马、杏仁核、颞极发展。

二、病理学

作者资料显示颞叶基底内侧以良性/或低级别胶质瘤为主（61%），包括毛细胞型星形细胞瘤（18%）、节细胞胶质瘤（21%）、海绵状血管瘤（9%）。恶性肿瘤占 39%，包括间变性星形细胞瘤、胶质母细胞瘤。

三、临床特点

癫痫最常见，包括部分性发作、大发作、失神发作等。作者统计显示良性肿瘤术前表现为癫痫的占 88.9%；恶性肿瘤表现为癫痫的占 64.7%。良性肿瘤患者多为年轻人，男/女为 1∶1，其中 77%患者年龄小于 40 岁，24%为儿童。而恶性肿瘤患者男性多见，68%年龄在 40～70 岁之间，儿童患者仅占 3.9%。

四、手术入路

作者对此部位病变均采用了翼点入路，正如岛叶区中所描述的那样，根据肿瘤的情况，可以改良小翼点入路。由于肿瘤的位置较深，侧裂的暴露要充分，至少分开侧裂池前 2/3 才能够到达肿瘤。同时在切除肿瘤的时候，要注意周围重要结构的保护，如避免损伤岛盖动脉、动眼神经、大脑脚、P_{1-3}分支、脉络膜前、后动脉和基底动脉。对于发生在优势半球颞底内侧面的肿瘤，如果肿瘤体积不大，皮层外观未受到明显的肿瘤侵袭，术中则尽量保留大脑皮层，以避免和/或减少术后语言功能异常的发生率。

五、术后症状改善情况

此部位病变经手术治疗后癫痫症状改善明显。作者资料显示良性肿瘤患者 76.5%术后无发作，偶有发作占 8.6%，发作减少的占 7.4%。癫痫发作无变化的占 7.4%。恶性肿瘤患者术后无发作的占 68.6%，偶有发作的占 5.9%，发作减少的占 5.9%，癫痫发作无变化的 19.6%。

第五节 额叶底面肿瘤

该部位病变文献报道较少。解剖上主要包括眶回、隔区，肿瘤多向双额发展、可累及下丘脑，与下丘脑肿瘤有时难于区分。作者统计 10 例典型的眶回肿瘤患者主要症状包括记忆力下降、性格改变、癫痫等。病理多为恶性肿瘤。在该组患者中，4 例采用了冠状切口额下入路，6 例采用了眶上额下眉弓入路。对于肿瘤直径＞5cm 肿瘤，多采用冠状切口额下入路。经脱水和放脑脊液后，脑压下降，抬起额叶底面的时候，即可直接暴露肿瘤，而对于肿瘤直径相对小（2～5cm）的患者，作者认为可采用经眉弓入路，这种入路也能够充分地暴露肿瘤，而且对于脑组织的牵拉特别是额叶损伤较轻。在手术过程中要注意肿瘤和下丘脑的关系，切除过多有引起严重下丘脑症状的可能。

（张懋植　王　磊）

参考文献

1. 王磊，张懋植，赵继宗，等. 岛叶病变的临床特征及其微创手术治疗. 中国微侵袭神经外科杂志，2003，8（2）：70-72.
2. 王磊，张懋植，赵继宗，等. 微创手术治疗扣带回肿瘤 27 例报告. 首都医科大学学报，2004，25（1）：64-66.
3. Duffau H，Cappele L，Lopes M，et al. Medically intractable epilepsy from insular low-grade gliomas：improvement after an extended lesionectomy. Acta Neurochir（Wien），2002，144（6）：563-572.
4. Duffau H，Cappele L. Preferential brain locations of low-grade gliomas. Cancer，2004，100（12）：622-626.
5. Moharmed A，Luders H. Magnetic resonance imaging in temporal lobe epilepsy. Neuro Med Chir（Tokyo），2000，40（1）：1-15.
6. Wirtz CR，Albert FK，Schwaderer M，et al. The benefit of neuronavigation for neurosurgery analyzed by its impact on glioblastoma surgery. Neurol Res，2000，22（4）：354-360.
7. Yasargil MG，Reeves TD. Tumors of limbic and paralimbic system. Acta Neurochir，1992，116（2-4）：147-149.
8. Zenter J，Meyer B，Stang IA，et al. Intrinsic tumors of the insula：a prospective surgical study of 30 patients. J neurosurg，1996，85（2）：263.

第 58 章 下丘脑错构瘤

下丘脑错构瘤（hypothalamic hamartoma）是一种罕见的脑组织先天性发育异常，又称为灰结节错构瘤，最早由 Le Marquand 于 1934 年首次报告，此后陆续有一些病例被报告。Diaz 等认为下丘脑错构瘤起源于乳头体或灰结节，于妊娠第 35～40 天形成下丘脑板时错位所致，是一种中线神经管闭合不全综合征，由正常脑组织所形成的异位肿块，组成此种畸形的神经细胞类似于灰结节中的神经组织，并伴有正常胶质细胞。1990 年 WHO 对中枢神经系统肿瘤分类修订再版中，将其归入第Ⅵ类：囊肿和类肿瘤病变，称“下丘脑神经元错构瘤”（hypothalamic neuronal hamartoma），属于一种特殊类型的鞍上、脚间池肿瘤。下丘脑错构瘤常起源于灰结节和乳头体，有蒂或无蒂与之相连，伸向后下方，进入脚间池，有时突入第三脑室，个别情况可位于视交叉前，或游离于脚间池。下丘脑错构瘤并非是真正的肿瘤，不具有生长性。

下丘脑错构瘤的临床表现较为独特，多数发生在儿童早期，常以性早熟（precocious puberty）、痴笑性癫痫（gelastic seizure）发病，有些可伴有癫痫大发作或其他类型癫痫，如跌倒发作、复杂部分性发作等；或有精神和行为异常、智力障碍等；有些病例可合并存在一些先天性畸形，常伴有单个或多个脑及脑外先天性畸形，包括小脑回、囊肿、胼胝体缺如及多指（趾）等；个别病例甚至可以无症状。

下丘脑错构瘤的治疗主要分为药物治疗和手术治疗，药物治疗对于性早熟疗效确切，但费用昂贵；而对癫痫的治疗效果欠佳；手术全切除错构瘤可治愈，部分切除错构瘤亦可减轻临床症状。

下丘脑错构瘤的发病率至今尚无确切统计，近 10 余年来，由于神经影像学的发展，对此病的认识有了提高，国外文献报告逐渐增多，Unger 等综合文献下丘脑错构瘤已 90 多例，至 2004 年 1 月，仅北京天坛医院共诊治下丘脑错构瘤资料完整的 76 例，至 2006 年 4 月已经诊治 137 例。

一、发病情况

（一）发病率

下丘脑错构瘤是一种十分少见的疾病，文献上绝大多数为个案或数例报告。Diebler 和 Ponsot 复习文献，发现此前经解剖学证实的下丘脑错构瘤仅 25 例，Diebler 和 Ponsot 报告了 18 例，他们的经验显示下丘脑错构瘤的发病率与 Galen 静脉瘤及脑白质肾上腺萎缩症的发病率相似。

（二）发病年龄

下丘脑错构瘤常见于婴幼儿及儿童，Debeneix 等报告了 19 例下丘脑错构瘤，平均发病年龄为 2.08 岁。Palmini 等报告了 13 例表现为癫痫的下丘脑错构瘤，平均发病年龄为 14 个月。我们遇到的 76 例下丘脑错构瘤中（3 例无症状），发病年龄从出生 1 天至 51 岁，平均发病年龄为38.8个月，中位数为7个月。新生儿期发病者我院有26例，占34.2%。本组73例患者的发病年龄中（76例中有3例无症状），3岁以下发病者占78%。故婴幼儿期发病的性早熟和/或痴笑性癫痫，首先要想到下丘脑错构瘤。

（三）性别

由于下丘脑错构瘤的单组大宗病例很少，多数文献认为表现为癫痫的下丘脑错构瘤，以男性为主；而表现为性早熟的下丘脑错构瘤则以女性占多数。

本组76例下丘脑错构瘤中男性50例，女性26例，男女之比为1.92∶1。其中表现有性早熟的48例中，男28例，女20例，男女之比为1.4∶1；单纯性早熟的31例中男18例，女13例，男女之比为1.38∶1；表现有癫痫者42例，男30例，女12例，男女之比为2.5∶1；同时表现为性早熟及癫痫者17例，男10例，女7例，男女之比为1.43∶1；表现为单纯癫痫者25例，男20例，女5例，男女之比为4∶1。本组病例数是目前国际上最大的一组，相对资料比较全面，我们的资料显示下丘脑错构瘤以男性为主，在表现为性早熟的病例中男性稍多于女性（男女之比为1.4∶1）；而在表现为癫痫的患者中，男性占绝对优势。

二、病理学

（一）大体观察

位于脚间池的下丘脑错构瘤一般为圆形或椭圆行，灰白色，光滑，表面覆盖蛛网膜，质地比脑组织稍韧，基部以不同的面积附着在垂体柄或灰结节、乳头体上，表面血管很少。亦有报告肿物为粉红色、粗糙分叶状，内部质地均匀、灰白色。位于第三脑室内或完全位于第三脑室内的下丘脑错构瘤的边界与第三脑室侧壁及底部边界欠清，有时可见一潜在的界沟。有时下丘脑错构瘤与邻近的动眼神经、后交通动脉、基底动脉及脑桥之间有蛛网膜粘连。下丘脑错构瘤一般在0.4～4cm。我们遇到的最大的1例下丘脑错构瘤最大径达8cm，脑干明显受压并向后移位。

（二）光镜观察

一般神经元错构瘤大多以神经元数量多为其特点，间杂或无胶质细胞胶质纤维和神经纤维成分。但是对于乳头体部位的错构瘤而言，神经元和胶质细胞兼而有之，两种成分数量的多少相差较大。下丘脑错构瘤由聚集的分化良好的神经元构成，这些神经元大小各异，不规则分布，部分区域神经元可呈束状分布。神经元无有丝分裂相及双核现象，星形细胞及神经节细胞散在分布于纤维基质间，其中纤维结缔组织和血管结构并不明显，部分病例有胶质细胞增生。

（三）诊断要点

一般而言下丘脑错构瘤所含神经元的数量较少，而各种胶质细胞数量比例高于神经元的数量，但密度一般，并不显示较高的密度，缺少特异的组织结构，所以病理诊断十分困难，其具体的诊断要点是：① 结构紊乱。② 有发育良好的少许神经细胞或未发育良好的神经细胞的零散分布，更主要的是尚可以见到退行性变的神经元存在，这一现象很少被病理学者所发现并予以描述，但这是很重要的现象。③ 很难找到双核的神经元。④ 神经轴和髓鞘的发育不完全或尚未发育。这一点必需特殊的组织学工作方法或依靠电镜下观察才可以得到非常清晰的显示。⑤ 各种相关免疫组化的应用可以得到相应的阳性结果，如星形细胞胶质纤维、神经元、神经轴、血管等可以见到GFAP、NSE、SYN、NF、Vimentin免疫组化相应的阳性表达，因此可以为病理组织学提供一些错构肿瘤所含组织成分的参考依据，为最终的病理诊断提供更多的便利。

三、临床表现

下丘脑错构瘤有较独特的临床表现，多数在儿童早期发病，可表现为性早熟（precocious puberty，PP）、痴笑性癫痫（gelastic seizure，GS），有些可伴有其他类型癫痫或行为异常，个别病例可以无症状。

（一）性早熟

下丘脑错构瘤是婴幼儿中枢性性早熟的最常见原因，Balagura 等回顾文献发现在小于 1 岁的性早熟患儿中下丘脑错构瘤有 5 例，下视丘星形细胞瘤 2 例；在 1～3 岁性早熟中，下丘脑错构瘤 15 例，下丘脑星形细胞瘤 2 例，松果体区肿瘤 3 例；在大于 3 岁的性早熟中，下丘脑错构瘤 4 例，间脑星形细胞瘤 8 例，松果体区肿瘤 20 例。即小于 3 岁的性早熟患儿中，下丘脑错构瘤导致的性早熟者占 74%；而大于 3 岁的性早熟患者中，下丘脑错构瘤仅占 12.5%。小于 3 岁的患儿出现性早熟，应高度怀疑为下丘脑错构瘤；下丘脑错构瘤导致的性早熟较其他原因导致的性早熟发病年龄更早。

在中枢性性早熟中，下丘脑错构瘤所占的比率为 9%～22%，平均为 14.2%。

本病的特征性表现之一为中枢性性早熟，表现为婴幼儿生长发育增快，身高和体重明显高于同龄儿，并出现第二性征发育：女孩出现乳房增大、乳晕着色、阴道黏膜和小阴唇增厚、色素加深、出现分泌物、月经初潮等；男孩表现为睾丸增大，阴囊变松、色素增深，阴茎增长、增粗、易勃起，甚至出现遗精，同时肌肉发达，骨骼增大，声音低沉，出现阴毛、胡须及喉结，颜面及胸背部出现痤疮等。

性早熟的患者除性特征外，常表现有明显的骨骼和肌肉发育、青春期行为及相对于年龄而言的较高身材及生长加速。若骨骼不成比例地发育过快，骨骺提前闭合而停止生长，则丧失了身高发展的潜力，使成年身高不能达到遗传应有的身高。

（二）痴笑性癫痫

癫痫样发笑（laughter seizures）最早由 Trousseau 描述，而 Daly 和 Mulder 于 1957 年首次提出痴笑性癫痫（gelastic epilepsy，GS）的概念，此后痴笑性癫痫被广泛引用，其特点是以发笑为主要发作形式的一种单纯性部分发作，最常见于下丘脑错构瘤，但亦可见于额叶或颞叶的复杂部分性癫痫。

这种以痴笑为主要表现的部分性癫痫，为自主神经症状的发作，表现为发作性傻笑，持续数秒或数十秒而突然停止，发作时无神志丧失，每日可发作数十次，无任何诱因，随病情的发展，可逐渐出现其他类型的癫痫。痴笑性癫痫常是短暂的发作（<30 秒），特征为与患者平时正常发笑不成比例的、重复性、爆发样笑（而平时的发笑，笑后有微笑，且无语言障碍）。Cascino 等报告了 12 例表现为癫痫的下丘脑错构瘤（均有痴笑发作），痴笑发作频率为 3～20 次/天。事实上，患者常常因面部表情与情感的不一致而感困惑；如果痴笑性癫痫是单独发作的，常常缺乏癫痫发作后的特征。

诊断痴笑性癫痫应符合下述指标：① 反复发作性及刻板性。② 无外界诱因。③ 可探查到伴发的其他类型的癫痫。④ 发作期或间期 EEG 有癫痫表现。⑤ 无其他原因的病理性发笑。痴笑性癫痫的发作，强烈提示有下丘脑错构瘤的可能。

痴笑性癫痫常在儿童早期发病，多为新生儿期，Berkovic 等报告了 4 例表现为痴笑及其他类型癫痫的下丘脑错构瘤，3 例在 1 岁前出现痴笑性癫痫，其中 1 例在出生后即经常发笑，赢得了“快乐婴儿”（happy baby）的称号；1 例患者在 19 岁时才诊断为痴笑性癫痫，追问病史，可能在 4 岁左右即出现痴笑。因此在儿童早期，痴笑发作常常被家长误认为是孩子“比较容易发笑而已”，经常被忽略。

（三）其他类型癫痫

尽管痴笑性癫痫是下丘脑错构瘤的较为特征性的表现，但下丘脑错构瘤患者亦可表现为其他类型的癫痫，如复杂部分性发作、强直阵挛发作、跌倒发作、失神发作等。跌倒发作的可能病理机制是：异常放电从错构瘤传导至脑干网状结构，导致维持肌张力的网状结构功能障碍，进而导致跌倒发作。Cascino 等报告了 12 例表现为癫痫的下丘脑错构瘤，均有痴笑性癫痫发作，痴笑发作时伴有精神错乱者占 83.3%、强直阵挛发作 7 例（58.3%）、跌倒发作 3 例（25%）。

（四）行为异常、智力障碍等

下丘脑错构瘤的患者亦可表现为智力障碍或伴有行为异常：脾气暴躁，攻击性行为，伤人毁物等。进行性智力下降是许多癫痫的一个特征，包括下丘脑错构瘤，其可能机制为：癫痫起源于下丘脑及其附近的乳头体，因兴奋过度而损伤下丘脑、乳头体及附近的内侧丘脑，进而产生一种丘脑痴呆。

Palmini 等报告了 13 例表现为顽固性癫痫的下丘脑错构瘤，所有患者均有中至重度的认知障碍，或者自出生开始，或在出现癫痫发作以后出现。此外所有患者均有进行性智力减退，

（五）无症状

Arita 等报告了 11 例下丘脑错构瘤，其中有 1 例 76 岁的无症状患者。我们遇到无症状者有 3 例，均为意外发现下丘脑错构瘤，2 例为下丘脑旁型，1 例为下丘脑内型。

（六）合并畸形或其他疾病

下丘脑错构瘤是一种脑发育畸形，部分患者可以合并有脑或其他系统的发育异常：① 灰质异位；② 小脑回；③ 大脑发育不全；④ 胼胝体缺如；⑤ 合并蛛网膜囊肿；⑥ 合并 Dandy－Walker 综合征；⑦ 合并有骨骼发育畸形；⑧ Chiari 畸形；⑨ 多指（趾）畸形。

（七）Pallister－Hall 综合征

1980 年 Hall 和 Pallister 等人最先报告了 6 例散发的、多发性先天畸形的婴儿，其中 5 例证实有下丘脑错构母细胞瘤，因此 Hall 和 Pallister 等推测这是一种新的综合征，其特征为：先天性下丘脑的“错构母细胞瘤”、垂体功能低下、远端肢体多指（趾）畸形及内脏畸形等。此后陆续有类似的病例报告，故称此类疾病为 Pallister－Hall 综合征。

对早期死亡的 Pallister－Hall 综合征婴儿下丘脑病变的检查，显示肿瘤细胞为原始的胚细胞，提示有潜在的生长特性，因此这类肿瘤最初被称为错构母细胞瘤。但随后对年龄较大的 Pallister－Hall 综合征患者的下丘脑肿物检查，却发现肿物是由成熟的神经元、星形细胞和少许白质混杂排列组成；由于组织学上表现为成熟的组织，临床表现相对呈良性，因此现在称之为下丘脑错构瘤，而早期描述的、未确定的肿瘤内胚胎性细胞实际上是错构瘤在新生儿期的同等表现。

早期 Pallister－Hall 综合征的诊断标准并不明确，Iafolla 等认为诊断 Pallister－Hall 综合征的最关键一点为伴有下丘脑错构瘤的多发先天畸形。1996 年国际成立了 Pallister－Hall 综合征工作组，并制定了 Pallister－Hall 综合征诊断标准：典型病例必须具备以下 2 条：① 下丘脑错构瘤：MRI 各扫描序列均显示为下丘脑中线处与灰质等信号、无强化的肿物，或组织学证实为下丘脑错构瘤。② 中心性多指（趾），包括常见于第 3、4 指（趾）的并指畸形。此外在典型病例的直系亲属中，如果具备下丘脑错构瘤或中心性多指（趾）中的任何 1 项，并且具有常染色体显性遗传，也可诊断为 Pallister－Hall 综合征。Ondrey 等报告了

26 例 Pallister－Hall 综合征患者中，58%有不同程度的无症状性会厌裂开畸形，由于会厌裂开畸形作为单独畸形，或出现于其他综合征中的情况极为罕见，而在 Pallister－Hall 综合征中有近 2/3 的病例存在，故会厌裂开畸形在临床诊断 Pallister－Hall 综合征中十分重要。

认识 Pallister－Hall 综合征的重要性应不仅仅限于临床处理，而更应注重将来遗传学咨询。这类患者的临床诊治应包括下丘脑-垂体轴的内分泌检查、视野及视力检查、MRI 随诊，及对可能存在的相关畸形的检查；同时应对患者的父母及兄妹进行头颅 MRI 检查以筛选无症状的病例。

四、发病机理

（一）性早熟的发病机理

尚不明确，目前有以下几种假说：

1. 下丘脑错构瘤的神经元含有 GnRH，错构瘤内包含 GnRH 的神经元明显不受正常神经生理调节，充当独立的、有节律的内分泌功能单位，具有独立的内分泌功能。

2. 错构瘤通过有髓纤维与下丘脑相连，从而刺激下丘脑的 GnRH 分泌中心分泌 GnRH。

3. 机械压迫机制：下丘脑错构瘤通过灰结节压迫下丘脑，从而干扰了下丘脑对 LH－RH 的调控。

4. 错构瘤通过上述一种或所有机制同时对下丘脑和/或垂体功能产生影响。

（二）痴笑性癫痫的发病机制

早期认为癫痫起源于皮层下结构，但一直未证实：Cascino 等报告了 12 例表现为癫痫的下丘脑错构瘤，7 例患者依据痴笑发作间期及发作期的 EEG，定位癫痫病灶于颞叶或额叶，6 例行单侧颞叶前部切除（因无效，其中 2 例二次手术行单侧额叶切除），1 例行额叶切除；所有患者术后癫痫发作均无改善；2 例患者行胼胝体前部切开，除跌倒发作改善外，痴笑及大发作均无改善。

目前认为下丘脑错构瘤是真正的致痫灶：理由如下：

1. 据 EEG 定位癫痫灶于额颞叶而手术切除，术后癫痫无任何改善，且切除的额颞叶亦无萎缩、硬化等在颞叶癫痫患者中常见的病理改变，证明癫痫灶不在皮层。

2. 痴笑性癫痫最常见于下丘脑错构瘤，虽然痴笑性癫痫亦可见于其他疾病，但非错构瘤性的痴笑性癫痫十分罕见。

3. 电生理检查证实痴笑发作起源于下丘脑错构瘤：Kuzniecky 等报告了 MRI 导航下错构瘤深部电极植入，记录到错构瘤有棘波，并且给予电刺激后，患者出现可笑的感觉，随后出现了典型的痴笑发作。

4. SPECT 在痴笑发作期可见下丘脑错构瘤区域有异常的高灌注。

5. 手术切除下丘脑错构瘤或射频热灼治疗错构瘤可治愈癫痫。

癫痫病灶定位于下丘脑错构瘤，亦解释了下丘脑错构瘤患者的位于皮层的假癫痫灶：起源于下丘脑错构瘤的癫痫，通过下丘脑-杏仁核连接通路扩散，导致颞叶局灶性放电。

我们认为下丘脑错构瘤具有内在的致痫性，我们有 2 例术中深部电极检测到下丘脑错构瘤有棘波放电，错构瘤大部分或全部切除后，皮层棘波明显减少，均提示下丘脑错构瘤具有内在的致痫性。错构瘤可能与边缘系统存在异常的病理连接，同时错构瘤对边缘系统的压迫也起重要作用。

五、下丘脑错构瘤的分型

根据下丘脑错构瘤的神经影像学检查，结合临床表现、治疗方案的选择等，一些学者提出下丘脑错构瘤的各种临床分型，主要有以下几种：

（一）Valdueza 分型

Valdueza 等于 1994 年将下丘脑错构瘤分为四型：Ⅰa、Ⅰb、Ⅱa 和Ⅱb 型。Ⅰa 及Ⅰb 一般为小至中等大小，多数这类错构瘤有明显的蒂与灰结节相连（Ⅰa），少数情况下与乳头体相连或位于灰结节与乳头体之间（Ⅰb），下丘脑完全未受到挤压。临床上要么无症状，要么表现为性早熟。而Ⅱ型错构瘤的临床情况较为严重，错构瘤常常大于 1.5cm，无蒂，附着于第三脑室底及乳头体。Ⅱa 型为下丘脑底部无明显变形，这类患者表现为混合性癫痫，常常包括痴笑性癫痫和记忆力障碍；而Ⅱb 型更为常见，错构瘤使下丘脑明显变形，错构瘤部分位于下丘脑，部分位于第三脑室内，临床表现为痴笑及混合型癫痫，而行为异常及智力障碍更为严重。对于Ⅰa 型错构瘤，由于有明显的蒂，手术风险相对较小，可以手术。而对于Ⅱ型的错构瘤，则手术风险很大，手术应慎重。

（二）与第三脑室关系分型

Arita 等根据 MRI 的表现将下丘脑错构瘤分为“下丘脑内错构瘤”和“下丘脑旁错构瘤”，认为下丘脑旁型错构瘤通常体积较小，临床表现为单纯的性早熟；而下丘脑内型错构瘤一般以癫痫为主要症状，部分患者同时伴有性早熟。

（三）新分型

上述下丘脑错构瘤的分型各有优缺点，鉴于此，我们结合 76 例下丘脑错构瘤的丰富资料，根据临床、影像、手术所见，并参考上述分类，提出下述比较合乎实际的新分型（图 58－1）：

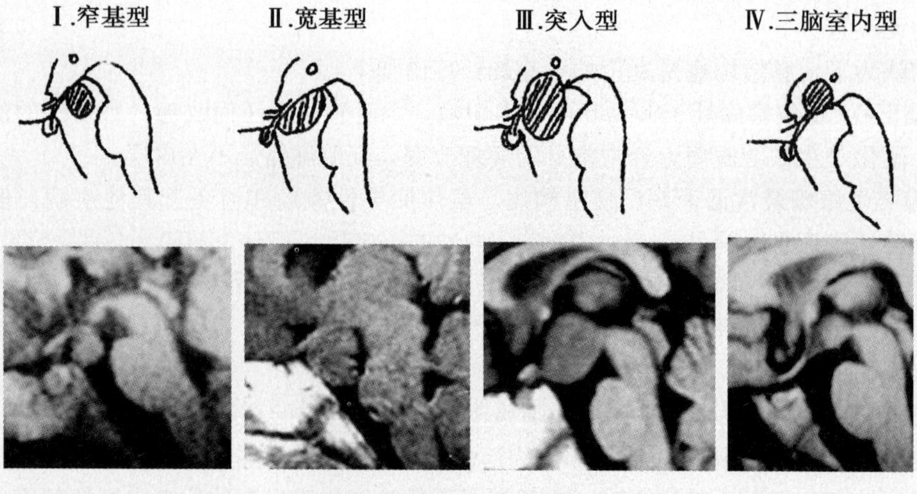

图 58－1　下丘脑错构瘤分型

Ⅰ. 窄基型：下丘脑错构瘤呈圆形或椭圆形，顶部与灰结节或乳头体以很小面积相接触，临床表现以单纯性早熟为主，手术风险相对较小，可经翼点入路切除错构瘤。此型错构瘤很常见，本组共有 20 例，占 26.3%，其中表现为性早熟者有 16 例，占 80%；无症状者 2 例，占 10%；癫痫大发作者 2 例（无性早熟），占 10%，而这 2 例癫痫大发作者，1 例为 15 岁男性，14 岁以前无任何症状，在 15 岁时出现 3 次大小大发作；另一例为 52 岁男性，

51 岁前无任何症状，52 岁时出现癫痫大发作。此 2 例表现为癫痫的患者，与一般的下丘脑错构瘤表现的痴笑性癫痫不同，癫痫大发作均为晚期发病。本组中无痴笑性癫痫发作。

Ⅱ. 宽基型：下丘脑错构瘤与第三脑室底部接触面积大，可以表现为性早熟及癫痫，但仍以性早熟为主，手术风险较大，手术入路以翼点入路为主。较常见，本组有 19 例，占 25%；其中表现有性早熟者 14 例，占 73.7%；单纯癫痫者 5 例，占 26.3%；同时伴有性早熟及癫痫者 3 例，占 15.8%。

Ⅲ. 突入型：错构瘤部分突入第三脑室，临床表现以癫痫为主。手术入路：若突入部分较少，主要部分位于脚间池，则仍以翼点入路为佳；若大部分错构瘤都位于第三脑室内，则以经胼胝体-穹隆间入路为佳。最常见，本组有 34 例，占 44.75%；其中 5 例表现为单纯性早熟，占 14.7%；而表现有癫痫者达 28 例，占 82.4%；无症状 1 例，占 2.9%。

Ⅳ. 三脑室内型：错构瘤完全位于第三脑室内，临床以癫痫为主，手术入路则只能采用经胼胝体-穹隆间入路，其他入路无法切除错构瘤。少见，本组仅遇到 3 例，占 3.95%；均无性早熟，1 例无症状，2 例为癫痫发作。

由于文献报道中多数为个案或数例报告，因此其形态学与临床表现的关系有待于进一步观察。本组 76 例中并未见到错构瘤有明显的蒂（仅 1 例可疑有极短的蒂），仅是错构瘤与下丘脑附着处的面积大小不同而已（手术中及 MRI 双重观察验证）。其中窄基者皆以性早熟为主要表现，体积多较小，手术全切除后性早熟可彻底治愈。而突入型则以癫痫为主要表现，手术难度大，手术入路以翼点入路及胼胝体-穹隆间入路为佳。

目前，各种分类的方法均有不尽如人意之处，尚不能根据分类而绝对地预测临床表现，如窄基型错构瘤个别病例可以无性早熟而表现为癫痫，而突入型错构瘤亦有个别为单纯性早熟者，故无法绝对划分，仅对预测临床症状、手术风险及选择手术入路有一定帮助。

六、辅助检查

对于明确下丘脑错构瘤的诊断十分重要，常用的辅助检查有：神经影像学检查（主要为 CT 和 MRI）、内分泌检查及电生理检查等。

（一）计算机断层扫描（computerized tomography，CT）

CT 在下丘脑错构瘤诊断中有一定作用，但因其自身特点，有时可漏诊。下丘脑错构瘤的 CT 表现主要为鞍背、垂体柄后方、脚间池、中脑前池及鞍上池的等密度占位性病变，可伴有三脑室前部变形。因下丘脑错构瘤本身是正常的脑组织，其血脑屏障正常，故注药无强化。Diebler 和 Ponsot 认为当鞍区病变具备下述指征时可诊断为下丘脑错构瘤：① 病变位于鞍背及垂体柄后方，第三脑室底部，基底动脉、脑桥前方，位于双侧颈内动脉内侧、脚间池；② 在脑脊液对比下，病变有明确的边界，但巨大错构瘤可以看不到周围的脑脊液；③ 注药后病变与脑组织一样无强化；④ 至少间隔 1 年以上复查，病变大小无任何变化。较小的错构瘤 CT 较难发现，而 MRI 却可明显显示病变。

（二）磁共振成像（magnetic resonance imaging，MRI）

被认为是本病确诊的首选检查。T1 加权像的矢状位及冠状扫描可准确提供肿物形态和与垂体柄及周围结构的关系，其特征为稳定的等信号，在 T2 加权像为等信号或稍高信号，注药无强化。

对于初步诊断为下丘脑错构瘤的患者，应该在首诊后半年再次复查 MRI，此后每年复查 MRI，只有病变体积无变化方可确诊。下丘脑错构瘤是异位的脑组织，其 MRI 信号不随时间而改变，这一点在诊断下丘脑错构瘤中极为重要。

(三) SPECT (single-photon emission computed tomography)

Kuzniecky 等首次报告了用 SPECT 检测了 3 例表现为痴笑发作的下丘脑错构瘤，发现在痴笑发作期，3 例错构瘤及下丘脑区域有明显的高灌注。

(四) 内分泌激素检查

对于表现为性早熟的患者，在诊断时均应进行常规的内分泌检查，如黄体生成素 (luteinizing hormone，LH)、卵泡刺激素 (follicle-stmulating hormone，FSH)、雌二醇 (estradiol，E2)、睾酮 (testosterone，T) 等，在条件许可下，每例性早熟患者均应进行 LH－RH 刺激试验，以明确中枢性性早熟的诊断。在药物治疗期间，亦应复查性激素，以及时调整药物剂量。对于手术患者，术后均应进行性激素的复查，有助于判定疗效。

(五) 电生理检查

1. EEG

下丘脑错构瘤表现为痴笑性癫痫，EEG 在发作间期可以为正常、轻度、中度及重度异常，而在发作期，则可表现为一侧颞叶或额叶的癫痫灶。Cascino 等报告了 12 例表现为癫痫的下丘脑错构瘤，头皮 EEG 检查显示在痴笑发作间期有 5 例表现为双颞侧棘波样放电，5 例为单侧颞叶棘波样放电，1 例为单侧额颞棘波样放电，1 例为额叶及中线棘波样放电；6 例伴有不规则棘慢波。在痴笑发作期有 9 例显示双颞或双侧大脑半球 EEG 有改变；1 例发作间期显示癫痫灶位于一侧颞叶，但在痴笑发作期 EEG 显示病灶在一侧额叶。

2. 深部电极

深部电极的应用，对于明确下丘脑错构瘤在癫痫发作中的作用起到关键作用。目前临床应用的主要有：立体定向脑深部电极植入术及术中脑深部电极植入术。Kuzniecky 等首次报告了 MRI 导航下错构瘤深部电极植入，记录到错构瘤有棘波，并且给予电刺激后，患者出现可笑的感觉，随后出现了典型的痴笑发作，持续 15 秒钟，重复 3 次电刺激，均引起痴笑发作。Fukuda 报告了采用立体定向技术将有四个电极的脑深部电极植入下丘脑错构瘤内，同时双侧额颞顶枕硬膜下植入条形电极，视频 EEG 监测，发现在痴笑发作期，先是错构瘤深部电极的 1、2 电极记录到棘波，随后在所有硬膜下的电极出现快速棘波放电。对深部电极进行电刺激则可产生痴笑发作，随后出现痉挛性发作。

七、诊断和鉴别诊断

根据下丘脑错构瘤特有的临床表现及神经影像学特征可作出诊断（不需手术及病理证实）。当小儿出现性早熟、痴笑性癫痫、MRI 或 CT 显示脚间池占位性病变，基底位于垂体柄或三脑室底部，注药无强化，首先考虑为下丘脑错构瘤。时至今日，不少医生对本病尚无足够的认识，不少典型的下丘脑错构瘤仍被误诊为下列疾病：下丘脑胶质瘤或视路胶质瘤、颅咽管瘤、鞍上生殖细胞瘤等。

(一) 颅咽管瘤

为鞍区最常见的肿瘤，占儿童颅内肿瘤的 10%～15%，表现为生长发育障碍（身材矮小及性征不发育）、颅内压增高（肿瘤梗阻室间孔所致）和视力视野障碍（偏盲或向心性视野缩小）。CT 钙化率在 95%以上，MRI 多为囊实性，而实性部分在 T1 像为低信号，T2 像为高信号。

(二) 下丘脑或视路胶质瘤

为低级别星形细胞瘤，主要表现为视力视野障碍，晚期可有颅内压增高，内分泌多正常。CT 为等密度或低密度，注药可不均匀强化，因来诊时多较晚，肿瘤体积常很大。MRI

在 T1 像为低信号，T2 像为高信号，视神经、视交叉及视束变粗。

（三）鞍上生殖细胞瘤

女孩多见，首发症状均为尿崩症，常有生长发育障碍，CT 平扫为等密度或低密度，注药后中等强化。MRI 表现缺乏特异性，T1 为等或稍低信号，T2 为稍高信号，少数亦可为等信号，注药后均匀明显强化。

上述三种为真正的脑肿瘤，临床上很少有痴笑性癫痫及性早熟（部分生殖细胞瘤亦可有性早熟），肿物除在影像学与下丘脑错构瘤有明显的信号或密度差异外，最重要的是病变如不治疗，有进行性增大的趋势，注药有不同程度的强化。对怀疑此病的患者，如症状不重，可动态随诊观察。我们有 3 例分别随诊 10 年（2 例）及 7 年（1 例），肿物的形态和体积无任何变化，说明本病不具有生长的特性，为异位的脑组织而非真正的肿瘤。因本病多数发生在婴幼儿期，一旦有痴笑或性早熟者，应及早做 CT 及 MRI 检查，可使不少下丘脑错构瘤获得早期正确的诊断，千万不能满足于“真性性早熟”而不去探究有无本病的可能性。

八、下丘脑错构瘤的治疗及效果

下丘脑错构瘤的诊断和治疗已有近 70 年的历史，其中经历了大量的摸索，有成功的经验，也有失败的教训；自 CT 及 MRI 应用以来，诊断已一目了然，目前的治疗方法有以下几种：

（一）手术治疗

下丘脑错构瘤为引发性早熟及痴笑性癫痫的原因的事实已被大家所公认，故针对额叶或颞叶癫痫病灶的皮层切除手术早已被废弃，不少作者采用针对原发病灶错构瘤的切除手术取得较好效果已得到大家的公认。

1. 额颞开颅（翼点入路）

这种入路对切除脚间池内的下丘脑旁型错构瘤比较合理。我们手术的 51 例中采用翼点入路 41 例（占 82%），全切除者 18 例，大部切除者 8 例，部分切除者 15 例。手术并发症主要有：动眼神经麻痹、颈内动脉痉挛、尿崩症、电解质紊乱等，但发生率较低。

2. 经胼胝体-穹隆间入路

由于翼点入路、颞下入路对于已突入第三脑室底部的错构瘤无法暴露，故对这类下丘脑内型错构瘤的切除十分困难，为此 Rosenfeld 等在 2001 年采用经胼胝体-穹隆间-经脑室导航手术切除下丘脑错构瘤，取得满意疗效。用此入路手术的 5 例中有 3 例近全切除，2 例全切除，术后无并发症。我院于 2001 年 11 月开始在国内率先采用此入路对已突入第三脑室内的错构瘤进行手术治疗，至 2004 年已手术 9 例，其中 3 例为大部切除，6 例为部分切除，术后随诊 2 年至 4 年均未再有癫痫发作，临床治愈。术后主要的并发症为电解质紊乱，其特点为在无尿崩症的情况下，术后当天或次日即发生低钠血症，本组共有 4 例，最低者仅为 113mmol/l，其中 1 例（例 46）因低钠诱发癫痫持续状态，经补钠及静脉应用安定后得以控制。

我们认为手术治疗对下丘脑错构瘤引起的性早熟和痴笑性癫痫起了很大的作用，手术指征和手术入路上的考虑为：

1. 小的下丘脑旁型或窄基型错构瘤，表现为性早熟者，适用于翼点入路，全切除可治愈。

2. 虽错构瘤体积较大（直径超过 1.5cm），但属于脑室旁型或虽为脑室内型但 2/3 位于脚间池者，也可用翼点入路，对癫痫和性早熟皆有效。

3. 明显突入第三脑室底部使之向上隆起，表现为顽固性癫痫者，可采用经胼胝体-穹隆间入路，即使没有全切除，也可有显著疗效。

对性早熟患儿手术宜尽早进行（本组手术时年龄最小者为13个月），如患儿已接近青春期（本组2例），手术切除错构瘤后，激素水平虽然有一短时期下降，但接近青春期者会很快再次升高，故年龄在7～9岁者，做这种手术的必要性不大。

此外文献报告的其他手术入路还有：额下入路、经终板入路及颞下入路，但采用这些手术入路的文献极少。我们认为对于主要位于脚间池、第三脑室内的下丘脑错构瘤并不合适。

（二）γ-刀治疗

普通放疗对下丘脑错构瘤无效，下丘脑错构瘤采用γ-刀治疗的病例很少。Unger报告了2例表现为痴笑及大发作、伴有性早熟的下丘脑错构瘤病例，给予剂量为12Gy的治疗，视交叉剂量为6Gy，术后8个月至1年，癫痫发作开始减少，1例大发作消失，痴笑减少为每月3～4次。1例偶有大发作，痴笑减少至2～3周发作1次。1例性早熟无改善（另1例在治疗时已经13岁），随诊36～54个月，MRI显示错构瘤大小及信号无改变。Regis报告了8例下丘脑错构瘤采用γ-刀治疗的情况，周边剂量为12Gy的4例，18Gy的2例，19.2Gy及20Gy各1例，术后癫痫发作均减少，4例周边剂量大于17Gy的病例，癫痫消失，而小于13Gy的患者仅癫痫发作次数减少。

γ-刀治疗的优点：无死亡率，致残率低，目前文献报告的3组γ-刀治疗的下丘脑错构瘤导致的癫痫，均无明显致残率。中心剂量在36Gy左右，可以治愈癫痫，少于此剂量亦可有效控制癫痫。

目前资料显示，γ-刀治疗对于有痴笑或癫痫大发作的患者效果较好，对性早熟用γ-刀治疗理论上有效，但尚缺乏相应的临床资料。γ-刀治疗起效时间较长，平均为8～15个月，本组中有1例，家长在患儿行γ-刀治疗后，在产生疗效前失去耐心而坚决要求手术，有7例γ-刀治疗后几个月，效果不明显而改用手术切除错构瘤，取得较好效果。极个别病例在γ-刀后数年出现错构瘤的放射性坏死，有1例因性早熟在外院行γ-刀治疗（中心剂量为36Gy，周边为17.5Gy），在γ-刀治疗5年后，错构瘤明显增大数倍，有高颅压症状，被迫行翼点入路肿物部分切除，病理报告为“放射性脑坏死”，这种情况国内外尚未遇到过。

（三）药物治疗

1. 癫痫

目前抗癫痫的各种药物对下丘脑错构瘤引起的痴笑性癫痫及其他类型的癫痫均无肯定疗效。Berkovic等报告了4例表现为痴笑及其他类型癫痫的下丘脑错构瘤，采用各种抗癫痫药物治疗，对痴笑性癫痫的发作频率及发作时间均无任何效果，而对于癫痫大发作的个别患者有一定效果。我们认为，单纯抗癫痫治疗并不合适，但在下丘脑错构瘤术后的辅助治疗中有意义。

2. 性早熟

对于单纯性早熟者，可通过药物治疗来达到控制性早熟的目的。目前常用的GnRH类似物为缓释剂型，如达必佳（Decapeptyl Dep，Triptorelin）、达菲林（Diphereline）及亮丙瑞林（Enantone，Leuprorelin）。使用方法：GnRH类似物建议剂量为每次50～80μg/kg，首剂剂量可偏大（尤其对已有初潮者），首剂后2周加强1次，以后每4周1次（不超过5周）。

（四）治疗方法的选择

1. 手术治疗的指征

（1）单纯性早熟者：年龄小于 5 岁，窄基型为主。

（2）表现为癫痫者（宽基型及突入型）：药物治疗无效，癫痫发作频繁者。

2. 药物治疗指征

（1）单纯性早熟者，经济条件较好，对手术有顾虑者。

（2）表现为癫痫者：仅限于行 γ 刀或手术部分切除或近全切除错构瘤后癫痫未能消失者。

3. 手术治疗的优点

对于性早熟而言，采用 GnRH 类似物治疗虽可终止性早熟，但极度肥胖的比例较高，可达 28%；而手术治疗效果满意，本组 1 例（例 4）在出生 8 个月时出现性早熟，至手术时（17 岁）除身材矮小外，亦肥胖（70kg），在手术部分切除错构瘤后 1 年，体重下降了 5kg。Albright 和 Lee 认为美国 90 年代下丘脑错构瘤手术费用，与每 3 周注射 1 次 200 美元的 GnRH 类似物并持续 10 年（共约 35000 美元）的费用相近。在我国，手术治疗性早熟的费用明显低于采用 GnRH 类似物治疗的费用，应为首选治疗方案。

4. 药物治疗的优点

仅限于单纯性早熟者，GnRH 类似物可有效控制性早熟。

（罗世琪　李春德）

参考文献

1. 李春德，罗世祺，马振宇，等．Pallister - Hall 综合征一例报告并文献复习．中华神经外科杂志，2004，20：232-234.
2. 李春德，罗世祺，马振宇，等．儿童下丘脑错构瘤导致癫痫的手术治疗．中华神经外科杂志，2002，18：360-363.
3. 刘文祥，张荣伟，袁绍纪．下丘脑错构瘤并多发性畸形一例．中华神经外科杂志，2003，19：276.
4. 罗世祺，李春德，马振宇，等．儿童下丘脑错构瘤的诊断与治疗．中华医学杂志，2001，81：212-215.
5. 罗世祺，李春德，马振宇，等．丘脑错构瘤所致单纯性熟的显微外科治疗．中华神经外科杂志，2000，16：341-344.
6. 罗世祺，李春德，马振宇，等．下丘脑错构瘤 40 例临床分析．中华神经外科杂志，2002，18：37-40.
7. 罗世祺，李春德，马振宇，等：下丘脑错构瘤显微外科手术治疗（附 43 例报告）．中国临床神经外科杂志，2003，8：425-428.
8. 罗世祺，李春德主编．下丘脑错构瘤．北京：北京大学医学出版社，2004.
9. 罗世祺，马振宇，李春德，等．经胼胝体穹隆间入路切除下丘脑内型错构瘤．中华神经外科杂志，2004，20：141-143.
10. 王忠诚主编．神经外科学．第 1 版．武汉：湖北科学技术出版社，1998. 396.
11. Albright AL，Lee PA. Neurosurgical treatment of hypothalamic hamartomas causing precocious puberty. J Neurosurg. ，1993，78：77-82.
12. Arita K，Ikawa F，Kurisu K，et al. The relationship between magnetic resonance imaging findings and clinical manifestations of hypothalamic hamartoma. J Neurosurg，1999，91：212-220.
13. Berkovic SF，Andermann F，Melanson D，et al. Hypothalamic hamartomas and ictal laughter：evolution of a characteristic epileptic syndrome and diagnostic value of magnetic resonance imaging. Ann Neurol，1988，23：429-439.

14. Biesecker LG, Abbott M, Allen J, et al. Report from the workshop on Pallister-Hall syndrome and related phenotypes. Am J Med Genet, 1996, 65: 76-81.
15. Cascino GD, Andermann F, Berkovic SF, et al. Gelastic seizures and hypothalamic hamartomas: evaluation of patients undergoing chronic intracranial EEG monitoring and outcome of surgical treatment. Neurology, 1993, 43: 747-750.
16. Cerullo A, Tinuper P, Provini F, et al. Autonomic and hormonal ictal changes in gelastic seizures from hypothalamic hamartoma. Electroencephal Clin Neurophysiol, 1998, 107: 317-322.
17. Debeneix C, Bourgeois M, TrivinC, et al. Hypothalamic hamartoma: comparison of clinical presentation and magnetic resonance images. Horm Res, 2001, 56: 12-18.
18. Diaz LL, Grech KJ, Prados MD. Hypothalamic hamartoma associated with Laurence-Moon-Biedl syndrome. Pediatr Neurosury, 1991, 17: 30-33.
19. Feuillan PP, Jones JV, Barnes K, et al. Reproductive axis after discontinuation of gonadotropin-releasing hormone analog treatment of girls with precocious puberty: long term follow-up comparing girls with hypothalamic hamartoma to those with idiopathic precocious puberty. J Clin Endocrinol Metab, 1999, 84: 44-49.
20. Fukuda M, Kameyama S, Wachi M, et al. Stereotaxy for hypothalamic hamartoma with intractable gelastic seizures: technical case report. Neurosurgery, 1999, 44: 1347-1350.
21. Iafolla K, Fratkin JD, Spiegel PK, et al. Case report and delineation of the congenital hypothalamic hamartoblastoma syndrome (Pallister-Hall syndrome). Am J Med Genet, 1989, 33: 489-499.
22. Kuzniecky R, Guthrie B, Mountz J, et al. Intrinstic epileptogenicity of hypothalamic hamartomas in gelastic epilepsy. Ann Neurol, 1997, 42: 60-67.
23. Ondrey F, Griffith A, Waes CV, et al. Asymptomatic laryngeal malformations are common in patients with Pallister-Hallsyndrome. Am J Med Genet, 2000, 94: 64-67.
24. Palmini A, Chandler C, Andermann F, et al. Resection of the lesion in patients with hypothalamic hamartomas and catastrophic epilepsy. Neurology, 2002, 58: 1338-1347.
25. Regis J, Bartolomei F, Hayashi M, et al. The role of gammaknife surgery in the treatment of severe epilepsies. Epileptic Disorders, 2000, 2: 113-122.
26. Rivarola MA, Belgorosky A, Mendilaharzu H, et al. Precocious puberty in children with tumors of the suprasellar and pineal areas: Organic central precocious puberty. Acta Padiatr, 2001, 90: 751-756.
27. Rosenfeld JV, Harvey AS, Wrennall J, et al. Transcallosal resection of hypothalamic hamartomas, with control of seizures, in children with gelastic epilepsy. Neurosurgery, 2001, 48: 108-118.
28. Unger F, Schrottner O, Haselberger K, et al. Gamma knife radiosurgery for hypothalamic hamartomas in patients with medically intractable epilepsy and precocious puberty. J Neurosury, 2000, 92: 726-731.
29. Valdueza JM, Cristante L, Dammann O, et al. Hypothalamic hamartomas: with special reference to gelastic epilepsy and surgery. Neurosurgery, 1994, 34: 949-958.

第 59 章　朗格汉斯细胞组织细胞增生症

一、概述

郎格汉斯细胞组织细胞增生症（langerhans cell histiocytosis，LCH）为单核巨噬细胞系统发育而来的郎格汉斯细胞异常增生和堆积所形成的一种疾病，原称组织细胞增生症 X。传统分型包括勒-雪病（Letterer-Siwe，LS）、韩-薛-柯病（Hand-Shuller-Christian，HSC）、嗜酸性肉芽肿（Eosinophilie granuloma，EG）。在病理上较早期为网状细胞增生，中晚期病灶内含单核细胞及泡沫细胞，肉芽组织形成及结缔组织增生。三种病变的共同点是都有一种特殊类型的组织细胞即郎格汉斯细胞（langerhans cell，LC）增生，一般认为这三种病变为同一基本病理改变的不同阶段。在临床上常累及皮肤、骨骼、肝、脾、肺、胸腺、胃肠道、内分泌、口腔、耳发展为中枢神经系统。临床表现多样且可互相转变与移行。可从单一器官、单一部位的损害发展为威胁生命的多器官、多部位的侵犯和多功能的损害。新生儿至老年人皆可发病，而以小儿多见。

本病通常儿童多于成人，多数病例在 15 岁前诊断，发病率在此年龄段为（0.2～1）/10 万。男性多于女性，有时高达 60%～70%。

目前病因尚不清楚，可能与免疫、病毒、新生物等有关。由于 LC 细胞培养困难，缺少好的动物模型，病因的研究受到限制。

二、病理

骨损害表现局限膨胀，并通过临近骨皮质扩散。可表现病理性骨折或者骨膜下新骨形成。病灶呈棕黄色到血红色，可以是实质性肿物也可以是囊性肿物。

镜下以郎格汉斯细胞为主（图 59－1，见彩页），这些 LC 来源于单核细胞和髓腔内的树突状细胞。LC 存在于被伊红染色的细胞背景中，有丝分裂少见，陈旧损害可表现有纤维增生，LC 在位点 S－100CDLa 能呈现确定的免疫化学染色。LC 的独有特征（也是判定的金标准）是超微结构“Birbeck”颗粒，呈 34nm 宽的管状或球拍状结构，胞浆内有链状中心核。朗格汉斯细胞肉瘤也可出现，虽然相当少见，但也可成为多器官损害的特征。

三、临床表现

大多数病例倾向于单病灶，90%的病例侵袭骨骼，包括颅骨、股骨、骨盆、肋骨和椎骨（每部位发病率 10%～15%）。在椎骨受累的患者中，胸椎受累最常见，其次是腰椎、颈椎，在少有的单病灶无骨损害的病例中，常见部位是肺、淋巴结和皮肤。

在多病灶的 LCH 病例中，典型受累部位与单病灶相似，60%的病例有骨损害，50%以上的病例有颅骨损害，25%有多病灶损害，既包括骨损害又包括软组织损害。软组织损害常见肺、淋巴结、皮肤。最少见的是神经系统的损害，包括丘脑下部、大脑半球、脉络丛、小脑、颅底。

LCH 的临床表现依受侵的部位而多种多样，颅骨损害好发于额骨、顶骨及颞骨，枕骨少见。局部出现小肿物，逐渐增大，伴有疼痛和感觉过敏；椎骨损害导致局部疼痛，可同时伴有背部僵硬、斜颈、脊柱后侧弯。由于脊髓和神经根受压继发神经功能缺失在临床上罕见。近 10%的 LCH 患者有丘脑下部、垂体损害，常表现尿崩，多见于多病灶损害的患者。也可以有其他内分泌器官损害，包括垂体功能低下。另外，较少的中枢神经系统表现来源于脑脊膜或脉络丛的实质性占位病变和多脑叶的神经功能缺失及神经心理障碍。后者发生在 1%的 LCH 患者中，并且高达 10%的患者有尿崩。临床症状还包括震颤、严重的共济失调、构音障碍、吞咽困难、智力低下、行为异常等。多病灶、多系统疾病的患者通常是婴儿，他们具有发热、肝脾肿大、淋巴结肿大、再障和皮肤及骨骼的损害。

Letterer-Siwe 病是暴发性的全身系统性的郎格汉斯细胞增多症，占所有郎格汉斯细胞增多症的 10%，常见于 3 岁以下的儿童、迅速致命。

Hand-Schuller-Christian 病（HSC）是一种慢性扩散性的郎格汉斯细胞增多症形式，多见于老年患者，典型表现为 HSC 三联征，即尿崩症、突眼症和颅骨病损。

嗜酸性肉芽肿的临床表现为：局部疼痛、肿胀、血沉升高。

四、影像学

（一）颅骨损害

在 X 线平片上表现颅骨缺损，呈无明显边界的环状骨质溶解。CT 可见颅骨外板破坏较内板破坏更广泛，这是由于头皮软组织病灶累及所致，在骨缺损的中心区有时可见残余骨。MRI 颅骨 LCH 的表现是特征性的，T1 加权像呈等信号，T2 加权像呈高信号，境界不清楚，常可见到增厚的硬脑膜和帽状腱膜。

（二）椎骨损害

椎骨 LCH 的 X 线及 MRI 特征与前面介绍的颅骨损害相似。80%以上的病例累及椎体，仅有一小部分累及棘突或椎板，通常局限在单一椎骨水平。但是，部分或全部椎体变扁也不是很少见。尽管这是 LCH 的典型影像表现，但椎体变扁不是其特异性症状，尤文肉瘤、脊柱感染性疾病都可有同样的表现。

（三）颅内损害

丘脑下部 LCH 的影像显示第Ⅱ脑室底、鞍上池占位病变，在极少数脑内 LCH 病例中，MRI 表现 T1 加权像呈低信号、T2 加权像呈高信号，病灶周围表现水肿。

五、治疗

（一）颅骨单一病灶 LCH

1. 确定诊断为 LCH；
2. 排除多病灶病变；
3. 实施手术切除病变，如果能实施病灶全部切除，则不需要进一步治疗；
4. 伴有疼痛的病变可采用内放射及激素治疗；
5. 临床和影像学的跟踪观察，以便早期发现病变复发或发展为多病灶疾病（通常需几周至几个月）。

（二）脊柱单病灶的 LCH

1. 在缺乏多病灶相关的病例中，通常需要在 CT 导引下经皮穿刺活检来完成 LCH 的诊断；

2. 由于脊髓受压而产生神经功能缺失的少数病例可成为外科手术减压的适应证；

3. 存在潜在的脊柱不稳定因素时，需要脊柱固定术的治疗（如颈圈、背心或胸腰段脊柱的支撑）。有报道应用固定术后，脊柱 LCH 损伤治疗效果良好。甚至在椎体楔形变时也有报道椎体高度恢复的，有时能达到正常水平。

4. 进一步治疗包括局部放疗和化疗，对于单病灶的 LCH 应用相对低剂量（8～12GY）的放疗即有效，通常认为这一剂量在儿童不会影响脊柱生长，但是，推荐小儿放疗仍要小心。替代放疗的是化疗（长春新碱），据报道化疗在儿童中效果良好。应用皮质激素治疗，疗效不稳定。

（三）颅内单一病灶的 LCH

颅内单一病灶的 LCH，临床上十分罕见，在缺乏多病灶损害时，仅根据非特异的影像发现作出诊断，实际上是不可能的。因此，这些诊断通常是以开颅脑肿瘤手术切除或应用脑室镜经脑室途径取活检来完成的。一旦 LCH 诊断明确，治疗选择即可确定。

1. 单一颅内病灶整体切除后，多数患者只需要观察，无须进一步治疗。

2. 如行活检或部分切除的病例，可选择放疗或化疗。但各自的有效率尚不完全清楚。在儿童鞍上区域应避免放疗，而采用化疗更可取。

3. 下丘脑病变则更需要完整的内分泌学评价和适当的激素替代疗法。

（四）多病灶 LCH

当诊断多病灶 LCH 时，全面评估机体病变范围是非常重要的。有软组织（如淋巴结、肝、脾、皮肤等）病变时其预后相当差。对全身病变范围的典型筛选检查包括详细的病史、体格检查、全血细胞计数、凝血功能和肝功及放射性核素骨检查。Histiocyte 推荐所有初步诊断为 LCH 的患者都要进行下列评估：身高、体重、青春期情况、脱水实验、糖尿病情况、尿崩症、激素基线水平（T4、肾上腺皮质激素、卵泡刺激素、黄体酮及泌乳素等）、智力和机体发育试验、行为试验及脑部 MRI 检查。

多病灶、多系统病变者首选化疗，常用药物有长春新碱、甲氨蝶呤、依托泊苷、6-巯基嘌呤、环胞霉素、环磷酰胺、泼尼松。

根据疾病的严重程度，为了延长患者的寿命（可能是几年）而要求化疗，这类患者内科治疗是复杂的，包括血液学的紊乱，库欣综合征、感染、局部皮肤的复杂变化等。对于大部分多病灶的 LCH 严重病例，尽管有放疗、化疗和大剂量类固醇的使用，但并没有良好的临床效果。

六、预后

LCH 的预后高度依赖身体受侵的程度，特别是软组织是否被侵及。在单病灶 LCH 预后是好的，95%以上的患者有自限性，无需局部治疗。在脊椎骨的病变，有证据表明保守治疗有很好的疗效，可有脊椎骨的部分恢复。仅仅骨质被破坏的多病灶 LCH 也有相似的好的预后。在单病灶和多病灶 LCH 骨损害的患者中 15%～20%会复发，成年人复发率高，大部分在两年内发生。也有症状减轻几年后复发的病例。因此，对这类患者长期随访是必要的。

对于多病灶软组织受侵的 LCH，预后是极差的。特别是在年轻人和早期对化疗不敏感的患者，尽管应用化疗和放疗，死亡率还是接近 20%，而婴儿死亡率近 100%。

总之，发生在骨骼的LCH，只要不是多系统被侵及，预后是非常好的，治疗尽可能采用保守治疗；多系统被侵及，特别是婴儿，这种疾病倾向于恶性变过程，可适当采取较积极的疗法，但是，预后大多不良。

（程　彦）

参考文献

1. Katati MJ，Martin JM，Pastor J，Arjona V. Isolated primary Langerhans cell histiocytosis of central nervous system. Neurocirugia（Astur），2002，13：477-478.
2. Kulkarni AV，Hawkins C. Langerhans cell histiocytosis. //Berger MS，Prados MD. Textbook of Neuro-Oncology. Philadelphia：Elsevier Saunders，2004. 751-757.
3. Nquyen K，Tazi A. Langerhans cell histiocytosis in adults. Rev Prat. 2006，56（17）：1863-1871.
4. Savasan S. An enigmatic disease：childhood Langerhans cell histiocytosis in 2005. Int J Dermatol，2006，45（3）：182-8.

第 60 章 颅骨肿瘤和类肿瘤疾病

第一节 概述

神经外科的肿瘤患者中，有一部分属颅骨肿瘤或类肿瘤疾病，其发病率约占骨肿瘤发病总数的1%左右，在诊断和治疗方面有其自身的一些特点。根据病变的自身特征，可分为原发性、继发性颅骨肿瘤和颅骨肿瘤样病变等三大类：① 原发性颅骨肿瘤，它的发病率相对较低，可分为良、恶性两类。常见的良性类有颅骨骨瘤、软骨瘤和血管瘤等，而颅骨成骨肉瘤、软骨肉瘤、纤维肉瘤和脊索瘤等则属恶性类。② 继发性颅骨肿瘤，如颈静脉球瘤、颅骨转移瘤等，也分为良、恶性两类。③ 颅骨肿瘤样病变，如颅骨纤维结构不良症、嗜酸性肉芽肿和黄色瘤等。此外，根据病变对骨质的影响，又可将颅骨疾病分为溶骨性和成骨性两类。

头部局限性肿块和疼痛是颅骨肿瘤类病变最主要的临床症状。在此类疾病的辅助诊断手段中，简便而经济的颅骨 X 线平片往往是最重要的首选方法，这与其他神经外科疾病有明显不同。当然在一部分情况下，为了明确病变的性质、范围和血供状况，还需要应用 CT、MRI 或 DSA 等更复杂的检查手段。手术是颅骨肿瘤类疾病最主要的治疗方法，对于恶性骨肿瘤患者，常常还需要采用放、化疗手段来提高疗效。

第二节 颅骨骨瘤

一、概述

颅骨骨瘤是一种常见的良性颅骨肿瘤，具有无痛性缓慢生长、基底宽广和与周围正常骨质的分界欠清等一些特点。该病可发生于颅骨的任何部位，以额骨、顶骨为常见好发部位，颅骨和颅底的其他部位相对少见，部分病灶可发生于额窦或筛窦内。病灶常为单发性，多发病灶相对少见。

二、病理

根据颅骨骨瘤大体病理标本特征，可将其分为两类：骨密质性和骨松质性骨瘤。① 临床上以骨密质性骨瘤最为多见，本型瘤组织多起源于颅骨外板，向外呈圆形隆起，直径从数毫米到数厘米不等，内板多保持完整，少数起源于内板的骨瘤可向颅内突入。肿瘤的质地通常坚硬而致密，基底宽广而固定，有象牙状骨瘤之称。生长在鼻旁窦内的病灶可呈分叶状生长，常有狭蒂和窦壁相连，可堵塞鼻旁窦开口，是形成鼻旁窦黏液囊肿的原因之一。显微镜下，可见瘤组织由密质的骨组织构成，无哈佛管系统，骨小梁增厚，与正常的骨质相似。② 松质骨性骨瘤较为少见，起源于板障，生长相对较快，体积较大，质地较疏松，镜下见瘤组织由松质骨构成，含有较多的纤维组织。

三、临床表现和诊断

本病好发于儿童和青壮年，少数患者为老年人。由于肿瘤组织生长速度十分缓慢，绝大多数患者的病史都很长，临床上病史超过10年的病例并不少见。隆起于头皮下的局部肿块是本病的主要临床表现，但局部疼痛和其他不适症状较为少见，常因偶然发现而就诊。颅腔、眼眶、鼻腔或鼻旁窦内的病灶可挤压邻近的组织，造成各种压迫症状，如头痛、突眼、眼球运动障碍、视力下降、鼻塞和脑脊液漏等。体积较大并向颅腔内发展的骨瘤病灶可造成各种神经系统定位体征，甚至是颅内高压症状。发生于额窦或筛窦内的骨瘤症状多不明显，常为偶然发现，但部分患者继发鼻旁窦炎症，可引起头痛症状。

头颅X线摄片是最主要的辅助检查手段。在X线片上，病灶多呈圆形或类圆形的局限性高密度影。松质性骨瘤病灶内部疏松、密度不均匀，骨小梁内可有钙化；密质性骨瘤病灶基底宽广，其组织密度致密而均一，局部颅骨外板（或内板）显著增生，并向外突起，边缘与正常骨质分界欠清。

在头部CT检查中，病灶表现为颅骨表面的骨性突起，基底宽广，与周围正常骨质的分界欠清，其内为密质骨或松质骨性组织。生长在鼻旁窦内的病灶常呈分叶状生长，可见狭窄的瘤蒂和窦壁相连。

根据临床表现和颅骨X线平片或颅骨CT检查，对本病作出诊断并不困难，但有时要与脑膜瘤性颅骨增生和纤维结构不良症等疾病进行鉴别：脑膜瘤主要累及颅骨内板或全层，颅骨X线平片示血管沟增宽及颅内压增高症，切线位片可见外板有放射状“骨针”样改变。颅骨纤维结构不良症则常累及颅骨全层，病变范围较广，常累及身体多处部位的骨组织。

四、治疗

手术切除是本病最主要的治疗手段。本病的发展缓慢，成年后可停止生长，所以对那些体积小、生长缓慢而又无明显症状的骨瘤可暂不处理，只需随诊观察。但那些体积较大、临床症状明显和影响外貌的骨瘤则应手术治疗。手术切除的程度可视病灶累及的范围而定。对局限于外板的病灶，可在切除肿瘤组织后保留正常的内板组织；而对累及颅骨全层的肿瘤，则应该将受侵犯的骨瓣整块切除，骨瓣切除后颅骨缺损明显的患者（如缺损区直径>3cm），尤其是在局部存在重要组织结构或明显影响容貌的情况下，应及时行颅骨修补。钛金属是目前常用的颅骨修补材料，具有比重小、强度大、耐腐蚀和组织相容性好等优点。症状明显的鼻旁窦骨瘤应考虑手术切除，并根据肿瘤的具体位置采用适宜的手术入路：对额窦骨瘤通常采用经额入路，由硬膜外打开额窦内壁后，对肿瘤和瘤蒂进行切除；对筛窦骨瘤多采用经眶入路，如伴有脑脊液漏，可采用经额入路在硬膜外行硬膜修补。

第三节　颅骨血管瘤

一、概述

颅骨血管瘤是一种生长缓慢的良性肿瘤，其发病率约为颅骨良性肿瘤的5%～10%左右，发病情况无明显的年龄差异，也无明显男女差异。脊柱和颅骨是骨血管瘤的好发部位，而颅骨病灶又以额、顶、枕部最为常见。肿瘤组织多起源于颅骨板障，常为单发性病灶，少数为多发性。

二、病理

肿瘤病灶外观一般呈蓝色的圆顶状肿物，切面可见由多数骨小梁构成的网状支架，内为紫红色血窦，骨小梁表浅者较粗大，与颅板呈垂直排列，深部者呈蜂窝状排列。

根据病理大体标本的组织结构特征，可将肿瘤分为扁平型和球型两类：扁平型血管瘤一般在板障内局限性生长，颅骨内、外板变薄；球型血管瘤多向内、外板外膨隆性生长，常穿透内、外板，少数甚至可累及硬脑膜，偶有恶性变者。

从显微镜下细胞组织学特征区分，本病有两种类型：① 海绵状血管瘤型：此类型较为常见，多发生于额、顶部的颅骨组织，镜下可见病变内含有一定量未被吸收的骨小梁，在骨小梁之间存在大量薄壁血管和大小不等的血窦，窦壁为单层内皮细胞所被覆；② 毛细血管瘤型：发病率相对较低，瘤组织中软组织成分的含量相对较多，常可破坏邻近组织甚至造成脑组织受压。病变主要由极度扩张的微小毛细血管和其周围的纤维细胞及纤维结缔组织构成，常呈放射状排列。

三、临床表现和诊断

本病生长缓慢，肿瘤体积小者无任何症状。头痛是多数患者的就诊症状，常伴有头皮下局限性肿块。少数患者因肿瘤突向颅内生长引起颅内高压和局部神经系统定位症状。肿瘤破坏颅骨外板后，常可在局部触及非骨性肿块。本病有一个较特殊的体征：肿块的体积大小可随头位的改变而变化。如在头低位时，由于静脉压的增高，肿块体积可增大。而头高位时，静脉压降低，肿块体积则缩小。部分患者合并有软组织或内脏血管瘤。

X 线平片上，病灶常表现为颅骨内圆形、椭圆形的溶骨性低密度破坏区，边缘光滑，可伴有周围硬化带改变。骨小梁增粗呈放射状排列，周围无迂曲血管压迹，这是与脑膜瘤的骨质改变进行鉴别的一个重要征象。颅骨的内板多完整或变薄，少数破坏；板障血管显著增加是毛细血管型的常见征象，脑血管造影可见肿瘤染色，肿瘤附近如脑膜中动脉及头皮血管等，多伴有扩张或迂曲。本病在平片上有时难与成骨肉瘤区别。

在 CT 扫描上，颅骨内可见局限性或膨胀性骨质破坏区，外板膨出变薄，内板破坏程度相对较轻。病变边界清楚，内有粗细不一的骨性分隔或放射状骨针。增强扫描时，肿瘤呈明显强化的团块影。MRI 扫描上，T1 加权像中病变通常为特征性的高信号的占位，T2 加权像上，肿瘤主要为不均匀的高信号，其周围有含铁血黄素的低信号环（图 60－3－1）。增强扫描时，肿瘤明显强化。

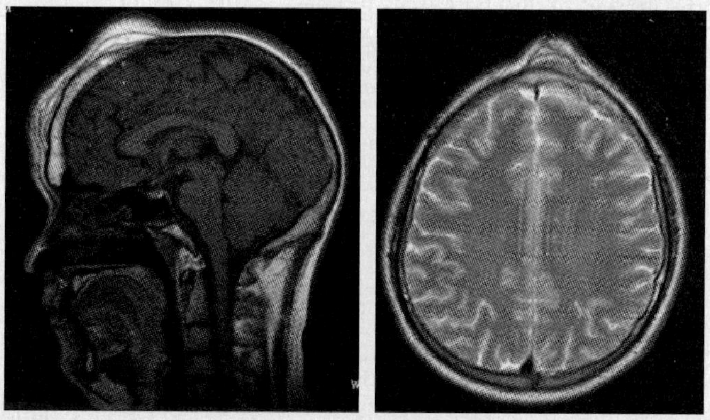

图 60－3－1　额骨血管瘤 MR 影像

四、治疗

本病的治疗以手术为主，有人主张对部分病灶体积较小的患者尝试放射治疗。但对于肿瘤体积较大、合并颅内高压或怀疑恶变的患者，必须首选手术切除。病变局限者，手术完整切除一般并不困难。虽然肿瘤有时可深及硬脑膜，但多数情况下与硬膜粘连并不紧密，易于分离。对于占位较大的肿瘤病灶，术前应尽可能行脑血管造影检查，以充分了解病灶的血供情况。对于血供丰富的病灶，术前或手术中应先行阻断肿瘤的主要供应血管，以利于减少术中出血和顺利完成对肿瘤的切除。部分患者的肿瘤性骨瓣全切除后颅骨出现缺损明显，应及时行颅骨修补。对于术后残留病灶，可予追加辅助放疗。

第四节　颅骨软骨瘤

一、概述

颅骨软骨瘤起源于胚胎残余软骨细胞或由成纤维细胞转化而成的软骨母细胞，发病率较低。本病可发生于任何年龄段，以 20～40 岁成人相对多见，无性别差异。病灶一般为单发，全身性的多发病灶比较少见。发病部位多位于蝶、枕骨软骨结合处，并可累及中颅窝底、鞍旁、破裂孔和桥小脑角等处。与脊索瘤不同，软骨瘤极少累及斜坡。颅骨软骨瘤的治疗以手术为主，容易复发，少数患者有恶变现象。

二、病理

肿瘤标本大体外观为灰白色半透明坚实肿块，与硬脑膜粘连。病变内常有黏液变性并呈多房性改变，可伴有钙化或骨化现象。镜下肿瘤组织主要由软骨细胞构成，细胞大小不一，呈小软骨团分布，但结构和排列较为紊乱。基质中含有囊变、钙化、骨化纤维及黏液成分。软骨瘤可恶变为软骨肉瘤，发生率在 1%～2%左右。此时，镜下见恶变病灶瘤细胞密集，呈不典型的双核软骨细胞，核分裂象多见。

三、临床表现和诊断

此病的发展速度缓慢，肿瘤体积小者症状可不明显，巨大的软骨瘤有颅内压增高征。如肿瘤压迫颅神经，可出现相应的功能障碍症状。如位于鞍旁的病灶可导致视神经和第Ⅲ、Ⅴ颅神经等的功能障碍。破裂孔区的病灶可产生岩尖综合征。枕骨底部的病灶可造成第Ⅴ～Ⅻ颅神经麻痹症状。桥小脑角区肿瘤有第Ⅴ～Ⅷ颅神经和小脑的症状，但通常无内听道扩大，可与听神经瘤相鉴别。少部分软骨瘤可发生恶变，几率约为 1%～2%。如发现肿瘤生长迅速，病情急剧进展时，必须警惕恶性软骨瘤的可能。

头颅 X 线平片上，颅骨软骨瘤表现为广泛的、边缘不规则的溶骨性病变区，边缘可有增生硬化。破坏区可涉及蝶鞍、蝶骨小翼、乳突部、前颅凹底、眶内壁等处，病灶内常可见钙化斑。CT 扫描上常见为颅底高密度肿块，呈分叶状，边界清，部分钙化，增强扫描病灶有强化表现。

本病常需要与发生于颅底的脊索瘤和脑膜瘤相鉴别。脊索瘤多发生于斜坡和鞍区等中线部位，形态多样，病变内的钙化灶多呈散在分布。软骨瘤血供较少，而脑膜瘤的血供十分丰富，在脑 DSA 上可见明显的肿瘤供血和肿瘤染色，CT、MR 增强扫描中，肿瘤强化明显而均匀（图 60-4-1）。

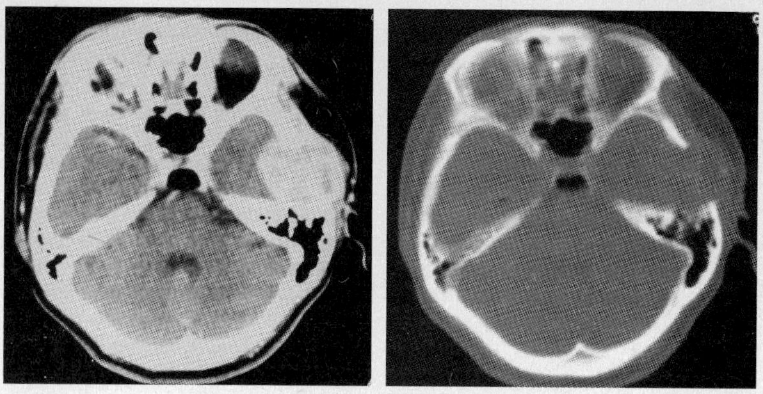

图 60-4-1 左颞部骨软骨瘤 CT 影像

四、治疗

本病的治疗以手术为主。一部分无明显症状的患者可暂不处理，随诊观察。但对于肿瘤压迫症状明显者，应予手术治疗。在多数情况下，颅骨软骨瘤病灶发生于颅底，且病变的基底较宽，所以手术常常难以达到彻底切除的程度。此时应尽可能争取行肿瘤部分或大部切除，以达到局部减压缓解症状的效果。由于难以在术中实施肿瘤的全切除，病灶术后复发比较常见，少部分软骨瘤可恶变为软骨肉瘤，通常预后不佳。

第五节 颅骨骨巨细胞瘤

一、概述

骨巨细胞瘤是一种较为常见的骨肿瘤，其瘤细胞起源于正常骨组织内的非成骨性结缔组织成分。本病的发生率约为骨肿瘤总数的 4%左右，多发生四肢长骨，也可侵及颅骨。在颅骨受累的病例中，以蝶骨、颅中窝、岩骨、枕骨等部位较为多见，颅盖部相对少见。本病好发于中青年，发病率无明显性别差异。骨巨细胞瘤的生长情况较为活跃，破坏性相对较大，一部分属恶性骨肿瘤。本病的治疗以手术为主，部分患者术后发生复发或转移。

二、病理

肿瘤的大体标本通常为质地柔软、脆弱的肉芽状组织，瘤内常伴出血、坏死、囊变和纤维分隔等，呈单房或多房性的膨胀性生长。肿瘤囊液多为血性或浆液性液体。显微镜下见肿瘤由巨细胞和基质细胞两种成分构成。巨细胞体积巨大，多核。肿瘤组织的血管丰富，瘤周围可有少量新骨形成。组织细胞学上，巨细胞瘤分为三级：一级为良性巨细胞瘤；二级为有恶变倾向的巨细胞瘤；三级为恶性巨细胞瘤。

三、临床表现和诊断

肿瘤小者可无症状，头皮下的局限性肿块或隆起是就诊时患者的常见症状。间歇性头痛是常见的伴随症状，如疼痛随肿块的迅速增大而转为持续性剧痛，要警惕病灶已恶性变的可能。按压肿块时可有“乒乓球”样弹性感，侵入颅内者可产生颅内压增高症状及局部定位体征：如累及中颅窝者可有三叉神经功能障碍，岩骨处受累者可有面、听神经受损症状，发生于鞍区的病灶可引起一侧或两侧Ⅱ～Ⅵ颅神经的功能障碍。

头颅X线平片可见病变有单囊、多囊和缺损状等多种改变。①单囊状，病灶呈圆形或类圆形低密度区，其内无骨性间隔，边界清楚，边缘可有增生硬化带，局部颅骨呈膨胀性改变。②多囊性，病灶表现为不规则的分叶状溶骨区，内有明显的骨性间隔，边界清楚，边缘有薄层的硬化带，板障增厚，局部颅骨内、外呈膨胀性生长。

CT扫描上，病灶表现为单房或多房性的膨胀性颅骨破坏区，边缘不规则，其内可见斑点状残存骨小梁，外层边缘有增生硬化带，表现为完整的高密度薄层骨壳。部分肿瘤可穿破外板，侵及临近组织。增强扫描时，病变强化明显。

四、治疗

本病的治疗以手术为主，并尽可能争取彻底切除肿瘤，放疗用于肿瘤残留或复发。位于颅顶部的肿瘤一般能够得到彻底切除，颅骨缺损明显的可行颅骨修补，预后通常较好。而颅底部的肿瘤常常难以达到全切的标准，只能行部份切除，术后对残留病灶应追加放射治疗，部分患者也可获较理想的疗效。单纯作肿瘤刮除或电灼者较易复发。

第六节　颅骨多发性骨髓瘤

一、概述

多发性骨髓瘤也是一种常见的骨肿瘤，发病率约占骨肿瘤总数的3%，骨髓中异常增殖的浆细胞是本病的组织学起源，所以它又被称为浆细胞性瘤。本病好发年龄为40～60岁，男性发病率稍高于女性。多发性骨髓瘤通常为多发性病灶，除颅骨外，病变可同时发生在肋骨、椎体、骨盆、胸骨和四肢长骨等全身多处部位的骨质，但也有部分患者为单发性病灶。颅顶部是颅骨病变的好发部位，病灶通常为扁平或半球形肿块。由于肿瘤组织可分泌骨髓瘤蛋白，在患者尿中可检测到异常的凝溶蛋白（本-周蛋白），这是本病的另一个重要特征。

二、病理

肿瘤大体标本为暗红色或灰色的实质性肿块，质地较软，血供丰富。显微镜下可见95%的肿瘤组织细胞为浆细胞，多为圆形或椭圆形的未成熟的细胞，胞浆内常富含无定型物质。

三、临床表现和诊断

头痛是本病常见临床的症状，疼痛早期为间歇性，后期多转为持续性剧痛。头皮下常可触及扁平或半球形肿块，伴压痛。病变累及全身其他部位的骨质时，如侵犯肋骨、胸骨或椎体等，也可出现局部的疼痛症状。位于颅底的肿瘤可引起颅神经功能障碍，压迫眼眶可造成眼球突出、视力下降等。

头部X线平片上，可见多发的大小不等的圆形透光区，边缘清楚。肿瘤早期位于板障内，后可侵犯颅骨全层，但周围无硬化及骨膜反应。

大部分病例伴有进行性贫血、血小板减少、红细胞沉降率增快及间歇性发热等一系列症状；患者的血清球蛋白增高，尿液中本-周蛋白检测呈阳性反应；由于肿瘤性骨质破坏，可引发高钙血症。随病情发展，患者可出现肾功能异常，逐渐加重。

四、治疗

本病目前还未有较理想的根治手段，可以采用手术、放疗和化疗等综合手段来治疗，但远期疗效通常不佳。本病绝大多数为多发性病灶，确诊后其治疗手段主要依靠化疗，结合放疗可加强局部治疗的效果，有助于达到缓解疼痛及延长生存期的作用。少数体积较大的单发性肿瘤可先行手术切除，术后辅以局部放疗和全身性化疗。本病的化疗方案较多，通常以烷化剂类为主。由于本病的瘤细胞具有分泌骨髓瘤蛋白的功能，血清中骨髓瘤蛋白含量的高低情况可以反映出瘤细胞的生长和增殖状态，所以在治疗过程中，常通过测量骨髓瘤蛋白水平来协助疗效的判断。

第七节　颅骨成骨肉瘤

一、概述

颅骨成骨肉瘤，又称成骨细胞瘤，是一种恶性程度极高的颅骨原发性肿瘤。本病好发于15～25 岁的男性青年，多发生于颅顶部，少数可位于颅底部。在病因方面，目前认为畸形性骨炎（Paget 病）、骨纤维异常增殖症和放射治疗与本病的发生有一定的关系。有人统计：有 10%～15%左右的畸形性骨炎患者可进展为成骨肉瘤；另一方面，在一部分成骨肉瘤患者的既往史中，存在放疗病史。本病的肿瘤病灶生长极为迅速，血供也十分丰富，常伴有头皮和板障血管的明显扩张，有时会被误诊为“动脉瘤样骨囊肿”。本病为高度恶性的肿瘤，虽然可以采用手术、放疗和化疗等综合手段来治疗，但多数患者的效果欠佳，预后较差。

二、病理

成骨肉瘤细胞呈高度恶性，大体标本的软硬程度可随骨质成分含量的多少而不同。肿瘤血供丰富，并常伴有灶性出血、坏死等改变。瘤细胞镜下呈多种形态，包括梭形成纤维细胞、多边形小成骨细胞或巨细胞等。瘤细胞大小不一，且分化不良，核分裂象多见。肿瘤细胞间可有骨样组织、软骨组织或骨小梁等形成。肿瘤可经血液途径转移至远处，肺是转移常见的好发部位。

三、临床表现和诊断

由于肿瘤进展迅速，绝大多数患者的病程都不长。局部头皮下隆起的疼痛性肿块是最为常见的就诊症状。肿瘤穿破骨膜后在头皮下形成巨大软组织肿块，肿瘤血供十分丰富，瘤周和皮下多有静脉曲张现象，皮肤表面可呈青紫色，局部皮温明显增高。部分患者的肿块上可触及搏动或闻及血管杂音。血清碱性磷酸酶常有明显增高，与肿瘤的成骨活动有关，动态监测此指标有助于鉴别诊断和预后分析。多数成骨肉瘤患者伴有程度不一的贫血症状，疾病后期脏器功能进行性衰竭，机体常呈恶病质。部分患者出现远处转移，以肺转移最多见，可有胸痛、血痰和咳嗽等相应症状。

头颅 X 线摄片上，病灶表现为大小不等的片状骨质破坏区，并常合并有成骨性改变。骨质破坏以颅骨外板最明显，边界不清，常伴有较大的软组织肿块影。瘤周的软组织肿块内常出现有骨针反应现象：纤细的瘤状骨针在肿瘤周围延伸并沿垂直方向放射状排列，形成所谓的“放射状骨刺影”（日照征）。

头部CT上，可见颅骨板障和内、外板骨质破坏，以外板最为明显，而且在骨质破坏区内常有程度不一的骨化影。肿瘤常侵犯临近组织，甚至突破硬脑膜而侵犯脑组织。病灶内可见纤细的瘤状骨针放射状排列。

成骨肉瘤的血供丰富，有时可误诊为动脉瘤样骨囊肿，需注意鉴别。

四、治疗

本病预后欠佳。对病灶相对局限且无远处转移的患者，争取尽早行肿瘤的广泛切除术。成骨肉瘤具有很强的侵袭性生长能力，所以即使在术中达到肉眼下全切除肿瘤的标准，术后还是必须追加放疗和化疗。本病瘤组织血供十分丰富，对于有手术适应证的患者，术前尽可能行局部血管造影检查，以充分了解病灶的血供情况，必要时可在术前或手术开始时就阻断肿瘤主要的供应血管，如颈外动脉栓塞或结扎术等，以利于减少术中出血和顺利完成对肿瘤的切除。对于不能手术的晚期患者，可采用全身化疗＋局部放疗，以缓解症状和延长生存时间。

第八节　颅骨转移瘤

一、概述

颅骨转移瘤是最常见的颅骨恶性肿瘤，由身体其他部位的恶性细胞转移和发展而来。癌和肉瘤均可发生颅骨转移，但以前者更为常见，约占80％～90％。人体许多部位的恶性肿瘤都可发生颅骨转移，以肺、乳腺、肾上腺、宫颈、甲状腺、前列腺和肠胃道等脏器最为常见。在儿童骨转移瘤患者中，神经母细胞瘤和肾胚胎瘤是最主要的原发肿瘤。转移瘤病灶通常为多发性，颅骨中以顶盖部位的骨质常见，而颅底鞍背、斜坡及岩尖等处相对少见。转移的途径主要来自血源性转移，少数可由肿瘤直接蔓延形成。按病变对骨质的影响可分为溶骨性及成骨性两类。

二、病理

溶骨性骨转移瘤是最常见的病理类型。病变早期，癌栓滞留于板障内，并对骨小梁周围的骨髓组织浸润破坏。随肿瘤逐步增大，病灶穿破颅骨外板，形成局部隆起，同时也可穿破内板侵犯硬脑膜，甚至突破硬脑膜后进一步向脑组织浸润；少数骨转移灶呈成骨性改变，其内可见肿瘤性新骨形成，相互堆积，层次不清，结构紊乱。临床上，成骨性骨转移瘤以前列腺癌最为多见。

三、临床表现和诊断

局部疼痛是颅骨转移瘤患者最主要的临床症状，早期可为阵发性隐痛，夜间明显，随肿瘤增大症状明显加重，疼痛多转为持续性，程度明显加剧，通常都需要使用强阿片类镇痛药才能缓解症状。肿瘤体积较大的患者可在头部触及半球状软组织肿块。骨转移瘤患者多有恶性肿瘤史，但一部分患者原发灶较隐匿，以骨转移瘤表现为其首发症状，此时常需要和原发性颅骨肿瘤相鉴别。

头颅X线平片上，溶骨性和成骨性骨转移瘤各有特点：① 溶骨性转移瘤：呈多发性大小不等的溶骨性圆形透光区，边界模糊不清，无骨质增生硬化。少数为单发病灶。肿瘤早期局限于板障内，随肿瘤增大，外板被穿破，周边常伴有软组织肿块影，较大病灶可破坏颅骨全层并与周围破坏区融合呈鼠啮状。② 成骨性转移瘤：呈单发或多发大小不一的棉团状或斑片状致密影，一般无软组织肿块影。少数混合型病例同时兼有溶骨性和成骨性双重改变，以甲状腺癌的转移多见。

头颅CT片上，溶骨性转移瘤表现为板障内单发或多发低密度区，边界欠清，无骨质增生硬化，颅骨内外板不规则破坏，周边可伴有软组织肿块影，肿块中常带有残留碎骨片，增强扫描时肿瘤多有明显强化。成骨性转移瘤多表现为局部颅骨的密度增高，板障消失。

四、治疗

明确的病理诊断是正确处理颅骨转移瘤的重要基础。通过对原发灶或转移灶的组织学活检，一般都能获得明确的病理诊断。在处理颅骨转移瘤时，必须综合考虑转移灶数目和分布、原发灶治疗状态、转移瘤的病理性质以及患者的基础状态等多方面因素，选择最适宜的个体化治疗方案。在原发灶可控制或已控制的情况下，对较大的单发骨转移灶，可手术切除，术后追加全身性化疗和局部放疗。多发病灶一般不适合手术，只能通过全身性化疗结合局部放疗来处理。除此之外，对一些较特殊的骨转移瘤还可采用一些另类的方法来处理，如服用碘剂来治疗甲状腺转移瘤，用雌激素抑制剂或去势手术来治疗乳腺转移瘤等。

第九节　颅骨纤维结构不良

一、概述

骨纤维结构不良，又常被称为骨纤维异常增殖症、骨纤维性变、纤维骨瘤等。异常增生的纤维组织替代正常的骨组织并造成颅骨增厚和变形是本病最根本的病理改变。本病的病因不明，好发于儿童及青年，男多于女。四肢长管骨和扁骨皆可发生，以前者多见。病灶可单发或多发，并根据病变数目的多少分为单骨型和多骨型。病变可只累及颅骨，也可累及身体其他部位的骨骼，如股骨、胫骨等，此时又称多发性骨纤维结构不良。颅骨病变多发生于额骨、蝶骨及颅底部。

二、病理

本病最主要的病理基础就是由异常增生的纤维组织替代了正常的骨组织。病变呈灰红或灰白色，内含纤维组织及骨组织两种成分，因两者比例不同，在切面上质地不均匀，呈硬橡皮状，内含砂粒样骨化小岛，可有小囊及出血。大量不成熟的骨组织和纤维组织充填在颅骨板障内，并使骨皮质变薄或增厚。颅骨外板隆起，表面光滑，内板呈嵴状，颅骨增厚、变形。显微镜下，在纤维结缔组织中，有新生骨组织结构，骨小梁周边不见骨母细胞骨基质内有纵横交错的胶原纤维。

三、临床表现和诊断

本病患者的病程一般均较长，病灶进展缓慢，部分患者的临床症状不明显。颅骨骨质的异常增厚、增大和颜面部畸形是最常见的临床症状。病灶压迫临近组织可出现相应症状：如病变累及眼眶，可表现为额眶外上方隆起，眶板增厚畸形，眼球突出，甚至引起视神经萎缩；蝶鞍病灶可压迫正常垂体和视神经而引发垂体功能减退和视神经萎缩等症状；病灶累及颅底时，可造成出入颅底之血管和神经的骨孔狭窄，甚至压迫多组颅神经，引起相应的功能障碍；而鼻塞是鼻旁窦受侵时的常见症状。少数患者（以女性为主）除了颅骨改变症状外，还同时合并皮肤色素沉着、内分泌紊乱和性早熟等一系列症状，这被称为 McCune - Albright 综合征。本病在青春期以前，病变的发展相对较快，但至成年后，病变可自行停止发展。但另一方面，在少数患者中存在增生病灶发生恶变的现象，恶变几率一般在 2% 左右。

根据颅骨的 X 片改变情况，可将骨纤维异常增殖症分为三型：囊肿型、硬化型和混合型。① 囊肿型，多发生于颅盖骨，有单房或多房性膨胀两种改变，板障增宽，外板向外明显膨出，内有圆形或卵圆形透光区，边缘清楚并有硬化带；② 硬化型，多见于颅底部，常累及前、中颅窝底和蝶骨嵴和神经孔等处，局限性或广泛性骨质增生，患骨体积常增大，病变的骨密度均匀增高，与正常的骨组织边界清楚或呈移行状；③ 混合型：此型患者的发病率相对较低，病灶好发于颅顶部，同时混合有囊肿型与硬化型的 X 片改变特征，颅骨外板常增厚，但境界清楚。

头部 CT 上，颅骨局限性或弥漫性增厚，板障增宽，外板向外明显膨出，密度不均，内含低密度的纤维组织。病灶累及颅底时，可见颅底骨孔狭窄。增强扫描时，病灶有一定的强化表现（图 60 - 9 - 1）。

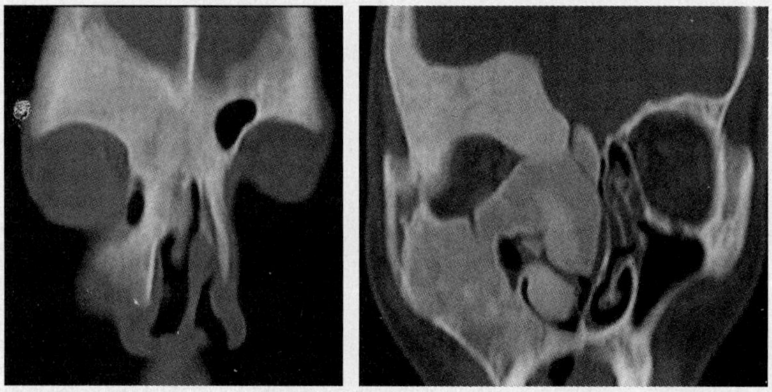

图 60 - 9 - 1　右额骨骨纤维结构不良的 CT 重建影像

四、治疗

本病的治疗以手术为主，少数情况下为减轻局部疼痛而采用放射治疗。骨纤维结构不良本是一种自限性疾病，青春期以前病变发展较快，成年以后多数病变会停止进展。对于神经系统症状和外貌影响不明显的患者，一般不需要手术。对于症状和外观改变明显者，应予以手术治疗。如对压迫眼球或视神经的病灶行眶板切除或视神经管减压术，以减轻症状；对位于颅盖骨的病灶，如病变较局限，可将病变处颅骨整块切除，并行颅骨修补；如病变范围较广，也可只切除外突部分。

（陈忠平　张湘衡）

参考文献

1. 史玉泉. 实用神经病学. 上海：科学技术出版社，1994.
2. 王忠诚主编. 神经外科学，武汉：湖北科学技术出版社，1999.
3. 薛庆澄主编. 神经外科学，天津：天津科技出版社，1990.
4. 章翔. 神经系统肿瘤学. 北京：军事医学科学出版社，1999.

附录　中英文对照及缩略词索引

1. 2-Fluorine-18-Fluoro-2-deoxy-D-glucose，18F-FDG，2-氟-18-氟-2-脱氧-D-葡萄糖
2. 3-dimensional conformal radiotherapy，3DCRT，三维适形放射治疗
3. a spin labling，ASL，自旋质子标记
4. adoptive cellular immunotherapy，ACI 或 AIT，过继性细胞免疫治疗
5. adrenocorticotropic hormone，ACTH，促肾上腺皮质激素
6. anaplastic astrocytoma，AA，间变性星形细胞瘤
7. anaplastic ependymoma，AE，间变性室管膜瘤
8. anaplastic haemangiopericytoma，AHPC，间变性血管外皮瘤
9. anaplastic medulloblastoma，AMB，间变性髓母细胞瘤
10. anaplastic oligoastrocytoma，AOA，间变性少突-星形细胞瘤
11. anaplastic oligodendroglioma，AODG，间变性少突胶质细胞瘤
12. angiocentric glioma，AG，血管中心型胶质瘤
13. angioreticuloma，ARM，血管网状细胞瘤
14. antidiuretic hormone，ADH，抗利尿激素
15. antigen presentation cells，APCs，抗原递呈细胞
16. astroblastoma，AB，星形母细胞瘤
17. auditory brain stem implant，ABI，听觉脑干植入术
18. auditory brainstem response，ABR，听性脑干诱发电位
19. auditory midbrain implant，AMI，听觉中脑植入术
20. biological effective dose，BED，生物效应剂量
21. blood brain barrier，BBB，血-脑屏障
22. blood oxygen level-dependent，BOLD，血氧水平依赖
23. brain enriched hyaluronan binding，BEHAB，透明质酸黏合蛋白
24. brain stem auditory evoked potentials，BAEP，听觉脑干诱发电位
25. brain tumor stem cells，BTSCs，脑肿瘤干细胞
26. carcinoembryonic antigen，CEA，癌胚抗原
27. cell cycle disease，CCD，细胞周期性疾病
28. central brain tumor registry of the United States，CBTRUS，美国脑肿瘤统计中心
29. central nervous system，CNS，中枢神经系统
30. central neurocytoma，CNC，中枢神经细胞瘤
31. cerebellar liponeurocytoma，CLN，小脑脂肪神经细胞瘤
32. cerebral blood flow，CBF，脑血流量
33. cerebral blood volume，CBV，脑血容量
34. cerebral salt retention syndrome，CSRS，脑盐潴留综合征

35. cerebral salt wasting syndrome，CSWS，脑性耗盐综合征
36. chordoid glioma of the third ventricle，CGTV，三脑室脊索瘤样胶质瘤
37. choroid plexus papilloma，CPP，脉络丛乳头状瘤
38. classic medulloblastoma，CMB，经典型髓母细胞瘤
39. CNS germ cell tumors，CGCT，中枢神经系统生殖细胞肿瘤
40. CNS primitive neuroectodermal tumors，CNS PNETs，中枢神经系统原始神经外胚层肿瘤
41. colony formation assay，CFA，软琼脂克隆形成实验
42. colony stimulating factor，CSF，集落刺激因子
43. complete response，CR，肿瘤完全消失
44. craniospinal irradiation，CSI，全中枢放疗
45. CT venography，CTV，脑 CT 静脉成像
46. cyclin dependent kinase inhibitors，CKIs，细胞周期蛋白依赖性激酶抑制因子
47. cyclin dependent kinases，CDKs，细胞周期蛋白依赖性激酶
48. cytokine-induced killer cells，CIK cell，细胞因子诱导的杀伤细胞
49. cytotoxic T cells，CTL，细胞毒 T 细胞
50. dendritic cells，DC，树突状细胞
51. desmoplastic infantile astrocytoma，DIA，婴儿促纤维增生性星形细胞瘤
52. desmoplastic infantile ganglioglioma，DIG，婴儿促纤维增生性神经节细胞胶质瘤
53. desmoplastic/nodular medulloblastoma，DNMB，促纤维增生/结节型髓母细胞瘤
54. diabetes insipidus，DI，尿崩症
55. diffuse astrocytoma，DA，弥漫性星形细胞瘤
56. diffusion tensor imaging，DTI，弥散张量成像
57. diffusion weighted imaging，DWI，弥散加权序列
58. dysembrioplastic neuroepithelial tumor，DNT，胚胎发育不良性神经上皮肿瘤
59. dysplastic gangliocytoma of the cerebellum，DGC，成人小脑发育不良性神经节细胞瘤
60. eastern cooperative oncology group，ECOG，东部肿瘤合作组
61. echo time，ET，回波时间
62. eosinophilic granuloma，EG，嗜酸性肉芽肿
63. epidermal growth factor，EGF，上皮生长因子
64. epidermal growth factor receptor，EGFR，上皮生长因子受体
65. epithelial membrane antigen，EMA，上皮细胞膜抗原
66. erythrogenin，EPO，红细胞生成素
67. esthesioneuroblastmoa，EB，嗅神经母细胞瘤
68. european organization for research on treatment of cancer，EORTC，欧洲癌症治疗研究组织
69. excessive daytime sleepiness，EDS，白天睡眠过多症
70. extracellular matrix，ECM，细胞外基质
71. extraventricular neurocytoma，EN，脑室外神经细胞瘤
72. factional anisotropy，FA，部分各向异性指数
73. fluid attenuation inverse recovery，FLAIR，自由水信号抑制

74. fluorescence in situ hybridization，FISH，荧光原位杂交技术
75. follicle-stimulating hormone，FSH，促性腺激素
76. fractionated stereotactic radiotherapy，FSRT，分次立体定向放射治疗
77. function MRI，fMRI，功能性磁共振成像
78. ganglioglioma，GGM，神经节细胞胶质瘤
79. gelastic seizure，GS，痴笑性癫痫
80. giant cell glioblastoma，GCG，巨细胞型胶质母细胞瘤
81. glial fibrillary acidic protein，GFAP，神经胶质原纤维酸性蛋白
82. glioblastoma，GB，胶质母细胞瘤
83. glioblastoma multiforme，GBM，多形性胶质母细胞瘤
84. gliofibroma，GF，胶质纤维瘤
85. gliomatosis cerebri，GC，大脑胶质瘤病
86. glioneuronal tumor with neuropil-like islands，GTNI，有神经毡样岛的胶质神经元肿瘤
87. gliosarcoma，GS，胶质肉瘤
88. gonadotropin-releasing hormone，GnRH，促性腺激素释放激素
89. gradient echo，GRE，梯度回波序列
90. growth hormone，GH，生长激素
91. growth hormone releasing hormone，GHRH，生长激素释放激素
92. guanosine triphosphatase，GTPase，鸟苷三磷酸酶
93. guanosine triphosphatase-activating protein，GAP，鸟苷三磷酸酶激活蛋白
94. haemangiopericytoma，HPC，血管外皮瘤
95. Hand-Shuller-Christian，HSC，韩-薛-柯病
96. hemangioblastoma，HB，血管母细胞瘤
97. human anti-murine response，HAMA，人抗鼠抗体反应
98. human chorionic gonadotropin，HCG，人绒毛膜促性腺激素
99. immunohistochemistry，IHC，免疫组织化学方法
100. inferior petrosal sinus，IPS，岩下窦
101. insulin-like growth factor 1，IGF-1，胰岛素样生长因子
102. intensity modulated radiation therapy，IMRT，调强放射治疗
103. interferon，IFN，干扰素
104. interleukin，IL，白细胞介素
105. intermediate filaments protein，IF，中间微丝族蛋白
106. interstimulus interval，ISI，刺激间期
107. intracranial lipomas，ICLs，颅内脂肪瘤
108. inversion recovery，IR，反转回波序列
109. inversion time，TI，反转时间
110. langerhans cell，LC，郎格汉斯细胞
111. langerhans cell histiocytosis，LCH，郎格汉斯细胞组织细胞增多症
112. large cell medulloblastoma，LCMB，大细胞型髓母细胞瘤
113. laser capture microdissection，LCM，激光捕获显微切割技术
114. Letterer-Siwe，LS，勒-雪病

115. Lhermitte-Duclos Disease，LDD，Lhermitte - Duclos 病
116. linear quadratic model，LQ，线性二次模式
117. low grade infiltrating astrocytoma，LGIA，低级别浸润性星形细胞瘤
118. lung resistance-related protein，LRP，肺抗拒相关蛋白
119. luteinizing hormone，LH，黄体生成素
120. lymphokine-activated killer cell，LAK 细胞，淋巴因子激活的杀伤细胞
121. magnetic resonance angiography，MRA，MR 血管造影
122. magnetic resonance imaging，MRI，磁共振成像
123. magnetic resonance spectroscopy，MRS，磁共振波谱分析
124. magnetic source imaging，MSI，磁源性影像
125. magnetically shielded room，MSR，磁屏蔽室
126. magnetoencephalography，MEG，脑磁图
127. malignant peripheral nerve sheath tumor，MPNST，恶性周围神经鞘膜肿瘤
128. matrix metalloproteinases，MMPs，基质金属蛋白酶
129. mean transmit time，MTT，对比剂平均通过时间
130. medulloblastoma，MB，髓母细胞瘤
131. medulloblastoma with extensive nodularity，MBEN，广泛结节型髓母细胞瘤
132. methionine-PET，MET-PET，蛋氨酸- PET
133. microsatellite instability，MSI，微卫星不稳定
134. mitosis promoting factor，MPF，有丝分裂促进因子
135. MR cholangiopancreatigraphy，MRCP，MR 胰胆管成像
136. MR myelography，MRM，MR 脊髓造影
137. MR urography，MRU，MR 尿路成像
138. MR-guided procedures，MRGP，磁共振引导下的手术
139. myelin basic protein，MBP，髓鞘碱性蛋白
140. myxopapillary ependymoma，MPE，黏液型室管膜瘤
141. national comprehensive cancer network，NCCN，国家癌症协作网络
142. nature killer，NK，自然杀伤细胞
143. neurofibromatosis type 1，NF-1，神经纤维瘤病 1 型
144. neurofibromatosis type 2，NF-2，神经纤维瘤病 2 型
145. neuron specific enolase，NSE，神经元特异性烯醇化酶
146. Non-Hodgkin malignant lymphomas，NHL，非霍奇金恶性淋巴瘤
147. non-neuronal enolase，NNE，非神经元特异性烯醇化酶
148. O^6-methylguanine-DNA methyltransferase，MGMT O^6-甲基鸟嘌呤-DNA-甲基转移酶
149. oligoastrocytoma，OA，少突-星形细胞瘤
150. oligodendroglioma，ODG，少突胶质细胞瘤
151. oligodendroilar like cells，OLC，少突胶质样细胞
152. oxytocin，OT，催产素
153. papillary glioneuronal tumor，PGNT，乳头状胶质神经元肿瘤
154. papillary tumor of the pineal region，PTPR，松果体区乳头状肿瘤
155. partial response，PR，部分有效

156. particle beam radiation therapy，PBRT，粒子束治疗
157. perfusion weighted imaging，PWI，灌注图像
158. peripheral nerveous system，PNS，周围神经系统
159. phase contrast，PC，相位对比法
160. phosphatidylinositol 3-kinase，PI3K，磷脂酰肌醇 3 激酶
161. photodynamic therapy，PDT，光动力学疗法
162. pilocytic astrocytoma，PA，毛细胞型星形细胞瘤
163. pilomyxoid astrocytoma，PMA，毛细胞黏液样型星形细胞瘤
164. pineal parenchymal tumor of intermediate differentiation，PPTID，中等分化的松果体实质肿瘤
165. pineoblastoma，PB，松果体母细胞瘤
166. pineocytoma，PC，松果体细胞瘤
167. platelet-derived growth factor，PDGF，血小板源性生长因子
168. pleomorphic xanthoastrocytoma，PXA，多形性黄色瘤型星形细胞瘤
169. positron emission computed tomography，PET，正电子发射型电子计算机断层扫描
170. precocious puberty，PP，性早熟
171. primary central nervous system lymphoma，PCNSL，原发性中枢神经系统淋巴瘤
172. primitive neuroectodermal tumor，PNET，原始神经外胚层肿瘤
173. progressive disease，PD，肿瘤进展
174. prolactin，PRL，泌乳素
175. proliferating cell nuclear antigen，PCNA，增殖细胞核抗原
176. proton density，PD，质子密度
177. protoporphyrin IX，PPIX，光敏剂原卟啉Ⅸ
178. relative anisotropy，RA，相对各向异性指数
179. relative risk，RR，相对危险度
180. repetition time，TR，脉冲重复间隔时间
181. ribonucleoprotein，RNP，核糖蛋白
182. rosette-forming glioneuronal tumor of the fourth ventricle，RGNT，四脑室形成菊形团的胶质神经元肿瘤
183. sialic acid，SA，唾液酸
184. single nucleotide polymorphisms，SNPs，单核苷酸多态性
185. single photon emission computed tomography，SPECT，单光子发射型计算机断层
186. somatotrophin release-inhibiting factor，SRIF，生长激素释放抑制因子
187. Southwest Oncology Group，SWOG，（美国）西南肿瘤学组
188. spin echo，SE，自旋回波序列
189. spin-lattice relaxation time，T1，自旋-晶格弛豫时间
190. spin-spin relaxation time，T2，自旋-自旋弛豫时间
191. stable disease，SD，稳定
192. standardized uptake value，SUV，标准化摄取值
193. stereotactic radiosurgery，SRS，立体定向放射外科
194. stereotactic radiotherapy，SRT，立体定向放射治疗

195. subependymal giant cell astrocytoma，SEGA，室管膜下巨细胞型星形细胞瘤
196. subependymoma，SE，室管膜下室管膜瘤
197. subventricular zone，SVZ，室管膜下区
198. super-conducting quantum interfere device，SQUID，点接触式超导量子干涉装置
199. supplementary motor area，SMA，辅助运动区
200. syndrome of inappropriate antidiuretic hormone secretion，SIADH，抗利尿激素分泌异常综合征
201. T1-weighted imaging，T1WI，T1 加权图像
202. T2-weighted imaging，T2WI，T2 加权图像
203. telomerase，TLMA，端粒酶
204. the radiation therapy oncology group，RTOG，肿瘤放射治疗研究组
205. thyroid stimulating hormone，TSH，促甲状腺激素
206. thyroid stimulating hormone-releasing hormone，TRH，促甲状腺激素释放激素
207. time of flight，TOF，时间飞越法
208. time to peak，TTP，峰值时间
209. time-density curve，TDC，时间-密度曲线
210. tissue factor，TF，组织因子
211. tissue factor pathway inhibitor，TFPI，组织因子抑制物
212. trans forming growth factor，TGF，转化生长因子
213. Treatment Planning System，TPS，放射治疗计划系统
214. tuberous sclerosis complex，TSC，结节性硬化综合征
215. tumor infiltrating lymphocytes，TILs，肿瘤浸润性淋巴细胞
216. tumor marker，TM，肿瘤标志物
217. tumor necrosis factor，TNF，肿瘤坏死因子
218. tumor-draining lymph node，TDLN，肿瘤引流淋巴结
219. vascular endothelial growth factor，VEGF，血管内皮细胞生长因子
220. vasculargenic mimicry，VM，血管拟态
221. video-electroencephalogram，V-EEG，视频脑电图
222. volume ratio，VR，容积比指数

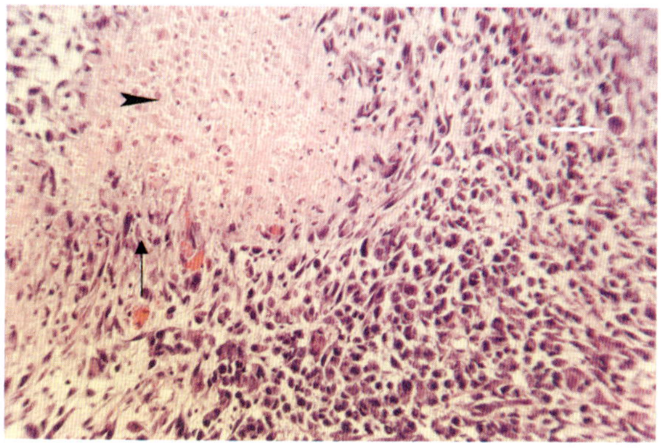

图 2-5　接种 NSC-myc/EGFRvⅢ细胞的裸鼠大脑内所产生的肿瘤病理图像

A B C D

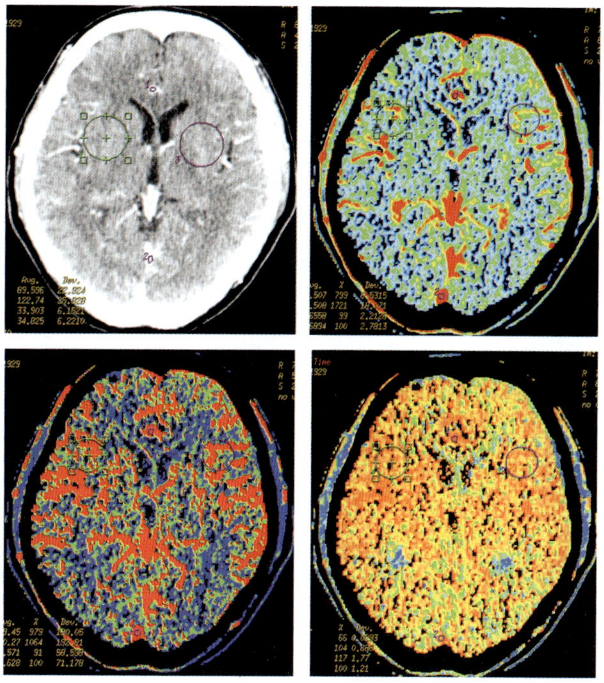

图3-1-11　A：CT增强扫描；B：脑血容量（CBV）图像；C：脑血流量（CBF）图像；D：平均通过时间（MTT）图像

A B C D E

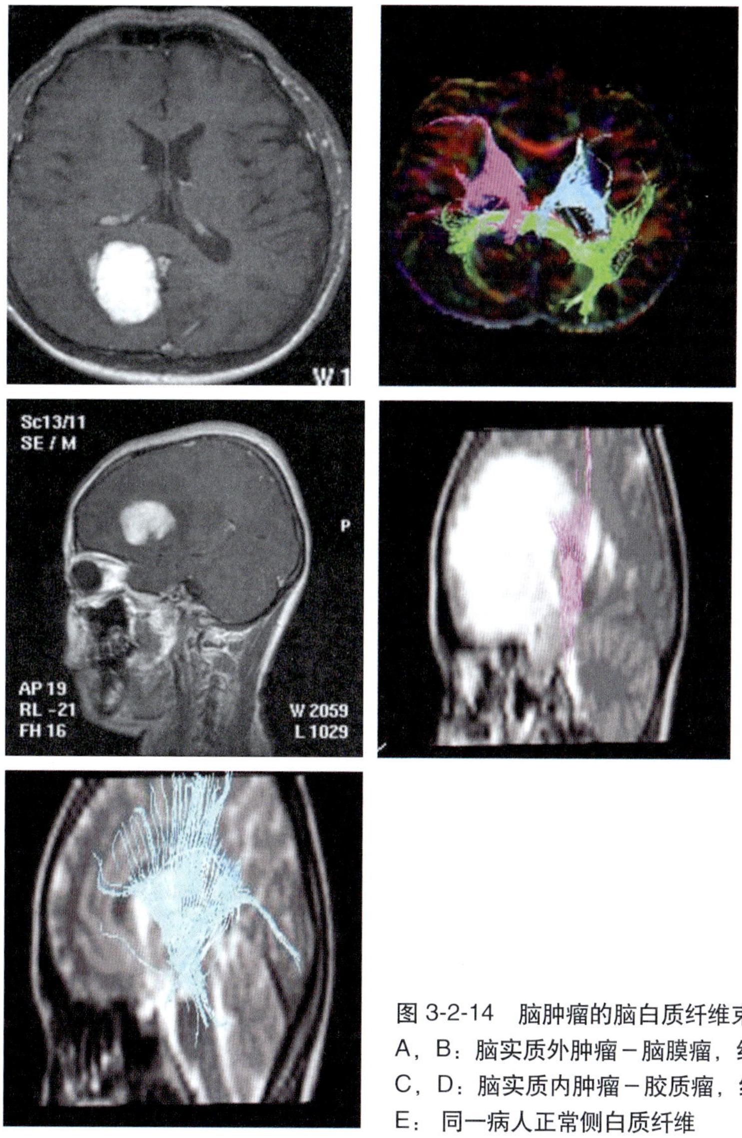

图 3-2-14　脑肿瘤的脑白质纤维束成像。
A，B：脑实质外肿瘤－脑膜瘤，纤维束推压；
C，D：脑实质内肿瘤－胶质瘤，纤维束破坏；
E：同一病人正常侧白质纤维

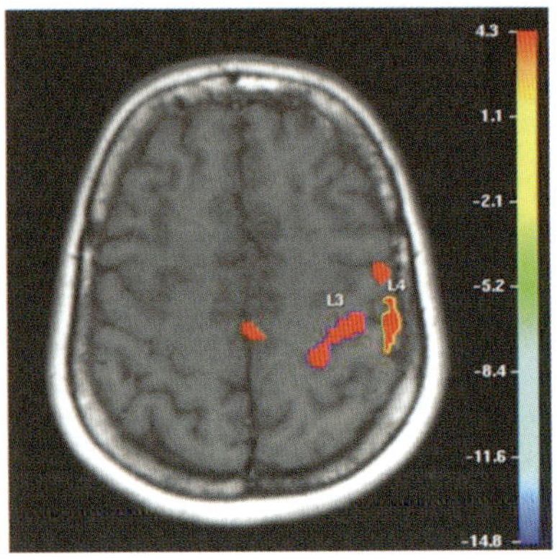

图 3-2-16　正常（对指运动）的 BOLD

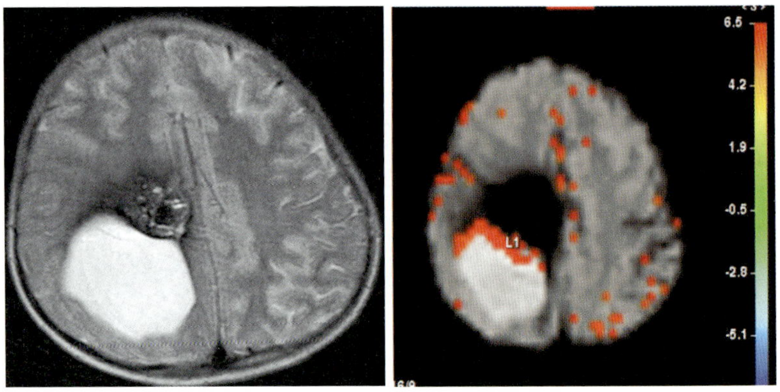

A　　　　B

图 3-2-17　右顶叶海绵状血管瘤（A：T2WI；B：BOLD）

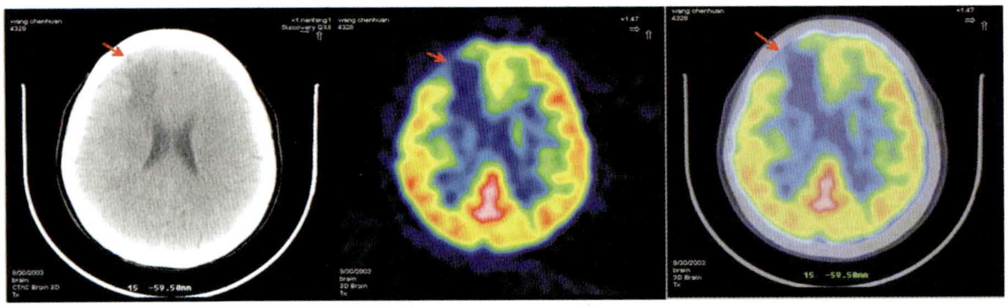

图 3-3-1　胶质瘤Ⅰ级 ^{18}F-FDG PET-CT 显像

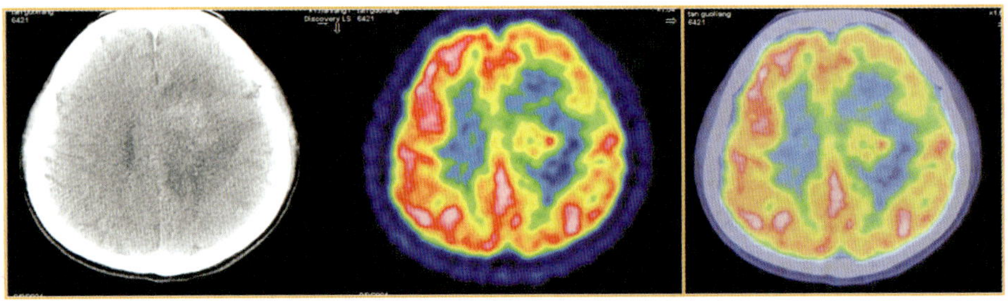

图 3-3-2　胶质瘤Ⅱ～Ⅲ级 ^{18}F-FDG PET-CT 显像

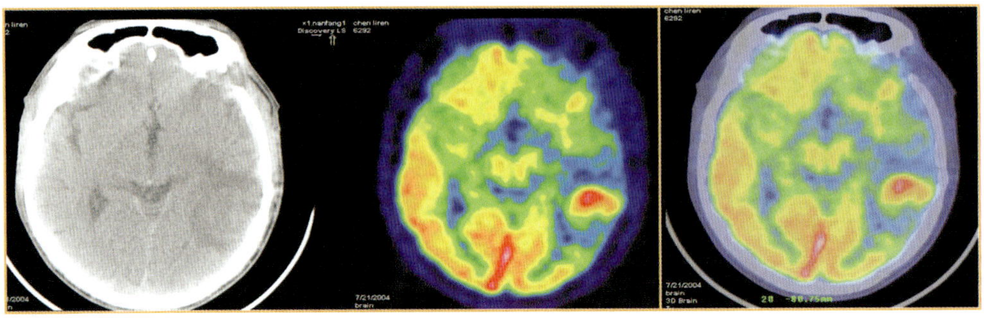

图 3-3-3　胶质瘤Ⅲ级术后复发 ^{18}F-FDG PET-CT 显像

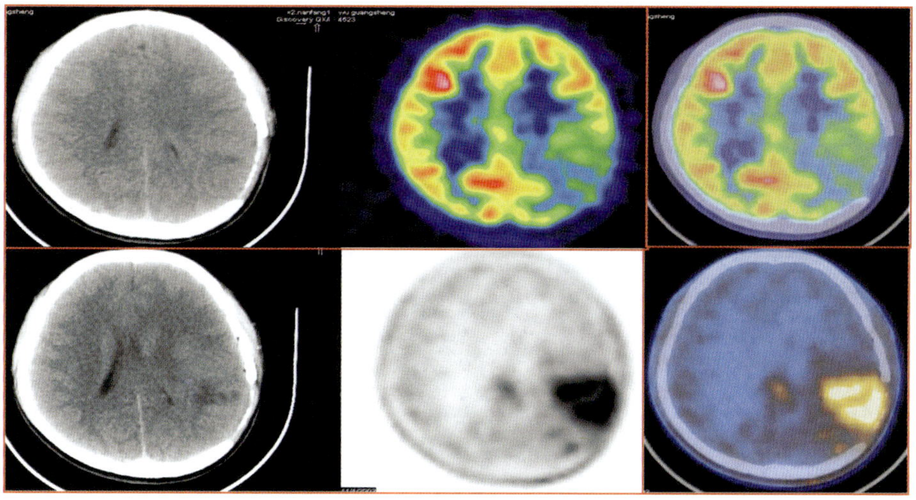

图 3-3-4　左顶叶星形胶质细胞瘤 Ⅱ ～ Ⅲ级术后。上行：^{18}F-FDG PET-CT 显像示局部代谢轻度增高，边界欠清楚；下行：^{11}C-MET PET-CT 显像示复发高代谢灶

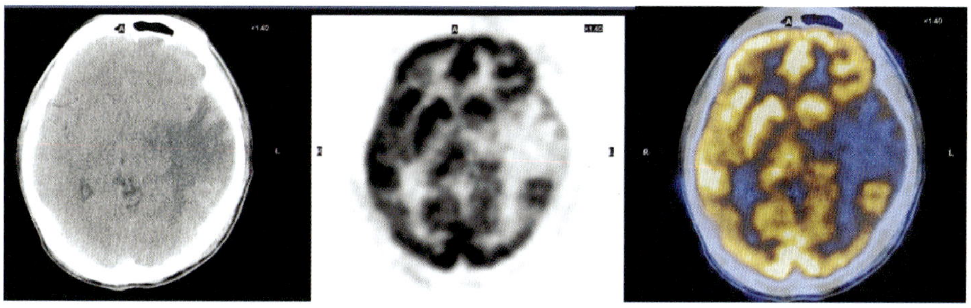

图 3-3-7　肺癌脑转移 ^{18}F-FDG PET-CT 显像

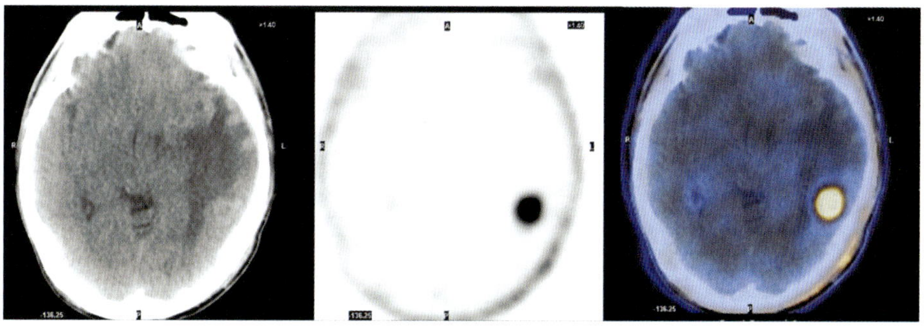

图 3-3-8　肺癌脑转移 ^{11}C- 胆碱 PET-CT 显像

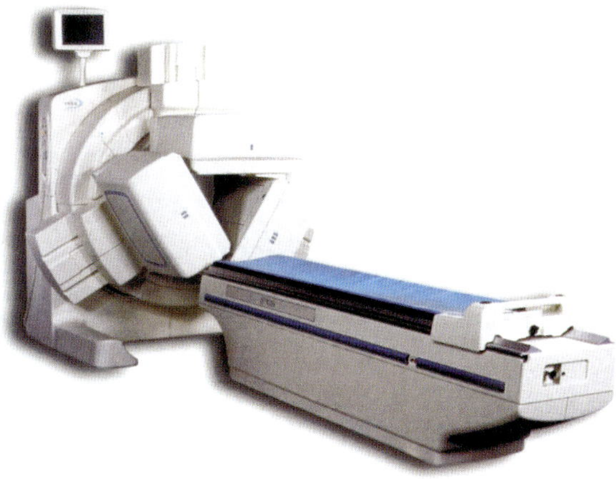

图 3-4-2　SPECT（三探头）

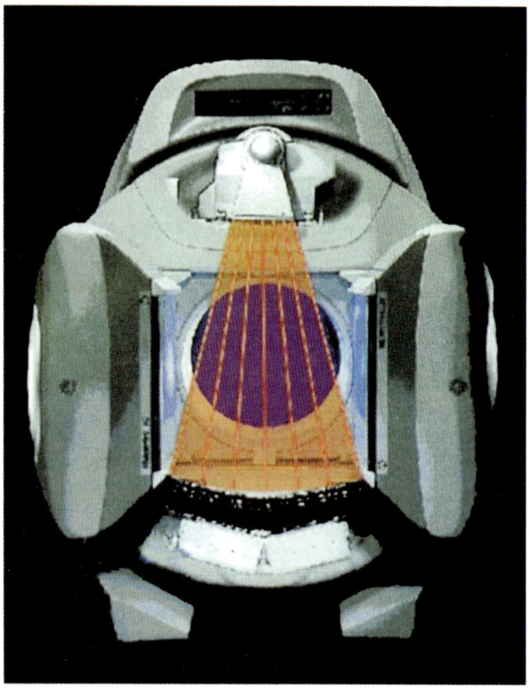

图 3-4-3 SPECT/CT

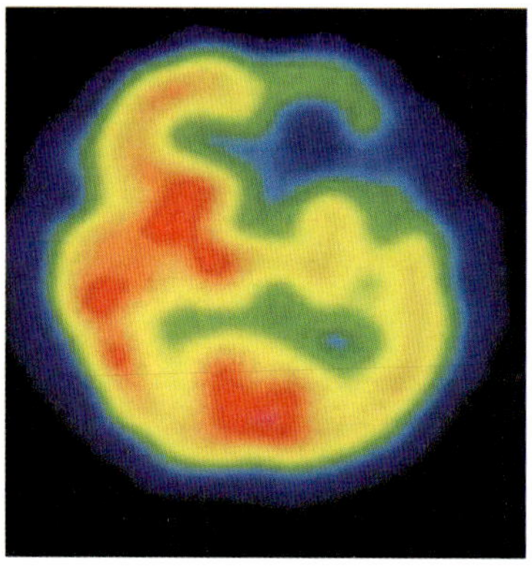

图 3-4-5 脑肿瘤：^{99m}Tc-ECD-SPECT 示左额颞叶血流灌注明显缺损

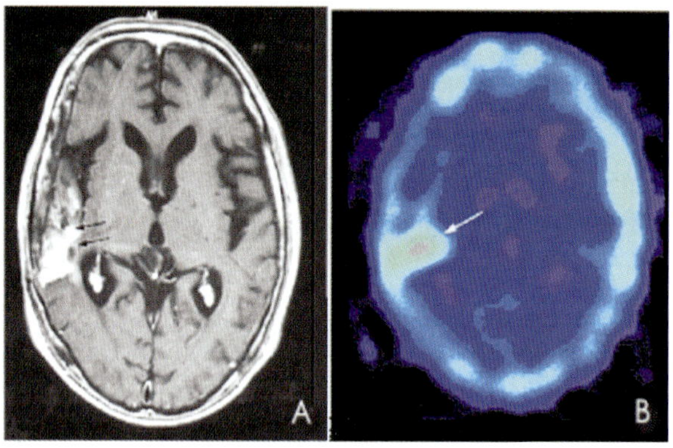

图 3-4-6 脑胶质瘤复发，MRI 示右颞顶叶异常强化信号。A：^{201}Tl-SPECT 示该部位异常浓集影；B：病理：肿瘤复发

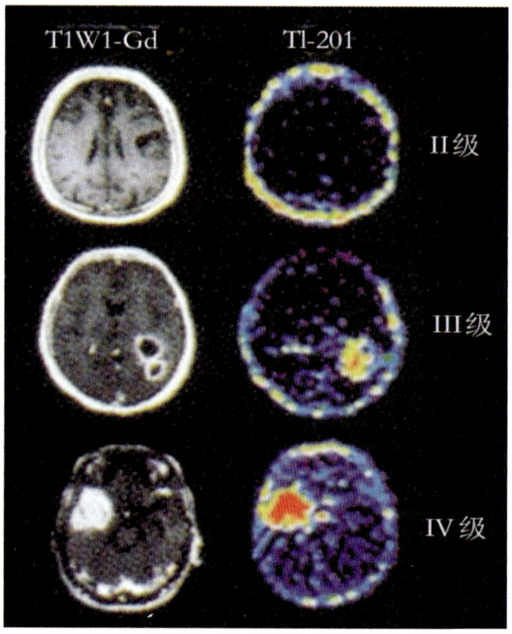

图 3-4-7 不同等级脑胶质瘤 MRI 和 ^{201}Tl-SPECT 显像

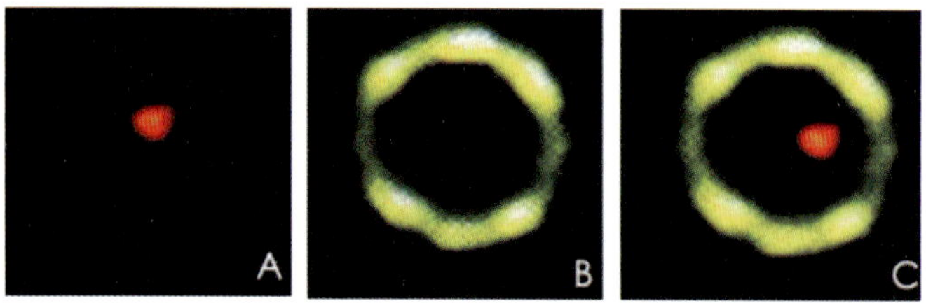

图 3-4-8 脑肿瘤放射免疫显像。A：放射性核素标记抗人脑胶质瘤单克隆抗体显像；B：^{99m}Tc-MDP 颅骨显像；C：融合图像

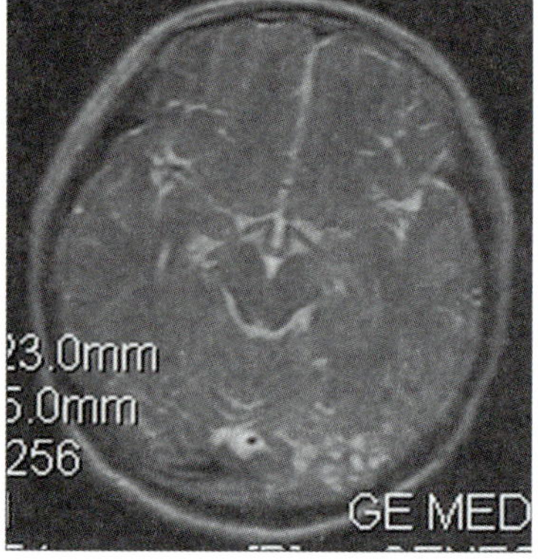

图 3-5-1 左枕叶占位 T2WI 像

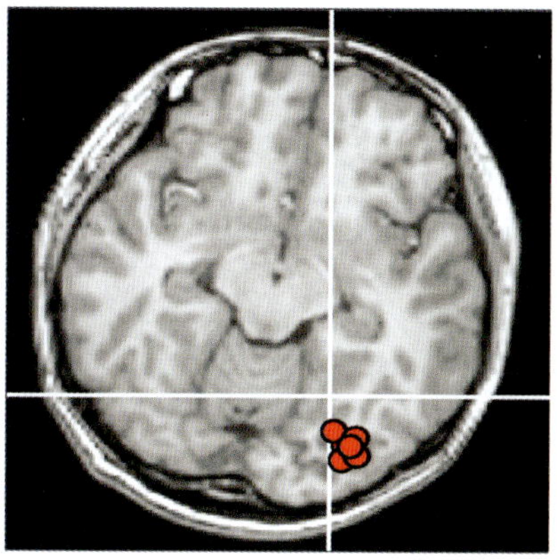

图 3-5-2　脑磁图定位癫痫病灶

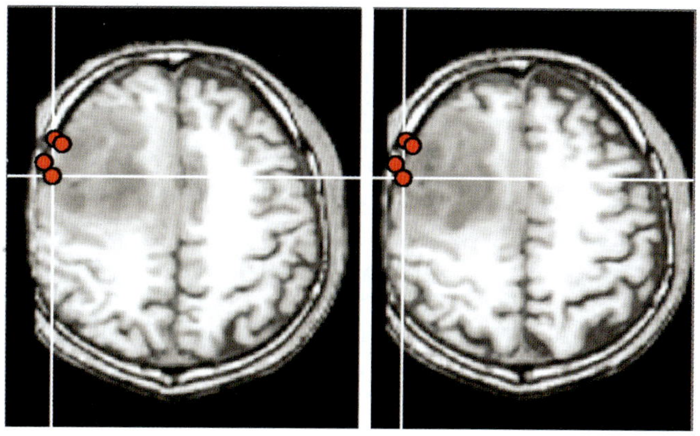

图 3-5-3　右额叶癫痫病灶脑磁图定位

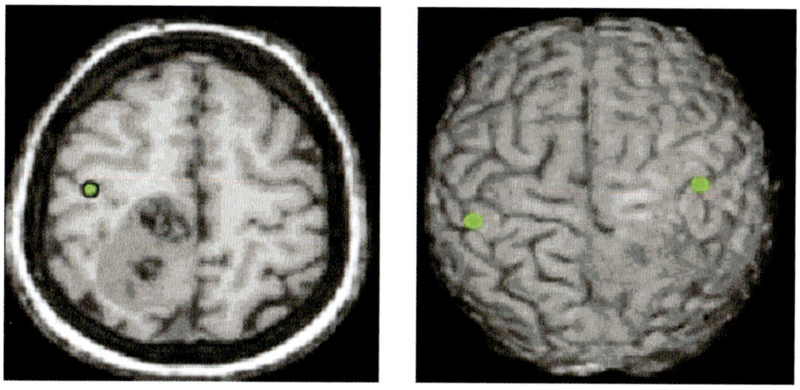

图 3-5-6　MSI 明确显示出右顶叶体感皮质与肿瘤的立体关系

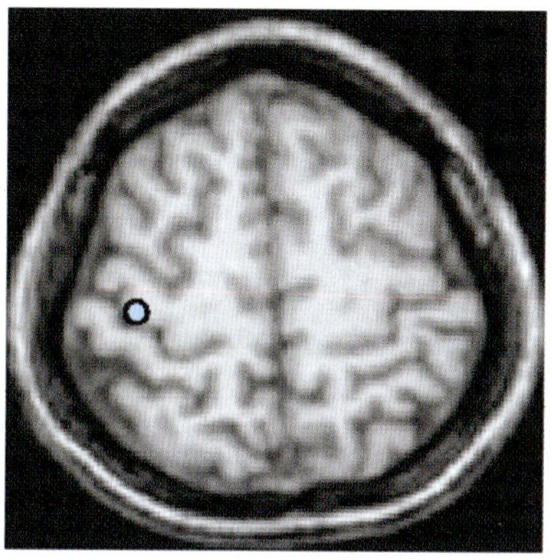

图 3-5-8　食指运动的 MSI：将图 3-5-7 最高波峰之前的小波峰 ECD 叠加到 MRI 上形成MSI，显示支配食指运动的脑皮质的位置位于中央前回（蓝色圆点）

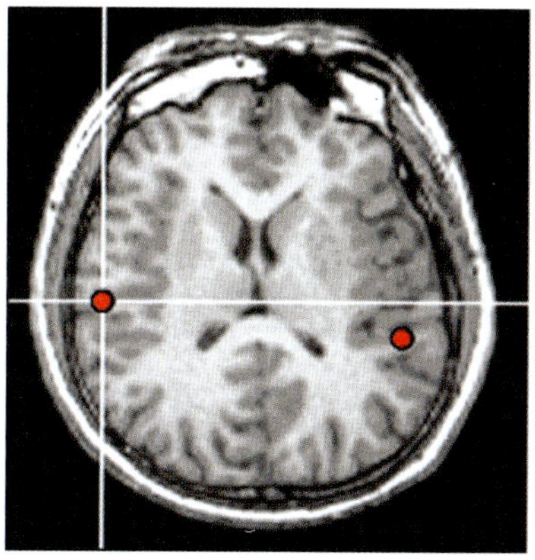

图 3-5-10　为将双侧半球听觉诱发磁反应最大峰值与MRI叠加，得到双侧半球初级听觉皮质位置，位于双侧颞横回（图 3-5-9 与 3-5-10 为同一健康受试者）

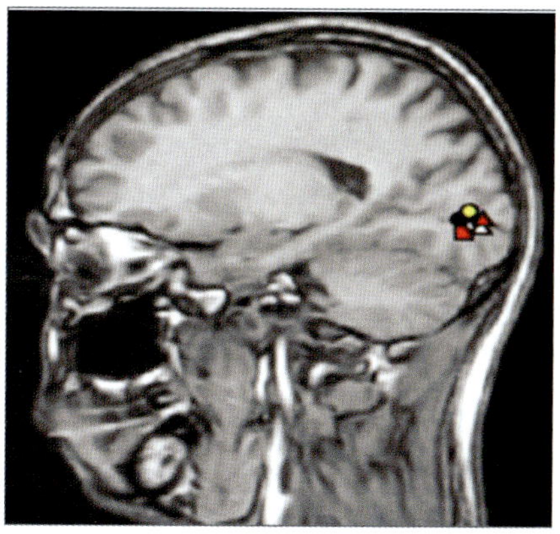

图 3-5-12　黑白棋盘格翻转图形刺激的皮质反应区域（楔舌回、舌回）

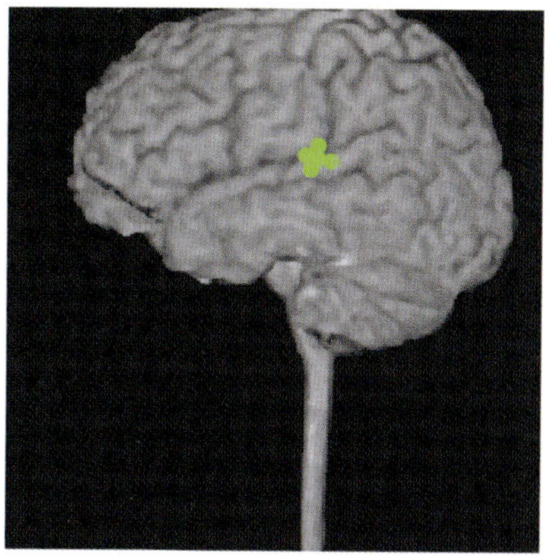

图 3-5-14　优势半球对语言刺激的反应

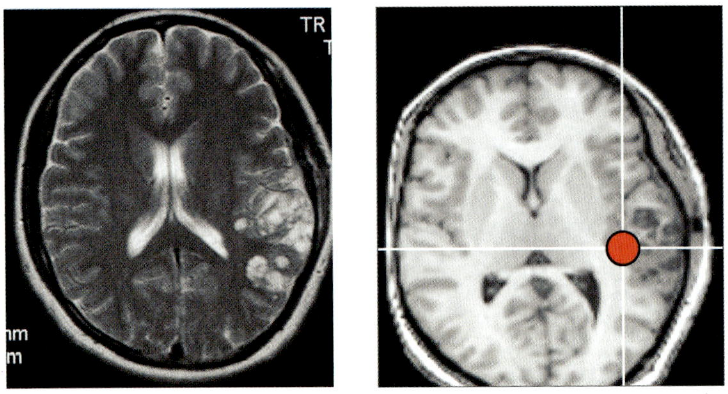

图 3-5-15　语言区附近的占位性病变可以与语言区交织在一起

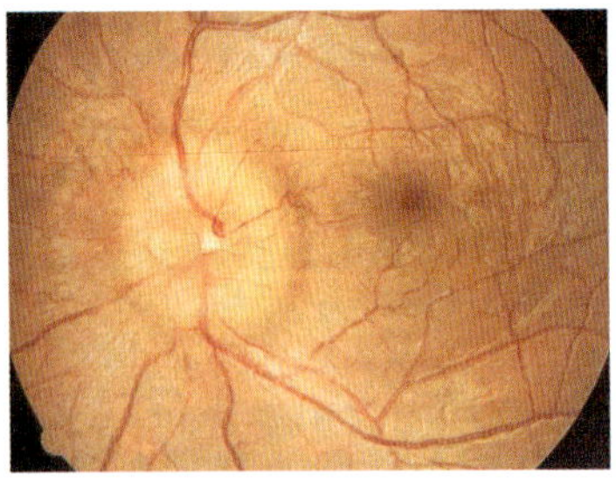

图 7-2-7　视乳头水肿

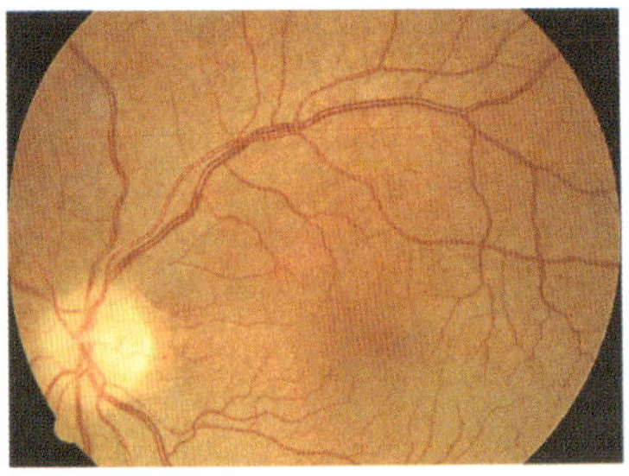

图 7-2-8　视神经萎缩

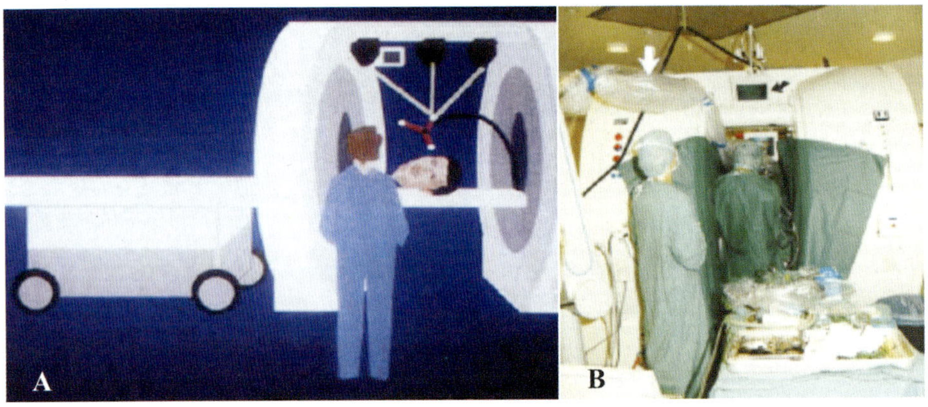

图 8-1-1　双磁体术中 MRI 单元。A：模式图；B：实际手术时的情况

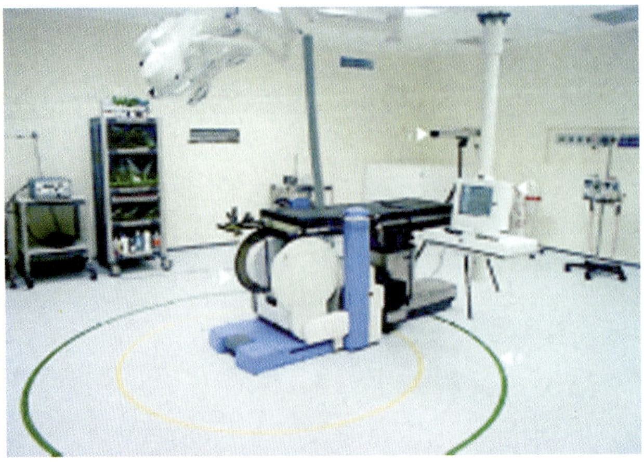

图 8-1-2　能够在常规手术室中使用的术中 MRI 单元 Polestar N-10 系统

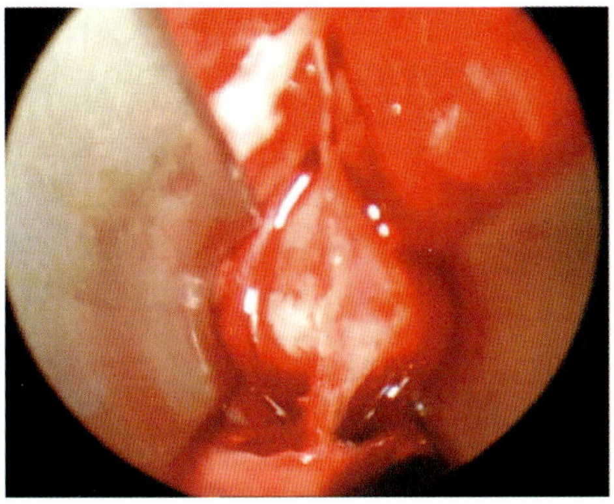

图 8-5-12　内窥镜下显露犁状骨与蝶窦前壁

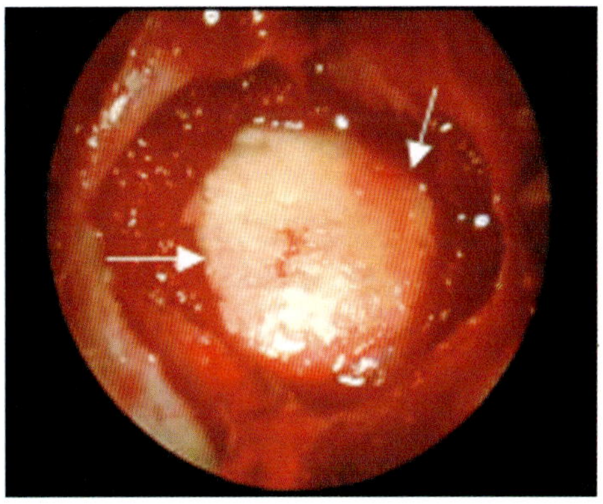

图8-5-14　肿瘤摘除后行鞍底重建，鞍底部可见修复的骨质（箭头）

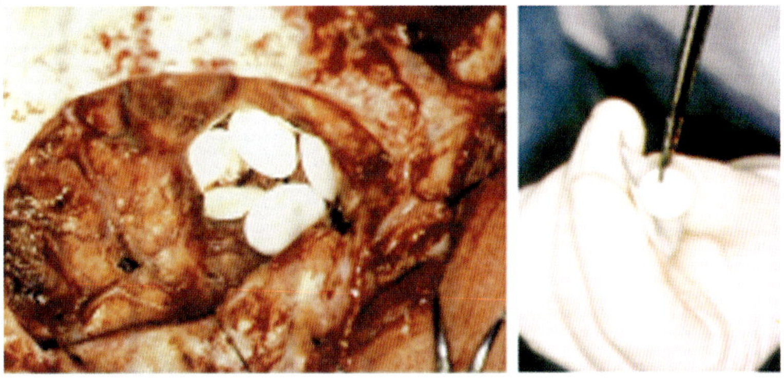

图 10-5-1　Gliadel[R] 进入切除肿瘤后的腔内

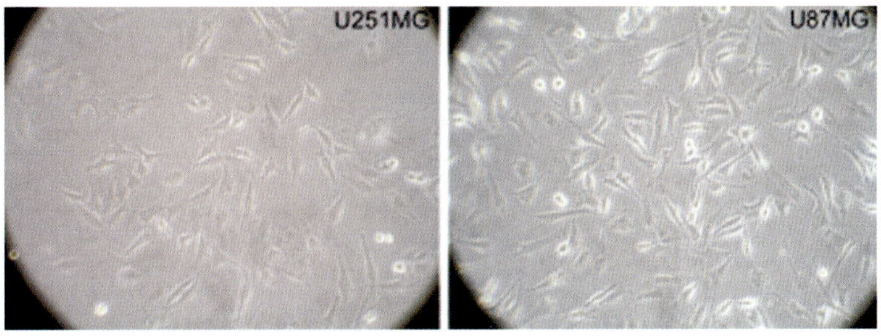

图 15-1-1　单层培养中的 U251MG 和 U87MG 细胞

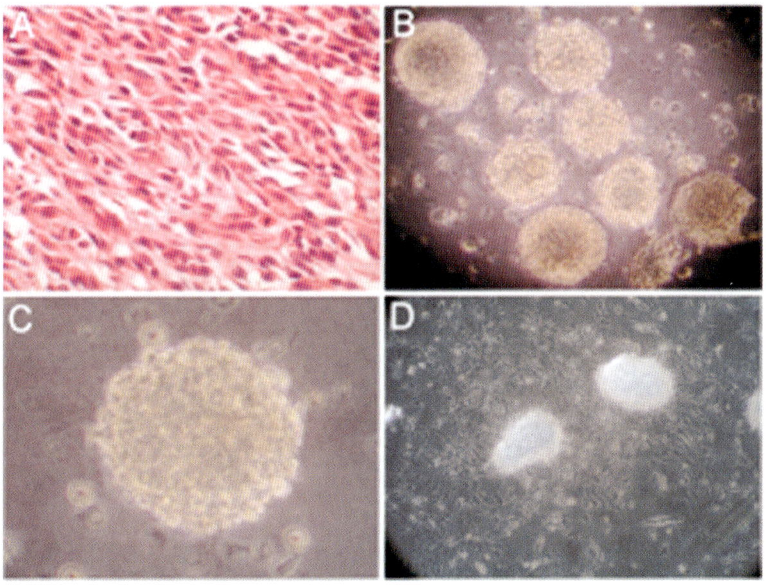

图 15-1-2　分离和培养 $CD133^+$ 脑肿瘤干细胞。A：原发性胶质母细胞瘤（男性），HE染色（400 ×）；B，C：CD133 免疫磁珠分选 $CD133^+$ 脑肿瘤干细胞并进行悬浮神经球培养（B，100×；C，200×）；D：脑肿瘤干细胞生长于包被多聚赖氨酸的平皿中（100 ×）

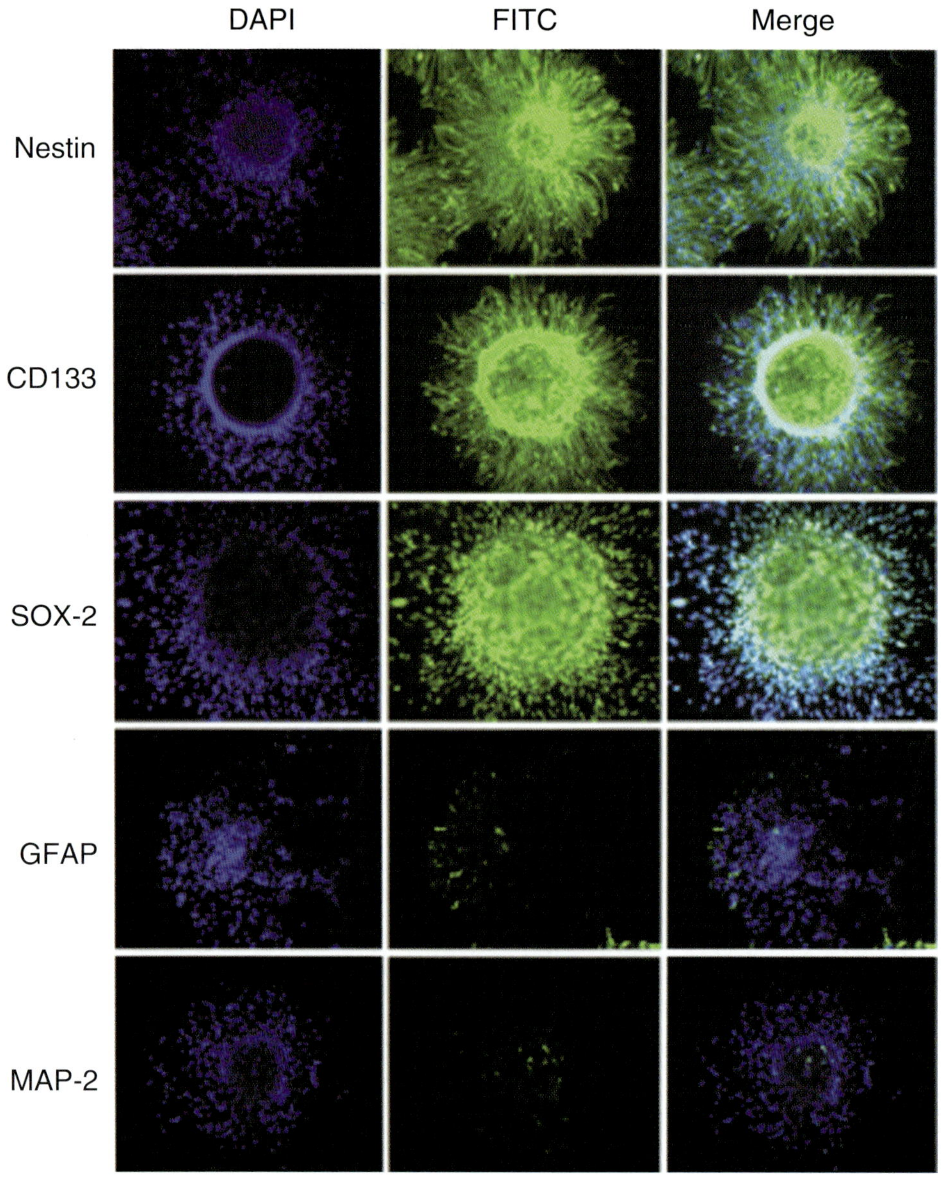

图15-1-3 脑肿瘤干细胞相关分子标记荧光染色(magnification，200×)。细胞核用DAPI（蓝色）标记，各干细胞相关标记通过标记 FITC 荧光（绿色）的抗体显示。脑肿瘤干细胞高度表达 CD133、Nestin and SOX-2，低表达分化谱系标记 GFAP 和 MAP-2

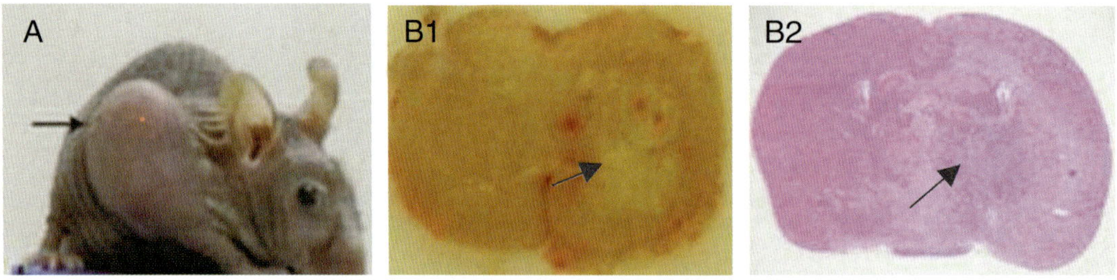

图 15-2-1 裸小鼠人脑胶质移植瘤模型。A：皮下；B1-B2：脑内（箭头所示）

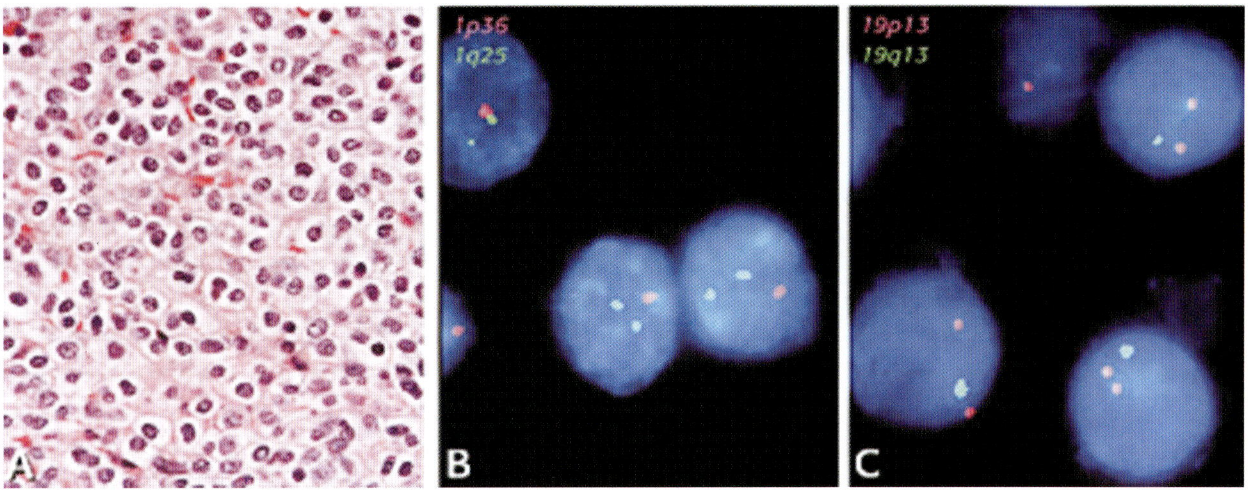

图 15-3-1　少枝胶质细胞瘤染色体 1p 和 19q 缺失。A：HE 染色；B，C：FISH 荧光原位杂交，1q25 和 19p13 为内参探针，检测结果表明，1p36 和 19q13 缺失一个拷贝

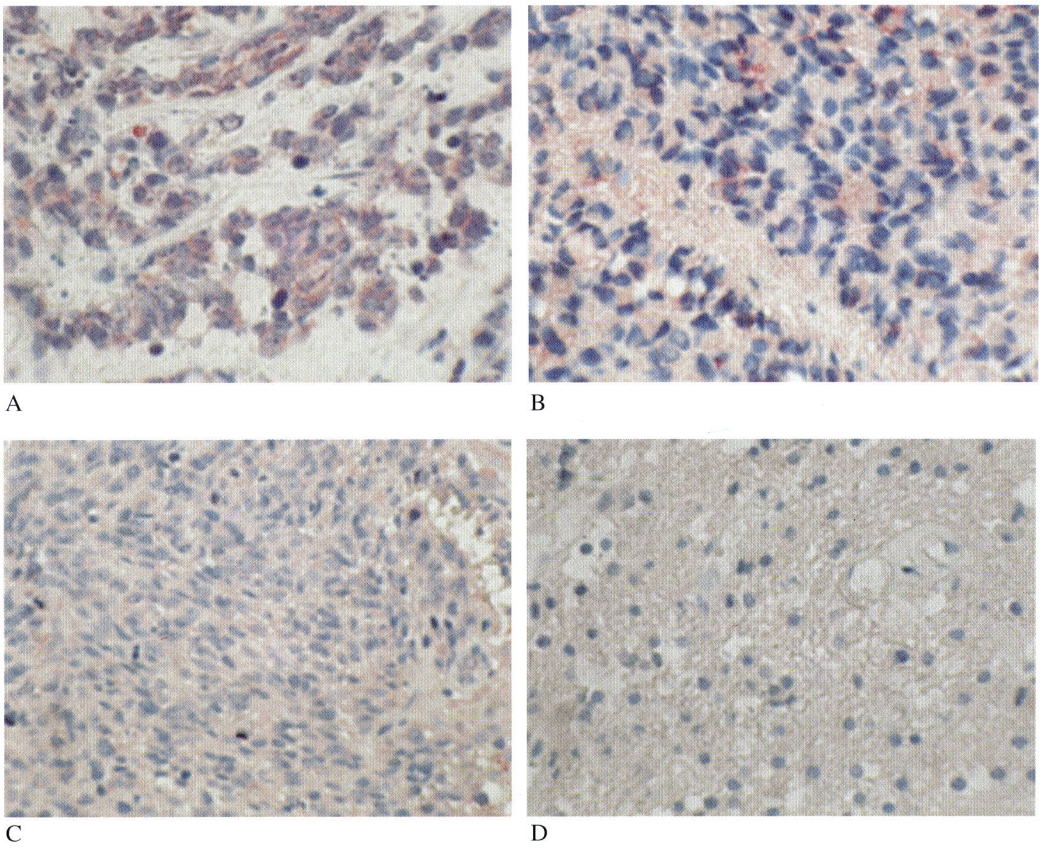

图15-3-2　脑胶质瘤MGMT免疫组化染色。A：AA，MGMT(++)；B：GBM，MGMT（+）；C：AA，MGMT（±）；D：Astrocytoma (WHO Ⅱ)，MGMT (−)

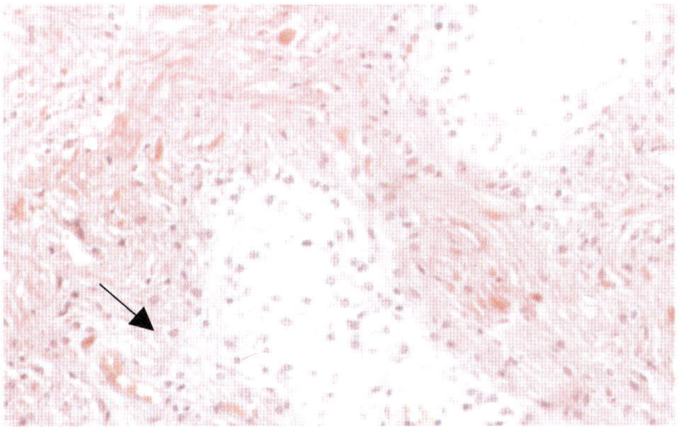

图 16-1　毛细胞型星形细胞瘤(WHO Ⅰ级)。肿瘤由长梭形、毛发样、双突起的肿瘤性星形细胞组成，肿瘤细胞呈片状或束状密集排列，在肿瘤细胞间可见大小及多少不等的微囊变（图中的淡染区），在肿瘤细胞密集区可见强嗜酸性红染的香肠形状、根茎样 Rosenthal 纤维（↓），HE 染色，× 200

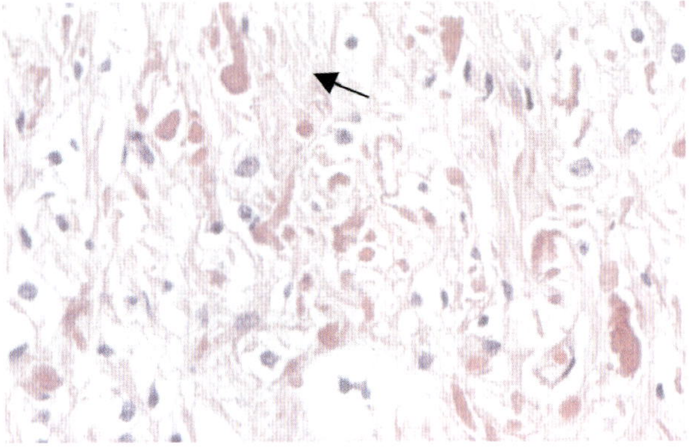

图16-2　毛细胞型星形细胞瘤(WHO Ⅰ级)，与图16-1为同一例，在该区域肿瘤细胞排列相对较稀疏，肿瘤细胞间可见大量强嗜酸性红染的香肠形状或根茎样Rosenthal纤维（↓），Rosenthal的横断面呈球状，叫作细胞样小体，HE 染色，× 400

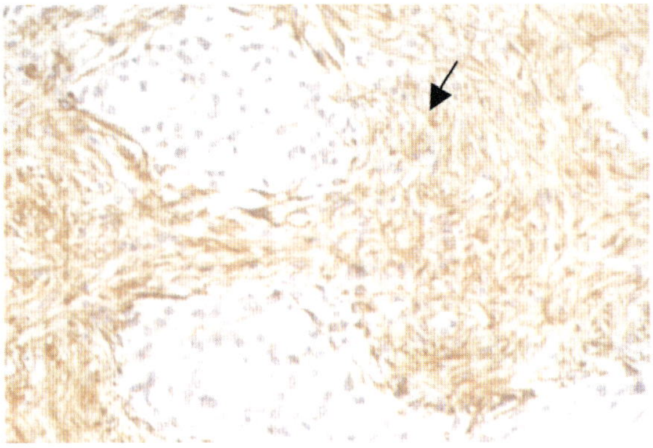

图16-3　毛细胞型星形细胞瘤(WHO Ⅰ级)，与图16-1为同一例，长梭形、毛发样、双突起的肿瘤性星形细胞表达GFAP（图中棕黄色区域为GFAP阳性肿瘤细胞），免疫组化染色，ABC 法× 200

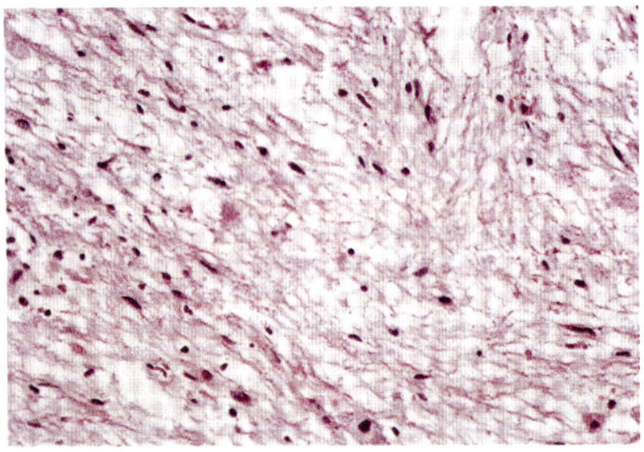

图17-1　纤维型星形细胞瘤。瘤细胞具有丰富的胶质纤维，细胞呈梭形或卵圆形。HE × 200

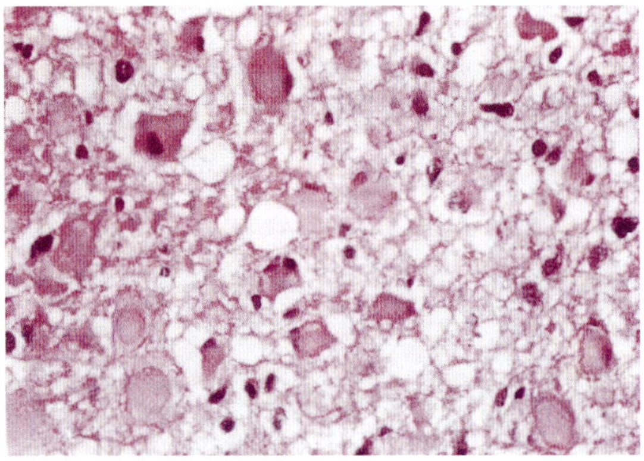

图17-2　肥胖细胞型星形细胞瘤。瘤细胞大，胞浆丰富，嗜酸性，核偏位。HE × 400

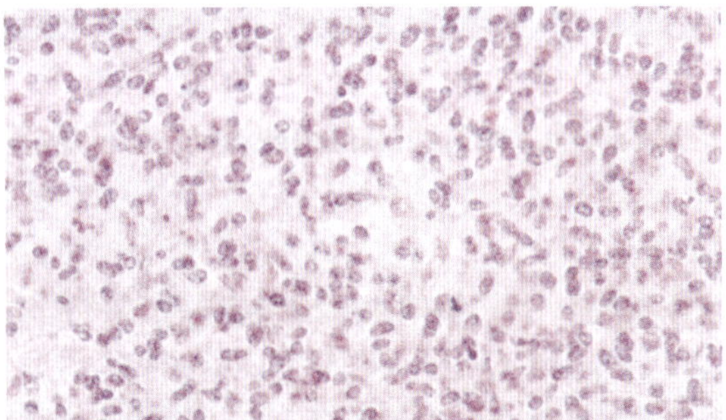

图 18-1　间变性星形细胞瘤(WHO Ⅲ级)

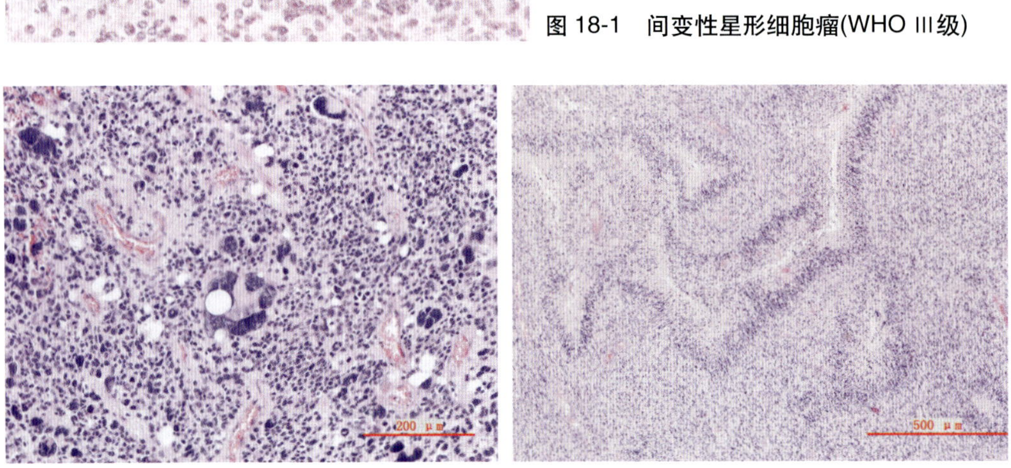

A　B

图 19-1　多形性胶质母细胞瘤。A：肿瘤细胞大小不等，密集生长，增殖活跃，核异型性明显，可见单核及多核瘤巨细胞，并有大量核分裂。HE 染色 × 200；B：部分区域可见伴周边肿瘤细胞核呈假栅栏样排列的小灶性坏死。HE 染色 × 100

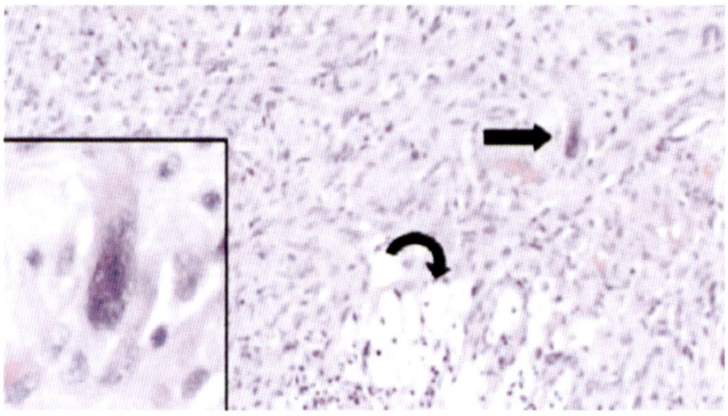

图20-1　典型的镜下表现（H&E，200×）：致密排列的多形性瘤细胞，瘤细胞的大小和形状极不一致；直黑箭头示个别肿瘤细胞具有不规则卵圆形至长梭形巨大细胞核；弯黑箭头示含脂质的星形细胞的胞质，显示大小不等的脂滴空泡，似黄色瘤样细胞

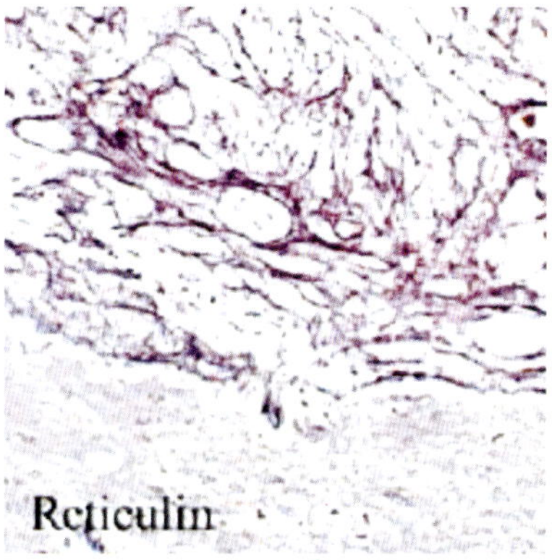

图20-2　丰富的网硬蛋白（reticulin）呈网状结构（网硬蛋白染色，200 ×）

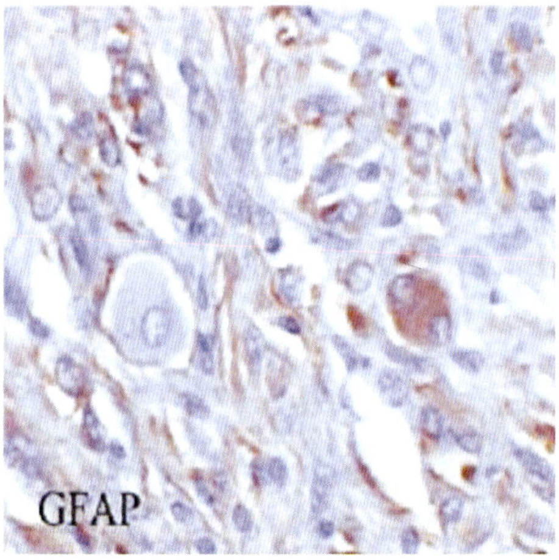

图 20-3　部分肿瘤细胞呈 GFAP 染色阳性，而另一部分肿瘤细胞呈 GFAP 染色阴性（GFAP，200 ×）

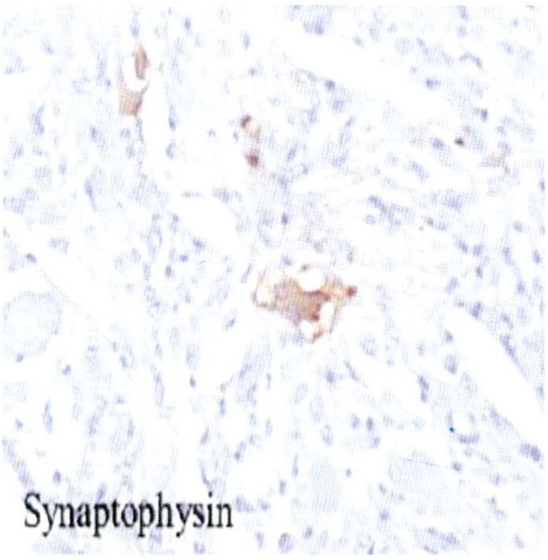

图 20-4　脑膜内少数肿瘤细胞可呈突触素（synaptophysin）染色阳性（synaptophysin，200 ×）

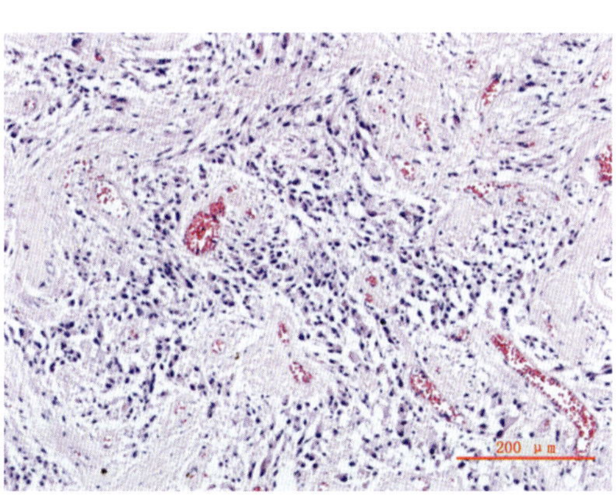

图21-3-1 室管膜下巨细胞型星形细胞瘤：在增生的胶质背景上可见呈不规则片状排列的瓜子形肥胖星形细胞，肿瘤细胞质丰富，呈嗜酸性红染，核偏于一端。HE 染色 × 200

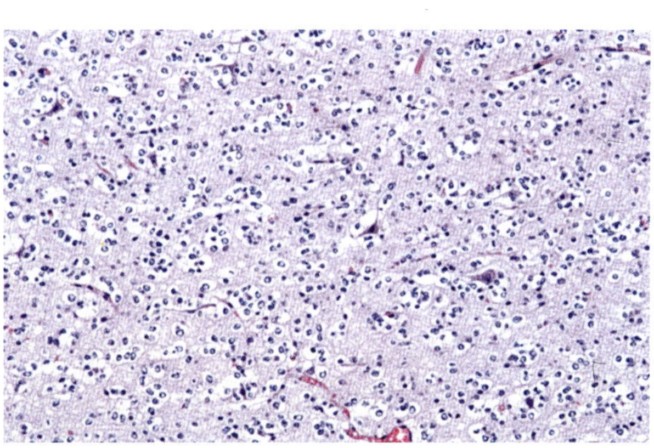

图22-1　肿瘤细胞呈特征样的“煎蛋样”改变及新生毛细血管网

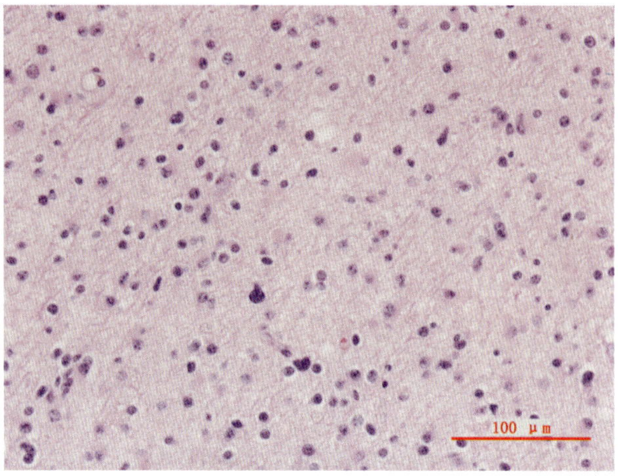

图23-1　混合性胶质瘤（混合性星形-少突胶质细胞瘤）。可见肿瘤性星形细胞和少突胶质细胞瘤混合生长。HE染色 × 400

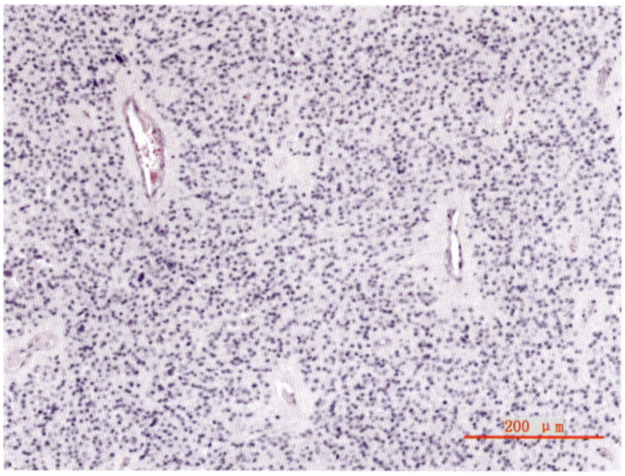

图24-1　细胞型室管膜瘤。肿瘤细胞大小形态一致，弥漫分布，排列紧密；部分肿瘤细胞伸出粉染的细长突起，围绕血管呈放射状排列，形成血管心（假）菊形团。HE 染色 × 200

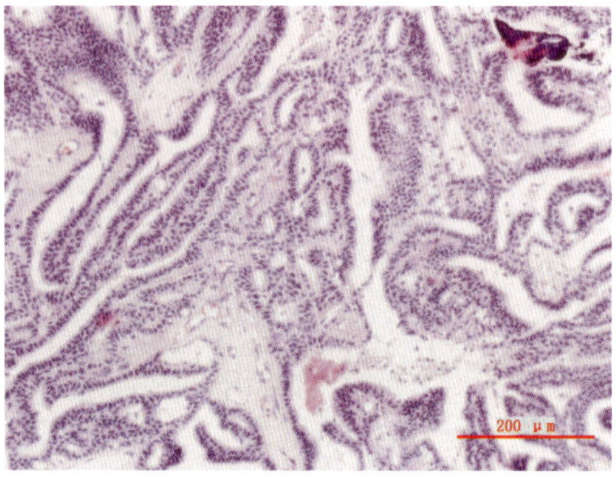

图25-1　脉络丛乳头状瘤。肿瘤由乳头状结构组成，乳头轴心为疏松结缔组织和小血管，乳头表面被覆单层、假复层或复层排列的立方或矮柱状上皮细胞，乳头中可见砂粒体。HE 染色 × 200

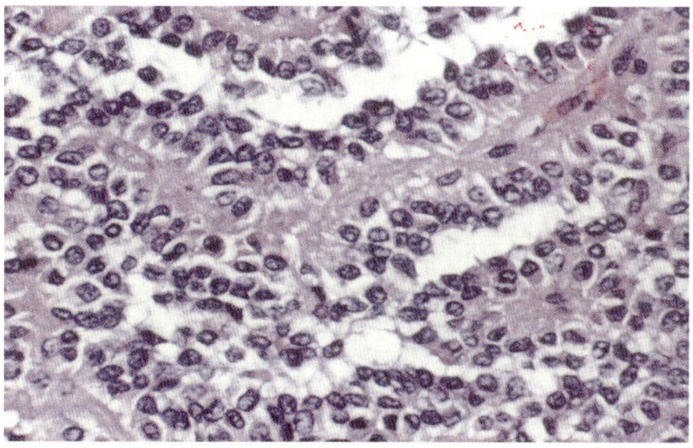

图26-1　星形母细胞瘤。肿瘤细胞发出粗大的单极胞浆突起，附着于透明变性的小血管壁上，形成类似血管心菊形团的假乳头结构；核深染，呈中度异型性，核分裂易见，HE 染色 × 400

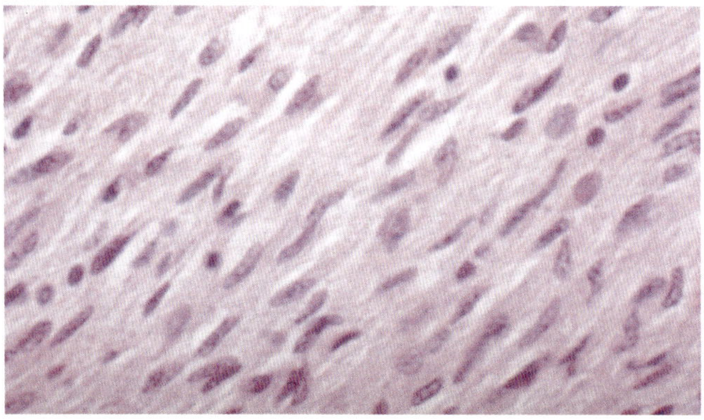

图27-1　大脑胶质瘤病。在大脑皮质的分子层内可见卵圆形和梭形肿瘤细胞弥漫浸润，肿瘤细胞核呈卵圆形或短梭形。HE 染色 × 400

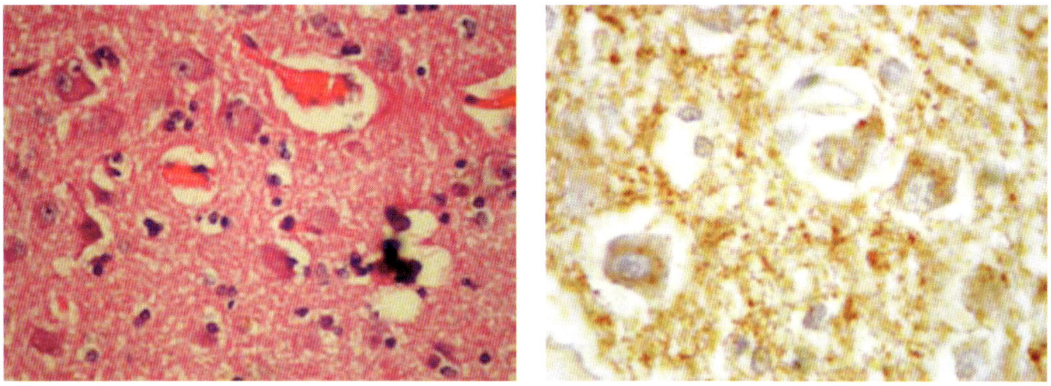

图 28-1-1 左图为光镜下所见，肿瘤由成熟的神经节细胞组成，肿瘤性神经节细胞大小和形态各异，并可见特征性的双核神经节细胞位于左上方（H.E × 200）。右图示肿瘤性神经节细胞细胞浆内突触素染色阳性（DAB × 400）

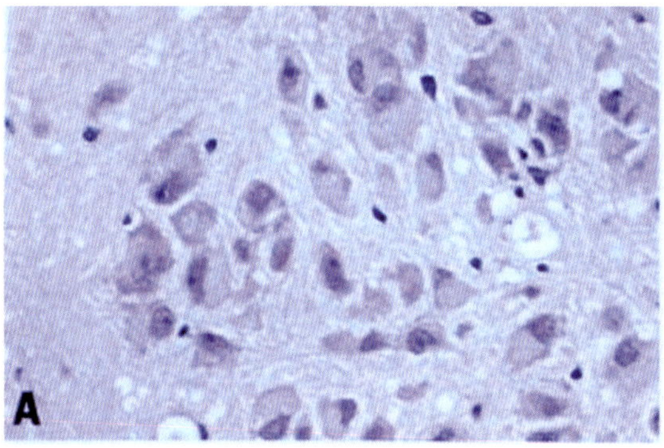

图28-2-1A 神经节细胞胶质瘤内形态不一的成熟节细胞

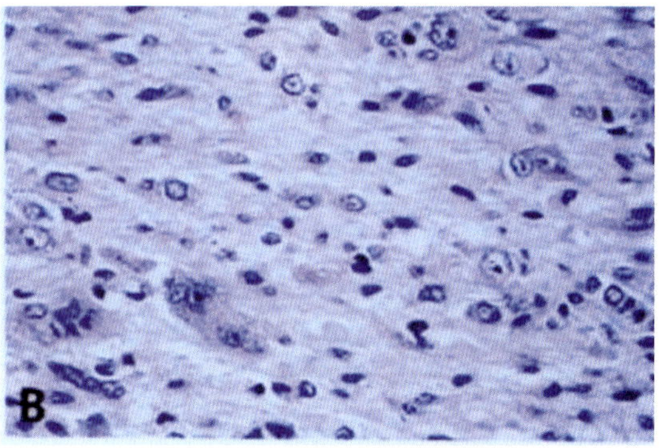

图 28-2-1B 神经节细胞胶质瘤内可见形态欠佳以及少数双核的神经元和肿瘤性胶质细胞

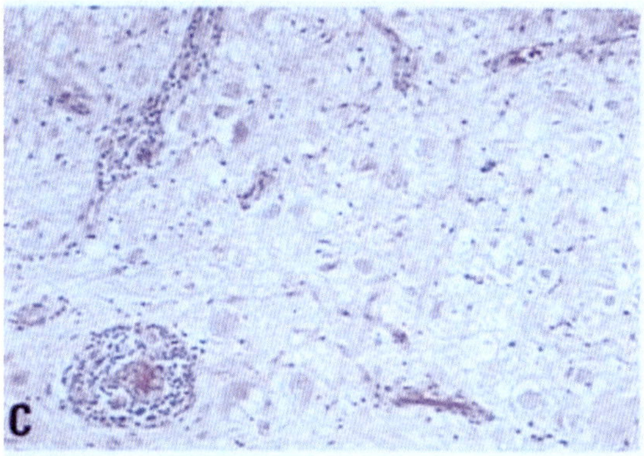

图 28-2-1C 神经节细胞胶质瘤伴血管周围淋巴细胞浸润

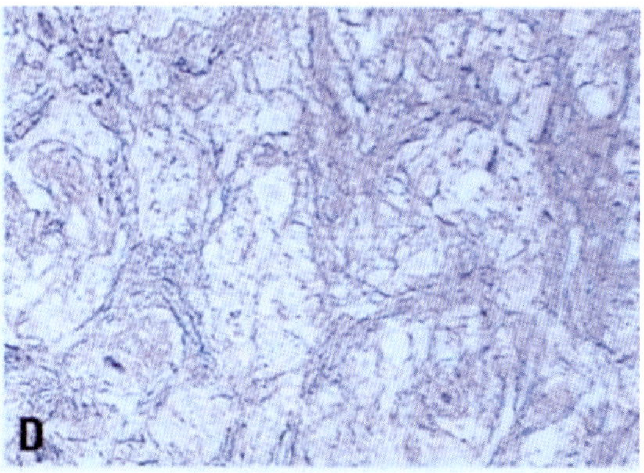

图 28-2-1D 分叶状结构伴间质反应

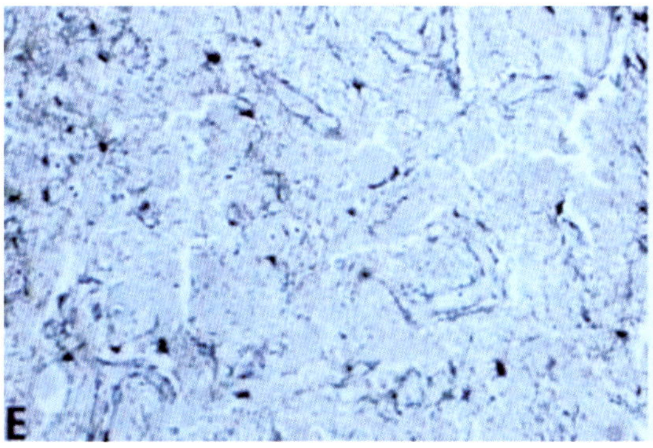

图 28-2-1E 肿瘤性胶质细胞表达 GFAP

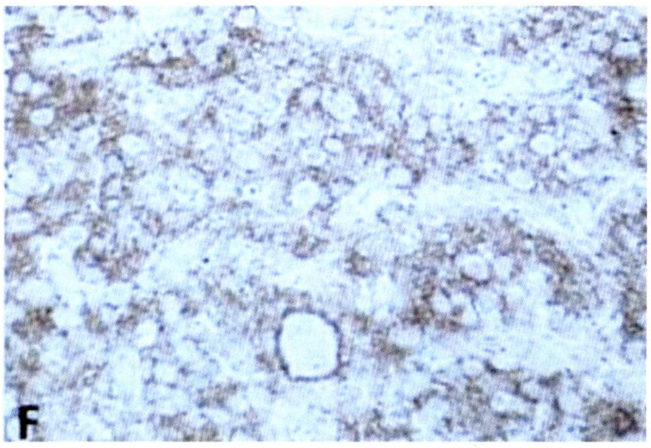

图28-2-1F 神经节细胞和胞突强表达突触素，注意双核神经元突触显示突触素染色

（注：本组病理图片引自 Paul Kleihues 等. 神经系统肿瘤. 2000）

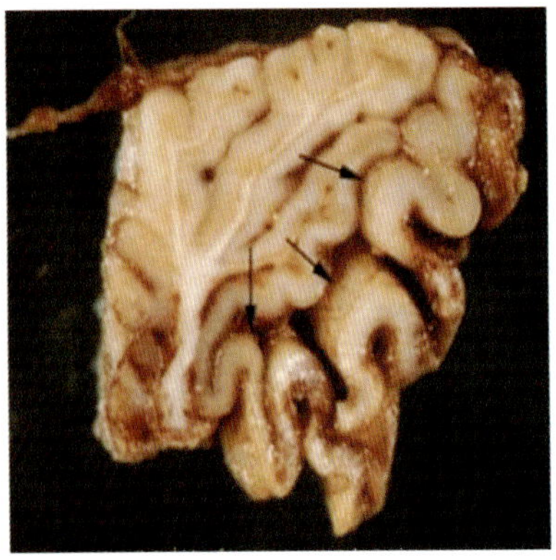

图 28-3-1　增生的小脑皮质（箭头所示）

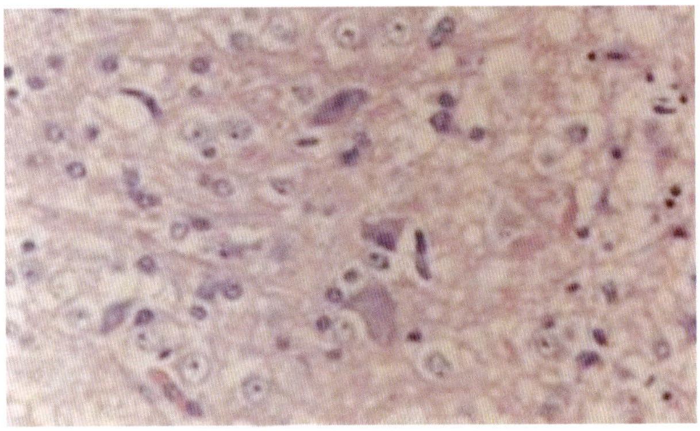

图 28-3-2　颗粒层被较密集的肿瘤性大神经元细胞侵占，残存少量多角形 Purkinje 细胞和小的颗粒细胞

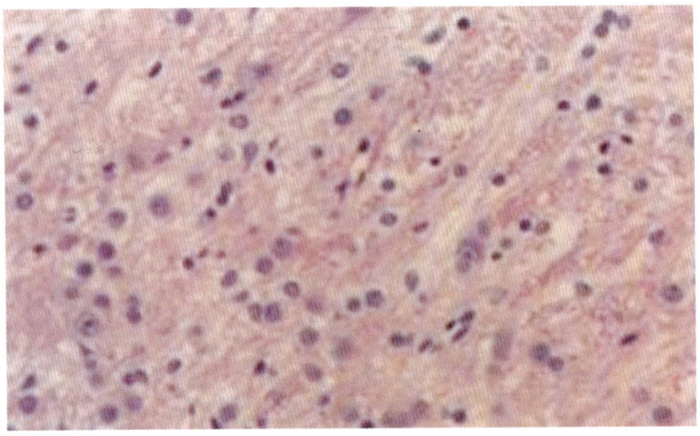

图 28-3-3　大的神经元瘤细胞间见粗的髓鞘轴突

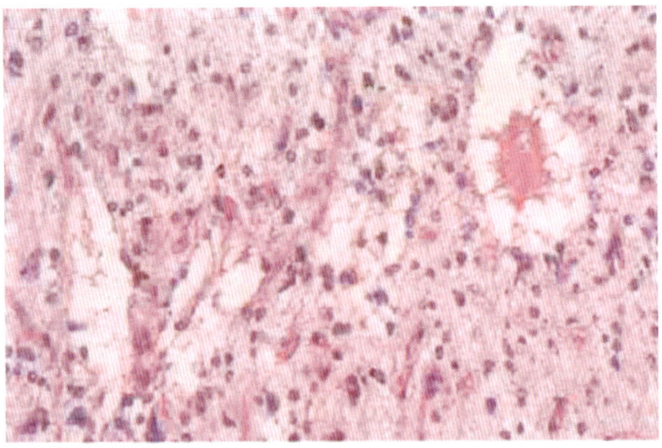

图28-4-1　DNT病变区内细胞数量明显增多，大多数细胞为少突胶质样细胞，散在分布神经元、星形细胞，瘤组织内见大量毛细血管呈枝芽状增生，有黏液变性和黏液池形成，HE × 200

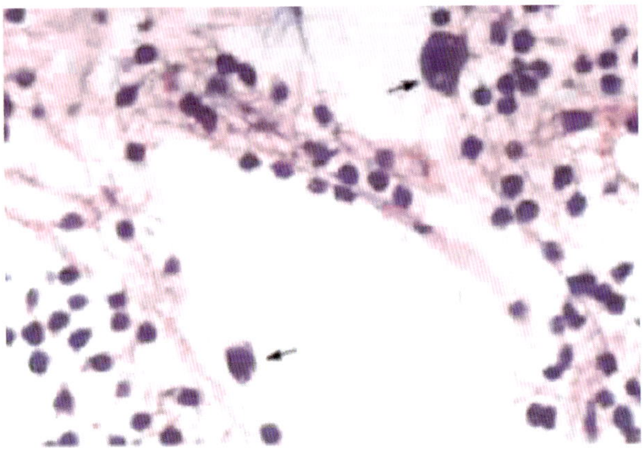

图 28-4-2　粘液湖内飘浮的神经细胞，HE × 400

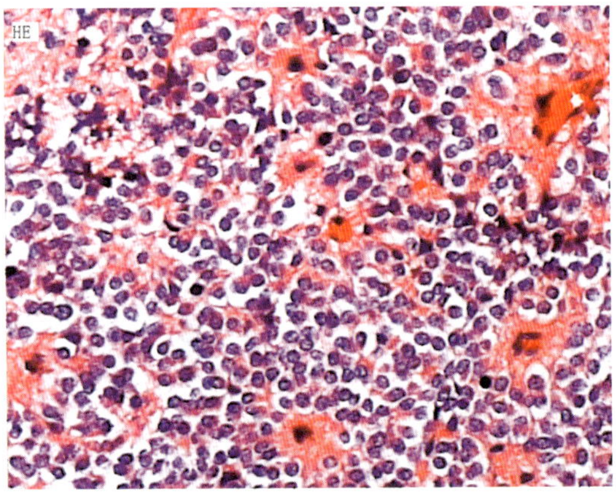

图28-5-1　中枢神经细胞瘤，小圆形细胞核以及细软的弥散分布的染色质。细胞没有清晰的分界，而且细胞产生充填有神经炎性物的纤维基质，这些基质组成了无核区域。它们表现出突触素和神经元细胞骨架蛋白阳性。微血管基质在肿瘤中占优势，它形成一个开放的、精密的树枝状网状结构。HE 染色

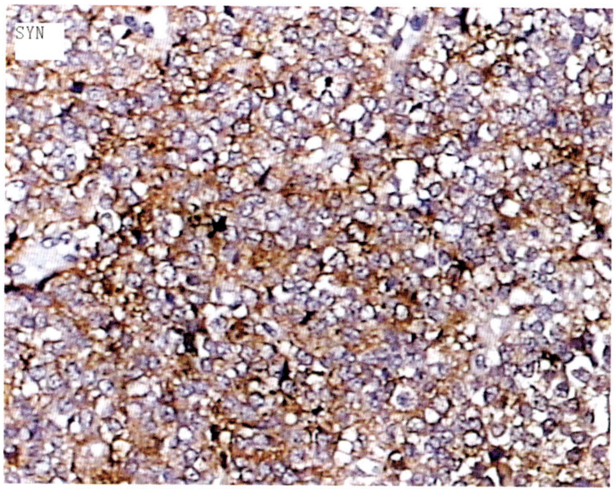

图 28-5-2 免疫组化突触素（SYN）染色阳性

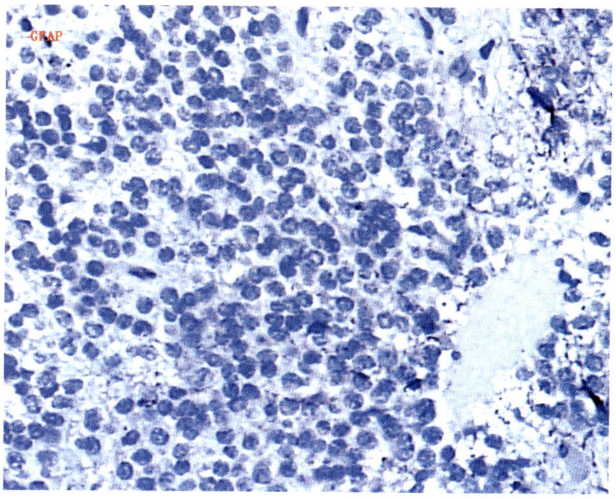

图 28-5-3 免疫组化 GFAP 染色阴性

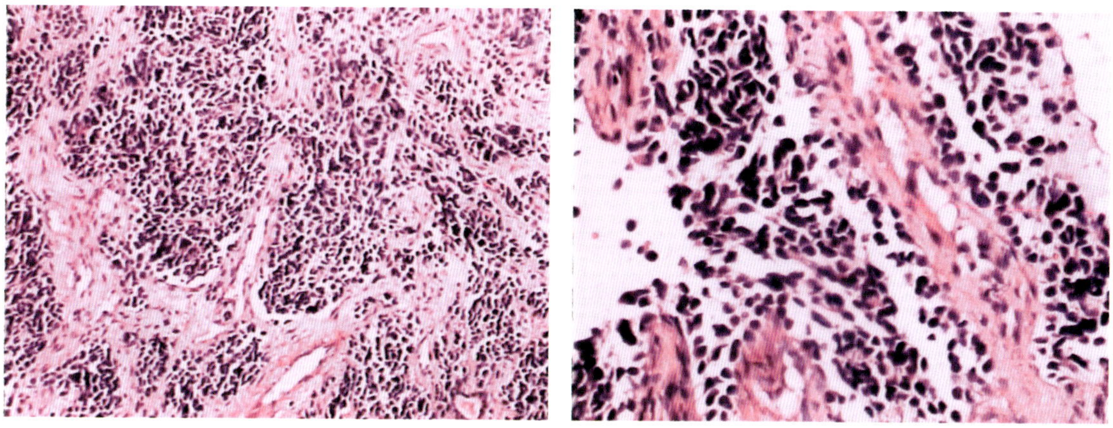

图 29-1 病理切片 HE 染色示瘤细胞胞浆稀少，核染色质浓染，被神经原纤维分隔形成大小不一的团块

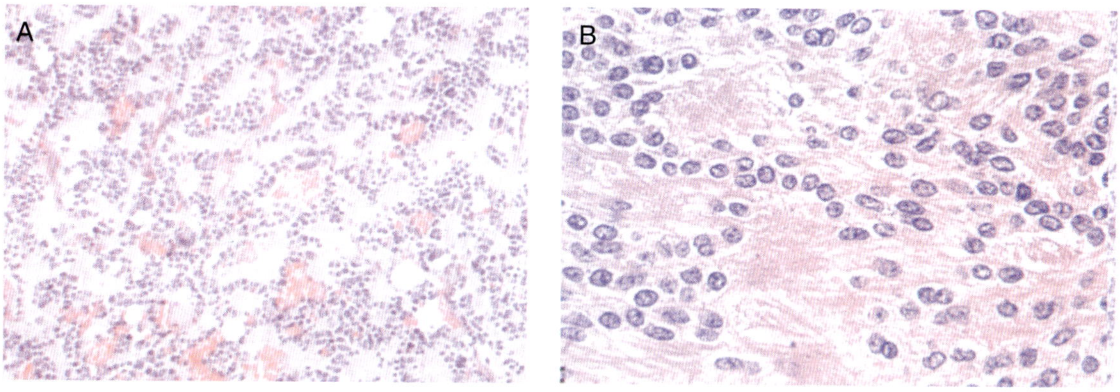

图 30-1 松果体细胞瘤。A：肿瘤由形态一致、体积较小、分化成熟、类似松果体细胞的肿瘤细胞组成，HE染色 ×200；B：肿瘤细胞核呈圆形或卵圆形，核仁模糊不清，染色质呈散在细颗粒状，围绕粉染的细丝状纤维岛形成大纤维心菊形团(松果体细胞瘤性菊形团)。HE 染色 × 400

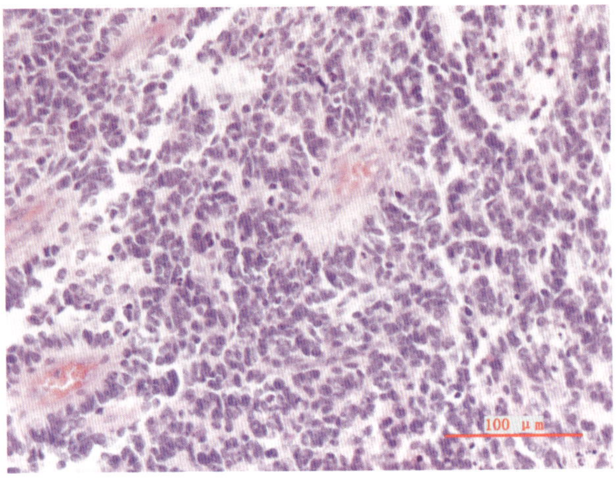

图 31-1　经典型髓母细胞瘤。肿瘤由胞浆很少、呈裸核状、核深染的小篮细胞组成，细胞密集生长，核圆形或卵圆形，染色质丰富，核分裂多见。HE 染色 × 400

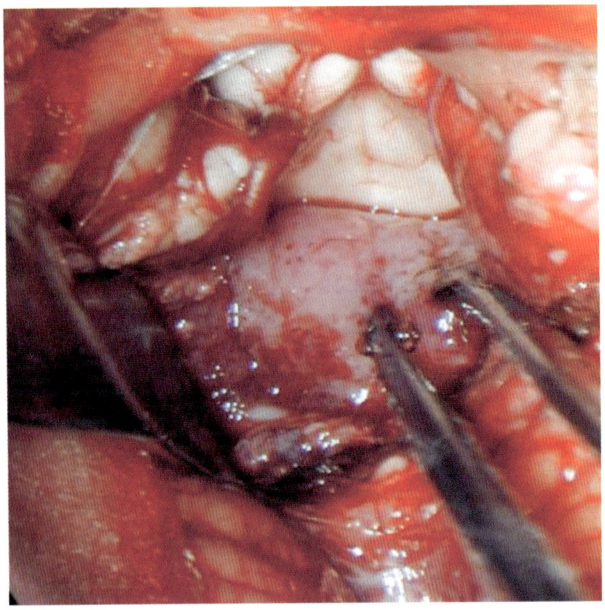

图 31-8　切开小脑下蚓部长度约 2 ～ 3 cm，即可看到暗红色的肿瘤

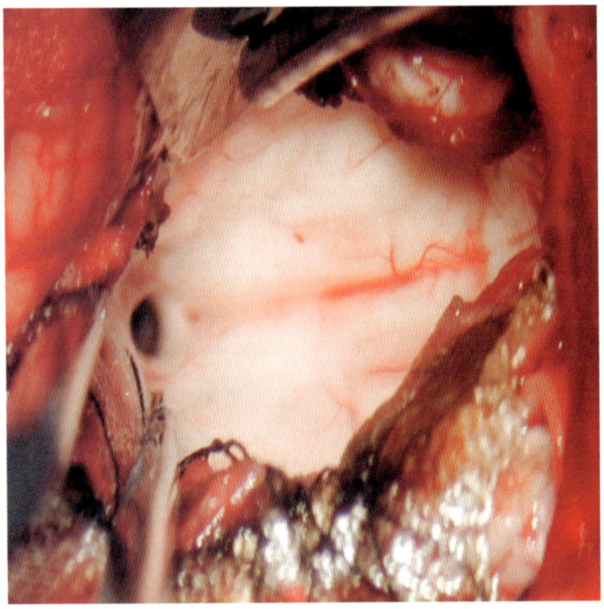

图 31-9　全切除肿瘤后可看到导水管在四脑室的开口

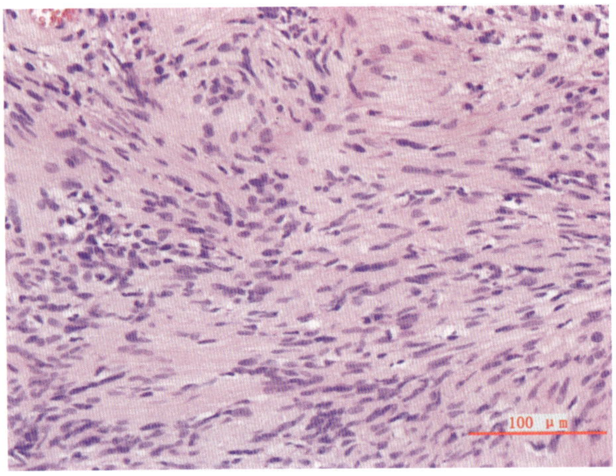

图34-1　听神经瘤(神经鞘瘤)。由胞浆粉染的梭形肿瘤细胞组成，核卵圆形或短梭形，染色质细腻，梭形肿瘤细胞核呈平行栅栏状排列，细胞核之间为其胞浆构成的粉染无核区，部分梭形肿瘤细胞模拟触觉小体呈漩涡状排列。HE 染色 × 200

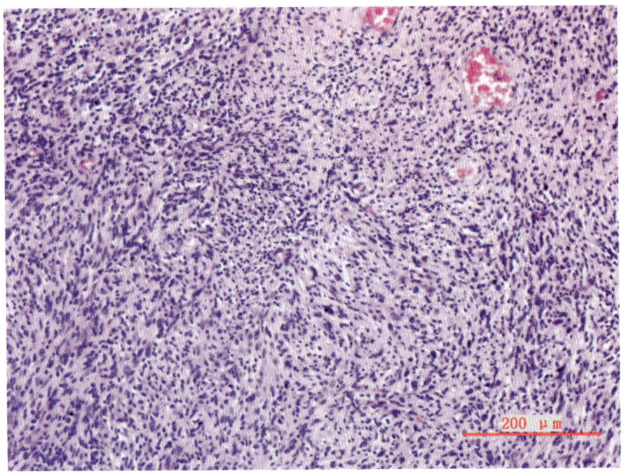

图35-1　恶性外周神经鞘膜肿瘤(MPNST)。肿瘤主要由梭形肿瘤细胞组成，核染色质丰富深染、呈伸长弯曲的波浪状，有多少不等的嗜伊红胞浆，梭形肿瘤细胞呈鱼骨刺样（类似纤维肉瘤）及束状排列，图右上方可见灶性坏死，核分裂多见。HE 染色× 200

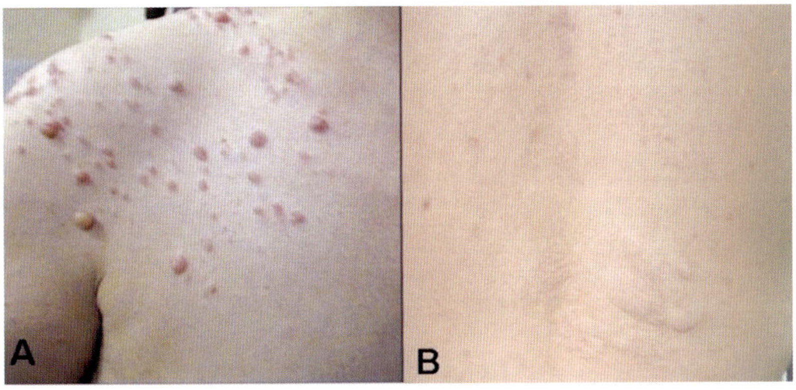

图 36-2-1　A：皮肤多发性神经纤维瘤；B：丛状神经纤维瘤

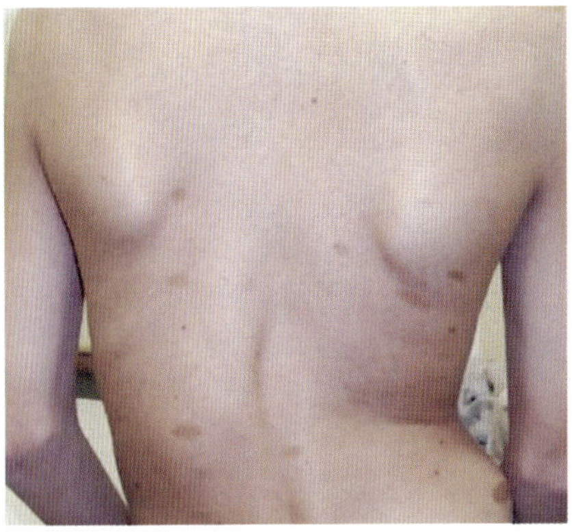

图36-2-4　皮肤牛奶咖啡斑、脊柱侧弯

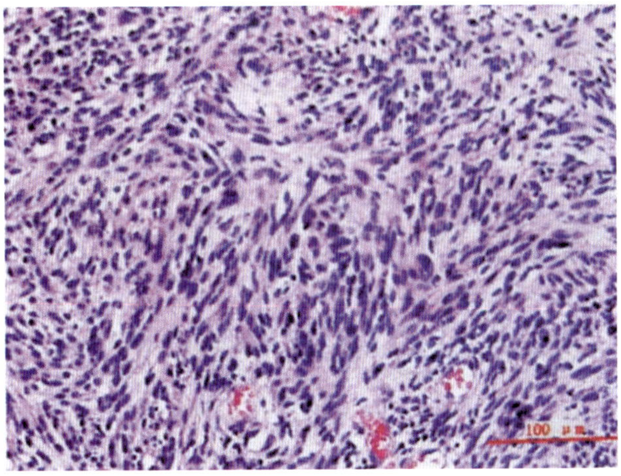

图36-3-2　Ⅱ型神经纤维瘤病发生的施万细胞瘤光学显微镜下观察显示，梭形肿瘤细胞呈栅栏样密集排列，增殖活性高（Ki-67：9.48%）

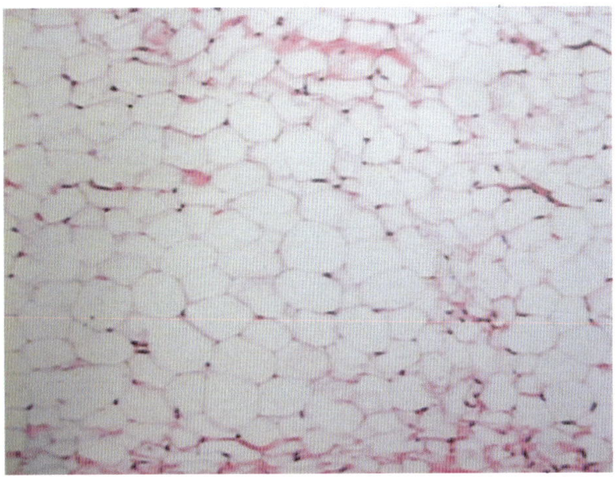

图 37-1 肿瘤是由细纤维分隔的成熟脂肪细胞组成，周围由薄层纤维囊包裹，细胞核位于周边。HE×200

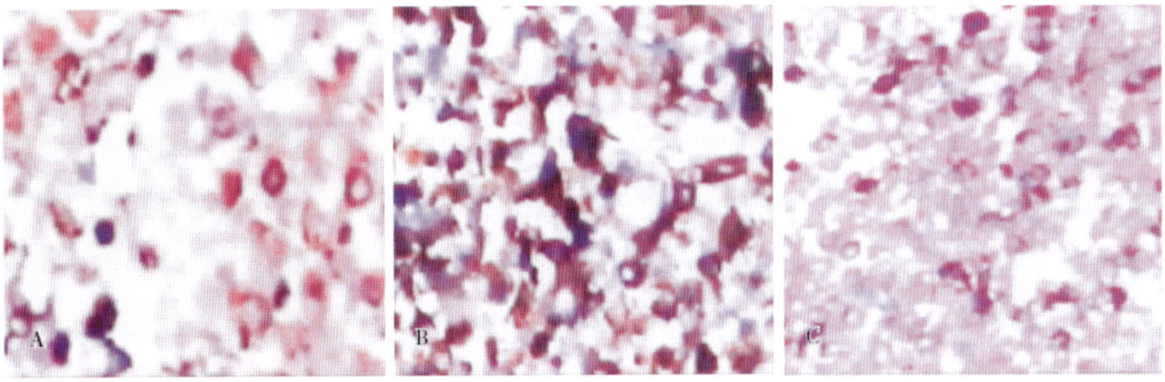

图 38-1　A：HE 染色；B：HBM-45(+); C：S-100(+)

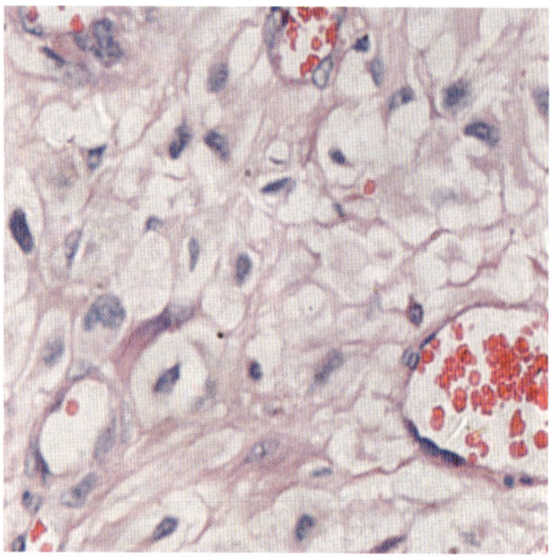

图39-1　中枢神经系统血管母细胞瘤的典型光镜下病理表现：丰富的毛细血管网之间充满多形性基质细胞，胞浆呈泡沫样，箭头示基质细胞（HE × 400）

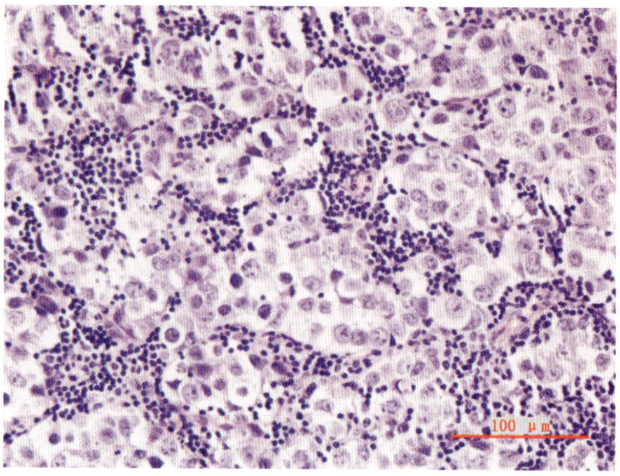

图41-1　生殖细胞瘤。肿瘤细胞呈岛状或小梁状排列，体积大，球形或卵圆形，边界清晰。胞浆淡粉染或透明。核圆形居中，核膜清晰。可见明显的大核仁。肿瘤细胞间可见大量成熟淋巴细胞浸润，两种细胞成分呈镶嵌样排列。HE 染色 × 400

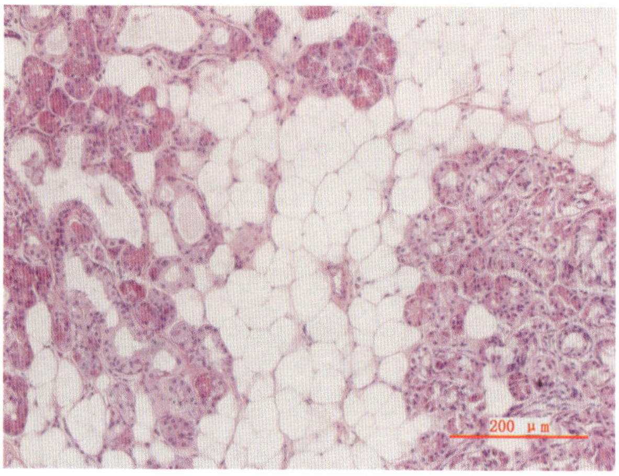

图42-1　鞍区成熟畸胎瘤。肿瘤中可见脂肪组织及类似小肠和胃黏膜的腺管结构。HE 染色 × 200

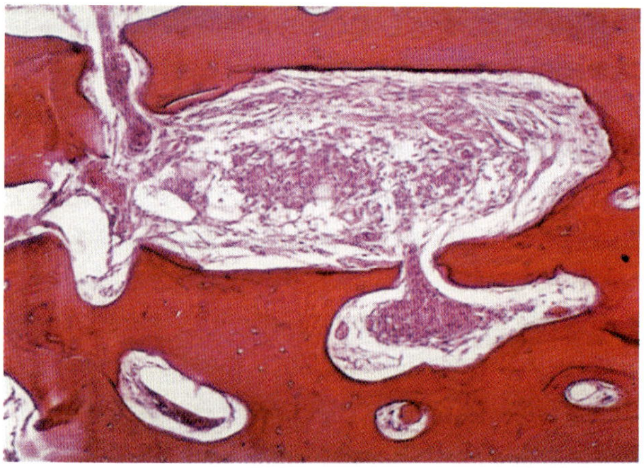

图 43-1-1　向骨质侵袭生长的脑膜瘤，并不代表恶性

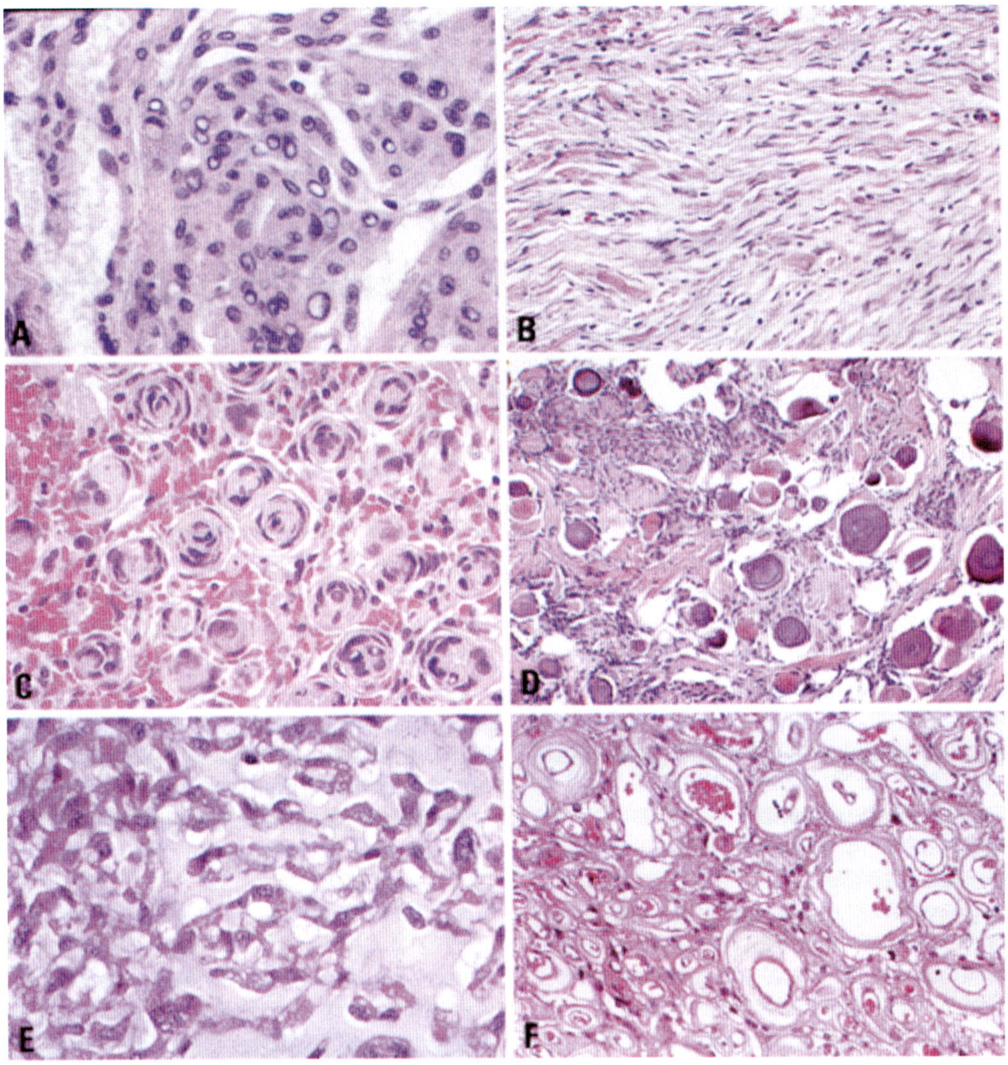

图43-1-2　A：脑膜内皮细胞型脑膜瘤；B：纤维型脑膜瘤；C：过渡型脑膜瘤（可见旋涡）；D：砂粒型脑膜瘤（可见大量砂粒小体）；E：脊索样脑膜瘤；F：血管瘤型脑膜瘤

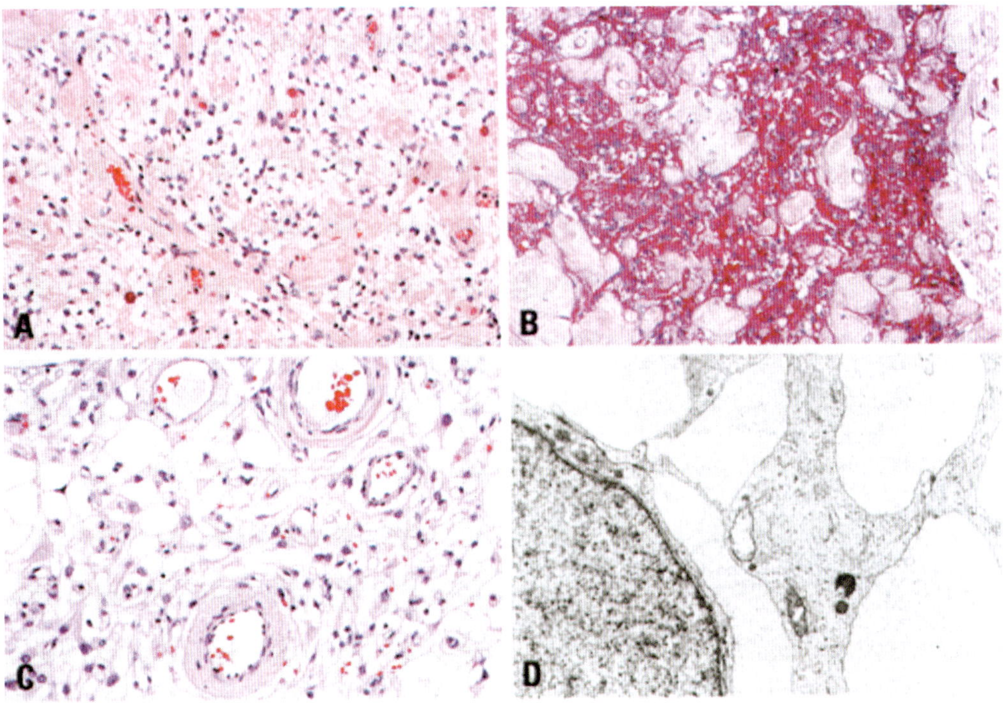

图43-1-3　A、B为透明细胞型脑膜瘤，B为PAS染色；C、D为微囊型脑膜瘤，可见微囊形成

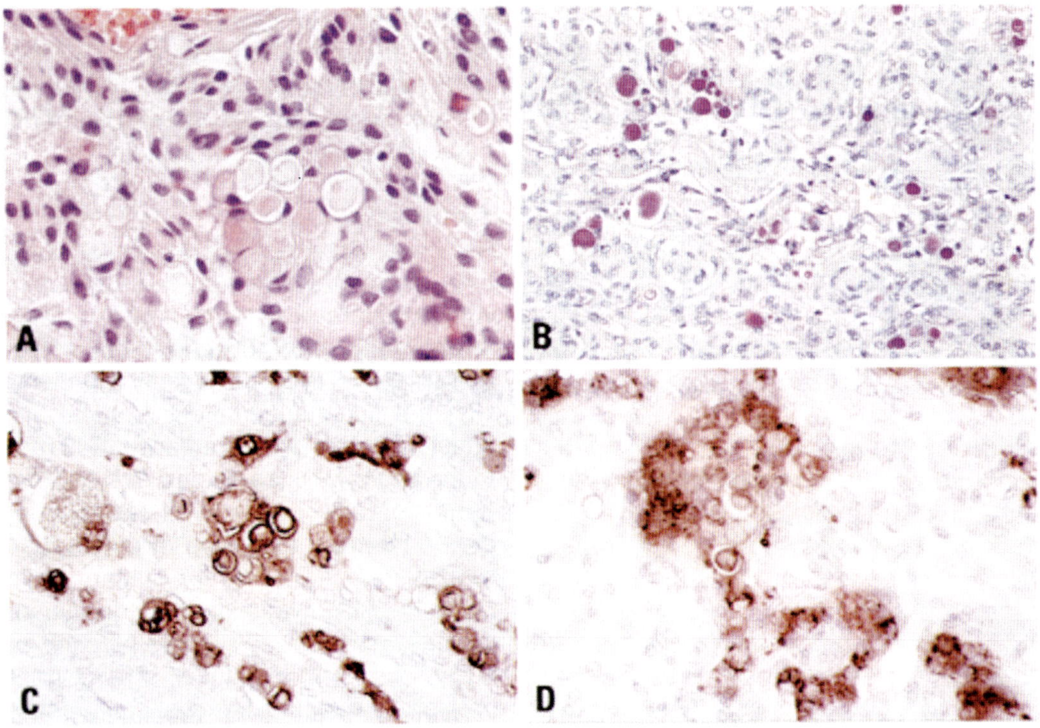

图 43-1-4　分泌型脑膜瘤。A：细胞内可见包涵体；B：PAS 染色富含糖原；C：EMA 阳性；D：CEA 阳性

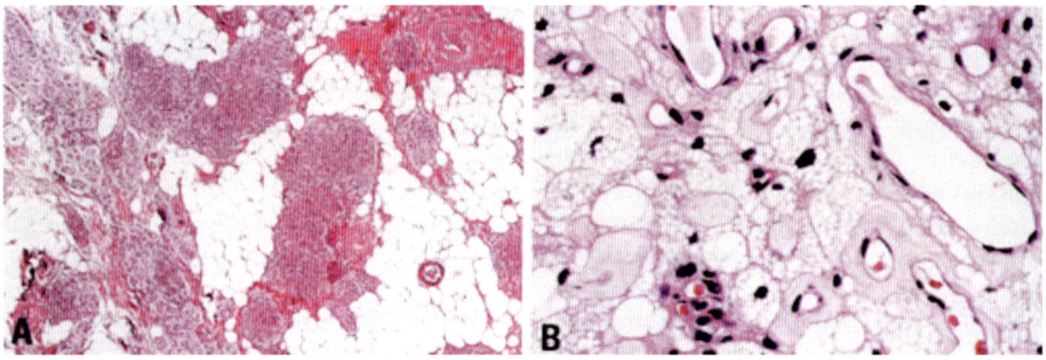

图 43-1-5　化生 / 脂肪瘤型脑膜瘤

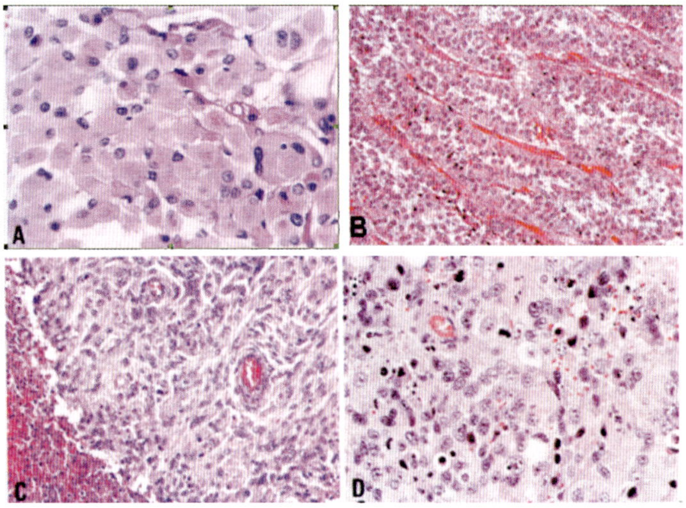

图 43-1-6　A：横纹肌样脑膜瘤；B：乳头状型脑膜瘤；C、D：间变性和恶性脑膜瘤，可见核多形性、有丝分裂和坏死

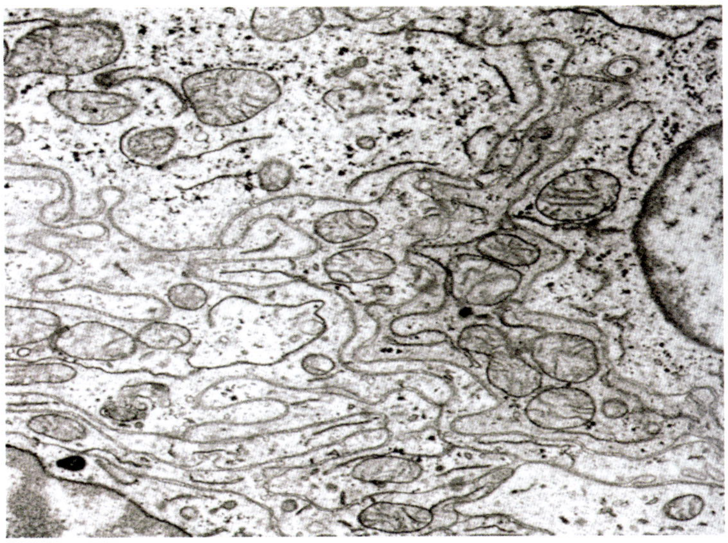

图 43-1-7　电镜下可见大量交错的指状突起，另外还可见桥粒连接

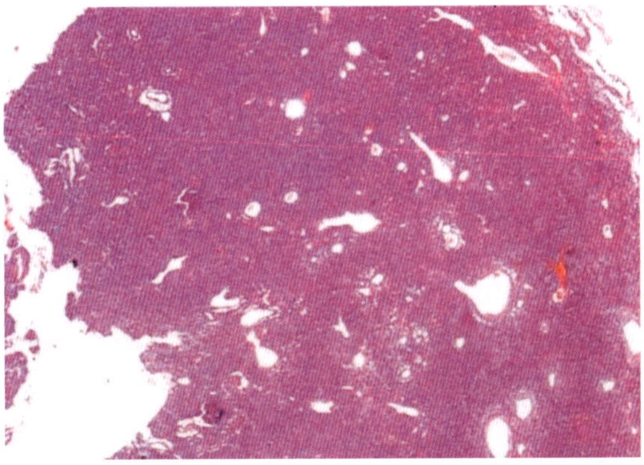

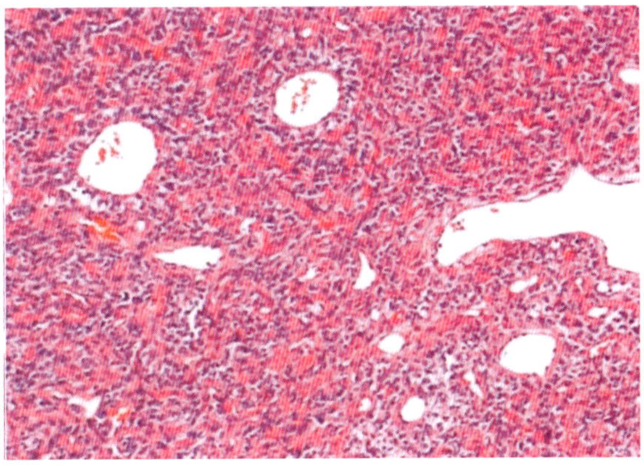

图 44-1-1　起源于毛细血管外膜上的 Zimmerman 细胞。外观灰红色，有不完全的包膜，切面上瘤质粗细不均，色泽灰红至红褐，内有出血、坏死或小的腔隙。镜下特点为：瘤细胞环绕血管生长，瘤细胞的分布限于血管外，并有网状纤维包绕，血管的内膜细胞覆盖血管内壁，表现正常。特征性结构为含有许多薄壁、受挤压而呈“鹿角”样的毛细血管。肿瘤恶性度为 III ～ IV 级

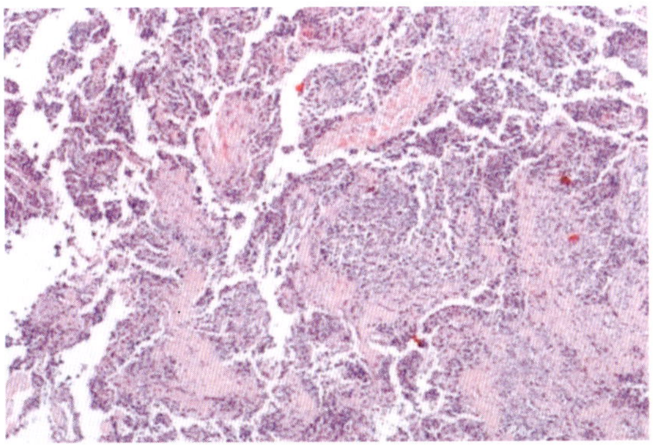

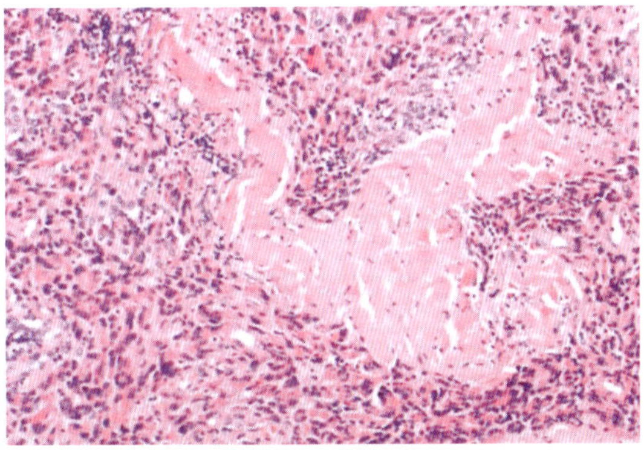

图44-2-1　肿瘤紫红色，易碎、边界不清、呈浸润生长，瘤内可出现坏死及囊变。镜下可见纤维形、梭形及多形瘤细胞，瘤组织向脑组织浸润，周围有胶质增生，有很多裂隙状和假乳头状结构，有骨骼肌和神经的侵犯

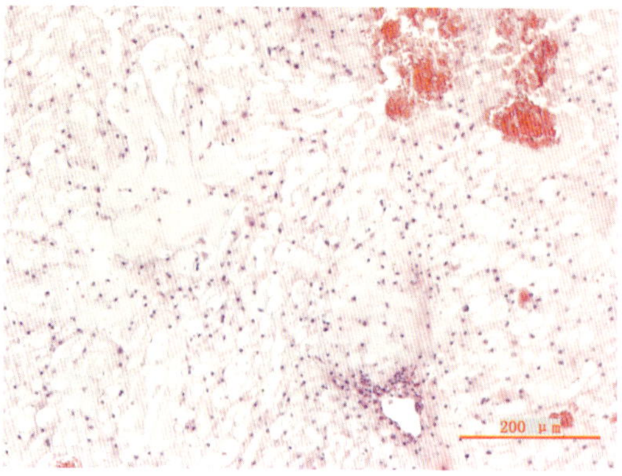

图 46-1　脊索瘤，在黏液样背景中可见呈弥漫及片状分布的囊泡状肿瘤细胞。HE 染色 × 200

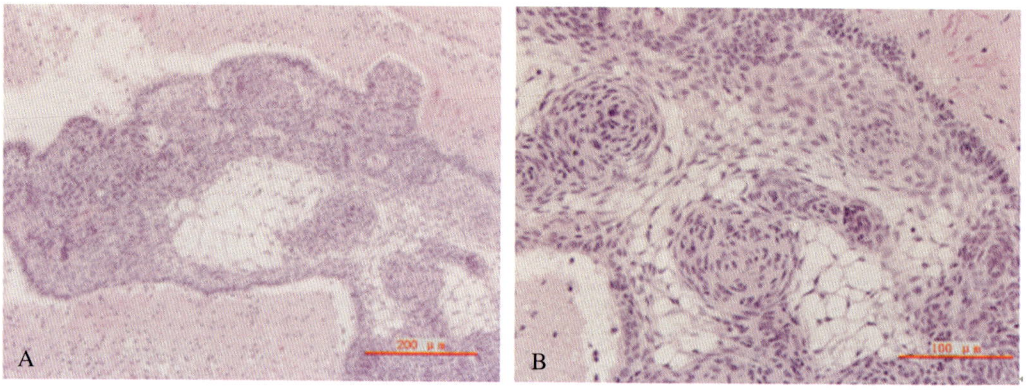

图 47-1　牙釉质细胞瘤型颅咽管瘤。A：可见典型的微囊腔形成，源自细胞骨架成分的胆固醇、角蛋白构成了囊内脂质成分。HE染色×200；B：上皮组织分三层，基底层由小的嗜碱性染色的柱状和矮柱状基底细胞组成。中间层薄厚不均，由疏松排列的星型细胞组成，其突起伸入细胞间隙。最顶层由含有角质化的鳞状细胞组成。HE 染色 × 400

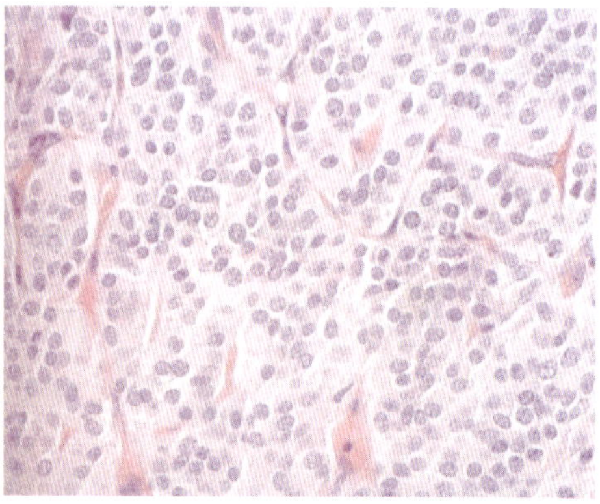

图48-1　颅底副神经节细胞瘤。主细胞呈巢状和分叶状排列，胞体呈三角形，大而形态一致，胞质成颗粒状淡伊红色，细胞边界不清。细胞核圆形或卵圆形，核仁明显，核分裂象少见。间质富含弯曲的毛细血管，肿瘤细胞被弯曲的小血管围绕成不规则小叶状。HE 染色 × 400

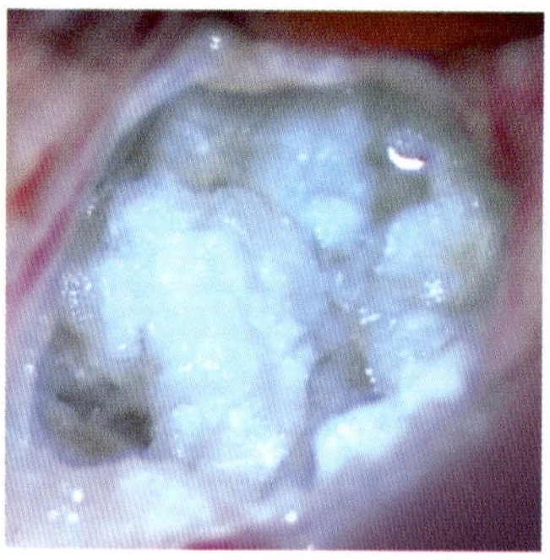

图 49-1　胆脂瘤术中图片

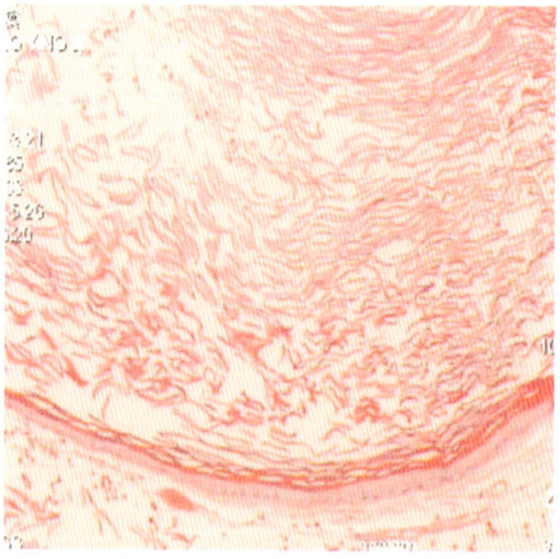

图 49-2　胆脂瘤病理图片

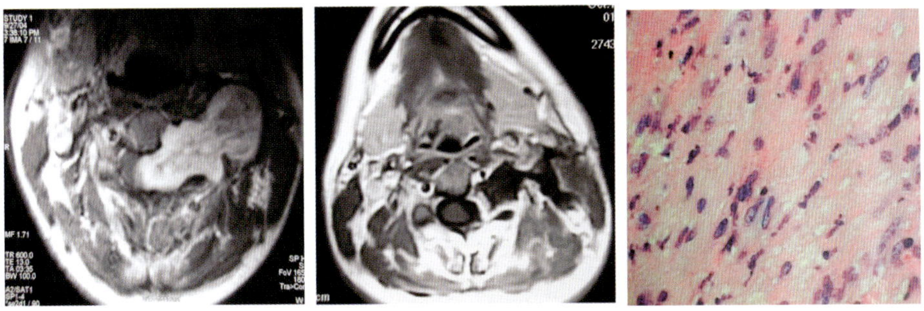

图 51-2-1　颈 2 水平哑铃型神经鞘瘤

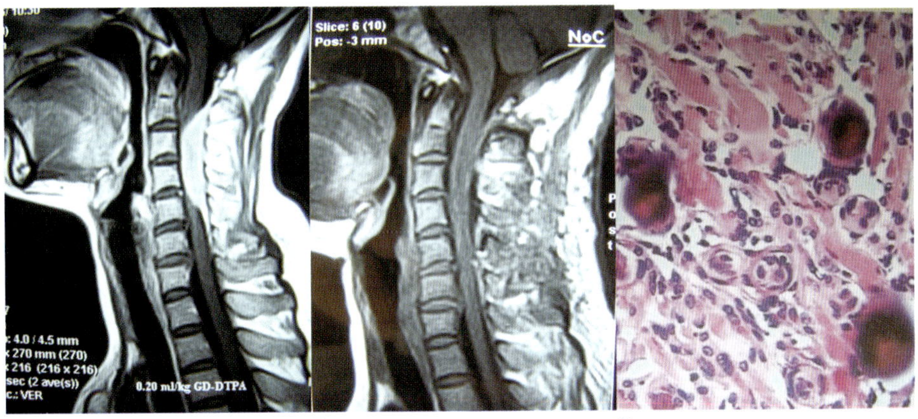

A　　B　　C

图 51-3-1　颈部脊膜瘤。A：术前矢状位增强；B：术后复查肿瘤全切；C：术后病理示脊膜瘤

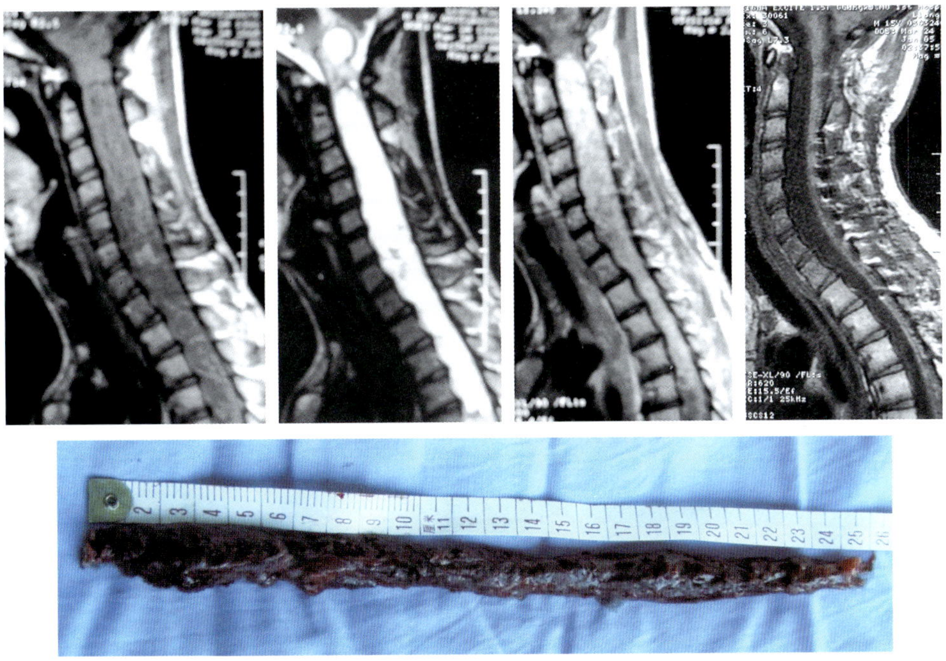

图 51-4-1　典型巨大室管膜瘤病例。术前 MRI 显示，肿瘤位于延髓下部至胸 6 水平，长约 26cm，最粗处 2.2cm。呈等 T1 长 T2 信号，肿瘤内信号不均匀，长 T2 信号内有灶状等信号（术中证实为陈旧性出血坏死物）。静脉注射对比剂后，肿瘤明显均匀强化，肿瘤上下极有空洞。完整切除肿瘤，肿瘤长约 26cm。术后半年 MRI 复查，肿瘤全切除，未见肿瘤残留，脊髓脊柱形态良好

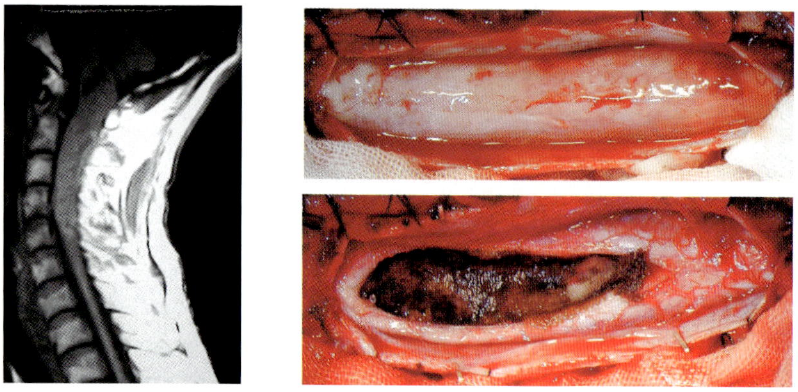

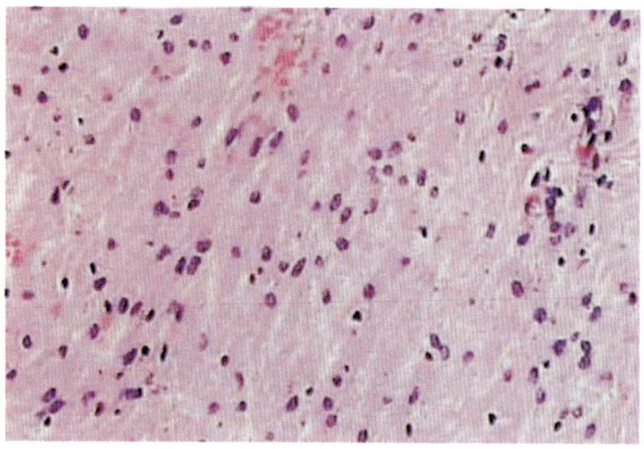

图51-5-1　脊髓星形细胞瘤。术前MRI，病变弥漫生长，脊髓增粗，强化不明显。剪开硬膜，见脊髓增粗水肿明显。后正中切开脊髓软膜，近全切除肿瘤。术后病理为星形细胞瘤Ⅰ级。

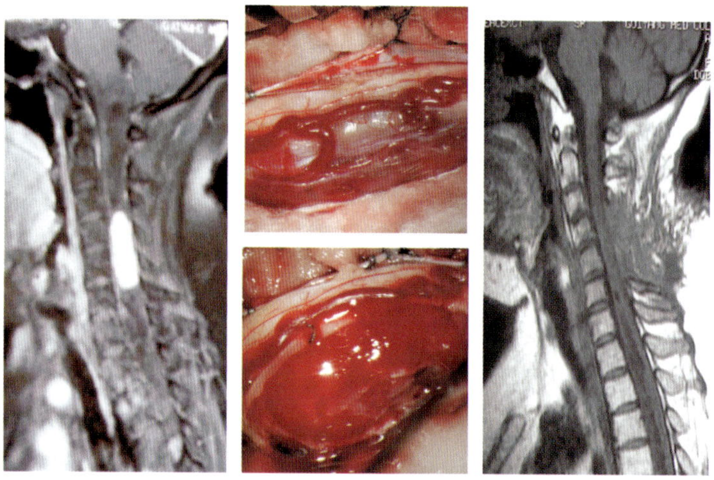

A　B　C

图51-6-1　A：术前MRI显示病变巨大，强化均匀，伴脊髓空洞；B：暴露病变，表面有粗大血管，瘤体嵌入脊髓髓内；C：术后一周，MRI 显示病变全切除，脊髓空洞明显缩小

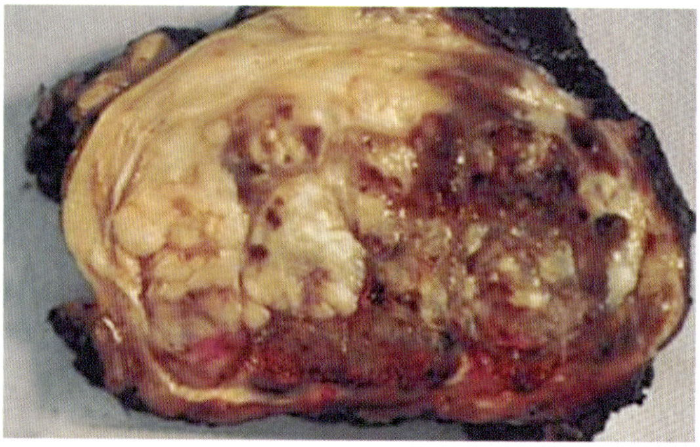

图 52-1-1　切面呈半透明样，灰白色胶冻状，触之有滑腻感，中间有坚韧的纤维间隔将肿瘤分割为大小不等的多叶状，伴有出血和囊变

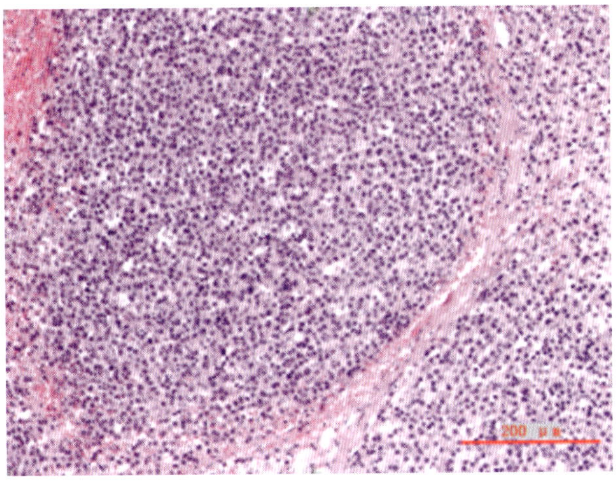

图52-8-1　脊椎的浆细胞瘤。肿瘤细胞大小较一致，胞浆呈紫红色，核圆形或卵圆形；可见不典型核周空晕及染色质边集呈车辐状，间质中可见较多小血管。HE 染色× 200

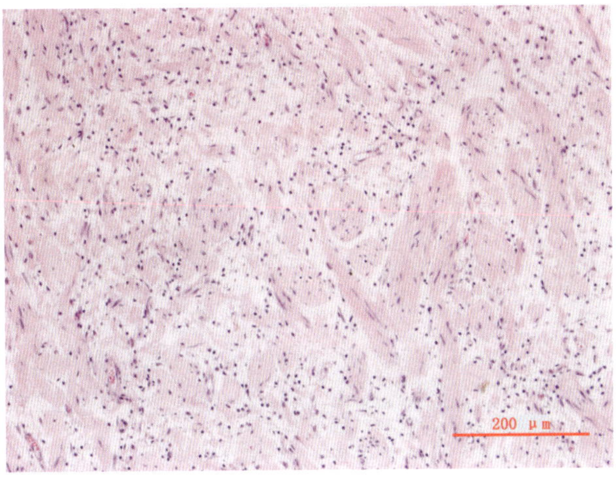

图54-2　皮下神经纤维瘤。肿瘤中可见呈束状平行排列的神经鞘细胞，其间为间质黏液样变区，在黏液样变区内有黄鳝样细长弯曲核的肿瘤细胞，HE 染色× 200

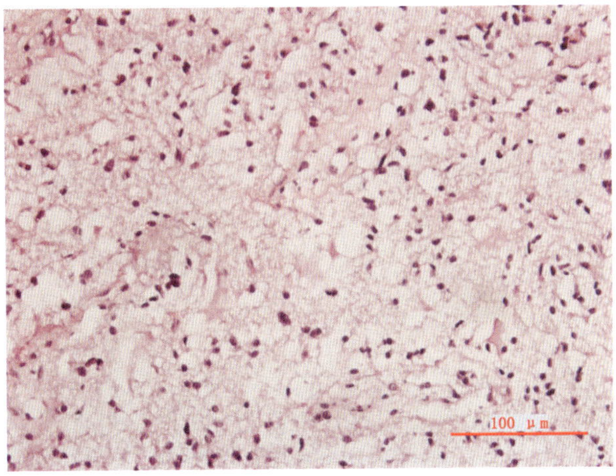

图55-1　视神经毛细胞黏液型星形细胞瘤。在黏液样背景中有散在分布的、发出细长双极突起的长梭形肿瘤细胞及少数具有多突起的肿瘤细胞。HE 染色× 400

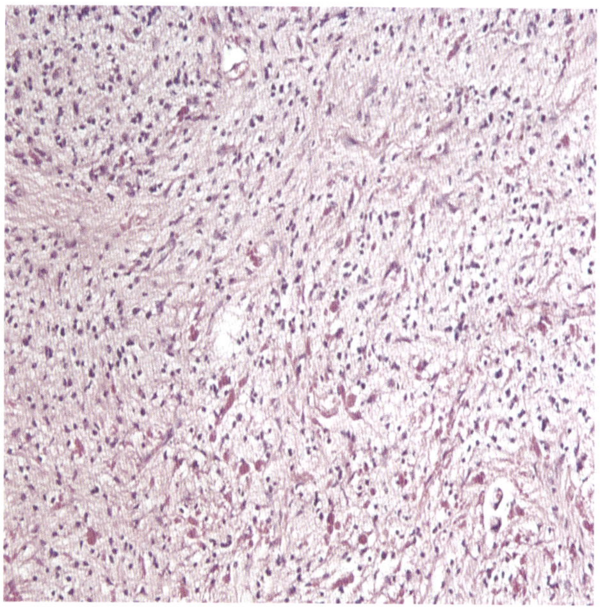

图56-1A　脑干星形细胞瘤Ⅰ级。瘤细胞轻度异形性，核圆形或梭形，染色质均匀细腻，核仁不明显，基质呈微囊性变。HE染色×200

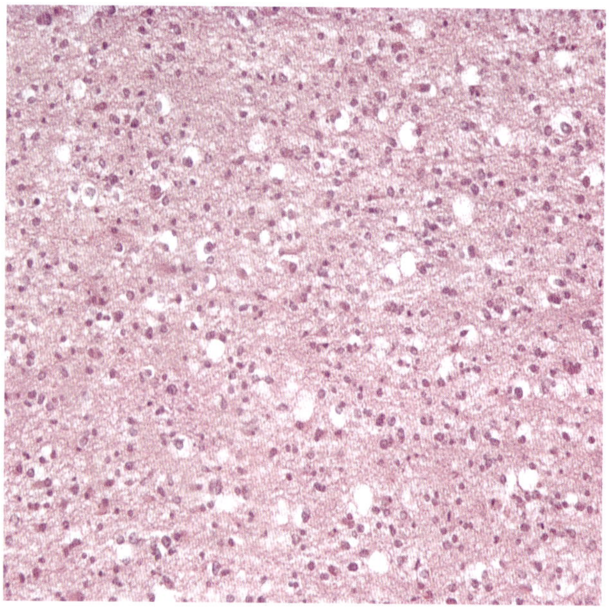

图56-1B　脑干星形细胞瘤Ⅱ级。瘤细胞核圆形、卵圆形或梭形，轻度异形性，核仁不明显，细胞分布疏密不均匀，间质内可见微囊，小血管轻度增生。HE 染色× 200

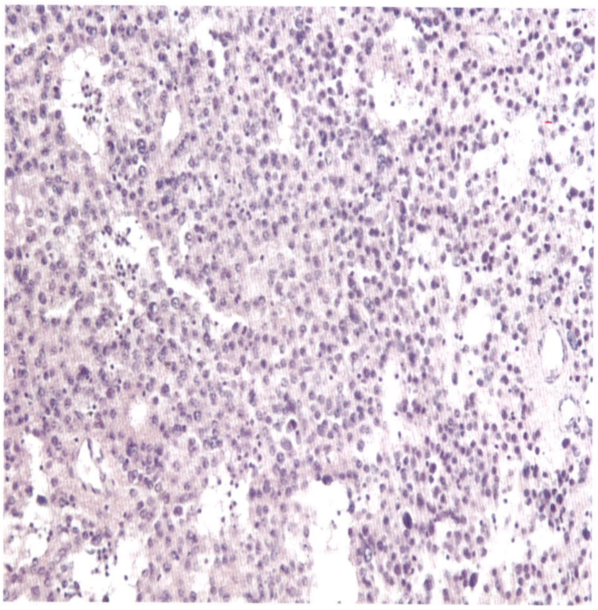

图56-1C　脑干星形细胞瘤Ⅲ级。胞核异形性明显，核分裂明显，有时可见瘤巨细胞，血管明显增生。HE染色×200

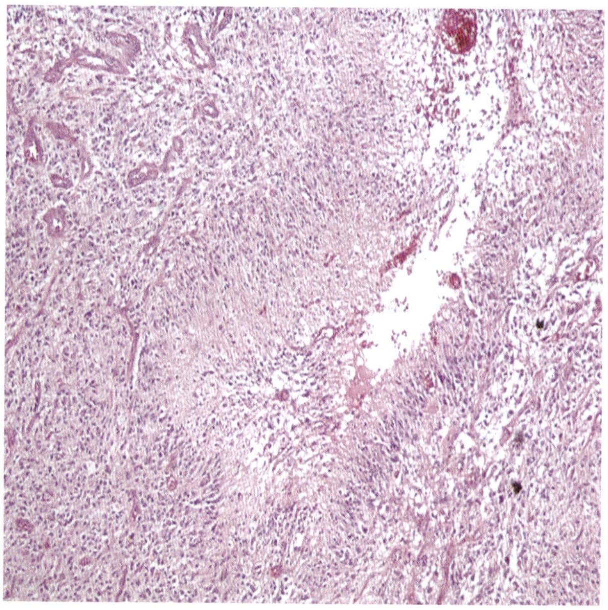

图56-1D　脑干星形细胞瘤Ⅲ级。胞核异形性明显，核分裂明显，有时可见瘤巨细胞，血管明显增生。HE染色×200

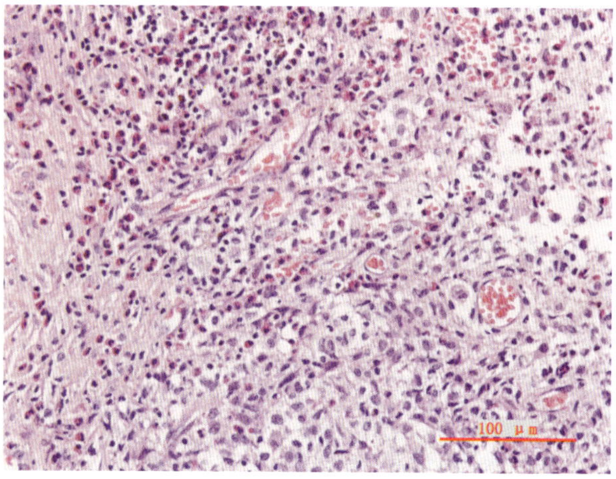

图 59-1　郎格汉斯细胞组织细胞增生症（嗜酸性肉芽肿）。病变组织中可见胞浆红染或粉染的郎格汉斯细胞，其核呈咖啡豆样，可见核沟，并可见大量嗜酸性粒细胞浸润。HE染色× 200